CLINIQUE MÉDICALE

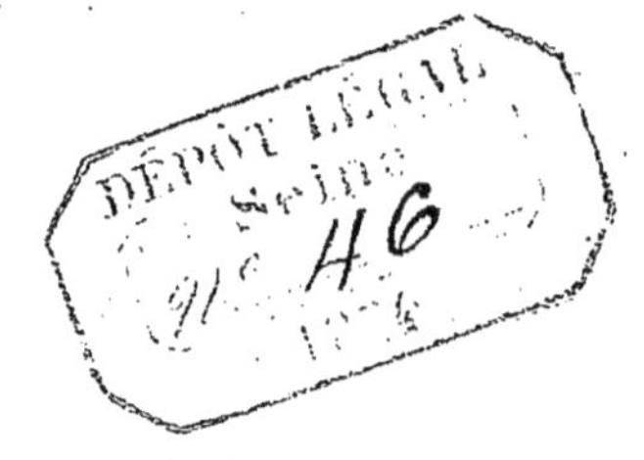

PARIS. — IMPRIMERIE DE E. MARTINET, RUE MIGNON, 2

CLINIQUE
MÉDICALE

PAR LE DOCTEUR

NOËL GUENEAU DE MUSSY

MÉDECIN DE L'HOTEL-DIEU

MEMBRE DE L'ACADÉMIE DE MÉDECINE, DE LA SOCIÉTÉ DE THÉRAPEUTIQUE, DE LA SOCIÉTÉ DES HOPITAUX

MEMBRE CORRESPONDANT DES ACADÉMIES D'ATHÈNES, DE MOSCOU

DE LA SOCIÉTÉ MÉDICALE DE BORDEAUX, ETC., ETC.

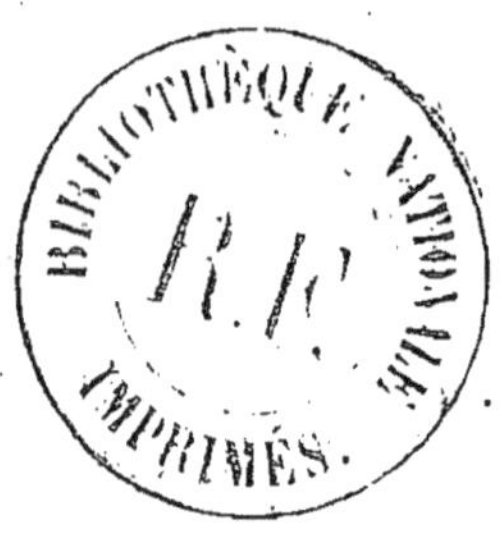

TOME PREMIER

PARIS

ADRIEN DELAHAYE, LIBRAIRE-ÉDITEUR

PLACE DE L'ÉCOLE-DE-MÉDECINE

1874

AVANT-PROPOS

J'ai réuni dans ces volumes les travaux que j'ai publiés depuis vingt ans dans divers recueils périodiques, et dont la plupart étaient la reproduction de mes leçons cliniques.

Le livre que j'offre au public n'est pas cependant une simple réimpression ; ces leçons ont été amplifiées et rajeunies par un grand nombre d'observations et de développements que l'expérience et les années m'ont permis d'y ajouter. J'ai fait tous mes efforts pour les rendre moins indignes de la bienveillance avec laquelle elles avaient été accueillies. J'ai été aidé dans cette tâche par mes excellents amis les docteurs Fernet et Labadie-Lagrave, auxquels je suis heureux de pouvoir adresser publiquement, avec mes remercîments, l'expression de ma profonde estime et de mon sincère attachement.

CLINIQUE MÉDICALE

INTRODUCTION [1]

CHAPITRE PREMIER

DOCTRINE ET MÉTHODE DE LA MÉDECINE CLINIQUE

La clinique est, à proprement parler, l'enseignement de la médecine pratique ; tandis que la pathologie fait connaître le côté scientifique de la médecine, l'objet de la clinique est l'initiation à l'art médical : la première s'occupe des maladies, la seconde étudie les malades.

Se prêtant un mutuel appui, inséparables l'une de l'autre, la pathologie et la clinique suivent des méthodes bien différentes : l'une part des faits particuliers pour les comparer, les grouper, les généraliser, les abstraire ; l'autre, s'emparant de ces données fournies par la pathologie, les applique aux cas particuliers, en tire des inductions pour connaître les lésions qui correspondent aux symptômes extérieurs, pour prévoir les tendances de la maladie, pour déterminer le traitement qu'il convient de lui opposer ; mais elle ne perd jamais de vue *le malade*, c'est-à-dire un organisme qui souffre et qui combat, apportant dans cette lutte ses aptitudes individuelles, originelles ou acquises.

(1) Extraite des *Leçons d'ouverture de mes cours de clinique en 1859 et en 1860*, publiées dans la *Gazette des hôpitaux* en 1859 et 1863.

Ces quelques mots suffisent pour définir le terrain de la clinique ; mais, comme l'a dit un des écrivains les plus célèbres de nos jours, tout enseignement suppose une doctrine et une méthode. Je dois donc commencer par faire connaître la doctrine et la méthode que j'ai adoptées. Je n'entreprendrai pas ici l'histoire des doctrines qui tour à tour ont régné sur la médecine ; je me contenterai d'exposer simplement et franchement les principes que je crois être vrais, et qui servent de fondement à ma pratique ; principes auxquels je suis d'autant plus attaché qu'ils ne sont pas miens. Ils ont été professés, dès l'origine de notre art, par les grands maîtres qui l'ont créé, et ils ont eu pour défenseurs, dans la suite des siècles, les praticiens les plus éminents.

Toutes les doctrines médicales gravitent autour de deux notions fondamentales : la notion de la vie, et la notion de la maladie.

Toute médecine, toute thérapeutique, dérive de la solution qu'on donne à ces deux questions ; et ceux mêmes qui évitent de les poser les résolvent implicitement, sous peine de demeurer dans un scepticisme qui ne peut conduire en thérapeutique qu'à un empirisme grossier, ou à une expectation systématique.

Qu'est-ce donc que la vie ? Sur cette question, deux doctrines sont en présence, chacune d'elles se subdivisant en plusieurs sectes.

Les uns ne voient dans la vie qu'un résultat du jeu des organes ; elle est une propriété de l'organisme, comme le magnétisme est une propriété de l'aimant.

Les autres la regardent comme une cause, une force, ce qui est tout un, car tout ce qui est cause est force, et une force ne se révèle à nous qu'en tant qu'elle est cause ; cette force domine l'organisme, préside à son développement et à sa conservation.

Entre ces deux opinions qui se contredisent où est la vérité ? Quand l'organisme est arrivé à son complet développement, la force qui l'anime se cache sous la complication de ses instruments. On peut s'arrêter un moment à cette pensée que la vie est un mécanisme très-délicat, très-ingénieux, mais qui, tôt ou tard, livrera ses secrets aux efforts de la chimie et de la physique.

Pour mieux juger la question, il convient d'étudier l'organisme sous sa forme la plus simple, dans sa manifestation primordiale, *ab ovo*, comme on dit, dans l'œuf ! Et qu'y trouvons-nous, dans cet œuf ? Une cellule, une agglomération de petites granulations. Armons-nous du microscope, du scalpel, ils ne nous apprendront rien de plus. La chimie, avec son admirable arsenal de procédés et d'appareils analytiques, tous ses fourneaux, toutes ses cornues et tous ses réactifs, arrivera à nous dire qu'il y a un peu d'albumine, de la matière grasse et quelques sels.

Eh bien, dans ce corps si simple, il y a une activité vitale si grande, si puissante, qu'elle ne va pas seulement se manifester par des actes fonctionnels, mais qu'elle va créer les organes eux-mêmes, et produire un être vivant qui représentera les caractères spécifiques, et même, dans une certaine mesure, les caractères individuels des êtres dont il est sorti.

Quel est le mécanisme qui peut accomplir de pareils effets ?

Comment soutenir que la vie est le résultat de l'action des organes, puisque là elle précède les organes, elle les fait ? Quel serait d'ailleurs l'organe affecté à cette fonction, la plus importante de toutes : l'évolution du fœtus ? Personne ne l'attribuera à l'utérus, puisque l'embryon peut se développer en dehors de sa cavité ; c'est donc dans le germe lui-même qu'il faut placer la force qui préside à son développement. Quelques personnes pensent échapper à la nécessité de reconnaître l'existence de cette force en disant que le développement fœtal, comme la vie elle-même, sont le résultat de lois. A mes yeux, je l'avoue, c'est se payer d'un mot ; ou le mot *loi* n'indique que les rapports généraux et constants des phénomènes sans rien exprimer sur leur cause productrice, et alors, dire qu'un fait est le résultat d'une loi, c'est dire qu'il arrive ainsi parce qu'il arrive toujours ainsi ; en un mot, c'est le simple énoncé du fait ; ou bien on attribue à la loi la production du phénomène, et alors on en fait une force ou la manifestation d'une force, parce que tout ce qui est cause est force.

Ainsi donc, quand on presse les mots ambigus à l'aide desquels on a essayé d'éliminer la notion de force, on trouve qu'ils n'en sont que l'expression déguisée.

Mais l'organisme une fois développé, la vie se réduit-elle à un mécanisme, comme le veulent certains médecins qui admettent bien la force vitale comme moteur initial ? Mais, pour eux, une fois l'impulsion donnée et les organes constitués, cette force cesserait d'intervenir, et, condamnée à l'inaction comme le dieu des stoïciens, elle demeurerait étrangère au gouvernement de l'économie vivante.

Le premier inconvénient de cette théorie, c'est qu'elle repose sur une hypothèse toute gratuite dont on ne comprend même pas l'utilité.

Un autre reproche plus grave encore que je lui adresserai, c'est qu'elle est en contradiction avec les faits.

Cette force génératrice ne s'arrête pas d'ailleurs après l'évolution complète du fœtus : l'enfant continue à s'accroître et à se transformer. A-t-elle achevé sa tâche quand le corps est arrivé à son développement complet ? Non, car les organes subissent, dans certaines de leurs parties du moins, un travail incessant de composition et de décomposition ; ils changent dans leurs éléments constituants, tandis que la forme, l'*idée*, comme disait Platon (1), persiste. La nutrition est une génération prolongée.

Ainsi donc, le raisonnement et l'observation se réunissent pour nous faire admettre une force différente des forces inorganiques, force qui produit les phénomènes de la vie, et que nous appelons *force vitale*.

En l'admettant d'ailleurs, et en la séparant des forces physico-chimiques, nous ne faisons que suivre la méthode des physiciens, qui est la méthode générale des sciences, et qui, là où l'on observe un ordre spécial de phénomènes différent de tous les autres, absolument inexplicable par les lois des causes connues, les rapporte à une cause ou force spéciale. C'est donc en vertu de ce procédé légitime de l'esprit humain que derrière les phénomènes vitaux, irréductibles en actes physico-chimiques, nous plaçons la force vitale.

Ce n'est pas à dire qu'il n'y ait point place dans l'organisme pour les forces chimico-physiques, l'expérience de tous les jours protesterait contre une doctrine aussi exclusive ; mais quel est le rapport de ces deux ordres de forces ? Je vais tâcher de l'expliquer.

La force vitale se réalise et se manifeste dans un organisme, c'est-à-dire dans un agrégat d'éléments ou de forces inorganiques. Je dis éléments ou force, car je regarde comme un dogme philosophique incontestable, exprimé déjà par Aristote, et irrévocablement établi par Leibnitz, que les idées de substance et de force sont inséparables l'une de l'autre. Eh bien, ces forces ou éléments inorganiques, coordonnés par la force vitale pour constituer l'organisme, sont harmoniquement subordonnés à cette force, mais conservent cependant leurs facultés, leurs attributs, agissent conformément à leurs lois propres, en tant que ces lois ne sont pas en contradiction avec les lois de la vie.

(1) Il est difficile de contester l'appui que les faits vitaux prêtent à cette doctrine, toute platonicienne, de la suprématie de l'*Idée* sur la matière dans le monde organisé. Depuis plus de trente ans, je fais ressortir dans mes cours ce remarquable accord de la physiologie avec une philosophie que l'École médicale moderne renie généralement. Rajeunie par une phraséologie obscure et enveloppée dans un système panthéistique, cette doctrine a dans les temps modernes été reprise par des physiologistes allemands. M. Claude Bernard en la développant dans ces dernières années lui a donné une consécration nouvelle avec l'autorité qui s'attache à son nom.

Ainsi, mettez votre tête dans une position déclive; le sang y afflue en plus grande quantité sous l'influence de la pesanteur, mais non pas cependant d'une manière absolument conforme aux lois de la pesanteur : la vie ne perd jamais son droit, et je ne crois pas qu'on puisse trouver dans sa sphère un acte qui soit exclusivement et absolument physique ou chimique. La vie y entre toujours comme élément essentiel, et ordinairement comme cause modificatrice.

En étudiant les caractères intimes de la vie, je n'ai point eu la prétention de vous montrer l'homme tout entier : je ne vous ai parlé que des phénomènes que nous percevons sous la condition d'espace, et que nous appelons *phénomènes matériels*; il en est qui échappent à cette condition, qui ne peuvent s'expliquer par le mouvement, et qui, selon l'expression de Kant, ne correspondent qu'à l'idée de temps, ne se mesurent que par lui; ce sont les actes moraux et intellectuels, dont l'âme est le foyer et le principe (1). Le médecin doit connaître tout l'homme, parce que toutes les parties de l'homme sont jusqu'à un certain point solidaires, dans la santé comme dans la maladie.

(1) La science moderne est tellement imprégnée de matérialisme, que je regarde comme un devoir de m'appesantir quelque peu sur ces vérités primordiales et de les rappeler aux jeunes gens qui embrassent la carrière médicale.

L'union intime, la solidarité étroite du principe pensant et de l'organisme sont un mystère et un étonnement pour la raison humaine. Il est infiniment probable que tout acte intellectuel ou moral est accompagné d'une modification dans la substance cérébrale, et d'une autre part nous voyons chaque jour les modifications physiologiques de l'encéphale, les actions toxiques ou morbides qui retentissent sur lui, amener dans les modalités de l'être pensant des changements quelquefois profonds, passagers ou durables.

Il y a, il faut en convenir, dans le spectacle continuel de cette influence réciproque un scandale pour l'esprit et une tentation de matérialisme.

Mais il ne faut pas s'arrêter à ces apparences; l'être pensant se retrouve et apprécie sa véritable nature, quand il descend dans sa conscience et quand il examine les caractères de ses actes.

Non, combinez ensemble l'oxygène, l'hydrogène, le carbone, l'azote et autant de phosphore que vous voudrez, et vous ne ferez rien qui puisse être représentatif et équivalent des actes intellectuels et moraux!

Non, des mouvements moléculaires n'expliquent pas ces idées éternelles de cause, de vrai, de bien, de beau, d'infini, qui peuvent se révéler à l'occasion de la sensation, mais qui n'en dérivent pas!

La vertu de Socrate, le génie d'Aristote, de Pascal, de Leibnitz et de Newton, les créations de Sophocle et de Raphaël, l'éloquence de Démosthènes et de Bossuet ne peuvent se résoudre en combinaisons chimiques.

D'ailleurs, si le principe de la pensée et de l'activité morale était matériel, il serait soumis à l'inexorable fatalité qui régit la matière. Toute idée du bien et du mal, celle du juste et de l'injuste devraient disparaître; et avec elles s'effondreraient les bases de la vie sociale, les espérances de progrès et d'affranchissement, car le libre arbitre est comme le droit inscrit dans la conscience humaine à toutes les libertés que nous récla-

Fidèle à cette logique, que nous croyons vraie, de même que nous avons admis une force spéciale derrière les actes vitaux, parce qu'ils ne peuvent s'expliquer par les lois du monde inorganique, nous admettons une force distincte pour les actes moraux, parce que, je le répète, ils ne tombent pas sous la condition d'espace, et que, pour parler le langage de la philosophie, nous ne trouvons absolument rien dans le mouvement qui leur soit adéquat ; et de même que dans l'organisme les forces physiques sont subordonnées à la force vitale, de même dans le monde moral la volonté libre de l'homme doit subordonner les instincts organiques à la loi morale, qui a son sanctuaire dans la conscience humaine.

Cette force intellectuelle exerce sur l'organisme une incontestable action ; par contre, elle subit son influence. Et ne croyez pas que ce soient là de vaines spéculations ; à chaque instant, il faut tenir compte de ces

mons ; il est la justification de ces aspirations généreuses qui nous appellent sans cesse, à travers les misères et les défaillances de notre nature, vers le but idéal que nous entrevoyons et que nous croyons pouvoir poursuivre.

En s'élevant à ces hauteurs, la vue de l'homme n'est plus limitée par un des côtés de sa nature ; il l'embrasse dans son ensemble et dans sa réalité ; convaincu de sa double essence, il constate sans en être troublé la solidarité de ses deux éléments constitutifs ; il ne cherche pas à la comprendre, car il sait que, selon un mot profond de Descartes, si nous comprenions cela, nous comprendrions tout, et qu'il nous faudrait en quelque sorte avoir présidé à notre organisation pour en pénétrer tous les secrets.

Il n'attribue pas à la même force des propriétés aussi différentes que la pensée et le mouvement ; mais il croit qu'à chaque acte de l'être pensant peut correspondre un mouvement dans l'organe qui en est une condition, mais qui n'en est pas la cause.

Arrivé à cette conviction par l'expérience du sens intime qui a autant de droit au moins que l'expérience des sens extérieurs à servir de fondement à notre connaissance, l'homme de science doit s'arrêter ; il admet la distinction et en même temps la connexion de la force pensante et des forces qui agissent dans l'organisme sous la condition d'espace ; mais il ne s'occupe pas de la nature intime de ces forces. Il ne cherche pas si la force qui pense est en même temps le moteur de la vie ; car il ne doit pas s'engager dans des voies que l'observation et la raison n'éclairent pas de leurs lumières. Les discussions sur l'unité ou la pluralité de ces forces me semblent aussi oiseuses que stériles.

Sans doute, les forces physico-chimiques n'expliquent pas la vie. La vie a pour caractéristique la génération, qui, après avoir donné naissance au germe, se manifeste par deux actes fondamentaux, au fond presque identiques : l'évolution et la nutrition. Mais cette vie, mais cette évolution et cette nutrition s'expriment par des actes exclusivement physico-chimiques qui, tout en conservant leurs caractères essentiels et inaliénables, sont subordonnés aux lois vitales ; car tout acte vital est un acte matériel et doit, par conséquent, se résoudre en mouvement comme tous les actes matériels. Ce qui paraît échapper aux lois physico-chimiques, c'est l'impulsion initiale, c'est le moteur qui produit et coordonne les actes vitaux. Quel est ce moteur ? Nous l'ignorons, et chercher à le connaître serait s'engager dans le domaine des hypothèses invérifiables. Sachons borner notre curiosité et répétons avec Gaubius souvent inexactement cité : *Malo cohibere gradum quam per tenebras illidere.*

notions au lit du malade. Par cela même qu'un grand nombre d'états morbides dérivent des chagrins, des passions, des désordres de l'être pensant, on peut par l'intermédiaire de celui-ci agir sur l'organisme d'une manière puissante, efficace. Ainsi, on a vu plus d'une fois des malades tombés dans une prostration qui semblait les menacer d'une mort prochaine, subitement ranimés par la joie que leur causait l'arrivée imprévue d'un parent ou d'une personne aimée, et, à partir de ce moment, marcher rapidement vers la convalescence ; c'est surtout dans les affections du système nerveux, qui est l'instrument le plus immédiat du principe pensant, que ces actions morales interviennent de la manière la plus puissante, et font passer quelquefois presque sans transition de la maladie à la santé.

Le médecin qui se priverait d'un pareil secours ne mériterait pas le nom de médecin. Dans toutes les affections accompagnées d'une dépression de l'innervation, le stimulus moral ne doit jamais être négligé, et certainement on fait quelque chose pour le malade si l'on peut faire arriver jusqu'à son intelligence affaiblie quelques pensées d'espérance et d'encouragement. C'est un tonique, un excitant qui en valent bien d'autres, et qui dans tous les cas s'ajoutent utilement aux autres.

L'autre point cardinal, avons-nous dit, de toute doctrine médicale, c'est la notion de la maladie. Pour abréger ces considérations générales, j'exposerai tout d'abord la définition que j'ai cru devoir adopter.

Je définirai ainsi la maladie : *Une évolution d'actes anomaux résultat et manifestation d'un conflit entre l'organisme vivant et une cause qui en trouble l'harmonie fonctionnelle.*

Je dis une *évolution*, parce que les différents actes successifs d'une maladie sont enchaînés l'un à l'autre, et forment un tout, de telle sorte que Platon a pu dire avec quelque raison que, semblable à un animal, elle parcourt successivement des périodes de naissance, d'accroissement, de développement complet, de décadence et de mort. Ceci répond à cette opinion qui ne veut voir dans la maladie que des éléments anatomo-pathologiques se groupant au hasard comme les atomes crochus d'Épicure. Je ne croirais pas devoir parler de cette doctrine si elle n'avait pour soutien l'autorité d'un des professeurs de l'École de Paris, M. le Dr Piorry. Je la réfuterai en deux mots : Vous rejetez les maladies, parce que, dites-vous, jamais chez deux malades différents les maladies de même nom ne présentent identiquement les mêmes caractères : mais alors vous devriez rejeter toutes les espèces naturelles ; vous ne trouverez pas deux plantes de même espèce parfaitement semblables, deux hommes qui aient exactement les mêmes traits, et vous auriez, à ce titre, le droit de soutenir qu'il n'y a ni espèces botaniques ni hommes, mais des collections de feuilles, de racines, de pétales, d'étamines, etc., ou, si vous voulez, de nez, d'oreilles, de cheveux, de foies, de rates, tous dissemblables entre eux !

Je demanderai encore à l'auteur de cette doctrine : Croyez-vous que vos états organopathiques soient des unités plus constantes et plus précises que nos maladies? Mais dans chacun d'eux, dans la bronchite, par exemple, que d'éléments une analyse, faite à votre point de vue, va nous révéler ! Modifications d'innervation, troubles de circulation, altérations de sécrétion, épanchements de produits nouveaux dans la trame des tissus enflammés. Croyez-vous que toutes ces lésions se présentent toujours avec des caractères identiques chez tous les sujets ? Mais admettons un moment cette identité : pensez-vous qu'elles demeurent un seul instant dans les mêmes conditions? Tant qu'il y a vie, il y a transformation, changements continuels ; on peut dire des organes ce qu'un ancien philosophe disait du monde : Ils ne sont pas, ils deviennent sans cesse ; et votre unité absolue est aussi insaisissable dans le temps que dans l'espace.

La maladie, ai-je dit, *est le résultat et la manifestation d'un conflit, etc.*

Certains vitalistes ont voulu définir la maladie : une réaction de l'organisme qui tend à la guérison. Sans doute, l'organisme réagit. S'il ne réagissait pas, s'il subissait passivement l'action morbide, il ne vivrait pas ; la réaction est un caractère essentiel à la vie ; là où elle ne se manifesterait pas, il y aurait mort générale ou partielle.

J'admets que la réaction peut avoir pour cause finale la guérison. Toute force, en effet, a ses lois et sa destination, et nous avons dit que l'activité de la force vitale ne s'arrêtait pas au moment de la naissance, ni même à l'époque du développement complet, mais que cette force présidait à la conservation et au renouvellement incessant de l'organisme ; il semble que ce doit être en vertu des lois qui dirigent le travail régulier de la nutrition qu'elle ramène ce travail nutritif à ses conditions normales quand il s'en écarte.

Cette tendance conservatrice de la nature se montre bien évidente dans les affections traumatiques ; nous la voyons se manifester encore, plus obscure, mais non moins réelle dans des maladies qui doivent se terminer d'une manière funeste. Prenons pour exemple la phthisie pulmonaire : ce ramollissement des tubercules, leur élimination consécutive, accompagnés de si formidables symptômes quand la lésion est très-étendue, ne semblent-ils pas cependant témoigner des efforts curateurs de la nature, et n'est-ce point en effet par ce procédé que la guérison s'accomplit le plus souvent dans les cas où l'on est assez heureux pour l'obtenir ?.

Ainsi donc j'admets la réaction comme un des éléments essentiels de l'état morbide ; j'admettrai même, si l'on veut, que cette réaction manifeste une tendance réparatrice : mais présenter celle-ci comme la maladie tout entière, c'est confondre le mal avec la guérison.

Le premier élément de l'état morbide, c'est cette incitation anormale qui précède et provoque la réaction qui amène les troubles des fonctions et les lésions des organes, et qui pour le sens vulgaire, comme pour le médecin philosophe, constitue le phénomène saillant et caractéristique de la maladie (1).

— La méthode clinique me paraît découler tout naturellement des principes doctrinaux que je viens d'exposer : Si la maladie est une lutte entre l'organisme vivant et une cause qui en trouble l'harmonie fonctionnelle, il faut, pour résoudre le problème clinique, connaître ces deux éléments de l'état morbide.

Il faut donc étudier l'organisme, c'est-à-dire les ressources et la résistance qu'il peut opposer au choc de la maladie, ses habitudes hygiques et morbides, dont la connaissance est si importante pour le pronostic et pour le traitement, ses tendances manifestées par des actes antérieurs, ou latentes encore et présumées seulement d'après les conditions héréditaires au sein desquelles il s'est développé.

(1) Ces réflexions m'avaient été surtout suggérées par un travail de M. le docteur Chauffard (*Lettres sur le vitalisme*), publié dans la *Gazette hebdomadaire* en 1856. Dans cet écrit, ce savant médecin, après avoir fait ressortir l'importance qu'il y a à définir la maladie et après avoir critiqué la plupart des définitions antérieures, formulait ainsi la sienne : *La maladie est une loi accidentelle et anormale manifestée par l'organisme et dont les attributs essentiels, correspondant à ceux de la vie, sont l'activité, la tendance à la conservation et le rapport nécessaire avec une ou plusieurs causes accidentelles et anormales comme les manifestations qu'elles provoquent.* Pour simplifier, il avait cru devoir résumer cette définition en ces termes qui en contiennent, dit-il, toute la substance : *La maladie est une réaction anormale contre une affection subie par lui* (p. 58).

En 1862, dans son *Traité de pathologie générale*, trois ans après la publication de ma définition, il a modifié ainsi la sienne : *La maladie est une évolution d'actes anormaux reconnaissant comme cause une impression vitale morbifique que surmonte la résistance de l'activité saine et provoque une tendance active au rétablissement.*

J'ai cru devoir citer l'opinion de M. Chauffard, qui est devenu professeur de pathologie générale à l'Ecole de Paris, et je suis heureux de constater combien il s'est éloigné de sa première définition pour se rapprocher de la mienne.

Cette étude de l'organisme, de ses caractères individuels, et des aptitudes spéciales qu'il apporte dans la maladie, nous conduit à la recherche des causes. L'importance de cette recherche exige que nous en disions quelques mots.

Ces causes peuvent être rangées sous trois grands chefs.

Les unes sont en dehors de l'organisme. Ce sont les agents extérieurs, qui le modifient sans cesse par leurs qualités appréciables ou occultes : le calorique, l'électricité, l'action solaire, les influences saisonnières, l'air avec toutes ses variations de température, d'humidité, d'agitation, d'électricité, de composition chimique; cet ozone, par exemple, nouvellement découvert, ces myriades de germes organiques, tous ces miasmes invisibles et insaisissables dont l'air est le véhicule.

Voilà des modificateurs qui à chaque instant pressent sur l'organisme, au milieu desquels, malgré lesquels souvent, la force vitale maintient l'équilibre. Car, comme l'a dit Bichat, il semble qu'il y ait lutte entre l'être vivant et le monde inorganique qui tend à l'absorber dans son sein. La plupart des maladies aiguës peuvent être rapportées à cet ordre de causes, et voilà pourquoi ces maladies revêtent souvent le caractère épidémique, parce qu'elles sont souvent produites par des causes générales.

Ainsi donc, il ne faut pas considérer les maladies aiguës, qui se développent sous les mêmes influences, comme des faits toujours fortuits, isolés, indépendants les uns des autres. Il faut au contraire, ainsi que l'ont fait les grands praticiens des deux derniers siècles, les comparer, chercher si elles n'empruntent pas aux conditions communes au sein desquelles elles se sont développées, une parenté, une sorte de génie commun dont il faudra tenir compte dans la détermination des indications thérapeutiques.

Quand je vous parle, Messieurs, de cette intervention des agents extérieurs dans la production des maladies aiguës, il est bien entendu que je ne leur attribue pas une puissance absolue ; ils doivent, pour agir, rencontrer une prédisposition, une aptitude spéciale de l'économie ; il faut en un mot, comme l'a dit ingénieusement M. Pidoux, que l'organisme développe la maladie comme par une sorte de conception, d'imprégnation, dans laquelle la cause extérieure joue le rôle d'agent fécondant.

Ce travail d'incubation des maladies est surtout bien évident dans celles que je réunirai dans un second groupe, qui naissent par contagion, dans lesquelles le principe de l'action morbide est transporté d'un être vivant à un autre être vivant.

Enfin, beaucoup d'affections ont leur racine dans l'organisme même, soit qu'elles procèdent d'une disposition primordiale, innée, soit qu'elles doivent être imputées à ces modifications profondes de la constitution qui succèdent quelquefois à l'influence prolongée des agents extérieurs, à l'abus persévérant des facultés organiques, aux ébranlements causés par les passions et par les douleurs de l'âme. Originelles ou acquises, ces dispositions morbides ne s'expriment pas seulement dans les maladies qu'elles produisent, mais elles peuvent modifier celles qui se développent sous l'action des autres causes dont nous avons parlé.

Maîtres de ces premières notions, qui vous font connaître le terrain où s'exerce l'action morbide, il faut étudier celle-ci. On examine d'abord l'aspect extérieur du malade : sa physionomie, son attitude générale, la couleur de sa peau, fournissent à l'œil exercé d'utiles indications.

On écoute ensuite les renseignements qu'il peut donner sur la marche et les caractères de sa maladie, en contenant son récit sans le diriger.

Et alors on interroge soigneusement toutes les fonctions, tous les organes, avec le secours de ces merveilleux procédés et de ces instruments d'exploration que l'art moderne nous a fournis.

Le foyer principal de l'état morbide étant connu, il faut étudier ses irradiations sur toute l'économie ; une étroite solidarité en réunit toutes les parties.

Tout est harmonie, tout est sympathie, a dit le père de la médecine ; il y a des maladies localisées, il n'y a pas de maladies locales ; l'unité de la vie domine et relie toutes ses manifestations. Il faut donc étudier tous les retentissements de l'état morbide, qui varieront suivant les tendances de chaque maladie et suivant les dispositions individuelles de chaque malade. Mais il faut surtout fixer son attention sur les deux grands systèmes fondamentaux de l'économie, le système circulatoire et le système nerveux, ces deux grands cercles qui embrassent presque toutes les fonctions animales, dont l'état nous fait juger, dans un grand nombre de cas, de l'intensité de l'action morbide et de la puissance réactionnelle que l'organisme lui oppose.

On passe ensuite successivement en revue les autres appareils, en s'arrêtant davantage sur ceux que les renseignements obtenus du malade désignent plus spécialement à l'observation du médecin. On ne néglige pas l'examen des produits excrémentitiels, des urines principalement, qui fournissent de si utiles notions sur les modifications du travail nutritif.

Après avoir réuni toutes ces données, on pose le diagnostic, ou du moins on le circonscrit dans certaines limites, si l'on ne peut toujours le déterminer avec précision ; dans tous les cas, on connaît, ce qui est plus important encore, les indications, c'est-à-dire ces modifications des actions vitales qui montrent au médecin la conduite qu'il doit suivre, la direction qu'il doit tracer au malade, et qui par conséquent sont les fondements de la thérapeutique.

CHAPITRE II

DE LA DOCTRINE THÉRAPEUTIQUE

La thérapeutique (de θεραπεύω, je soigne) est l'art de soigner les malades, de les diriger à travers les phases de la maladie vers la solution la meilleure possible ; de les conduire à la guérison, si on peut l'obtenir, tout au moins d'adoucir leurs souffrances et de prolonger la lutte. Tel est évidemment le but final de toutes nos études ; toutes les autres branches des sciences médicales n'en sont que l'introduction et comme le préambule. Si nous apprenons à connaître l'homme dans sa structure organique, dans son évolution, dans ses rapports avec le monde extérieur, dans ses modalités physiologiques et pathologiques, c'est pour arriver à le soigner quand il est malade. Voilà notre mission, qu'un vain intérêt de curiosité scientifique ne doit jamais nous faire perdre de vue. Prétendre, comme on l'a fait, que la médecine n'est qu'une branche de l'histoire naturelle, c'est la rabaisser, c'est en méconnaître la destination. La science est le moyen, l'art est le but.

Je ne comprends pas davantage cette antithèse, cette opposition qu'on a quelquefois établie entre l'art et la science. Il n'y a entre ces deux termes aucune opposition véritable : la *science* de l'homme malade ne trouve sa signification et sa dignité que dans l'*art* de guérir. Quelle science vide et stérile, en effet, que celle qui se contenterait d'enregistrer et de classer les faits pathologiques sans en tirer aucune application au soulagement de l'homme souffrant, et qui ferait collection des misères humaines, comme on fait collection de plantes et d'insectes ! D'une autre part, l'art n'est point un aveugle empirisme, un produit spontané de l'imagination mise en jeu par une sorte d'illumination, c'est l'application au traitement des malades de toutes les connaissances qu'on a pu acquérir sur l'homme et sur le monde au sein duquel il est placé. C'est ainsi que l'art s'appuie sur la science qu'il ennoblit.

Cette solidarité entre l'art et la science n'est pas un fait qui appartienne exclusivement à la médecine. Dans tous les arts, il y a une partie dogmatique et une partie technique. Le peintre, par exemple, ne doit-il pas connaître la science de la perspective, celle du clair-obscur ? Ne doit-il pas avoir étudié le jeu des organes locomoteurs et des attitudes, les proportions et les rapports harmoniques des différentes parties du corps humain, les changements que les passions impriment sur le miroir mobile de la physionomie ? Sans doute, le grand artiste seul peut mettre en œuvre toutes ces données pour réaliser autant que possible l'idéal qu'il entrevoit ; mais nul ne mérite le nom d'artiste s'il ne possède toutes ces connaissances.

Ainsi donc, je le répète, sans l'art, la connaissance de l'homme malade n'est que le vain objet d'une curiosité stérile ; sans la science, l'art est impossible, car je ne puis donner ce nom aux grossiers tâtonnements de l'empirisme.

La clinique n'a pas pour objet l'enseignement de la science médicale ; c'est sur le terrain de l'art qu'elle doit nous conduire. Il nous faut donc étudier d'abord quels sont les principes fondamentaux, essentiels, qui doivent diriger dans la pratique de l'art et qui en éclairent les voies. Je me contenterai de les énoncer sans entrer dans toutes les discussions qu'ils soulèvent, mais qui déborderaient le cadre dans lequel je veux me renfermer.

Le principe fondamental de toute physiologie comme de toute médecine est celui-ci : la vie est la manifestation d'une force distincte des forces physico-chimiques, et à laquelle ces dernières sont harmoniquement subordonnées dans l'organisme vivant.

Toute force a ses lois et son but final ; le but final de la vie, c'est la conservation de l'individu et de l'espèce, ou de l'espèce par l'individu ; tous les actes organiques (je ne parle pas des actes intellectuels et moraux, dont la destination est placée au-dessus du monde de l'espace), tous les actes organiques, dis-je, convergent vers ce double but : la réalisation par évolution et par nutrition d'un type qui se perpétue à travers les changements incessants des éléments matériels qui le constituent, par le renouvellement des parties intégrantes dans l'individu et des individus dans l'espèce.

Cette conservation du type organique s'accomplit à l'aide de deux grands actes :

1° Organisation ou production de matière organique destinée à former ou à réparer les instruments de la vie ;

2° Élimination des matériaux que la vie a usés, et qui sont devenus impropres à lui servir d'instruments.

Ce double mouvement distingue et sépare profondément les êtres organisés du monde inorganique. Dans ce dernier, la persistance des individus dépend de la persistance de leurs éléments constituants. Ce double mouvement représente et résume toute la vie organique.

L'acte d'organisation dont je viens de parler, et dans l'intimité duquel il ne nous est pas donné de pénétrer, présente un caractère essentiel, qui doit arrêter notre attention ; il traverse des phases successives de formation, de développement, de maturité et de déchéance, série d'évolutions que nous retrouvons dans tous les éléments constituants de l'organisme et dans tous les agrégats organisés. Tous ont une durée limitée dans le temps, et tous parcourent des périodes déterminées entre ces deux extrêmes, la naissance et la mort. Depuis la cellule primordiale jusqu'à ces grandes agglomérations sociales qui font les nations, tout ce qui vit subit cette loi.

Si le but final de la vie est la conservation de l'organisme pendant un temps limité, la force vitale doit toujours manifester avec plus ou moins d'énergie sa tendance vers ce but, à travers tous les obstacles qui souvent en troublent l'action ; c'est ce qui se révèle à nous dans la maladie : comme toute force, la force vitale tend vers son but final par des efforts incessants, et quand je dis *tend*, je ne prends pas ce mot dans le sens de l'école stahlienne, et je n'attribue pas à cette force l'intelligence et la conscience de ses actes, pas plus que je n'en suppose dans l'agrégat inorganique qui obéit aux lois de la pesanteur. Elle y tend parce que c'est une loi de sa nature, et si une autre force s'oppose à cette tendance, l'entraîne hors de sa direction normale, il y a conflit, lutte, et alors peut naître la maladie. Je dis que la maladie *peut* naître, car toute lutte n'est pas la maladie, mais dans la maladie il y a toujours lutte entre la force vitale qui tend vers son but et l'obstacle qui trouble ses actes.

De cette lutte résulte alors une manière d'être nouvelle, une modalité passagère ou persistante de la vie. Cette modalité parcourra toutes les phases qui, comme nous l'avons dit, caractérisent les actes vitaux : on la voit naître, se développer, arriver à son apogée, pour décroître ensuite, si l'organisme doit sortir triomphant de la lutte, ou bien aboutir à des troubles incompatibles avec la vie qui amènent sa destruction, ou bien encore rester stationnaire, constituer une sorte d'équilibre instable, incomplet, qui n'est pas la santé absolue, sans être la maladie active, menaçante. En réunissant toutes ces données, nous avons la notion complète de la maladie.

Arrêtons-nous un moment sur une des conséquences des principes que je viens d'exposer : si la force vitale conserve au milieu des troubles morbides une tendance incessante vers son but final, c'est elle qui guérit; ἡ φυσις ἰάτρει. Vérité si simple, qu'il semble presque inutile de la rappeler, mais si importante en même temps, qu'elle est le fondement de la thérapeutique, et que le médecin ne doit jamais la perdre de vue.

Si la nature ne guérit pas toujours, toujours au moins elle tend vers la guérison; elle cherche à réaliser sa destination, qui est la conservation de l'organisme pendant un temps limité, ou, en d'autres termes, elle résiste à la destruction, *elle lutte*, à moins qu'elle ne soit foudroyée par la violence de l'affection, qu'elle ne soit condamnée à l'impuissance par des lésions très-graves et très-étendues d'organes indispensables à son action. Ainsi, qu'un vaste épanchement hémorrhagique laboure au loin les centres nerveux, si surtout il atteint cette partie que Lorry et après lui M. Flourens ont désignée sous le nom de *nœud vital*, la mort peu survenir très-rapidement, sans phénomènes réactionnels.

Pour mieux faire comprendre cette intervention nécessaire de la nature dans l'acte de la guérison, prenons quelques exemples simples où l'œil puisse suivre en quelque sorte le procédé vital ; supposons une lésion traumatique de la peau : les parties sous-jacentes privées de leur enveloppe protectrice, les extrémités nerveuses et vasculaires interrompues subissent une incitation anomale ; elles vont accomplir des actes nouveaux, *elles réagissent* (le mot est consacré par l'usage). De cette réaction sort un produit nouveau qui va réparer autant que possible la perte de substance, et placer les organes dénudés dans des conditions qui permettent le rétablissement de leurs fonctions.

Cette réaction n'est pas renfermée dans les limites de l'organe lésé; elle retentit dans tout l'organisme. Tout se tient dans l'être vivant, et, suivant la remarque de Bordeu, si bien développée par M. Pidoux, si chaque grande fonction a son foyer dans un appareil organique déterminé qui lui sert d'instrument, d'*organe exécutif*, elle a ses racines dans l'économie tout entière. De même, dans les fonctions accidentelles, l'organisme entier entre en action, et si la plaie est étendue, la fièvre qui s'allume témoigne de ce *consensus*.

Dans le cas que nous avons choisi, l'action médicatrice de la nature n'est niée par personne ; mais, dira-t-on, où la trouverons-nous dans ces maladies qui marchent presque inévitablement vers une terminaison fatale, comme le cancer et le tubercule ?

Dans la tuberculisation, ne voyons-nous pas tous les jours le produit morbide éliminé au dehors après s'être ramolli, d'autres fois se transformer en une masse crétacée, se momifier en quelque sorte, et devenir inoffensif pour les tissus qui l'environnent ? Dans quelques cas, un kyste isolant l'entoure et tend à le séparer de ces tissus. Alors, si la cause pathogénique suspend son action, le malade peut revenir à une santé plus ou moins complète, suivant que cette action aura été plus ou moins profonde, plus ou moins étendue. Dans beaucoup de cas, ce ne sera qu'une trêve ; mais cette trêve, qui permet souvent l'heureuse intervention de notre art pour en prolonger la durée, est due aux efforts conservateurs de la nature, et témoigne de sa tendance vers la guérison.

Bien plus rarement on a vu des tumeurs cancéreuses tomber en gangrène, et leur entière élimination faire place à un travail réparateur qui aboutit à une cicatrice, et amène une guérison définitive. Dans tous les cas, si la nature ne guérit pas, elle réagit ; si elle ne triomphe pas, elle lutte. L'observation de cette lutte avait conduit un des chirurgiens les plus distingués de notre époque, mon illustre et regrettable ami, Bonnet (de Lyon) à conseiller une médication générale tonique après l'ablation des tumeurs cancéreuses ; il espérait diminuer ainsi les chances de récidive, et armer en quelque sorte l'organisme contre les nouvelles attaques de son redoutable ennemi.

Ainsi donc, la guérison doit être attribuée à la nature, suivant l'expression hippocratique, et elle est une manifestation d'une des lois essentielles de la vie, de cette loi qui fait que l'organisme conserve et reproduit son type fondamental à travers les changements continuels de ses éléments. Mais comment s'accomplit cette guérison ? que se passe-t-il dans l'organisme quand elle a lieu ? Nous allons voir qu'elle peut être expliquée, au moins dans un très-grand nombre de cas, par ces deux grands procédés qui représentent le mouvement régulier de la vie : l'organisation et l'élimination.

S'il est incontestable que tout phénomène matériel se traduit en mouvement, tout acte morbide doit aboutir à un mouvement anomal des éléments du corps vivant. Ce mouvement anomal devient, le plus souvent, appréciable à nos sens dans les lésions qu'il laisse à sa suite. A mesure que nos moyens d'investigation deviennent plus parfaits, les maladies sans lésions appréciables sont moins nombreuses, nous devons même soupçonner celles-ci là où nous ne pouvons les saisir. Mais restons dans le domaine des faits observables, et voyons comment, dans les maladies qui altèrent d'une manière évidente la structure organique, la nature répare ces altérations liées au travail morbide.

Quand un organe a subi l'impression d'une action morbide, tantôt cette impression n'a altéré que légèrement les conditions normales des tissus, tantôt elle a été plus profonde et elle a amené dans la texture organique des changements considérables; très-souvent des produits nouveaux y ont été déposés; quelquefois des corps étrangers venus de l'extérieur ont pu y pénétrer. Quels que soient le mode, la forme, le degré de ces lésions, quand l'équilibre hygique se rétablit, c'est par l'intermédiaire inévitable de ces deux procédés.

S'il s'agit d'une lésion superficielle, l'activité vitale reprendra son cours normal; l'absorption s'emparera des produits épanchés pour les faire rentrer dans le fonds commun des éléments nutritifs ou pour les conduire au dehors par la voie des émonctoires, suivant qu'ils seront ou qu'ils ne seront pas propres à alimenter le travail de la nutrition.

Si l'altération du tissu est telle qu'il ne puisse plus servir d'instrument à la force vitale, il ne peut plus séjourner dans l'organisme, il lui est devenu étranger, il faut qu'il soit rejeté hors de son sein. Sur les limites où son action s'arrête, la vie élève comme une barrière qui isole de ce contact hostile les tissus vivants. Ce n'est pas tout : un merveilleux travail favorise l'élimination du produit morbide; des liquides sécrétés par les parties voisines en dissocient les éléments; ceux qui peuvent être absorbés subissent l'action des vaisseaux; la plus grande partie est conduite au dehors par un mécanisme sur lequel je reviendrai plus tard.

Si, comme cela a lieu le plus souvent, le trouble de nutrition donne lieu à des productions nouvelles, là encore nous nous trouvons en face de ce dilemme : ces produits, dont je ne veux pas discuter la formation par blastème organisable ou par génération cellulaire, sont-ils assimilables? alors ils sont comme conquis par l'organisme pour entrer dans e cercle de la vie, dans le consensus des organes. Ou bien sont-ils réfractaires à cette action assimilatrice? pour que la guérison s'opère, ils doivent être éliminés.

Si, en vertu de leur nature, ces produits morbides peuvent rester dans les tissus sans en troubler gravement les fonctions, si leur expulsion au dehors n'est pas une condition du retour à l'équilibre physiologique, l'organisme les isolera de la sphère de la vie; tout en les souffrant dans son sein, il leur abandonnera le terrain qu'ils occupent, mais il limitera ce terrain, il l'entourera d'une barrière isolante, ou, pour parler le langage de la pathologie, il l'enkystera.

Tel est, esquissé à traits rapides, le rôle de la vie dans la guérison des maladies; quel doit être le rôle du médecin? Le médecin, pénétré des principes que je viens d'exposer, suit d'un œil vigilant cette lutte entre l'organisme et la cause qui en trouble l'harmonie fonctionnelle; il en reconnaît le terrain, il s'enquiert des ressources que la nature y apporte; il s'abstient d'intervenir par une médication active et perturbatrice, quand il voit que cette nature suffit à sa tâche, il se contente d'écarter, autant que possible, les complications et les obstacles qui peuvent la troubler, il modère l'action vitale si elle est excessive; il calme les douleurs, cause d'excitation générale et de fluxion locale. Lorsque, au contraire, la nature défaille, lorsqu'elle est impuissante à conduire à bonne fin son œuvre réparatrice, il la soutient, il la relève; parfois il se substitue à elle en l'imitant, et cherche à la ramener à sa direction normale, se servant le plus souvent des procédés qu'elle lui a elle-même enseignés.

Ainsi toujours, alors même qu'il combat contre elle, il la prend pour auxiliaire; il ne peut se passer de son assistance et de son concours; en un mot, suivant la belle expression de Baglivi, *il est son ministre et son interprète*. Il n'a pas la prétention de détruire la maladie comme on tue des parasites, et il n'oublie jamais que la maladie est une modalité dont le substratum est le malade (1). Il ne croit pas non plus qu'on puisse la neutraliser comme une substance toxique à l'aide d'une réaction chimique : un poison peut devenir la cause occasionnelle d'une maladie;

(1) Ce que je viens de dire montre toute la distance qui sépare la méthode médicale de la méthode chirurgicale : Le chirurgien s'occupe surtout des lésions mécaniques des organes ou encore de ces produits anormaux de la vie qui, ne pouvant être assimilés ou éliminés, ou isolés par elle, doivent être retranchés de son sein, quand ils sont accessibles aux moyens chirurgicaux; ce qui n'empêche pas le chirurgien digne de ce nom de ne jamais perdre de vue qu'il agit sur un organisme vivant, où chaque lésion *mécanique* locale produit une réaction *vitale* de l'ensemble, où tout se tient, où tout sympathise; et avant de porter le fer ou le feu sur les tissus, il calcule les ressources de la nature réparatrice, et quand il les croit suffisantes, il préfère l'action lente, mais sûre, de la nature aux effets plus rapides, mais toujours dangereux, de l'opération. Ces principes ont donné naissance à cette chirurgie conservatrice, je dirais volontiers médicale, plus habile que tout autre, quand il est opportun d'agir, mais agissant toujours avec circonspection, et qui compte, dans notre Faculté comme dans la corporation des chirurgiens des hôpitaux, de si illustres représentants et de si éloquents vulgarisateurs.

mais les phénomènes physico-chimiques ne sont que les manifestations extérieures des actes vitaux.

Le médecin n'est pas un empirique qui va au hasard sans règles et sans principes, un chercheur de spécifiques; il s'appuie sur la ferme base des doctrines, et il déduit sa conduite des principes si simples que j'ai exposés plus haut. Il écoute la nature, il l'interroge, et il marche dans la voie qu'elle lui indique; en un mot, il cherche les *indications* : ce mot résume toute la médecine pratique.

Poser des indications, c'est tirer de l'état morbide des signes qui puissent faire présager la marche de la maladie, et montrer au médecin la route qu'il doit suivre; c'est établir sur l'appréciation des symptômes les fondements du pronostic et du traitement. Nous voilà donc, vous le voyez, revenu à la prognose d'Hippocrate, mais à une prognose éclairée par le travail des siècles.

La détermination des indications constitue ce que j'appellerai le *diagnostic médical*, distinct du *diagnostic pathologique*, qui cherche à déterminer le siége des localisations morbides, et l'espèce nosologique à laquelle on doit rapporter la maladie qu'on a sous les yeux.

Je vais passer succinctement en revue les principales circonstances que le médecin doit étudier et connaître pour en faire sortir les indications et arriver à la solution du problème clinique.

1° *État des forces.* — Si la maladie est une lutte, il convient d'apprécier, avant tout, les ressources que l'organisme y apporte, les forces, la résistance vitale. C'est une indication qui prime toutes les autres, qui décidera dans beaucoup de cas du choix du traitement et surtout du régime, si souvent la plus excellente des médications, comme l'appelait Celse : *Medicamentum optimum cibus opportunus.*

Les anciens, qui avaient bien saisi l'importance de cette indication, avaient établi une judicieuse distinction entre la *dépression* et l'*oppression* des forces, entre leur perte réelle, la faiblesse véritable, et cet état particulier où les forces, sans être abolies, sont cependant comprimées par un obstacle qui s'oppose à leur libre expansion. Cette distinction était principalement fondée sur les caractères du pouls. C'est ainsi que dans certains états congestifs du poumon, le trouble de a circulation pulmonaire retentissant sur la circulation générale, le pouls se concentre, s'amoindrit, et fournirait une indication trompeuse sur l'état des forces si l'on s'en rapportait à ce seul symptôme. C'est dans ce cas qu'on voit, sous l'influence d'une saignée, l'énergie de la pulsation artérielle se relever et se développer aussitôt que disparaît la cause qui l'avait *opprimée*. On peut encore rattacher à cette modalité morbide certains états névropathiques dans lesquels la faiblesse en apparence la plus profonde disparaît en un instant sous l'influence d'une émotion morale. Quand il y a une véritable dépression des forces, leur réparation n'est pas instantanée ; souvent elle exige l'emploi prolongé des modificateurs hygiéniques et thérapeutiques.

L'état de la circulation, ce centre de la vie organique, selon l'expression de Burdach, a toujours été regardé comme la meilleure mesure de la résistance vitale, et c'est par l'observation du pouls qu'on a cherché à déterminer le degré des forces. Mais bien des circonstances peuvent introduire des causes d'erreur dans cette appréciation. L'induration des tuniques artérielles, si fréquente dans la vieillesse, commune chez les rhumatisants ou chez les sujets adonnés aux excès alcooliques, la tension de ces mêmes parois, l'hypertrophie des ventricules, l'exagération passagère de leur action, peuvent donner au pouls une résistance qui n'est pas en rapport avec l'état des forces. Il peut arriver encore que celles-ci, atteintes dans leur source, déprimées dans l'ensemble de l'organisme, se concentrent en quelque sorte dans le cœur, et l'excitation circulatoire qui se manifeste alors masque leur dépression. C'est ainsi que le pouls semble quelquefois se relever dans les suprêmes efforts de l'agonie.

Nous ne reviendrons pas sur ce que nous avons dit plus haut de l'oppression des forces et des modifications qu'elle peut apporter à la circulation.

Convaincu de l'incertitude des signes fournis par le pouls pour mesurer les forces, le professeur Stokes (de Dublin) a cru trouver dans l'auscultation du cœur des indications plus précises. Pour lui, la diminution de l'impulsion, la faiblesse des deux bruits avec prédominance du second, caractérisent dans les fièvres la dépression des forces et commandent l'emploi des toniques. Sans contester la valeur de ce signe, je crois qu'il ne met pas à l'abri des erreurs qui résultent des lésions cardiaques.

Je crois en avoir trouvé un meilleur, en comparant l'état du pouls dans le décubitus horizontal et dans la position assise. Tel pouls, qui paraît assez plein et développé lorsque le malade est étendu, si on le fait asseoir, change subitement de caractère : il se déprime, file sous le doigt, peut devenir presque insensible ; il semble alors que les forces, qui s'étaient comme concentrées dans le système circulatoire, soient distraites et dépensées par les contractions musculaires et l'effort que rend nécessaire la position assise ; la faiblesse, qui se cachait sous l'excitation, est alors démasquée. Ce signe m'a été très-utile dans les maladies aiguës et m'a conduit plus d'une fois à prescrire avec succès les toniques dans des cas où un examen superficiel aurait pu suggérer une médication tout opposée (1).

Mais il n'a pas la même valeur dans les affections chroniques. Dans les névroses, par exemple, les caractères de la circulation traduisent souvent d'une manière très-inexacte l'état réel des forces. J'ai vu des hystériques qui, après avoir passé toute une journée dans un état demi-syncopal, avec un pouls d'une faiblesse extrême, quittaient leu. .it pour aller au bal, dansaient toute la nuit et en sortaient avec des forces nouvelles.

2° Après l'état des forces, il faut apprécier ce que j'appellerai les *modalités constitutionnelles physiologiques*. Le tempérament, l'âge, impriment aux maladies un cachet particulier et peuvent commander certaines modifications dans le régime. Ainsi, chez les enfants, le travail nutritif étant très-actif, la diète est mal supportée; les traitements débilitants doivent être employés chez eux avec une grande réserve. Par des motifs opposés, ce précepte est également applicable aux vieillards, aux sujets faibles et nerveux, chez qui la réparation est lente et difficile.

Les tempéraments, ces différentes nuances de l'équilibre organique, de même qu'ils entraînent certaines habitudes morbides, peuvent commander certaines préférences dans le choix des moyens thérapeutiques. On en peut dire autant du sexe.

Le climat, la saison, *ce climat passager*, fournissent aussi des indications. Ainsi, par exemple, dans les saisons chaudes, dans les climats méridionaux, le régime du malade, comme la nourriture de l'homme sain, pourront être plus restreints que dans les saisons ou dans les contrées froides. Dans les soins de la convalescence, dans l'emploi de certaines médications, il faut tenir compte des conditions atmosphériques. Les habitudes hygiéniques doivent être aussi prises en considération : Hippocrate a sagement insisté sur ce point en traitant du régime dans les maladies; il remarque ailleurs que les bains, souvent utiles dans la pneumonie, doivent surtout être prescrits à ceux qui en font, dans l'état de santé, un fréquent usage.

3° Les *modalités constitutionnelles morbides* forment une troisième source d'indications. Je désigne sous ce nom les prédispositions diathé-

---

(1) Ceci a été publié en 1859, — dix ans après, je voyais ce signe indiqué dans l'*Union médicale* comme une observation nouvelle due à un médecin italien.

siques et les diathèses confirmées, qui ont presque toujours leur origine dans l'hérédité ; aussi c'est dans les conditions héréditaires qu'il faut souvent les aller chercher, sans négliger les caractères organiques qui peuvent les manifester ou les faire prévoir. Ainsi, chez l'enfant d'un tuberculeux, vous ne traiterez pas une coqueluche, une rougeole, une simple bronchite, comme vous le feriez chez un enfant de race robuste ; vous combattrez plus énergiquement l'affection des organes thoraciques, vous serez plus sévères dans les précautions dont vous entourerez la convalescence, surtout si cet enfant présente les signes d'une faiblesse congénitale de l'appareil respiratoire, s'il porte l'empreinte de la scrofule, à plus forte raison s'il est sujet aux congestions broncho-pulmonaires ; vous savez qu'il y a là un germe diathésique, dont la faiblesse de l'organisme favorise l'évolution, dont le poumon est un des siéges d'élection, et en même temps que vous soutiendrez les forces, vous éloignerez, vous abrégerez, vous atténuerez autant que possible les incitations morbides dirigées sur les organes de la respiration. Une pneumonie développée chez un chlorotique, chez un scrofuleux, devra être traitée tout autrement que la même maladie éclatant au milieu d'une santé irréprochable, chez un sujet vigoureux.

A côté des prédispositions diathésiques, il y a certaines prédispositions individuelles qu'il faut connaître. Chez certaines personnes, tous les coryzas aboutissent à une bronchite quand ils sont négligés. D'autres sont sujettes aux pleuropneumonies : une bronchite, une pleurodynie, chez elles, doivent être combattues d'une manière active.

Certaines habitudes morbides sont entrées dans les conditions de l'équilibre vital ; elles ne sont pas supprimées impunément ; il faut les respecter, car leur suppression est quelquefois suivie d'autres maladies plus dangereuses. Dans ce cas, il faut tâcher de les rappeler. C'est ainsi qu'on voit quelquefois des catarrhes des bronches ou de l'intestin succéder à la guérison de dartres cutanées. La disparition d'une sueur ou d'une diarrhée habituelles, d'un flux hémorrhoïdal très-ancien, de migraines périodiques, peut entraîner ou du moins précéder des troubles graves de la santé.

. Chez les sujets qui ont eu pendant longtemps des fièvres intermittentes, les maladies sont quelquefois compliquées ou suivies d'accidents intermittents. Il peut y avoir là encore une indication à remplir, c'est un point de l'histoire des habitudes morbides : histoire si intéressante pour le pathologiste, si importante à connaître pour le médecin.

Jusqu'à présent, toutes nos indications ont été tirées du *malade ;* la *maladie* nous en fournira à son tour.

4° Il faut reconnaître d'abord la forme générale de la maladie, ce qu'on peut appeler son mode pathologique. Sans prétendre donner une classification de ces formes morbides, j'indiquerai celles qui me paraissent les mieux déterminées et les plus importantes au point de vue des indications thérapeutiques.

I. Nous admettons en premier lieu un mode *fluxionnaire*. L'incitation morbide est [mobile ; au lieu de se localiser dans une partie limitée de l'organisme, elle se dissémine simultanément sur plusieurs points, ou se porte facilement d'un point à un autre qui ne lui est pas contigu. Cette mobilité de l'incitation morbide est importante à apprécier, surtout quand elle peut se diriger sur des organes essentiels à la vie. C'est ainsi que dans la rougeole vous surveillerez attentivement les organes respiratoires et vous éloignerez du malade toutes les circonstances qui pourraient augmenter la stimulation morbide dont ils sont le siége. De même, dans le rhumatisme, connaissant les dangers presque insurmontables d'une fluxion rhumatismale sur le cerveau, vous vous abstiendrez des médications qui stimulent les centres nerveux et peuvent y appeler l'incitation morbide. J'emploie ici, je le sais, le terme *fluxion* dans un sens plus restreint que celui qui lui est accordé habituellement, mais j'ai mieux aimé limiter l'acception du mot connu que d'en inventer un nouveau pour représenter un fait pathologique d'une observation aussi vulgaire.

II. L'incitation morbide, qu'elle soit fixe ou mobile, amène souvent des modifications circulatoires dans l'organe qui en est le siége : le sang peut y affluer, s'y accumuler, la circulation s'y ralentir ou s'y arrêter momentanément ; c'est le *mode congestif*.

III. Dans d'autres circonstances, un travail nutritif anomal va succéder à cette incitation pathogénique le plus souvent accompagnée de troubles circulatoires : des produits nouveaux en sont la conséquence, plus ou moins différents des produits normaux de la nutrition ; tantôt c'est un blastème organisable ; tantôt ce sont des liquides séreux que l'absorption peut faire disparaître, ou du pus qui presque toujours se fraye une issue au dehors ; tels sont les principaux caractères du *mode inflammatoire*, qui domine ou complique un grand nombre de maladies, surtout de maladies aiguës. L'importance de son rôle, la fréquence des cas dans lesquels il se manifeste, ont suscité tout un ordre de modificateurs thérapeutiques destinés à le combattre, et qu'on a désignés sous le nom d'*antiphlogistiques*. Ces moyens varient dans leur mode d'action et doivent être employés plus ou moins activement, suivant l'intensité, la marche, le siége, les tendances du travail inflammatoire, l'état général des forces, le degré de la réaction générale qui l'accompagne.

Il y a toute une classe de maladies dans lesquelles le mode inflammatoire domine, il les caractérise et en est l'élément principal, ce sont les phlegmasies ; dans d'autres, il ne joue qu'un rôle très-secondaire, et les indications qu'il pourrait fournir sont primées par celles qui ressortent des autres caractères de la maladie. Ainsi, la pneumonie, l'angine, sont des phlegmasies, et l'on ne rangera pas dans la même classe la variole, la fièvre typhoïde, bien que les lésions locales qui accompagnent ces fièvres présentent les signes distinctifs du mode inflammatoire. C'est la confusion de l'inflammation et de la phlegmasie qui a produit tant de discussions stériles sur la nature et le traitement d'un grand nombre de maladies.

IV. La congestion peut aboutir à la rupture des vaisseaux, à l'extravasation du sang : c'est le *mode hémorrhagique*.

V. Si la dépression des forces domine les autres phénomènes de la maladie, elle peut être considérée comme constituant un mode pathologique distinct : c'est le *mode adynamique*.

VI. A côté de l'adynamie nous rangerons la *putridité*, qui lui est souvent connexe : altération et dissolution du sang, tendance à la gangrène, aux hémorrhagies, tels en sont les signes caractéristiques.

VII. Nous appelons *ataxie* cet état dans lequel l'harmonie des actes morbides semble détruite, et au milieu de leur incohérence domine le trouble des fonctions nerveuses.

VIII. Ne pourrait-on pas aussi admettre un *mode nerveux* qui comprendrait ces états morbides si nombreux et si variés, dans lesquels l'incitation pathogénique semble se localiser et s'épuiser dans le système nerveux, et qui tantôt se montrent isolément, tantôt surviennent comme complications d'autres maladies, sans qu'on observe ce désordre, ce tumulte des mouvements organiques qui constituent l'ataxie ?

Nous côtoyons ici les éléments de l'école de Montpellier, et pour ma part je suis heureux de ce rapprochement; je crois le temps venu où ces distinctions de sectes et d'écoles doivent se fondre et disparaître dans un amour commun de la vérité; si Montpellier peut nous emprunter plus de connaissance des détails, plus de rigueur dans l'observation des phénomènes, plus de netteté dans leur exposition, plus de science anatomique, plus de précision dans le diagnostic des localisations morbides, nous pouvons reconnaître que Montpellier a conservé mieux que nous le respect des grandes traditions et le goût des études doctrinales. Sans doute celles-ci ont plus d'une fois dégénéré en logomachies subtiles; au lieu de diriger et d'éclairer l'observation, elles l'ont quelquefois remplacée ou même égarée. Je connais et je condamne tous ces abus. Mais il n'en est pas moins vrai que toute science doit reposer sur la base d'une doctrine, en dehors de laquelle l'esprit humain ne peut ni la fonder ni même la concevoir.

Ceux-là mêmes, parmi les médecins, qui affichent le plus de dédain pour les questions théoriques, qui voudraient bannir la philosophie du domaine de la médecine, subissent sans s'en douter le joug d'une école philosophique qui, malgré d'énergiques et illustres protestations, exerce depuis plus d'un siècle une puissante influence sur le monde des intelligences : je veux parler de l'école sensualiste.

5° Le sensualisme n'est pas une doctrine nouvelle; présentée par Protagoras sous une formule bien autrement large et profonde que celle de Hume, de Locke et de Condillac, elle avait été admirablement réfutée par Platon dans *Théétète*. En vertu de cette loi historique qui nous montre l'esprit humain oscillant toujours d'un extrême à un autre extrême, une réaction contre les excès du dogmatisme spiritualiste prépara son triomphe au XVIIIe siècle. L'axiome : *Nihil est in intellectu quod non prius fuerit in sensu*, fut le *credo* philosophique de cette époque. On ne peut rien y opposer de plus fort et de plus sensé que la réplique de Leibnitz : *Nisi ipse intellectus*. Les principes de toute science sont dans les lois de l'entendement humain, et il faut que les observations fournies par les sens soient embrassées et fécondées par l'esprit armé de ses principes innés pour produire la vérité; tant il est faux que celle-ci soit exclusivement dans les choses, ainsi que le répète l'école sensualiste.

Pour revenir à l'École de Montpellier, je n'aime pas beaucoup ce mot *élément* appliqué à des modalités. J'accepte encore bien moins la définition qu'en a donnée M. Barthez, qui les appelle des *affections simples de la force vitale*. Toutes les maladies sont des affections de la force vitale, et cette attribution de simplicité préjuge hypothétiquement leur nature. Certains éléments, comme l'élément bilieux, me paraissent plutôt des troubles déterminés d'un appareil organique que des modes ou des formes communes de maladies.

6° La considération des crises peut encore fournir des indications : le passage de la maladie à la santé peut être accompagné d'altérations fonctionnelles, d'anomalies sécrétoires, qui, si elles ne sont pas le moyen dont se sert la nature pour rétablir l'équilibre, sont les signes qui en annoncent le retour. Ainsi, une diarrhée spontanée fera quelquefois disparaître certains troubles gastriques; ainsi, après une sueur abondante, on pourra voir cesser une affection catarrhale légère ou une douleur rhumatismale. Il est important de ne pas confondre les phénomènes critiques avec les manifestations morbides, et il faut prendre garde de les troubler par une médication intempestive. C'est ainsi que vous devrez respecter une sueur qui survient au déclin d'une pneumonie, et je craindrais alors de détourner par un purgatif la fluxion périphérique qui accompagne la résolution.

7° En parlant des diathèses, nous avons déjà fait sentir toute l'importance qu'il faut attacher à la connaissance des causes dans le traitement des maladies. Je crois que plus on avancera dans l'étude des diathèses et plus on agrandira la part de leur influence, même dans certaines affections regardées comme purement accidentelles. Mais en dehors des maladies diathésiques, la détermination des causes nous offrira encore un grand intérêt au point de vue des indications : l'inflammation consécutive à une action traumatique n'aura pas les mêmes tendances que l'inflammation de cause interne. La blennorrhagie virulente est bien différente, au point de vue de la prognose, de celle qui succède à des excès de coït, à des rapports sexuels accomplis pendant la période menstruelle, ou à l'abus de la bière. Ici nous arrivons aux causes spécifiques si importantes à connaître, que la guérison, la vie même du malade peuvent dépendre de leur détermination. Malheur au médecin qui méconnaîtrait un accès de fièvre pernicieuse! La connaissance des conditions au milieu desquelles la fièvre s'est développée pourra, dans bien des cas, éclairer le diagnostic.

Dans les maladies aiguës, les circonstances extérieures qui concourent à leur développement leur impriment souvent un caractère particulier; elles établissent entre celles qui se développent à la même époque, dans les mêmes localités, une sorte de parenté, une ressemblance dans leurs formes communes et dans leurs tendances, que l'on a désignées sous le nom de *constitutions médicales*. Ces constitutions varient ordinairement avec les saisons; ce sont les constitutions saisonnières. Mais derrière ces variations passagères, on a cru saisir des caractères généraux, persistant pendant plusieurs années; on a donné à ceux-ci le nom de *constitutions secondaires*; les anciens attachaient une grande valeur à ces distinctions, trop négligées aujourd'hui.

8° Enfin, des indications aussi nombreuses qu'importantes seront tirées de la détermination de l'espèce morbide, dont la pathologie nous fait connaître les symptômes, la marche et la durée probable, les localisations organiques, et dont l'expérience peut nous avoir appris les convenances spéciales avec telle ou telle médication. C'est ainsi que le diagnostic d'une affection intermittente, d'origine palustre, éveille dans la pensée du médecin l'idée du quinquina.

Cette indication est tout empirique, mais l'empirisme peut réclamer dans notre art une part légitime, et si nous le condamnons comme principe, comme méthode générale, nous ne prétendons pas qu'il faille repousser complétement son intervention; il ne doit pas dominer la thérapeutique, mais il en est l'auxiliaire nécessaire. C'est ainsi que les erreurs ne sont bien souvent que la généralisation ou l'exagération d'une vérité partielle. Nous devons marcher autant que nous le pouvons à la lumière de la physiologie; elle nous a fait connaître les lois de la vie; dans ses progrès incessants, elle nous fournit chaque jour de nouveaux et utiles renseignements sur le rôle des différents appareils organiques, sur les conditions de leurs fonctions, sur leur coordination harmonique et leur influence réciproque; mais elle ne nous fait pas pénétrer dans l'intimité des phénomènes vitaux, et les limites de la science physiologique marquent celles de la science médicale et de la thérapeutique.

Nous ne pouvons expliquer l'action intime des médicaments sur la cellule vivante; bien moins encore nous pouvons prévoir, en présence d'une substance qui n'a pas encore été expérimentée, quelle modification elle va faire éprouver à l'organisme. C'est ici qu'intervient l'empirisme, non pas ce grossier empirisme des vendeurs de recettes, mais un empirisme méthodique, s'appuyant, comme celui de Sextus et de Sérapion, sur la triple base de l'observation, de l'induction et de l'expérimentation. La connaissance des qualités chimiques et physiques des corps, l'observation fortuite de leur action physiologique ou toxique sur les animaux et sur l'homme, fournissent des inductions qui nous conduisent à une expérimentation sage, prudente, raisonnée, dont les règles ont été admirablement tracées par Chomel dans son *Traité de pathologie générale.* Dans ce cas, comme dans ceux où, en dehors de toute recherche, des actions thérapeutiques nous sont livrées par le hasard, l'art intervient pour étudier les conditions de cette action, et pour en déterminer l'énergie, l'opportunité, suivant les indications fournies par le malade et par la maladie; en un mot, il en fait un de ses instruments, et l'empirisme est à l'art véritable, qui met en œuvre ses découvertes, ce que le fabricant de couleurs est au peintre qui les emploie pour réaliser ses conceptions.

Telle est la vraie médecine, celle dont la doctrine et la méthode ont été fondées dès l'origine de l'art, comme en témoigne ce passage d'Hippocrate, que je livre à vos méditations :

« La médecine est dès longtemps en possession d'un principe et d'une méthode qu'elle a trouvés. Avec ces guides, de nombreuses et excellentes découvertes ont été faites dans le long cours des siècles; et le reste se découvrira si des hommes capables et instruits des découvertes anciennes les prennent pour point de départ de leurs recherches. Mais celui qui, rejetant et dédaignant le passé, tente d'autres méthodes et d'autres voies, et prétend avoir trouvé quelque chose, celui-là se trompe et trompe les autres. »

Vous voyez qu'Hippocrate lui-même ne croyait pas avoir inventé la médecine, qu'il invoquait le passé et ses traditions. Ce qui faisait, d'après son propre témoignage, la force de sa doctrine, c'est qu'elle résumait tout ce qui avait été fait avant lui; elle s'appuyait sur l'idée de la vie et de son but final comme sur un fondement inébranlable, et embrassait tous les éléments de l'état morbide pour en tirer la science des indications.

DE LA CONGESTION

DE LA CONGESTION EN GÉNÉRAL ET DE LA CONGESTION MENSTRUELLE EN PARTICULIER

Sommaire. — Observations. — Nature et caractères de la congestion en général; ses
effets sur les organes et les tissus. Son association à d'autres actions morbides. —
Congestion menstruelle. Phénomènes qui la précèdent. Influence des maladies sur
elle, et réciproquement; déviations de la fluxion cataméniale. — Observations. —
Remarques thérapeutiques.

MESSIEURS,

Nous nous sommes arrêtés ce matin, dans la salle Saint-Bernard,
auprès de deux malades dont je vais vous rappeler succinctement l'histoire. Elle me fournira l'occasion d'aborder un sujet qui me paraît
avoir en clinique une grande importance : je veux parler de la *congestion.*
Nous l'envisagerons d'abord d'une manière générale, et puis nous l'étudierons plus spécialement dans l'appareil utéro-ovarien.

Notre première malade a 25 ou 26 ans. Elle est accouchée pour la
première fois il y a cinq mois. Jusqu'à cette époque, elle avait toujours
joui d'une excellente santé.

Presque aussitôt après ses couches, elle s'est remise au travail et y
a consacré une partie de ses veilles. Il lui restait cependant une sensation de pesanteur dans le bas-ventre, des douleurs vagues dans les
aines et dans la partie supérieure des cuisses, avec une leucorrhée
jaunâtre qu'elle remarquait alors pour la première fois et qui était continuelle. Au bout de six semaines, ses règles étaient revenues comme
à l'ordinaire et duraient chaque fois trois ou quatre jours.

Mais, au milieu d'une époque menstruelle, elle fut exposée à l'action
du froid ; les règles, sous cette influence, devinrent plus abondantes, et
au lieu de cesser au moment accoutumé, elles se sont transformées en
une véritable métrorrhagie qui, par son abondance et sa persistance, a
forcé la malade à entrer à l'hôpital.

A notre premier examen, nous avons constaté que l'utérus était volumineux, lourd, difficile à déplacer. Il remontait derrière le pubis, était infléchi en avant et formait avec le col un angle presque droit. Le col était également turgescent, hypertrophié ; la muqueuse qui le tapisse présentait au toucher des aspérités évidemment produites par des granulations.

Notre premier soin devait être d'arrêter la perte. Nous prescrivîmes, en conséquence, une infusion de digitale avec du sirop de ratanhia et de la teinture de canelle. Mais cette médication, qui agit quelquefois efficacement, demeura sans effet. Je fis alors appliquer sur l'hypogastre un large vésicatoire, afin de modifier l'état fluxionnaire de l'utérus que je supposais derrière l'hémorrhagie. Le lendemain, tout flux sanguin avait disparu.

J'ai recommandé à la malade de continuer à garder le repos, et jusqu'à présent nous nous sommes bornés à faire de l'hygiène. Il y aurait de l'imprudence à appliquer trop tôt une médication topique sur l'utérus, on s'exposerait à ranimer sous une autre forme la fluxion hyperhémique. Mais dans quelques jours ce danger n'existera plus, et nous pratiquerons des cautérisations intra-utérines, pour modifier cette anomalie de nutrition qui a augmenté la masse de l'utérus et qui est le point de départ de tous les troubles fonctionnels qui existent encore dans cet organe, tels que la leucorrhée, l'état fongoïde du col, etc.

Nous verrons tout à l'heure quels motifs m'avaient suggéré l'idée de ce traitement et comment on peut se rendre compte de son efficacité.

La seconde malade est couchée au n° 21 de la salle Saint-Bernard. C'est une jeune femme de 21 ans, qui n'accuse aucun antécédent morbide héréditaire, mais dont la santé a toujours été délicate. Pendant son enfance, elle a eu plusieurs éruptions impétigineuses qui laissaient après elles des engorgements ganglionnaires très-tenaces. Il s'y est joint des otorrhées, des ophthalmies chroniques, en un mot toute la livrée de la scrofule.

Ses règles ont commencé à 14 ans. Elles étaient abondantes et duraient habituellement quatre jours.

Vers l'âge de 16 ans, nouvelles éruptions suppurantes, croûteuses, ulcéreuses même et très-rebelles sur le cuir chevelu.

Pendant quelque temps, elle fut sujette à des épistaxis qu'accompagnaient de l'enchifrènement et la formation de croûtes dans le nez. Aux épistaxis succéda une éruption de petits boutons rouges suivis d'ulcération au bord libre des narines, probablement un lupus scrofuleux, qui a laissé une perte de substance.

A diverses reprises, la malade fut soumise à un traitement anti scrofuleux. Actuellement, elle porte encore sur les narines, à côté des
cicatrices anciennes, un bouton rouge, dur, qui a tous les caractères
du lupus.

Cette femme est donc bien manifestement scrofuleuse depuis son
enfance.

Au mois de mai de l'année dernière, elle fut soumise à un refroidissement : ses règles furent suspendues et elle eut une épistaxis.

Or, je viens de vous dire que déjà, pendant son enfance, elle avait été
sujette aux saignements de nez et que le mouvement congestif que ces
hémorrhagies manifestaient sur la membrane pituitaire semblait avoir
abouti à une dermatose assez grave. Les faits de ce genre sont communs
en pathologie. Ainsi voyons-nous, par exemple, dans la rougeole et
dans la coqueluche, la congestion de l'appareil respiratoire favoriser
quelquefois des évolutions tuberculeuses. Dans le cas actuel, l'épistaxis,
c'est-à-dire la congestion hémorrhagique du nez, fut suivie d'un érysipèle qui dura neuf jours.

Cette année, comme l'année dernière, et à peu près à la même époque, cette jeune femme a eu un retard de deux jours dans ses règles.
Elle a été prise d'une nouvelle épistaxis ; et, le soir même, s'est déclaré
un autre érysipèle de la face, auquel a succédé le tubercule du nez dont
je vous ai parlé.

L'érysipèle d'ailleurs, dans sa forme, a manifesté l'état général de
l'organisme. Il a été caractérisé par une congestion autant séreuse que
sanguine, à peu près indolente, avec très-peu de réaction fébrile, et il
s'est terminé en six jours. Dans cette occasion, nous avons vérifié une
fois de plus l'exactitude de la loi formulée par Stokes, qui veut que
l'érysipèle, quand il débute par la ligne médiane, reste symétrique,
c'est-à-dire se développe simultanément et uniformément de chaque côté.

Mais ce doit surtout nous frapper dans cette observation, c'est cette
déviation d'une congestion qui abandonne l'organe où elle devait s'accomplir, et va se localiser en un autre point où elle semble être appelée
par quelque incitation morbide.

Le molimen congestif, c'est-à-dire cette disposition de l'économie qui
prépare la congestion, se dégage ici des conditions de siége et de forme
auxquelles il est ordinairement soumis ; il se manifeste, non plus comme
une propriété spéciale de l'appareil utéro-ovarien, mais comme une
modalité générale de l'organisme qui peut subir les transformations les
plus diverses.

Dans le premier des deux cas que nous venons de rapprocher, la congestion est demeurée fixée sur l'utérus ; rien ne l'appelait ailleurs ; tous les autres appareils étaient sains et fonctionnaient régulièrement. L'utérus, au contraire, après l'accouchement, n'avait pu subir dans le calme et le repos l'évolution régressive qui le ramène à sa condition primitive de volume et de texture. Les fatigues qu'imposait à cette pauvre femme la nécessité de gagner sa vie avaient troublé ce travail. La douleur et la leucorrhée, qui n'avaient pas cessé depuis la gestation, attestaient que l'appareil générateur était resté le foyer d'une incitation anomale, qu'il était le siége d'une congestion morbide. Et quand la fluxion cataméniale, qui était venue s'y ajouter, fut troublée par l'impression du froid, cette fluxion fut transformée en un acte morbide ; elle acquit des proportions insolites, devint permanente et aboutit à une hémorrhagie abondante et opiniâtre. Convaincu par l'étude et l'enchaînement des phénomènes morbides que l'hémorrhagie n'était que le symptôme et la conséquence d'une congestion anomale, j'attaquai celle-ci par une dérivation énergique ; l'écoulement sanguin s'arrêta.

Notre seconde malade était scrofuleuse ; depuis son enfance, elle avait présenté une série de manifestations morbides qui portaient le cachet de cette diathèse. Une cause extérieure est venue troubler l'accomplissement de la fonction menstruelle ; le molimen congestif, dévié de ses tendances normales, s'est porté sur les organes déjà malades, où il s'est traduit par des hémorrhagies et par des affections à forme congestive.

NATURE ET CARACTÈRES DE LA CONGESTION.

Je n'entreprendrai pas de faire une étude complète de la congestion ni de la suivre dans toutes les modalités qu'elle peut présenter suivant son siége, ses conditions étiologiques et les conditions de l'organisme au sein duquel elle se développe. Je me contenterai d'exposer quelques traits de cette vaste histoire, en insistant sur ceux qui me paraissent offrir à la médecine pratique les applications les plus nombreuses et les plus importantes.

La congestion, définie par ses caractères extérieurs, est l'afflux du sang dans un tissu ; de là le nom d'*hypérémie* (ὑπέρ αἷμα, excès de sang), qui lui a été donné par M. Andral. On la rencontre très-souvent dans l'état normal comme une condition du développement physiologique des organes : l'ovaire pendant l'ovulation, l'utérus pendant la grossesse, les gencives pendant l'éruption des dents, en montrent des exemples frappants.

La congestion accompagne l'évolution de la plupart des productions morbides. Elle est le caractère saillant d'un grand nombre d'états pathologiques, comme l'érysipèle, la scarlatine, la rougeole, etc.

Elle précède le travail inflammatoire, dont elle marque le premier stade ; elle précède également les hémorrhagies. On peut dire qu'elle est la modalité anomale de la vie nutritive la plus commune, soit qu'elle existe seule, soit qu'elle complique une autre lésion de nutrition.

Les anciens n'avaient pas méconnu le rôle considérable de la congestion. Mais c'est Stahl surtout qui en a fait ressortir toute l'importance. Il regardait la congestion comme un phénomène actif ; il la distinguait : 1° de la *stagnation*, dans laquelle, en vertu d'un obstacle à la circulation, il entre dans une partie plus de sang qu'il n'en sort (c'était pour lui la caractéristique du rhumatisme) ; 2° de la *stase*, où le sang devient immobile et où cette immobilité doit, suivant lui, aboutir à l'inflammation ou à la gangrène.

Cette théorie, comme toutes celles qui ne s'appuient pas immédiatement sur l'observation, renferme plus d'hypothèses que de faits démontrés. On ne peut méconnaître cependant qu'en partant de l'observation clinique, Stahl était arrivé à saisir par induction plusieurs des traits fondamentaux de la congestion et de l'inflammation.

La physiologie moderne, armée de la méthode expérimentale, a pénétré plus avant dans l'intimité des phénomènes congestifs. La belle découverte de M. Cl. Bernard sur l'action des nerfs vaso-moteurs et sur les conséquences de leur section a jeté une grande lumière sur cette question et a fait un moment espérer qu'on tenait la solution du problème.

Toutefois, M. Cl. Bernard, avec la modération de la vraie science, toujours calme et mesuré au milieu de l'enthousiasme qu'excitaient ses travaux, a protesté contre les déductions exagérées qu'on voulait en tirer.

Sans doute la paralysie des vaso-moteurs peut être une cause de congestion ; mais n'y en a-t-il pas d'autres ? et cette paralysie ne peut-elle pas être primitive ou consécutive ? Voilà bien des questions qui compliquent le problème et demandent une solution. Pour la dernière, le doute ne doit pas exister. La faiblesse ou la suspension de l'innervation peuvent être primitives, mais elles peuvent aussi succéder à un excès d'action nerveuse.

D'autres fois, la congestion semble être causée par une habitude d'inertie des vaisseaux : telle est celle qui succède à la cessation brusque d'une compression longtemps supportée.

L'oblitération d'une artère peut encore amener une congestion dans les rameaux vasculaires situés au delà de l'obstacle, et dans lesquels le sang pénètre par voies anastomotiques. Dans ce retour par anastomose, le cours du sang est ralenti : d'abord parce qu'il passe de voies plus étroites dans des voies plus larges ; ensuite parce qu'il arrive en sens contraire du courant normal et peut se briser contre celui-ci qui, privé de la vis *a tergo*, a pour principal moteur la contraction artérielle. En outre, une partie de l'impulsion communiquée au liquide par cette contraction, dans cette partie cloisonnée de l'arbre circulatoire, doit se perdre dans un mouvement de recul contre l'obstacle situé derrière. Toutes ces circonstances ralentissent le courant sanguin et peuvent favoriser la congestion. Quand je cherche quelles sont les conditions qui peuvent concourir à produire la congestion après l'oblitération d'un segment d'artère, je n'affirme pas qu'elle ait lieu en effet par ce mécanisme. Le raisonnement dans les sciences ne peut jamais remplacer l'observation directe ; mais il peut tracer à celle-ci les voies dans lesquelles elle doit marcher.

Dans les cas que nous venons de supposer, la congestion peut être regardée comme passive, car elle résulte, soit d'un épuisement de l'innervation, soit d'un obstacle mécanique au cours du sang. Mais, comme Stahl le pensait et comme la plupart des pathologistes l'ont admis, la congestion peut être un phénomène actif, soit que la dilatation des ramuscules vasculaires puisse être active, ce qui reste encore douteux, soit qu'elle résulte de la contraction active d'un certain nombre de vaisseaux, qui force le sang à refluer en plus grande quantité dans les branches voisines. C'est ainsi qu'on a expliqué, dans tous les temps, les congestions internes qui succèdent au brusque refroidissement des téguments. Si l'on suppose que des deux branches d'un vaisseau bifurqué, l'une se contracte et n'admette qu'une petite quantité du sang qui la traversait habituellement, ce sang doit tendre à pénétrer dans la branche voisine, laquelle n'offrant pas le même degré de résistance, cèdera à ses efforts, se laissera distendre et permettra au liquide sanguin d'affluer dans ses divisions.

Il faut se garder cependant d'attacher une importance exagérée à ces explications mécaniques dont l'école de Leyde a trop abusé. Il se peut qu'en même temps que les vaisseaux superficiels se contractent, les vaisseaux profonds subissent une action nerveuse réflexe qui produise la congestion par un mécanisme tout différent de celui que nous supposons ici.

Ainsi donc, si la physiologie nous a appris quelque chose sur la congestion, sa tâche n'est pas achevée. Bien des éléments du problème sont encore à trouver ; bien des interprétations doivent être contrôlées.

Les signes extérieurs de la congestion sont précisément ceux que les anciens attribuaient à l'inflammation.

La *tuméfaction* est plus ou moins prononcée, suivant la vascularité des organes et l'intensité du mouvement fluxionnaire qui en est la cause immédiate.

L'accumulation du sang dans les tissus s'y traduit par un changement dans leur *coloration* : ils rougissent. Leur couleur primitive et la proportion des globules s'ajoutent aux circonstances que nous venons d'indiquer comme conditions de la tuméfaction, pour faire varier l'intensité et la nuance de cette rutilance. Ainsi, chez les sujets anémiques, comme chez la malade qui est au n° 9 de la salle Saint-Bernard, l'érysipèle donne à la peau une teinte à peine rosée ; chez les nègres, les taches de la rougeole présentent une couleur violacée.

Dans les organes accessibles à nos explorations, la congestion est accompagnée d'une *augmentation de chaleur*. Mais on peut se demander si cette augmentation n'est pas plus apparente que réelle. L'afflux du sang, quand il est aigu et passager, augmente-t-il les combustions calorifiques ? M. Cl. Bernard a observé des cas de congestion dans lesquels le sang, ramené par les veines, avait conservé tout l'aspect du sang artériel. Ce qui prouve que les métamorphoses nutritives avaient été suspendues.

Il est vrai que, dans l'expérience si connue de cet illustre physiologiste, quand sur un lapin il pratique sur la région du cou la section du nerf grand sympathique, l'oreille et le côté de la face correspondant se congestionnent, et en même temps leur température s'élève.

Mais n'y a-t-il pas là un phénomène d'équilibration, plutôt qu'une élévation véritable de température ? A l'état normal, les parties exposées à l'air sont plus froides que le sang. Celui-ci en y affluant y porte avec lui son excès de chaleur, ou du moins il leur communique une température d'autant plus rapprochée de la sienne, qu'il y arrive en plus grande abondance. Cette élévation de température peut donc n'être que relative. Un élève très-distingué de M. Cl. Bernard, M. le docteur Armand Moreau, regarde cette opinion comme très-vraisemblable.

La compression des nerfs par les capillaires distendus produit des *douleurs* qui sont d'autant plus vives que cette distension rencontre plus d'obstacles dans la résistance des tissus, et que ceux-ci sont plus riches en éléments nerveux sensibles. C'est ainsi que la congestion du périoste alvéolo-dentaire, celles des téguments de l'oreille, déterminent de très-vives douleurs, qui seront quelquefois saccadées par les mouvements diastoliques des artères. Tels sont les effets immédiats de la congestion.

Quand on examine au microscope un tissu congestionné, on voit, suivant la nature de la cause qui a provoqué la congestion, les vaisseaux se rétrécir ou se dilater, la circulation s'accélérer ; puis, plus tard, si la congestion tend à l'inflammation, peut-être même si elle persiste, la circulation s'accomplit plus lentement, plus difficilement, et ces troubles de circulation peuvent amener rapidement une effusion de sérosité, soit dans le tissu conjonctif, soit dans les cavités séreuses. La congestion est très-souvent accompagnée d'œdème.

Quand l'état congestif a persisté quelque temps, il n'est pas rare qu'il produise dans les tissus une coloration qui lui survit : telle est la couleur cuivrée des taches syphilitiques qu'on retrouve, avec quelques variétés de nuance, dans d'autres éruptions. Des congestions de plus courte durée peuvent même amener ce résultat. J'ai souvent vu de petites taches roussâtres succéder aux taches morbilleuses ou rubéoliques, et même aux papules typhoïdes. Souvent vers le déclin de ces éruptions, quand on fait disparaître par la pression l'injection vasculaire qui les constitue, on voit persister une petite teinte fauve qui ne s'efface pas sous le doigt et qui atteste qu'une matière colorante a été déposée dans la trame des tissus. Est-ce une modification de l'hématine ? Je suis disposé à le croire, sans en pouvoir fournir la preuve.

Les congestions répétées ou prolongées peuvent entraîner des anomalies dans la nutrition des organes qui en sont le siége. Ceux-ci peuvent s'hypertrophier. L'afflux du sang provoque alors une exagération du travail nutritif, un développement plus considérable des éléments normaux des tissus. Souvent en même temps les vaisseaux, longtemps distendus, ont perdu leur ressort ; ils restent dilatés, et l'hypérémie, devenue permanente, complique l'hypertrophie. On conçoit difficilement un état congestif très-prolongé sans lésion des vaisseaux.

Dans les organes sécréteurs, l'hypérémie modifie les sécrétions dans leur quantité et dans leur nature. On comprend que l'organe sécréteur recevant des matériaux plus abondants, son activité augmente.

Il ne paraît pas cependant toujours en être ainsi à toutes les périodes.

et à tous les degrés du travail congestif. D'une autre part, dans la polycrinie, la congestion peut être secondaire au lieu d'être primitive ; enfin, il faut se rappeler que derrière cette congestion, il y a une modification de l'innervation qui peut agir en même temps sur l'élément sécréteur.

Dans le tissu nerveux, la congestion, suivant son intensité, excite l'action nerveuse, l'altère ou l'abolit.

D'une manière générale, les effets de la congestion varient suivant son intensité et suivant sa durée. Légère, elle peut stimuler l'action organique ; excessive, l'altérer ou la suspendre ; passagère, elle peut s'effacer sans laisser de traces ; très-prolongée, elle entraîne souvent des modifications dans la structure organique.

La congestion est un mode morbide commun. Elle peut, avons-nous dit, s'associer à d'autres actions morbides : et il en est très-souvent ainsi ; elle peut se montrer comme phénomène initial, comme phénomène connexe ou comme effet dans la plupart des évolutions morbides. Il importe de distinguer les cas où elle n'est qu'un élément secondaire, de ceux où elle est le phénomène principal, dominant, et devient la caractéristique de la maladie. C'est ainsi que dans les nosologies on décrit des congestions du cerveau, du poumon, du foie, des reins, etc. Cependant, même dans ces cas, où elle semble résumer tout l'acte morbide, la congestion n'est qu'un mode ; elle suppose un substratum, une cause. Dans l'impuissance où nous sommes d'atteindre les causes directes, les conditions pathogéniques primordiales, trop souvent nous sommes forcés de déterminer les maladies par leur mode, par leur manifestation extérieure, tout en poursuivant nos recherches pour découvrir cet inconnu, cet x pathologique qui renferme la vraie solution du problème.

Très-souvent la congestion, avons-nous dit, accompagne ou suit d'autres états morbides, et comme elle peut être le phénomène extérieur le plus grossier, le plus appréciable pour un observateur superficiel, on s'est quelquefois laissé entraîner à la regarder comme l'élément fondamental de la maladie, alors qu'elle n'était qu'un phénomène secondaire : confusion à laquelle l'inflammation, bien plus souvent que la congestion, a servi de prétexte, qui a fait regarder comme des phlegmasies les lésions de la syphilis ou celles de la fièvre typhoïde, et qui a été renouvelée, non sans quelque exagération sans doute, dans ces derniers temps à propos de la phthisie pulmonaire, par les défenseurs de la pneumonie caséeuse. Que l'évolution des tubercules dans le poumon soit accompagnée d'un travail inflammatoire, c'est un fait incontestable et incontesté ; mais derrière la modalité inflammatoire, on constate un élément spécifique. L'inflammation n'est, comme la congestion, qu'un mode morbide commun. Le tubercule peut être accompagné de phénomènes inflammatoires ; mais ceux-ci ne sont que surajoutés à la lésion tuberculeuse.

Dans les névralgies et les névroses, la congestion succède aux troubles des grandes fonctions nerveuses. Je dis à dessein des grandes fonctions nerveuses, car derrière toute congestion la physiologie, comme nous l'avons déjà dit, porte à supposer un trouble d'innervation.

Si la congestion peut être consécutive à un autre état morbide, elle peut aussi chez un sujet prédisposé devenir la cause occasionnelle d'un développement diathésique. L'incitation morbide qu'elle exprime dégénère en une anomalie de nutrition qui reçoit le cachet de la diathèse.

Plus souvent, la congestion aboutit à d'autres modes morbides, dont elle marque en quelque sorte la première phase. Si elle se termine par la production de néoplasies organisables ou purulentes, on donne à ce travail morbide le nom d'*inflammation*. Si les vaisseaux distendus se rompent, il y a *hémorrhagie*. Si le sang s'y arrête, s'y coagule, et que les parties auxquelles se distribuent les vaisseaux oblitérés ne reçoivent pas d'une autre source les éléments de leur nutrition, ils meurent : il y a nécrose moléculaire, *ulcération ;* ou nécrose en masse, *gangrène.*

Y a-t-il dans le travail congestif des conditions spéciales qui séparent dès leur origine la congestion hémorrhagique de la congestion inflammatoire ? Cela est douteux ; et cependant on ne peut démontrer qu'elles soient identiques ; on voit chez le même sujet le travail congestif aboutir successivement à l'un et à l'autre mode. J'ai vu plusieurs fois des hémorrhagies pulmonaires faire place à des pneumonies. La suppression brusque des règles paraît souvent être la cause d'une phlegmasie ; une hémorrhagie a semblé quelquefois la crise d'une affection inflammatoire. Et d'un autre côté, on voit souvent la suppression d'une hémorrhagie physiologique ou habituelle entraîner, dans d'autres parties de l'organisme, des hémorrhagies supplémentaires ; la congestion conserve, dans ce cas, sa tendance initiale et aboutit à une extravasation sanguine, tandis que chez la malade dont nous parlions en commençant, la congestion menstruelle déviée s'est manifestée d'abord par une hémorrhagie, l'épistaxis, puis par une congestion inflammatoire, l'érysipèle.

L'état des vaisseaux congestionnés exerce une influence nécessaire sur la terminaison de la congestion. Sont-ils athéromateux, comme cela arrive si souvent chez les arthritiques, leurs parois ont-elles subi une dégénérescence graisseuse, comme on l'a observé dans les capillaires des poumons tuberculeux, ils supporteront difficilement l'effort fluxionnaire et seront plus disposés à une rupture. Mais il faut reconnaître que l'altération des parois vasculaires suffit rarement pour produire l'hémorrhagie. Celle-ci est le plus ordinairement précédée d'un mouvement congestif : c'est là un fait d'une importance considérable pour la pratique, et nous en tirerons cette conséquence : que *les moyens propres à combattre la congestion doivent être un élément du traitement hémostatique.*

Nous ferons sur les congestions une dernière remarque : c'est que par cela même qu'elles ont duré longtemps ou qu'elles se sont souvent répétées, elles tendent à se reproduire. L'habitude exerce sur elles une influence considérable et avec laquelle il faudra compter, quand on combattra une manifestation d'origine congestive à laquelle l'économie sera pour ainsi dire accoutumée.

CONGESTION MENSTRUELLE.

Pour restreindre l'étude clinique de la congestion, si vaste qu'elle embrasse presque toute la pathologie ; nous l'étudierons dans le trouble de la fonction menstruelle.

La disposition congestive qui précède l'éruption des règles, et qui semble, comme toutes les grandes fonctions, avoir ses racines dans tout l'organisme pour se localiser dans un appareil déterminé, joue un rôle considérable dans la santé de la femme et devient pour le médecin une source d'indications très-importantes.

Ce travail préparatoire, dont l'ovulation paraît être le but final, commence plusieurs jours avant l'apparition du flux menstruel. Il dure plus ou moins longtemps, suivant les conditions individuelles, suivant l'activité fonctionnelle de l'organisme, suivant celle surtout de l'appareil qui en est, comme le dit ingénieusement M. Pidoux, l'organe exécutif. Chez beaucoup de femmes, chez celles surtout dont l'excitabilité nerveuse est exagérée, ou dont les organes générateurs ne fonctionnent pas avec une régularité parfaite, il se révèle par des manifestations qui permettent, sinon d'en déterminer avec précision le début, du moins d'en constater l'évolution : modifications dans le caractère, dans les appétits et dans les instincts; troubles nerveux, quelquefois modalités anomales des fonctions nutritives; sensations diverses qui ont leur foyer dans l'appareil génital et y accusent un état congestif : tels sont les phénomènes qu'on voit survenir périodiquement chez un grand nombre de femmes, quelquefois à une distance fixe et constante de l'écoulement cataménial. Ainsi, je connais une dame qui éprouve plusieurs fois par an, huit jours avant l'apparition de ses règles, une douleur dans la région ovarienne gauche.

Au milieu de ces manifestations si variées, la présence de l'élément congestif peut être démontrée par l'examen direct des organes générateurs : l'utérus est augmenté de volume; il devient plus lourd ; et si l'on explore la muqueuse du col à cette époque, il n'est pas rare qu'on lui trouve une teinte lilas, qui est comme le rudiment de la coloration violacée, caractéristique de la grossesse.

Ce travail congestif devient bien plus apparent encore dans l'état morbide. S'il existe dans un point de l'économie une épine, une cause d'incitation anormale, elle peut devenir pour le molimen congestif comme un foyer d'appel qui le dévie de sa direction naturelle, quelquefois trouble ou empêche même sa solution finale, c'est-à-dire l'écoulement régulier des menstrues. Il en résulte, bien entendu, une exacerbation des phénomènes morbides dans l'organe qui est le siége de cette déviation congestive.

Ces aberrations et ces témoignages de la congestion précataméniale se manifestent le plus souvent et avec une plus grande énergie dans l'appareil génital lui-même et dans les organes qui ont avec lui les connexions physiologiques les plus intimes. Ainsi, toutes les fois que l'utérus et ses annexes sont le siége d'un travail congestif ou inflammatoire, la congestion prémenstruelle tend à augmenter et à doubler en quelque sorte la congestion morbide qui l'a précédée; et, comme l'a si bien établi M. le docteur Bernutz à propos de la périmétrite ou pelvi-péritonite, c'est véritablement pour ces affections un moment de crise, un jugement. Si les règles viennent régulièrement, si elles sont suffisamment abondantes, non-seulement elles répriment cette exagération du travail morbide qu'elles avaient provoquée; mais par une sorte d'action substitutive, elles peuvent amoindrir ou faire disparaître l'affection congestive qui les avait précédées.

Ce n'est pas un fait particulier aux périmétrites, c'est une loi qui domine toute la pathologie de l'appareil génital chez la femme, et d'où dérive l'indication d'assurer la régularité de la fonction menstruelle, d'éloigner tout ce qui peut la troubler, tout ce qui peut augmenter ou fixer la fluxion sanguine dans les organes malades, comme la fatigue, la station verticale, et surtout les excitations génésiques ; tandis que le repos absolu, la continence, la position horizontale durant cette époque, suffisent quelquefois pour assurer la guérison. De là aussi la nécessité, lorsque la menstruation est difficile, irrégulière, incomplète, de la favoriser, de la régulariser, d'y suppléer.

Dans cette condition, quand l'anémie n'est pas portée à un degré tel que l'absence des règles puisse être regardée comme un bienfait, quand surtout on constate les signes d'une fluxion congestive ne pouvant aboutir à une solution régulière, il faut appliquer au haut des cuisses des sangsues en très-petit nombre, une ou deux à la fois, qui souvent appelleront l'éruption cataméniale, ou, si celle-ci n'a pas lieu, pourront être suffisamment répétées pour l'imiter, la suppléer et en réaliser tous les avantages.

Cette action de la congestion menstruelle s'exprime dans la modification qu'elle apporte à la leucorrhée et aux autres symptômes de la congestion morbide de l'utérus, tels que les sensations de pesanteur, les névralgies sacro-inguinale, lombo-abdominale, et d'autres qui, véritablement réflexes, ont leur foyer d'incitation dans l'appareil utérin et peuvent se manifester dans des organes très-éloignés de ce point d'origine, comme la tête, l'estomac, les nerfs périphériques.

Alors, la leucorrhée devient presque toujours plus abondante avant les règles. Cette circonstance m'a souvent fait présumer un engorgement ou un catarrhe de l'utérus ; tandis que la leucorrhée liée à l'anémie, celle qui ne dépend pas d'une congestion active de l'utérus, augmente ordinairement après la période menstruelle.

Toutefois, je ne prétends pas donner à ce signe une valeur absolue. On comprend encore que dans le premier cas, si la déplétion cataméniale n'est pas complète, ou si la malade se fatigue pendant cette époque, la leucorrhée augmentée avant les règles peut aussi, quand elles ont cessé, les prolonger en quelque sorte et exprimer la solution incomplète de l'afflux sanguin qui les avait précédées. On comprend encore que, dans les affections utérines compliquées d'anémie, le flux leucorrhéique pourra manifester sa double origine en augmentant avant et après la période cataméniale. Mais il n'en est pas moins vrai que, dans beaucoup de cas, l'observation que je viens d'indiquer conservera sa valeur sémiologique.

Chez les sujets disposés aux affections herpétoïdes des organes génitaux, la crise menstruelle pourra en provoquer la manifestation. Legendre a décrit l'herpès périodique du col et des grandes lèvres souvent pris pour des chancres. L'intertrigo, l'eczéma vulvaire, s'exaspèrent et tourmentent les malades par un développement de prurit pendant la période menstruelle.

Les organes urinaires, qui ont des connexions si intimes avec l'appareil générateur, semblent particulièrement influencés par la fluxion cataméniale. J'ai quelquefois observé, à cette époque, des douleurs rénales et une sécrétion insolite d'acide urique. M. Boquet a bien décrit les congestions qui, chez certaines femmes, envahissent à cette époque les reins mobiles et paraissent jouer un rôle dans la production de l'ectopie de cet organe.

Les mamelles, dépendance de l'appareil génital, ressentent plus directement encore la congestion menstruelle. Elles la manifestent par la turgescence, la plénitude, et quelquefois même par des élancements analogues à ceux qui marquent le début de la grossesse. Mais les retentissements de cette congestion peuvent se faire sentir bien loin de l'appareil utéro-ovarien. Ils témoignent ainsi combien cette fonction génératrice a de racines profondes dans toute l'économie, combien elle se généralise dans tout l'organisme, comme l'a si bien exposé Bordeu, et donne ainsi le sens du célèbre aphorisme d'Hippocrate : « *Propter uterum mulier est quod est.* » Ils prouvent aussi qu'avant l'éruption des règles, il y a dans l'économie une disposition congestive, un molimen (peu importe le nom qu'on lui donne) dont le flux cataménial est la crise.

J'ai déjà parlé de ces incitations anomales, de ces épines pathogéniques qui dévient, détournent à leur profit la congestion menstruelle. Rien n'est commun comme de voir des femmes tuberculeuses cracher du sang aux époques menstruelles. Il n'est pas rare qu'une petite toux, suivie d'une expectoration spumeuse striée de sang, soit alors un des premiers signes d'une lésion qui pourra ne se manifester que longtemps après par ses symptômes les plus accusés.

Très-souvent, à une période plus avancée, la toux, l'excitation circulatoire, redoublent dans les mêmes circonstances.

Chez les femmes affectées d'acné rosacea, chaque période menstruelle ramène en général une nouvelle poussée. J'ai vu une femme qui avait dans la mâchoire une racine de dent cariée autour de laquelle, chaque mois, à l'époque des règles, se formait un petit abcès.

Toutes les maladies fluxionnaires, à mode congestif ou inflammatoire, peuvent subir et manifester cette influence. Elle se montre surtout dans certaines conditions diathésiques. L'arthritisme et tous ses dérivés ont une tendance fluxionnaire qu'éveille et que met souvent en jeu la fluxion cataméniale. Il en est de même de l'hystérie, qui mérite pleinement cette qualification de mobilité nerveuse que lui ont donnée les anciens. Et l'on aperçoit bien dans cette affection la subordination de l'élément congestif à l'élément nerveux; c'est surtout chez les hystériques qu'on observe ces hémorrhagies essentielles qui sont, dans beaucoup de cas, des déviations du molimen menstruel.

Dans l'hypochondrie hémorrhoïdale, chez les hommes, on observe des molimens congestifs et des déviations fluxionnaires très-analogues. Dans les deux cas, après la cessation du phénomène hémorrhagique, peut persister une habitude fluxionnaire qui lui survit, et qu'il n'est pas rare d'observer chez les femmes après que l'ovulation n'a plus lieu pour provoquer et expliquer la congestion.

Cette influence de l'habitude sur les congestions, leur tendance à se répéter, par cela seul qu'elles se sont plusieurs fois produites, explique peut-être un fait que j'ai plusieurs fois observé; c'est la persistance d'un flux sanguin régulièrement périodique chez des femmes qui depuis longtemps ont passé l'âge où l'ovulation cesse ordinairement, mais dont l'utérus renferme des fibromes. J'en ai rencontré plusieurs dans ces conditions qui avaient de soixante-deux à soixante-trois ans. Chez l'une d'elles les règles s'étaient arrêtées pendant plusieurs mois vers l'époque habituelle de la ménopause, puis chaque mois, depuis une dizaine d'années, elle avait une petite hémorrhagie qui offrait les apparences, disait-elle, du flux cataménial. Il est permis de supposer que l'habitude d'une congestion périodique s'ajoutait dans ce cas à l'incitation produite par la tumeur pour provoquer des hémorrhagies et déterminer l'époque de leur retour.

En général, l'influence de cette habitude est plus prononcée et plus appréciable immédiatement après la suppression de l'hémorrhagie, parce qu'elle n'a plus sa solution accoutumée, et elle peut reproduire avec une grande intensité toutes les anomalies circulatoires que nous avons indiquées plus haut.

A l'appui des remarques précédentes, je rapporterai quelques observations choisies parmi celles que j'ai recueillies pendant ces dernières années; elles feront ressortir les conséquences pratiques que l'on peut tirer de ces données pathologiques.

Il y a deux ans, je recevais dans mes salles une femme de quarante-deux ans. Elle n'avait aucun antécédent tuberculeux dans sa race, ou du moins elle n'en connaissait pas; elle n'avait eu non plus aucune manifestation scrofuleuse dans son enfance. A trente-deux ans, elle fut atteinte d'une fièvre typhoïde suivie d'une fluxion de poitrine, localisée, disait-elle, au sommet du poumon droit. Cette maladie avait duré deux mois environ et avait été combattue par l'application de plusieurs cautères dans la région sous-claviculaire.

Depuis lors, sa santé s'était rétablie; elle ne toussait plus; ses règles étaient revenues régulièrement, lorsque, deux mois avant son entrée à l'hôpital, après avoir donné des soins assidus à son frère gravement malade et dix jours après l'époque menstruelle, elle fut prise d'une perte assez abondante, avec une sensation continue de pesanteur, et, par intervalles, de vives douleurs lancinantes dans les reins, l'hypogastre et les aines. Ces douleurs précédaient l'expulsion de caillots volumineux. Elles étaient plus prononcées dans la région iliaque gauche et se propageaient dans le membre inférieur correspondant dont les mouvements étaient parfois douloureux. La malade marchait difficilement et se tenait courbée.

Malgré le repos horizontal, malgré l'emploi de l'extrait de ratanhia, de l'ergot de seigle à l'intérieur, des injections astringentes, de la glace sur le ventre, la perte n'avait pas diminué. Elle n'avait pas été sensiblement modifiée par le retour de la période menstruelle. La malade affaiblie s'était remise à tousser, et, depuis un mois, elle avait des sueurs nocturnes. A ma première visite, je la trouvai avec la peau moite et une légère injection des pommettes qui tranchait sur la coloration jaune anémique des téguments.

Conduit par les derniers symptômes à l'examen de la poitrine, je constatai un son mat dans la région sus-claviculaire droite, obscur au niveau de la clavicule, immédiatement au-dessous de cet os, et dans la région pectoro-deltoïdienne de ce côté. L'expiration était forte, rude, subbronchique dans la région sus-claviculaire; elle présentait les mêmes caractères un peu affaiblis dans la région sous-claviculaire; près de l'épaule, on entendait un écho lointain de la toux, et je crus distinguer par moments quelques bulles erratiques. Les doigts appliqués sur la région sous-claviculaire y percevaient, pendant la phonation, une vibration beaucoup plus forte que du côté opposé. En arrière, son relativement obscur dans la région sus-épineuse et scapulo-rachidienne droite; expiration soufflante et retentissement bronchique de la voix au sommet de la poitrine; dans la fosse sous-épineuse, inspiration moins ample,

moins moelleuse, plus aiguë que du côté opposé et comme un peu sifflante.

L'utérus, volumineux et lourd, dépassait le pubis de deux travers de
doigt. Son col était tomenteux ; et, par le toucher, on éveillait une assez
vive sensibilité au niveau du ligament large gauche. La perte continuait
abondante, et le doigt rencontrait des caillots dans le vagin.

Afin de modérer l'activité circulatoire, je prescrivis, comme j'ai coutume de le faire, une infusion de 80 centigrammes de feuilles de digitale
dans 125 grammes d'eau. La digitale, d'après quelques expérimentateurs anglais, aurait sur l'utérus une action spéciale analogue à celle de
l'ergot de seigle, et provoquerait une contraction des fibres utérines qui
pourrait même aboutir à un effet abortif. J'ajoutai 4 grammes de teinture de cannelle, qu'on a regardée comme un agent hémostatique dans
les métrorrhagies, et qui, au moins en qualité de substance aromatique,
peut favoriser la tolérance de la digitale contre laquelle les organes
digestifs se révoltent quelquefois. J'ajoutai aussi, à titre d'astringent
tannique, 20 grammes de sirop de ratanhia.

Ensuite, convaincu que, derrière les hémorrhagies qui ne résultent
pas d'un traumatisme ou d'une lésion agissant à la manière d'un traumatisme par la destruction des parois vasculaires, on doit toujours
supposer une congestion, je fis appliquer un large vésicatoire sur l'hypogastre pour détourner l'action congestive et l'appeler dans une autre
direction, pendant que la digitale, par son action sédative sur le centre
circulatoire, peut-être par son action incitatrice de la contractilité utérine, combattait directement l'hypérémie de la matrice. Cette action
incitatrice de la digitale semble moins brusque, moins convulsive que
celle de l'ergot ; et, par cela même, paraît mieux convenir quand la
congestion a une tendance inflammatoire : or, c'était le cas de notre
malade, comme l'indiquaient et les douleurs permanentes et la sensibilité à la pression de l'organe utérin et de ses annexes.

En même temps, j'ordonnai le repos absolu et le régime froid, car les
aliments et les boissons d'une température élevée peuvent exercer une
action stimulante sur le système circulatoire.

Contrairement à mes instructions, le vésicatoire ne fut pas appliqué ;
et, malgré la potion, l'hémorrhagie persista. Je réitérai la prescription
du vésicatoire, et quelques heures après qu'on l'eut appliqué, l'hémorrhagie commença à diminuer. Le lendemain elle avait disparu, et depuis
lors elle ne s'est pas reproduite.

Cette cessation subite me parut justifier les idées théoriques qui m'avaient conduit à l'indication d'une dérivation énergique. Comment ne pas admettre, en effet, que c'était la congestion artificiellement provoquée sur le tégument qui avait fait cesser la congestion hémorrhagique, alors que celle-ci avait résisté pendant deux mois à tout autre traitement et n'avait pas été modifiée par l'emploi de la digitale pendant vingt-quatre heures ?

Je jugeai néanmoins prudent de continuer cette digitale, pour modérer la circulation et éteindre, s'il était possible, le molimen congestif. On pouvait craindre aussi de le voir se détourner de la matrice et, après l'apaisement de la contre-irritation cutanée, se porter sur la poitrine, où l'appellerait la lésion dont le poumon était le siége. Sans doute le travail morbide y semblait endormi, mais il pouvait se réveiller, et les sueurs et la toux, survenues depuis que l'organisme était affaibli par les hémorrhagies, faisaient redouter une nouvelle explosion de la production phymateuse.

L'observation suivante nous fournit l'exemple d'une congestion hémorrhagique déviée de sa direction naturelle et appelée sur les poumons par une lésion préexistante de ces organes.

Une jeune fille de vingt-quatre ans, frêle, mais bien constituée, avait joui d'une bonne santé jusqu'au mois de juin dernier. A cette époque elle commença à tousser, après avoir eu froid, dit-elle; depuis lors, la toux n'a pas cessé et elle a amené de l'expectoration. Il y a deux mois, l'appétit commença à décliner. Un mois plus tard survinrent des sueurs nocturnes. Il y a quinze jours, les règles parurent; mais au lieu de se prolonger pendant trois ou quatre jours, leur durée habituelle, elles s'arrêtèrent le second jour, et le lendemain survint une hémoptysie très-abondante. La malade fut conduite dans mon service le lendemain de ces accidents hémorrhagiques.

Le jour suivant, on me montra un crachoir à moitié plein de sang. La face était pâle, le pouls fréquent; un peu de submatité et des craquements étaient perçus au sommet droit en arrière.

Je prescrivis : 1° une potion avec :

Infusion de feuilles de digitale....	80 centigrammes.
Dans eau......................	125 grammes.
Sirop d'écorce d'oranges amères...	20 —
Alcoolature d'aconit.............	3 —

2° Deux pilules de 10 centigrammes d'extrait de jusquiame, afin de modérer la toux dont les secousses peuvent favoriser l'hémorrhagie.

3° Des ligatures suivies de sinapismes sur les membres inférieurs.

4° Des suppositoires avec :

>   Beurre de cacao....................... 2 grammes.
>   Fleurs de soufre..................... 30 centigrammes.
>   Aloès 20   —

5° Bouillon et lait froids.

L'hémoptysie s'arrêta ; les sueurs cessèrent, mais la toux et les craquements persistèrent.

Je fis appliquer un cautère dans la région scapulo-rachidienne du côté droit, et, au bout de quelques jours, je fis commencer l'usage d'une eau arsenicale naturelle. L'appétit en fut immédiatement relevé. La toux diminua, et, après six ou huit jours de ce traitement, l'aspect général annonçait une amélioration notable d'accord avec le sentiment de mieux être qu'affirmait la malade.

Dans le cas suivant, la suppression du flux menstruel et le déplacement du molimen congestif, au lieu d'aboutir à une hémorrhagie, deviennent l'occasion d'accidents inflammatoires.

Une malade (couchée au n° 10 de la salle Sainte-Marie) chez laquelle j'avais reconnu les signes d'une péricardite primitive, avec douleurs rhumatoïdes des articulations sans arthrite, était en pleine convalescence.

Ses règles parurent et, sans motif appréciable, s'arrêtèrent après vingt-quatre heures de durée. On ne me prévint pas de cette circonstance, et, le lendemain, la fièvre se ralluma aussi intense que la première fois : 132 à 140 pulsations. La douleur et la sensibilité épigastrique et précordiale reparurent en même temps que la sensibilité récurrente du nerf diaphragmatique. La matité précordiale s'étendit de nouveau jusqu'à la troisième côte avec un son nettement tympanique des deux premiers espaces intercostaux et de la moitié inférieure et postérieure du côté gauche. Un bruit rude, diffus, systolique, se fit entendre de nouveau. En un mot, nous étions en présence d'une rechute de péricardite.

Mais, en même temps, la malade souffrait du gosier qui était rouge, tuméfié ; les tonsilles très-volumineuses, comme lardées de concrétions blanchâtres, présentaient cette forme d'amygdalite qui est fréquente chez les sujets lymphatiques, et qu'on modifie rapidement par la cautérisation avec le nitrate d'argent. Je pratiquai donc la cautérisation et je recommandai que la malade se gargarisât le plus souvent possible avec un mélange à parties égales de lait et de décoction de pavots.

Je prescrivis aussi l'application d'un vésicatoire sur le sternum, de
sinapismes sur les membres inférieurs, et de deux sangsues à la partie
interne et supérieure des cuisses, afin de rappeler le flux menstruel ou
de le suppléer s'il ne revenait pas. La pusillanimité de la malade ne
permit pas l'application des sangsues.

Le lendemain, je trouvai la malade très-soulagée du côté de la gorge;
l'angine était en décroissance manifeste, mais tous les autres phénomènes persistaient dans leur intégrité. J'insistai avec énergie sur la
nécessité des sangsues. La malade s'y résigna. Elles coulèrent jusqu'au
soir. Les règles ne reparurent pas; mais le lendemain il n'y avait plus
de fièvre; la matité précordiale était revenue à ses limites habituelles.
La sensibilité et la douleur précordiale et épigastrique étaient considérablement amoindries; le bruit de frottement était beaucoup moins accentué, et toute cette amélioration s'était prononcée malgré l'agitation
excessive qu'avait provoquée l'application des sangsues.

Ainsi, chez cette femme, la congestion hémorrhagique déviée de ses
tendances naturelles semble avoir abouti à un travail phlegmasique.
On ne peut pas admettre que la phlegmasie ait détourné à son profit le
molimen congestif menstruel, puisque l'explosion des phénomènes inflammatoires n'avait pas précédé la suppression des règles, ne lui a
même pas succédé immédiatement. Mais, d'autre part, de ce que l'inflammation a remplacé ici le flux sanguin, on n'est pas non plus fondé
à conclure que la congestion inflammatoire est identique avec la congestion sanguine; car il faut se rappeler que l'organisme était quelque
peu auparavant en travail phlegmasique, et que la congestion déviée a bien pu prendre la note d'une modalité morbide, d'une sorte de
diathèse accidentelle phlegmasique qui n'était pas encore complétement
effacée.

DE LA DÉRIVATION (1).

MESSIEURS,

Puisque j'ai été amené, à propos de la congestion, à vous parler de la dérivation, permettez-moi de m'arrêter quelques instants sur cet important sujet, et d'étudier avec vous cette action thérapeutique et les lois physiologiques qui la régissent.

Qu'est-ce donc que la dérivation?

Pour la bien comprendre, il nous faut faire retour à la physiologie, qui, en thérapeutique, comme en pathologie, doit éclairer chacun de nos pas. En effet, vous le savez, la vie est une, et les mêmes lois gouvernent les phénomènes hygiques et les phénomènes morbides.

Les organes, pour fonctionner régulièrement, ont besoin d'une certaine dose d'activité vitale et de sensibilité à l'impression des agents qui mettent celle-ci en jeu. Cette sensibilité constitue l'*incitabilité*. Si une cause extérieure appelle avec une grande énergie l'activité vitale dans un point quelconque de l'organisme, y développe cette incitabilité, celle-ci peut s'affaiblir dans les autres organes, comme si l'organisme n'en possédait qu'une certaine somme répartie entre tous. Un exemple vous fera bien comprendre ma pensée. Au moment du repas, l'action vitale semble concentrée sur l'estomac, et tout entière occupée à la transformation des aliments en une substance assimilable. Si précisément à ce moment nous provoquons sur quelque partie du corps une excitation énergique, si nous appliquons des sinapismes ou si nous ordonnons un pédiluve, c'en est assez très-souvent pour provoquer une indigestion. L'action vitale est devenue insuffisante pour accomplir l'œuvre qu'elle avait commencée, nous l'en avons distraite. L'excitation cérébrale causée

(1) Leçons faites à l'hôpital de la Pitié et publiées dans la *Gazette des hôpitaux*, 1861.

par un travail intellectuel peut produire exactement les mêmes effets.

Voilà un phénomène de dérivation en quelque sorte physiologique; l'action normale de l'organisme est détournée de sa voie, entraînée à la dérive par une excitation qui s'oppose à ce qu'elle suive sa marche accoutumée.

Toutefois, remarquons-le, une pareille déviation, soit en physiologie, soit en pathologie, n'a rien de nécessaire, et je vous l'ai fait pressentir en vous disant que, sous l'influence de la dérivation, l'activité vitale *pouvait* s'affaiblir. En effet, l'activité vitale n'a pas la même énergie chez tous les individus; telle excitation accidentelle va l'entraver chez celui-ci, tandis que chez tel autre la même cause ne pourra ni troubler l'activité vitale, ni la détourner de sa direction naturelle.

Nous trouvons dans l'état morbide des faits analogues à ceux dont je viens de vous citer un exemple dans l'ordre physiologique. Quand l'organisme a conçu dans son sein une cause de maladie, celle-ci va produire une incitation anomale, qui y localise et y détermine le travail morbide. Cette incitation anomale est une aberration de l'incitation physiologique qui sollicitait l'action des organes; elle peut en être une exagération ou une diminution; mais elle en est surtout une *déviation*. Brown, Rasori, Broussais, ne voyaient jamais que l'excitation ou la dépression du stimulus vital; pour eux, la maladie n'était jamais qu'une différence en plus ou en moins dans ce stimulus. Ce système est trop simple pour être dans la vérité des choses : une pareille dichotomie ne peut représenter la totalité du travail morbide, qui est surtout et avant tout une aberration de l'activité vitale, sans qu'il soit possible de définir à l'avance la nature de cette aberration ni de la faire rentrer de force dans les étroites limites d'un dilemme.

Quand un travail morbide s'est établi sur un point, si un stimulus, interne ou externe, l'appelle ailleurs, ce travail morbide peut disparaître ou s'affaiblir dans son foyer primitif. Nous en voyons de fréquents exemples dans l'observation des affections diathésiques.

Supposez une dartre déjà ancienne; si par un moyen quelconque vous parvenez à la faire disparaître, sa cause morbifique, qui reste au-dessus de votre atteinte, peut tendre à se manifester ailleurs.

Une dame de ma clientèle portait depuis longues années un eczéma chronique de l'oreille; tant que cette affection resta stationnaire et facile à dissimuler, la malade la toléra; mais la dartre gagna successivement la joue, puis les paupières. Alors commencèrent les supplications. Elle voulait guérir à tout prix; je luttai contre ce désir; la malade avait plus

de soixante ans; enfin, vaincu par ses instances, je fis usage d'une pommade mercurielle et de quelques doses d'huile de ricin. A la deuxième
purgation, l'eczéma disparut, en même temps qu'une diarrhée s'établissait
pour durer quatre mois et disparaître à son tour, lorsque la dartre reprit
possession de son premier domicile.

Cette espèce de dérivation pathologique, ce déplacement de l'action
morbide qui disparaît sur un point pour se montrer sur un autre, est ce
qui constitue la *métastase*. Seulement remarquez bien que, pour qu'il
y ait métastase, il faut que le travail morbide quitte un organe pour se
porter sur un autre.

Dans le rhumatisme articulaire aigu, lorsque l'inflammation s'établit
successivement sur plusieurs jointures, occupant celle-ci au moment où
elle abandonne celle-là, on ne peut pas dire qu'il y ait métastase. Toutes
les articulations font partie d'un même système organique; elles représentent dans leur ensemble le siége naturel du travail morbide qui les
envahit successivement ou qui sévit simultanément sur plusieurs points;
dans ces différents cas, le siége de la maladie est toujours le même; c'est
toujours le système fibro-séreux des articulations (ou même des viscères).
La maladie change de lieu, mais non pas d'organes. On a traité de chimérique cette doctrine des métastases, et il n'y a pas bien longtemps
qu'une thèse volumineuse a reproduit les efforts de la critique moderne
sur ce sujet.

Il y a là, je ne crains pas de le dire, un malentendu et une question
mal posée. Il y a trop longtemps que la doctrine des métastases existe;
elle a exercé de tout temps une influence trop générale sur la médecine,
pour qu'elle ne repose pas sur un fondement réel. Et, en effet, rien de
plus réel, à mon avis, que les faits sur lesquels elle s'appuie. Mais aussi
rien de plus hypothétique que les explications qu'on a cherché à en
donner. L'école humoriste, qui s'empara surtout de ces questions, supposait l'existence d'une matière morbifique, qui, élaborée primitivement
en un certain point, était ensuite absorbée et transportée dans un point
plus ou moins éloigné du foyer primitif. Certes, à combattre de pareilles
interprétations on aura toujours beau jeu; mais ne confondez pas la
théorie hypothétique avec le fait dont elle est née, et, parce qu'elle est
facile à renverser, n'en concluez pas que le fait lui-même doit être entraîné dans sa chute.

Rien de plus positif que ce fait; l'exemple que je vous en ai cité est
choisi entre mille, et la réalité de ce fait est précisément un des fondements de la médication dérivative. Seulement, de même qu'on ne

détourne pas toujours à son gré l'activité physiologique normale, de même cette marche inverse de deux localisations morbides, qui constitue la métastase, est loin d'être un phénomène constant et nécessaire. Quelquefois l'énergie de la cause morbide suffit à des phénomènes multiples et qui marchent parallèlement.

Quand un travail morbide s'est emparé d'un organe essentiel à la vie, quand il y a pris un certain développement, il est rare qu'on puisse l'enrayer subitement et l'éteindre sur place. Mais on peut presque toujours l'affaiblir, en atténuer les effets, en abréger la durée; et l'un des plus sûrs moyens d'arriver à ce but, c'est de produire sur un point éloigné du foyer primitif une incitation qui appelle en ce point l'action vitale, et qui affaiblit l'action morbide en la divisant, en l'éparpillant pour ainsi dire sur une plus grande surface. Et pour arriver à ce but il n'est point nécessaire, quoi qu'on en ait dit, que l'excitation provoquée soit la plus violente. Qu'on ne m'oppose point ici le célèbre aphorisme d'Hippocrate : *Duobus laboribus simul obortis non in eodem loco, vehementior obscurat alterum.*

Rien de plus vrai que ce principe; mais de ce qu'il est vrai, il ne s'ensuit pas qu'il ait le sens restrictif qu'on veut lui donner. Non, il n'est point nécessaire, pour qu'elle soit efficace, que la stimulation artificielle dépasse en énergie la stimulation morbide; il n'est point nécessaire, pour qu'il soit utile, qu'un vésicatoire ait plus de puissance excitative que n'en a la pneumonie à laquelle on l'oppose. La question n'est pas ici d'anéantir l'action morbide en la surmontant, mais de l'affaiblir en la divisant, d'amoindrir l'effort du travail pathologique en le partageant entre son foyer primitif et un foyer secondaire.

Du reste, la cause morbide peut être la plus puissante, et son énergie suffire à alimenter à la fois les deux foyers. Il s'en faut, comme je vous le montrerai tout à l'heure, que la dérivation ait un succès constant.

Telle est la *dérivation.* Quant à la *révulsion*, on peut dire que ce n'est qu'un mode particulier de la *dérivation.* On a beaucoup discuté sur le sens de ces deux mots. Aujourd'hui on est généralement d'accord. Si l'on cherche à produire la stimulation artificielle près du siége primitif de la maladie, on fait de la dérivation; si on la porte au contraire sur un point éloigné, on fait de la révulsion. Le mode d'action est le même, comme vous voyez; mais il y a là des nuances qui ne sont nullement à négliger, et qui ont, au contraire, un grand intérêt pratique. En effet, en faisant de la *dérivation,* vous pouvez quelquefois vous exposer à ce que la stimulation retentisse sur l'organe malade, et vienne ajouter quelque chose à l'action morbide. Au contraire, dans certains cas, il y a avantage, pour agir plus promptement et plus énergiquement, à appliquer les moyens excitants le plus près possible du foyer du mal. Quelquefois on peut combiner avec avantage et employer simultanément les deux moyens ; c'est ce que vous me verrez faire souvent, dans les méningites primitives surtout, et même dans les complications cérébrales de la fièvre typhoïde.

Ainsi, dans ces cas, j'applique, soit en même temps, soit à quelques heures d'intervalle, des vésicatoires aux cuisses, aux mollets, et un grand vésicatoire sur le cuir chevelu préalablement rasé.

La médecine possède un grand nombre d'agents dérivatifs qu'on peut ranger, à mon avis, sous quatre chefs : ce n'est pas là une pure division scolastique ; c'est, selon moi, une distinction importante et féconde en résultats pratiques, ainsi que j'espère vous le montrer.

Dans la première classe, je range les moyens dérivatifs qui ont pour effet de soustraire momentanément à la circulation générale une certaine quantité de sang, qu'ils retiennent mécaniquement et séquestrent dans une partie de l'organisme éloignée du foyer morbide. Ce sang est mis en quelque sorte en réserve et sera restitué plus tard à son cours naturel. Le but de cet artifice est donc de désemplir les vaisseaux de la partie malade. Les ventouses sèches, petites et grandes, les ligatures posées sur les membres, agissent dans ce sens. Vous me verrez souvent avoir recours à ce dernier moyen ; j'en ai vu d'excellents résultats, et je m'étonne qu'il ne soit pas d'une pratique plus généralement adoptée. Voici, du reste, comment on doit y procéder :

On prend une bande de toile épaisse qu'on plie en deux dans le sens de sa longueur, et on l'applique au-dessus du genou en la serrant et la nouant fortement. De cette façon, la circulation veineuse superficielle est arrêtée sans que l'abord du sang par les artères soit empêché ; et vous comprenez que vous pouvez ainsi soustraire momentanément au torrent circulatoire une masse de sang très-considérable.

On maintient cette ligature en place pendant vingt à vingt-cinq minutes, et avant de la retirer on en met une autre du côté opposé. Souvent je fais succéder à celle-ci une application de sinapismes, pour soutenir par un autre procédé l'action dérivative. La cessation trop brusque et trop rapide de l'action hémospasique, en restituant tout à coup une quantité de sang considérable à la circulation générale, pourrait imprimer à celle-ci un surcroît d'activité qui retentirait sur l'organe malade et y produirait une espèce de choc en retour.

Les ventouses, les grandes ventouses de Junod, agissent de même, soit qu'on les applique sur tout un membre, soit qu'on borne leur action à un point limité.

C'est là la *dérivation hémospasique*, qui prend son nom des moyens qu'elle met en usage. J'y rattache les pédiluves et les manuluves, bien qu'il y ait ici une action complexe et que la stimulation produite par la chaleur sur les téguments s'ajoute à l'action hémospasique du remède. Mais l'effet principal consiste bien certainement dans l'accumulation du sang et dans la distension des vaisseaux, distension qui, du reste, a quelque chose de spécial. Il n'y a pas ici, en effet, une dilatation simplement mécanique et passive, comme dans le cas de ligature ; la chaleur agit d'une autre façon et produit une dilatation active, une sorte d'expansion toute particulière des vaisseaux qui y appelle et y retient le sang.

La dérivation hémospasique convient surtout dans les cas de congestions légères, ou même dans les congestions violentes, mais qui sont passagères et mobiles ; et surtout aussi lorsque les phénomènes congestifs sont encore voisins de leur début, n'ont pas encore pris racine dans l'organisme et n'ont pas reçu de l'habitude une force de permanence plus difficile à surmonter.

C'est principalement dans les congestions qui tendent à l'hémorrhagie, chez les sujets débilités, et alors qu'il y a intérêt et urgence à ne pas ajouter à la faiblesse de l'organisme par une dérivation spoliative, c'est dans ces circonstances, dis-je, qu'il faudra avoir recours à l'hémospase.

Ainsi, dans les hémorrhagies qui surviennent après la suppression de certains flux habituels, hémorrhoïdaires ou menstruels, des pédiluves combinés avec des douches de vapeur dirigées sur l'anus ou le col utérin ont pu, dans certains cas, rappeler le sang vers ces organes et faire cesser la congestion hémorrhagique des bronches ou de l'estomac.

Dans les inflammations qui se déclarent chez des sujets antérieurement débilités, dans les congestions pulmonaires des tuberculeux, dans les congestions secondaires de la fièvre typhoïde, des applications de ventouses sèches répétées en grand nombre et à des intervalles de temps assez rapprochés, ont souvent des résultats excellents.

Dans l'éclampsie, dans les convulsions symptomatiques d'affections tuberculeuses, les ligatures m'ont paru quelquefois arrêter les mouvements convulsifs ; non pas évidemment en s'adressant à la maladie elle-même, mais à la congestion secondaire, qu'elles ont, dans certains cas, réussi à détourner.

Les manuluves sont souvent efficaces dans les congestions pulmonaires ; ils ont une action directe, immédiate, et de cette façon on désemplit plus rapidement les vaisseaux des poumons. On est forcé d'y avoir recours aussi lorsqu'il y a indication à l'hémospase chez une malade qui est atteinte d'une affection congestive inflammatoire ou hémorrhagipare des organes pelviens. Dans ce cas, les pédiluves pourraient agir dans le sens du mouvement congestif et l'aggraver.

Si, au contraire, on a à combattre une congestion encéphalique légère, c'est une révulsion plutôt qu'une dérivation qu'on doit avoir en vue ; les irritants appliqués sur les membres inférieurs seront ici préférables.

La seconde classe de dérivatifs comprend les moyens à l'aide desquels, tout en produisant une fluxion sanguine dans le lieu où on les applique, on enlève cependant, et d'une manière irrévocable, une certaine quantité de sang à l'organisme.

Lorsqu'ils sont répétés avec une certaine insistance et dans le même lieu, ces moyens ont pour résultat de provoquer une congestion hémorrhagique et de créer une sorte d'habitude fluxionnaire qu'on oppose souvent avec succès à une fluxion habituelle morbide.

Telle est la *dérivation évacuante* ou *spoliative* ; les ventouses scarifiées et les sangsues en font à peu près tous les frais. Cette méthode importante, très-efficace lorsqu'elle est bien appliquée, est indiquée principalement dans trois circonstances :

1° Lorsque l'inflammation est localisée dans un organe essentiel à la vie, le cerveau, par exemple, ou dans un point où elle peut rapidement s'étendre et devenir très-dangereuse, comme le péritoine ;

2° Lorsque le travail inflammatoire est lui-même d'une grande violence et demande à être promptement combattu ;

3° Lorsque par sa nature même ce travail a une marche envahissante qui menace les parties voisines, ainsi que cela arrive, par exemple, dans la lymphangite qui succède aux piqûres anatomiques.

Dans ces circonstances, la dérivation spoliative est indiquée, toutes les fois d'ailleurs que l'état des forces le permet ; car n'oubliez jamais que c'est l'état général qui peut surtout vous fournir l'indication rigoureuse de toute espèce de moyen spoliatif quel qu'il soit. Il se peut d'ailleurs que l'état des forces s'oppose à la saignée générale, et autorise une évacuation sanguine locale. Au contraire, il y a des cas où l'importance du travail phlegmasique local domine les indications tirées de l'état général. Ainsi, dans certaines inflammations péritonéales circonscrites, l'anémie ne doit pas toujours faire repousser la dérivation spoliative, que j'ai vu employer avec succès par Chomel, et que j'ai quelquefois prescrite moi-même, à son exemple, chez des sujets anémiques. C'est au tact du médecin à saisir ces nuances et à y répondre à propos.

Le troisième mode de dérivation, le plus important peut-être, est celui qu'on peut appeler *dérivation par irritation*. Ici on s'efforce de produire dans certains points d'élection une stimulation anomale, une sorte de maladie artificielle qui partagera l'incitation morbide développée dans l'organisme avec le foyer où elle s'était d'abord concentrée. C'est surtout le tégument externe qui sert à l'application de cette méthode thérapeutique. Et elle est utile principalement contre les inflammations ou les congestions dans lesquelles la médication spoliative ne peut être mise en usage ; elle est plus spécialement indiquée encore dans ces fluxions viscérales qui succèdent parfois à la disparition d'une affection cutanée.

Les moyens irritatifs sont, du reste, très-nombreux, et vous n'attendez pas de moi que je les passe ici tous en revue ; je vous citerai seulement les principaux de ceux auxquels j'ai le plus habituellement recours.

Je vous signale d'abord les frictions sèches avec la brosse ou les gants de crin, dont j'ai obtenu souvent des effets très-remarquables ; puis les douches, chaudes ou froides, qui n'agissent pas de la même façon : l'eau chaude ayant en effet une action stimulante directe, tandis que l'eau froide agit surtout par la réaction qu'elle détermine et par une espèce de choc en retour.

S'il faut provoquer une irritation dérivative plus profonde ou plus énergique, on aura recours aux sinapismes, aux vésicatoires, aux cautères volants, aux moxas, aux frictions avec l'huile de croton, aux préparations émétisées. Ces excitants, il est vrai, surtout quand on entretient le travail suppuratif, n'agissent pas seulement par irritation ; ils produisent aussi une spoliation ; mais la suppuration d'un vésicatoire ou d'un cautère n'enlève aux fluides nutritifs qu'une petite partie de leurs éléments, et ici, évidemment, c'est l'effet irritatif qui domine.

Enfin, la quatrième classe de dérivatifs comprend les moyens qui sont *à la fois évacuants et irritants ;* tels sont les purgatifs : ils sont évidemment spoliateurs, puisqu'ils enlèvent à l'économie de notables proportions d'albumine, de sels, de sérum, et en même temps ils exercent une action irritante sur la membrane muqueuse.

Les vomitifs sont dans la même catégorie ; on y peut ranger, ainsi que nous l'avons dit plus haut, les cautères et les sétons à demeure, bien qu'ils agissent encore plus par irritation que par spoliation.

Ne croyez pas que ces divisions sur lesquelles j'insiste ne soient qu'une vaine distinction sans intérêt pratique ; rien de plus pratique, au contraire ; car l'idée que vous vous ferez du mode suivant lequel agit dans tel ou tel cas la dérivation, entrera certainement pour une grande part dans le choix que vous ferez de tel ou tel agent dérivatif.

Une considération fort importante est la détermination du lieu où l'on cherchera à produire la dérivation. C'est la peau ou les membranes muqueuses qui le plus souvent serviront de siége à l'action thérapeutique ; dans quelques cas, et lorsqu'il s'agira de moyens hémospasiques, c'est le système circulatoire.

La peau et les muqueuses, par un grand nombre de considérations dont je veux vous signaler quelques-unes, se prêtent merveilleusement à ce rôle. Examinons les principales circonstances qui peuvent indiquer le lieu d'élection de la dérivation et la rendre plus efficace.

1° Au premier rang nous placerons les connexions fonctionnelles ou les rapports de structure d'où résulte une certaine communauté d'aptitudes morbides. La peau et les membranes muqueuses ont avec la plupart des organes intérieurs des connexions importantes. Le système tégumentaire est l'aboutissant de la plupart des nerfs sensitifs dont l'origine est au cerveau ; de là un échange continuel d'impressions entre ces deux organes. Un réseau vasculaire des plus riches s'épanouit dans le tissu dermique. La peau respire comme le poumon, sécrète des matières grasses comme le foie, des acides comme le rein ; elle est pour la plupart des appareils sécréteurs un auxiliaire et comme un organe de balancement. De ces attributions fonctionnelles multiples résultent entre la peau et le reste de l'organisme un consensus physiologique intime, des sympathies morbides nombreuses, qui la rendent merveilleusement propre à l'action dérivative.

L'analogie de structure et de fonctions qui existe entre la peau et les membranes muqueuses, explique de même la communauté d'affinités morbides qui existe entre le tégument interne et le tégument externe ; les dartres, les fièvres éruptives, passent de l'un à l'autre avec une remarquable facilité, ou bien les atteignent simultanément ; et j'ai eu occasion déjà de vous faire observer la fréquente coïncidence des angines et des érysipèles.

Les mêmes considérations expliquent comment dans le rhumatisme l'inflammation occupe, tantôt au même moment, tantôt successivement, les séreuses viscérales et les séreuses articulaires, et, dans le cas de métastase intérieure, autorisent les efforts de la médecine dérivative pour rappeler la manifestation morbide vers les articulations.

Les connexions fonctionnelles peuvent existen du reste entre des organes très-éloignés et de structure très-diverse, mais appartenant à un même système organique. Je vous citerai pour exemple la liaison intime qui existe entre l'utérus et les mamelles, liaison qui se révèle physiologiquement dans la menstruation, dans la grossesse, et dont on peut tirer parti au point de vue thérapeutique. C'est ainsi que certaines galactorrhées opiniâtres ont pu être guéries au moyen de douches dirigées sur l'utérus.

Nous retrouvons ce consensus fonctionnel entre la plupart des organes sécréteurs qui souvent se suppléent les uns les autres. De là l'indication, lorsque l'un d'eux éprouve une incitation morbide quelconque, de faire appel aux autres pour la partager. La médication diurétique est fondée sur ce principe.

2° Les connexions vasculaires et nerveuses ont encore une grande importance. Ainsi, pour combattre les congestions du foie, quand il y a d'ailleurs indication de produire une dérivation spoliatrice, on applique de préférence les sangsues à l'anus, à cause des rapports qui existent entre les veines hémorrhoïdales et la veine-porte.

3° La tendance naturelle des maladies doit aussi guider le médecin dans le choix du lieu où il appliquera les dérivatifs. Si, par exemple, chez un sujet dartreux, la lésion cutanée disparaît subitement et est remplacée par une névralgie, le siége naturel de la maladie étant la peau, il faut établir la dérivation de ce côté. C'est ainsi que souvent on se trouvera bien, dans les congestions viscérales qui surviennent chez les goutteux, de stimuler les vaisseaux hémorrhoïdaux, parce qu'on sait que chez ces malades il y a fréquemment de ce côté un molimen congestif.

4° On peut même quelquefois, lorsque ces tendances ne se manifestent pas spontanément, chercher à les provoquer. Chez les tuberculeux hémoptoïques, par exemple, on a pu quelquefois, non sans avantage, faire naître des hémorrhoïdes. Il est bien clair que ce n'est pas là un moyen d'atteindre la cause directe de l'hémorrhagie, qui est le tubercule ; mais c'est un moyen de combattre la congestion qui l'accompagne. L'affection est complexe, et si l'on parvient à affaiblir un de ses éléments, on peut espérer entraver la marche de la maladie.

5° Enfin, il faut consulter non-seulement les tendances naturelles des maladies, mais aussi les conditions pathogéniques sous l'influence desquelles elles se sont développées. Si, par exemple, une évolution morbide quelconque se manifeste après la suppression d'un flux menstruel ou hémorrhoïdaire, il y a indication de chercher à ramener ce flux supprimé.

Telles sont les considérations qui devront vous guider dans le choix du lieu où vous devrez appliquer les divers agents dérivatifs. Il me reste maintenant à vous entretenir de certaines circonstances, dont les unes favorisent l'action dérivative, tandis que les autres s'y opposent et constituent autant de contre-indications à l'emploi de cette médication.

1° Le mode fluxionnaire, dont je vous ai parlé en traitant des modes pathologiques généraux ou des formes communes que peut revêtir le travail morbide, est de tous peut-être celui qui se prête le mieux à l'action des dérivatifs. Il se manifeste par une incitation morbide qui peut se porter simultanément ou successivement sur plusieurs points, et qui est ordinairement suivie, souvent accompagnée d'une congestion mobile comme elle. Ce caractère de mobilité donne prise aux dérivatifs beaucoup plus que la fixité et la stabilité qui appartiennent à certaines affections.

2° La superficialité et le peu d'intensité du travail morbide sont aussi des circonstances favorables. Ainsi un léger degré de pléthore, succédant à la suppression d'une évacuation habituelle, cédera facilement à l'action d'une dérivation spoliatrice. Ce n'est pas seulement le peu d'intensité de la maladie qui concourt à ce résultat, mais aussi la nature de la cause morbifique. Ainsi le rhumatisme, certaines formes d'herpétisme, ont, dans leur nature même et indépendamment de leur intensité qui peut être très-grande, un caractère de superficialité qui se prête à l'action des dérivatifs. Si, en regard de ces processus morbides, on place la scrofule, le contraste est évident: les premiers, dans leur manifestation, semblent en quelque sorte effleurer les organes; cette dernière, peu mobile, profonde, s'y enracine jusqu'à ce qu'elle ait amené une altération grave ou même la destruction des parties qu'elle occupe.

3° L'état constitutionnel des malades a aussi une influence incontestable sur l'efficacité de la médication. Chez les sujets débilités, de peu de ressort, les maladies ont une tendance à la chronicité, qui fait qu'elles sont plus difficiles à déplacer qu'elles ne le seraient chez un sujet sanguin et facilement excitable.

4° On doit aussi consulter à cet égard la période à laquelle la maladie est arrivée; ainsi, dans la période d'augment des maladies, on a conseillé de s'abstenir des dérivatifs irritants, dans la crainte de produire une aggravation de l'excitation générale qui pourrait retentir sur le travail morbide local. Dans ce cas, au lieu de détourner le processus inflammatoire, l'irritation qu'on y ajouterait pourrait lui donner une activité nouvelle. Mais, en thèse générale, on peut dire que c'est moins la période des maladies que les indications fournies par l'état du malade qu'il faut prendre en considération. Si vous avez affaire à un malade peu excitable, affaibli, vous pouvez même dans la période d'augment avoir recours avec grand succès à la dérivation irritative. Si au contraire le malade présente les signes d'une pléthore très-développée, commencez par la saignée générale, la diète; ayez recours à la dérivation hémospasique avant d'en venir à la dérivation irritante, qui est tout d'abord contre-indiquée. Car ce que je viens de dire s'applique à la dérivation irritante et nullement à la dérivation hémospasique, bien moins encore à la dérivation spoliatrice très-souvent indiquée et même commandée dans les circonstances auxquelles répond souvent heureusement encore la dérivation à la fois irritante et spoliatrice par les vomitifs et les cathartiques.

5° Il faut, en général, proportionner l'action dérivative à l'étendue et à l'intensité du travail congestif et inflammatoire. Ainsi, l'application d'un petit vésicatoire grand comme le creux de la main dans une pneumonie très-étendue est certainement inutile et peut même être nuisible; l'irritation n'étant pas assez forte pour dériver le travail morbide, peut devenir une cause d'irritation qui s'ajoute à la maladie et l'aggrave.

6° Enfin, la durée du travail dérivatif doit être proportionnée à celle du travail morbide. Vous n'opposerez pas une dérivation temporaire à une lésion déjà ancienne; il faut employer, dans ce cas, un dérivatif permanent; par exemple, un cautère à demeure bien est alors préférable à un vésicatoire volant.

Disons maintenant, pour terminer ce sujet, quelques mots des *contre-indications*.

La médication hémospasique peut être apppliquée dans presque tous les cas; ses inconvénients sont presque nuls, à moins pourtant que les sujets ne soient très-débilités et qu'on n'ait lieu de redouter chez eux la syncope. Chez les jeunes enfants, il n'est pas rare d'observer cet accident à la suite d'une simple application de ventouses sèches. Dans les maladies du cœur, il faut éviter toute syncope, qui peut devenir mortelle. Il faut donc particulièrement surveiller, dans ces conditions, les effets de la médication hémospasique, et n'y recourir qu'avec une certaine réserve.

Les grandes ventouses de Junod peuvent donner lieu à des ecchymoses, à des extravasations sanguines quelquefois considérables, quand elles sont appliquées sans ménagement. Cet accident est arrivé une fois à l'un de mes malades, homme encore jeune, non sans quelque inquiétude de ma part, tant était grande la quantité de sang infiltrée dans les tissus. Il n'y eut cependant ni gangrène ni abcès hématique. La résorption s'opéra lentement.

Les petites ventouses elles-mêmes, lorsque leur action a été prolongée, peuvent produire des phlyctènes et une véritable vésication.

Il est bon d'avoir égard, dans l'application des dérivatifs, à certaines irritabilités idiosyncrasiques qui deviennent de véritables contre-indications. Certaines personnes ne peuvent supporter les sinapismes sans une excitation nerveuse considérable et qui peut aller jusqu'aux convulsions ; c'est surtout chez les enfants que le fait a été observé. Il faut alors mitiger le sinapisme avec de la farine de lin, et ne le laisser appliqué que pendant un temps fort court ; ou même il faut avoir recours à d'autres rubéfiants moins énergiques. M. Husson, médecin de l'Hôtel-Dieu, m'a raconté que dans sa clientèle, chez une femme très-nerveuse et qui répugnait extrêmement à l'application d'un sinapisme, cette application fut suivie de troubles nerveux et d'une crise convulsive qui se termina par la mort. Le fait ainsi énoncé, je l'avoue, n'a pas grande valeur, et demanderait le contrôle de l'examen nécroscopique. Mais quelle qu'ait été d'ailleurs la lésion, il n'est pas invraisemblable que le sinapisme ait été la cause occasionnelle des accidents auxquels cette malade a succombé.

Il faut encore, lorsqu'on veut recourir à la dérivation irritative, tenir un compte tout spécial du degré de vitalité de la peau, et examiner si l'on n'y peut pas remarquer quelque disposition qui puisse favoriser l'apparition d'un érysipèle ou de la gangrène. C'est ainsi que les irritants sont en général contre-indiqués sur les membres paralysés, et surtout sur les régions œdématiées.

Chez les enfants, les vésicatoires amènent souvent la gangrène, dans certaines conditions hygiéniques principalement ; ainsi cette complication est tellement commune à l'hôpital des Enfants, que pendant long-temps la plupart des médecins de cet établissement ont renoncé à l'emploi de ces exutoires. On diminue dans une proportion considérable les chances de cet accident en ne laissant en place l'emplâtre vésicant que pendant un temps très-court, de deux à quatre heures, au bout desquelles on le remplace par un cataplasme recouvert de beurre (afin d'éviter que l'épiderme ne reste attaché au linge lorsqu'on enlèvera le topique), ou mieux encore par une plaque de diachylon, ainsi que cela se pratique à l'hôpital des Enfants.

Chez les vieillards qui offrent tous les caractères d'une sénilité avancée, dont la peau est comme atrophiée et ne fonctionne plus, il faut être très-sobre de vésicatoires, qui le plus souvent ne produisent aucun effet et peuvent sphacéler le tégument.

Il faut éviter aussi, pour un motif analogue, de répéter plusieurs fois l'application d'un vésicatoire sur la même place. La peau perd alors sa vitalité et son ressort; elle se gangrène quelquefois.

Chez les albuminuriques, les vésicatoires cantharidiens déterminent souvent des érysipèles gangréneux; il faut s'en abstenir autant que possible.

Dans la diphthérie, vous connaissez tous les dangers de la dénudation du derme, la production des fausses membranes à la peau, et l'aggravation de l'état général.

Il faut encore s'abstenir des vésicatoires chez les sujets qui ont des affections graves de la vessie, à cause du retentissement qu'ont les cantharides sur les organes génito-urinaires. S'il y a indication absolue dans ce cas d'obtenir une vésication, on cherchera à la produire autrement, avec l'ammoniaque, le marteau de Mayor, par exemple.

Chez les dartreux et chez les enfants sujets à certaines gourmes voisines de la scrofule, les irritants cutanés amènent souvent des explosions cutanées fort tenaces. C'est ainsi que j'ai vu un emplâtre simple déterminer l'apparition d'un eczéma qui envahit tout le corps et qui dura plusieurs mois. Ne faites jamais usage chez les scrofuleux de certains topiques irritants qui laissent des traces indélébiles; l'emplâtre stibié particulièrement produit quelquefois des ulcérations très-étendues et très-difficiles à guérir; ainsi Dupuytren, sur l'autorité de Hallé, y avait complétement renoncé, et j'avoue que je partage sa répulsion. J'ai vu des ulcères larges de plusieurs centimètres, et dont la cicatrisation fut d'une lenteur désespérante, succéder chez un tuberculeux à l'application de ce topique.

L'huile de croton elle-même laisse quelquefois chez les sujets lymphatiques des traces ineffaçables, qui se présentent sous la forme de petites élevures blanches dues très-probablement au développement des follicules sébacés et à la destruction du pigment cutané. Vous aurez soin, chez les jeunes filles, de ne pas appliquer cette huile sur la partie supérieure de la poitrine. Je me suis attiré une fois de grosses rancunes pour avoir négligé ce précepte, et je vous signale ce fait pour que vous évitiez ce petit écueil.

DE L'INSOMNIE (1)

Messieurs,

Je désire vous entretenir aujourd'hui d'un des troubles fonctionnels
que nous avons le plus souvent à combattre, et dont vous entendez
chaque matin un grand nombre de malades se plaindre avec vivacité :
je veux parler de l'insomnie.

Symptôme fréquent dans les maladies aiguës et chroniques, dans
celles surtout qui sont accompagnées de douleurs vives ou de désordres
graves de l'organisme, l'insomnie est quelquefois un trouble fonctionnel isolé ; assez souvent aussi elle est le prélude de maladies des centres
nerveux.

Mais, avant d'étudier la lésion fonctionnelle, il est bon de rappeler
les conditions normales de la fonction ; c'est sur ces conditions que
nous pourrons établir la physiologie pathologique de l'insomnie. Je ferai,
dans cette étude, de très-larges emprunts au livre récemment publié par
le docteur Hammond (de New-York). C'est pendant la guerre de géants
dont l'Amérique vient de nous donner le triste, mais imposant spectacle,
que ce médecin distingué, déja connu par divers travaux de physiologie
et par un *Traité des maladies vénériennes*, a rassemblé les documents de
son ouvrage. Chirurgien en chef de l'armée fédérale, ayant sous ses
ordres plusieurs milliers de médecins, chirurgiens et infirmiers ; au
milieu de ses nombreuses occupations et des soucis de sa haute position,

(1) Leçons faites à l'Hôtel-Dieu en 1866 et publiées dans l'*Union médicale.*

le docteur Hammond sut trouver encore, grâce à une incroyable activité, le loisir d'instituer les expériences et de recueillir les observations qui servent de base à son remarquable travail.

Le *sommeil* est une manifestation de cette loi d'intermittence qui régit tous les actes organiques ; la continuité est, au contraire, la règle des actes physico-chimiques.

Tout acte de l'être vivant est une dépense que le travail nutritif doit réparer. Un muscle, après sa contraction, n'est pas ce qu'il était avant ; et c'est dans le repos qui succède à son action qu'il doit réparer les pertes que sa substance a éprouvées. Il en est de même pour tous les autres organes.

Le centre nerveux, condition et instrument des manifestations de l'être pensant, tenant pour ainsi dire la vie tout entière sous sa dépendance, dépense plus que les autres organes ; il a plus besoin aussi de réparation.

D'ailleurs, remarquez-le bien, tous les organes se reposent par intervalles. Le cœur, après chaque révolution des mouvements qu'il exécute, reste dans le relâchement, et il se repose ainsi six heures sur vingt-quatre. Le poumon, après les mouvements d'inspiration et d'expiration, reste complétement inactif ; son repos dure huit heures sur vingt-quatre. Aucun muscle ne saurait être en activité continue.

Cependant, pour le cerveau, le repos n'est jamais complet, absolu ; dans le sommeil, toutes les activités cérébrales ne sont pas complétement et simultanément suspendues. Plusieurs ne sont qu'interrompues ou considérablement affaiblies ; mais, dans celles qui persistent, il y a une tendance à la passivité.

La conscience, la volonté et l'attention sont nulles ou très-obscurcies. L'innervation locomotrice est en grande partie suspendue, et c'est pour favoriser le repos des muscles qu'on prend pendant le sommeil la position horizontale. Les excitations sensorielles sont écartées ; on éloigne la lumière et le bruit ; pourtant certaines excitations, pourvu qu'elles soient habituelles et monotones, n'empêchent pas le sommeil : le bruit de la roue d'un moulin, la lumière d'une veilleuse laissent dormir les personnes qui y sont habituées, parce que l'habitude désintéresse l'attention.

Les membres et la tête sont dans la demi-flexion, parce que cette position est favorable au relâchement du plus grand nombre de muscles ; suivant Burdach, elle indique une tendance au retour vers l'état fœtal. Les paupières sont closes, et les pupilles sont entraînées en haut ; ce qui indique que le nerf moteur oculaire commun reste inactif, tandis que son antagoniste, le nerf facial, nerf respirateur, veille encore.

L'ouïe et le tact sont les derniers endormis et les premiers éveillés : un bruit, un contact léger suspendent le sommeil prêt à s'établir ou hâtent le réveil. Quelquefois l'odorat est le premier sens qui s'éveille, ce qui tient à ce qu'il est doué, chez quelques individus, d'une grande activité de sensation, ou que celle-ci est vivement excitée ; le même phénomène peut se produire pour la vue et le tact.

Le travail nutritif est ralenti dans beaucoup d'organes : les mouvements de la respiration et de la circulation sont moins fréquents que dans la veille.

Il y a plusieurs degrés de sommeil qu'il est important de connaître. Dans le sommeil complet, profond, la conscience et la mémoire son abolies ; le souvenir des rêves qui ont occupé l'intelligence est complétement éteint au réveil. Dans le sommeil léger, la mémoire persiste, et les sens restent ouverts aux excitations extérieures.

Il est une variété de sommeil que je n'ai pas vue signalée, et qu'on rencontre quelquefois chez les individus qui se livrent à des travaux exagérés : c'est le sommeil *conscient* : la volonté, l'attention, le mouvement musculaire sont abolis ; la conscience, l'imagination, quelquefois aussi l'ouïe demeurent éveillés.

Certaines facultés peuvent aussi persister pendant le sommeil ; il arrive même que les notions acquises le jour se digèrent pendant la nuit, que les idées se classent, que des airs entendus la veille, et dont le souvenir s'était éteint, se présentent d'eux-mêmes au réveil. Les poëtes et les musiciens peuvent trouver dans le sommeil les meilleurs fruits de l'imagination : Tartini écrivait un matin une de ses meilleures sonates qu'il avait composée pendant son sommeil ; Burdach se rappelait, en s'éveillant, une loi physiologique dont la formule, vainement cherchée pendant la veille, s'était offerte à son esprit pendant qu'il dormait. Cette claire-vue que l'on possède quelquefois pendant le sommeil n'est-elle pas un certain degré du somnambulisme ? Il faut bien l'observer, les faits que nous venons de citer sont des exceptions, car le sommeil est essentiellement le repos des centres nerveux.

Recherchons maintenant quelles sont les conditions organiques du sommeil.

Dans la plupart des organes, l'activité fonctionnelle est accompagnée d'un afflux du sang et le repos d'une anémie relative. Pourquoi presque tous les auteurs attribuent-ils le sommeil, qui est un repos, à un état

congestif du cerveau ? Suivant Hammond, cette idée vient sans doute de
la comparaison erronée qu'on a faite entre le sommeil, fait physiologique, et la stupeur comateuse, phénomène morbide ; celle-ci, qu'elle
soit produite par une congestion intense des centres nerveux, par une
compression du cerveau ou par une intoxication du sang, est accompagnée d'un engourdissement complet des facultés ; elle résiste aux excitations sensorielles qui provoquent le réveil.

Quelques auteurs, cependant, ont soutenu une thèse opposée à celle
que je viens d'indiquer : ainsi, Blumenbach, Durham et le docteur
Hammond pensent que le sommeil reconnaît comme condition organique un état anémique du cerveau ; ce dernier appuie son opinion sur
des preuves physiologiques et pathologiques que je vais vous exposer
rapidement.

Hammond a observé que, chez les enfants nouveau-nés, la fontanelle
s'affaisse pendant le sommeil et se soulève au moment du réveil. Ayant
eu occasion de voir un certain nombre de blessés atteints de plaies du
crâne avec dénudation des centres nerveux, il a pu constater que le cerveau s'affaissait pendant le sommeil et faisait, au contraire, au moment
du réveil, une saillie à travers la solution de continuité. Il a vu aussi
que le cerveau présentait une légère turgescence pendant les rêves ; Blumenbach et Dendy avaient déjà fait cette observation que Hammond a pu
répéter chez un individu qui rêvait tout haut.

Hammond a entrepris, en outre, une série d'expériences sur les effets
de l'opium chez des chiens dont le cerveau était mis à nu par la trépa-
nation, et voici ce qu'il a observé : à petite dose, on voit survenir de
l'excitation et de la turgescence cérébrale, une légère congestion ; à dose
moyenne, l'effet est anémiant et sédatif : on observe l'affaissement du
cerveau ; à dose forte, l'opium produit une congestion du cerveau par
un sang noir et chargé de carbone, un affaiblissement de la respiration
et de la circulation, et le coma par défaut d'excitation cérébrale. Le
premier effet de l'opium a été, dans tous les cas, un état d'excitation et
de congestion qui, dans les petites doses, persiste quelque temps pour
disparaître ; est remplacé par le sommeil avec les doses moyennes, par
la stupeur avec les fortes doses. La stupeur est la conséquence du
trouble respiratoire et du défaut d'hématose qui en résulte ; en effet,
la respiration artificielle la prévient ou la fait disparaître, la change en
sommeil.

Ainsi que l'avait déjà remarqué Fleming, la compression de la carotide produit le sommeil. Chez un individu à qui on avait fait la ligature

des deux carotides pour un anévrysme cirsoïde, Van Buren a observé une somnolence habituelle.

Chez les animaux qu'il avait trépanés, Hammond a pu encore déterminer l'action de plusieurs substances sur les centres nerveux. L'éther anémie le cerveau ; sous son action, celui-ci paraît peu vasculaire, prend une couleur purpurine ; les vaisseaux superficiels renferment un sang noirâtre.

Sous l'influence du chloroforme, au contraire, le cerveau devient turgide et les vaisseaux se gorgent de sang noir. L'éther produirait donc des effets analogues à ceux du sommeil, le chloroforme des effets asphyxiques.

Le docteur Hammond étudie ensuite l'action des modificateurs extérieurs.

La chaleur tempérée favorise le sommeil en appelant le sang à la périphérie et produisant une anémie relative du cerveau ; quand elle est intense, elle amène un épuisement nerveux qui porte à l'inaction, et si elle agit directement sur la tête, elle provoque la congestion et le coma. Elle agit souvent comme excitant et empêche le sommeil.

Le froid produit, au contraire, l'insomnie ; quand il est léger et suivi de réaction périphérique, il favorise le sommeil. Tout le monde sait que le froid aux pieds est une cause d'insomnie. Le froid périphérique intense produit la congestion cérébrale et la stupeur, surtout quand il succède brusquement à une température élevée. La congestion produite dans ce cas est bien différente de la congestion par refoulement du sang de la périphérie au centre ; il y a affaiblissement de l'activité vitale, ralentissement de la respiration et de la circulation avec des phénomènes asphyxiques.

La perte de sang favorise, en général, le sommeil ; pourtant, dans quelques cas, elle amène une excitabilité nerveuse qui est cause d'insomnie.

La digestion, en faisant un appel du sang vers l'estomac et le détournant de la tête, provoque d'abord le sommeil ; mais plus tard, l'activité plus grande de la circulation et l'augmentation de la quantité du sang contenu dans les vaisseaux amènent la congestion cérébrale; aussi voit-on assez souvent les hémorrhagies se produire quelque temps après les repas.

Le thé, le café, l'alcool amènent souvent l'insomnie par l'excitation cérébrale qu'ils produisent ; à dose élevée, ce dernier provoque une stupeur et un état comateux qu'on a pris quelquefois, bien à tort, pour du sommeil.

Quant au hachisch, à l'opium, à la belladone et au datura, ils exercent des actions complexes subordonnées à un trop grand nombre de conditions pour qu'on puisse isoler leur influence sur le sommeil.

L'âge, les habitudes, le climat, etc., ont encore une part d'action dont il faut tenir compte. Plus on s'éloigne de l'enfance, moins le sommeil est profond, plus les causes capables de le troubler agissent énergiquement.

Le sommeil entre dans les conditions d'équilibre de l'organisme ; et, comme pour l'accomplissement de tous les actes qui sont nécessaires à la conservation de l'individu ou de l'espèce, l'homme y est appelé par l'attrait du plaisir. A ce propos, Hammond cite un charmant passage de Cervantes, où Sancho exalte les avantages du sommeil : « Quand je dors, je n'ai ni crainte ni espérance, ni trouble ni joie ; et béni soit celui qui inventa le sommeil. C'est le manteau qui couvre la pensée humaine, l'aliment qui apaise la faim, la boisson qui calme la soif ; il réchauffe ceux qui ont froid, rafraîchit ceux qui sont accablés par la chaleur ; il est la monnaie qui paye toute chose, la balance et le poids qui rendent égaux le berger et le roi, le fou et le sage. »

Au témoignage de ce héros de roman comique, nous en pouvons joindre un plus grave : c'est celui de Platon qui met ces paroles dans la bouche de Socrate : « Qu'y a-t-il de plus doux qu'un sommeil calme et qui n'est troublé par aucun rêve ? » (Phédon.)

La civilisation, en exagérant l'activité humaine, entraîne à des habitudes contraires aux lois de notre nature, et détruit le rapport harmonique qui doit exister entre les actes et les capacités fonctionnelles des organes.

Les centres nerveux surtout sont soumis à des causes très-nombreuses de trouble et de fatigue qui rendent les névroses extrêmement communes. Le cerveau est sans cesse surexcité, on lui impose une continuité de travail qui dépasse ses forces, et on ne lui accorde pas la dose de repos qui lui est nécessaire, on ne la lui donne pas non plus à des heures régulières, aux heures que la nature a destinées au repos et qui sont les plus favorables à la réparation du tissu nerveux.

L'*insomnie*, ou mieux l'*agrypnie*, est la conséquence fréquente de ces infractions aux lois naturelles, comme la dyspepsie résulte souvent des écarts de régime. Elle peut constituer un phénomène morbide isolé et dominant ; elle est souvent, comme nous l'avons vu, le prélude et même la cause d'affections cérébrales très-graves dont elle favorise le développement en troublant la nutrition de la masse encéphalique.

L'insomnie laisse à sa suite une fatigue et comme un alourdissement du corps et de l'esprit, de la pesanteur de tête, parfois de l'agitation et de l'irritabilité de caractère. La mémoire est obscurcie, la conception ralentie ; les sens sont engourdis et comme obnubilés ; quelquefois la parole est embarrassée, la langue est pâteuse, la bouche mauvaise ; et, bien que le besoin de réparation puisse provoquer une faim intempestive, l'activité digestive est généralement affaiblie ; la peau est plus sensible à l'action du froid. D'une manière générale, l'organisme lutte moins efficacement contre les agents extérieurs.

Comme le sommeil, l'agrypnie a différents degrés : le sommeil entrecoupé, très-léger, à réveil facile ; le sommeil court, le sommeil conscient ; le sommeil troublé par des cauchemars ou des rêves fatigants ne sont que des degrés différents de l'agrypnie ; enfin, celle-ci peut être portée jusqu'à l'insomnie complète.

Combien de temps doit durer le sommeil ? C'est là une question importante, mais à laquelle il est impossible de répondre d'une façon absolue ; car cette durée doit varier suivant une foule de conditions physiologiques et pathologiques. Certains individus, les névropathes et les chlorotiques, par exemple, ont besoin de plus de sommeil que les autres. Nous n'admettons donc pas, comme règle invariable, la formule bien connue de l'école de Salerne : *Sex horas dormire sat est juvenique senique.*

L'insomnie présente quelquefois des formes assez bizarres. Hammond cite l'observation curieuse d'individus qui, à la suite de veilles répétées, de travaux intellectuels excessifs ou d'émotions morales violentes, avaient perdu le sommeil ; quelques-uns avaient des hallucinations qui, chez plusieurs, revêtaient la forme d'une série d'apparitions revenant dans un ordre constant ; un autre embrassait dans sa conception les sujets les plus élevés, et en parlait avec sa netteté et sa facilité habituelles, mais, quand il voulait écrire, sa plume trahissait sa pensée et traçait les unes au bout des autres des phrases vides de sens. Ce dernier fait constitue en réalité une variété d'aphasie.

Beaucoup d'affections de l'encéphale ont pour antécédents les veilles ou l'insomnie. Le brillant génie de Newton finit par s'éteindre dans le douloureux crépuscule de la démence, provoquée sans doute par les veilles nombreuses qui nous ont valu ses grandes découvertes.

Lorry, depuis bien des années, ne dormait que trois heures quand il fut atteint d'hémorrhagie cérébrale. L'amiral Fitzroy, tourmenté par une insomnie dont il avait vainement demandé la guérison à l'opium, tomba dans la mélancolie et se suicida.

Cependant cette souplesse de l'organisme, qui le fait résister quelquefois aux conditions les plus opposées à sa nature, a pu, dans quelques cas, neutraliser les effets de l'insomnie. C'est ainsi que certains individus, dominés par une idée, peuvent supporter parfois pendant longtemps l'absence de sommeil. Boerhaave, poursuivi par le désir de résoudre un problème scientifique, passa six semaines presque sans dormir.

Dans mon enfance, j'ai connu un ancien notaire, qui, frappé de terreur à la vue d'une des scènes de 93, avait perdu le sommeil, ou du moins le sommeil inconscient; il se couchait cependant quelques heures pour se reposer. Cela ne l'empêcha pas de poursuivre sa carrière au delà de quatre-vingts ans.

Le général Pichegru, engagé dans des opérations importantes, resta une année sans dormir plus d'une heure par nuit.

Beaucoup de névroses sont accompagnées d'insomnie, surtout peut-être celles qui ont une racine arthritique, parce que la goutte a de la tendance aux paroxysmes pendant la nuit; qu'elle est, comme on l'a dit, une visiteuse nocturne. Certaines névroses donnent plus particulièrement lieu à ce trouble fonctionnel : ainsi, les névroses douloureuses, les névralgies; les névroses convulsives, comme la chorée; les vésanies, dont l'insomnie est un prodrome fréquent; l'hystérie, mais, dans celle-ci, il faut se défier beaucoup des affirmations des malades; enfin, l'hypochondrie.

L'insomnie est très-souvent produite par la dyspepsie et par les digestions laborieuses, surtout chez les personnes qui ont dépassé l'âge mûr. On l'observe aussi fréquemment à la ménopause, ou par le fait de la suppression d'une hémorrhagie habituelle. Enfin, elle est un des symptômes les plus ordinaires de l'alcoolisme et du *delirium tremens*.

Dans les maladies aiguës, le sommeil est subordonné à un certain nombre de conditions, telles que l'état des centres nerveux, les douleurs, les troubles des grandes fonctions. Ainsi, les malades qui ont de l'agitation pendant la nuit ne dorment pas. Lorsqu'il y a de violentes douleurs, le sommeil est même quelquefois redouté des malades : c'est ce qu'on observe, par exemple, chez les rhumatisants, qui craignent de s'endormir parce que les mouvements instinctifs qu'ils accomplissent pendant leur sommeil éveillent des douleurs intolérables. Tous les grands troubles fonctionnels peuvent être accompagnés aussi d'insomnie : ainsi, la dyspnée et la toux, la polyurie, le vomissement, etc.

En se plaçant à un point de vue purement physiologique, Hammond range en deux groupes les maladies qui causent l'insomnie :

1° Celles qui produisent une congestion active, absolue des centres nerveux ; telles sont la méningite, l'alcoolisme, le typhus ;

2° Celles qui, produisant l'anémie au milieu d'une faiblesse générale de l'économie, amènent une congestion relative des organes encéphaliques.

Nous pouvons aborder maintenant la question la plus importante, celle du traitement. Pour le trouble fonctionnel qui nous occupe comme pour tous les autres, et aussi, d'une manière générale, pour toutes les maladies, il faut, avant tout, rechercher les indications, que l'on peut, comme nous allons le voir, puiser à un certain nombre de sources.

Il faut d'abord tirer ses indications de la notion de la cause ; je vous ai montré que, dans bon nombre de cas, l'insomnie était produite par un travail exagéré, par la suppression d'une hémorrhagie habituelle, par des excès, par des accidents dyspeptiques.

Une deuxième indication est fournie par la notion de la modalité physiologique qui cause l'insomnie ; si l'on accepte les idées de Hammond, il faut se rappeler qu'il y a derrière ce symptôme une congestion encéphalique absolue ou relative contre laquelle on doit diriger la médication.

On tire encore une troisième indication de l'état constitutionnel du sujet.

Il faut toujours aussi s'inquiéter des idiosyncrasies que peuvent présenter les individus que l'on a à traiter : ainsi, certains sujets ne supportent pas l'opium.

Enfin, l'on doit tenir grand compte de l'espèce morbide à laquelle se rattache l'insomnie.

Si l'insomnie est *protopathique* et qu'elle constitue un symptôme isolé, on cherchera à déterminer sa cause, et on éloignera du malade toutes les circonstances qui peuvent exciter le cerveau : il s'interdira les travaux de l'esprit, les préoccupations d'affaires, les discussions émouvantes ; il s'efforcera d'effacer sa vie intellectuelle, d'endormir son attention pour se laisser glisser sur la pente du sommeil. Une courte promenade à l'air frais du soir est, pour quelques personnes, un excellent hypnotique.

L'individu sujet à l'insomnie devra s'entourer de silence et d'obscurité ; il faut que la température de la pièce soit modérée, que la tête soit un peu élevée, et que les pieds soient chauds. Ces conditions semblen s'accorder parfaitement avec la théorie d'après laquelle le sommeil est dû à une anémie relative des centres nerveux, et l'insomnie à une congestion de ces organes.

Aran a dit quelque part qu'on pouvait quelquefois amener le sommeil par de longues et lentes inspirations : cet effet est dû sans doute à ce que l'on provoque ainsi un appel du sang vers le thorax et qu'on le dérive des centres nerveux.

On arrive quelquefois à obtenir le sommeil en écoutant des bruits monotones, en s'imposant des actes intellectuels ennuyeux ; tout le monde sait que la lecture de certains livres est un puissant soporifique.

Il faut, et c'est là une condition importante, respecter ses habitudes et ne jamais dépasser l'heure du sommeil. Certains autres actes fonctionnels sont ainsi soumis à des habitudes d'exacte périodicité, que l'on ne peut enfreindre sans les troubler : la constipation se développe souvent chez les individus habitués à aller à la garderobe tous les jours à la même heure, et qui, même un seul jour, ont négligé leur fonction quotidienne ; la dyspepsie peut être le résultat d'un simple retard apporté dans l'heure habituelle des repas.

Les femmes du Thibet ont coutume d'endormir leurs enfants en leur faisant couler un courant d'eau froide sur la tête. Nous ne conseillérions pourtant pas ce moyen hypnotique, tout puissant qu'il puisse être, parce que, entre autres inconvénients, il a celui d'être d'un emploi difficile.

Le froid aux pieds est une cause assez commune d'insomnie : on y pourra remédier avec succès par des sinapismes ou des pédiluves, qui cependant ont chez quelques sujets l'inconvénient d'amener à leur suite une réaction vers la tête. Hammond employa avec succès, chez une jeune fille dont les extrémités étaient habituellement froides, l'électrisation des nerfs sciatiques.

Certains médicaments ont la propriété de provoquer le sommeil. Entre tous, l'*opium* occupe le premier rang ; mais comment agit-il ? L'Argan de Molière répondait :

Quia est in eo virtus dormitiva.

Pendant longtemps notre science sur ce point ne dépassa pas cette formule. Si les observations du docteur Hammond sont sanctionnées par les expériences ultérieures, l'opium agirait en anémiant le cerveau ; ou du moins telle serait la manifestation extérieure de son action, liée peut-être à une modification plus intime du tissu nerveux.

Quoi qu'il en soit, cherchons quelles sont les indications de son emploi, et dans quels cas il est préférable de s'en abstenir.

Quand il n'y a pas de fièvre intense, qu'il n'y a pas non plus d'embarras gastrique ou d'état dyspeptique que l'opium pourrait exagérer, ce médicament peut rendre de grands services. Il est particulièrement applicable aux cas où l'insomnie est due à l'intensité des douleurs, et à ceux où elle succède aux fièvres et aux maladies fébriles. Graves l'a préconisé dans le typhus fever; l'émétique était associé à l'opium pour en neutraliser certains effets. Je l'ai employé moi-même et j'en ai obtenu de bons effets dans quelques cas de fièvre typhoïde accompagnée d'une agitation et d'un délire violents comparables à ceux du *delirium tremens*.

Dans l'alcoolisme, on l'emploie aussi avec de bons résultats.

Il faut donner l'opium à dose suffisante, variable suivant l'âge, le sexe, etc. En général, on en doit donner une dose moyenne; et je vous engage à faire prendre cette dose en bloc, en une seule fois, plutôt que d'administrer plusieurs petites doses successives. Vous saisissez de suite la raison de ce mode d'administration; nous avons vu que l'opium, à faible dose, produisait l'excitation du cerveau. — Le moment le plus convenable pour faire prendre l'opium est un peu avant celui où le malade a coutume de s'endormir: il faut ainsi faire concourir l'habitude physiologique au résultat thérapeutique. S'il y a quelque contre-indication à donner l'opium par la bouche, on peut le donner en lavements; Dupuytren et Graves prétendent même que ce dernier mode d'administration est plus actif que l'autre.

Au lieu de recourir à l'opium, on peut prescrire ses *alcaloïdes* : chacun d'eux, outre ses propriétés hypnotiques, présente des nuances d'action qui peuvent, dans tel ou tel cas, lui faire donner la préférence. La narcéine a été recommandée dans ces derniers temps comme jouissant au plus haut degré des propriétés somnifères; elle serait en même temps moins toxique que la codéine, regardée pendant longtemps comme le plus inoffensif des principes renfermés dans l'extrait thébaïque. — Suivant Graves, la morphine concentrerait en elle la plus grande puissance comme hypnotique et comme calmant, et n'aurait pas sur le tube gastro-intestinal les effets stupéfiants de l'opium.

La *jusquiame* peut aussi être employée pour combattre l'insomnie. D'après Hammond, elle aurait l'avantage de ne pas produire la stupeur que détermine l'opium et de ne pas congestionner l'encéphale.

                         CLINIQUE MÉDICALE.

Un médicament dont l'action a été surtout étudiée dans ces derniers temps, et dont Hammond invoque les effets physiologiques à l'appui de sa théorie sur le sommeil, est le *bromure de potassium*. Sédatif puissant des centres nerveux, le bromure diminuerait l'afflux du sang vers ces organes; cette propriété de combattre ou de prévenir la congestion encéphalique expliquerait son action dans l'épilepsie. Ses propriétés hypnotiques sont très-remarquables ; je les ai vérifiées dans un très-grand nombre de cas, mais il m'a semblé assez souvent qu'elles s'usaient et s'épuisaient rapidement, quand l'insomnie tenait à des conditions morbides que le bromure ne pouvait modifier. Je l'ai employé, comme le conseille le docteur Hammond, à la dose de 1 à 3 grammes, moitié avant le repas du soir, et moitié à l'heure du sommeil. En général, je l'ai fait dissoudre dans un véhicule aromatisé, quelquefois dans un mélange de sirop d'écorces d'oranges et de sirop de fleurs d'oranger. Il convient de s'assurer que le bromure est parfaitement pur ; trop souvent les droguistes le vendent mêlé d'iodure, et alors il peut perdre son efficacité.

Je l'ai employé avec succès dans des cas où l'encéphale était le siége d'un travail congestif; ainsi, chez une malade atteinte d'hémorrhagie cérébrale avec des phénomènes d'excitation et des spasmes qui pouvaient faire craindre une inflammation autour du foyer, le bromure longtemps employé a toujours modéré cet accident et provoqué le sommeil. — Chez plusieurs malades atteints d'inflammation oculaire, le bromure a non-seulement ramené le sommeil, mais paru exercer une action favorable sur l'affection des yeux; peut-être faut-il attribuer une bonne part de cet effet à son action hypnotique, car l'insomnie peut augmenter la congestion oculaire et suffit même quelquefois pour en provoquer un léger degré.

Dans des insomnies coïncidant avec de la toux, j'ai employé le bromure de potassium associé à l'extrait de jusquiame. Chez un jeune homme qui ne dormait pas depuis plusieurs nuits, tourmenté par des quintes de toux fatigantes, ce remède a produit un sommeil de quatorze heures dont il est sorti à peu près guéri de sa toux. — Une domestique de la même famille, atteinte de fièvre catarrhale au déclin, éprouva de la même médication des effets calmants analogues, quoique moins accentués.

J'ai procuré, à l'aide du bromure de potassium, un sommeil profond et réparateur de huit heures à un jeune homme qui, surmené par des exercices gymnastiques immodérés, avait, depuis trois semaines, perdu complétement le sommeil. Mais, dès le lendemain, il n'avait dormi que trois ou quatre heures, et, après quinze jours d'essais, n'ayant obtenu des moyens hygiéniques et pharmaceutiques qu'un résultat incomplet, je l'ai envoyé dans un établissement hydrothérapique.

M. Brown Sequard (*Leçons sur les vaso-moteurs et sur l'épilepsie*, 1872, p. 145) conseille, quand le bromure seul ne ramène pas le sommeil, d'y ajouter une petite quantité de narcéine ou de codéine. Quand les moyens pharmaceutiques ont échoué, un bain tiède, prolongé de quatre à six heures, a quelquefois triomphé de l'insomnie.

Dans les circonstances où l'opium est contre-indiqué, soit à cause de la nature de la maladie, soit à cause d'antipathies idiosyncrasiques, *l'alcoolature d'aconit, l'eau de laurier-cerise* sont employés quelquefois avec succès; et s'ils sont doués d'une puissance calmante infiniment moindre, ils ont l'avantage d'obtenir le plus souvent une tolérance facile. Je dis le plus souvent, car vous rencontrerez des sujets névropathiques qui ne peuvent supporter l'eau de laurier-cerise, et, chez certaines personnes, l'alcoolature d'aconit provoque de la diarrhée.

Un nouveau médicament est venu dans ces dernières années prendre rang parmi les hypnotiques : c'est le chloral. Suivant l'opinion la plus accréditée, mais non encore suffisamment démontrée peut-être, le chloral se transformerait en chloroforme dans l'organisme; quoi qu'il en soit, il constitue un des plus puissants sédatifs du système nerveux et un des somnifères les plus efficaces. On donne habituellement l'hydrate de chloral à la dose de 1 à 3 grammes, renfermé dans des capsules gélatineuses ou dans une potion, associé au sirop de Tolu pour en masquer la saveur désagréable; il n'est pas toujours facilement supporté par l'estomac.

Il n'est pas rare, après quelques jours de son emploi, de voir survenir des troubles gastriques qui forcent à en suspendre l'usage. Des accidents plus graves lui ont été imputés : on a rapporté des faits de morts subites qui lui étaient attribuées. J'ai lu quelques-unes de ces observations, et elles n'ont pas porté la conviction dans mon esprit; cependant, l'activité de ce médicament, ses affinités avec le chloroforme, exigent qu'on le dose avec prudence.

On l'a quelquefois associé au bromure; j'ai vu ce mélange réussir dans un cas d'insomnie et d'anxiété extrêmes produites par une lésion du cœur.

Avec les agents médicamenteux, il faut faire concourir les *moyens hygiéniques*. Le régime sera modéré, non excitant, proportionné à l'activité des organes digestifs; celui du soir surtout ne devra pas imposer à ces organes un effort qui puisse troubler l'économie. Inutile d'ajouter qu'il en faudra exclure toutes les substances qui stimulent les centres nerveux.

Nous avons déjà recommandé l'exercice modéré au grand air avant l'heure du sommeil.

Appuyé sur sa théorie physiologique, Hammond a recommandé à quelques malades tourmentés par une insomnie opiniâtre de dormir pendant quelques nuits dans un fauteuil; et il assure avoir pu rétablir ainsi l'habitude du sommeil chez des personnes qui, dans leur lit, s'agitaient pendant la nuit entière en proie à l'insomnie. Il cite à l'appui de cette assertion l'observation de personnes chez lesquelles le décubitus horizontal semblait exciter les facultés intellectuelles, de poëtes ou de romanciers qui trouvaient au lit leurs plus heureuses inspirations, de savants qui choisissaient cette position pour résoudre les plus ardus problèmes. Mais que d'exemples contraires ne peut-on pas opposer à ceux-là! combien de gens qui perdent, en entrant au lit, l'activité de leur esprit! La secte péripatéticienne ne philosophait-elle pas en marchant? Cela ne veut pas dire que je mette en doute les assertions de Hammond; je crois que certains sujets peuvent exceptionnellement dormir mieux assis que couchés; mais, à l'interprétation du phénomène, nous appliquons ce doute que nous avons déjà manifesté plus haut. J'admets, tout en appelant sur ce sujet de nouvelles expériences, que le sang, pendant le sommeil, arrive au cerveau en moindre abondance. Mais est-ce là la cause du sommeil, la modification initiale de cet acte physiologique? ou n'est-ce qu'un phénomène connexe relevant, comme le sommeil lui-même, d'une modalité plus profonde du système nerveux? Voilà ce qui ne paraît pas suffisamment éclairci. Il arrive trop souvent que nous prenons pour la cause première des actes physiologiques, des manifestations extérieures qui peuvent n'en être que des conditions secondaires ou des faits concomitants.

La théorie du docteur Hammond a rencontré des contradicteurs. Le docteur Clarke pense que, portée à un certain degré, l'anémie met obstacle au sommeil, et il explique ainsi l'inefficacité habituelle du bromure comme hypnotique, chez les anémiques; il est possible en effet que, dans les conditions normales, le cerveau reçoive moins de sang pendant le sommeil que pendant sa période d'activité, et il se peut cependant que poussée à un degré excessif, l'anémie ne permette pas ce repos du cerveau qui entre dans le cours régulier de la vie de l'organe. Le cerveau doit alors souffrir dans sa nutrition, son équilibre fonctionnel est troublé, et l'insomnie peut être une des manifestations de ce désordre.

Un afflux trop considérable comme un contingent insuffisant du sang, peut produire une incitation anomale qui empêche l'acte physiologique du sommeil; nous voyons, dans d'autres circonstances, des conditions morbides opposées aboutir à des effets semblables : le vertige, la céphalalgie, accompagnent aussi bien la congestion que l'anémie.

Chez des sujets débilités, anémiques, l'insomnie, dit Hammond, peut tenir à une congestion relative de l'encéphale, à l'atonie des vaisseaux cérébraux. Dans ces cas, le *café*, et l'*alcool* surtout, peuvent être, suivant lui, de puissants hynoptiques. Il cite des cas dans lesquels l'eau-de-vie, donnée à des doses élevées et répétées, a vaincu l'insomnie rebelle à d'autres médications.

Nous avons dit que l'agrypnie était souvent liée au trouble des organes digestifs; elle accompagne souvent la dyspepsie. Dans ce cas, les *amers*, les *eaux digestives*, la *pepsine*, le *régime*, l'*hydrothérapie* ou les *bains minéraux* sont aussi indiqués et aussi efficaces que l'opium le serait peu; excepté toutefois dans les cas où des phénomènes gastralgiques viennent accompagner l'altération des fonctions gastriques; alors, en effet, une minime fraction d'opium ou de belladone prise avant les repas dans un véhicule amer calme la sensibilité morbide de l'estomac et peut contribuer au rétablissement de ses fonctions. Quelquefois ce sera un état gastrique passager, aigu, dit saburral, et qui cédera aux évacuants ou aux simples délayants.

L'insomnie dyspeptique est très-commune, et vous l'observerez souvent. Un des premiers exemples que j'aie rencontrés dans ma pratique, et qui par cela même s'est gravé dans ma mémoire, fut celui d'un homme du monde qui, après avoir un peu abusé de la table et du tabac, fut pris de troubles gastriques avec vertiges et insomnie. Pendant un mois, saignées, purgatifs furent prodigués avec une inconcevable profusion. Le malade maigrissait à vue d'œil, dormait de plus en plus mal. Des amers, la pepsine, un régime méthodique, un peu d'eau de laurier-cerise pendant la nuit amenèrent une guérison rapide.

DU VERTIGE (1)

Sommaire. — Divisions du vertige d'après les caractères symptomatiques. — Divisions fondées sur le mode pathogénique : vertiges congestif, anémique, nerveux, symptomatique d'états morbides divers, toxique.

Étude des causes et des caractères de ces différentes variétés. — Pronostic.

Les indications thérapeutiques découlent surtout du mode pathogénique et de la cause.

Dérivatifs. — Reconstituants. — Antispasmodiques, etc.

MESSIEURS,

Un grand nombre de malades actuellement dans nos salles se plaignent spontanément ou conviennent, quand nous les interrogeons, qu'ils éprouvent des vertiges. Ce symptôme est en effet très-commun ; il peut dépendre de conditions morbides très-diverses, et cause souvent aux malades de vives inquiétudes, justifiées dans certains cas par la gravité des affections qu'il manifeste ou qu'il annonce ; très-souvent, au contraire, quelque pénible et quelque intense qu'il soit, il n'entraîne aucun danger. Il est donc important de connaître les causes qui le peuvent produire, les signes qui permettent d'en reconnaître l'origine et d'en fixer le pronostic, et enfin les indications thérapeutiques auxquelles il conduit.

Dans sa forme la plus commune, le vertige est un trouble cérébral, une erreur de sensation, sous l'influence de laquelle le malade croit que sa propre personne ou que les objets environnants sont animés d'un mouvement gyratoire ou oscillatoire.

En même temps, la vision est moins nette, parfois le regard devient fixe et incertain ; d'autres fois, les yeux sont demi-clos et les paupières appesanties ; la possession du moi est moins complète ; la direction des pensées est moins libre, l'exercice des facultés est moins facile.

---

(1) Leçons faites à l'Hôtel-Dieu en 1866, et publiées par la *Gazette des hôpitaux* (juillet 1871).

Si l'état vertigineux se prolonge, il est accompagné d'un sentiment de défaillance et d'incertitude dans les mouvements (*Vertigo titubans*). Le malade éprouve des nausées ; quelquefois le pouls est ralenti, faible, dépressible.

Quelquefois des hallucinations de l'ouïe accompagnent celles de la vue, qui sont le phénomène principal, initial : le malade entend des tintements, des bourdonnements, des bruits de ressorts qui se détendent.

Chez certains malades, la vue s'obscurcit, les objets paraissent couverts d'une fumée diffuse ou de taches obscures, parfois rougeâtres. J'ai observé dernièrement chez une hystérique cette variété symptomatique signalée par Juncker. Dans certains cas, un épais nuage se place devant les yeux et met passagèrement obstacle à la vision. (*Vertigo tenebrosa,* σκότος.)

J'ai rencontré plusieurs malades qui avaient la sensation d'un mouvement gyratoire sur l'axe du corps, d'une véritable culbute. L'un d'eux était un goutteux dyspeptique ; il a souffert pendant plusieurs années de cette sensation qui lui était très-pénible ; elle survenait subitement ; il lui semblait qu'on le prenait par les pieds, ou qu'on prenait les pieds du siége sur lequel il était assis et qu'on le retournait d'avant en arrière, malgré tous les efforts qu'il faisait pour se maintenir. Ces accidents étaient accompagnés de céphalalgie, d'embarras dans la tête. La face s'injectait pendant cette crise, et quelquefois il tombait à terre. Ce vertige fut combattu par des ventouses sèches appliquées à la nuque, des pilules d'aloès, des préparations d'arnica, les amers ; il cessa et fut remplacé par une névralgie sciatique d'une violence extrême, et qui ne put être modérée que par l'usage interne et externe de l'opium et de la morphine. Les paroxysmes de cette névralgie, qui cessa rarement d'une manière complète, se répétèrent fréquemment, pendant sept ou huit années jusqu'à la mort du malade, qui succomba à quatre-vingts ans, avec les symptômes d'une hémorrhagie cérébrale.

Enfin le désordre d'innervation peut aller jusqu'à rendre la station impossible ; le malade tombe ou cherche un point d'appui sur les corps qui l'entourent (*Vertigo caduca*).

Dans ces troubles de la fonction locomotrice, quelquefois le malade sent le sol se dérober sous ses pieds ; ou il lui semble qu'il est entraîné latéralement dans une direction variable chez quelques-uns, constante chez d'autres. Il en est qui se croient poussés d'arrière en avant ou d'avant en arrière. Toutes ces sensations morbides ne sont pas toujours accompagnées de tournoiement ; elles ne devraient pas alors être rattachées au vertige, si l'on s'en tenait au sens propre de ce mot ; nous croyons cependant devoir les y réunir à titre de variétés ; elles se montrent dans les mêmes conditions pathogéniques, et la sensation vertigineuse les accompagne le plus souvent.

Ces divisions du vertige que nous venons d'indiquer, fondées exclusivement sur les caractères symptomatiques de cet accident, sont toutes artificielles et ne conduisent à aucune indication pratique. C'est de la notion des causes et du mode morbide ou pathogénique qu'on peut tirer des divisions vraiment médicales et des indications pour le traitement. En se plaçant à ce point de vue, on peut admettre : 1° Un vertige congestif ; 2° un vertige anémique ; 3° un vertige nerveux ; 4° un vertige symptomatique d'états morbides divers ; 5° un vertige toxique.

Il ne faut pas demander à cette division clinique une rigueur que la pathologie ne comporte pas ; ainsi, derrière le fait de la congestion, il faut admettre une modification *nerveuse*, un trouble de l'innervation vaso-motrice ; mais cette réserve acceptée, il n'en est pas moins certain que le mode congestif est la caractéristique d'un groupe de phénomènes morbides, et qu'il y a une variété de vertige qui s'y rattache. Je ne prétends pas non plus que, dans le vertige nerveux, une fluxion congestive ne puisse pas succéder à la modalité morbide de l'innervation ; mais la congestion est alors secondaire, consécutive, l'élément nerveux la domine. Enfin le vertige symptomatique comme le vertige toxique peuvent être rattachés à l'une des formes précédentes par le mode morbide qu'ils revêtent ; mais ils s'en distinguent par la spécialité de leurs causes productrices.

Cette division diffère peu de celle que Juncker avait établie sous l'inspiration des idées sthaliennes : il admettait, en effet, un vertige idiopathique, congestif ou anémique, un vertige symptomatique, lié le plus souvent à un trouble des fonctions digestives. Il parle aussi du vertige qui se développe sous l'influence des causes morales, de celui qui est dû à des actions toxiques ; comme la fumée de tabac, les vapeurs du charbon en combustion, celles qui s'exhalent du raisin pendant la fermentation alcoolique.

§ 1. — *Vertige congestif.* — Dans le vertige congestif, la congestion encéphalique, comme toutes les congestions encéphaliques localisées dans d'autres organes, peut être la lésion primitive, elle peut être consécutive à une lésion préexistante des centres nerveux.

Le vertige congestif n'est pas rare chez les sujets goutteux. Le mode congestif et la tendance aux fluxions caractérisent souvent les manifestations arthritiques.

Il peut accompagner ce qu'on appelle la pléthore, état caractérisé par une suractivité de la circulation centrale et par une tendance congestive, et qu'on attribue à une surabondance *relative* du sang. La pléthore est toute relative. En effet, elle résulte d'un défaut d'équilibre entre la production hématique et la dépense. On comprend qu'une alimentation trop abondante et trop succulente, surtout si elle survient après des habitudes contraires, produise la pléthore. On comprend encore qu'une vie sédentaire, succédant à une vie active, chez un homme dont les fonctions nutritives sont énergiques, la produise encore en diminuant les dépenses de l'organisme.

De même, l'omission de saignées jusque-là périodiquement répétées, inutiles peut-être à l'origine, mais devenues une habitude, et ayant entraîné les fonctions d'hématose à un excès de production, pourra conduire au même résultat.

On peut en dire autant de la suppression des règles ou des hémorrhoïdes ; mais dans ces circonstances un autre élément s'ajoute à la pléthore relative et la domine peut-être : c'est la déviation congestive. Ces hémorrhagies spontanées sont la manifestation et la crise d'une disposition congestive qui précède la perte du sang et peut lui survivre. Si cette perte n'a pas lieu par les voies habituelles, la disposition congestive peut se localiser ailleurs (1), et si c'est dans le cerveau, le vertige en pourra être l'expression. En voici un exemple : Mme D...... âgée de soixante-cinq ans, névropathique, de race arthritique, qui avait eu autrefois des hémorrhoïdes fluentes, éprouva, à la suite d'une fièvre gastrique qui prit sur la fin le type rémittent, des douleurs névralgiques dans la tête, et surtout une sensation de chaleur insupportable, accompagnée de vertiges. Jusque-là, d'une sensibilité excessive au froid, elle ne pouvait supporter de feu dans sa chambre, malgré les rigueurs de l'hiver. Elle avait besoin d'avoir la tête constamment découverte, tandis qu'auparavant elle s'ensevelissait sous des coiffures épaisses ; la peau du crâne était chaude, rouge, comme érythémateuse ; elle se croyait à chaque instant menacée d'apoplexie. Après avoir tenté bien des moyens et sous l'inspiration de Trousseau, qui vit cette malade en consultation, je lui fis introduire tous les soirs dans le fondement un suppositoire avec *un* centigramme d'émétique. Au bout de trois à quatre

____

(1) Voyez *Leçons sur la congestion*.

jours une légère fluxion hémorrhoïdale se déclara, et la tête se dégagea.

Le vertige et des accidents encéphaliques plus graves pourront encore succéder à la suppression d'épistaxis abondantes et répétées ; mais dans ce cas l'épistaxis signale déjà une congestion vers la tête et dans les parties voisines de l'encéphale. Le regretté professeur Grisolle, atteint depuis sa jeunesse d'une affection cardiaque, sujet à la migraine et hypochondriaque, fut pris dans les dernières années de sa vie d'épistaxis d'une abondance excessive, avec lesquelles alternèrent quelques attaques de congestion encéphalique ; puis survint une hémorrhagie cérébrale des plus graves, à laquelle cependant il survécut pendant deux ans, pour succomber à une seconde attaque.

L'impression prolongée du froid sur les extrémités inférieures peut, chez les sujets surtout qui ont une disposition congestive, en favoriser la manifestation et la localisation dans l'encéphale, et devenir ainsi une cause de vertige. J'ai vu souvent le vertige coïncider avec le froid aux pieds. Je sais bien que ce froid peut ne pas dépendre entièrement de l'action du milieu ambiant, qu'il exprime souvent une espèce d'ischémie localisée ; mais, quelles que soient les conditions qui le produisent, je l'ai vu coïncider avec le vertige, et dans ce cas, il fournit une indication pour le traitement.

Par le même motif, une température trop élevée, un bain trop chaud, l'insolation, une douche qui frappe dans le voisinage de la tête, peuvent devenir des causes de congestion et de vertige. J'ai connu un hypochondriaque affecté de névropathie spinale, qui eut des vertiges très-pénibles pendant huit jours, à la suite de douches sulfureuses prises à Bagnères-de-Luchon. Chez le même sujet, une douche froide donnée sur la nuque avec une violence excessive avait produit pendant trois jours des vertiges, des nausées et des douleurs de tête atroces, qui ne cédaient momentanément qu'à des applications réfrigérantes sur le front. Chez une autre malade, affectée de douleurs rhumatismales, une douche chaude de Cauterets dirigée sur la nuque, produisit du vertige, de la céphalalgie et du délire pendant quarante-huit heures.

Ces affections cardio-vasculaires sont fréquemment accompagnées de vertiges, qui peuvent être expliqués par des troubles circulatoires de l'encéphale ; les épistaxis, les congestions cérébrales sont fréquentes dans les mêmes conditions morbides. On a quelquefois attribué à l'ischémie les troubles cérébraux qui accompagnent les altérations des artères ; mais, comme le remarque avec raison le docteur Lécorché, l'état morbide des vaisseaux peut favoriser leur distension en affaiblissant leur ressort et, par conséquent, leur réaction sur la colonne sanguine qui les traverse; et si dans certains cas l'abord du sang dans la pulpe encéphalique peut être gêné par l'induration et le rétrécissement des conduits vasculaires, dans d'autres formes de la lésion artérielle on verra survenir une congestion passive et une dilatation avec stase sanguine dans les capillaires.

J'ai entendu faire par M. le docteur Guérard une remarque dont j'ai vérifié l'exactitude, c'est que, chez les personnes âgées, les changements brusques de position amenaient quelquefois des vertiges; ce qu'il expliquait par cette même altération des vaisseaux, devenus inaptes à maintenir ou à rétablir immédiatement l'équilibre circulatoire, au milieu des antagonismes mobiles des forces physiques.

On peut aussi considérer comme imputables à un état congestif de l'encéphale certains vertiges qui paraissent liés à des troubles de la circulation abdominale.

Le vertige congestif peut être consécutif à des lésions des centres nerveux; il peut précéder ou accompagner la plupart des affections cérébrales : les phlegmasies, les hémorrhagies, double-aboutissants du processus congestif porté à une certaine puissance, les tumeurs, les traumatismes. Cela ne veut pas dire, cependant, que dans toutes les maladies cérébrales où le vertige se montre, la congestion en soit la cause prochaine, l'élément pathogénique nécessaire; on conçoit des troubles de l'innervation cérébrale indépendants de toute congestion et qui s'expriment par le vertige.

Le vertige qui se montre au début de la fièvre typhoïde pourrait être rapproché du vertige congestif. Souvent, en effet, l'encéphale est congestionné dans cette fièvre; mais il y a là un autre élément : l'altération du sang, véritable intoxication qui doit jouer un rôle considérable dans le trouble des fonctions cérébrales.

Le vertige congestif est ordinairement accompagné d'injection de la face et des yeux, quelquefois de distension des vaisseaux, de pesanteur, de céphalalgie, d'engourdissements ou de fourmillements dans les membres; il se manifeste ou augmente dans la position déclive de la tête. S'il se lie à la pléthore, la plénitude des vaisseaux et l'énergie persistante du travail nutritif, éclairent le diagnostic; une hémorrhagie succède quelquefois au vertige et le fait cesser. Mme B...., âgée de soixante ans, a cessé subitement d'être réglée à la suite d'une douloureuse émotion. Depuis lors elle est sujette à des vertiges et à des phénomènes de pseudo-blepsie, sous la forme de papillons obscurs qui voltigent devant ses yeux et troublent la vision. Il lui suffit d'incliner la tête pour provoquer ces accidents, pendant lesquels la peau de la face est fortement injectée. Elle a de temps en temps par la narine gauche des épistaxis très-abondantes et qui la soulagent. Ces hémorrhagies sont précédées d'une sensation de pesanteur dans le côté gauche de la tête. Mme B..... est sourde; son visage est très-coloré et parsemé d'acné rosacée. Les doigts présentent des déformations et des hyperplasies épiphysaires; elle n'y a jamais senti de douleurs; elle n'a pas d'hémorrhoïdes, et est habituellement constipée. Je l'ai traitée par quelques sangsues à l'anus, une pilule d'aloès tous les deux jours et des ligatures au-dessus des genoux.

§ II. — *Vertige anémique.* — Comme Stahl l'avait déjà remarqué, deux anomalies de la circulation encéphalique très-différentes, la congestion et l'anémie, peuvent s'exprimer par le vertige. Ainsi le vertige peut succéder aux hémorrhagies abondantes; il précède ordinairement la syncope; dans ces circonstances, son origine anémique semble incontestable. Le vertige accompagne le plus souvent la chlorose confirmée, il est alors attribué à l'anémie cérébrale : je suis très-éloigné de repousser cette explication; cependant, quand on voit avec quelle facilité la face s'injecte chez les chlorotiques, on a le droit de se demander si l'ischémie du cerveau est toujours la cause du vertige chez les chlorotiques, s'il ne peut pas dépendre aussi d'une congestion fugace de l'encéphale, qui peut très-bien coïncider avec une diminution de la masse sanguine ou de ses éléments globulaires. Ce qui viendrait à l'appui de cette manière de voir, c'est que, chez les femmes enceintes, dont le sang offre si souvent les caractères de l'anémie, on pratiquait généralement des saignées il y a une trentaine d'années, quand elles se plaignaient de vertiges, de pesanteur de tête ou de céphalalgie, et que très-habituellement la saignée apaisait ces accidents.

Dans le véritable vertige anémique, la face est habituellement pâle; souvent le malade éprouve des défaillances, et une tendance à la syncope, accompagnée parfois de nausées et de tintements d'oreille. Le vertige augmente dans la station verticale; la position horizontale le soulage; toutes les causes de déperdition et d'affaiblissement, toutes les conditions hygiéniques ou morbides qui entravent le travail nutritif, qui mettent obstacle à la réparation, peuvent produire cette espèce de vertige; il n'est pas rare dans la convalescence des maladies graves, dans les cachexies ; il peut résulter aussi d'obstacles mécaniques à la circulation encéphalique, comme nous l'avons dit en parlant de l'influence des lésions artérielles sur le vertige congestif. En parlant du vertige toxique, nous verrons qu'on a attribué à l'anémie cérébrale les symptômes développés par certains poisons.

Il y a quinze ans, je fus consulté par un homme de trente-cinq ans qui, à la suite de fatigues excessives, fut affecté de vertiges et d'insomnie ; pendant trois mois on avait opposé les saignées et les purgatifs à ces symptômes qui n'avaient fait que s'aggraver. Inutile presque d'ajouter que la nutrition avait considérablement souffert, sous l'influence de la maladie et plus peut-être encore de ce traitement inopportun. Je rassurai le malade sur la nature des accidents qu'il éprouvait, et calmai les craintes qu'il avait d'une affection de l'encéphale. Je lui prescrivis des amers, de la pepsine, un régime réparateur, une potion avec de l'eau de laurier cerise à prendre pendant la nuit. Le sommeil revint immédiatement ; les vertiges disparurent et le malade recouvra une santé qui depuis lors ne s'est pas démentie.

L'anémie peut résulter, avons-nous dit, également des dépenses excessives de l'organisme et de l'insuffisance du travail réparateur. Les erreurs d'hygiène peuvent amener l'anémie en troublant les fonctions nutritives.

M. F..., de race arthritique et tuberculeuse, avait un frère dartreux et graveleux ; un autre a eu, il y a sept ou huit ans, une poussée tuberculeuse au sommet du poumon droit, qui a été enrayée par les Eaux-Bonnes. Il fumait avec excès et se livrait avec passion à l'étude de la peinture, passant ses journées assis dans un atelier avec un cigare à la bouche. Tels étaient ses antécédents quand il fut pris de vertiges. Comme la face était très-colorée, son médecin habituel crut à une disposition congestive et lui fit appliquer des sangsues à l'anus. Le vertige augmenta ; ce fut alors qu'il vint me consulter, il y a une dizaine d'années ; avec l'injection des joues contrastait une teinte jaune verdâtre de la région sous-nasale et circumlabiale ; le pouls était dépressible ; je constatai des bruits de souffle intenses dans les régions du cou. Convaincu que le travail d'hématose s'accomplissait d'une manière irrégulière sous l'influence de mauvaises conditions hygiéniques et peut-être aussi de l'intoxication nicotique qui pouvait bien avoir une part dans la production du vertige, je lui conseillai de fumer peu, de prendre des amers, des ferrugineux, de mener une vie active, de faire tous les jours des lotions froides. Ce traitement modifia lentement, mais efficacement,

cette disposition vertigineuse qui avait d'abord causé au malade une
véritable terreur et qui depuis a complétement disparu.

§ III. — *Vertige nerveux*. — Certaines formes du vertige nerveux
peuvent aussi avoir pour condition pathogénique un état anémique du
cerveau. Mais, de même que nous avons rattaché au vertige anémique
des vertiges dont une congestion locale ou relative peut être la cause immédiate, parce que cette disposition congestive, alors même qu'elle
serait démontrée, serait subordonnée à la chlorose, et que celle-ci
fournit les indications dominantes pour le traitement; de même nous
comprendrons sous le nom de vertiges nerveux tous ceux dont un trouble
nerveux nous paraît être la condition initiale. Nous n'affirmons donc pas
que, dans les autres variétés de vertiges que nous allons examiner, un
trouble circulatoire de l'encéphale, congestif ou anémique, ne puisse
être la cause prochaine, la raison physiologique du phénomène; mais,
impuissants à en atteindre et surtout à en démontrer les conditions
intimes, nous sommes forcés de nous arrêter aux causes plus éloignées
que nous pouvons saisir, et de les prendre pour fondement de nos divisions. Elles commandent d'ailleurs le plus souvent les indications thérapeutiques.

Nous appellerons donc vertige nerveux celui qui se développe sous
l'influence de causes qui agissent directement sur les fonctions nerveuses,
celui encore qui est symptomatique des névroses et celui que provoquent
des émotions morales ou certaines impressions sensorielles.

Ainsi certaines personnes éprouvent du vertige à la vue d'un précipice,
d'un corps en rotation, quand elles regardent à travers des grillages ou
des barreaux, quand elles regardent de haut en bas, surtout d'un lieu
élevé, ou de bas en haut, la tête renversée en arrière. Pour quelques-uns
la perspective du vide le fait naître instantanément. J'ai connu un malade
qui, pour vaincre cette disposition, essaya de se faire conduire, appuyé
sur un bras et fermant les yeux, au milieu du Champ de Mars, et après
avoir renvoyé la personne qui l'y avait conduit, il essaya de revenir seul;
cela lui fut tout à fait impossible.

J'ai rencontré plusieurs personnes qui avaient le vertige toutes les fois
qu'elles se trouvaient en face d'une porte ouverte et qui étaient obligées
de s'appuyer sur ses battants; et les mêmes personnes, après avoir
éprouvé cette sensation en entrant dans une salle de bal, peuvent quelquefois passer la nuit à valser impunément. J'en ai vu plusieurs qui ne
pouvaient passer sur un pont sans vertige, d'autres qui étaient obligées

de descendre les escaliers à reculons; d'autres enfin en sont affectées quand elles se promènent en bateau ou qu'elles sont en voiture le dos tourné en avant. Certaines modifications de la lumière ambiante par des vitraux de couleur suffisent quelquefois pour produire le vertige. J'ai connu deux personnes qui ne pouvaient monter un certain escalier éclairé par des vitraux bleus d'un ton faux sans être prises de vertige.

Un bruit très-aigu l'a quelquefois provoqué. Pour d'autres, le nerf olfactif est le point de départ des troubles nerveux qui aboutissent au vertige. Non-seulement les odeurs vireuses, mais les odeurs les plus inoffensives, les plus faibles, suffisent pour le provoquer.

Il faut dire que cette délicatesse anomale des sens, pour les impressions qu'ils reçoivent, ne constitue pas un phénomène isolé; elle est presque toujours, sinon toujours, symptomatique d'un état morbide déterminé comme l'hystérie, l'hypochondrie, la dyspepsie arthritique.

Nous sommes conduits à examiner le vertige dans les grandes névroses. Nous ne parlerons du vertige épileptique que pour le séparer profondément de ceux que nous étudions ici. Il n'a guère que le nom de commun avec eux. Le vertige épileptique, ou petit mal, est à la fois un accident vésanique et convulsif; pendant ces obnubilations de la conscience et des facultés sensorielles qui le constituent, on observe souvent des hallucinations de l'ouïe, quelquefois un clignotement rapide des paupières ou des mouvements de mâchonnement, de légers spasmes cloniques d'un côté de la face avec déviation de la bouche, parfois même une inclinaison latérale de la tête. Le visage se montre alternativement pâle et empourpré. A l'accès succèdent quelquefois des éructations ou du hoquet. Voilà bien des caractères qui distinguent le petit mal du vertige proprement dit.

Le vertige des hystériques, au contraire, est un vrai vertige : la sensation d'oscillation ou de tournoiement, quelquefois de chute imminente, est nettement perçue. Il peut être accompagné de troubles de la vue, quelquefois de mouvements spasmodiques, d'interruption passagère de la parole; mais la conscience persiste. Il ressemble beaucoup au vertige chlorotique, qui manque rarement dans la chlorose confirmée. De même l'hystérie confirmée est presque toujours accompagnée de vertige; mais si l'on n'appelle pas l'attention des malades sur ce point, il peut passer inaperçu au milieu des symptômes plus saillants que présente cette affection. C'est un trait de plus à ajouter aux affinités pathologiques de ces deux affections, affinités telles que la chlorose existe rarement à un certain degré sans hystéricisme, et que dans les formes les plus accentuées de l’hystérie une complication chlorotique est presque constante. On peut se demander, en conséquence, si l’anémie ne joue pas un rôle dans la pathogénie du vertige hystérique ?

Chez les hypochondriaques, on observe fréquemment le vertige, mais là aussi intervient souvent un autre élément causal dont il faut tenir compte : la dyspepsie, si commune dans l’hypochondrie.

On rencontre encore le vertige dans certains états de névropathie constitutionnelle qui ne sont ni l’hystérie, ni l’hypochondrie, et qui constituent une variété diathésique ; la diathèse névropathique se rencontre surtout dans les races goutteuses et me paraît être une des dérivations de l’arthritisme.

Le vertige nerveux offre des variétés symptomatiques nombreuses : quelquefois extrêmement fugace, fulgurant, caractérisé par une sensation presque instantanée de tournoiement et de faiblesse nauséeuse ; d’autres fois il dure plusieurs minutes ; dans quelques cas, l’état vertigineux se prolonge pendant plusieurs jours. Plus souvent, la disposition au vertige s’exprime par des sensations morbides de courte durée, mais qui tendent à se renouveler pendant des mois et des années ; quelquefois sans cause apparente, dans le plus grand nombre des cas, sous l’influence d’émotions, de troubles fonctionnels, d’impressions sensorielles anomales ; la crainte même du vertige peut suffire pour le provoquer. Chez les femmes, le vertige nerveux n’est pas rare vers l’âge critique. La ménopause, qui peut produire des accidents congestifs, amène souvent aussi des troubles nerveux hystériformes dont le vertige peut être une des manifestations.

Dans le vertige nerveux, comme dans le vertige anémique, en général la face est pâle ; le malade reste immobile, les sourcils froncés, les yeux demi-fermés ; il craint le bruit et la lumière ; il cherche un point d’appui, et si le vertige se prolonge, il prend la position horizontale.

Le pouls est alors faible et défaillant. Le malade se plaint quelquefois de sentir un cercle de fer, qui étreint sa tête ; d’autres fois, il éprouve dans les membres des engourdissements, des fourmillements qui peuvent être limités à une moitié du corps. Des bâillements fréquents, des pandiculations accompagnent quelquefois la fin de l’accès.

Le vertige nerveux est souvent fugace, passager ; il ne laisse pas ordinairement alors dans l’esprit des malades cette impression de terreur et de mélancolie qu’on observe dans d’autres formes de vertige.

Une dame de forte constitution, mais dont toute la race présente des manifestations arthritiques : migraines, névralgies, hypochondrie, dyspepsie, rhumatismes musculaires et articulaires, perdit prématurément ses règles à l'âge de quarante ans sous l'influence d'une vive émotion. Depuis lors, de nouveaux et graves chagrins vinrent l'assaillir, et elle commença à éprouver des vertiges, qui survenaient surtout à la suite de quelque nouvelle secousse morale. Ce vertige était accompagné d'une indicible terreur ; elle s'étendait sur son lit, redoutant le moindre mouvement, fuyant le bruit et la lumière. En même temps qu'elle éprouvait une sensation vertigineuse des plus pénibles, elle accusait un engourdissement et des fourmillements dans les deux membres du côté droit. Pendant ces crises, le pouls était faible, presque défaillant. M. Andral, consulté à l'occasion de ces accidents, essaya d'abord quelques applications de sangsues ; puis, en ayant constaté l'inefficacité, il lui conseilla des vésicatoires, qui n'eurent aucune action favorable. Éclairé par ces essais, et trouvant dans la prolongation de cet état morbide, sans aucune manifestation nouvelle, une preuve de son innocuité, il déclara à la malade que son affection était toute nerveuse et qu'elle eût à s'abstenir de toute médication active. Depuis près de vingt-cinq ans, j'ai été appelé à diriger la santé de cette dame ; voilà plus de trente-six ans qu'elle éprouve des vertiges, qui reviennent à des intervalles plus ou moins éloignés sans être moins intenses. A part ces accidents, elle jouit d'une excellente santé et supporte avec une vigueur remarquable le poids des années, exempte des infirmités de la vieillesse, malgré son âge avancé.

§ IV. — *Vertige symptomatique.* — Une des espèces les plus communes du vertige symptomatique est celui qui accompagne la dyspepsie. Le vertige dyspeptique a de grandes affinités avec le vertige nerveux.

Comme les névropathies vertigineuses, la dyspepsie compliquée de vertiges paraît être, dans le plus grand nombre des cas au moins, une manifestation ou une dérivation de l'arthritisme (1).

(1) L'arthritisme est une maladie à mode fluxionnaire, dont le système nerveux en général, et spécialement le système nerveux ganglionnaire, pourrait être le principal foyer ; un très-grand nombre de névroses sont de racine goutteuse. Le vertige est très-commun chez les goutteux et dans les races arthritiques.

Lorry avait trouvé un magnifique titre pour une grande œuvre pathologique : *De mutationibus et conversionibus morborum*. Il l'a tentée avec les données insuffisantes de la science de son temps. Nous sommes loin de posséder encore tous les éléments nécessaires à la solution de ce grand problème ; mais cependant la question des diathèses a fait de considérables progrès. Les recherches entreprises dans cette voie permettent d'affirmer les affinités pathogéniques de certains états morbides regardés comme des genres distincts ; mais ce ne sont encore que des aperçus et comme des jalons qui marquent la route à suivre. Provisoirement, les nosologistes sont obligés de décrire comme des affections distinctes celles dont une observation rigoureuse n'a pas démontré l'identité générique.

Les troubles des fonctions gastro-intestinales ont été signalés par tous les auteurs comme une cause fréquente de vertige ; il n'est pas rare, en effet, de voir le vertige précéder les vomissements de l'indigestion, et d'une autre part, le vertige est souvent compliqué de nausées ; cette connexion fréquente témoigne d'un rapport sympathique entre le trouble des fonctions gastriques et l'état cérébral qui s'exprime par le vertige ; on l'observe fréquemment dans la dyspepsie.

Le vertige dyspeptique se dénonce par ses rapports avec l'acte digestif. Dans beaucoup de cas, il se manifestera après l'ingestion des aliments. Chez les dyspeptiques anémiques, au contraire, il surviendra souvent avant les repas et manifestera le besoin de réparation. Dans ce cas, l'affaiblissement de l'organisme semble en être la cause immédiate. Le malade peut éprouver, en même temps que la sensation vertigineuse, de la céphalée, des nausées, de la gastralgie, des bâillements, de la courbature, des éructations insipides, acides ou nidoreuses, qui pourront disparaître après l'ingestion des aliments ou d'une boisson cordiale. Quelques-uns accusent du trouble de la vue ou de l'ouïe, des mouches volantes, de la paracousie ; quelques-uns même ont des hallucinations dont ils jugent le caractère. Trousseau a cité la curieuse observation d'un malade qui croyait voir un gouffre entr'ouvert devant lui ; en voici une autre :

Je fus consulté, il y a cinq ou six ans, par une dame de cinquante-cinq ans, hypochondriaque ; l'année précédente, elle avait souffert pendant plusieurs mois d'un rhumatisme musculaire dans le bras gauche, développé à l'occasion d'un effort, et qui avait cédé à l'usage d'un liniment que je lui avais conseillé. Depuis six à sept mois, cette dame avait eu trois accès de vertige tellement violents qu'elle tombait à terre (*vertigo caduca*). Elle ne perdait plus connaissance, mais il lui semblait, au moment de sa chute, que le sol se dérobait sous ses pieds. A peine avait-elle touché le sol, qu'elle pouvait rire et causer avec ceux qui l'entouraient ; en même temps elle perdait l'appétit, la langue était pâteuse, épaisse. Je lui conseillai des amers, des eaux digestives, de la pepsine, un mélange de gouttes de Baumé et de solution de Fowler, et depuis lors, ces accidents ne se sont pas répétés. Le fils de cette dame est hypochondriaque.

D'autres fois le vertige n'a pas de rapport apparent avec les fonctions digestives ; il surviendra irrégulièrement, sans connexion appréciable avec l'exercice de ces fonctions ; mais des douleurs gastralgiques, de la flatulence, une simple pesanteur ou un malaise épigastrique après les repas trahiront le trouble de l'appareil gastro-intestinal et pourront faire soupçonner l'origine du vertige.

L'élément dyspeptique peut être encore moins accentué : un peu de lourdeur de tête, de somnolence ou de céphalalgie, de la faiblesse des jambes pendant les digestions en pourront être les seuls indices, si faibles quelquefois, si effacés que les malades ne les aperçoivent pas et se refusent même à en reconnaître la signification quand on y attire leur attention.

Dans ces circonstances, la curation indique la nature du mal, lorsque les moyens destinés à relever l'action de l'estomac, à modifier ses sécrétions, à favoriser la dissolution des aliments qu'il renferme, font cesser le vertige. Bien que l'état de la langue puisse rester normal dans la dyspepsie, le plus souvent il fournira des signes au diagnostic de cette affection. La langue, chez les dyspeptiques, est ordinairement pâteuse, couverte parfois d'un enduit épais, blanc, jaunâtre ou noirâtre au milieu. D'autres fois elle est rouge, fendillée, creusée de scissures profondes ; presque toujours, selon la remarque de Chomel, deux lignes blanches spumeuses bordent de chaque côté sa face supérieure et accusent une modification dans les sécrétions buccales. Chez quelques malades, elle est comme dentelée ; toutes les papilles sont comme érigées, turgescentes. Elle est parfois rouge, framboisée et semble dépouillée de son épithélium ; celui-ci se détache quelquefois par lambeaux bizarrement découpés en cartes de géographie, sorte de dartre squameuse du tégument lingual.

Les troubles dyspeptiques peuvent avoir leur point de départ au-dessous de l'estomac ; celui-ci parfois ne paraît pas troublé dans ses fonctions ; mais celles de l'intestin s'accomplissent d'une manière irrégulière. Quelques malades ont des douleurs intestinales, des borborygmes, du météorisme ; d'autres accusent de la constipation ou de la diarrhée qui peuvent alterner. Les selles sont parfois fétides, pultacées, glaireuses, verdâtres ou peu colorées ; d'autres fois dures, ovillées ou en scybales, enveloppées quelquefois de filaments ou de tubes membraniformes. Voici un cas dans lequel le vertige se montre lié à des troubles intestinaux de cet ordre :

Le 2 août 1869, je fus consulté par un homme de cinquante-huit ans, très-bien conservé. Dans sa jeunesse, il a été sujet aux gastralgies, et ses urines sont quelquefois sédimenteuses. Depuis douze ans il éprouve des accidents hystériformes très-caractérisés et regardés comme tels par le professeur Andral. Entre outre, il ressent des douleurs névralgiques violentes le long du rachis, dans le ventre, dans la vessie. Il y a un an, il a eu un eczéma de la tête qui a duré trois mois ; pendant ce temps, toutes les névralgies avaient disparu.

Habituellement constipé, il reste trois à quatre jours sans selles. Il a quelquefois alors des débâcles suivies d'un état demi-syncopal avec affaissement, prostration durant de quatre à dix-huit heures. Ces selles sont précédées de douleurs le plus souvent localisées dans la région de l'S iliaque et quelquefois au niveau du côlon transverse. Les matières sont enveloppées d'une toile membraneuse, et il rend en outre des rubans de mucus membraniforme. C'est surtout après les selles de cette nature qu'il éprouve les défaillances dont nous avons parlé plus haut.

Depuis quelque temps, les névralgies du tronc ont diminué, mais, depuis leur apaisement, il a des vertiges tels qu'il est obligé de prendre un point d'appui pour ne pas tomber, sans jamais perdre connaissance. Ces vertiges paraissent augmenter pendant le travail de la digestion. Il est tourmenté par de la flatulence et de la soif. Soumises à l'analyse chimique, ses urines ne renferment ni glycose ni albumine.

Je lui conseille : 1° de faire tous les matins, à l'aide de gants de crin anglais, des frictions sur toute la périphérie cutanée, suivies de lotions rapides avec de l'eau alcalinisée ;

2° De boire deux fois par jour, avant les repas, une tasse de décoction de colombo et de prendre en même temps un paquet des poudres :

Magnésie.	30	centigrammes.
Craie et bicarbonate sodique, . ââ	20	—
Noix vomique.	3	—
Poudre de racine de belladone.	2	—

3° De combattre la constipation par des lavements avec de la décoction de guimauve additionnée de glycérine.

Nous avons vu dans le vertige nerveux, dans le vertige dyspeptique, dans le vertige congestif, l'arthritisme apparaître souvent, sinon comme la cause immédiate, au moins comme la condition pathogénique fondamentale de ce phénomène morbide. On peut se demander si l'intervention de cette diathèse dans l'étiologie du vertige n'est pas plus directe qu'on ne le suppose, et si les causes auxquelles on l'attribue ne sont pas alors simplement additionnelles et secondaires.

La fréquence du vertige, dans l'urémie, qui est considérée comme une altération, comme une sorte d'intoxication du sang par le trouble des fonctions éliminatrices, ne peut-elle pas être rapprochée de sa fréquence dans l'uricémie arthritique ? Là aussi il y a une altération du sang produite par un trouble de nutrition qui n'est pas la cause de la goutte, comme on l'a prétendu, mais qui en est une des manifestations primordiales, souvent la caractéristique, et qui s'exprime par une production anomale d'acide urique. La dyscrasie, qui en est la conséquence, serait-elle pour quelque chose dans la production du vertige qui l'accompagne si souvent?

Chez la plupart des dyspeptiques affectés de vertiges, outre les antécédents héréditaires, des douleurs rhumatoïdes, des névralgies, des migraines, des affections chroniques de la peau, des sédiments uriques dans les urines, la flatulence, une disposition plus ou moins prononcée à l'hypochondrie, quelquefois alternant ou coïncidant avec les troubles gastro-intestinaux, donnent la note arthritique et en indiquent l'origine.

D'autres états morbides peuvent être accompagnés de vertige. On l'observe dans la glycosurie, dans l'albuminurie, dans l'urémie, dans la plupart des affections de l'encéphale. Dans plusieurs cas de tumeurs de la base du crâne, je l'ai constaté avec cette circonstance qu'il survenait immédiatement dès que les malades renversaient la tête en arrière.

Si certaines impressions sensorielles peuvent le provoquer, les maladies des organes des sens le causeront bien plus souvent encore; il est commun dans certaines affections de l'oreille interne, des yeux, des nerfs sensitifs.

Trousseau a beaucoup insisté sur la fréquence du vertige dans les affections auriculaires, et il en fait une espèce à part sous le titre de *vertigo ab aure læsâ*. En voici un exemple :

Un jeune homme dyspeptique, affecté en outre d'otite chronique, avec suppuration de la caisse du tympan, avait des vertiges si pénibles qu'il n'osait traverser la rue devant une voiture. S'il allait au bal, à la porte de la salle de danse, il ne pouvait parfois regarder ses pieds sans être pris d'étourdissements, et il pouvait ensuite valser impunément. Il se trouvait même mieux après cet exercice. — Chez ce malade, deux conditions morbides pouvaient intervenir dans la pathogénie du vertige : l'otite chronique et la dyspepsie.

Le vertige peut apparaître dans les prodromes d'un grand nombre d'affections aiguës fébriles. Nous avons parlé de sa fréquence au début de la fièvre typhoïde, où il devient un signe important pour le diagnostic.

Enfin, il n'est pas rare d'observer le vertige dans certaines évolutions physiologiques, comme la grossesse, la puberté, la ménopause.

Sous le nom de névropathie cérébro-cardiaque, M. le docteur Krishaber a décrit une névrose dont le vertige est un des phénomènes dominants,

accompagnée de troubles cérébraux et circulatoires. Qu'on admette avec
M. Krishaber que ce groupe symptomatique constitue une espèce morbide distincte, ou qu'on le considère comme une forme d'hypochondrie,
cette grande névrose arthritique, qui peut, suivant ses localisations plus
spéciales dans telle ou telle partie du système nerveux, se manifester
par des désordres très-divers, il y a un grand intérêt à étudier dans leur
coordination et dans leurs conditions physiologiques les troubles fonctionnels dont la raison organique nous échappe. On les confond trop
facilement sous le nom banal de névropathie, sorte de *caput mortum* de
l'anatomie pathologique, en un faisceau commun, où l'on relègue volontiers tous les inconnus de la science, et qu'on n'analyse pas assez.

L'hygiène, les toniques, la valériane, ont paru à ce médecin éminent
les modificateurs les plus efficaces d'une affection qui, sans offrir de
dangers sérieux, empoisonne l'existence et met les malades dans l'impossibilité de vaquer librement aux devoirs de la vie.

§ V. — *Vertige toxique.* — Un grand nombre de substances toxiques
produisent le vertige ; ainsi il est à peu près constant dans une certaine
période de l'intoxication alcoolique. La plupart des narcotiques peuvent
le provoquer, plus ou moins facilement suivant les dispositions individuelles. Ces dispositions peuvent même varier dans le même individu
avec l'âge, avec les conditions de la santé.

J'ai entendu Trousseau faire, au sujet du tabac, une remarque dont
j'ai plusieurs fois vérifié l'exactitude : c'est que la tolérance acquise par
l'habitude du poison nicotique peut cesser avec les années. Il connaissait, disait-il, un homme de quarante-cinq ans, grand fumeur pendant
sa jeunesse, qui avait pu jusque-là satisfaire sa passion sans inconvénients appréciables, et qui, depuis quelque temps, ne pouvait aspirer
quelques bouffées de tabac sans éprouver de violents vertiges. Trousseau
lui ordonna d'y renoncer absolument. J'ai eu l'occasion de donner le
même conseil dans les mêmes circonstances.

On conçoit aisément qu'avec les années, le mouvement nutritif se ralentissant, l'élimination des poisons soit moins active. L'organisme
répare moins facilement les désordres produits par les impressions
anomales qu'il a subies ; il revient moins facilement à ses conditions
d'équilibre ; le ressort de la vie est moins élastique, si je puis me servir
d'une métaphore. Quoi donc d'étonnant si, dans la vieillesse, cet organisme supporte moins bien une action qui lui est hostile.

Les substances toxiques agissent quelquefois à des doses impondéra-

bles : un botaniste très-distingué m'a dit avoir éprouvé pendant plusieurs jours des malaises et des vertiges qu'il avait fait instantanément
cesser en retirant d'un tiroir de sa commode des racines de mandragore
qu'il y avait déposées.

L'oxyde de carbone en très-petite quantité dans l'atmosphère produit
immédiatement le vertige chez quelques personnes. Il en est de même
du miasme palustre, dont l'impression morbifique sur l'économie est
quelquefois accompagnée de vertiges.

J'ai rencontré des personnes qui ne pouvaient prendre la plus petite
quantité de boissons alcooliques sans éprouver de vertige ; chez d'autres,
les eaux gazeuses produisent le même effet.

J'ai observé deux fois le vertige développé sous l'influence d'émanations de fosses d'aisances dans des conditions que je crois utile de faire
connaître. Ces émanations pénétraient par des fissures sous le parquet
des chambres à coucher contiguës aux latrines, et, sans être très-abondantes, y répandaient cependant une odeur appréciable. Les deux malades étaient des hypochondriaques, arthritiques, disposés aux vertiges.
Tous deux éprouvèrent en même temps des troubles dyspeptiques. Des
recherches furent faites ; on constata l'existence des fissures, et les accidents disparurent avec la cause qui les avait produits.

Ne pourrait-on pas rapprocher de ces faits les vertiges qui accompagnent quelquefois la constipation, ou d'autres troubles des fonctions
intestinales ? Ne pourrait-il pas y avoir dans ces conditions un développement de gaz toxiques qui pénétreraient dans les voies d'absorption ?

Quelle que soit la valeur de cette hypothèse, la constipation chez certains hypochondriaques favorise le développement du vertige et doit
être combattue (1).

Chez d'autres malades, le vertige peut accompagner la diarrhée. J'ai
connu un hypochondriaque, de race arthritique, qui, à la suite d'une
attaque de choléra, était tourmenté depuis trois ou quatre années par
une diarrhée revenant plusieurs fois par semaine, et qu'il arrêtait avec
le sous-nitrate de bismuth. Il avait plusieurs fois remarqué qu'au moment où les coliques et les évacuations cessaient après l'ingestion du
médicament, il éprouvait des vertiges. Là encore on peut se demander
si les gaz putrides développés et retenus dans l'intestin n'étaient pas

(1) L'accumulation des matières dans le gros intestin y gêne le mouvement circulatoire, et à ce point de vue la constipation prendrait place parmi les causes de vertige que nous avons signalées plus haut, en disant qu'il pouvait être provoqué par les
troubles de la circulation abdominale.

pour quelque chose dans ce phénomène? Chaque fait, quelque minime qu'il soit, soulève une foule de problèmes dont nous ne pouvons donner la solution ; indiquons-les, étudions-les : l'avenir les résoudra.

On ne s'est pas contenté de constater le rapport pathogénique du vertige et d'autres troubles cérébraux avec certains agents toxiques ; on a voulu déterminer leur mode d'action, et, sacrifiant à la mode physiologique actuelle, on a tenté d'expliquer par l'action vaso-motrice toutes ces manifestations morbides ; ainsi l'atropine, la quinine, la nicotine produiraient le vertige anémique en faisant contracter les vaisseaux du cerveau et y diminuant l'abord du sang. J'ai eu l'occasion de dire ailleurs ce que je pensais de ces hypothèses, et je n'y reviendrai pas.

On a comparé aux phénomènes d'intoxication les troubles fonctionnels produits par certaines altérations du sang, comme celles qui accompagnent l'urémie, les maladies pestilentielles : ce rapprochement me semble très-légitime. Si nous avons rangé parmi les poisons le miasme qui fait naître la fièvre intermittente, la modification produite dans la crase du sang par la suspension de l'élimination rénale peut être considérée comme une action toxique; mais nous en avons parlé à l'occasion du vertige symptomatique.

Le *pronostic* du vertige est subordonné à la notion de sa cause et de son mode pathogénique. Évidemment le vertige qui dépend d'une affection organique ou d'une dyscrasie est incomparablement plus grave que le vertige nerveux. Il faut, cependant, en présence de celui-ci, se rappeler que ce phénomène accuse une modalité morbide de l'encéphale, qui peut y devenir l'occasion d'une fluxion congestive, si le malade y est prédisposé. Il faut se rappeler que, chez les arthritiques, si sujets à cette espèce de vertige, les vaisseaux sont souvent athéromateux, surtout quand ils avancent en âge; que l'arthritisme produit souvent le vertige congestif, et que, celui-ci peut succéder au vertige nerveux. De là résulte la nécessité, chez un malade, de surveiller attentivement ce vertige, d'épier les changements qui peuvent survenir dans l'état constitutionnel des malades, d'interroger les artères, et d'éviter tout ce qui pourrait favoriser une congestion vers l'encéphale.

Par les motifs que nous venons d'indiquer, le vertige est moins grave chez les jeunes gens que chez les vieillards, et surtout chez les sujets dont les organes circulatoires sont sains, que chez ceux qui présentent des lésions cardio-artérielles. Cette dernière condition est, dans mon opinion, un des points les plus importants pour le pronostic, surtout dans le vertige congestif. Celui-ci sera, en général, beaucoup plus fâcheux que le vertige anémique ; mais quand le raptus congestif est modéré, des vaisseaux sains en supportent l'effort, tandis que le moindre excès de tension pourra amener la rupture des vaisseaux dégénérés, stéatosés, rigides, anévrysmatiques. Dans ce cas, le degré de résistance des vaisseaux de l'encéphale mesure en quelque sorte la résistance vitale.

En parlant de l'innocuité relative du vertige anémique, je n'ai pas en vue celui qui résulte d'une ischémie cérébrale consécutive à une altération des vaisseaux. Celui-ci peut être le prélude d'un ramollissement de l'encéphale. Je n'ai pas parlé non plus des anémies toxiques comme celles qui succéderaient, par exemple, à l'action de la belladone ou de la nicotine ; car celles-ci peuvent être suivies d'un mouvement réactionnel, qui est la loi des actions organiques, et la congestion peut succéder à l'anémie.

Le vertige dyspeptique, comme le vertige nerveux, s'ils ne présentent en eux-mêmes que peu de gravité, en acquièrent quelquefois par leur durée et leur résistance aux moyens thérapeutiques. J'ai vu ce vertige persister pendant plusieurs années avec une intensité très-pénible et très-incommode pour le malade, qu'il empêche de vaquer librement aux devoirs de la vie. C'est surtout chez les hypochondriaques qu'il présente cette opiniâtreté ; manifestation de l'hypochondrie, il l'aggrave par la terreur qu'il cause à ceux qui en sont atteints.

D'après Juncker, la guérison du vertige est difficile après l'âge critique chez les hystériques et les hypochondriaques.

En exposant le *traitement* qui doit être opposé au vertige, je ne m'occuperai pas du vertige épileptique, ni de celui qui est symptomatique de lésions organiques ; je laisserai également de côté celui qui se rattache aux dyscrasies urémique, glycosurique, etc.

Pour le vertige toxique, le traitement repose essentiellement sur l'axiome : *Sublatâ causâ, tollitur effectus.* Il nous restera donc à discuter les indications thérapeutiques des vertiges congestif et anémique, nerveux et symptomatique de la dyspepsie ; le mode pathogénique et la cause du phénomène morbide nous fourniront les principales.

Quand le vertige congestif succède à la suppression d'hémorrhagies habituelles, il faut s'efforcer de rappeler celles qui doivent être et qui peuvent être rappelées ; et, dans le cas où les autres moyens auraient échoué, arriver rapidement à une application de sangsues au-dessous du foyer habituel de la congestion hémorrhagique ; on les appliquera en petit nombre d'abord, et on les répétera suffisamment pour suppléer l'évacuation supprimée, si cette saignée dérivative ne réussit pas à en provoquer le retour.

Quand, au contraire, l'habitude hémorrhagique, qui s'est interrompue, ne peut pas ou ne doit pas être rétablie, il faut pratiquer la saignée révulsive à l'aide de ventouses ou de sangsues placées dans une région éloignée du foyer congestif, et de préférence dans la région des vaisseaux hémorrhoïdaux, où pourrait s'établir une habitude congestive inoffensive, qui détournerait et préviendrait efficacement la première.

Il en est ainsi du vertige qui succède à la ménopause ou de celui qui survient après la cessation d'épistaxis habituelles (1).

Je suppose, bien entendu, que les ressources de l'organisme permettent cette médication spoliative. Elle est encore plus impérieusement commandée, quand existe ce défaut d'équilibre circulatoire auquel on a donné le nom de pléthore.

Dans l'un et l'autre cas, le régime, l'exercice, doivent intervenir ensuite pour modérer le travail d'hématose et régulariser la dépense des éléments nutritifs.

Le vertige congestif n'est pas nécessairement lié à un état pléthorique, très-souvent il en est indépendant, il peut même se montrer dans l'anémie ; dans ce cas une médication spoliative serait presque toujours inopportune. Cependant, quand l'anémie n'est pas très-prononcée, si l'état des vaisseaux, si la suppression d'une hémorrhagie antérieure, aggravaient le danger d'une congestion encéphalique, dans ce cas quelques sangsues, appliquées en très-petit nombre, le plus souvent une à une et successivement, dans le voisinage de l'organe sur lequel on veut dériver la congestion, pourraient être indiquées ; on proportionnerait cette application aux forces du malade et à l'intensité des accidents, et l'on arrêterait l'écoulement du sang peu de temps après la chute des sangsues.

Dans l'immense majorité des cas, c'est à une dérivation non spoliative qu'il faudra recourir pour changer la direction de cette tendance congestive, quand on ne peut pas la supprimer : les ventouses sèches, les sinapismes, seront souvent employés avec avantage.

(1) L'épistaxis indique une fluxion vers la tête qu'il n'est pas bon d'entretenir ; il vaut mieux révulser la congestion et l'appeler plus loin de l'encéphale. Cependant, si cette congestion était très-intense, menaçante, tout en remplissant l'indication de la révulsion, on pourrait, comme l'a conseillé Cruveilhier, provoquer une épistaxis artificielle en incisant la membrane de Schneider. Ce vénéré maître avait fait fabriquer pour cette opération un petit couteau caché, analogue au lithotome.

L'observation nous apprend que le tube digestif et surtout la partie inférieure du gros intestin offrent un lieu d'élection favorable à cette action révulsive. Aussi les purgatifs salins ou même les drastiques, si l'état des voies digestives ne les repousse pas, pourront-ils être prescrits avec avantage, si l'on veut une révulsion diffuse, énergique, immédiate ; les lavements purgatifs pourront être employés préalablement, surtout s'il y a de la constipation.

Si, au contraire, on veut agir plus lentement, mais obtenir une action plus durable, si l'on veut appeler dans une autre direction une habitude congestive qu'on ne peut faire disparaître immédiatement, on préférera les purgatifs qui s'adressent surtout au gros intestin, comme l'aloès et la rhubarbe. On les prescrira à petites doses, fréquemment et longtemps répétées. Ils seront surtout indiqués s'il y a eu antérieurement des manifestations hémorrhoïdales ; dans ce cas on peut agir plus directement encore en introduisant dans le rectum des suppositoires aloétiques, ou bien, à l'exemple de Trousseau, des suppositoires renfermant un centigramme de tartre stibié.

J'emploie assez souvent la formule suivante :

<pre>
Beurre de cacao...............   2 grammes.
Fleurs de soufre.........)
Aloès................... } àâ.   25 centigrammes.
</pre>

pour un suppositoire.

Dans le vertige anémique ou même dans le vertige à mode congestif, mais dont l'anémie serait la condition pathogénique, tout en tenant compte, dans ce dernier cas, de la congestion secondaire, on tirera de l'anémie les indications dominantes.

Il faut ranimer et régulariser le travail nutritif par le régime alimentaire, par le choix d'un milieu salubre où le malade respire un air pur, reçoive l'impression vivifiante de la lumière solaire, et par les substances pharmaceutiques qui ont la propriété de stimuler la formation des cellules sanguines.

L'hydrothérapie occupe le premier rang parmi les reconstituants ; dans les cas où l'on soupçonnerait une tendance congestive coïncidant avec l'anémie, on peut, en en modifiant le mode d'application, obtenir en même temps une action tonique et une action révulsive. Une douche en jet, dirigée sur les membres inférieurs, remplit cette dernière indication, pendant qu'une pluie fine, tombant sur la tête, protégée par une alèze mouillée ou une toile imperméable, y produit une réfrigération modérée. Cette douche en pluie sur la tête, prudemment administrée, et durant à peine le quart du temps consacré à la douche générale, est ordinairement un auxiliaire utile de celle-ci ; cependant, chez certains sujets, malgré ces précautions, elle est suivie d'une réaction qui augmente ou provoque l'état fluxionnaire qu'on veut combattre, tandis que chez d'autres elle suffit pour l'éloigner.

La température, la durée, la force de projection de la douche, doivent être prises en considération dans les tâtonnements qu'exige l'emploi de ce moyen. Je suis entré dans ces détails parce que, pour beaucoup de malades et pour quelques médecins, l'hydrothérapie consiste essentiellement dans des appareils hydrauliques plus ou moins ingénieusement combinés, et ils ne se doutent pas de la puissance avec laquelle ce moyen, mal administré, peut nuire, par cela même qu'il a une immense puissance pour être utile quand il est bien dirigé (1).

Le traitement du vertige nerveux varie suivant les circonstances dans lesquelles il se produit.

Dans le vertige hystérique, les antispasmodiques semblent spécialement indiqués ; il faut se rappeler que ce vertige peut être accompagné de spasmes qui frisent le mal comitial. Dans ce cas il faut être d'autant plus réservé dans le pronostic que l'épilepsie peut compliquer l'hystérie, et le traitement doit tenir compte de la possibilité de cette complication.

Une jeune fille, de quatorze ans environ, élevée avec une jeune épileptique, fut prise de vertiges accompagnés de difficulté dans la parole et de faiblesse dans les membres ; en même temps des mouvements convulsifs sans écume, sans morsure de la langue, agitaient les muscles de la face. Ces accidents se répétaient un grand nombre de fois chaque jour.

Dans l'intervalle elle éprouvait la plus grande difficulté à marcher ; pendant les crises elle affirmait ne pas perdre connaissance, bien qu'elle ne pût pas exprimer ses sensations.

La faiblesse persistante des membres et d'autres phénomènes, qui me parurent imputables à l'hystérie, me donnèrent l'espérance qu'il s'agissait de manifestations hystériques, modifiées dans leur expression par l'exemple que cette jeune fille avait sous les yeux.

Je lui fis prendre à la fois du bromure de potassium et des pilules d'extrait de valériane et de belladone. Je lui prescrivis un régime tonique, et je la fis éloigner de la jeune malade avec laquelle elle vivait ; elle guérit

______

(1) Voyez le *Traité du docteur Fleury sur l'hydrothérapie rationnelle*, et surtout le Traité plus récent du docteur Beni-Barde.

complétement en quelques semaines. Ces accidents avaient persisté plusieurs
mois.

J'ai eu l'occasion de suivre cette jeune fille, et depuis huit à dix ans sa
guérison ne s'est pas démentie.

Dans le cas suivant, le valérianate d'ammoniaque a eu l'honneur de la
guérison :

Une dame d'une constitution délicate, sèche, nerveuse, et qui jusque-là
avait joui d'une bonne santé, fut prise, vers l'âge de quarante-cinq ans,
d'accès de vertige nerveux, qui lui causaient une vive inquiétude. Ces accès
se répétaient tous les huit à dix jours, duraient de quelques minutes à plusieurs heures ; pendant leur durée elle était habituellement pâle, quelquefois la figure s'injectait par intervalles ; le pouls était faible et défaillant.
La malade, de race arthritique et tuberculeuse, s'était depuis quelques
années surexcitée par une étude immodérée de la musique, qu'elle avait
entreprise à un âge avancé. L'audition d'un concert la plongeait dans une
sorte d'extase hystérique voluptueuse, pendant laquelle sa figure s'empour-
prait ; la sueur perlait sur son front, et elle tombait ensuite dans un état de
fatigue et d'épuisement qui durait plusieurs heures. Cette dépense nerveuse
me parut avoir une part considérable dans la production de ces accidents
vertigineux ; mais je ne pus jamais obtenir de la malade qu'elle modérât ses
excès mélomaniaques.
Comme les vertiges étaient compliqués de dyspepsie et d'anémie, je pas-
sai en revue les toniques digestifs, les antispasmodiques, les ferrugineux ;
souvent les accidents furent contenus pendant quelque temps, mais ils
revenaient opiniâtrément.
Après quatre ou cinq ans de durée, ces vertiges se montrèrent avec une
telle violence qu'elle tomba deux ou trois fois par terre sans connaissance,
tandis que jusque-là elle n'avait jamais, pendant ces crises, perdu la conscience du moi.
Le professeur Bouillaud, qui voulut bien me prêter son concours, conseilla à la malade de prendre deux à trois fois par jour une cuillerée à café
d'une solution de valérianate d'ammoniaque ; c'était un des rares antispas
modiques qu'elle n'eût pas essayés, dans l'odyssée thérapeutique qu'elle
avait parcourue ; il insista avec moi sur la nécessité de modérer les exercices musicaux, et, effrayée du caractère des dernières crises, la malade
observa mieux ce conseil qu'elle ne l'avait fait jusque-là.
A partir du jour où elle commença ce traitement, cette dame n'eut plus
de vertiges, et elle n'en a pas été tourmentée depuis cette époque.

Voici une autre observation de vertige chez une jeune fille chlorohystérique, avec des symptômes très-caractérisés de congestion vers la tête :

Une jeune fille de seize ans, de race arthritique, chlorotique, régulièrement mais faiblement réglée, ayant présenté quelques symptômes d'hystériscisme, fut prise vers la fin de l'hiver de 1867 de vertiges revenant assez régulièrement, vers le milieu de la journée, et pendant plusieurs heures ; ils étaient accompagnés d'une sensation de chaleur insupportable dans la tête, et d'une rougeur écarlate scarlatiniforme du visage et du cou, d'autant plus remarquable qu'elle avait le teint habituellement très-pâle. Ses pieds étaient constamment froids et son sommeil était agité.

Après m'être assuré que les fonctions digestives n'étaient pas responsables de ces accidents, frappé de leur périodicité, je conseillai le valérianate de quinine, qui fut complétement inefficace ; l'alcoolature d'aconit eut un succès passager ; je le remplaçai par le bromure de potassium. Cette médication procura une amélioration immédiate, qui se développa sous l'emploi continué du médicament et fut complétée par l'hydrothérapie.

Depuis lors cette jeune fille n'a plus ressenti ces vertiges ; sa constitution s'est heureusement modifiée ; elle a pu se marier l'année suivante, et depuis lors sa santé n'a pas été ébranlée.

Nous voyons ici avec le bromure intervenir l'hydrothérapie, qui trouvera souvent sa place dans le traitement du vertige nerveux, d'autant plus que la chlorose n'en est pas une complication rare.

Dans le vertige nerveux, il est important d'éviter tout ce qui peut troubler ou épuiser l'action nerveuse : les excès intellectuels, les fatigues de tout genre.

Il faut diriger et régulariser les fonctions nutritives, dont les irrégularités retentissent si souvent sur l'innervation, surveiller l'ordre et l'harmonie des fonctions, assurer le sommeil, dont l'absence peut être une cause occasionnelle de vertige. Il faut rassurer le malade, souvent disposé à voir un danger imminent dans un accident sans gravité, mais qui augmente par la préoccupation qu'il inspire ; le ramener dans le courant habituel de la vie, dont il s'éloigne quelquefois, persuadé qu'il est sous la menace d'une mort prochaine.

Les distractions douces, les voyages, les exercices modérés, suffiront quelquefois pour prévenir le retour d'un vertige, et il ne faudra pas négliger ces moyens.

En un mot, l'hygiène est une des premières conditions de la guérison, et souvent elle suffira pour l'assurer dans le vertige nerveux.

On entretiendra la régularité des fonctions intestinales.

Des frictions sèches faites le matin sur toute la périphérie cutanée, avec des gants de crin anglais, et suivies de lotions très-rapides avec une éponge imbibée d'eau froide, si aucune contre-indication ne s'y oppose, seront très-souvent utiles.

Dans les cas fréquemment observés, où le vertige coïncide avec le froid des extrémités inférieures, ces frictions seront énergiquement dirigées sur les pieds et les jambes. — Je conseille en même temps aux malades de mettre dans leurs bas, tous les matins, une pincée de la poudre suivante :

> Sel gris ....   100 grammes.
> Chlorhydrate d'ammoniaque. ..... ⎫
> Farine de moutarde...........   ⎭ aa   25 grammes.

Nous avons déjà indiqué quelques-uns des agents pharmaceutiques qu'on peut mettre en usage dans le vertige nerveux. Pendant les accès, l'éther, les infusions aromatiques seront souvent utiles. Les alcoolatures d'aconit et d'arnica ont paru, dans quelques cas, agir favorablement. Mais, dans les névroses, l'imagination du malade peut avoir tout le mérite de l'action qu'il attribue au médicament. Cependant il ne faut pas rejeter avec trop de dédain les opinions populaires, qui sont habituellement l'écho des anciennes traditions médicales ; c'est un héritage qu'il n'est pas sage de répudier *à priori*, mais qu'il ne faut accepter que sous bénéfice d'inventaire, c'est-à-dire en soumettant au contrôle d'une expérimentation méthodique les opinions trop facilement acceptées par l'enthousiasme crédule de nos pères.

Dans ces derniers temps, on a préconisé la caféine dans le vertige nerveux. Je ne l'ai vu employer qu'une fois sans résultat.

Quand, comme cela a lieu très-souvent, le vertige nerveux est imputable à l'arthritisme, on peut lui opposer les médications qui ont été recommandées dans les névropathies arthritiques.

Je cite le fait suivant, sans en tirer aucune conclusion, comme une simple expérimentation d'un moyen empirique qui avait, à défaut d'autre mérite, celui de l'innocuité.

Un homme de cinquante ans, arthritique sans avoir eu d'accès de goutte articulaire franche, très-hypochondriaque, était tourmenté depuis quatre ou cinq ans par un vertige qui revenait sans cesse l'obséder et faire naître dans son imagination tous les fantômes nosomaniaques qu'évoque l'hypochondrie. Dès qu'il marchait, qu'il se levait, quelquefois même, mais plus rarement quand il restait couché immobile, il lui semblait qu'il était agité par un violent mouvement de roulis. Il vivait le plus souvent renfermé, dans une demi-obscurité, évitant toutes les occupations, toutes les distractions, tous les plaisirs, et vivant presque en étranger pour les siens, plongé dans la contemplation de son mal, qu'il augmentait par cette préoccupation constante. Dans ses antécédents, une vie trop sédentaire, l'abus du tabac, étaient les seules circonstances qui, ajoutées à une disposition arthritique, m'aient paru pouvoir jouer un rôle dans l'étiologie de cette indisposition, devenue grave par sa continuité.

Riche et oisif, cet homme avait nécessairement essayé, pendant quatre ans, tout un formulaire de remèdes antispasmodiques, toniques, etc. Comme cela arrive presque toujours chez ces malades, tout nouveau remède produisait une amélioration de quelques jours, après lesquels il tombait dans une disgrâce méritée par la persistance des accidents.

Ceux-ci étaient devenus presque continuels à la fin de 1869 et le jetaient dans une mélancolie inquiétante. Autant pour donner une pâture à son imagination qu'avec une grande confiance dans l'efficacité du moyen, je lui conseillai un remède populaire, et *avec lequel*, sinon à cause duquel, j'avais vu se modifier des névralgies arthritiques chez plusieurs de mes clients, qui avaient obtenu de moi la permission d'en faire usage : c'est la macération de café vert.

Je l'engageai à boire tous les matins un verre d'eau, dans lequel il aurait fait macérer pendant quinze à seize heures une grande cuillerée de grains de café non torréfié. Les raffinés mélangent plusieurs espèces de café; mais je simplifiai la formule. Chez quelques malades, ce remède a eu l'avantage réel de régulariser les fonctions de l'intestin. Quant à son action sur les manifestations arthritiques, j'ai vu des malades s'en louer et un plus grand nombre avouer son inefficacité, que je crois très-vraisemblable. Mais chez les hypochondriaques, dans la situation morale où se trouvait celui-ci, il n'était pas seulement légitime, il était de devoir d'essayer ou de paraître essayer quelque chose, et d'agir par impression morale sur le trouble des fonctions nerveuses.

Il était convenu que, dès que la saison le permettrait, ce malade serait soumis à un traitement hydrothérapique prudemment dirigé. Une amélioration considérable coïncida avec l'emploi de ce moyen ; le vertige devint beaucoup moins intense, ses accès devinrent moins fréquents, et ce mieux se maintint pendant quatre mois consécutifs environ, pendant lesquels ce malade fut soumis à mon observation. Il quitta la France à cette époque pour retourner en Asie Mineure, où il était né.

J'ai raconté ce fait pour faire ressortir la nécessité de ne pas dédaigner, dans les névroses, les moyens inoffensifs, parce qu'on doute de

leur efficacité, et surtout de ne pas négliger les modificateurs psycho-
logiques, qui suffisent quelquefois pour soulager ou même guérir les
malades, et qui, dans tous les cas, sont pour les autres médications les
auxiliaires les plus utiles.

Pour instituer le traitement du vertige dyspeptique, il faut étudier les
causes et les formes de la dyspepsie, les conditions constitutionnelles
qui peuvent la produire, les erreurs d'hygiène qui l'occasionnent ou
l'entretiennent, les phénomènes anomaux qui accompagnent l'acte digestif, les caractères des produits excrétés. La dyspepsie anémique appellera une nourriture substantielle, les stimulants des fonctions gastriques, les toniques, les ferrugineux ; la dyspepsie gastralgique demande
une nourriture facilement assimilable, les narcotiques à petites doses
pris avant les repas, les révulsifs sur le tégument externe, les bains
minéraux adaptés à l'état constitutionnel. La dyspepsie qui dépend de
la fatigue ou de l'inertie des organes digestifs réclamera, avec un régime
méthodique, les amers, les stimulants, les toniques généraux.

Dans presque toutes les formes de vertige dyspeptique, l'hydrothérapie sera prescrite avec avantage chez les sujets qui ne sont pas trop
âgés, qui n'ont pas de lésions graves de l'appareil circulatoire, ni d'accès de goutte légitime revenant périodiquement et qu'on pourrait
craindre de faire dévier par un traitement perturbateur.

Les eaux minérales, dans certains cas, alterneront avantageusement
avec l'hydrothérapie, ou même lui seront quelquefois préférées. J'ai vu
des malades heureusement modifiés par les eaux de Plombières, Luxeuil,
Pougues, Vichy. Ces deux dernières seront surtout indiquées chez les
malades qui excrètent des quantités notables d'acide urique, qui ont des
éructations acides ou des évacuations fétides d'une odeur aigre. Quand
des douleurs gastriques ou intestinales, une grande sensibilité aux impressions atmosphériques, des myalgies intercurrentes, donnent la note
rhumatismale, on préférera Luxeuil ou Plombières. Ces eaux conviendront encore quelquefois dans certaines dyspepsies vertigineuses alternant avec des névralgies ou des affections cutanées. Cette forme dyspeptique réclame le plus souvent les eaux sulfureuses ou les eaux
arsenicales.

Dans des leçons sur la diarrhée chronique, j'ai cité l'observation d'un
malade qui pendant plusieurs années eut des vertiges violents, de la
dyspepsie et de la diarrhée. Je l'envoyai aux eaux de Cauterets, qui dans
une affection dyspeptique avaient réussi à une de ses tantes. Il en revint,
délivré de tous ces accidents, qui avaient profondément ébranlé sa con-

stitution et l'avaient jeté dans un état de mélancolie hypochondriaque ; mais en même temps que ces accidents disparaissaient, une éruption abondante d'eczéma impétiginode s'était développée sur l'abdomen et sur les bourses ; elle persista pendant un temps assez long, fut combattue extérieurement par des topiques calmants, et intérieurement par de petites doses d'arsenic ; depuis lors, les vertiges n'ont pas reparu.

Dans la dyspepsie vertigineuse atonique, la macération de quassia amara, à laquelle on ajoutera de la rhubarbe s'il y a tendance à la constipation, les décoctions de colombo ou de gentiane, la macération de quinquina, l'infusé ou le sirop d'écorces d'oranges amères, les infusés de germandrée, de petite centaurée, de feuilles d'oranger ou de camomille, pris avant les repas, stimuleront utilement l'action de l'estomac ; dans beaucoup de cas il sera utile d'ajouter à ces infusions quelques gouttes amères de Baumé ou de la teinture de noix vomique. Les préparations de noix vomique ou de fève de Saint-Ignace conviendront encore dans le cas où la dyspepsie vertigineuse sera compliquée de flatulence ; au lieu de les administrer sous forme liquide, on pourra les mêler à des poudres absorbantes et carminatives de charbon, de craie, de bismuth et d'anis.

Les infusions, les teintures ou les huiles essentielles de menthe ou d'anis seront indiquées dans les accès de vertige lié à la dyspepsie flatulente.

Chez les malades qui ont des éructations acides, comme chez ceux dont les excrétions présentent une acidité anomale, les eaux alcalines seront prescrites ; dans ces diverses circonstances, j'ai souvent employé le mélange, conseillé par Trousseau, de magnésie, de craie et de bicarbonate sodique, y ajoutant parfois de la poudre de noix vomique, et remplaçant la magnésie par le sous-azotate de bismuth ; quand il y avait de la tendance à la diarrhée.

Pour stimuler et aider l'action de l'estomac, on pourra combiner avec ces moyens l'emploi de la pepsine et l'usage des eaux digestives, dont quelques malades cependant redoutent l'acide carbonique, qui quelquefois, surtout quand il est mêlé au vin, provoque ou rappelle le vertige.

Les préparations arsenicales ont réussi dans un grand nombre de névropathies arthritiques ; elles sont spécialement indiquées quand le trouble gastro-intestinal coïncide ou alterne avec des affections herpétoïdes de la peau.

Dans le vertige dyspeptique, comme dans le vertige nerveux, comme dans toutes les affections chroniques, l'hygiène doit aider et quelquefois dominer la thérapeutique. Il faut diriger le régime, le choix des aliments, la distribution des repas, en laissant entre eux un intervalle proportionné à l'activité de l'estomac et au besoin de réparation, prescrire une mastication suffisante des matières ingérées, régler les exercices physiques et intellectuels, le sommeil, l'habitation, quand on peut le faire. Le séjour dans un air pur et stimulant, l'éloignement des émotions, des excès, des mauvaises habitudes hygiéniques, sont souvent les meilleurs des digestifs. Le tabac, presque toujours nuisible chez les dyspeptiques, doit être absolument interdit à ceux qui éprouvent des vertiges.

TREMBLEMENT MERCURIEL (1)

Sommaire. — Observation d'un malade atteint de tremblement mercuriel.

Du tremblement en général. — Distinction du tremblement paralytique et du tremblement spasmodique. — Caractères qui séparent ces deux espèces.

De la médication par le phosphore dans diverses affections et dans le tremblement en particulier. — Du phosphure de zinc.

Observation d'un cas de tremblement mercuriel et alcoolique guéri par le phosphure de zinc.

Messieurs ,

Au n° 1 de la salle Sainte-Agnès est un homme qui ne semble pas, au premier abord, pouvoir vous offrir un sujet d'études bien intéressant, car il est presque entièrement guéri de l'affection qui l'a amené dans nos salles ; mais c'est précisément de cette guérison et du traitement à l'aide duquel elle a été obtenue que je veux vous entretenir.

Quand il arriva dans notre service, cet homme était affecté d'un tremblement général. Presque tout l'appareil locomoteur était agité par des oscillations régulières et spasmodiques qui semblaient dues à des alternatives de relâchement et de contractions des muscles. Ce tremblement était plus prononcé dans les membres supérieurs que dans les membres inférieurs, dans le côté gauche que dans le côté droit. Il augmentait quand le malade essayait d'exécuter quelques mouvements, surtout des mouvements toniques, et ces mouvements devenaient d'autant plus désordonnés, qu'ils exigeaient plus de précision et plus d'efforts de la volonté.

La marche était difficile, hésitante ; le malade était dans l'impossibilité de manger seul, de s'habiller et à plus forte raison d'écrire. Les caractères qu'il s'efforçait de tracer étaient complétement illisibles. Ce désordre de l'action musculaire s'étendait aux organes de la parole. Au lieu d'articuler les mots avec la netteté qu'il leur donne aujourd'hui,

(1) Leçon faite à l'Hôtel-Dieu et publiée dans la *Gazette des hôpitaux*, 1866.

il faisait entendre une sorte de bredouillement qui n'était pas cependant du bégayement. Les muscles qui servent à cette fonction n'obéissaient pas avec leur précision habituelle à l'impulsion de la volonté.

La sensibilité tactile, mesurée à l'aide d'un esthiomètre, ne nous a présenté aucune modification appréciable.

La nutrition avait profondément souffert ; cet homme était maigre, son teint présentait une teinte cachectique, son visage était sillonné de rides ; il avait l'aspect sénile, bien qu'il ne fût âgé que de trente-sept ans ! Et cependant, jusqu'à l'invasion de la maladie actuelle, sa santé avait été généralement bonne ; il se rappelle avoir eu une pneumonie en 1862, et en 1863 il contracta la syphilis.

Depuis deux ans, cet homme travaillait à l'étamage des glaces ; il avait supporté, sans en souffrir notablement, l'action des vapeurs mercurielles ; sa bouche seule avait été affectée à plusieurs reprises, lorsqu'au mois de novembre dernier il s'aperçut que les membres supérieurs commençaient à trembler.

Le 20 du même mois, à la suite d'une vive altercation, et sans doute sous l'influence de l'émotion qu'il en ressentit, son tremblement acquit des proportions considérables, et a augmenté depuis cette époque d'une manière continue ; puis il fut de nouveau atteint de stomatite avec une salivation abondante. Quand il vint à l'Hôtel-Dieu, sa bouche exhalait une odeur fétide ; les gencives étaient fongueuses et recouvertes d'un exsudat pultacé ; des ulcérations allongées, blafardes, bordaient les deux côtés de la langue près de sa pointe. L'appétit était nul, les digestions pénibles, la soif vive ; les facultés génésiques étaient complétement abolies.

En présence de ces phénomènes, le diagnostic était facile ; mais il ne suffit pas de plaquer sur un malade le nom d'une maladie, comme une étiquette que l'on placerait sur un objet d'histoire naturelle ; il faut étudier les modalités de l'état morbide dans ses conditions individuelles ; il faut connaître le terrain au milieu duquel la maladie évolue ; il faut encore, en s'éclairant des lumières de la physiologie, chercher à connaître la nature des troubles fonctionnels qui la manifestent ; et c'est en réunissant toutes ces données qu'on arrive à déterminer les indications qui doivent diriger l'action du médecin.

Je vous ai indiqué sommairement l'état constitutionnel de cet homme, ses antécédents pathologiques, il nous faut étudier maintenant le mode morbide par lequel se révélait l'action du mercure sur l'organisme.

Qu'est-ce donc que le tremblement ? C'est une alternative de contractions et de relâchements bornés quelquefois à un groupe de muscles, quelquefois se manifestant dans une grande partie de l'appareil locomoteur. « Cette névrose de la motilité qu'on appelle tremblement, semble être, dit Romberg, une transition entre la paralysie et la convulsion. »

Henle a exprimé l'opinion que la contraction tonique des muscles doit être attribuée à une incitation continue et modérée de ces organes, que cette incitation doit dépendre d'une succession de stimulations assez rapide pour que l'action de l'une ne soit pas épuisée avant que l'autre commence.

« Cette théorie semblerait prouvée, dit Romberg, par ce fait, qu'un courant électro-magnétique faible, mais à intermittences très-courtes, peut déterminer la contraction continue d'un muscle après la section du nerf qui l'anime. » Il ajoute que, si les incitations émanées du centre nerveux viennent à s'espacer davantage, il y aura des alternatives de contractions et de relâchements.

Telle lui paraît être l'explication du tremblement sénile qu'on peut imiter, mais en ralentissant le mouvement gyratoire de l'appareil électro-magnétique dans l'expérience indiquée plus haut.

Cette explication de Henle est très-ingénieuse, et elle n'est pas dénuée de vraisemblance.

L'intermittence, en effet, est un caractère que l'on retrouve dans presque tous les actes vitaux, dans ceux surtout qui sont sous la dépendance plus immédiate du système nerveux. Les oscillations qu'on observe dans les muscles en contraction semblent témoigner en faveur de cette théorie qui suppose derrière ce phénomène des incitations intermittentes. De tous ces faits, cependant, on obtiendra, par induction, une grande somme de probabilités plutôt qu'une démonstration rigoureuse. Quant à la place qu'il faut assigner au tremblement *en nosologie*, elle me paraît bien déterminée par Romberg, si l'on envisage le tremblement d'une manière générale ; mais nous verrons que suivant les espèces, il penche davantage, tantôt du côté de la paralysie, tantôt du côté du spasme.

Ainsi, le tremblement sénile doit être attribué à un affaiblissement de l'innervation, que cet affaiblissement tienne ou non à un ralentissement d'incitations nerveuses successives, comme le veut Henle.

Nous rangerons à côté le tremblement qui succède aux maladies graves, à celles qui dépriment profondément l'organisme, qui épuisent les forces ou qui entraînent des déperditions abondantes, comme la fièvre typhoïde à forme adynamique, les hémorrhagies, le choléra, les excès vénériens, etc....

Nous en rapprocherons encore ce tremblement que l'on peut appeler physiologique, et qui se manifeste quand on a tenu longtemps un membre dans la même attitude ou quand on a fait un exercice forcé ; là, bien évidemment, il y a épuisement de l'innervation.

Mais l'élément spasmodique se mêle à l'élément paralytique dans cette forme de tremblement qui est un des symptômes de la maladie désignée sous le nom de *paralysis agitans*, maladie dans laquelle notre savant collègue, M. Charcot, a constaté dernièrement une sclérose de la moelle, et dans laquelle Parkinson, cité par Romberg, avait déjà trouvé une induration du pont de Varole, de la moelle allongée et de la moelle cervicale. La preuve, c'est que dans la position horizontale, alors que toutes les parties du corps sont soutenues par le plan sur lequel il repose, alors que la volonté n'ordonne aucun mouvement, le tremblement persiste, assez violent quelquefois pour que les genoux s'entrechoquent et pour entretenir une insomnie opiniâtre et cruelle, qui ne permet pas au malade de se soustraire à la conscience de sa situation.

D'ailleurs, dans cette affection, des contractures des extrémités, des douleurs aiguës surviennent à une période avancée. Ces symptômes notent le caractère de la maladie et prouvent qu'à côté de l'affaiblissement de l'innervation, il y a dans les centres nerveux une stimulation, une incitation anomales.

Romberg, dans son excellent livre, semble subordonner toutes les variétés du tremblement à une même théorie pathogénique que je ne crois pas applicable à tous les cas.

On peut dire d'une manière générale que l'intervention d'un élément spasmodique paraît se révéler par la persistance des mouvements oscillatoires quand les muscles sont dans la position du repos, qu'ils sont soutenus et qu'ils ne sont pas incités par la volonté.

Après être arrivé, par l'analyse de ce phénomène morbide, à distinguer ces deux variétés de tremblements, j'ai été heureux de trouver, dans les commentaires de Van Swieten, cette distinction que les auteurs modernes n'ont pas indiquée. — Il y a, dit l'illustre élève de Boerhaave, deux sortes de tremblement, l'un qui se développe dans le lit et pendant le repos, malgré la volonté ; l'autre qui ne se manifeste que dans le mouvement.: *Duplex tremor; homini quiescenti et jacenti in lecto, quem compescere nequit, licet velit ;.... Tantum oritur dum corpus movere vult.*

Ce qu'il y a de plus curieux, c'est que Galien avait déjà établi cette division; il avait même attribué à ces deux espèces de tremblement des noms différents; il appelait le premier palpitation, παλμος, le second était le tremblement proprement dit, τρομος.

Ce n'est pas là une de ces distinctions scoslastiques dont les nosologistes ont tant abusé. Cette distinction a pour fondement la notion des conditions physiologiques du tremblement, et elle en éclaire les indications. Ces indications ne seront certainement pas les mêmes dans les cas où le tremblement pourra être expliqué par un affaiblissement de l'influx nerveux, où l'on aura affaire à cette semi-paralysie qui, pour Juncker et pour Henle, expliquerait tous les tremblements, et dans ceux, au contraire, où l'élément spasmodique domine, qu'on pourrait regarder comme une variété de convulsion chronique, définition attribuée au tremblement général, par MM. Monneret et Fleury, dans le *Compendium de médecine pratique*.

Chez notre malade, nous trouvons les deux éléments, mais en proportion très-inégale: l'affaiblissement de l'innervation est le caractère principal de la maladie; dans la position récumbente c'était à peine si les doigts, les pouces surtout, étaient agités d'un mouvement oscillatoire; c'était dans l'accomplissement des mouvements volontaires que se produisaient ces contractions désordonnées qui rendaient la marche très-difficile et qui, plus prononcées dans les membres supérieurs, ôtaient presque entièrement au malade la faculté de s'en servir.

C'était de même lorsque le malade voulait mettre en jeu les organes de la phonation, que l'incoordination de leurs mouvements produisait et l'hésitation de la parole et une sorte de bégayement. L'affaiblissement de l'innervation se manifestait en outre par le sentiment même du malade et par l'abolition des facultés génésiques. Les fonctions nutritives participaient à cette déchéance de l'énergie vitale: le malade avait maigri, et sa peau présentait cette teinte pâle qu'on rencontre avec des nuances variables dans toutes les cachexies.

Les indications thérapeutiques m'ont paru ressortir de cet état cachectique et de l'interprétation physiologique du tremblement, en tenant compte des conditions étiologiques au milieu desquelles la maladie s'est développée.

Je devais chercher à favoriser l'élimination de l'agent toxique, à relever l'énergie de la fonction nutritive, à restaurer surtout l'action nerveuse, et enfin, comme indication importante, quoiqu'elle puisse paraître secondaire au premier abord, je devais guérir l'affection buccale qui rendait

la mastication douloureuse, imparfaite, et s'opposait à l'accomplissement
régulier de ce premier acte du travail digestif qui a souvent une si grande
influence sur les autres.

Je prescrivis les bains sulfureux, qui stimulent les fonctions de la peau,
exercent une action tonique très-puissante sur l'ensemble du système,
et qui semblent également, sinon neutraliser, du moins modérer l'action
du mercure sur l'organisme. Ainsi, c'est un fait d'expérience dans les
stations sulfuro-thermales, que certains malades affectés de syphilis, qui
n'avaient jamais pu supporter les mercuriaux, en ont fait usage non-
seulement sans inconvénient, mais avec avantage pendant qu'ils étaient
soumis à la cure sulfureuse. Pour relever la nutrition, je fis prendre en
même temps des amers et du quinquina. La stomatite qui, après avoir
diminué, avait subi une recrudescence, fut combattue par l'emploi d'un
gargarisme avec du décocté de pavots et du chlorate de soude; l'opium,
associé au modificateur de la muqueuse buccale, avait le double avantage de modérer la douleur dont elle était le siége et de diminuer l'hypersécrétion salivaire.

Pour en finir avec cette complication, je dirai qu'après avoir trouvé
la maladie rebelle à cette médication topique employée en collutoire, je
recommandai au malade de maintenir, entre les joues et les arcades dentaires, des bourdonnets de charpie trempés dans cette solution ; il prit à
l'intérieur, chaque jour, plusieurs grammes de chlorate de soude. L'état
des gencives se modifia très-rapidement, mais les ulcérations de la langue
résistant, je les fis toucher avec de la teinture d'iode, ce qui en compléta
la guérison.

Cependant la santé générale s'était améliorée ; le tremblement avait
diminué d'une manière sensible, quoiqu'il restât encore très-prononcé.
Le malade pouvait manger seul, mais les mouvements des mains étaient
encore très-oscillants, il marchait difficilement, son écriture était trem-
blée, peu lisible ; le sens génital ne s'était pas réveillé ; cet état demeura
stationnaire, malgré la persévérance dans l'emploi des moyens indiqués
plus haut. Se sentant incapable de se livrer à aucun travail, le malade
tomba dans le découragement et essaya d'attenter à ses jours.

Dans ces conditions, convaincu que l'affaiblissement de l'innervation
dominait l'état morbide, j'eus l'idée de recourir à un médicament préconisé, il y a longtemps déjà, dans les affections paralytiques et dans toutes
les maladies qui débilitent profondément le système nerveux et qui,
après avoir été abandonné, a été employé de nouveau dans ces derniers
temps : je veux parler du *phosphore*.

Plunckel et Alphonse Leroy avaient introduit le phosphore dans la thérapeutique ; au commencement de ce siècle, Gautier de Claubry en avait vanté les effets. C'était dans les paraplégies, dans certaines hémiplégies, dans le typhus à forme adynamique, dans le rhumatisme chronique que ces médecins affirmaient en avoir obtenu des effets avantageux. Ils employaient le phosphore sous forme d'huile phosphorée et d'éther phosphoré. Leurs succès ne triomphèrent pas des craintes qu'inspirait ce dangereux agent ; et ces craintes ne paraissent pas injustifiables quand on se rappelle qu'une malade vint à l'Hôtel-Dieu, il y a deux ou trois ans, après avoir mangé une salade dans laquelle étaient tombées quelques allumettes phosphorées, et qu'elle succombait trois jours après l'ingestion du poison ; et dans ce court espace de temps, le trouble de la nutrition avait été si profond, que la plupart des muscles offraient déjà des traces de dégénérescence graisseuse.

Cependant l'intolérance de l'organisme n'est le plus souvent que relative ; une substance qui tue à une certaine dose peut, à une dose beaucoup plus petite, produire des modifications physiologiques dont la thérapeutique fait son profit ; de même que l'on voit souvent des médicaments qui, pris aux doses habituelles, n'étaient pas supportés, être tolérés quand ils sont administrés en quantités beaucoup plus petites et produire leurs effets médicateurs à des doses qui, chez la plupart des malades, seraient inefficaces.

Le phosphore ne paraît agir sur l'organisme que quand il est très-divisé. Des morceaux de phosphore en bâtons, introduits sous la peau ou dans le tube digestif, n'ont déterminé aucun accident, tandis qu'en faisant ingérer de petites quantités de cette substance dissoute dans l'huile ou très-divisées et mêlées à une bouillie, on a vu succomber très-rapidement les animaux soumis à ces expériences.

La médecine vétérinaire a utilisé le phosphore, et M. Trasbot, après avoir rappelé les faits expérimentaux que je viens de citer, a fait connaître à la Société de thérapeutique les résultats très-remarquables obtenus par l'emploi du phosphore dans une forme de paraplégie très-commune chez les chiens après la maladie à laquelle ils sont sujets. Abandonnée à ses tendances naturelles, cette maladie se terminerait constamment par la mort, et l'autopsie a fait constater une sclérose de la moelle, tandis que plus de la moitié des animaux guérit quand ils sont traités par la médication phosphorée.

Dans le cours de ses belles recherches sur les accidents produits par le sulfure de carbone, mon excellent ami le docteur Delpech avait été conduit à tenter l'emploi du phosphore, et il avait eu à s'en louer; il l'avait étendu aux paraplégies de causes communes et aux ataxies locomotrices, et il avait constaté que les assertions de Leroy, de Gautier de Claubry et autres méritaient plus de créance qu'on ne leur en avait accordé; M. Delpech s'est servi jusqu'ici de l'huile phosphorée.

Dans ces derniers temps, M. le docteur Dujardin-Baumetz a lu à la Société de thérapeutique un mémoire très-intéressant sur cette médication; il s'est servi du chloroforme phosphoré enfermé dans des capsules, espérant avoir une solution plus stable et moins facilement oxydable que l'huile phosphorée; plus tard il reconnut que cette préparation ne répondait pas complétement à ses espérances.

De son côté, un pharmacien distingué, M. Vigier, connu par ses travaux sur les phosphures métalliques, avait constaté que le phosphure de zinc se décomposait dans le tube digestif en hydrogène phosphoré. Soumettant cette substance à l'expérimentation physiologique, il reconnut que l'hydrogène phosphoré à l'état naissant, produit par la décomposition du phosphure de zinc, agissait exactement comme le phosphore, mais avec une énergie moitié moindre; de sorte qu'il faut deux parties d'hydrogène phosphoré pour produire les effets qu'on obtient avec une partie de phosphore. Et comme d'une autre part le phosphore n'entre que pour un quart dans le phosphure de zinc, d'après M. Vigier, l'action de huit milligrammes de phosphure de zinc équivaudrait à l'action d'un milligramme de phosphore. C'est la dose que nous avons prescrite d'abord à notre malade, et nous l'avons portée progressivement, mais rapidement, au double.

Cette préparation a l'immense avantage de se conserver inaltérée, et de permettre un dosage très-exact et aussi fractionné qu'on peut le désirer. L'absence de saveur lui donne également une grande supériorité sur l'huile phosphorée qui causait souvent aux malades une insurmontable répugnance.

L'administration des premières pilules fut suivie de diarrhée, tellement qu'après en avoir donné cinq du 8 au 10 février, je dus les suspendre. Pour le dire en passant, j'ai, depuis, soumis à cette médication cinq ou six autres malades dont je vous entretiendrai bientôt, et chez lesquels le phosphure de zinc n'a causé aucun trouble notable des fonctions digestives.

Après quelques jours de repos, j'ai repris l'emploi des pilules de phosphore en leur associant des pilules d'un centigramme d'extrait thébaïque.

Dès le second jour, le malade avait une érection; trois jours après, il tremblait très-peu, marchait beaucoup mieux, et non-seulement se servait de ses mains pour son usage personnel, mais il assistait la religieuse dans les soins donnés aux autres malades, et il leur distribuait la soupe et le bouillon. Son écriture était devenue ferme, nette, et chaque jour il m'en offrait un spécimen.

Les phénomènes observés chez notre malade, après l'ingestion des pilules, furent un peu de flatulence manifestée par une sensation de tension abdominale et des éructations gazeuses. Au bout de très-peu de jours, ce symptôme disparut et l'appétit se développa; il fallut augmenter sa ration de vivres; son moral, si profondément déprimé, se releva, et comme l'avait noté M. Dujardin-Beaumetz dans son intéressant mémoire, une expression de gaieté et de satisfaction remplaça l'abattement et le découragement profond dont sa physionomie portait l'empreinte. En même temps que se manifestait l'appétence pour les aliments, l'activité et la régularité du travail nutritif se manifestaient par le retour rapide de l'embonpoint; et la couleur normale des téguments, effaçant les teintes cachectiques, attestait que l'hématopoïèse avait repris toute son énergie.

M. Dujardin-Beaumetz, ayant cru remarquer que le phosphore s'accumulait dans l'économie, a conseillé d'en interrompre l'usage après six ou sept jours, pour y revenir après avoir laissé reposer le malade. Quoique M. Vigier ne partage pas cette manière de voir, j'ai cru que, dans le doute, je devais adopter le parti le plus prudent; j'ai donc suspendu pendant sept jours cette médication pour la reprendre ensuite.

Aujourd'hui, cet homme va bien; quand il étend les mains en écartant les doigts, on observe encore un léger tremblement plus prononcé dans la main gauche. Sa parole est nette; son écriture est excellente; il parle déjà de quitter l'hôpital; j'exige qu'il ait consolidé sa guérison par une troisième cure d'un septénaire avant de signer sa sortie.

Une guérison si rapide peut paraître surprenante, et peut-être en tirera-t-on des arguments contre la part que j'attribue à la médication phosphorée dans le résultat obtenu. Cette objection ne me paraît pas fondée : si le phosphore peut en quelques heures produire un trouble si profond de la nutrition que la trame intime des tissus en soit altérée et que les muscles subissent la dégénérescence graisseuse, pourquoi son action réparatrice, pourquoi la modification thérapeutique qu'il imprime au travail nutritif ne s'accompliraient-elles pas avec une égale rapidité?

Si d'autres faits viennent confirmer les espérances que celui-ci semble justifier, si le phosphore peut être opposé avec succès au tremblement mercuriel, il y aura d'autant plus lieu de s'en féliciter que cette affection est souvent incurable.

Ce tremblement se montre fréquemment chez les doreurs et chez les étameurs de glaces; il était encore plus commun avant l'introduction, dans les ateliers, des appareils ventilateurs imaginés par d'Arcet.

Comme on l'a remarqué, la stomatite mercurielle est rare chez les malades affectés de tremblement mercuriel, quoique leurs gencives soient souvent congestionnées, ou au moins festonnées à leur bord libre par un liséré purpurin. Par contre, les malades qui sont soumis à l'usage des préparations hydrargyriques sont rarement atteints de tremblement.

Une fois guéri, ce tremblement peut-il reparaître sans que le malade soit soumis à une nouvelle intoxication? Mon expérience personnelle ne me permet pas de répondre à cette question. L'analogie porterait à admettre la possibilité de ces rechutes. On voit les coliques de plomb reparaître quelquefois après que le malade a cessé de manipuler les préparations saturnines, ou de vivre dans une atmosphère où elles se trouvent en suspension. Il semble alors, suivant la remarque judicieuse de M. Barth, que le métal, emmagasiné dans quelque organe, puisse en sortir par intervalles pour se répandre dans l'économie et y manifester sa présence par les troubles auxquels il donne naissance.

Cependant la persistance du tremblement n'autorise pas à admettre que le poison minéral demeure indéfiniment dans l'organisme sans être éliminé; il se peut que le trouble fonctionnel survive à l'agent qui l'a provoqué et persiste par une sorte d'habitude morbide.

Van Swieten a rapporté l'observation d'un homme qui, réveillé en sursaut par un violent coup de tonnerre, fut affecté d'un tremblement qui dura pendant vingt ans, conservant d'ailleurs une bonne santé. Cependant le tremblement causé par la frayeur est ordinairement passager (1).

Le tremblement alcoolique, en général, ne se montre d'abord qu'après les excès; mais quand ceux-ci se répètent, il peut devenir permanent et est souvent alors un des symptômes précurseurs de cette paralysie générale qu'on observe chez les ivrognes.

Chez un malade entré ces jours-ci dans nos salles avec un tremble-

____

(1) Nous rappellerons à cette occasion que, d'après l'observation du malade, son tremblement avait considérablement augmenté à la suite d'une vive émotion, et que c'est à partir de ce moment qu'il a suivi une marche progressive.

ment datant de quatre ans, et qui a été soumis à la double influence des vapeurs mercurielles et des excès alcooliques, je ne serais pas étonné que ces deux conditions fussent intervenues comme coefficients dans la production de ce désordre de l'action musculaire qui offre une physionomie spéciale et une violence insolite.

Dans tous les cas, notre malade devra éviter toutes les causes qui peuvent produire le tremblement, toutes celles qui dépriment le système nerveux, les fatigues, les excès de tout genre. Je lui ai également recommandé de s'abstenir du tabac qui agit dans le même sens : beaucoup de fumeurs tremblent quand ils fument à jeun. J'ai vu ce tremblement devenir permanent.

Un des médecins les plus instruits et les plus spirituels de Paris est affecté d'un tremblement qu'il attribue à l'habitude de priser. Persuadé par les conseils d'un de ses amis, il y renonça pendant un ou deux ans, et le tremblement cessa. Mais l'occasion, l'entraînement des vieilles habitudes, le ramena à l'usage de la tabatière, et depuis lors il recommença à trembler.

Pour relever l'innervation qui a été profondément atteinte, notre malade devra suivre, autant que sa position sociale le lui permettra, les règles d'une bonne hygiène.

Si le phosphore ne m'avait pas donné chez lui de si excellents résultats, j'eusse tenté l'hydrothérapie, qui m'a plusieurs fois réussi dans le tremblement saturnin, beaucoup plus rare, mais peut-être moins rebelle que le tremblement mercuriel.

J'eusse pu encore tenter l'électricité, qui a été préconisée par de Haen et qui semble répondre en effet aux indications de la maladie.

Chez le malade auquel j'ai fait allusion tout à l'heure et dont le tremblement paraissait imputable en même temps à l'intoxication mercurielle et à des excès alcooliques, le phosphure de zinc nous a encore parfaitement réussi.

Cet homme, âgé de quarante-et-un ans, exerçait le métier de miroitier depuis l'âge de vingt-trois ans. Il s'était toujours bien porté ; et sauf un violent traumatisme qui nécessita l'amputation de la jambe gauche, sa santé n'avait jamais été troublée.

Le tremblement a débuté il y a cinq ou six ans, et d'après les caractères qu'il a présentés d'abord, il semble qu'on doit l'attribuer aux excès de boissons que le malade faisait à cette époque et dont il nous a fait l'aveu. Peu accusé dans le principe et se montrant surtout à la suite de libations plus copieuses que de coutume, ce tremblement augmenta graduellement, et il y a un an environ, il devint assez violent pour empêcher tout travail. D'après les renseignements que nous avons recueillis, le désordre musculaire a toujours été beaucoup plus marqué pendant l'hiver que pendant l'été : il disparaissait même presque complétement pendant la saison chaude, si le malade ne buvait pas.

Au mois de septembre 1867, le tremblement parut prendre de nouveaux caractères, et c'est à cette époque que peut-être l'influence du mercure vint s'ajouter à celle des excès alcooliques : le malade avait alors un petit atelier où il employait deux ouvriers et où l'on étamait des glaces, dans une autre chambre pourtant que celle où il se trouvait habituellement. A dater de ce moment, il devint incapable d'écrire et de se servir lui-même ; s'il voulait porter un verre plein, il en renversait le contenu tout autour de lui ; il n'osait se servir d'une fourchette dans la crainte de se crever les yeux ; même lorsqu'il était au lit, s'il venait à faire un mouvement, il était pris d'un tremblement si violent que le lit en était ébranlé. Quand on l'a conduit au parvis Notre-Dame pour le faire admettre dans un hôpital, son tremblement était tel qu'il démonta un poêle sur lequel il s'était appuyé.

C'est dans cet état que le malade entra dans notre service, le 20 mars 1868, et vous avez pu l'observer couché au n° 18 de la salle Sainte-Agnès. Nous constatâmes la réalité des phénomènes qui viennent d'être indiqués, l'incapacité d'écrire et de boire seul ; quand on lui disait de lever la jambe au-dessus du plan du lit, ce qu'il ne pouvait faire qu'en s'aidant de ses deux mains, il était pris d'un tremblement tel, que le lit tout entier en était ébranlé ; la tête était en même temps agitée par des oscillations étendues.

Pour bien apprécier l'effet de la médication que je me proposais d'instituer et m'assurer si le repos et la sobriété n'amèneraient pas une modification dans l'état du malade, je le tins pendant un mois dans l'expectation. N'ayant constaté aucune amélioration sensible, je commençai le traitement par le phosphure de zinc de Vigier : le malade prit chaque jour quatre pilules, deux le matin et deux le soir, pendant douze jours consécutifs.

Ce traitement n'amena d'abord aucun changement apparent ; cependant deux jours après qu'il eut cessé de prendre des pilules, le malade eut une érection suivie d'une pollution.

Après un intervalle de neuf jours, je repris le traitement, en élevant la dose à cinq pilules, trois le matin, deux le soir, et je continuai ainsi pendant sept jours. Au bout de ce temps, je pus constater une amélioration sensible : le tremblement était évidemment moins marqué, et si le malade n'était guère encore capable d'écrire, il pouvait au moins tenir la plume, ce qu'il n'eût pu faire auparavant.

Le traitement au phosphure de zinc fut de nouveau suspendu pendant huit jours, durant lesquels je fis donner des bains sulfureux dont j'avais eu à me louer chez notre premier malade ; puis je repris le phosphure à la même dose que précédemment, c'est-à-dire cinq pilules dans les vingt-quatre heures pendant douze jours. Cette fois, l'amélioration fut très-marquée et très-rapide : le malade devint capable de marcher seul, de descendre les escaliers, de maintenir les bras étendus et de porter un objet peu pesant en ne présentant qu'un tremblement très-léger. Dans les derniers jours, il y eut plusieurs érections suivies de pollutions.

Au commencement de juin, après deux mois et demi de séjour à l'hôpital, le traitement ayant duré en tout six ou sept semaines avec les interruptions que j'ai signalées, le malade fut en état de sortir et d'aller en convalescence à l'asile de Vincennes.

Nous continuerons ces expériences cliniques sur le phosphore avec la prudence qu'elles commandent. Nous profiterons des propriétés névrosthéniques remarquables que ce médicament paraît posséder; pour l'employer dans tous les cas où l'innervation sera trop profondément débilitée pour se relever sous l'action des autres toniques, nous l'essayerons, comme l'ont fait déjà Delpech et Beaumetz, dans d'autres formes de paralysies. Dans certains états adynamiques, dans la phthisie, le phosphore trouvera peut-être son indication. Nous ne saurions trop étudier les médicaments qui nous offrent quelques chances de ressources contre des états morbides trop souvent rebelles à nos efforts. Comme je vous le répète sans cesse, la thérapeutique est le but final de la médecine clinique.

PARALYSIE HYSTÉRIQUE (2)

MESSIEURS,

Au n° 5 de la salle Sainte-Martine, vous avez vu une femme qui offre
toutes les apparences de la santé. Il n'en était pas ainsi quand elle
est entrée à l'hôpital, mais depuis quelques semaines son état s'est notablement amélioré.

Agée de quarante- quatre ans, et mère de six enfants, cette femme depuis l'âge de onze ans, est sujette à des migraines; elles sont accompagnées de vomissements, de frisson et de ces angoises inexprimables,
composées d'abattement et de douleur, qui, pendant la durée des accès,
rendent ceux qui en sont atteints comme indifférents à ce qui les entoure.
Il y a dans cet appareil symptomatique qui caractérise la migraine, dans
sa marche, dans sa transmission si fréquente par hérédité, quelque chose
qui la sépare profondément des autres céphalalgies; la migraine est une
névrose périodique de racine arthritique, du moins toutes celles que j'ai
rencontrées pouvaient être imputées à cette origine. C'est donc un premier renseignement sur la constitution de cette malade.

A l'âge de dix-huit ans, elle perdit coup sur coup plusieurs membres
de sa famille; elle en ressentit un vif chagrin, et alors se montrèrent
pour la première fois des accidents hystériques revenant par accès. Ils

(1) Leçons cliniques recueillies par M. Louis Choussy, et publiées dans l'*Union
médicale.* 1868.

étaient précédés de frémissements dans les membres, de soubresauts ; puis, il lui semblait sentir au niveau de l'hypochondre gauche une boule fixée dans cette région. Elle éprouvait alors un sentiment de dyspnée et de défaillance, perdait la conscience d'elle-même, poussait des cris, faisait des gestes incohérents, arrachait ses vêtements, puis revenait à elle-même, sans présenter cette stupeur et cet obscurcissement de la mémoire qui suivent les attaques du mal comitial ; ces accès se répétèrent plusieurs fois par semaine pendant neuf années ; alors ils devinrent plus rares et n'ont complétement cessé que depuis un an.

Si vous cherchez à éclairer la pathogénie de l'hystérie, vous verrez, comme chez notre malade, les premières manifestations succéder très-souvent à des commotions morales, et vous verrez qu'on l'observe très-souvent dans les races arthritiques. Cette condition lui est commune avec beaucoup d'autres névroses, qui forment avec celle-ci une sorte de diathèse névropathique, dont l'arthritisme m'a presque toujours paru être la souche originelle. Cette femme nous a dit, en outre, avoir souvent remarqué que ses urines étaient sédimenteuses, circonstance fréquente chez les arthritiques.

Il y a deux mois, cette femme jouait avec son enfant. Tout à coup elle éprouva une sensation de vertige et de douleur dans le côté droit de la tête. Son bras gauche tomba inerte et insensible. Elle ne perdit pas connaissance, et, dit-elle, on n'observa pas qu'elle eût aucune déviation de la face. Elle n'en présentait pas à son entrée à l'hôpital.

Dès le début, elle ressentit, au petit doigt et au doigt annulaire de la main gauche, une douleur qui irradia presque aussitôt jusqu'à l'olécrâne, en longeant le bord interne de l'avant-bras. Les trois autres doigts se trouvèrent seulement engourdis, et tout le tégument du membre ainsi que la partie supérieure du côté gauche de la poitrine perdit toute sensibilité.

Au bout de quelques jours survinrent des fourmillements dans les deux derniers doigts de la main ; ils se propagèrent ensuite sur tout le trajet du nerf cubital. En même temps, quelques mouvements redevinrent possibles, mais dans une étendue très-limitée.

Ce fut alors qu'elle vint réclamer un lit à l'hôpital, vingt jours après le début des accidents.

Mon vénéré maître, M. le docteur Guérard, dirigeait alors le service ; après quelques jours d'expectation, il prescrivit la faradisation, et observa pendant l'emploi de ce moyen un nouveau progrès ; les mouvements devinrent un peu plus étendus, mais en même temps la malade éprouva dans le bras affecté des soubresauts qui ont considérablement diminué sans cesser entièrement depuis qu'on a renoncé à l'électricité.

Quand nous vîmes la malade au commencement d'octobre, la sensibilité cutanée était encore très-obtuse au niveau du bras et de l'épaule ; elle pouvait à peine porter la main jusqu'à l'ombilic, l'abduction et la rétroduction du bras étaient presque impossibles.

En exerçant une pression sur le côté gauche du rachis dans la région cervicale et au niveau des deux premiers espaces intercostaux, on provoquait une douleur, que la malade accusait encore, quoique moins intense, quand on comprimait la partie antérieure des mêmes espaces intercostaux. Il y avait là une névralgie intercostale avec ses foyers bien déterminés.

Le récit que la malade m'avait fait de ses accidents antérieurs m'engagea à explorer les régions ovariennes, très-fréquemment le siége d'une sensibilité anomale chez les hystériques. Vous avez vu souvent la pression de ces régions provoquer une douleur qui retentit le plus souvent sur l'épigastre avec anhélation, injection de la face, anxiété. Je dis région ovarienne, mais je n'affirme pas que les ovaires mêmes soient le siége de cette sensation morbide ; elle peut avoir son point de départ dans le plexus ovarien ; ce qui prouve sa connexion avec l'ovaire et ses annexes, c'est qu'en pressant par le vagin sur le ligament large, du côté où la région sus-pubienne présente cette sensibilité anomale, on y provoque habituellement une impression douloureuse. Cette hyperesthésie de la région ovarienne est, en général, beaucoup plus prononcée à gauche qu'à droite, et souvent limitée au côté gauche ; plus rarement elle est exclusivement perçue à droite. Elle retentit quelquefois dans la région lombaire ou dans la région ovarienne du côté opposé. S'il existe un foyer de névralgie intercostale bien caractérisée, j'ai vu la douleur réflexe se localiser dans ce foyer ; habituellement cette douleur secondaire est plus intense, plus pénible que celle qui se manifeste dans le point comprimé, et elle devient quelquefois le point de départ et comme l'*aura* d'une attaque convulsive d'hystérie. Chez notre malade, nous n'avons constaté qu'une légère hyperesthésie de la région ovarienne gauche qui n'existe pas à droite.

Les règles ont cessé de paraître, il y a huit mois, et aucun accident immédiat n'a suivi la ménopause.

Quand elle est entrée à l'hôpital, elle avait ce fond du teint pâle et cette *coloration jaune verdâtre de la région sous-nasale* qui est un des signes les plus caractéristiques de la chlorose ; nous perçûmes dans les vaisseaux du cou un bruit de souffle qui vint confirmer cette présomption. La chlorose accompagne presque toujours l'hystérie, avec laquelle elle a d'ailleurs plus d'une affinité.

Ainsi, cette femme nous présente une paralysie limitée au membre supérieur gauche, et accompagnée de troubles de la sensibilité qui s'étendent à la partie supérieure de la poitrine du même côté.

Quelle est l'origine de cette paralysie? quelle en est la nature?

Faut-il en chercher la cause dans une lésion des centres nerveux? Est-ce une affection périphérique? Dans la première de ces deux hypothèses, il faudrait supposer une lésion limitée à l'extrémité cérébrale des fibres qui, traversant les pédoncules et la moelle, vont aboutir au plexus brachial. Si cette délimitation n'est pas impossible, elle est peu vraisemblable; il y a une solidarité trop étroite entre les différents conduits nerveux qui ont leur origine dans l'encéphale et convergent vers la protubérance. Cette solidarité sert probablement à coordonner et à unifier les nombreuses activités fonctionnelles qui relèvent du centre cérébral; elle s'exprime dans l'état morbide par l'étendue des troubles que produit une altération circonscrite du cerveau, et qui, presque toujours, se montrent simultanément dans les deux membres et dans la face. Ici les membres inférieurs et les muscles faciaux n'ont pas été touchés.

Une lésion de la moelle épinière nous paraît encore plus difficile à admettre. Ses symptômes ne présentent ni cette marche, ni cette délimitation.

Nous sommes donc portés à admettre une paralysie périphérique. Mais quelle en est la nature?

L'examen le plus attentif ne nous a fait constater, ni sur le trajet du plexus brachial, ni vers les origines rachidiennes, aucune tumeur, aucun travail morbide qui pût envelopper ce plexus dans sa sphère d'action. D'une autre part, en nous souvenant de ces manifestations hystériques si nombreuses, si violentes, qui ont cessé il y a un an seulement, c'est-à-dire quatre mois après la ménopause, en rapprochant ces commémoratifs de la délimitation singulière de la paralysie, de son siége dans le côté gauche (lieu de prédilection des phénomènes hystériques), de ces névralgies intercostales si communes dans la maladie, nous sommes disposé à regarder cette paralysie comme étant de racine hystérique.

Suivant la remarque du docteur Macario, les paralysies hystériques se rencontreraient plus souvent dans les membres inférieurs; mais on peut dire que, dans l'hystérie, la règle est l'irrégularité.

Qu'est-ce maintenant qu'une paralysie hystérique? C'est une paralysie, développée chez une hystérique, qui ne peut être rattachée à aucune autre condition morbide connue, et qui, habituellement dans sa marche, dans sa terminaison, participe des caractères observés dans les névropathies hystériques.

On a cherché à pénétrer plus avant dans la nature de cette paralysie, on en a scruté les conditions pathogéniques. Le docteur Macario, et Landouzy après lui, avaient pensé qu'on pouvait l'attribuer à un épuisement d'influx nerveux consécutif aux excès d'action musculaire que provoquent les crises hystériques; mais il s'en faut que cette paralysie soit toujours précédée d'accidents convulsifs; quand cela a lieu, il est rare qu'elle y succède immédiatement. D'une autre part, des convulsions hystériques, cloniques ou toniques, peuvent se montrer pendant des mois, des années même dans un membre, sans entraîner la paralysie. L'action réflexe et l'anémie spinale du docteur Brown-Séquard ne sont pas mieux démontrées.

Valérius a cru pouvoir rapporter cette paralysie à un affaiblissement de la polarité électrique des muscles paralysés; hypothèse que rien ne justifie et qui expliquerait mal, d'ailleurs, la marche et les caractères de cette affection.

Pour Brodie, Vinslow et d'autres pathologistes, il y a, dit M. Jaccoud, déchéance de l'innervation cérébrale, à défaut de l'excitation motrice. On comprendrait ainsi ces guérisons soudaines qui succèdent à des impressions morales. Cette interprétation n'est pas inadmissible, mais le *pourquoi* n'en est pas moins mystérieux; c'est l'expression du fait plutôt que son explication.

Il y a là un procédé morbide qui nous échappe, une modalité fonctionnelle qui ne se traduit le plus souvent par aucune altération organique appréciable. Nous ne sommes pas cependant autorisés à conclure que l'altération n'existe pas. — Tous les actes vitaux (je ne parle pas des actes intellectuels et moraux) sont des actes matériels, c'est-à-dire des mouvements; car tout acte matériel est un mouvement, un changement de rapport avec l'espace. Les actes physiologiques sont des mouvements normaux, les actes morbides des mouvements anomaux, c'est-à-dire des lésions; car tout changement dans les rapports normaux des éléments organiques est une lésion. — On peut concevoir également qu'une simple suspension ou un affaiblissement dans le mouvement organique puisse constituer un état morbide; mais il y a là encore une condition matérielle, substratum inévitable et que la raison voit et exige, quand les sens ne peuvent l'apercevoir.

Cette opinion est parfaitement conciliable avec le vitalisme, c'est-à-dire avec la doctrine qui admet que les forces physico-chimiques sont insuffisantes pour expliquer les phénomènes de la vie, mais ces forces inhérentes à l'organisme comme à tout agrégat matériel sont comme soumises, coordonnées par une autre force dont nous ne savons rien, sinon que la logique nous force à l'admettre derrière ces phénomènes de génération, de nutrition, de myotilité et de sensibilité, que les lois régissant la matière inorganique sont impuissantes à expliquer. Si parmi des médecins vitalistes, il y en avait qui comprissent autrement la vie et la maladie, je déclare me séparer d'eux profondément.

A mesure que les moyens d'investigation se perfectionnent, que les observations sont plus attentives, on voit diminuer le nombre des paralysies sans lésions appréciables. Ainsi, dans certaines paralysies des enfants regardées comme essentielles, une observation plus attentive et plus exacte a fait constater des lésions, qui jusque-là étaient restées inaperçues et qui représentent les différentes phases d'évolution de l'altération de la moelle qu'on a décrite sous le nom de sclérose : état congestif du tissu médullaire, dilatation des vaisseaux, atrophie des tubes nerveux, prolifération du tissu conjonctif. Sans doute, les paralysies hystériques, celles surtout qui guérissent tout à coup, ne peuvent pas être rapportées à de pareilles lésions ; mais quelques paralysies hystériques dont la guérison est graduelle semblent indiquer un travail de réparation dans un tissu altéré. — Il y en a enfin qui, développées dans les mêmes conditions, sont devenues définitives et ont pu aboutir à la sclérose.

Porté à admettre chez notre malade une paralysie hystérique, j'ai établi le traitement sur cette donnée et j'ai tenté une médication qui m'a plus d'une fois réussi et dont je vous ai entretenus, lorsque, il y a quelques années, j'ai fait des leçons sur l'hystérie : traitement psychique qui a pour objet d'exciter l'extrémité cérébrale des nerfs par l'intermédiaire de la pensée, au lieu d'exciter, comme on l'avait fait jusque-là chez notre malade, leur extrémité périphérique par un courant électrique ; excitation non moins réelle et quelquefois plus efficace que l'autre.

L'impression morale qui fait taire sur le fauteuil du dentiste la violente douleur liée à une carie dentaire peut quelquefois réveiller la myotilité endormie. Je voyais là pour vous un curieux sujet d'expérience physiologique, et qui vous permettrait, en outre, d'apprécier sous leur véritable jour les guérisons merveilleuses vantées par les faiseurs de passes, les vendeurs de globules et les autres débitants d'arcanes de cette espèce.

Avec le sérieux et la conscience de la dignité morale qui relèvent les actes les plus futiles ou les plus répugnants de notre profession, quand ils ont pour objet la guérison de nos semblables, j'ai répété devant vous une petite scène dont j'avais plusieurs fois déjà essayé l'effet sous vos yeux dans cet hôpital, et qui, pour des motifs faciles à comprendre, serait déplacée ailleurs. — Saisissant le bras de la malade et lui parlant de la nécessité de guérir, de l'action insuffisante des moyens tentés jusqu'ici, j'ajoutai que j'en avais un en réserve plus efficace, mais qu'à cause même de son extrême violence, j'avais hésité à employer ; que je tâcherais d'en atténuer les dangers par ma prudence dans son administration et par la prescription d'un contre-poison qu'elle aurait sous la main si les effets produits dépassaient mes intentions ; j'ordonnai alors une pilule *fulminante e mica panis*, grosse comme une tête de camion, recommandée aux soins de la sœur pour qu'elle ne s'égarât pas, et 125 grammes de *protoxyde d'hydrogène* à titre d'antidote si la pilule provoquait des accidents trop véhéments.

Cette médication, car je la regarde comme telle, m'a déjà réussi dans quatre cas que je vous rappellerai succinctement : j'ai rencontré, à un an de distance, deux femmes affectées de convulsions choréiformes datant de six semaines chez l'une et de trois seulement chez l'autre, et si violentes chez la seconde que l'épiderme des avant-bras était excorié par le frottement. Ces accidents avaient été inutilement combattus par plusieurs médications énergiques ; après l'ingestion de la pilule, accompagnée chez l'une, d'une sensation de brûlure à l'œsophage, chez l'autre d'une violente secousse, les convulsions ont été chez les deux subitement arrêtées, et la première dormit immédiatement après d'un sommeil lourd et profond qui dura huit heures. Chez une autre malade paraplégique depuis sept mois, les jambes reprirent immédiatement leurs fonctions.

Je prévois l'objection qu'on opposera à ces faits : le mensonge et l'amour de la mise en scène sont, je le sais, très-habituels chez les hystériques ; je les regarde même comme des symptômes de la maladie, tant on les observe fréquemment. Mais, par cela même que je connais cette cause d'erreur, je cherche à l'éviter et à mettre en défaut la simulation, si elle existait et si elle allait jusqu'à produire une douloureuse excoriation des téguments, ce qui, sans être impossible, n'est pas vraisemblable.

Ma quatrième malade, bonne d'enfants, vint me consulter pour une toux quinteuse, pénible, très-fréquente, sèche, ressemblant à la toux de certains tuberculeux. Cette toux durait depuis trois mois et s'était développée à la suite d'émotions morales. Cependant l'état de la nutrition, le facies tendaient à me rassurer, et l'examen scrupuleux de la poitrine ne m'y faisait reconnaître aucune lésion. Les calmants, les révulsifs, un séjour de trois semaines à l'Hôtel-Dieu modérèrent la toux sans la faire disparaître ; et trois mois après elle revint à l'hôpital, toussant autant que par le passé et complétement aphone, d'autant plus affligée de cette situation que de sa guérison dépendait son entrée dans une place qu'elle désirait beaucoup. L'absence de toute lésion, de nouveau constatée, jointe à cette aphonie, me fit penser à l'hystérie. Je trouvai dans la région ovarienne gauche cette sensibilité à la pression dont je vous ai déjà parlé, qui retentit habituellement sur l'épigastre avec un sentiment de suffocation, quelquefois dans la région ovarienne du côté opposé, ou dans un foyer névralgique préexistant. Une seule pilule fit disparaître sa toux et lui rendit immédiatement la voix.

Chez notre malade, nous n'avons pas obtenu cet effet soudain. L'amélioration a été rapide, mais progressive : je n'oserais pas affirmer qu'elle est due à la modification cérébrale et non à la continuation du mouvement réparateur déjà commencé avant l'emploi des pilules. Elle leur impute elle-même cette amélioration, en même temps qu'elle les fait responsables d'une violente céphalalgie qui a succédé à leur administration. La nature a pu suffire à la tâche ; il n'est pas invraisemblable cependant qu'elle ait reçu du remède une impulsion favorable qu'on n'eût pas manqué d'attribuer à toute autre médication si elle avait été mise en usage. Ainsi, même en donnant à cette expérience une valeur négative, elle a son importance clinique.

En même temps que les facultés de locomotion se rétablissaient, la malade accusait quelques aberrations de sensibilité qui accompagnent et précèdent souvent le retour de l'influx moteur, phénomènes qu'on observe constamment quand on se réveille avec une paralysie par compression du plexus brachial : ce sont des picotements, des fourmillements, quelquefois douloureux, qui signalent le rétablissement de l'influx nerveux.

Notre malade accuse en outre une sensibilité morbide et des douleurs au niveau des trois premiers doigts de la main, du bord radial de l'avantbras et du nerf circonflexe. Vous vous rappelez que lorsqu'elle est entrée à l'hôpital, ces douleurs occupaient le côté cubital du membre et surtout la gouttière olécrânienne, où elles persistent encore, quoique affaiblies ; cette coïncidence entre la névralgie radiale et la névralgie circonflexe me paraît d'autant plus digne de vous être signalée que je l'ai observée ces jours-ci chez un autre malade, et qu'elle peut faire supposer une connexion anatomique entre ces deux branches du plexus brachial.

J'ai fait prendre à notre malade des bains arsenicaux pour combattre cet élément névralgique, et elle s'en est bien trouvée. Elle peut actuellement exécuter tous les mouvements du membre ; les mouvements postérieurs qui exigent l'action des fibres postérieures du deltoïde et du grand dorsal ne sont pas cependant encore complétement revenus à leur type normal.

———

II

Sommaire. — Nouvelles observations montrant les heureux effets produits par le traitement moral sur divers accidents d'origine hystérique. — Réflexions.

Il y a quelques semaines, je vous entretenais de la paralysie hystérique et des effets remarquables obtenus dans certains accidents d'origine hystérique par le traitement psychique, c'est-à-dire par une vive impression produite sur le moral et tendant à modifier l'innervation périphérique par l'intermédiaire du centre nerveux. Un fait très-intéressant et très-concluant vient de se présenter ces jours-ci à notre observation. Permettez-moi de revenir sur ce sujet pour vous le raconter.

Il s'agit d'une femme de vingt-quatre ans, couchée au n° 2 de la salle Saint-Bernard, hystérique depuis les approches de la puberté ; elle a eu à cette époque ces attaques violentes qu'on peut appeler le grand mal hystérique. Depuis que la menstruation s'est établie, elle a toujours été régulière, interrompue seulement par une grossesse il y a six ans.

Depuis qu'elle est réglée, les grandes crises n'ont pas reparu, mais elle a souvent des pleurs sans motif, des étouffements accompagnés du « *globus hystericus* », une excitabilité nerveuse générale, en un mot les manifestations de l'hystérie sont devenues moins violentes, mais l'hystérie persiste.

Il y a quatre mois, cette malade fut prise subitement d'une faiblesse telle dans tous les membres qu'elle fut condamnée à l'immobilité, la marche était impossible et l'on était obligé de la faire manger ; au bout de deux ou trois jours, elle retrouva la faculté de mouvoir les bras, mais les jambes continuèrent à lui refuser tout service; elle entra à l'hôpital de Lariboisière, où on lui prescrivit successivement des ventouses sèches, des bains sulfureux et la faradisation; elle put alors marcher un peu, mais très-difficilement, ses pas glissaient sur le sol, se soulevant à peine; elle ne pouvait descendre les escaliers; elle se décida à sortir; mais bientôt l'amélioration qu'elle avait obtenue n'ayant pas persisté, elle entre à l'Hôtel-Dieu, elle y arrive en brancard et elle y était depuis plusieurs jours lorsque je pus la suivre. Je constatai au premier abord un état de chlorose, compagne presque inséparable de l'hystérie confirmée, caractérisé par la pâleur jaunâtre de la région sous-nasale et les bruits continus perçus dans les vaisseaux du cou. La malade accusait surtout de vives douleurs dans le côté au niveau des huitième, neuvième et dixième espaces intercostaux. La pression sur ces régions, à gauche surtout, provoquait des plaintes aiguës. Aucune sensibilité morbide n'existait sur le trajet des apophyses épineuses ou sur le côté du rachis à la partie postérieure des espaces intercostaux. Une seule fois elle parut en éprouver une très-légère au niveau des vertèbres lombaires; la région ovarienne était indolente. Voulant apprécier l'état des fonctions locomotrices, je fis lever la malade, ce qu'elle fit avec une extrême difficulté : elle glissait en titubant sur le sol, soulevant à peine ses pieds horizontalement sans relever ses talons et obligée après quelques pas de prendre un point d'appui pour ne pas tomber.

Cherchant avec le compas de Weber à apprécier quelle modification avait pu subir la sensibilité tactile, je la trouvai notablement diminuée au niveau des membres inférieurs. Depuis huit jours, elle avait des vomissements bilieux et alimentaires; je lui fis appliquer sur le creux épigastrique un emplâtre belladoné, et au bout de deux jours les vomissements cessèrent complétement et définitivement.

Je me sers dans ces cas-là, depuis une vingtaine d'années, d'une préparation emplastique qui m'a rendu de nombreux services dans bien des cas de vomissements rebelles, quelle qu'en soit l'origine. J'ai trouvé plus commode d'incorporer l'extrait de belladone dans un emplâtre que de le délayer dans l'eau, comme le conseillait Bretonneau, et je le formule ainsi :

Emplâtre de diachylon............. 2 parties.
Emplâtre de thériaque .... 2 parties.
Extrait de belladone.............. 1 partie.

Le diachylon est destiné à donner de la consistance à l'emplâtre et à le rendre plus adhésif.

La marche singulière de cette paralysie occupant au début les quatre membres, se limitant dans les membres inférieurs, accompagnée de névralgie intercostale à gauche surtout, sans soubresauts, sans fourmillements, sans paralysie des sphincters, sans douleur en ceinture, sans douleur fulgurante, sans hyperesthésie rachidienne, et tout cela chez une hystérique, me fit penser que l'hystérie était la racine de cette affection paralytique ; je tentai d'abord, dans le désir de modifier la douleur et non pas dans l'espoir de restaurer la faculté locomotrice, un lavement antispasmodique très-utile dans les formes aiguës de l'hystérie, et vous me le voyez prescrire, sous le nom de lavement fétide, nom qu'il mérite à tous égards étant composé de la façon suivante :

Infusion de racine de valériane...	100	grammes.
Asa fœtida......................	3	—
Musc..........................	1	—
Camphre......................	0,50	centigrammes.
Mucilage de gomme............	q. s.	

Cette médication resta sans effet ; je me décidai alors à essayer le traitement psychique dont je vous ai raconté quelques effets, et je lui prescrivis une pilule double fulminante *è micâ panis*, avec la mise en scène nécessaire pour frapper son imagination : elle éprouva au passage de cette pilule un sentiment de brûlure tel, qu'elle se jeta sur la bouteille de *protoxyde d'hydrogène* pour en avaler quelques gorgées ; le reste de la journée elle fut abattue, le lendemain matin je lui ordonnai de se lever et d'essayer ce que valaient ses jambes, elle le fit et marcha pendant près d'une heure en plusieurs fois, comme elle ne l'avait pas fait depuis quatre mois.

Le lendemain et les jours suivants, cette amélioration continua et fit des progrès, en même temps la paralysie diminua et la malade éprouva des soubresauts, des fourmillements dans les membres inférieurs, phénomènes qui accompagnent le retour de l'influx nerveux dans les cordons qui, pendant quelque temps, ont cessé de lui livrer passage.

Voilà encore un fait à ajouter à ceux que je vous ai déjà cités et auxquels j'aurais pu en ajouter d'autres que ma mémoire me rappelle en ce moment.

Il y a sept ou huit ans, je soignais à la Pitié une femme hystérique affectée de ces constipations rebelles qui ne sont pas rares dans cette affection, constipations que j'ai vu persister vingt et vingt-cinq jours en dépit de tous les purgatifs employés, et qui sont de véritables paralysies hystériques de l'intestin. J'avais essayé vainement chez elle des purgatifs de plus en plus énergiques qui étaient demeurés sans effet ou avaient été rejetés par les vomissements; je lui prescrivis alors, après avoir préparé son imagination à l'effet extraordinaire qu'elle devait produire, une pilule *panchymagogue è micâ panis :* cet effet dépassa mon attente, elle fut superpurgée.

Il y a un an, une malade qui, dans la convalescence d'une variole, avait été atteinte d'iritis, se plaignait d'insomnie et réclamait un hypnotique. J'avais des raisons pour craindre chez elle l'emploi de l'opium, je lui donnai de la mie de pain sous le nom de *pilule stupéfiante*, elle dormit profondément, on en continuait l'usage, et quand le pharmacien, par un oubli peut-être prémédité, ne la lui donnait pas, elle se plaignait de n'avoir pas fermé l'œil et réclamait énergiquement sa pilule.

Voilà des faits intéressants au point de vue physiologique, pleins d'enseignements pour la pratique, et qui vous montrent que, même en employant des médications actives, le médecin ne doit pas négliger ces moyens moraux qui, dans beaucoup de cas, sont pour les autres d'utiles auxiliaires.

PARALYSIE DU MOTEUR OCULAIRE COMMUN (1)

Sommaire. — Observation de paralysie de la troisième paire, suivie de réflexions.

MESSIEURS,

Madame de L.... est âgée de soixante-dix ans, d'une bonne constitution. Je la soigne depuis vingt-cinq ans, et pendant ce long espace de temps, je l'ai traitée successivement pour une amblyopie chlorotique qui a cédé au fer et au quinquina, pour une dyspepsie dont les amers firent justice, pour une bronchite qui fut assez opiniâtre, et pour une douleur musculaire dans le bras gauche ; à part ces troubles passagers, madame de L.... avait joui d'une très-bonne santé. Jamais elle n'avait eu de migraine ni de manifestations diathésiques bien caractérisées. Depuis deux ans, quand elle toussait ou éternuait, elle éprouvait une violente douleur au niveau du sinciput ; cette douleur lui arrachait des plaintes et faisait qu'elle portait la main sur le sommet du crâne ; elle disparut pendant les préoccupations de la dernière guerre ; mais les émotions que la malade ressentit, augmentèrent un tremblement qui durait depuis quelques années.

Le 31 octobre, revenant de Beauvais après son dîner, elle fut prise, en sortant du chemin de fer, d'une douleur atroce dans le sinciput, la nuque et la région frontale droite ; cette douleur lancinante lui paraissait isochrone aux battements du cœur et des artères. Elle fut accompagnée de vomissements, alimentaires d'abord, puis bilieux ; on transporta la malade à son domicile, elle avait de la fièvre avec du délire ; pendant la nuit elle vomit dans son lit sans en avoir conscience ; on avait fait venir un médecin du voisinage qui lui prescrivit des sinapismes et un lavement purgatif ; elle n'eut aucune perception de sa visite, et quand je la vis le lendemain, elle n'en avait conservé aucun souvenir ; ce ne fut que le lendemain soir, 1er novembre, que je fus appelé auprès de cette dame. La céphalée persistait, revenant par crises aiguës dans l'intervalle desquelles la malade conservait

(1) Leçon clinique extraite du *Journal d'ophthalmologie*, publiée par M. Galezowski, 1872.

une douleur sourde, une sorte de barre s'étendant transversalement d'une bosse frontale à l'autre. Je constatai un état fébrile modéré ; la peau était chaude, sans sécheresse, la tension artérielle très-faible, comme elle l'est en général aux approches de la défervescence. L'intelligence, les fonctions motrices et sensitives étaient dans un état d'intégrité parfaite. Madame de L.... s'étonnait de n'avoir pas souvenance de la visite du médecin qui était venu pendant la nuit. Je prescrivis des sinapismes et un purgatif salin pour le lendemain matin.

Le 2, la malade était sans fièvre ; mais la douleur de tête persistait avec exacerbations violentes, très-pénibles, conservant les caractères que nous avons décrits plus haut.

Ces symptômes persistèrent les jours suivants en s'atténuant ; la malade se leva, sortit, s'étonnant de ne pas éprouver de fatigue après des courses, longues pour ses habitudes et pour son âge. Les crises de douleur étaient plus rares et moins intenses, mais elles se reproduisaient, et dans leur intervalle, madame de L.... ne se sentait pas dans ses conditions de santé habituelle ; l'appétit était toujours médiocre, l'emploi des amers ne l'avait pas relevé ; et habituellement elle éprouvait dans la tête un malaise qui se dissipait rarement d'une manière complète, sans vertiges, sans trouble appréciable des fonctions cérébrales ; les jambes étaient fermes, seulement les extenseurs de la jambe étaient douloureux et cette douleur se faisait surtout sentir quand la malade se relevait après être restée quelque temps assise.

Le 11, elle observa pendant quelques heures une anomalie bizarre de l'ouïe : depuis assez longtemps ses oreilles étaient dures, la droite surtout, quoique mesurée avec la montre, cette différence fut peu sensible ; ce jour-là donc, pendant qu'on lui parlait, la voix faisait un écho très-distinct dans son oreille droite, comme si la sensation de cette oreille était en retard sur l'autre.

Vers cette époque, elle eut aussi, en allant dans un cabinet obscur, une sensation de tache noire passagère sur son œil droit. Quand les douleurs revenaient, c'était toujours dans les régions sincipitale, frontale et surcilière droite qu'elle se faisaient sentir. Les mouvements de la paupière étaient alors douloureux ; et pour atténuer cette douleur, elle comprimait ce côté du front avec sa main.

Le 13 novembre, madame de L.... avait fait dans la journée une très-longue course sans en être fatiguée ; elle avait écrit pendant deux heures le soir à la lueur d'une lampe et avec des lunettes lenticulaires d'un fort grossissement ; elle éprouvait une sensation de fatigue pénible dans les yeux, mais aucun trouble cérébral. Elle va à la garde-robe, fait des efforts et en revenant éprouve une douleur de tête d'une acuité telle, qu'elle se fût évanouie et fût tombée par terre si on ne l'avait soutenue ; il lui semblait, disait-elle, qu'elle avait dans la tête un tourbillonnement et un roulement, sans avoir à proprement parler de sensation vertigineuse. Bientôt elle fut prise de vomissements ; la douleur de tête était peut-être encore plus violente que la première fois et, comme dans la première crise, elle retentissait dans la nuque ; la malade sentait dans la région surcilière et dans l'œil des battements douloureux. Cette fois il n'y eut ni délire, ni amnésie.

On lui mit des sinapismes, et le lendemain dans la matinée on me fit demander.

Sur le matin, la malade s'était aperçue que sa paupière droite ne pouvait plus s'ouvrir, et quand elle la relevait avec le doigt, les objets lui paraissaient doublés. Cependant quand je lui présentais un doigt en bas, à droite et en dehors, il y avait un point où il paraissait simple par la convergence des deux axes optiques. Si elle regardait un tableau situé à 3 mètres de son visage sur le mur opposé de son lit et à 2 mètres environ au-dessus de ses yeux, elle voyait deux images, dont la gauche qu'elle appelait la fausse, était située sur un plan inférieur à l'autre et peut-être un peu en avant. La vue n'était pas affaiblie ; elle voyait bien en fermant un des yeux, mais le point de la vision distincte était un peu plus rapproché à droite qu'à gauche des deux axes optiques.

L'œil droit était entraîné en bas et en dehors, se cachant en quelque sorte dans l'angle externe de l'orbite. Quand, lui faisant suivre les mouvements de mon index, je voulais l'attirer en dedans, il s'arrêtait à la ligne médiane ; quand je voulais le faire porter en haut, l'axe transversal de la pupille devenait parallèle à l'axe transversal de l'orbite, mais ne le dépassait pas. La pupille était dilatée d'une manière évidente, mais ce n'était pas une de ces mydriases excessives dans lesquelles l'iris est réduit à un anneau filiforme.

La pupille me parut très-peu mobile. Je n'observai pas d'oscillations sensibles dans son diamètre, mais je ne puis pas affirmer qu'il n'y en avait pas.

La malade était sans fièvre ; cependant elle avait soif et peu d'appétit.

Je lui prescrivis un vésicatoire sur la région frontale droite, des sinapismes, un verre d'eau de Pullna, des potages.

Le 14, le mal de tête a diminué, cependant il s'est fait sentir encore dans la soirée avec le même caractère d'élancements ou plutôt de battements douloureux retentissant dans la région surcilière droite. Cette douleur avait paru un moment partir du coccyx pour s'irradier dans la tête. Sinapismes, eau de Pullna.

Le 15, à la même heure, la vieille douleur dans le front et le sinciput.

Je prescrivis deux suppositoires avec 25 centigrammes d'aloès et une mouche de Milan sur le front ; sinapismes dans la soirée.

Le 16, on appliqua la mouche de Milan ; les douleurs et la paralysie persistèrent.

Le 18 au matin, la malade avait mieux dormi que les nuits précédentes et avait moins souffert, quand tout à coup elle pousse un cri en disant : « Ah ! ma nuque ! mon front !... », indiquant les deux côtés de la tête et non plus seulement le côté droit comme précédemment. Puis, quelque temps après, elle pousse un autre cri en se plaignant de ses reins, et bientôt elle perd toute connaissance et toute faculté locomotrice.

Quand j'arrivai, elle était couchée sur le dos, les deux paupières fermées, la bouche également fermée, peut-être un peu déviée à gauche, le teint pâle ; la respiration était stertoreuse, régulière, plus costale que diaphragmatique, par moments un peu bulleuse ; les membres étaient immobiles, demi-fléchis, sans roideur, offrant plutôt l'attitude du sommeil que celle de la paralysie ; les excitations de la peau les plus énergiques ne provoquaient aucun mouvement, ne modifiaient même pas le rhythme respiratoire ; le pouls était assez développé, régulier (100 pulsations environ) ; la peau était chaude, humide, très-légèrement visqueuse.

Le soir, même état, la respiration est plus bulleuse.

La malade ne succombe que le lendemain 19, à deux heures.

La localisation du travail morbide n'offre pas dans ce cas de grandes difficultés ; le trouble fonctionnel se trouve exactement limité dans la troisième paire, jusqu'à l'acte final qui exprime par l'annihilation brusque et complète de toute intelligence, de toute sensibilité, de toute faculté motrice, la lésion soudaine, étendue et profonde d'une partie centrale de l'encéphale : la protubérance ou la moelle allongée. Il est plus malaisé de déterminer le mode de ce travail morbide, les conditions pathogéniques qui l'ont développé.

Le nerf moteur oculaire commun a dû être primitivement lésé après son émergence de la protubérance. On ne comprendrait pas une lésion de celle-ci attaquant exclusivement les tubes nerveux de la deuxième paire et respectant toutes les fibres voisines. La cause morbide a donc dû agir sur lui entre les pédoncules cérébraux sans intéresser ceux-ci ; et d'une autre part, cette action morbide était d'une nature telle qu'elle put se généraliser et en un instant envahir toute la protubérance ; cette action n'était pas de celles qui évoluent lentement, graduellement, la soudaineté est le caractère de chacun des actes de la maladie ; — les vomissements, la céphalée, un délire de quelques heures marquent le premier, la céphalée seule persiste, puis après une exacerbation imprévue de ce symptôme, la troisième paire est paralysée ; cette paralysie persiste pendant cinq jours avec une céphalalgie plus intense et plus opiniâtre, le sixième une horrible douleur éclate dans la tête, retentit dans la nuque et dans la région lombaire ; puis toute manifestation de la vie de relation est interrompue.

Ces battements de cœur et les mouvements des parois thoraciques témoignent seuls d'une action nerveuse. Quand on réfléchit aux rapports du nerf moteur oculaire commun, situé et encadré entre trois artères importantes : la cérébelleuse supérieure en arrière, le tronc basilaire en dedans, la cérébrale postérieure en avant, la supposition d'un anévrysme d'un de ces vaisseaux est celle qui semble le mieux satisfaire à toutes les données du problème, qui semble expliquer le mieux la marche et la nature des phénomènes morbides. Ces douleurs de tête, qui pendant deux ans se faisaient sentir dans l'acte expirateur de la toux, pourraient être le résultat de la dilatation brusque de la tumeur et de sa pression sur la base du cerveau.

La douleur soudaine du 31 octobre pourrait dépendre d'une expansion brusque de la poche artérielle ou d'une congestion méningée provoquée par son action irritante ; huit jours plus tard, un nouveau progrès de la lésion aurait pu amener la compression de la troisième paire, et enfin, dans cette hypothèse, la rupture de l'anévrysme pourrait expliquer les accidents ultimes en produisant à la fois peut-être la compression et l'ischémie de la protubérance et de la moelle allongée ; l'hémorrhagie me semble expliquer mieux que tout autre processus la brusquerie et la saccade du travail morbide.

D'une autre part, le siége fixe de la douleur semblait indiquer antérieurement à cette hémorrhagie une lésion localisée, et si l'isochronisme des élancements douloureux avec les pulsations artérielles signifiait seulement que les nerfs douloureusement stimulés étaient contigus à des artères, il s'accorderait parfaitement avec l'existence d'un anévrysme.

L'intégrité de la vision, ou plutôt son égalité des deux côtés, ne permet pas de supposer qu'il existe une tumeur de la base du crâne, et au voisinage des nerfs optiques. Du reste, on aurait trouvé alors une névrite optique. Resterait à savoir si toutes les tumeurs ont une égale puissance pour faire naître cette complication, et si celle-ci ne se rattache pas plutôt aux productions morbides dont un processus inflammatoire accompagne l'évolution, comme les gommes syphilitiques.

PÉRINÉVRITE OPTIQUE

ET APOPLEXIE RÉTINIENNE (1).

Sommaire. — Observation de périnévrite optique double avec apoplexies de la rétine liées probablement à une fièvre larvée.
Guérison par le sulfate de quinine.

Le miasme qui produit la fièvre intermittente peut causer, comme on le sait, des troubles morbides extrêmement variés ; la forme congestive est une des manifestations les plus communes de l'intoxication palustre; ces congestions aboutissent quelquefois à des phlegmasies ou à des hémorrhagies. Voici, je crois, un exemple d'une localisation assez rare du travail congestif, dû à l'impaludisme.

M. T..., âgé de vingt-deux ans, élève de l'École normale supérieure, a toujours joui d'une bonne santé ; il est bien constitué, et quoique originaire d'un pays marécageux, dans le voisinage d'Orléans, il n'avait jamais subi d'attaque de fièvre intermittente; il se rappelle que les derniers jours de ses vacances, au commencement d'octobre, il avait été se promener le soir dans une prairie marécageuse, et qu'il y avait éprouvé une sensation légère de froid humide.

Le 25 octobre 1869, il se présente à l'infirmerie, accusant des maux de tête violents, qui persistaient depuis plusieurs jours, et étaient accompagnés dans la journée de nausées et de vomissements : l'appétit faisait défaut, la langue était saburrale, le ventre constipé. Je prescrivis un purgatif, et après l'usage des amers, les douleurs n'ayant pas été modifiées par ce traitement et la langue ne s'étant pas nettoyée, j'espérai qu'un vomitif serait plus efficace. Le malade prit, en trois doses, un gramme et demi d'ipéca : à partir de ce moment, les douleurs, qui étaient presque continues, devinrent intermittentes et périodiques ; elles revenaient tous les soirs vers cinq ou six heures; le malade s'apercevait en même temps d'un trouble de la vision dont il ne me parla pas, croyant qu'il était sous la dépendance de la céphalalgie.

(1) Leçon publiée dans le *Journal d'ophthalmologie* du docteur Galezowski. 1872.

En présence de ces phénomènes, je pensai que j'avais affaire à une intoxication palustre, compliquée, comme cela est si fréquent, d'embarras gastrique; que la prédominance de cette complication avait changé les allures naturelles de la maladie, et par son intensité persistante, avait rendu continue une céphalalgie à tendance intermittente; le vomitif, en éliminant, ou du moins en atténuant beaucoup cet élément gastrique, avait démasqué l'intermittence à laquelle devait actuellement s'adresser la médication. En conséquence, je fis prendre au malade, pendant trois matins consécutifs, un demi-gramme de sulfate de quinine en une seule prise : les douleurs ayant diminué sans disparaître, je portai la dose à 75 centigrammes; la céphalée se montra alors en tierce, très-atténuée; je continuai le sel quinique à la même dose, tous les deux jours, jusqu'à extinction complète de la douleur. Ce fut alors que le malade me parla du trouble de la vue, qui n'avait pas cessé, comme il l'espérait, avec la céphalalgie et qui s'était même aggravé.

Inquiet de cette amblyopie qui empêchait le malade de se livrer à ses occupations, et soupçonnant quelque altération des membranes oculaires, je pratiquai, avec mon honorable confrère et ami le docteur Galezowski, l'examen ophthalmoscopique de l'œil. Voici ce que nous constatâmes : Le malade avait les pupilles larges et peu contractiles; avec l'œil droit, il pouvait difficilement lire le n° 2 de l'échelle typographique, tandis que son œil gauche distinguait à peine le n° 7. Le même œil distinguait aussi difficilement les nuances n° 1 et n° 5 de l'échelle chromatique. L'ophthalmoscope fit reconnaître dans les deux yeux l'existence d'une périnévrite optique avec atrophie choroïdienne disséminée.

Pour combattre cette complication, nous convînmes de faire appliquer quatre sangsues derrière chaque oreille, de faire des frictions, trois fois par jour, sur le front et sur les tempes avec de l'onguent napolitain, et persuadé que l'impaludisme était derrière cette manifestation à forme congestive, je continuai l'emploi du sulfate de quinine.

Huit jours après, le 18 novembre, nous examinons de nouveau le malade avec l'ophthalmoscope, et nous constatons une amélioration sensible dans l'œil gauche; mais dans l'œil droit un nouveau phénomène s'est produit : ce sont des apoplexies multiples dans la rétine, au pourtour de la pupille et dans la *macula*. Une tache apoplectique se montre aussi dans la *macula* de l'œil gauche, la vision était plus altérée qu'elle ne l'avait jamais été, le malade voyait les objets brisés; les lettres et les lignes droites lui semblaient ondulées. Malgré cette aggravation, l'indication ne me parut pas modifiée, je vis là une phase plus avancée d'un processus qui avait débuté sous l'influence miasmatique; je crus qu'il était d'une extrême importance d'obtenir la répression complète et de prévenir le retour de cet élément intermittent qui ramènerait dans l'œil, presque certainement, une nouvelle fluxion congestive. Nous convînmes donc d'insister sur l'emploi du sulfate de quinine et de continuer les onctions mercurielles ; cette médication eut les plus heureux effets ; l'état de la vision ne tarda pas à s'améliorer.

Le 12 décembre, nous constatâmes, avec l'ophthalmoscope, la disparition des hémorrhagies rétiniennes ; il ne restait que de très-légères suffusions sanguines dans la région de la *macula* ; l'infiltration séreuse péri-papillaire avait complétement disparu. Après avoir été soumis, pendant un mois encore, à la médication quinique, dont les doses furent graduellement éloignées à des intervalles de plus en plus longs, ce jeune homme fut examiné de nouveau ; toutes les traces d'altération de la papille et de la rétine avaient disparu. Seules, les atrophies choroïdiennes persistaient ; mais nous nous sommes demandé si elles avaient été contemporaines des autres lésions oculaires, ou si elles n'étaient pas de date plus ancienne.

La vision de l'œil droit est complétement normale, l'œil gauche distingue les caractères les plus fins de l'échelle, mais comme voilés d'une légère ombre, et les lignes paraissent encore un peu ondulées, ce qui n'empêche pas le malade de se livrer à ses travaux habituels.

Cette observation est intéressante par la localisation de la fluxion congestive dans les organes de la vision. Je n'en connais pas d'autre exemple : ce fait d'ailleurs se rattache, comme je le disais, à une des formes les plus communes des lésions impaludiques, la forme congestive. Dans la fièvre intermittente simple, le foie, la rate sont congestionnés ; dans les formes pernicieuses, le cerveau, le poumon, la moelle épinière, les organes digestifs peuvent être le siége de cette fluxion congestive ; il n'est pas rare qu'elle aboutisse à des hémorrhagies, qui se traduisent par des phénomènes hémiplégiques, par des hématémèses, par des pétéchies ; elle se transforme quelquefois en phlegmasies dont la marche est rémittente. Ici ces deux terminaisons de la congestion se sont trouvées réunies, ce n'est pas un fait exceptionnel ; il n'est pas très-rare de voir la pneumonie accompagner ou suivre l'hémorrhagie pulmonaire. Le phénomène initial des deux modes morbides est le même ; il n'est pas étonnant qu'il puisse aboutir dans l'une et l'autre direction.

Quant aux causes qui déterminent la localisation morbide sur tel ou tel point de l'organisme, on ne peut émettre que des hypothèses. Il est cependant permis d'admettre qu'une stimulation anomale d'un organe puisse y déterminer la localisation de l'action morbide.

Il n'est pas rare de voir chez un goutteux une chute, une violence extérieure amener l'explosion d'un accès de goutte, imminent sans doute, et qui commence par les articulations contusionnées. Une émotion morale vive peut favoriser la fluxion rhumatismale sur l'encéphale ; pourquoi n'en serait-il pas de même de cette disposition congestive qui succède si souvent à l'intoxication palustre ? Peut-être alors pourrions-nous trouver une cause occasionnelle à la fluxion oculaire, dans les études prolongées auxquelles ce jeune homme se livrait, luttant, pendant les premiers jours de sa maladie, contre la céphalalgie et imposant à ses yeux un travail plus douloureux et plus pénible. C'est, je le répète, une hypothèse, mais hypothèse qui n'est pas dénuée de vraisemblance, et qui s'appuie sur de nombreuses analogies. L'effet du traitement institué me paraît justifier l'opinion que je m'étais formée sur la nature du mal. Quelle autre cause pourrait-on assigner à cette périnévrite habituellement symptomatique, d'une méningite de la base, ou d'une tumeur de l'encéphale ? Malgré l'intensité de la céphalalgie, je n'ai jamais pensé à la possibilité d'une méningite, encore bien moins à celle d'une tumeur. Sous l'influence du sulfate de quinine, la périnévrite diminue ; mais en même temps des hémorrhagies rétiniennes ôtent au malade tout le bénéfice de cette amélioration, et quoiqu'il ne souffre plus, il voit plus mal. Quelle part a pu avoir, dans la production de ces hémorrhagies, l'action vaso-motrice du sel quinique sur des vaisseaux malades et congestionnés ? C'est ce que je ne déciderai pas. — Il est certain que l'extravasation sanguine a coïncidé avec une diminution apparente du travail inflammatoire. J'ai dit quelles raisons avaient motivé ma persistance dans l'emploi de cette médication, et je crois qu'ici la curation a confirmé, si elle n'a pas démontré, la nature de la maladie.

TUMEUR DU CERVELET (1).

Sommaire. — Observation de gliome kystique du cervelet. Symptômes : vertiges, ramollissements, troubles sensoriels. — Signes ophthalmo-scopiques (névrite et périnévrite optiques). — Diplopie.— Troubles de la locomotion, accès épileptiformes. — Mort. — Réflexions.

Obs. I. — B... B..., âgé de dix-sept ans, garçon de cuisine, entra dans service le 13 octobre 1868. Il est né à Valnejols, dans le département du Cantal. Il était en bas-âge quand il perdit son père, et n'a aucun renseigne-ment sur sa santé ; il ne connaît pas d'antécédents morbides dans sa ligne paternelle.

Sa mère et deux de ses tantes maternelles souffrent souvent de maux de tête compliqués de vomissements, c'est-à-dire de migraines.

Pendant sa première enfance, il a toujours été délicat ; il n'a eu cepen-dant ni engorgements ganglionnaires, ni ophthalmies prolongées, ni écoule-ments d'oreilles. A trois ans, il se rappelle avoir eu une affection du cuir chevelu, qui n'a pas entraîné d'alopécie. A l'âge de cinq ans, il fut atteint de dysentérie.

Vers l'âge de treize ans, il contracta l'habitude de la masturbation. Il s'y livrait tous les deux ou trois jours, et quelquefois trois et quatre fois dans la même journée. Il est venu à Paris en avril 1867. A ce moment, sa santé générale était bonne encore, malgré ses excès ; cependant déjà, quand il regardait fixément les maisons, elles paraissaient se mouvoir : c'était déjà une forme de vertige. Il ne pouvait pas renverser la tête en arrière et *regarder en haut sans éprouver des étourdissements.* J'insiste sur ce phénomène, que j'ai constaté depuis dans plusieurs cas de tumeurs encéphaliques. Il avait aussi de temps en temps des vomissements bilieux. Sujet aux épistaxis avant son arrivée à Paris, il n'en a pas eu depuis cette époque. A partir du mois d'avril 1868, ces vomissements devinrent plus fréquents ; ils surve-naient tous les huit ou quinze jours, se montraient généralement le matin et se répétaient quelquefois dans la journée. Rarement il vomissait des ali-ments. A part ces accidents, les fonctions digestives s'accomplissaient très-régulièrement.

(1) Extrait de leçons cliniques faites à l'Hôtel-Dieu en 1869, et publiées dans la *Gazette hebdomadaire de médecine et de chirurgie* (1871).

A la même époque, il éprouva une céphalalgie frontale qui se faisait sentir surtout le matin, en même temps que les vomissements. Des tintements se faisaient parfois entendre dans son oreille droite.

De temps à autre il était pris de vertiges, et alors il était en danger de tomber s'il ne s'appuyait sur quelques-uns des objets qui l'environnaient; il ne perdait pas complétement connaissance, mais cependant il y avait du trouble dans ses idées. Du reste, pas de mouvements convulsifs, pas d'écume à la bouche, pas de morsure à la langue. Quelquefois, après ces crises, il éprouva un peu de difficulté dans la parole; cette circonstance, jointe aux légers troubles intellectuels qui accompagnaient ces accidents, ne permettait guère de méconnaître le caractère comitial de ces vertiges.

A partir du 15 juillet, les vomissements deviennent plus fréquents, offrant toujours le caractère bilieux; ils se répètent presque tous les jours. Il a parfois de simples nausées. L'appétit cependant persiste et les fonctions intestinales ne sont pas troublées. La céphalalgie est devenue plus intense; il compare cette douleur à une piqûre rapide et profonde, ou à une étincelle venant le brûler au milieu du front, d'autres fois à l'occiput. Les vertiges ont augmenté. Ceux qu'il éprouve quand il regarde de bas en haut sont surtout beaucoup plus intenses. Quand il appuie ses pieds sur le sol, il lui semble parfois que la terre se soulève et l'empêche d'avancer.

Les tintements d'oreille continuent.

Il éprouve aussi quelquefois, quand il est couché, une sensation pénible à l'épigastre, comme si son estomac se soulevait.

Vers le 1er octobre, il s'aperçut que sa vue se troublait; quand il passait d'un lieu sombre dans un lieu très-éclairé, il restait quelque temps sans pouvoir rien distinguer. Il y avait un trouble dans l'accommodation des yeux à l'intensité de la lumière. En même temps existaient d'autres troubles de la vision. Ainsi parfois le malade voyait double; d'autres fois il ne voyait que la moitié des objets; souvent des mouches volantes troublaient le champ de la vision. Ces troubles étaient plus accentués dans l'œil droit que dans l'œil gauche.

Les jambes étaient faibles; il ne s'était pas aperçu que cette faiblesse fût plus prononcée d'un côté que de l'autre.

Les organes digestifs conservaient leur activité normale; rarement il avait un peu de diarrhée. Effrayé de ces accidents, il s'est livré un peu moins souvent à ses mauvaises habitudes, deux fois par semaine environ, et depuis le mois de septembre il affirme y avoir entièrement renoncé.

Les phénomènes morbides que nous venons de décrire devenant de plus prononcés, ce jeune garçon demande un lit à l'Hôtel-Dieu le 13 octobre. Les troubles de la vision étaient beaucoup plus prononcés; les mouches s'étaient étendues en nuages et rendaient la vision beaucoup plus imparfaite; parfois il avait la sensation d'étincelles brillantes qui l'éblouissaient

par leur éclat. Il avait perdu l'appréciation des distances ; les objets lu
paraissaient plus près ou plus loin qu'ils n'étaient réellement. L'œil droi
était toujours le plus affecté. Les bruissements perçus dans l'oreille avaien
augmenté ; ils n'étaient pas constants ; ils étaient plus forts quand le malad
était couché. La céphalalgie était plus vive, presque continuelle, avec exa
cerbations ; elle augmentait aussi par le décubitus horizontal. Le malad
accusait de la faiblesse dans la marche. A son entrée, le 13 octobre, nou
sommes frappé de la pâleur anémique de son teint. Sa face est bouffie
décolorée, et ses formes molles, arrondies, accusent une disposition lym
phatique. Sa marche est lente, titubante, incertaine ; il est forcé de se servi
d'un bâton. Quand il marche, ses yeux sont tournés en haut et il ne voi
les obstacles que quand il les approche de très-près. Ses pupilles sont dilatées, mais contractiles. Quand on l'engage à se tenir sur la jambe droite, il l
fait, quoiqué avec difficulté ; il ne peut pas, au contraire, se tenir sur l
jambe gauche. Ainsi ses deux membres inférieurs sont affaiblis, mais l
gauche plus que le droit. La motilité avait aussi diminué dans les membre
supérieurs. Il n'accuse ni fourmillements, ni picotements dans la peau. Pa
d'anesthésie appréciable. Il bégaye un peu, mais il assure que cet embarra
de la parole est congénital.

Son intelligence paraît intacte ; il répond très-nettement aux question
qu'on lui adresse. Il dit que la mémoire des faits récents est affaiblie, mai
qu'il a un souvenir très-présent de tout ce qui s'est passé avant sa maladie
Son caractère est devenu irritable. Le cœur et le poumon ne présenten
aucune lésion appréciable.

Ses urines ne renferment pas d'albumine.

Pendant quelques semaines après son entrée à l'hôpital, les vomissement
cessèrent ; mais il eut plusieurs vertiges avec perte de connaissance, et le
troubles de la vue s'aggravaient d'une manière continue ; les mouche
s'agrandissaient et se multipliaient : il voyait des images colorées, bleues ou
rouges, et ces anomalies de la vue se montraient de plus en plus fréquentes.
Je priai alors M. le docteur Galezowski, qui le premier en France a étudié
les rapports des lésions oculaires avec les affections cérébrales, de vouloir
bien pratiquer devant nous l'examen des yeux de ce jeune homme avec
l'ingénieux ophthalmoscope dont il est l'inventeur, et il nous fit constater
les caractères de cette affection désignée sous le nom de névrite optique et
de névro-rétinite. Nous avons trouvé les deux rétines injectées, leurs vaisseaux et ceux du nerf optique sont volumineux et gorgés de sang. Sur la
papille droite, nous avons observé de petites taches blanchâtres produits d'un
exsudat, et en outre cette papille était le siége d'une infiltration séreuse qui
se répandait sur les parties voisines de la rétine. Ces lésions caractérisaient
une névro-rétinite.

Dans l'œil gauche, la rétine était intacte, et il y avait simplement une névrite optique. Les deux papilles étaient fortement boursouflées et faisaient relief.

En présence de ces lésions, M. Galezowski pensa qu'il y avait chez ce malade une méningite ou une tumeur cérébrale. L'ensemble symptomatique ne permettait pas de s'arrêter à la première hypothèse ; il s'accordait parfaitement avec la seconde, et nous acceptâmes ce diagnostic. D'une autre part, les vertiges comitiaux, les vomissements fréquents, les douleurs à l'occiput, la titubance et l'incoordination des mouvements, l'absence de phénomènes hémiplégiques bien accentués, et de paralysie d'autres nerfs cérébraux, permettaient de placer le siége de cette tumeur à la base de l'encéphale, vers le cervelet, au voisinage des tubercules quadrijumeaux et des pédoncules cérébelleux.

Dans les premiers jours de décembre, les phénomènes s'aggravent. L'hésitation de la parole augmente ; la vue s'obscurcit de plus en plus ; les troubles moteurs sont plus accentués : le jeune malade a peine à marcher et à se diriger sans aide.

La céphalalgie, devenue très-violente, s'est localisée dans le côté droit du front ; il n'éprouve aucune douleur dans le reste de la face ni dans les régions temporales. Des éblouissements et des étourdissements surviennent immédiatement, et beaucoup plus intenses qu'auparavant, quand il regarde en haut en renversant la tête en arrière.

Les attaques vertigineuses se sont reproduites avec un caractère épileptique plus prononcé, sans qu'il y ait cependant ni écume à la bouche, ni morsure de la langue.

Le 30 novembre, la vue est presque complétement abolie ; à peine peut-il distinguer les fenêtres de l'espace qui les sépare. Il ressent dans le front des douleurs contuses. Il a très-souvent des vertiges ; il croit voir des arcs-en-ciel et des lumières de diverses couleurs ; très-souvent des fusées d'étincelles passent devant ses yeux ; les objets qu'il fixe lui paraissent doubles ou triples.

28 décembre. — Depuis huit jours, le malade n'a aucune perception par la vue des objets extérieurs ; il a devant les yeux comme un soleil rouge. Les vomissements sont revenus. Les vertiges persistent avec des bourdonnements dans l'oreille droite.

Le bras gauche est manifestement plus faible que le droit. La papille droite, examinée à l'ophthalmoscope, a pâli : ses artères s'atrophient, elles apparaissent comme des filaments blanchâtres ou des vaisseaux lymphatiques ; les globules ne les pénètrent plus (1).

Le diagnostic se confirmait et notre conviction sur la nature du mal nous ôtait tout espoir d'une intervention efficace. On ne pouvait admettre que la

_____

(1) Cette première partie de l'observation a été recueillie par le docteur Herbert de Londres, interne du service.

tumeur encéphalique fût de celles qui peuvent disparaître, comme les gommes syphilitiques ; mais comme les tumeurs encéphaliques, quelle que soit leur nature, peuvent déterminer dans leur voisinage un processus congestif, et comme d'ailleurs je ne voulais pas désespérer ce pauvre enfant par une inaction absolue, je lui avais fait appliquer avec le caustique de Vienne de petits cautères à la nuque, qu'on renouvelait quand ils se séchaient ; je lui faisais prendre des toniques et de petites doses d'iodure de potassium pour stimuler les fonctions nutritives.

Au commencement de janvier, la cécité était absolue (1) : le malade ne distinguait pas le jour de la nuit. Les vomissements se répétaient tous les jours et même plusieurs fois par jour.

Depuis quelque temps l'attitude du malade était toute spéciale, sa tête était inclinée à droite, et si l'on essayait de le faire tenir debout, son corps tout entier se penchait de ce côté.

Les urines contenaient une petite quantité d'albumine.

L'examen ophthalmoscopique montra que sur l'œil gauche la papille était masquée par une arborisation vasculaire très-développée (névrite simple).

Sur l'œil droit, la papille était déformée ; on apercevait autour une auréole blanche, pâle, au niveau de laquelle les vaisseaux rétiniens étaient brusquement interrompus. Les vaisseaux de la papille étaient à peu près vides (névro-rétinite).

Le mois suivant, la douleur de tête devint intolérable, elle arrachait des plaintes au malade ; elle avait son siége entre les deux sourcils. L'amaurose était double et complète ; les vomissements fréquents, quotidiens, incoercibles. Ce jeune homme succomba subitement le 21 février, sans fièvre, sans délire, et sans aucun phénomène précurseur.

Autopsie pratiquée le 23 février par M. Labadie-Lagrave. — La périphérie du cerveau, recouverte de ses membranes, présente une injection vive de la pie-mère.

Les corpuscules de Pacchioni, considérablement hypertrophiés, sont semés le long de la grande circonférence de la faux du cerveau, et ont produit sur la partie correspondante de la voûte crânienne des dépressions manifestes.

La surface interne des os du crâne présente un aspect rugueux et dépoli, surtout au niveau des fosses occipitales. La surface de la dure-mère est parsemée de petits points blanchâtres, irréguliers, un peu saillants, offrant l'aspect de concrétions calcaires.

Le volume du cerveau paraît sensiblement augmenté ; sa forme est régulière ; le lobe droit semble un peu plus volumineux que le gauche.

Les circonvolutions cérébrales sont affaissées, comme comprimées.

______

(1) Cette seconde partie de l'observation a été recueillie par M. Labadie-Lagrave, interne du service.

Cerveau. La face inférieure du cerveau nous offre, au niveau de l'infundibulum, une saillie notable du plancher du ventricule moyen, une incision à ce niveau donne issue à 80 grammes de sérosité incolore.

Cervelet. A la face inférieure de l'hémisphère cérébelleux gauche, on aperçoit une tumeur blanchâtre, aux reflets opalins, bosselée, de consistance pâteuse avec quelques petits noyaux durs. Cette tumeur, à peu près piriforme, a sa grosse extrémité en arrière; l'extrémité antérieure en forme de pointe suit le bord des pyramides latérales du bulbe, et est circonscrite en dehors par le pédoncule cérébelleux moyen, en avant par le pont de Varole.

La consistance de la pulpe cérébrale est considérablement diminuée; un filet d'eau suffit pour la désagréger; la masse encéphalique pesait 1420 grammes, abstraction faite des 80 grammes de liquide écoulé.

La tumeur du cervelet a pris naissance dans l'hémisphère cérébelleux gauche, et envoie un prolongement dans l'hémisphère droit en passant au-dessus du bulbe et du plancher du quatrième ventricule. La partie droite du bulbe est comprimée par cette tumeur et a subi à ce niveau un certain degré de ramollissement, la forme générale de la moelle allongée est modifiée. Elle est à peu près intacte du côté gauche. A droite, la partie de la tumeur qui se prolonge au niveau du bord antérieur de l'hémisphère cérébelleux droit semble pénétrer dans son intérieur.

De ce côté, la surface de la tumeur n'est pas nettement délimitée, elle se confond avec le tissu cérébelleux.

Sur le bord antérieur du lobule du pneumogastrique gauche, complétement envahi par cette production morbide, on voit un point opalin, dépressible, et ressemblant à l'enveloppe d'un kyste séreux.

L'incision de cette tumeur fait constater, en effet, qu'elle est constituée par un kyste.

Examinée à l'état frais, la tumeur présente une vascularisation et une consistance plus considérables que celles de la pulpe cérébelleuse environnante, dans laquelle elle se perd, sans délimitation bien marquée, notamment du côté de la substance grise du cervelet. La couleur est d'un gris rosé en certains points, d'un blanc bleuâtre en d'autres.

Cette tumeur est composée de deux parties : l'une, de la forme et du volume d'une petite poire, dure, bosselée et comme mamelonnée à sa surface; l'autre est constituée par un kyste dont la paroi paraît être formée par la substance nerveuse refoulée et comme tassée. On n'y trouve en effet aucune enveloppe de tissu cellulaire.

Ce kyste, du volume d'un petit œuf de poule, renferme une sérosité claire et limpide, légèrement filante.

L'examen de la tumeur, après son durcissement dans une solution d'acide chromique, montre de nombreux vaisseaux à parois épaisses formant des tractus résistants. La substance fondamentale offre en certains points un aspect finement fibrillaire et d'une consistance lardacée ; en d'autres, au contraire, elle est ramollie, presque diffluente, surtout au centre de la tumeur.

A l'aide du microscope, on constate la présence d'un grand nombre de cellules, les unes rondes, les autres étoilées ou fusiformes, et de noyaux sphériques ou ovoïdes, finement granuleux, soit libres, soit inclus dans les cellules. Ces derniers éléments sont semblables par leur forme et par leurs dimensions à ceux de la couche granuleuse de la rétine et rappellent ceux que M. le professeur Robin a décrits sous le nom de myélocytes ; mais à un examen plus attentif, on peut apercevoir un certain nombre de ces cellules qui présentent de fins prolongements anastomosés avec ceux des cellules voisines et constituent un réticulum semblable à celui de la névroglie.

Les éléments pris dans la partie centrale et ramollie de la tumeur sont constitués par des cellules en voie de dégénérescence granulo-graisseuse et par de nombreuses granulations disséminées sous le champ du microscope.

Le liquide contenu dans la poche kystique renferme de nombreux granules graisseux avec des corps de Gluge et quelques cristaux de cholestérine.

Cette tumeur nous paraît donc devoir être rapprochée par sa constitution anatomique de celles que M. Virchow a décrites sous le nom de *gliômes*. Ce serait donc un gliôme en voie de dégénérescence granulo-graisseuse ayant subi en partie la transformation kystique.

Les ventricules latéraux sont remplis de liquide séreux. Le ventricule droit est distendu, agrandi, et aux dépens de la pulpe cérébrale qui forme autour de lui une couche moins épaisse de ce côté que du côté opposé. Le prolongement occipital a doublé de volume.

Les parois ventriculaires sont sillonnées par des vaisseaux.

La consistance du chiasma est augmentée ; il paraît sclérosé.

A la coupe, le cerveau est anémié ; il est comme infiltré de sérosité. Les anfractuosités sont peu profondes et tendent à s'effacer. La substance grise semble avoir diminué d'épaisseur. Les méninges, adhérentes dans plusieurs points, entraînent avec elles, quand on les enlève, de la pulpe cérébrale.

Les nerfs optiques son jaunes, durs, sensiblement sclérosés.

La rétine paraît plus blanche que dans l'état normal.

Les poumons sont congestionnés, le cœur sain, sans caillots dans ses cavités.

Les reins, également congestionnés, sont rouges, doublés de volume des deux côtés.

Ainsi, le premier phénomène morbide perçu par ce malade c'est le vertige, mais dans des conditions spéciales : il l'éprouvait surtout quand il regardait en haut en renversant la tête en arrière. J'ai dit l'importance que j'attachais à ce caractère étiologique du vertige : dans plusieurs cas de tumeur occupant la base de l'encéphale, j'ai observé ce phénomène. Je suis convaincu qu'on l'observe également dans des vertiges nerveux ; mais rapprochée d'autres symptômes, cette circonstance peut avoir de la valeur pour le diagnostic. Ce vertige survenait d'ailleurs dans d'autres conditions ; puis sur cette disposition au vertige qu'on pourrait appeler *commun*, se dessinaient des attaques de vertige plus intense, dans lesquelles le malade perdait l'équilibre, et qui étaient suivies de troubles intellectuels et d'embarras de la parole. Ces attaques, dont la nature pouvait être indécise au début, prirent bientôt la forme de vertige épileptique ; et dans le cas où d'autres signes porteraient à admettre une lésion cérébrale, elles pouvaient conduire à localiser dans le voisinage du bulbe le siége de cette lésion. Il y a quelques années, chez une femme syphilitique, l'existence d'attaques d'épilepsie comme phénomène dominant de la maladie me fit diagnostiquer une tumeur syphilitique de l'apophyse basilaire ; cette femme succomba dans une de ces attaques, et l'autopsie confirma mes prévisions.

Après les vertiges, le premier trouble fonctionnel qui éclata fut le vomissement ; ce symptôme de début, suspendu seulement pendant quelques jours après l'entrée du malade à l'hôpital, a persisté jusqu'à la mort.

Il y a une connexion entre le vertige et la nausée : le vertige porté à un certain degré entraîne habituellement la nausée et quelquefois le vomissement. Le lien physiologique de cette connexion n'est pas encore déterminé. Chez notre malade, les lésions trouvées vers l'origine du pneumogastrique pourraient être invoquées ; mais le phénomène est trop général pour qu'on se contente de cette explication. Ce qui n'est pas moins à noter, c'est que les vomissements étaient bilieux, très-rarement alimentaires. Les contractions du diaphragme faisaient-elles simplement refluer la bile dans l'estomac ? Je suis disposé à l'admettre. Aucun autre phénomène n'autorisait à soupçonner un trouble de la sécrétion biliaire.

Si j'ai cru devoir rappeler la connexion pathologique du vomissement et du vertige, je ne prétends pas qu'il y eût chez notre malade un rapport direct entre ces deux actes morbides ; ils se montraient indépendants l'un de l'autre dans leur manifestation. Le vomissement d'ailleurs était en rapport avec le siége présumé de la lésion. M. le docteur Hillairet en a signalé la fréquence dans les affections cérébelleuses.

On peut se demander aussi jusqu'à quel point ce siége n'a pas pu disposer cet enfant à ces déplorables habitudes auxquelles il se livrait avec tant de fureur. L'incitation anomale produite par cette tumeur avait bien pu, avant qu'elle ne se révélât par d'autres troubles fonctionnels, amener une excitation génésique servant de provocation, sinon de justification à ses excès.

Ce travail lent accompli dans l'encéphale, et dont il nous est impossible de fixer le point de départ, en même temps qu'il s'exprimait par des vertiges et des vomissements, a été accompagné de céphalalgie. Cette céphalalgie n'a été que passagèrement occipitale; elle a été le plus habituellement frontale avec prédominance dans le côté droit. Nous ne pouvons donc pas trouver un rapport bien saisissable entre le siége de la lésion et le siége de la douleur. Je suis certain que des lois fixes déterminent ce rapport, mais elles ne nous sont pas encore connues.

Le tintement d'oreilles se montrait également à droite; il témoigne très-probablement d'une stimulation anomale du nerf auditif de ce côté, car, comme je l'ai fait remarquer il y a bien longtemps (*Thèse inaugurale*, 1839), les incitations anomales des nerfs sensoriaux peuvent produire des sensations analogues à celles que provoquent leurs excitants naturels. Ainsi dans l'oreille on observe des tintements, dans la peau des fourmillements, dans l'œil des phénomènes lumineux, et notre malade nous en a offert les formes les plus variées. J'ai rencontré également cette sorte d'hallucination sensitive dans l'organe du goût (*Traité de l'angine glanduleuse*).

A mesure que la tumeur augmentait de volume, elle troublait dans leurs fonctions un plus grand nombre d'organes encéphaliques. Les tubercules quadrijumeaux sentirent à leur tour cette action perturbatrice, qui s'est manifestée alors par l'amblyopie, la pseudoblepsie, l'hémiopie, la diplopie, et dont l'examen ophthalmoscopique de l'œil est venu nous livrer des signes objectifs dans la névrite et la périnévrite qu'elle nous a fait constater. Je m'arrêterai un moment sur cette complication.

Tout le monde sait que le nerf optique est constitué par des tubes nerveux, émanation de l'encéphale, par un névrilème qui se continue avec la pie-mère et envoie des trabécules ou cloisons entre les divers faisceaux des tubes nerveux; enfin extérieurement une autre enveloppe, qui est le prolongement de la dure-mère, se confond en avant avec la sclérotique.

Son axe est parcouru par l'artère et la veine centrales qui ne sont destinées qu'à la nutrition de la rétine. Le tronc nerveux lui-même reçoit ses éléments nutritifs des capillaires de la pie-mère, comme M. le docteur Galezowski l'a démontré.

Le processus congestif s'est transmis successivement des tubercules quadrijumeaux aux nerfs optiques, mais, augmentant de volume, ceux-ci ont été étranglés par le trou sclérotical, qu'ils traversent. Cet étranglement a eu pour premier effet la vacuité des rameaux de l'artère centrale, effacée par cette compression, et la tuméfaction des veines, dont la circulation centripète se trouvait interrompue. Plus tard, les nerfs optiques ont subi un ramollissement progressif; ils se sont affaissés; la pupille s'est atrophiée et ses contours sont devenus irréguliers.

C'est pendant cette évolution morbide que ce malade a éprouvé toutes les sensations anomales de la vue que nous avons indiquées plus haut : bluettes, étincelles en gerbes, toutes les variétés de photophies, images multicolorées ou irisées, globes rouges fermant le champ de la vision, phénomène ultime et qui a accompagné la cécité complète.

J'ai dit qu'alors qu'il ne percevait déjà qu'incomplétement l'impression de la lumière, ce malade supportait mal le passage subit d'un milieu obscur à un milieu plus éclairé. Comme il y a une accommodation de l'œil aux distances, il y a une accommodation à l'intensité variée de la lumière à la gamme des tons lumineux. L'iris me paraît être l'instrument de cette accommodation en se contractant plus ou moins suivant que la lumière est plus ou moins vive; or, nous avons vu que chez notre malade l'iris était habituellement très-dilaté, par conséquent, sans être abolie, la contractilité des fibres circulaires de l'iris était altérée.

La diplopie s'expliquait par un trouble dans l'action musculaire des yeux; et la névrite ayant envahi plus tôt et ayant altéré le nerf optique gauche plus profondément et plus rapidement que le droit, on comprend l'hémiopie. On sait en effet que par la décussation des bandelettes optiques dans le chiasma, les parties synergiques des deux rétines sont en communication avec la même bandelette optique; ainsi, grâce à cette décussation partielle, la partie interne de la rétine droite et la partie externe de la rétine gauche, en rapport avec la moitié droite des images situées dans le champ visuel, se continuent avec la bandelette optique gauche, tandis que la partie externe de la rétine droite et la partie interne de la rétine gauche, destinées à recevoir la moitié gauche de ces images, sont l'épanouissement de la bandelette optique droite. On comprend donc que si la lésion est située derrière le chiasma et n'affecte qu'un des nerfs, il y ait hémiopie latérale.

M. le docteur Boussaut, dans une thèse très-remarquable sur les *rétinites secondaires* (1869), est arrivé à cette conclusion que la périnévrite ou névro-rétinite est caractéristique des lésions de l'encéphale, et en particulier des tumeurs du cerveau, parce que les tubes nerveux étant atteints dans leur origine, l'altération qu'ils subissent s'étend à la rétine ; tandis que dans les méningites l'inflammation se limite au nerf lui-même ou plutôt au tissu connectif qui entoure les tubes nerveux. La disposition vasculaire décrite par M. Galezowski peut nous expliquer cette dernière circonstance. On se rappelle que, d'après cet ophthalmologiste distingué, le névrilème et les trabécules reçoivent leurs éléments nutritifs des vaisseaux méningiens qui ne pénètrent pas dans la rétine.

Le travail morbide, franchissant la période congestive, a amené des hyperplasies et une prolifération de noyaux conjonctifs ; les nerfs optiques ont été sclérosés.

Les rapports de la tumeur avec le bulbe expliquent la faiblesse des membres, plus prononcée du côté droit, où le bulbe a subi une pression plus grande. Les troubles d'équilibration, la titubance, peuvent être imputés à la lésion cérébelleuse. Cette inclinaison constante de la tête et du tronc du côté droit peut dépendre de cette double lésion chez les hémiplégiques ; il n'est pas rare de voir le corps s'incliner du côté paralysé, et d'une autre part certaines lésions cérébelleuses peuvent produire dans la marche une propulsion latérale qui pourrait peut-être s'exprimer dans le repos par une inclinaison. Cette inclinaison a pu contribuer à l'accumulation plus considérable de la sérosité dans le ventricule droit et à la dilatation qu'il a subie. D'un autre côté, cette hydropisie interventriculaire, dont la pression excentrique a amené l'aplatissement des circonvolutions, a pu contribuer à l'affaiblissement des organes locomoteurs. Nous noterons enfin la coexistence de l'albuminurie avec la lésion du quatrième ventricule.

II.

TUMEUR SYPHILITIQUE DU CERVELET.

La nommée V... (Louise-Marie), âgée de trente-deux ans, passementière, entrait le 29 mai 1869 à l'Hôtel-Dieu ; elle est couchée au n° 32 de la salle Saint-Bernard.

Cette femme, de constitution faible, présente tous les attributs du tempérament lymphatique. Sa figure est d'un teint blanc pâle, avec une légère coloration rosée des pommettes ; le système veineux est très-développé chez elle et l'on peut remarquer, surtout au niveau des régions temporales, de nombreuses arborisations bleuâtres formées par les veines sous-cutanées.

Interrogée sur les antécédents héréditaires et constitutionnels, elle ne nous mentionne que peu de faits importants à relater. Son père, nous dit-elle, est mort à soixante-dix ans, après avoir joui d'une santé parfaite ; sa mère vit encore et se porte bien, après avoir eu dix enfants tous actuellement vivants. Une sœur de la malade, âgée de vingt-quatre ans, a très-souvent des migraines excessivement violentes. La malade n'a eu dans son enfance aucune manifestation scrofuleuse. Réglée à quinze ans, sa menstruation est toujours restée régulière. Elle a eu deux enfants et ses couches ont toujours été bonnes. Elle ne présente aucune manifestation tuberculeuse ni syphilitique, et malgré nos questions réitérées, elle nous affirme n'avoir jamais été atteinte de syphilis. Cette femme avait toujours été bien portante, lorsqu'il y a quatre ans environ, à la suite d'un très-vif chagrin éprouvé au moment de ses règles, celles-ci s'arrêtèrent brusquement, et de violentes douleurs de tête forcèrent la malade à entrer à l'hôpital, où elle passa six semaines. Peu de temps après sa sortie, apparurent des troubles oculaires qui devinrent de plus en plus accusés et furent suivis d'une paralysie du nerf moteur oculaire commun du côté gauche, comme on en peut juger par le récit même de la malade, qui nous retrace tous les symptômes de cette affection (prolapsus de la paupière, strabisme divergent, diplopie, dilatation de la pupille). Cette paralysie disparut complétement au bout de six mois, mais la céphalalgie persista et augmenta même d'intensité. Elle devint même telle que la malade entra à l'hôpital Saint-Louis, où elle resta deux mois. Le traitement ioduré auquel elle fut soumise amena un notable soulagement, et la céphalalgie disparut pendant trois mois.

Il y a six mois à peu près, les maux de tête reparurent avec une extrême intensité. Leur point de départ paraît avoir été la région sus-orbitaire gauche. De ce point la douleur irradiait dans les deux régions frontales. La céphalalgie était plus violente la nuit que le jour, et déterminait de cruelles insomnies. A peu près à la même époque ont débuté les vomissements, qui d'abord ne se montraient que tous les deux ou trois jours, surtout le matin, et qui depuis un mois sont devenus quotidiens. Un mois avant son entrée à l'hôpital, elle s'est aperçue de la diminution de ses forces musculaires. La marche est devenue difficile, et la station debout était quelquefois impossible. Dès qu'elle voulait marcher, nous dit-elle, elle éprouvait des vertiges, elle était obligée pour faire quelques pas de s'appuyer sur les objets qu'elle trouvait sous sa main.

Quinze jours avant son entrée à l'hôpital, la céphalalgie était devenue continuelle et intolérable, les vomissements incessants et la faiblesse telle, qu'elle avait été obligée de s'aliter.

Ces symptômes persistaient encore à son entrée à l'hôpital, aussi la malade se présente-t-elle à nous dans un état d'anémie profonde, que les douleurs et les insomnies, outre les troubles digestifs, suffisent aisément à expliquer.

Son attitude est singulière : la tête est portée en arrière, par la contraction des muscles postérieurs du cou ; on peut cependant lui imprimer des mouvements dans tous les sens, mais la flexion suivie d'une brusque extension en arrière, exaspère au plus haut point les douleurs.

Lorsqu'on invite la malade à porter sa tête en avant et à la maintenir pendant quelque temps dans cette position, elle éprouve le sentiment d'un poids considérable qui pèserait sur la région occipitale, et lorsqu'elle relève la tête elle est prise de vertiges. Ceux-ci se montrent également lorsqu'on fait lever la malade.

La pression de la région occipitale est très-douloureuse, ainsi que celle de la partie supérieure de la nuque.

On peut sentir à ce niveau un léger engorgement des ganglions post-cervicaux. La céphalalgie paraît être plus générale qu'à son entrée. Elle est profonde, continue, parfois exacerbante, et quoique générale, elle présente cependant des foyers de douleurs, au niveau des points sous-orbitaires du sinciput et des deux côtés de la région occipitale inférieure. La malade accuse en outre des bourdonnements et des tintements d'oreilles en même temps que l'ouïe est affaiblie ; elle peut cependant entendre le bruit d'une montre à une certaine distance.

Les pupilles sont inégalement dilatées ; celle du côté gauche offre une dilatation plus considérable que celle du côté opposé ; l'une et l'autre cependant sont également contractiles sous l'influence de la lumière. La vue est également troublée, la malade voit les objets enveloppés d'un léger brouillard ; elle éprouve aussi des sensations anomales purement subjectives ; en fixant un objet, elle le voit bientôt comme entouré d'anneaux irisés ; cependant ces troubles ne sont pas encore assez marqués pour l'empêcher de lire et de coudre ; mais elle est obligée de suspendre au bout de quelques instants soit sa lecture, soit ses travaux d'aiguille.

En faisant lever la malade, nous constatons les phénomènes caractéristiques qui nous mettent sur la voie du diagnostic. En effet, c'est avec peine qu'elle maintient son équilibre. La démarche est incertaine et titubante ; essaye-t-on de lui fermer les yeux, aussitôt elle chancelle et il lui est impossible de faire même un pas. Lorsqu'on l'engage à tourner sur elle-même, à peine son corps a-t-il exécuté une demi-circonvolution qu'elle s'affaisse et tombe aussitôt.

La sensibilité générale est partout intacte, et l'intelligence a conservé son intégrité normale.

Les fonctions digestives sont troublées, la langue est blanche et couverte d'un enduit épais ; la malade éprouve depuis plusieurs semaines une constipation opiniâtre qui ne peut céder qu'à l'emploi des lavements.

Les vomissements sont très-fréquents et composés de matières alimentaires ou bilieuses ; ils surviennent tantôt le matin, tantôt après le repas.

Le sommeil est presque impossible, car la céphalalgie présente des exacerbations nocturnes.

L'examen ophthalmoscopique, fait par M. Galezowski, a donné les résultats suivants : la papille de l'œil gauche offre une rougeur diffuse, les bords sont confus et leurs contours mal délimités. Les vaisseaux sont engorgés et volumineux, les veines sont saillantes et demi-variqueuses ; tous ces signes indiquent donc une névrite optique. Dans l'œil droit, les lésions sont moins accusées et se bornent à une périnévrite commençante. La papille est nébuleuse, mais d'une coloration moins rouge que celle du côté opposé ; les veines y sont aussi moins dilatées. Malgré ces lésions manifestes, la vue n'est cependant pas très-compromise ; elle paraît même assez bien conservée dans l'œil droit.

Depuis son entrée à l'hôpital, la malade a été soumise au traitement mixte hydrargyrique ioduré ; elle a pris environ un gramme d'iodure de potassium par jour, et un centigramme de biodure de mercure. Les insomnies ont été combattues par le bromure de potassium à la dose d'un gramme, et les douleurs nocturnes ont paru s'amender notablement sous l'influence de cet agent, car les dernières nuits ont été calmes et la malade a joui d'un sommeil paisible quoiqu'interrompu.

Deux cautères ont été aussi appliqués à la nuque.

Les vomissements ont diminué de fréquence et d'intensité. C'est à peine s'ils se montrent deux ou trois fois par semaine. Le moyen employé pour les combattre a consisté dans l'application sur le creux épigastrique de l'emplâtre suivant :

Emplâtre thériaque.................. ⎫ aa 2 parties.
Emplâtre diachylon .... ⎬
Extrait de belladone................ ⎭ 1 partie.

En résumé, après trois semaines de séjour à l'Hôtel-Dieu, l'état de cette malade a été sensiblement amélioré. Les troubles oculaires n'ont pas fait beaucoup de progrès ; mais les forces de la malade semblent revenir, la marche est moins difficile, les vertiges sont moins fréquents, et elle peut même tourner sur elle-même sans tomber.

L'amélioration obtenue doit nous engager à insister sur le traitement et à le prolonger avec persévérance, après même que nous aurons obtenu une guérison complète, si nous arrivons à cet heureux résultat.

Il est bien rare dans les hôpitaux que nous puissions prolonger l'action médicatrice aussi longtemps qu'il serait nécessaire pour obtenir une guérison complète et diminuer les chances d'une récidive. Dès que les malades se sentent en état de reprendre quelques occupations, ils exigent leur sortie et nous échappent.

Le succès du traitement mixte hydrargyrique ioduré, l'exacerbation nocturne de douleurs établissent une forte présomption en faveur de la nature syphilitique de la maladie. Cependant nous ne donnons pas à ces faits une valeur démonstrative, dans l'impuissance où nous sommes de remonter au phénomène initial et de suivre la trace d'une évolution constitutionnelle que la malade a méconnue ou qu'elle nous cache.

Comme nous le répétons souvent, il n'y a pas à proprement parler de spécifiques, ni d'actions médicatrices pathognomoniques, il y a des modificateurs physiologiqnes plus spécialement applicables à certaines modalités morbides, mais dont le cercle d'action peut s'étendre au-delà et atteindre des affections morbides d'une nature toute différente.

OBSERVATION CLINIQUE (1)

Sommaire. — Arthralgie saturnine. — Éclampsie. — Hémorrhagie de la protubérance annulaire et du quatrième ventricule.

Messieurs,

Il y a quelques jours, succombait à la suite d'accidents éclamptiques un homme entré à l'hôpital pour des douleurs de jambes, et couché au n° 17 de la salle de l'Ange-Gardien.

Cet homme, âgé de trente-deux ans, paraissait être d'un âge plus avancé; il était peintre, présentait nettement accentué le liséré saturnin des gencives, et portait sur sa physionomie l'empreinte d'une cachexie profonde développée par le plomb, dont il subissait depuis longtemps l'influence délétère. Il nous a raconté qu'à trois reprises il avait eu des coliques violentes, avec douleurs dans les membres; qu'une fois il avait eu un délire passager. Cette dernière circonstance est importante à signaler. Le délire, en effet, est une des formes de l'encéphalopathie saturnine; il indique que l'agent toxique a agi sur le système nerveux, et, quelque léger qu'il soit, il doit faire craindre, comme l'événement ne l'a que trop bien justifié, l'invasion des accidents redoutables de l'éclampsie saturnine. Depuis plusieurs jours, ce malade éprouvait des douleurs modérées à la région lombaire, sur les côtés de la colonne vertébrale, ainsi qu'à la partie postérieure des jambes et des genoux.

Pas d'autres renseignements particuliers intéressants, pas d'affections rhumatismale ni syphilitique antérieures. Rien d'appréciable dans l'état actuel autre que les douleurs que nous venons de mentionner, jointes à un léger état saburral et à un peu de constipation. Ces derniers phénomènes cédèrent promptement à un purgatif doux (15 grammes d'huile de ricin), et le malade, soumis à l'usage de la limonade sulfurique et des bains sulfureux, vit ses douleurs disparaître en quelques jours. Il allait très-bien, et se

(1) Leçon recueillie par M. Lemaire, interne du service. — *Gazette des hôpitaux*, n° 82, 14 juillet 1863.

disposait à quitter le service, lorsque tout à coup, sans cause occasionnelle saisissable, sans céphalalgie ni aucun autre phénomène prémonitoire appréciable, il fut pris d'un violent accès de convulsions générales, toniques d'abord, puis cloniques.

Les convulsions ne furent précédées d'aucun cri ; elles furent accompagnées de perte de connaissance, d'une congestion intense de la face avec distorsion des traits, puis écume sanglante à la bouche. Le coma persista jusqu'à la mort, qui arriva quelques heures après. Pas de délire.

Voici ce que l'autopsie permit de constater :

La pie-mère était très-injectée, toutes les veines très-distendues.

Le cerveau, trente-six heures après la mort, présentait une densité remarquable. Les commissures, la voûte à trois piliers, toutes les parties les plus délicates étaient parfaitement intactes. Les circonvolutions paraissaient aplaties, comme déplissées, les anfractuosités moins profondes, lésions que Grisolle a pu constater dans un tiers des cas qu'il lui a été donné d'examiner. D'autres fois, comme on le sait, le cerveau a présenté une diminution de volume et de consistance. La substance cérébrale (grise ou blanche) ne présentait pas cette coloration jaunâtre signalée également par Grisolle dans un tiers des cas. La substance blanche offrait plutôt un aspect nacré.

La congestion de l'encéphale tout entier était intense ; à la coupe, on apercevait un piqueté rouge très-abondant en certains points ; de petits coagula sanguins faisaient saillie hors des vaisseaux dilatés et rompus. Une petite quantité de sérosité sanguinolente fut trouvée dans les ventricules latéraux.

La congestion était surtout prononcée dans la protubérance annulaire, en grande partie détruite par une hémorrhagie, dont le foyer anfractueux, rempli de caillots, communiquait avec le quatrième ventricule. Autour du foyer principal existaient de petits foyers nombreux. De plus, de ce foyer partaient en rayonnant des traînées rouges paraissant formées par des vaisseaux dilatés.

Congestion intense des poumons.

Ni albumine ni sucre dans les urines. Aucune lésion du système artériel, soit central, soit périphérique. Rien dans les autres organes qui mérite d'être signalé.

En présence de ces lésions, de cette hémorrhagie de la protubérance avec épanchement dans le quatrième ventricule, il semble tout d'abord qu'on ait une explication suffisante des phénomènes qui ont précédé la mort, et l'on est tenté de rattacher à l'hémorrhagie les phénomènes éclamptiques, puisque ces derniers, comme on le sait, sont des symptômes ordinaires des épanchements ventriculaires. Mais si l'on songe que l'hémorrhagie n'est jamais qu'un phénomène secondaire, si l'on ré-

fléchit à l'extrême rareté, chez de jeunes sujets surtout, des hémorrhagies cérébrales en l'absence de lésions cardiaques ou artérielles, on
abandonnera bientôt cette première idée, et l'on sera bien plus disposé
à considérer l'hémorrhagie comme une conséquence de l'éclampsie.

En effet, cet homme était peintre, il avait eu déjà plusieurs fois des
symptômes d'intoxication saturnine, et avait même eu du délire ; rien
d'étonnant par conséquent qu'il ait eu un accès d'éclampsie, et l'on conçoit très-bien que l'éclampsie provoque une hémorrhagie cérébrale.
L'attaque éclamptique, en effet, s'accompagne d'une congestion des plus
intenses de la tête; sous l'influence de cette congestion, il se produit
très-souvent des hémorrhagies sous-cutanées, des ecchymoses des paupières, de la conjonctive, etc., pourquoi ne s'en produirait-il pas dans la
pulpe cérébrale, dont la texture est délicate, et dont les vaisseaux eux-
mêmes, en raison de leur structure, paraissent devoir offrir moins de
résistance?

Il n'est pas rare de voir des épileptiques, des éclamptiques succomber
pendant l'accès, et l'autopsie a parfois dans ces cas démontré l'existence
d'épanchements sanguins. Il est probable qu'il en a été ainsi chez notre
malade.

Dans ces derniers temps, des physiologistes ont avancé que l'accès de
d'épilepsie reconnaissait pour cause la dilatation des vaisseaux de certaines parties de l'encéphale. Ici, comme il arrive souvent en pathologie,
on a pris l'effet pour la cause : tout trouble fonctionnel est un mouvement organique et doit par conséquent se traduire organiquement par
une altération de structure appréciable ou latente à nos moyens d'investigation, suivant qu'il aura été plus ou moins considérable, ou plus ou
moins prolongé. C'est ainsi que le délire de la fièvre typhoïde, que l'hydrophobie et l'affection rabique, s'ils emportent rapidement le malade,
ne laisseront pas aux lésions anatomiques appréciables le temps de se
produire, tandis que celles-ci apparaîtront souvent sous forme de ramollissement, d'ulcérations de la périphérie de l'encéphale si ces troubles
fonctionnels se prolongent plusieurs jours. Eh bien, à ne pas même
tenir compte des conditions mécaniques de circulation, si l'on considère
que dans l'attaque d'épilepsie il existe un trouble profond dans l'innervation des muscles des membres, du tronc, de la glotte etc., dans tout
le système musculaire, en un mot, on comprendra facilement que ce
trouble fonctionnel si considérable amène à sa suite une congestion de
l'encéphale, et spécialement des parties centrales de l'encéphale; de la
protubérance, que Lorry considérait déjà comme le foyer de l'innerva=

tion musculaire. Or, de la congestion à l'hémorrhagie il n'y a qu'un pas, et dans le fait qui est l'objet de cette discussion, ces petits foyers multiples disséminés autour du foyer principal, cette dilatation excessive des vaisseaux qui convergeaient vers ce dernier, semblent nous indiquer que l'hémorrhagie n'a été que la conséquence d'une congestion intense et prolongée.

Le siége et la forme des lésions anatomiques, rapprochées surtout de l'âge du malade, de ses antécédents, de l'intégrité parfaite de son système artériel, militent donc en faveur de l'opinion que nous soutenons.

En définitive, pour nous, l'hémorrhagie de la protubérance et du quatrième ventricule a été non la cause, mais la conséquence des accidents éclamptiques qui sont venus surprendre si brusquement notre malade dans le cours d'une simple arthralgie saturnine.

Saisissons cette occasion pour dire quelques mots des douleurs qui sont une des manifestations de l'intoxication saturnine.

Ces douleurs offrent de nombreuses variétés de caractère, de forme, d'intensité, de siége.

Habituellement modérées, elles occupent les membres postérieurs et se font sentir dans le sens de la flexion en opposition avec la paralysie, qui, comme on le sait, occupe le plus souvent les muscles extenseurs du membre supérieur. Leur siége anatomique n'est pas bien connu, il est probablement multiple. Quelquefois limitées aux membres, les douleurs saturnines s'étendent très-souvent au tronc, constituant dans la région lombaire la rachialgie; mot impropre, puisque les douleurs occupent plutôt les côtés de la colonne vertébrale que les vertèbres elles-mêmes.

Quelquefois elles gagnent les parois abdominales et thoraciques, et occasionnent alors une dyspnée plus ou moins considérable ; elles coïncident souvent avec des coliques saturnines.

C'est peut-être l'observation de quelques cas où les douleurs occupaient plus spécialement les parois abdominales, qui aura conduit M. Briquet à généraliser le fait et à considérer à tort les muscles abdominaux comme le siége anatomique des véritables coliques saturnines.

Les douleurs sont quelquefois fulgurantes, ressemblant à des décharges électriques ; ce fait est important à signaler, parce que dans une maladie récemment décrite, étudiée surtout par M. Duchenne (de Boulogne), dans l'ataxie locomotrice, variété de paraplégie dans laquelle il y a défaut de coordination des mouvements, bien que les muscles aient conservé une grande énergie de contraction, les mêmes douleurs fulgurantes sont un des symptômes initiaux et précèdent même parfois de plusieurs années la maladie confirmée. Il faut savoir que ces douleurs fulgurantes n'appartiennent pas exclusivement à l'ataxie locomotrice, elles peuvent se montrer en effet dans d'autres névroses et dans quelques affections rhumatismales ou goutteuses et aussi dans l'intoxication saturnine ; il est vrai de dire que dans l'ataxie elles se répètent plus souvent, qu'elles y sont plus opiniâtres, plus violentes, et accompagnées d'autres phénomènes qui en fixent la signification.

Quelquefois les douleurs sont lancinantes, d'autres fois comburantes, allant jusqu'à la sensation de brûlure et parfois avec une sensation de constriction siégeant alors au-dessus des articulations.

Souvent elles s'accompagnent de fourmillements qui s'exaltent lorsque le malade pose le pied à terre. Il y a quelques années, dans une épidémie occasionnée par l'usage d'un cidre, dont l'acescence avait été corrigée par l'addition d'une certaine quantité de litharge, tous les malades présentaient ce phénomène très-accentué.

En même temps il existe souvent des crampes dans les pieds, dans les mollets.

Les douleurs sont généralement plus marquées la nuit que le jour, comme cela s'observe souvent d'ailleurs dans les névralgies, et dans beaucoup de douleurs rhumatismales chroniques. Elles reviennent par crises, elles sont quelquefois calmées par une pression douce, exagérées au contraire par une pression forte et brusque ; elles sont souvent accompagnées d'hyperesthésie cutanée, comme cela arrive dans beaucoup de névralgies rhumatismales, hystériques, hypochondriaques, dans l'ataxie locomotrice, en un mot, dans beaucoup d'affections des centres nerveux. L'anesthésie alterne souvent avec l'hyperesthésie ou existe en même temps que l'hyperesthésie en d'autres points de la surface du corps.

Lorsque les douleurs sont violentes, elles occasionnent une agitation extrême, de la jactitation. Les malades alors se tournent, s'agitent en tous sens, voulant en quelque sorte secouer les douleurs qui les tourmentent, bien que les mouvements exagèrent leurs souffrances.

Les muscles ne sont pas seulement le siége de crampes et de douleur, ils exécutent encore parfois leurs mouvements d'une manière incoordonnée, comme dans les affections de la moelle épinière, comme dans l'ataxie, maladie dans laquelle ce trouble fonctionnel est porté à ses dernières limites. La durée de l'arthralgie saturnine, ou mieux des douleurs saturnines, est le plus souvent de quelques jours ou de quelques semaines. Suivant en général une marche assez régulière de croissance et de décroissance, les douleurs se prolongent quelquefois indéfiniment.

En général elles ne sont pas graves par elles-mêmes quoique parfois, leur violence excessive les rende intolérables ; mais il ne faut pas l'oublier, par cela même qu'elles indiquent une intoxication saturnine, retentissant sur le système nerveux, elles sont d'un pronostic fâcheux. Le fait de notre malade, qui a succombé dans le cours d'une simple arthralgie, avec les plus graves accidents de l'encéphalopathie, doit être pour nous un enseignement.

Quant à leur nature, tout ce que nous avons dit des douleurs saturnines démontre suffisamment qu'elles sont analogues aux névralgies, aux douleurs qui accompagnent les grandes névropathies ; et que leur siége, leur dissémination, semblent nous autoriser à placer le point de départ dans les centres nerveux.

SENSIBILITÉ RÉFLEXE (1)

MESSIEURS,

On désignait autrefois sous le nom de *phénomènes sympathiques* (σὺν πάθος) les anomalies fonctionnelles qui se manifestaient dans une partie éloignée d'un foyer morbide, sans y être accompagnées d'aucune lésion appréciable, et sans qu'on pût expliquer cette coïncidence par une transmission directe du travail morbide aux parties sur lesquelles il retentit ; ou, en d'autres termes, on admettait qu'il pouvait exister entre des organes éloignés un consensus tel que, l'un étant affecté, l'autre éprouvait des troubles subordonnés à la lésion du premier.

Ainsi les attaques éclamptiques et la dilatation de l'iris dans les affections vermineuses étaient regardées comme des phénomènes sympathiques ; on rangeait dans la même catégorie les convulsions liées à l'évolution dentaire, les vomissements qui se montrent dans les affections utérines et rénales, la céphalalgie qui accompagne les troubles gastriques ; la salivation, qui peut être portée jusqu'à l'épuisement, qu'on observe chez quelques femmes enceintes.

Plus tard on appliqua également le nom de *sympathies* à certains consensus physiologiques. On devait demander à l'anatomie l'explication de ces connexions, qui semblaient si mystérieuses au premier abord entre des actes normaux ou pathologiques.

Les premiers maîtres de l'art avaient déjà signalé cette solidarité mor-

(1) Leçons publiées dans la *Gazette hebdomadaire de médecine et de chirurgie*, 1871.

bide qui unit entre eux plusieurs organes : Hippocrate, Arétée, Cælius Aurélianus, en ont rapporté des exemples. Charles Lespois, le premier, a expliqué par la communauté d'origine des nerfs quelques-uns de ces phénomènes. Willis a développé cette idée, et Rega a consacré à l'étude des sympathies un ouvrage important. Après eux, un grand nombre de pathologistes ont abordé ce sujet, et, en constatant le fait, ils ont varié dans l'interprétation qu'ils en ont donnée. Haller supposait que des conditions organiques multiples pouvaient présider aux sympathies, et que leur action pouvait se transmettre par plusieurs voies ; il les attribuait aux rapports des nerfs, des vaisseaux, des membranes, aux connexions physiologiques, à la continuité du tissu cellulaire.

Pour Willis, Hoffmann, Whytt et Sénac, les nerfs sont les seuls intermédiaires des actions sympathiques, et ces mêmes médecins ont, avec van Swieten et Monro, rejeté l'opinion de Vieussens, qui croyait trouver dans les anastomoses, dans les ganglions et dans les plexus l'explication des sympathies. Whytt surtout, pour combattre cette doctrine acceptée par Boerhaave et par Meckel, a emprunté à l'anatomie et à l'observation clinique des raisons péremptoires. Il affirme, avec van Swieten, la continuité et l'indépendance des tubes nerveux, et place dans l'encéphale le lien qui les unit.

Tissot, auquel j'ai emprunté ces citations, adopte cette théorie, à laquelle il ajoute de nouveaux développements. Toutes les sympathies dépendent pour lui de la communication des nerfs dans le cerveau, et les sympathies particulières ont lieu entre les parties dont les nerfs ont des communications plus directes dans leurs origines. Sans doute il y avait une erreur dans cette opinion, qui plaçait exclusivement dans le cerveau l'origine des phénomènes sympathiques ; mais cette erreur était imputable aux idées anatomiques qui régnaient alors sur l'origine des nerfs. Il n'en est pas moins vrai que ces médecins avaient admirablement saisi et énoncé les conditions fondamentales du phénomène : le transport de l'incitation par un nerf à un centre nerveux qui la réfléchit sur un autre nerf.

Nous verrons plus tard qu'ils avaient compris la généralité de ce phénomène, qu'on retrouve dans toutes les modalités de l'action nerveuse, qui s'exprime également par des actions motrices, par des anomalies de la sensibilité et par des troubles nutritifs. Cette synthèse incomplète avait été édifiée par le raisonnement sur des données anatomiques insuffisantes. Depuis le commencement de ce siècle, Prochaska, Legallois, et surtout Marshall-Hall, firent faire à la science un pas considérable. Ce dernier, se renfermant dans l'étude des mouvements sympathiques, auxquels il donna le nom de *mouvements réflexes*, devina, d'après les données de la physiologie expérimentale et de l'observation clinique, qu'il devait y avoir dans la moelle des cellules propres constituant des centres d'origine, au milieu des tubes conducteurs émanés du cerveau ; que là devait se trouver le point de départ des mouvements réflexes, le lien qui les unit aux incitations qui les provoquent. Cette substance médullaire propre est pour lui la moëlle épinière par excellence (*the true spinal marrow*). C'est un centre d'origine et un centre d'actions.

Cette opinion de Marshall-Hall a été adoptée par les physiologistes qui lui ont succédé ; et l'anatomie, en montrant l'existence de cellules d'origine dans la moelle, en permettant de suivre jusqu'au bulbe la plupart des nerfs qui traversent l'encéphale et qu'on en croyait issus, a sanctionné cette doctrine, qui a été développée et éclairée de lumières nouvelles par les travaux de M. Brown-Séquard.

L'observation clinique nous montre chaque jour des faits qui confirment cette théorie et y trouvent une explication.

Quand, chez un hémiplégique, l'incitation de la peau provoque des mouvements des membres paralysés, la moelle paraît être nécessairement l'aboutissant de l'impression produite et le point de départ du mouvement.

On peut admettre qu'il en est encore ainsi quand l'incitation est perçue par le malade, comme cela peut arriver alors que les mouvements restent involontaires ; mais il semble, dans ce cas, que l'impression suive deux voies différentes : elle est transmise au cerveau, puisque le malade en a conscience ; mais le mouvement produit ne paraît pas avoir sa cause incitatrice dans l'encéphale, et il échappe entièrement au contrôle de la volonté.

Quand une dent cariée ou le travail de la seconde dentition provoquent des mouvements spasmodiques de la face, des tics ou grimaces involontaires ; quand l'évolution des dents de sagesse détermine un trismus qui dure quelquefois plusieurs semaines, il y a là une action involontaire bien incontestable dans le dernier exemple, et dont le foyer de réflexion est dans la moelle allongée : l'incitation, partant de la cinquième paire, traverse avec elle l'encéphale *à son insu*, pour arriver au bulbe et se réfléchir dans la septième paire.

La chaîne nerveuse qui unit les mouvements réflexes aux incitations qui les provoquent peut suivre d'autres voies. Ainsi, quand la présence d'entozoaires dans l'intestin cause des attaques d'éclampsie, l'incitation qu'ils déterminent sur la muqueuse intestinale doit traverser les nerfs ganglionnaires pour arriver au bulbe, qui la réfléchit sur les nerfs moteurs. Quand l'existence de ces parasites dans le tube digestif amène la dilatation de la pupille, si, comme l'intégrité des muscles moteurs de l'œil le fait supposer, cette dilatation tient à un spasme des fibres radiées de l'iris, alors l'action réflexe serait transmise des filets ganglionnaires abdominaux à la racine ganglionnaire du ganglion ophthalmique. Si l'on aime mieux supposer, ce qui ne me paraît pas vraisemblable, une paralysie réflexe de la troisième paire, ce serait entre une branche du grand sympathique et un nerf cérébro-spinal que se nouerait la chaîne nerveuse unissant le foyer d'initiation au muscle sur lequel elle retentit.

Quand, au contraire, l'impression du froid sur la plante du pied ou sur la muqueuse buccale (1) amène la contraction de la vessie, il faut admettre que l'incitation dirigée sur les nerfs cérébro-spinaux de la plante des pieds, ou sur les filets de la cinquième et de la neuvième paire qui se distribuent à la bouche, réagit sur les rameaux du sympathique qui président aux contractions de la vessie. De même, quand la titillation du nez provoque l'éternument, et celle du conduit auditif la toux, l'incitation portée sur la cinquième paire se réfléchit sur les nerfs cérébro-spinaux, et peut-être même ganglionnaires, dont l'action synergique préside aux mouvements respiratoires.

Ainsi donc presque toutes les parties du système nerveux, bulbe, moelle proprement dite, ganglions, peuvent réagir l'une sur l'autre pour produire des actions motrices réflexes.

La direction du courant incito-moteur peut varier ; il peut aller d'un ganglion à l'autre, d'un nerf spinal à un autre nerf spinal, d'un nerf du bulbe à un autre nerf du bulbe, ou bien d'un nerf ganglionnaire à un nerf spinal ou bulbaire, et réciproquement.

En outre, ces actions motrices réflexes parcourent une anse nerveuse qui a son point de départ dans un nerf de sensibilité et se termine dans un nerf de mouvement. J'emploie ici le mot *sensibilité* dans le sens que lui donnait Bichat, c'est-à-dire pour exprimer la faculté de sentir les incitations extérieures ; si on le réserve, au contraire, pour les impressions perçues, on pourrait, employant une expression plus large, dire que le courant va des nerfs incitables ou impressionnables aux nerfs moteurs.

Mais, au lieu d'aboutir à une action motrice réflexe, la stimulation

______

(1) J'ai connu plusieurs personnes qui ne pouvaient se laver la bouche avec de l'eau froide sans éprouver immédiatement le besoin d'uriner.

des nerfs incitables ou des nerfs moteurs peut aboutir à une *anomalie réflexe* de la sensibilité, à des modalités trophiques ou sécrétoires également réflexes.

J'ai déjà parlé du ptyalisme de la grossesse. On pourrait aussi être tenté de regarder le développement des mamelles, la production ostéo-calcaire de la face externe de la dure-mère pendant la gestation, comme des modalités réflexes, s'il n'était plus rationnel de les considérer comme des épisodes du travail générateur auquel concourt tout l'organisme. On pourrait dire aussi que ces modalités réflexes des sécrétions et de la nutrition rentrent dans les mouvements réflexes, parce qu'elles ont pour condition des modifications de l'action vaso-motrice (1). Ce serait une question à discuter. Mais je ne m'occuperai ici que des modalités réflexes de la sensibilité.

N'est-ce pas une douleur réflexe que celle qui se fait sentir dans le moignon de l'épaule quand les extrémités terminales du nerf diaphragmatique sont irritées par un processus inflammatoire qui siége dans la face convexe du foie ou dans la plèvre diaphragmatique ? Et le prurit nasal qui accompagne les affections vermineuses n'est-il pas une anomalie réflexe de la sensibilité partant d'un nerf ganglionnaire pour aboutir à un nerf cérébro-spinal ? Je m'occuperai ici spécialement des douleurs réflexes (1) ; mais, avant d'aborder ce sujet, nous ferons une étude très-sommaire du phénomène douleur.

La douleur est une modalité anomale de la sensibilité, provoquée, soit

---

(1) Les actions vaso-motrices réflexes jouent un rôle considérable en pathologie ; elles peuvent expliquer beaucoup de congestions viscérales consécutives à l'impression des agents extérieurs sur la peau et sur les parties superficielles ; elles expliquent aussi dans beaucoup de cas les retentissements des actions morbides loin des foyers où elles sévissent. L'injection diffuse des joues dans la pneumonie, regardée avec raison par les anciens comme un des signes de cette affection, me paraît devoir être rangée parmi les phénomènes réflexes ; on l'observe non-seulement dans la pneumonie, mais dans les congestions intenses des organes respiratoires. Dans les cas où l'expression symptomatique de la maladie est modifiée par l'état général de l'organisme, où la réaction circulatoire est peu accusée ou se perd dans un état fébrile antérieur, où les troubles de sensibilité font défaut, où l'expectoration n'a rien de caractéristique, cette rougeur diffuse s'étendant de l'arcade zygomatique au maxillaire inférieur, moins limitée que la rougeur du phthisique, appellera l'attention du médecin, et très-souvent lui signalera une pneumonie dont l'auscultation et la percussion confirmeront l'existence. Chez les vieillards, chez les hémiplégiques, chez les typhoïdes, dans la période réactionnelle du choléra, ce signe a une importance capitale et m'a souvent conduit à reconnaître des pneumonies ou des congestions pulmonaires intenses qui avaient passé inaperçues.

(1) Tissot avait déjà admis que ces actions, qu'il appelait sympathiques, pouvaient s'exprimer par des mouvements, des douleurs, d'autres anomalies de la sensibilité ou des modifications de la nutrition ; il en cite un grand nombre d'exemples, et conclut par ces réflexions : « Les sympathies, dit-il, paraissent toutes se faire dans le cerveau ; mais

par une action irrégulière de l'organisme, soit par une impression du monde extérieur qui trouble l'harmonie fonctionnelle. Elle dénonce à l'économie vivante des conditions qui lui peuvent être nuisibles.

Comme les autres modes de la sensibilité, la douleur a pour siége les nerfs sensitifs. En général, il y a une solidarité entre ces différentes formes de la sensibilité, et l'affaiblissement de l'une entraîne l'affaiblissement de l'autre. Cependant cette solidarité n'est pas absolue : l'analgésie peut exister sans anesthésie complète, et *vice versa*; la sensation douloureuse peut s'étendre bien au delà du foyer où elle a pris naissance. Ainsi un travail morbide localisé vers l'origine d'un nerf peut produire des douleurs névralgiques qui irradient jusqu'à ses extrémités terminales.

il est impossible de savoir comment elles se font. Tout ce qu'on peut se permettre de hasarder là-dessus, c'est que, d'après les faits et l'analogie, *dans plusieurs sensations il y avait une réaction mécanique du sensorium, indépendante de l'aperçu et de la réaction de l'âme. Il est très-vraisemblable que les symptômes sympathiques sont l'effet de cette réaction du sensorium, qui agit sur les nerfs les plus voisins de ceux qui lui transmettent l'impression.* »

Ainsi, dans certains états morbides, les nerfs d'une partie étant irrités, portent à la partie du sensorium qui leur sert d'origine une impression qui réagit sur les nerfs voisins. En dégageant cette théorie d'une physiologie empruntée à la philosophie classique de l'époque et à l'école cartésienne, n'y trouve-t-on pas toute la doctrine des actions réflexes ?

Il ajoute plus loin : « L'effet sympathique est quelquefois une douleur, ou une convulsion, ou un écoulement augmenté; d'autres fois une perte de sentiment, une paralysie ou une suppression. »

Tissot, du reste, en exprimant ces idées avec plus de développement et plus de précision peut-être qu'on ne l'avait fait avant lui, indique qu'elles avaient déjà été soutenues par Willis, Whytt, van Swieten, Sénac, Monro, Astruc, etc.

Depuis les travaux de Marshall-Hall sur les mouvements réflexes, les phénomènes de sensibilité réflexe avaient été un peu laissés dans l'oubli. Cependant çà et là on trouve quelques indications qui s'y rapportent.

Ainsi, dans sa thèse inaugurale sur *la névralgie intercostale*, en 1840, M. Basscreau a émis l'opinion que l'inflammation de l'utérus ou de ses annexes pouvait, par l'intermédiaire du grand sympathique, exciter dans les nerfs dorsaux les douleurs caractéristiques de cette névralgie.

Six ans après, M. Schutzenberger expliquait ainsi la sensibilité ovarienne chez les hystériques : « On voit dans ce fait, dit-il, une réflexion ou une excitation périphérique transmise aux organes centraux et réfléchie par eux sur certains nerfs sensitifs et moteurs. »

De mon côté, j'appelais l'attention sur ces phénomènes dans un mémoire sur *la pleurésie diaphragmatique* publié en 1853, et je les assimilais aux mouvements réflexes. Depuis lors, soit dans mon enseignement, soit dans différentes publications (*Traité de l'angine glanduleuse*, 1856, p. 67; — *Leçons sur la phthisie*, 1859, p. 88; — *Études sur la péricardite*, etc.), je suis revenu souvent sur ce sujet, auquel un de mes élèves, le docteur Ducrot, a consacré en 1864, sa thèse inaugurale, inspirée par mes leçons, comme M. le docteur Ducrot veut bien le reconnaître. Cette thèse a été, je crois, la première monographie consacrée à la sensibilité réflexe.

Il est commun de voir des sciatiques généralisées, causées par des tumeurs du bassin. Les douleurs fulgurantes de l'ataxie locomotrice, décrites par Duchenne (de Boulogne) et attribuées par lui à la sclérose des cordons postérieurs, en seraient un autre exemple.

Dans ce dernier cas, les douleurs n'irradieraient pas, comme dans le premier, au delà du foyer morbide; elles ne se feraient sentir que loin de ce foyer, mais dans des points qui sont avec lui en communication directe. Il n'est pas rare d'observer ce transport de la sensation douloureuse dans un point plus ou moins éloigné de celui qui subit le stimulus morbide, dont elle est une manifestation, mais communiquant directement avec lui.

Ainsi, une péricardite produira, dans les cordons diaphragmatiques accolés au péricarde, une stimulation qui se traduira par une douleur rapportée à l'épigastre et surtout par une sensibilité très-vive à la pression vers la terminaison de ces nerfs, dans l'angle costo-xiphoïdien ; c'est ordinairement un peu plus bas que, dans la pleurésie diaphragmatique, la pression rencontre un point où elle développe une sensibilité exquise.

Ainsi la pleurésie, alors même que le foyer principal du travail phlegmasique est en arrière, déterminera le plus souvent une douleur circummammaire, sur laquelle je reviendrai plus loin.

Quand la sensation douloureuse qui exprime une action morbide est ainsi transportée loin du siége de cette action, elle a des foyers d'élection comme ceux qu'on a décrits dans les névralgies dites essentielles, et au niveau de ces foyers où se concentrent les douleurs spontanées la pression éveille une sensibilité plus vive que dans le reste du cordon nerveux. Il y a donc des foyers de sensibilité douloureuse, des organes de douleur si l'on peut parler ainsi, quoique tout le trajet des nerfs sensitifs soit accessible à cette sensation. Ces douleurs propagées ou transportées par continuité suivent ordinairement une direction centrifuge. Cependant la sensibilité douloureuse et la douleur elle-même peuvent suivre une autre direction. Ainsi, on constate presque constamment une sensibilité anomale de la partie supérieure du nerf phrénique, entre les attaches du sterno-cléido-mastoïdien, dans la péricardite et dans la pleurésie diaphragmatique. La céphalalgie liée aux troubles gastriques, quand elle est diffuse, peut être, il me semble, considérée comme un exemple de douleur récurrente. Il ne faut pas confondre la sensibilité récurrente avec la sensibilité réflexe, dont nous nous occuperons bientôt.

Il y a dans la perception de la douleur une autre particularité qui mérite d'être étudiée : l'impression que cause la douleur, quels que soient l'extension qu'elle subit, les retentissements qu'elle provoque; doit, pour être perçue, être transmise au cerveau, comme toutes les impressions sensitives.

La faculté percevante, d'après certaines modalités de cette impression, rapporte-t-elle la douleur à son origine, comme la vue s'habitue à juger des distances d'après certaines modalités des images et des tons? Ou bien le nerf sensitif peut-il être regardé comme un prolongement du cerveau, comme lui organe de perception? Toujours est-il que le rapport du nerf sensitif avec le cerveau est indispensable pour que la douleur soit perçue.

Le phénomène observé chez les amputés me paraît démontrer que la douleur est perçue dans le cerveau et non dans le nerf lésé. Dans ce cas, en effet, les irritations de l'extrémité du nerf coupé se traduisent dans la faculté percevante par une sensation qu'elle rapporte à l'extrémité normale du nerf. Ainsi les amputés de la cuisse souffrent dans la jambe et le pied retranchés, et spécialement dans les parties qui étaient le siége habituel de sensations douloureuses.

Mon savant ami M. Duchenne (de Boulogne) a connu un homme qui souffrait habituellement d'un cor au pied avec une violence peu commune. Il fut amputé de la cuisse, et le moignon, quelque temps après l'opération, devint le siége d'un travail inflammatoire. L'extrémité coupée du nerf subit le retentissement de ce processus morbide; mais ce n'était pas dans ce point que le malade sentait la douleur : il la rapportait à son cor, s'en plaignait vivement, demandait qu'on le débarrassât de ce cor qu'il savait bien être imaginaire, mais dans lequel il ne pouvait s'empêcher de localiser les violentes souffrances qu'il éprouvait. Il semble que la faculté percevante, habituée à localiser dans ce cor des impressions douloureuses transmises par certains tubes nerveux, lui attribuai le stimulus anomal produit dans une partie de ces mêmes tubes beaucoup plus rapprochée du centre encéphalique.

Pour résumer ce que nous avons dit jusqu'ici de la douleur, nous avons vu qu'elle peut être perçue au niveau du point qui subit l'impression du stimulus; que la sensation douloureuse peut se propager au delà de ce point, qu'elle peut être transportée dans un autre point; que dans cette propagation comme dans ce transport elle suit le plus souvent une direction centrifuge ou décurrente, mais qu'elle peut aussi suivre quelquefois une direction récurrente ou centripète. Nous allons la voir retentir dans un nerf différent de celui qui reçoit l'impression dolorifique c'est ce que nous appelons la douleur réflexe, en la comparant au phénomènes de mouvements anomaux décrits par Marshall-Hall.

Nous avons déjà cité comme exemple les douleurs d'épaule qui accompagnent l'hépatite et la pleurésie diaphragmatique ; elles avaient déjà été indiquées par Hippocrate et par Galien. Ces douleurs sont distinctes de la douleur récurrente qu'on observe quelquefois sur le trajet du nerf diaphragmatique et qui semble avoir été également connue de Galien. Ces douleurs ont un siége variable suivant les sujets : elles irradient parfois sur le moignon de l'épaule et jusque dans la région scapulaire ; d'autres fois on les observe vers le bord externe du muscle trapèze ou dans l'espace qui le sépare du sterno-mastoïdien ; elles suivent les ramifications du plexus cervical. Les connexions du nerf diaphragmatique avec ce plexus nous aident à en concevoir le développement. Mais la connaissance intime du phénomène nous échappe ; l'accolement des tubes nerveux au delà de la quatrième paire cervicale et du diaphragmatique ne suffit pas pour que l'impression douloureuse se transmette d'un nerf à l'autre. Il est probable que la connexion existe dans les cellules d'origine. On admet, en effet, que chaque tube est continu, et que les actions qu'il transmet restent renfermées dans sa continuité ; mais on ne peut, sur le mode intime des actions réflexes, émettre que des hypothèses, qui jusqu'à présent du moins échappent au contrôle de l'observation.

En étudiant les conditions des mouvements réflexes, nous avons dit combien différaient par leur siége ces foyers de réflexion où aboutissait l'incitation et d'où partait l'action motrice ; comment pouvait varier l'association des différents ordres de nerfs qui servaient de conducteurs à cette action réflexe.

Nous allons retrouver dans les conditions des phénomènes de sensibilité réflexe une variété analogue.

Ces phénomènes peuvent se produire dans une branche d'origine cérébro-spinale par l'incitation d'une autre branche de même origine. Ainsi, il n'est pas rare de voir une lésion dentaire, alors même qu'elle ne détermine pas de douleurs dans la dent malade, causer une névralgie dans d'autres branches de la cinquième paire. L'incitation d'un rameau du maxillaire inférieur, par exemple, peut retentir dans le maxillaire supérieur ou dans le nerf frontal ; et c'est bien un phénomène réflexe, car on est forcé d'admettre que l'incitation remonte dans ce cas jusqu'à l'origine bulbaire du nerf incité, ou du moins jusqu'au ganglion de Gasser (1), pour redescendre dans les autres branches.

(1) La plupart des physiologistes dénient aux ganglions la propriété de pouvoir devenir des centres de réflexion.

On peut donner une explication analogue de la douleur d'oreille qui accompagne souvent l'angine tonsillaire ou même quelquefois de légères irritations traumatiques des amygdales. En effet, la neuvième paire envoie des filets aux amygdales, et par le rameau de Jacobson elle concourt à l'innervation de l'oreille (1). L'irritation des nerfs de l'oreille peut produire des troubles d'innervation qui retentissent au loin. Fabrice de Hilden en a cité plusieurs exemples. Une jeune fille de dix ans avait introduit une boule de verre dans son oreille gauche ; plusieurs chirurgiens firent de vains efforts pour la retirer. Les douleurs locales qu'elle avait d'abord causées dans le conduit auditif se calmèrent ; mais, à partir de ce moment, tout ce côté de la tête devint le siége de douleurs permanentes ; puis cet enfant éprouva un engourdissement du membre supérieur correspondant, qui s'étendit au membre inférieur et fut remplacé par desdouleurs vives de ces deux membres ; en outre, elle était tourmentée par une toux sèche habituelle ; elle avait de temps en temps des convulsions épileptiques, et le bras gauche s'atrophia. Elle avait oublié le point de départ de tous ces accidents, quand, au bout de six ans de souffrances, elle consulta Fabrice. Celui-ci, après avoir tenté inutilement plusieurs médications, apprit l'accident qui avait précédé le début de la maladie ; il rechercha et trouva la boule de verre, et en fit l'extraction. A partir de ce moment, les douleurs, les accès éclamptiques, cessèrent, et le membre atrophié recouvra graduellement son développement normal. Dans ce fait, comme dans plusieurs autres, nous voyons des troubles réflexes de la sensibilité, de la motilité et de la nutrition se manifester simultanément.

Une autre jeune fille, observée par le même auteur, ayant introduit des pois dans ses deux oreilles, éprouvait de temps en temps dans la tête, les bras et les jambes, de violentes douleurs qui lui ôtaient tout sommeil, et qui disparurent dès qu'on eut retiré ces corps étrangers. Fabrice de Hilden, qui observait ces faits en 1596, fait précéder cette observation d'une description de la septième paire ; ce qui, fait remarquer Tissot (2), prouve qu'il attribuait ces phénomènes à un consensus nerveux.

Des faits nombreux nous montrent que l'oreille est un foyer important d'actions sympathiques ou réflexes. Un malade, observé par Rahn, chez lequel on trouva un abcès des parois gastriques, éprouvait fréquemment des douleurs qu'il comparait à celle que produirait une flèche allant du foyer morbide dans l'oreille gauche.

(1) Note V, *Traité de l'angine glanduleuse*, p. 67.
(2) *Loc. cit.*, p. 42.

Tissot a connu un sourd qui ne pouvait irriter le conduit auditif gauche sans éprouver une douleur dans la langue. Ici la corde du tympan réfléchit probablement l'impression produite sur les filets auriculaires de la cinquième paire. Dans le fait précédent, c'est probablement entre le pneumogastrique et la cinquième paire que se nouait la chaîne nerveuse qui transportait l'impression morbide. C'est bien par une action thérapeutique réflexe que des topiques, introduits dans l'oreille, atténuent les douleurs de la carie dentaire, ou qu'en promenant sur les gencives un pinceau trempé dans une mixture opiacée chloroformée, on apaise parfois des névralgies des nerfs frontaux, temporaux ou sous-orbitaires.

La douleur temporale si commune dans l'iritis a probablement pour point de départ la stimulation des filets iridiens qui viennent de l'ophthalmique et qui retentiraient sur les rameaux temporaux du maxillaire supérieur. Ne pourrait-on pas supposer que, dans les névralgies sus-orbitaires symptomatiques de troubles gastriques, l'incitation dolorifique serait transmise de la dixième paire à la cinquième?

Je ne propose ces explications que d'une manière dubitative; car si, dans tous ces cas, le caractère réflexe de la douleur me paraît incontestable, on ne peut souvent émettre que des présomptions sur la voie que parcourt l'action nerveuse pour aller du point incité au point où elle retentit.

De nombreux exemples nous prouvent qu'une incitation anomale du grand sympathique peut retentir douloureusement sur les nerfs cérébro-spinaux.

On observe souvent des douleurs superficielles symptomatiques d'affections viscérales ; des névralgies de la cinquième paire ont pu quelquefois être rapportées à cette origine ; le prurit nasal dans les affections vermineuses est une modalité anomale de la sensibilité, qui doit avoir son siége dans les filets nasaux de la cinquième paire, et qui a pour point de départ une incitation des nerfs ganglionnaires de l'intestin. Le prurit anal, plus commun encore dans ces affections, atteste le retentissement de la même incitation sur les nerfs sacrés ; elle peut retentir aussi sur les nerfs respiratoires. Graves et Trousseau ont cité des exemples de toux opiniâtres liées à la présence d'entozoaires dans l'intestin.

Le chatouillement qui provoque habituellement la toux, dans les lésions pulmonaires, et qui se fait sentir au niveau du pharynx ou de la partie supérieure du larynx, est un phénomène de même ordre ; le retentissement, dans le plexus pharyngien ou dans les nerfs laryngés, de

l'incitation produite dans le poumon paraît en être le point de départ.
Morton avait indiqué la théorie de cette toux, et affirmait que l'incitation
pulmonaire en était l'origine : il citait l'observation d'un bateleur chez
lequel des clous qui avaient pénétré dans les bronches déterminèrent
pendant plus d'un an une toux incessante, qui cessa après leur expulsion. Ici il est difficile de suivre la trace de l'action réflexe à travers les
anastomoses nombreuses qui unissent entre eux le grand sympathique,
le pneumogastrique et le glosso-pharyngien.

Chez les tuberculeux, on observe souvent des douleurs dans le cou,
dans le moignon de l'épaule, dans les poignets, dans les doigts, qui
peuvent bien rentrer dans la catégorie des faits que nous étudions ici.

Ce qui autorise à le supposer, c'est que dans la pneumonie, outre la
douleur circum-mammaire, qui par son intensité domine les autres troubles de la sensibilité, les malades éprouvent habituellement des douleurs dans l'épaule et dans le bras, douleurs qu'ils mentionnent rarement si on ne les interroge pas sur ce point, mais qui accompagnent
très-souvent l'inflammation pleuro-pulmonaire, et me paraissent devoir
être rangées parmi les douleurs réflexes.

L'incitation du poumon peut retentir bien au delà du plexus brachial,
comme le fait suivant le démontre : Il y a une dizaine d'années, je fus
consulté par un malade qui succomba depuis à une phthisie pulmonaire.
Il avait de la fièvre depuis la veille et n'accusait d'autre phénomène
morbide qu'une douleur très-vive dans la partie antérieure d'une des
cuisses ; il toussait un peu, mais ne souffrait pas dans la poitrine ; la
douleur fémorale, qui était très-intense, dominait toute la scène morbide et absorbait toute l'attention du malade. Le surlendemain, la douleur de la cuisse avait diminué, mais le malade se plaignait de douleurs
dans le côté droit, et au sommet de ce côté l'auscultation me fit constater
un souffle bronchique mêlé de râle crépitant.

L'année suivante, la même série de symptômes se reproduisit ; à l'apparition de la fièvre, accompagnée d'une atroce douleur dans la région
antérieure de la cuisse, je diagnostiquai une pneumonie. La précédente
avait laissé au sommet droit des signes d'induration caractérisée par un
son obscur et de la faiblesse du bruit respiratoire, avec expiration subbronchique. Autour de ce noyau, je constatai, dès le lendemain, du râle
crépitant et du souffle. Il me semble impossible de ne pas admettre une
connexité entre cette douleur fémorale et la phlegmasie pulmonaire,
dont deux fois elle annonça le début. On peut se demander s'il n'y a pas
dans l'origine cérébrale des nerfs des variétés individuelles qui expli-

queraient cette sympathie exceptionnelle d'organes aussi éloignés.

Je suis disposé à ranger parmi les douleurs réflexes la douleur circum-mammaire de la pleurésie et de la pneumonie, dont nous avons déjà parlé, et que Beau attribuait à une névrite produite par propagation de l'inflammation pleurale. Son apparition dès le début de la maladie, dans la pneumonie, alors même qu'aucun signe n'accuse l'envahissement de la plèvre costale, son siége habituel à la partie antérieure, et le plus souvent sous la mamelle, permettent de concevoir des doutes sur l'explication adoptée par Beau, et, qui, dans tous les cas, n'est pas applicable aux douleurs connexes perçues dans les épaules et dans les bras.

Les affections du cœur sont souvent accompagnées d'une douleur sourde, compressive, dans la région précordiale, qui paraît avoir son siége dans la paroi thoracique. Celle-ci est ordinairement, dans ce cas, sensible à la pression. Je crois que ces sensations douloureuses sont d'origine réflexe, comme la douleur brachiale qui accompagne l'angine de poitrine.

Les névralgies viscérales sont très-souvent accompagnées de névralgies cérébro-rachidiennes qui leur sont connexes et qui me paraissent pouvoir être rangées parmi les phénomènes de sensibilité réflexe. Ainsi, chez des sujets atteints de gastralgie, qui souffraient toutes les fois qu'ils introduisaient des aliments dans leur estomac, j'ai très-souvent observé la coexistence de douleurs névralgiques dans les derniers nerfs intercostaux. Ces névralgies venaient aboutir à l'épigastre, et la sensibilité de leur foyer antérieur pouvait être confondue avec la sensibilité de l'estomac ; mais, outre qu'elles se révélaient à la pression la plus superficielle, les douleurs spontanées suivaient le trajet de l'espace intercostal correspondant, et l'on retrouvait sur la partie latérale du thorax et près du rachis les autres foyers de sensibilité que l'on rencontre si habituellement dans les névralgies intercostales.

Valleix avait constaté la coexistence de la gastralgie avec la névralgie intercostale, mais il ne paraît pas avoir reconnu la fréquence de cette complication. La névralgie intercostale lui avait semblé le fait initial, et, pour lui, la gastralgie était secondaire. L'ordre d'apparition des deux phénomènes permettrait de juger l'exactitude de cette opinion. L'argument qu'il croit pouvoir tirer de la guérison de la gastralgie par l'application de vésicatoires sur le trajet du nerf intercostal douloureux ne me semble pas concluant.

Peut-être trouvera-t-on un jour que beaucoup de névralgies intercostales, que nous imputons exclusivement à l'hystérie ou à la chlorose, tout en dépendant en réalité de ces affections, sont en connexion avec des troubles viscéraux, dont elles sont la manifestation extérieure.

Dans beaucoup de cas, les névralgies utérines et la plupart des affections de l'utérus, congestives ou néoplasiques, quelquefois même les ectopies de cet organe (1), sont accompagnées de douleurs lombo-abdominales, lombo-iliaques, lombo-inguinales, irradiant parfois dans le nerf crural ou dans le nerf sciatique. Si ces dernières peuvent être attribuées à une irritation directe du nerf par le processus morbide, on ne saurait étendre cette interprétation aux autres, qui sont de vraies névralgies réflexes.

Le plus souvent ces douleurs de *reins*, dont les femmes se plaignent avec tant d'insistance, sont des points névralgiques ; et la pression constate à leur niveau une sensibilité anomale. La douleur ne s'étend pas toujours au delà de ce point lombaire ; mais souvent elle irradie, comme nous l'avons dit, dans la région iliaque, dans l'aine, vers la partie antérieure et supérieure de la cuisse ; elle peut même se limiter à ces foyers antérieurs et ne pas retentir en arrière. On observe les mêmes variétés, d'ailleurs, dans les névralgies intercostales, qui quelquefois sont limitées au foyer postérieur dans les gouttières vertébrales, et qui, d'autres fois, ne se font sentir qu'à l'extrémité terminale du nerf, à l'épigastre par exemple ou à la région sous-mammaire.

En 1836, Cruveilhier enseignait déjà, à la Salpêtrière, que beaucoup d'affections viscérales étaient accompagnées de douleurs rachidiennes, dont le siége variait suivant le viscère affecté ; et il donnait à ces douleurs le nom de *point dorsal*. Dans beaucoup de cas, probablement, l'observation de Cruveilhier se rapportait aux douleurs que je signale ici ; mais il insistait sur leur fréquence dans les affections cancéreuses, et dans ces dernières, il ne faut pas confondre ces douleurs réflexes, qui m'occupent ici, avec les douleurs qui accompagnent l'envahissement du corps des vertèbres par le processus cancéreux.

Les céphalalgies symptomatiques de la congestion cataméniale, pério-

---

(1) Après avoir fait une part très-exagérée aux déplacements utérins dans les troubles de sensibilité qui peuvent les accompagner, on a été trop loin, suivant moi, en affirmant que ces déplacements n'étaient pour rien dans les phénomènes concomitants. Sans doute, le plus souvent ces phénomènes doivent être imputés aux congestions qui, dans un grand nombre de cas, causent ou accompagnent les déplacements ; mais, en dehors de ces complications, les ectopies utérines peuvent être une cause ou au moins un prétexte de douleurs chez des femmes dont l'excitabilité nerveuse est très-développée ; et parce que, dans beaucoup de cas, il n'en est pas ainsi, on n'a pas le droit de conclure que ces ectopies soient toujours indifférentes.

diques comme elle, et revenant souvent à un jour fixe de la période menstruelle, doivent être rangées parmi les douleurs réflexes. Tissot les avait déjà regardées comme telles. « Tantôt, dit-il, elles précèdent, tantôt » elles accompagnent, tantôt elles suivent le flux menstruel ; souvent » très-violentes, elles ne paraissent dépendre ni de la pléthore, ni de » l'épuisement, mais *uniquement de l'irritation que l'état de l'utérus pro-* » *cure aux nerfs de la tête.* » Et il ajoute que « quand l'excitabilité d'une » partie est augmentée, elle ressent et exerce plus aisément les effets du » *consensus ;* et voilà pourquoi, à l'époque des règles, les femmes éprou- » vent plus facilement l'influence des causes qui peuvent agir sur l'utérus » et les effets de son influence sur les autres parties. »

L'observation suivante peut être rapprochée de celles qui précèdent : L'engorgement laiteux des mamelles cause fréquemment, dit Tissot, des douleurs dans les yeux.

Bartholin a vu un calcul rénal produire la migraine du même côté, et Forestus a vu des maux de tête opiniâtres naître de la même cause. (Tissot, p. 88.)

Baglivi a rapporté l'observation d'une femme qui succomba le onzième jour d'une colique néphrétique des plus violentes, accompagnée de suppression d'urine et de phénomènes convulsifs. Elle se plaignait habituellement d'une douleur dans le rein droit. Ce rein fut trouvé sain ; mais on rencontra un calcul volumineux dans le bassinet et l'uretère gauches. Dans ce cas, comme cela a lieu quelquefois pour les douleurs ovariennes chez les hystériques, l'incitation morbide localisée d'un côté avait produit une sensation douloureuse du côté opposé.

La douleur du gland, liée à la présence de calculs dans la vessie, me paraît plutôt une douleur réflexe qu'une douleur transportée au delà du point qui reçoit l'incitation ; d'ailleurs elle est très-souvent accompagnée de douleurs dans les reins, sur le trajet des uretères, à l'hypogastre, dans les bourses, au périnée, dans les cuisses mêmes ; et le transport de la sensation par la continuité des tubes nerveux incités avec ceux où se localise la douleur n'est plus possible pour tous ces retentissements.

Whytt a observé un malade atteint d'un ulcère de la vessie, qui, quand il urinait, ressentait au bout de la verge une douleur semblable à celle que ressentent les calculeux ; cette douleur s'étendait aux cuisses, aux jambes, jusqu'à la plante des pieds, où il accusait une sensation analogue à celle que lui aurait causée le contact de charbons ardents.

Il en est de même de la douleur du genou dans la coxalgie : les filets nerveux qui sont le siége de cette sensation passent trop loin du foyer morbide pour qu'on puisse supposer qu'ils en subissent l'incitation. M. Laugier a observé cette douleur dans des cas d'arthrite sacro-iliaque. Les élancements et les picotements du sein, au début de la grossesse, ou sous l'influence de la congestion prémenstruelle, sont des phénomènes de sensibilité réflexe.

Il y a d'autres modifications réflexes de la sensibilité, qui ne se traduisent pas par des douleurs. Ainsi, on a observé depuis longtemps que des lésions traumatiques, des plaies ou même de simples contusions de la cinquième paire, et spécialement des rameaux frontaux ou sous-orbitaires, pouvaient devenir une cause d'amblyopie ou d'amaurose (Valsalva, Morgagni, Tissot, *Œuvres complètes*, t. IX, p. 36). Ces troubles de la vision ont été quelquefois passagers et ont succédé immédiatement au traumatisme; d'autres fois ils se sont surtout accusés pendant le travail de la cicatrisation, et ont persisté. On les a attribués, dans ce cas, à la compression des filets nerveux lésés par le tissu cicatriciel; et pour y remédier, on a pratiqué l'excision de la cicatrice. Des lésions dentaires ont été quelquefois des causes d'amblyopie : le docteur Galezowski a vu cette dernière affection guérir par l'avulsion d'un chicot dans lequel avait pénétré un petit morceau de bois.

On peut encore ranger parmi les amauroses réflexes, celle qui accompagne la grossesse et disparaît après l'accouchement (j'en ai observé un cas), ou celle encore qui se lie à des troubles des organes digestifs et dont Scarpa a rapporté des exemples; il a observé un dyspeptique qui perdait la vue pendant plusieurs heures toutes les fois qu'il mangeait du poisson frit (1).

Dans ces paralysies réflexes de la vue, l'incitation initiale est localisée dans la cinquième paire pour les amblyopies consécutives aux plaies de la face, dans la dixième, chez les dyspeptiques, dans le système ganglionnaire chez les femmes enceintes, et cette incitation retentit sur le nerf optique. Ce retentissement s'exprime, non plus comme dans les cas dont nous avons parlé jusqu'ici, par des anomalies de l'action nerveuse, mais par une suspension ou une diminution de l'innervation; il aboutit à des phénomènes négatifs. On peut se demander si c'est bien sur les tubes nerveux optiques que cette incitation retentit, ou si ce ne serait pas plutôt sur les vaisseaux du nerf? S'il n'y aurait pas, dans ce cas, une ischémie locale, une espèce de syncope limitée produite par la con-

---

(1) Cité par le docteur Lancalon dans une thèse sur la sensibilité réflexe, publiée en 1867, trois ans après celle du docteur Ducrot.

traction des artères du nerf optique et de la rétine; telle est l'opinion de M. Brown-Séquard. Ces phénomènes ischémiques se montrent quelquefois sur la périphérie cutanée, et ils sont accompagnés de diminution ou d'abolition de la sensibilité tactile. Cette hypothèse a donc des analogies en sa faveur; et, en outre, elle ferait rentrer dans les lois communes un phénomène qui semble bien difficile à comprendre : celui d'une *paralysie réflexe;* ajoutons encore que cette hypothèse fait disparaître une exception : celle d'une action réflexe retentissant sur un nerf cérébral (1).

En faisant valoir les raisons qui peuvent militer en faveur de cette interprétation, je ne prétends pas cependant lui donner l'autorité d'une

(1) Je trouve dans l'ouvrage de Tissot des faits qui peuvent être interprétés de la même manière. Cet auteur cite, d'après Valsalva, l'observation d'une dame sujette à de violentes douleurs de tête, revenant par accès qui duraient ordinairement trois jours. Elle devenait aveugle pendant toute leur durée, et recouvrait la vue dès que les douleurs étaient apaisées.

Camérarius, d'après le même auteur, vit un homme complétement aveugle, sous l'influence de violentes douleurs de tête, recouvrer subitement la vue après que le laudanum lui eut procuré du sommeil et eut fait cesser ses douleurs.

Peut-être faut-il faire rentrer dans la même catégorie de faits et expliquer par des troubles circulatoires, ces pseudoblepsies passagères, ces mouches, ces images colorées qui ont paru liées à des lésions organiques, à des fièvres, à des altérations de la nutrition ou du travail digestif.

Tissot avait déjà entrevu cette explication : « L'artère centrale, dit-il, qui est située au milieu du nerf optique et se distribue à la rétine, produit plusieurs phénomènes, qui paraissent d'abord dépendre des nerfs, tels que les points volants, les toiles d'araignées, les étincelles. » (*Loc. cit.*, p. 40.)

Un trouble réflexe de la circulation pourrait encore peut-être expliquer le phénomène inverse, l'exaltation de la sensibilité optique dont les *Éphémérides des curieux de la nature* nous offrent un exemple. (1er déc., an. 1, obs. LXXVII, Cummius.)

Un homme accordant un instrument à cordes, une de celles-ci se rompit et lui frappa l'œil droit. Quelques applications topiques calmèrent la douleur et prévinrent l'inflammation; mais, pendant plusieurs jours, l'exaltation de la sensibilité fut telle que cet homme était obligé de tenir son œil fermé, ne pouvant supporter la lumière. Par contre, pendant la nuit, dit l'auteur, auquel je laisse toute la responsabilité de ce récit, il voyait les objets aussi distinctement qu'en plein jour.

J'ai soigné dernièrement une malade, dont je n'ai aucun motif de suspecter la véracité, et qui a présenté le même phénomène. C'était une femme de trente-cinq ans, hystérique; à la suite d'une violente émotion, elle eut une crise d'hystérie dont le symptôme dominant était une tympanite considérable avec des douleurs abdominales très-vives, semblables à celles de la péritonite. Pendant une nuit, ses volets et ses épais rideaux étant bien fermés, il lui sembla qu'il y avait une lueur dans sa chambre; et elle put voir distinctement et dans leurs détails les nombreux petits objets qui chargeaient les étagères appendues aux murailles et qui se trouvaient à plusieurs mètres de son lit. Cette clairvoyance nocturne ne dura qu'une seule nuit.

Certains troubles réflexes de l'ouïe pourraient également être imputés à des modifications circulatoires : Tissot connaissait une dame sourde, surtout d'une oreille, qui,

démonstration qu'on ne peut demander qu'à l'observation directe.

Cette explication ressemble à celle que M. le docteur Brown-Séquard a donnée d'un autre phénomène de sensibilité réflexe qu'il a indiqué. Quand on plonge une main dans un liquide froid, on éprouve une sensation de réfrigération, non-seulement dans la main qui est en contact avec ce liquide, mais encore dans l'autre main. Suivant ce savant physiologiste, une contraction réflexe des vaisseaux produirait alors un abaissement réel de température et la sensation qui y est connexe.

Dans un grand nombre des faits que nous venons d'étudier, des nerfs ganglionnaires reçoivent l'incitation et la réfléchissent sur des nerfs cérébro-rachidiens. L'utérus, recevant son innervation de ces deux ordres de nerfs, la chaîne nerveuse qui transmet l'action réflexe peut être entièrement composée de nerfs rachidiens.

Dans la douleur sus-claviculaire de la pleurésie, nous voyons un nerf spécialement destiné au mouvement, le phrénique, recevoir l'incitation et la transmettre à des nerfs de sensibilité. Il est vrai que, d'après les physiologistes modernes, dans les nerfs destinés aux muscles, les filets moteurs sont accompagnés de filets qui président au sens musculaire.

En étudiant les phénomènes de la sensibilité réflexe, on entrevoit que des lois, très-probablement subordonnées aux conditions anatomiques, règlent la direction que suit l'action nerveuse et le siége de ses retentissements. Des conditions morbides peuvent déterminer le point où se localise la sensibilité réflexe, constituer comme des foyers d'appel pour ses manifestations. Ainsi, M. Claude Bernard m'a dit avoir connu un malade, traité pour une affection des voies urinaires, chez lequel se développa un furoncle. Toutes les fois qu'on introduisait une sonde dans sa vessie, il souffrait dans son furoncle.

M. Nélaton a rapporté au docteur Liégeois l'histoire d'un malade qui avait reçu une blessure à l'épaule ; il souffrait dans sa blessure toutes les fois qu'il urinait.

Dans les troubles de sensibilité qui accompagnent l'hystérie, nous

---

si elle se touchait la tempe, le front ou la joue de ce côté, percevait immédiatement la sensation d'un bruit intense dans cette oreille. (*Loc. cit.*, p. 55.)

Le même auteur cite, d'après van Bosch et van Phelsum, l'observation de bruissements d'oreille, de surdités périodiques, qui ont disparu après l'expulsion de vers intestinaux.

Nous trouvons aussi, dans l'ouvrage auquel nous faisons de si nombreux emprunts, l'observation d'une surdité consécutive à une plaie du masséter, rapportée par Egger. Ce fait présente de frappantes analogies avec ceux que nous avons indiqués plus haut de cécité succédant à des plaies de la face, et il doit recevoir la même interprétation.

verrons bientôt d'autres exemples de cet appel fait à la sensation réflexe par des névralgies préexistantes.

Ainsi, les foyers de douleur font appel aux sensations douloureuses réflexes. C'est sur eux que les incitations qui provoquent ces sensations tendent à retentir. Tissot a connu une femme atteinte à la fois d'un cancer du sein et d'un tic douloureux de la face; toutes les fois que les douleurs du sein augmentaient, celles de la face devenaient plus violentes. Ici, la stimulation spontanée se comporte comme les incitations provoquées; l'irritation du système nerveux retentit dans des nerfs qui sont déjà le siége d'une incitation anomale; ceux-ci semblent l'attirer.

Ce retentissement dans un foyer douloureux de la douleur développée dans un autre point offre une analogie frappante avec ce que nous observons dans certaines congestions.

Ainsi, quand la disposition congestive qui précède les règles se développe pour se localiser dans l'appareil générateur, elle retentit souvent dans les foyers congestifs préexistants. On voit souvent alors, chez les femmes tuberculeuses, survenir des hémoptysies avec une exacerbation des troubles respiratoires. J'ai vu une femme chez laquelle, à chaque époque menstruelle, se développait une inflammation suppurative autour d'une racine de dent malade.

On peut ranger, parmi les phénomènes de sensibilité réflexe, ces douleurs développées chez les hystériques par la pression de la région ovarienne, qui retentissent et rayonnent dans différentes régions.

Il y a une quinzaine d'années que mon attention a été appelée sur ces douleurs ovariennes; M. Schutzemberger les avait signalées avant moi. Je l'ignorais alors; et, en étudiant ces douleurs dans mes leçons cliniques, j'ai omis de le citer; je répare aujourd'hui cette omission involontaire, et c'est à ce pathologiste éminent que revient l'honneur d'avoir le premier signalé ce symptôme si commun de l'hystérie.

Pour développer ces douleurs, il faut appuyer la main sur la paroi abdominale, au-dessus du ligament de Fallope, et exercer une pression graduée de dehors en dedans et d'avant en arrière. Cette région, toujours assez sensible, présente, chez un grand nombre d'hystériques, une sensibilité tout à fait anomale; elle est quelquefois tellement développée que la plus légère impulsion provoque les plaintes de la malade, d'autres fois, il faut presser plus énergiquement pour que la douleur se révèle.

Le plus souvent, au bout de quelques instants, cette douleur, provoquée par la pression, retentit dans l'épigastre; et, chez beaucoup de malades, s'y fait sentir avec plus d'intensité que dans le point comprimé.

Cette douleur épigastrique est évidemment réflexe; cette modalité d'innervation est probablement localisée dans les nerfs ganglionnaires, à moins qu'elle ne retentisse dans les branches terminales du pneumogastrique.

A cette douleur, si l'on continue la pression, s'ajoute bientôt une sensation d'oppression, souvent de boule ascendante, et, si l'on insiste, souvent éclate une attaque d'hystérie convulsive, qui ajoute des mouvements réflexes aux troubles réflexes de la sensibilité.

J'ai dit que le foyer d'incitation directe était placé dans la région ovarienne : je l'ai cru dès le début de mes recherches; mais n'en ayant pas la démonstration, et pour ne rien préjuger, je désignais cette douleur sous le nom de douleur iliaque. Chez un certain nombre de malades, je constatais en même temps des foyers de sensibilité morbide sur le trajet des nerfs lombo-abdominaux; et l'on pouvait se demander si cette douleur, développée par la pression que j'imputais au plexus ovarien, n'était pas le foyer antérieur d'une névralgie lombaire.

Une nouvelle série de recherches a fixé mes convictions à cet égard : en pratiquant le toucher chez les femmes qui offraient cette sensibilité anomale de la région iliaque, je constatai qu'on éveillait, en général, une sensibilité analogue en comprimant le cul-de-sac vaginal, et surtout la base du ligament large de ce côté. C'était donc bien à la région de l'ovaire qu'il fallait rapporter cette douleur.

Le plus souvent on l'observe du côté gauche; mais, chez quelques femmes, elle n'existe que du côté droit; chez d'autres, on la trouve des deux côtés, en général, plus développée à gauche, quoique le contraire puisse exister. Quant aux douleurs lombo-abdominales qui la compliquent quelquefois, il faut y voir une manifestation de cette connexion pathogénique que j'ai signalée plus haut, entre certaines névralgies superficielles et des névralgies profondes.

Nous avons dit que la pression exercée sur la région ovarienne déterminait habituellement un retentissement douloureux sur l'épigastre. Telle est, en effet, la localisation la plus commune de ces douleurs réflexes, mais elle n'est pas constante, et s'il existe, chez la malade, un foyer névralgique bien déterminé, c'est dans ce foyer que retentit habituellement la douleur provoquée par la pression sur la région ovarienne.

Ainsi, j'ai vu souvent, chez des femmes affectées de névralgies intercostales, la douleur intercostale éveillée par cette pression avec une intensité extrême; et si la sensibilité ovarienne existait d'un seul côté, au niveau de l'ovaire gauche, par exemple, l'incitation retentissait dans le foyer névralgique, quel que fût son siége, à droite aussi bien qu'à gauche. Ainsi l'action réflexe peut être directe ou croisée.

Si c'était dans une des régions iliaques que la malade accusait des douleurs spontanées, la pression sur la région iliaque opposée réveillait ces douleurs, ou, en d'autres termes, le foyer des douleurs spontanées devenait le siége des douleurs réflexes. Chez des malades affectées de rachialgie, c'est sur le rachis que la pression vient retentir.

J'ai vu une hystérique sujette à une espèce d'opisthotonos cervical. La tête se renversait en arrière avec des oscillations cloniques, légères et rapides dans le sens antéro-postérieur. Une vive céphalalgie et des éructations bruyantes accompagnaient ces phénomènes convulsifs. *Ils se produisaient immédiatement quand je comprimais la région ovarienne gauche.*

Parmi les manifestations de la sensibilité réflexe, on peut encore ranger, telle était du moins l'opinion de mon regretté confrère le docteur Liégeois, un phénomène qui avait déjà été étudié par M. le docteur Hervez de Chégoin, sans qu'il ait publié ses observations sur ce sujet. Ce phénomène avait également attiré l'attention du docteur Liégeois et du docteur Duchenne (de Boulogne); je l'avais moi-même observé depuis longtemps, mais j'avais hésité sur son interprétation.

Quand la peau est, dans un point, le siége d'une sensation prurigineuse qui se rattache à une altération de cet organe, comme une pustule d'acné, un groupe de lichen, une plaque de pityriasis, si l'on gratte le point affecté, on peut faire naître une sensation anomale douloureuse ou prurigineuse dans un autre point du tégument externe, point fixe dans beaucoup de cas, et qui paraît en correspondance nerveuse avec le premier. Il y a dans la condition de ce phénomène une circonstance qu'il faut signaler : c'est que le frottement du point prurigineux y fait, en général, disparaître la sensation anomale dont il était le siége, et c'est alors qu'elle se manifeste dans un autre point. D'une autre part, chez les individus sujets au prurit, il est commun qu'il se transporte spontanément d'un point dans un autre, et quand, ce qui a lieu le plus souvent, ce prurit coexiste avec des lésions disséminées de la peau, il passe ainsi d'un point malade à un autre; plus rarement il se fait sentir simultanément dans plusieurs points avec une intensité telle qu'ils partagent l'attention ; ordinairement elle se concentre sur un d'eux, sur celui où la sensation est le plus accentuée, et il faut l'intervention de la volonté pour la fixer sur ceux où elle l'est moins ; cette direction volontaire de l'attention peut faire percevoir, dans certains cas, des sensations anomales qui paraissent effacées, mais qui ne sont que dominées par d'autres plus violentes. En constatant ce transport spontané de la sensation, cet effacement qu'elle peut subir quand une autre absorbe l'attention, je me suis demandé si c'était bien l'incitation produite par le grattage d'un point prurigineux qui provoquait une sensation morbide dans un autre point; ou bien, au contraire, cette sensation devient-elle plus appréciable dans celui-ci, parce que le grattage la fait disparaître dans le premier? Ne peut-elle pas se produire aussi, ou au moins s'accroître par une sorte de dérivation nerveuse, comme se développe ou augmente souvent une congestion dans un organe, quand une cause accidentelle réprime une autre congestion en voie d'évolution? Je sais bien que ces congestions sont sous l'influence des actions vaso-motrices, et qu'on pourrait être tenté de voir là aussi une variété d'action réflexe. Mais ces actions vaso-motrices consécutives ou dérivatives, aussi bien que les anomalies de la sensibilité dont je m'occupe ici, si elles rentrent dans les actions réflexes, me paraissent devoir former un groupe à part. Ce n'est plus une incitation éloignée qui paraît les provoquer, ce serait plutôt la suppression d'une modalité morbide, comme s'il y avait dans l'économie une certaine somme d'incitabilité disponible, et qu'en la repoussant d'une partie, elle se portât dans une autre. Je ne présente d'ailleurs ces observations qu'avec une extrême réserve; il y a là matière à de nouvelles recherches, qui éclaireront ce point de physiologie pathologique jusqu'ici assez peu étudié.

Les sensations instinctives peuvent être modifiées par des incitations réflexes : ainsi certains états anomaux de l'estomac provoqueront la soif ou la somnolence; la présence de parasites dans l'intestin développe quelquefois un appétit insolite; des corps fibreux, ou d'autres lésions de l'appareil générateur peuvent développer, ou du moins favoriser, un état d'excitation érotomaniaque chez des femmes dont le sens génésique ne s'était pas révélé jusque-là.

De ces faits, nous pouvons conclure, je crois, que les incitations dirigées sur un nerf bulbaire peuvent produire des douleurs localisées dans un autre nerf bulbaire; que les incitations de nerfs rachidiens proprement dits peuvent déterminer des douleurs réflexes dans d'autres nerfs rachidiens; enfin que les incitations des nerfs ganglionnaires peuvent retentir sur les nerfs cérébro-rachidiens, ou sur d'autres nerfs ganglionnaires.

Je n'ai pas la prétention d'avoir étudié tous les phénomènes qui peuvent être considérés comme des manifestations réflexes de la sensibilité. Je ne crois pas qu'on puisse en synthétiser les lois et en donner une explication physiologique complète dans l'état actuel de la science. J'ai cherché à les grouper, à les éclairer des lumières qui nous sont fournies par les recherches modernes sur les fonctions du système nerveux, et surtout à tracer la voie à des recherches ultérieures, dans lesquelles l'observation clinique devra jouer un rôle dominant, l'expérimentation sur les animaux s'appliquant plus difficilement aux phénomènes de sensibilité qu'aux phénomènes de mouvement.

Ces études de physiologie pathologique paraissent aujourd'hui renfermées dans le domaine abstrait de la science ; mais il n'est pas impossible qu'elles conduisent à des applications pratiques. S'il existe une connexion nerveuse entre certaines parties superficielles et des organes profonds, pour agir sur ceux-ci, la thérapeutique pourra profiter de cette donnée ; elle pourra y trouver une indication pour déterminer le lieu où elle doit diriger quelques-uns des agents dont elle dispose. Comme je l'ai dit ailleurs, il n'est pas invraisemblable que cette chaîne, qui sert de conducteur à des actions morbides, puisse transmettre certaines actions médicatrices. Ce n'est pas d'ailleurs une simple hypothèse, et l'on pourrait citer d'assez nombreuses observations à l'appui de cette théorie, qui avait déjà été entrevue par Valsalva, comme l'observation suivante en fait foi : Il raconte qu'une femme, voulant saisir un coq d'Inde, reçut un coup de patte dans l'œil ; et, à la suite de ce coup, elle perdit la vue de ce côté. Au bout de trois jours, la cécité persistant, elle alla le trouver. Ne constatant aucune altération appréciable de l'œil, il jugea que cette abolition de la vue *tenait uniquement au consensus des nerfs, et qu'il fallait se servir du même consensus pour obtenir la guérison.* Il frotta énergiquement le nerf sus-orbitaire au-dessus du sourcil, très-près de l'endroit où il sort, et il n'eut pas plutôt fait cette friction, que la vue fut entièrement rétablie.

Depuis longtemps, l'empirisme suit cette voie, et les applications *loco dolenti* sont une sorte de déduction instinctive de cette doctrine, dans les phlegmasies des organes profonds, accompagnées de douleurs superficielles.

C'est en m'appuyant sur cette considération que j'ai conseillé, dans les laryngites, d'appliquer des révulsifs à la nuque, où vient quelquefois retentir une sensation douloureuse, dans les affections congestives du larynx. C'est par le même enchaînement d'idées que j'ai été conduit, dans la toux, à tenter des applications calmantes sur la muqueuse pharyngienne, vers la région où vient aboutir la sensation anomale,

qui, dans beaucoup de cas, précède et provoque cet acte respiratoire.
Nous rappellerons ici l'observation de Valleix, qui a vu une gastralgie
guérir, avec la névralgie intercostale qui l'accompagnait, sous l'influence de vésicatoires appliqués sur le trajet du nerf douloureux.
M. Duchenne (de Boulogne) a signalé, lui aussi, cette correspondance
entre certaines régions périphériques et les organes intérieurs ; et,
entre autres observations à l'appui de cette opinion, il m'a rapporté
la suivante : A la suite d'une angine diphthéritique gangréneuse, une
dame fut prise d'une dyspnée excessive, et contre laquelle échouèrent
tous les moyens qui lui furent opposés. On le pria d'essayer la faradisation : après avoir promené inutilement ses rhéophores sur une
grande étendue de la périphérie thoracique, sans procurer aucun soulagement à la malade, il rencontra un point de la région interscapulaire
où leur application fut bientôt suivie d'une amélioration considérable,
et ramena les fonctions respiratoires à leur type normal. La malade
eut des rechutes, qui réclamèrent son intervention répétée, et chaque
fois il n'obtenait de succès qu'à condition de diriger le courant sur le
même point. Après l'apaisement des troubles respiratoires survinrent
des troubles cardiaques, qu'il put soulager encore, mais qu'il ne put pas
faire cesser définitivement, en dirigeant le courant sur une certaine
partie de la région précordiale, et sur cette partie-là seulement.

Sans doute, il ne s'agit pas ici de sensibilité réflexe ; mais ces faits
rentrent dans le cadre des actions réflexes ; ils témoignent que les
connaissances physiologiques que nous avons acquises sur ces phénomènes peuvent ouvrir des voies nouvelles à la thérapeutique, et qu'elles
peuvent expliquer en même temps l'action de certaines médications,
dont l'expérience avait enseigné l'usage avant qu'elles eussent reçu la
consécration de la science.

DE LA CHLOROSE (1)

I. — NATURE ET ÉTIOLOGIE DE LA CHLOROSE; PRINCIPALES ESPÈCES.

MESSIEURS,

La chlorose est une affection si commune, qu'on peut le dire sans exagération, presque toutes les femmes qui entrent dans nos hôpitaux en
portent plus ou moins l'empreinte, comme j'ai eu souvent l'occasion de
vous le faire remarquer. Le mot *chlorose* exprime un des signes physiques les plus constants et les plus saillants de la maladie, peut-être le
plus constant de tous : c'est la couleur jaune, verdâtre, de certaines
parties des téguments. Cette couleur indique une modification dans
la composition, et, comme disent les anciens, dans la crase du sang.
La chlorose est une dyscrasie. Cette couleur se rencontre aussi dans
l'anémie, qui ne doit pas être confondue avec la chlorose, bien qu'elle
ait avec elle de nombreux traits de ressemblance.

La chlorose est une anémie, mais une anémie spontanée, essentielle,
dans le sens médical du mot, qui n'en est pas le sens philosophique;
c'est-à-dire que c'est une anémie qui ne résulte pas d'une cause extérieure, accidentelle, comme une hémorrhagie abondante, comme l'ina-

(1) Leçons publiées dans la *Gazette des hôpitaux.* — Juillet 1868.

nition. Dans le premier cas, l'organisation manque d'éléments nourriciers par un vice radical de ses facultés nutritives ; dans l'autre, il a en lui l'aptitude à réparer ses pertes, mais on ne lui fournit pas les matériaux de ce travail réparateur ; il possède toute la virtualité de ses facultés nutritives, mais il ne peut pas les exercer. Nous ne rattacherons pas non plus à la chlorose ces anémies cachectiques, dernier terme de toutes les maladies chroniques qui altèrent profondément le travail nutritif, ou sont une manifestation du trouble produit dans l'action vitale par un poison qui a imprégné l'organisme, comme le plomb, le mercure ou le miasme palustre.

Ce qui distingue la chlorose proprement dite de toutes ces anémies, c'est qu'elle est primitive ou du moins qu'on ne peut la rattacher à aucune affection déterminée.

La chlorose a pour caractère anatomique la diminution du nombre des cellules sanguines, une déglobulisation du sang. Les travaux de MM. Andral et Gavarret ne laissent aucun doute à cet égard, et ont fixé les chiffres auxquels peut descendre la proportion des globules rouges. Selon ces auteurs, les globules rouges dont la proportion serait en moyenne à l'état normal de 128 pour 1000 (MM. Becquerel et Rodier disent 135), descendraient au chiffre de 109, 76, 28 même. Ces derniers chiffres, il faut le dire, ont été rencontrés surtout dans des cas d'anémies consécutives à des hémorrhagies. Quant aux globules blancs et aux autres éléments solides du sang, leur rapport avec les globules rouges n'est pas modifié. La quantité du fer est proportionnelle à celle des globules. Les globules blancs restent dans leur rapport normal avec les globules rouges, leur production n'est pas augmentée. La densité du sang défibriné baisse en proportion de la déglobulisation.

Selon M. le docteur Jourdannet, dans certains pays intertropicaux très-élevés, à Mexico par exemple, il existerait une anémie vraie, dans laquelle les malades présentent tous les symptômes de la chlorose ; pâleur, mollesse des tissus, excitabilité nerveuse, et enfin tout ce cortége de phénomènes qui est propre à cette affection ; seulement le sang n'offre aucun de ces changements dont je viens de vous parler dans la proportion relative de ses éléments, et qui chez nous forment une partie essentielle de la maladie. Sa composition reste normale, sa quantité seulement serait diminuée. Quelle que soit l'autorité de cet observateur distingué, je crois qu'avant de les ranger au nombre des vérités scientifiques, ces faits ont besoin d'être contrôlés par de nouvelles observations.

Le fer, dont la quantité est proportionnelle à celle des globules, suivant Becquerel, descendrait de 0,55 à 0,31 pour 1000.

La proportion de la fibrine ne diminue pas, elle augmente relativement aux autres éléments.

Le sens physiologique de cette altération du sang est un trouble de la fonction d'hématose, fonction qui résume en quelque sorte tout le travail nutritif.

Dans quelles conditions se développe ce trouble? Si la chlorose est l'anémie essentielle, c'est-à-dire, je le répète, spontanée, primitive, on l'observe dans les deux sexes et dans tous les âges, dans nos grandes villes surtout, où l'économie subit des conditions hygiéniques si contraires aux lois primordiales, où lui manquent, en partie du moins, ces grands stimulants de la vie organique, ces grands facteurs de la nutrition : le soleil, l'air pur et l'exercice musculaire. Mais ce trouble de l'hématopoièse qui constitue la chlorose se développe souvent dans des conditions spéciales ; il semble avoir des connexions intimes avec l'évolution organique et en particulier avec l'évolution de l'appareil générateur chez les femmes. Les anciens, qui avaient si bien nommé la chlorose, d'après la couleur distinctive du teint, n'avaient pas moins bien saisi cet important rapport et ils l'avaient désigné sous le nom de *morbus virginum*, *febris amatoria*.

L'appareil générateur joue un rôle si considérable dans l'organisme de la femme, qu'on ne doit pas s'étonner des troubles que provoque son développement, et, quand il ne s'accomplit pas d'une manière régulière, des retentissements que produisent ses anomalies fonctionnelles.

La chlorose génitale constitue une espèce distincte, celle qui a la première appelé l'attention des médecins : elle a sa physionomie propre et mérite d'être décrite à part. Peut-être, quoique plus rarement, chez les jeunes garçons, l'évolution pubère joue-t-elle un rôle dans le développement d'une chlorose qui n'est pas rare à cet âge et qui ne serait qu'une variété de la précédente.

On peut, sans grand inconvénient, faire un autre groupe des troubles spontanés de l'hématopoièse. Comme l'a signalé M. Nonat, et comme nous l'avions nous-même remarqué, cette chlorose n'est pas rare chez les enfants, dans les grandes villes surtout. J'ajouterai qu'elle m'a paru très-commune à l'époque de la seconde dentition ; et de même que nous verrons des troubles d'innervation particuliers accompagner la chlorose génitale, avec cette chlorose infantile, j'ai vu souvent coïncider, chez les sujets lymphatico-nerveux surtout, un trouble d'innervation spécial et qui, je crois, est peu connu : c'est une espèce de chorée partielle, consistant dans des grimaces des traits de la face, bornées quelquefois au front, aux yeux, au nez ou aux lèvres, pouvant occuper plusieurs parties à la fois, ou passant des unes aux autres, alternant ou coïncidant avec des mouvements analogues du cou et des membres supérieurs.

Ces spasmes doivent être regardés peut-être comme des mouvements réflexes, provoqués par l'irritation que subissent dans les gencives les rameaux dentaires de la cinquième paire, mais il n'est pas impossible que la chlorose favorise leur développement. Toutes les anémies, même les anémies traumatiques, prédisposent aux accidents nerveux ; ce qui semble justifier cet ancien adage physiologique : le sang est le modérateur des nerfs.

Ces tics, ces grimaces, dont la seconde dentition paraît dans beaucoup de cas la cause occasionnelle, peuvent survivre à l'évolution dentaire et même persister indéfiniment.

Après avoir tracé les limites nosologiques de la chlorose et en avoir indiqué les principales espèces, nous devons en étudier les causes.

Ces causes sont celles qui troublent les fonctions nutritives, qui gênent l'évolution organique. Ainsi, et comme nous l'avons déjà dit, les erreurs dans le régime alimentaire, l'absence de soleil, grand incitateur des actions chimiques qui s'accomplissent dans nos organes, l'impureté de l'air, ce *pabulum vitæ*, l'insuffisance du mouvement musculaire, excitant et régulateur des métamorphoses nutritives, leur exagération, qui entraîne des métamorphoses spoliatrices disproportionnées aux ressources de l'économie, l'activité immodérée des centres nerveux dans l'exercice des facultés intellectuelles ou affectives ; certaines conditions du milieu ambiant, sa température très-élevée, par exemple, jouent un rôle incontestable dans le développement de la chlorose.

Tous les épuisements de l'organisme qui viennent d'une réparation insuffisante ou d'une exagération des actions organiques ; les dépenses excessives d'innervation par les passions ou par les fatigues intellectuelles ; les dépenses exagérées de sécrétion, comme la diarrhée, la polyurie, la galactorrhée, l'allaitement prolongé ou même l'allaitement modéré chez les femmes débiles, la spermatorrhée ou les excès vénériens, agissent comme les hémorrhagies et produisent l'anémie. Chez les sujets prédisposés, ils peuvent même devenir la cause occasionnelle de la chlorose ; c'est-à-dire d'une anémie qui survit aux causes qui l'ont produite et qui n'est plus seulement le résultat d'actions spoliatrices, mais qui se manifeste par des troubles persistants de la nutrition, et non pas seulement par ces troubles passagers de la puissance réparatrice qui sont une con-séquence de l'anémie et s'ajoutent, pour l'augmenter, aux causes qui l'ont produite.

Les grossesses, causes de dépenses si considérables pour l'organisme de la femme, agissent de la même manière, peuvent favoriser ou rame-ner la chlorose, surtout quand elles se répètent à des intervalles trop rapprochés.

Le terrain constitutionnel que ces conditions pathogéniques rencon-trent modifie la physionomie de la maladie. Nos races usées sont en proie aux dégénérescences diathésiques qui trop souvent impriment dès le berceau leur cachet à l'organisme ; il en est deux surtout qu'on ren-contre à chaque pas et qui peuvent se révéler par des manifestations précoces, ce sont la scrofule et l'arthritisme.

Ces deux diathèses donneront naissance à deux formes de chlorose, que nous retrouverons dans la chlorose génitale, comme dans l'autre groupe que nous avons admis.

Presque tous les strumeux sont plus ou moins chlorotiques. Si la scrofule a pour caractère essentiel, comme je l'ai dit il y a longtemps (*Leçons sur la phthisie*), un affaiblissement de la force plastique, cet affaiblissement doit s'exprimer dans l'hématopoïèse, dans la formation des cellules sanguines.

L'arthritisme, dont les manifestations sont plus tardives, est bien plus rarement accompagné de chlorose, au moins dans ses formes franches ; mais dans ses formes dérivées, névropathiques ou herpétiques, la chlo-rose n'est pas rare et sa physionomie est profondément différente de celle que présente la chlorose chez les strumeux.

CHLOROSE GÉNITALE, ARTHRITIQUE, ETC. — NÉVROSES CHEZ LES CHLOROTIQUES.

Je veux vous parler d'abord succinctement de la chlorose que j'ai appelée *génitale*, la plus importante de toutes.

Ce travail d'évolution, qui aboutit à la fonction ovarienne, précède d'un temps variable l'éruption des règles. Suivant les dispositions origi-nelles de la constitution et suivant les conditions hygiéniques au milieu desquelles elle se développe, ce travail s'accomplit avec plus ou moins de calme et de régularité. Quelquefois la rapidité de la croissance dépasse les ressources de l'organisme, surtout dans les conditions que lui impose le système actuel de l'éducation.

A cet âge, où la grande œuvre qui s'accomplit dans l'économie exige le déploiement de toutes ses activités, l'emploi de toutes ses forces, stimulées et mises en jeu par tous les excitants naturels de la vie végétative, quel régime notre civilisation impose-t-elle aux jeunes filles dans les grandes cités? Celles des prolétaires sont enfermées dans l'air infect des ateliers, immobiles à côté de leurs métiers dont elles sont un rouage. Celles des classes aisées sont condamnées à des travaux sédentaires, à des études trop souvent inutiles ou ridicules, à la culture exagérée des arts qui excitent et épuisent le système nerveux. Elles prolongent leurs veilles aux heures qui appellent le repos, dans l'atmosphère insalubre des grandes réunions, au lieu d'air, au lieu de soleil, au lieu de mouvement, au lieu d'une vie réglée selon les lois naturelles, qui fasse à chaque appareil organique sa part voulue d'activité et de repos.

Si, comme je l'ai dit ailleurs, le système actuel d'éducation imposé aux jeunes gens est également nuisible au corps et à l'esprit, en accordant à peine deux heures d'exercices physiques pour dix à douze heures de travail intellectuel, ou au moins de vie sédentaire, l'application insensée qu'on en a faite aux jeunes filles est bien plus préjudiciable encore pour elles, qui ont des fonctions nutritives plus délicates, dont le sang est primitivement moins riche, comme le prouve la fréquence incomparablement plus grande de la chlorose dans leur sexe.

On stimule et on épuise l'innervation dans son foyer cérébral aux dépens des nerfs spinaux et ganglionnaires; l'évolution génitale se fait d'une manière irrégulière, toute la nutrition souffre, et les médecins de ma génération s'étonnent de voir les filles de mères vigoureuses presque toutes inaptes à remplir complétement les devoirs de la maternité! Ce désordre radical de la constitution s'annonce, avant la première apparition des règles, par de la faiblesse, des langueurs, des troubles nerveux, des bizarreries de caractère, des phénomènes dyspeptiques surtout. Quand l'ovulation a commencé, elle se répète à des intervalles irréguliers; tout est caprice dans ces organisations déréglées; et c'est avec justice qu'on appelle *règles* les fonctions menstruelles, car elles donnent en général la mesure de l'équilibre organique.

Le sang des règles est pâle, laisse sur le linge une tache rouge entourée d'un cercle jaune ou grisâtre. Le plus souvent l'écoulement est peu abondant, intermittent et entremêlé de coliques ou de douleurs lombaires; il dure peu et se termine en leucorrhée. Celle-ci, dans un degré plus avancé, marque seule les époques menstruelles. La leucorrhée chlorotique a pour caractère de venir *surtout* après les règles; tandis qu' celle qui se lie à une congestion chronique de l'utérus, augmente presque constamment dans l'imminence des règles, sous l'influence du molimen congestif qui les précède.

J'ai vu des chlorotiques chez lesquelles, au lieu de présenter cette disposition, le sang menstruel, très-rare, se concrétait sur le linge destiné à le recevoir, en une matière pulvérulente; chez d'autres, il a une abondance exagérée et hors de proportion avec les ressources de l'organisme qu'il affaiblit de plus en plus (*ménorrhagie*), ou bien les pertes se répètent à des intervalles trop rapprochés (*polyménorrhée*).

Des épistaxis viennent encore ajouter quelquefois à cette spoliation de l'économie, et il n'est pas rare de les observer avant la menstruation, ou même pendant la période menstruelle, chez les jeunes filles chlorotiques.

Je me rappelle avoir observé ces ménorrhagies abondantes, jusqu'à devenir dangereuses, chez une jeune fille chlorotique de race arthritique, sujette à des accidents hystériques. L'examen fait par Chomel fit constater une érosion granulée qui fut cautérisée et dont la guérison amèna la cessation des pertes.

Quand les pertes se montrent avec cette abondance, il faut toujours rechercher si quelque cause locale n'intervient pas pour leur donner ce caractère hémorrhagique.

Dans la chlorose arthritique, les troubles nerveux sont très-accentués; le retour de l'époque menstruelle amène une explosion de phénomènes névropathiques; quelquefois ce sont des migraines violentes accompagnées de vomissements et qui éclatent à un jour déterminé de la période cataméniale; d'autres fois ce sont des coliques utérines violentes, compliquées dans certains cas de phénomènes hystériques, véritables migraines utérines, suivant l'ingénieuse expression de M. Pidoux; très-souvent les malades accusent des douleurs sacro-lombaires ou lombo-hypogastriques ou sacro-inguinales, irradiant parfois dans les cuisses, plus souvent dans les nerfs cruraux que dans les nerfs sciatiques.

Chez les femmes strumeuses, les troubles nerveux sont moins accentués, l'élément catarrhal domine, la leucorrhée acquiert une abondance extrème; elle finit par être accompagnée d'érosion et d'un état granuleux du col, et elle peut amener un érythème prurigineux de la vulve et du pli inguinal.

Portée au plus haut degré, la chlorose amène une interruption complète de la fonction menstruelle, et alors tous ces troubles fonctionnels, liés à l'affection chlorotique, augmentent en général et deviennent ordinairement plus intenses vers les époques cataméniales.

Après les troubles de la menstruation, les plus saillants chez les chlorotiques sont ceux de la digestion : l'appétit languit ou devient irrégulier, fantasque. Souvent les malades éprouvent un vif désir de manger, et à peine à table, cet appétit disparaît après l'ingestion de quelques bouchées d'aliments, ou bien cette ingestion provoque des douleurs épigastriques, de l'étouffement ; il semble à quelques malades que l'œsophage est contracté et se refuse au passage des matières alimentaires. D'autres vomissent après les repas, mais quelquefois, au lieu des substances qui ont composé ces repas, elles rejettent de la bile et du mucus ; beaucoup se plaignent de régurgitations acides, de flatulence, de hoquets.

Je suis porté à croire que ces variétés de dyspepsie sont plus communes dans les races arthritiques. Enfin, le goût des acides, des crudités, la répugnance pour la viande, sont des symptômes habituels de cette affection ; la vésanie du sens gastrique va quelquefois jusqu'à l'appétence pour des substances indigestes ou inertes, telles que la craie, le charbon, la cendre ; mais dans ce cas il y a en général une complication hystérique.

Quelques chlorotiques vomissent à jeun de la bile et des pituites ; la constipation leur est habituelle ; leurs urines sont ordinairement aqueuses, pâles ; le peu d'activité du travail métamorphique s'exprimerait alors par la petite quantité de résidu contenu dans ce liquide.

Cependant M. Grangé, élève distingué des hôpitaux, m'a dit avoir observé chez une chlorotique, dans le service de M. Fauvel, une densité plus grande de l'urine, due à une augmentation très-notable dans la proportion d'urée qu'elle renfermait. L'aspect aqueux de l'urine dépendrait dans ce cas de la diminution de sa matière colorante.

La soif est souvent exagérée, la nutrition languit, les tissus deviennent flasques, les forces diminuent, la circulation est irrégulière, les extrémités sont en général froides et quelquefois humides en même temps. Les chlorotiques calorifient mal et sont souvent très-sensibles aux abaissements de la température atmosphérique ; leur pouls est fréquent et souvent petit, quelquefois il a une force apparente due à l'énergie de l'impulsion cardiaque ; mais les artères sont le plus souvent dépressibles, la diminution de leur tension est manifestée par des vibrations apparentes à la vue, souvent très-prononcées dans les carotides, qui soulèvent en vibrant les muscles et la peau qui les recouvrent. Je n'ai pas constaté pour ma part la pléthore séreuse décrite par le docteur Beau.

Leur cœur palpite à la moindre émotion, au moindre effort, et ces palpitations amènent des étouffements quand elles montent les escaliers ; quelques-unes sont sujettes aux syncopes.

Les téguments, la muqueuse buccale, sont habituellement pâles ; sur les membres cette pâleur est d'une blancheur mate, surtout aux membres inférieurs ; à la face, elle est nuancée de jaune verdâtre, principalement autour de la bouche, et la lèvre supérieure présente surtout à un très-haut degré cette nuance qui est comme le cachet de la chlorose. Cette décoloration des lèvres peut coïncider avec une injection vive du reste de la face, et c'est à cette variété que les Allemands ont donné le nom de *chlorosis florida*. Je le répète, cette teinte fleurie des joues ne s'étend pas à la lèvre, dont la pâleur, par ce contraste même, témoigne pour ainsi dire de l'altération de l'hématopoïèse et constitue pour moi le signe physique le plus constant de cette affection.

Cette pâleur se retrouve, avons-nous dit, sur la muqueuse buccale et pharyngienne, elle est bien prononcée sur la voûte palatine ; les gencives la présentent également, si elles ne sont pas le siége de quelque congestion morbide.

Souvent la muqueuse labiale offre une rougeur vive chez les chlorotiques, cela vient de ce qu'elle est très-souvent le siége d'une sensation prurigineuse que les malades soulagent en la mordillant et en y entretenant ainsi une fluxion sanguine. La muqueuse génitale semble quelquefois complétement exsangue, elle est d'un blanc mat et le col utérin est pâle et décoloré.

Certaines chlorotiques, celles surtout qui ont une tendance hystérique, sont sujettes à des congestions passagères et mobiles de la peau qui prennent parfois la forme de l'érythème fugace. Chez quelques autres, l'émotion, celle entre autres que provoque la visite du médecin, détermine une injection vive, soudaine, du tégument de la tête, du cou, de la poitrine et quelquefois même de la partie supérieure du corps ; injection qui leur donne un aspect scarlatineux et que j'ai baptisée du nom de *erythema pudicum*. Cette disposition congestive, qui s'exprime par des manifestations si soudaines et si mobiles, nous fait concevoir la possibilité de fluxions analogues sur les organes intérieurs ; elle nous explique comment ces congestions, liées à des anémies ou à des chloroses méconnues, ont pu être soulagées par des saignées qui s'adressaient avec un succès momentané à l'élément fluxionnaire ; mais en même temps elles aggravaient la maladie, dont la fluxion n'était qu'un épiphénomème, et par cela même elles en favorisaient le retour ultérieur.

Il s'en faut, en effet, que l'anémie soit un remède ou un obstacle aux congestions. Les terribles mécomptes du broussaisianisme en ont souvent fourni la preuve; M. le professeur Andral, en montrant que la prédominance relative de la fibrine est une condition favorable au développement des affections inflammatoires, est venu apporter à l'appui de l'observation clinique les inductions fournies par l'anatomie pathologique.

Les yeux des chlorotiques sont ordinairement cernés, assez souvent la peau présente une sorte de bouffissure, et dans la chlorose confirmée il n'est pas rare de constater un léger degré d'anasarque, plus sensible autour des malléoles après les fatigues de la journée.

En étudiant les troubles fonctionnels qui appartiennent à la chlorose, nous avons déjà vu souvent intervenir un élément névropathique qui, dans la chlorose des races arthritiques, avons-nous dit, devient plus accentué, donne lieu à des manifestations plus nombreuses et plus saillantes.

Nous allons faire ressortir davantage son importance en étudiant l'influence de la chlorose sur les fonctions nerveuses.

Sur ce terrain-là, nous allons voir se rapprocher par une sorte d'affinité, d'analogie symptomatique, deux maladies qui, au premier abord, semblent séparées par une grande distance nosologique : l'hystérie et la chlorose.

Dans toutes les chloroses confirmées, nous trouvons sinon des symptômes décidément hystériques, au moins ces troubles moins prononcés de l'innervation qu'on a désignés sous le nom d'hystéricisme; et, d'une autre part, je n'ai pas encore vu d'hystérie bien dessinée, sans chlorose. Il est difficile de déterminer leurs rapports pathogéniques : dans certains cas, les deux affections marchent de front ; dans d'autres, l'une a prédominé d'abord et a semblé devenir pour l'autre une cause occasionnelle.

Dans tous les cas, l'état chlorotique, quand il est très-prononcé, favorise le développement et la persistance de l'hystérie, et cela est si vrai, qu'instinctivement, dans ce cas, tous les médecins prescriront le traitement de la chlorose en s'appuyant sur cet axiome que j'ai déjà cité : *Sanguis moderator nervorum.*

Faut-il s'étonner que cette affinité se manifeste dans les symptômes, dans l'influence réciproque de ces deux maladies, puisqu'on la retrouve jusque dans leurs origines? La chlorose que nous étudions ici, la chlorose type, la plus commune de toutes, se lie à un trouble de l'appareil génésique; et j'ai cherché à vous montrer, il y a quelques années, dans une longue suite de leçons sur l'hystérie, que c'était également dans un trouble de l'appareil génésique qu'il fallait en placer le point de départ, conformément à l'intuition de la médecine antique et au sens même du nom de cette maladie.

La chlorose d'ailleurs favorise toutes les névroses. Je me rappelle avoir vu une domestique épileptique avec complication de chlorose très-prononcée, guérir par les ferrugineux et les toniques. Elle n'eut pas du moins ses accès pendant dix-huit mois ou deux ans durant lesquels elle fut soumise à mon observation.

L'hypochondrie est très-commune chez les chlorotiques, elle peut être portée jusqu'à la manie; elle est en général d'autant plus prononcée que les phénomènes dyspeptiques le sont eux-mêmes davantage; et là aussi nous avons souvent retrouvé l'influence de l'hérédité arthritique, cause si fréquente d'hypochondrie.

NÉVROSES ET NÉVRALGIES CHEZ LES CHLOROTIQUES.

Un phénomène extrêmement commun dans la chlorose, presque constant dans l'hystérie, c'est le vertige : la plupart des chlorotiques accusent des étourdissements; quelquefois ils semblent provoqués par le besoin de réparation et cessent avec l'ingestion des aliments : plus rarement ils se lient au travail digestif. Les vertiges chlorotiques deviennent très-souvent plus nombreux et plus forts au voisinage des époques cataméniales; ils peuvent être accompagnés d'injection de la face et peuvent être attribués à un mouvement congestif. Plus souvent l'anémie cérébrale sera la cause de ces vertiges qui, comme beaucoup d'autres phénomènes chlorotiques, augmentent après l'hémorrhagie menstruelle ; chez quelques malades, ils sont suivis de syncope; ils peuvent être provoqués par un changement d'attitude, quand la station succède, par exemple, au décubitus horizontal. Un autre phénomène nerveux, très-commun chez les chlorotiques, c'est la névralgie intercostale, et nous ferons remarquer qu'elle ne l'est pas moins chez les hystériques.

Le plus ordinairement, cette névralgie a pour siége les quatrième, cinquième, sixième ou septième nerfs intercostaux gauches, et sa coïncidence avec des palpitations et de l'essoufflement suggèrent à presque tous les malades la pensée qu'ils sont atteints d'affections cardiaques, d’autant plus que le point névralgique antérieur prédomine souvent; il peut même exister seul. Quant la sixième ou la septième paire sont atteintes, quelquefois la douleur retentit à l’épigastre, et j’ai souvent observé, dans ce cas, des phénomènes gastralgiques et dyspeptiques très-prononcés.

Les névralgies circumpelviennes sont peut-être plus communes encore; nous en avons indiqué les principales formes à l’occasion des troubles menstruels qui en sont habituellement l’occasion.

Le caractère des chlorotiques est capricieux, inégal comme leurs actes organiques : irritabilité, emportements ou exaltations éphémères suivis d’affaissements, morosité, larmes faciles, paresse d’esprit, difficulté d’appliquer longtemps leur attention, inconstance et bizarreries dans les sentiments, le plus souvent, surtout chez les personnes lymphatiques, mollesse, nonchalance, insouciance, pour les devoirs comme pour les plaisirs, paresse de corps et d’esprit, éloignement pour les exercices physiques, pour les travaux intellectuels, qui souvent provoquent du malaise cérébral, de la céphalalgie, comme pour les relations sociales; tels sont les principaux traits des modifications que la chlorose apporte dans l’état moral des malades.

Pour compléter le tableau des troubles nerveux dans la chlorose, nous dirons que ces malades sont en général somnolentes : réparant mal par la nutrition, elles ont besoin d’une plus grande somme de repos et surtout de sommeil pour diminuer les pertes journalières. Quelques-unes cependant, les névropathiques et les hypochondriaques surtout, ont parfois de la peine à s’endormir; quelques autres sont tenues éveillées une partie de la nuit par leurs souffrances ou par une vague agitation. L’insomnie ou l’agitation dans le sommeil se rencontreront plus souvent chez les arthritiques; la somnolence et le sommeil prolongé et profond seront plus habituellement observés chez les strumeuses. On a observé quelquefois, chez les chlorotiques ou les anémiques, que le travail intellectuel devenait plus facile dans la position horizontale. L’afflux du sang vers l’encéphale favorisé par cette attitude serait l’explication physiologique de ce phénomène psychique. Ajoutons, comme dernier trait, que la plupart des troubles fonctionnels qui caractérisent la chlorose s’exagèrent vers l’époque menstruelle; quelques-uns, après le flux menstruel qui semble ajouter encore à l’épuisement de l’organisme et amoindrir ses faibles ressources.

La chlorose n’est pas une de ces affections qui menacent l’existence, cependant on a cité des cas où les malades ont succombé soit à une syncope, soit aux progrès de l'épuisement organique ; ce sont là des exceptions extrêmement rares. Ces syncopes mortelles ont été surtout observées dans les anémies consécutives aux hémorrhagies. Quant à l'épuisement progressif, il se rattache ordinairement à quelque lésion profonde qui peut pendant longtemps échapper aux investigations du médecin, ne se révéler même qu'à l'autopsie, ou se démasquer dans les périodes ultimes de la maladie par des manifestations diathésiques.

Si la chlorose ne compromet pas en général la vie, elle la trouble et la rend quelquefois très-pénible. Développée au moment de la puberté sous l'influence de conditions hygiéniques défavorables, elle peut, par une meilleure entente du régime, guérir sans laisser de traces notables : et cependant, j'ai vu plus d'une fois réapparaître, vers la ménopause, des chloroses guéries dans la jeunesse, dont la guérison n'avait pas été ébranlée par de nombreuses maternités ; en général, la chlorose est rebelle et tend à récidiver. Le plus souvent elle persiste comme elle avait commencé, sous la forme d'un léger état anémique, alors que tous les troubles symptomatiques qui l'accompagnent ont disparu.

La chlorose est une maladie opiniâtre, presque diathésique, et c'est par ce caractère qu'elle se distingue profondément des anémies accidentelles ; elle se transmet par hérédité, et même je l'ai observée chez les enfants de femmes qui semblaient en être guéries. Dans ce cas, elle se montre dès l'enfance, manifestée par des signes physiques auxquels ne répondent pas ordinairement des désordres fonctionnels considérables ; ceux-ci éclatent le plus souvent au moment de la puberté et donnent à la chlorose une physionomie toute spéciale qui m'a engagé à la décrire à part, en la caractérisant par le nom de l'appareil organique dont les troubles la dominent et lui impriment leur cachet. Il y a là, du reste, plus qu'une question de classification ; j'en fais peu de cas, mais il y a là une question d'intérêt pratique et d'indications thérapeutiques.

DIAGNOSTIC DE LA CHLOROSE.

Les symptômes que je viens d'énumérer rendent en général facile le diagnostic de la chlorose : je ne m'occuperai ici que des signes physiques.

J'ai parlé de cette coloration toute spéciale de la région sous-nasale, que j'appelle en plaisantant la moustache jaune, et c'est, je le répète, une coloration limitée à la région circumlabiale et à la lèvre supérieure principalement, contrastant quelquefois avec la couleur rouge du reste de la face, et quand celle-ci est pâle, offrant une pâleur jaunâtre plus accusée; il semble que les ramuscules artériels de cette région reçoivent moins de sang que les autres et demeurent plus contractés : phénomène d'autant plus remarquable que les lèvres sont souvent d'un rouge intense chez les chlorotiques.

Les bruits vasculaires déjà signalés par Laënnec chez les hystériques ont été regardés, à juste titre, par M. le professeur Bouillaud comme un des signes les plus importants de la chloro-anémie. Nous devons ajouter cependant qu'ils peuvent manquer et que leur intensité n'est pas en rapport constant avec le degré de l'anémie.

Chez la même malade, ils varient souvent dans leur intensité et dans leurs caractères. Il n'est pas rare de les voir se développer sous l'oreille qui les cherche, tandis que dans les premiers moments de l'observation, ils étaient à peine sensibles.

On a dit à tort que la pression du stéthoscope en augmentait toujours la force : cela peut arriver; mais souvent aussi cette pression, pour peu qu'elle soit énergique, les fait disparaître. Leur siége a été et est encore le sujet de nombreuses contestations. Les uns les rapportent aux artères; d'autres aux veines. Une opinion éclectique attribue les souffles continus à ces derniers vaisseaux; les souffles intermittents aux premiers. Pour ceux-ci, le doute me paraît difficile, on les entend souvent naître à l'origine de l'aorte, se propager sur le trajet de ce vaisseau et des branches qui en naissent, s'ajouter au bruit diastolique normal dont ils semblent le prolongement; d'une autre part, comme on entend les souffles intermittents se transformer en souffles continus, et qu'une multitude de nuances intermédiaires établit entre ces deux variétés des transitions presque insensibles, je ne répugnerai pas à admettre avec Beau qu'ils peuvent, les uns et les autres, se développer dans les artères.

Il me semblerait facile de juger expérimentalement cette question; en rendant un animal anémique et mettant à nu les vaisseaux du cou, on les soumettrait à un examen direct. Cette question n'a, du reste, au point de vue pratique, qu'un intérêt bien secondaire.

La cause de ces bruits n'a pas été moins débattue. Les uns les ont attribués à l'altération survenue dans la constitution du sang; d'autres aux modifications de la quantité, augmentée suivant Beau, diminuée suivant le plus grand nombre. Laennec avait déjà cherché dans les conditions des tuniques vasculaires l'origine de ces souffles. Depuis huit ou dix ans, je cherche dans mes cours à faire valoir cette doctrine, m'appuyant sur les arguments suivants : Les changements dans la densité et dans la composition du sang ne peuvent, en aucune façon, suffire à l'explication de ces bruits ; la diminution de la quantité n'interviendrait que médiatement en changeant la tension des parois artérielles ; l'état de celles-ci est la véritable cause du souffle, la variation qu'il subit chez le même sujet, et parfois à quelques secondes d'intervalle, ne peut s'expliquer autrement ; on ne comprendrait pas davantage comment ces souffles ne se montreraient pas en même temps dans les artères correspondantes des deux côtés du corps ou s'y montreraient avec une intensité inégale.

Quand ce souffle est fort et qu'il n'a pas une tonalité très-aiguë, le doigt sent très-bien les vibrations artérielles ; l'œil même aperçoit dans leurs tuniques et les parties qui les recouvrent un mouvement oscillatoire qui accuse une tension moindre des vaisseaux.

Cette opinion, qui place dans l'état des parois vasculaires la cause du bruit du souffle, a été défendue par M. Marey dans son *Traité de la circulation*, et il a cherché, à l'aide des lois de la physique, à éclairer le mécanisme intime de ce phénomène.

Je vous engage à faire une expérience facile, qui vous aidera à comprendre le mode de production de ces souffles :

Si vous appliquez un stéthoscope sur le tuyau d'un irrigateur pendant que l'eau s'échappe par son extrémité, et si vous comprimez ce tuyau au-dessus du stéthoscope, vous percevrez immédiatement un bruit de souffle qu'on ne peut expliquer que par la diminution de tension dans la partie du tuyau située au-dessous du point rétréci : comme pour les bruits du cœur, la vitesse du courant influe sur la production de ces bruits.

Si cette théorie est vraie, comme je le crois, il faut admettre que la chlorose altère la tension des parois vasculaires en modifiant l'action vaso-motrice, et peut-être aussi en diminuant la quantité du liquide qui circule dans les vaisseaux.

Les bruits qui nous occupent peuvent être entendus sur plusieurs points du système artériel. Mais on les constate surtout au niveau des vaisseaux carotidiens qui, d'ailleurs, se prêtent le mieux à cette exploration. Leur timbre, leur rhythme varient depuis le simple prolongement de la diastole, depuis un léger bourdonnement jusqu'à ces bruits de rouet, de diable, etc., qui offrent des redoublements diastoliques se détachant sur un souffle continu. Enfin, Laënnec avait noté ces bruits rhythmés à modulations régulières ou irrégulières, auxquels on a donné le nom de *bruits musicaux*.

Ces bruits vasculaires sont souvent inégalement développés dans les deux côtés du cou; en général plus prononcés à droite; ils sont d'autres fois plus marqués à gauche. Après la région cervicale, les points où on les retrouve le plus souvent sont l'origine de l'aorte et la région sous-claviculaire gauche, ou derrière le sternum, au point où l'aorte émerge du ventricule, au niveau du troisième espace intercostal ; c'est là que le souffle chlorotique de l'aorte aura quelquefois son maximum ; mais à cause des rapports variables du cœur avec la paroi thoracique, le maximum de ce bruit ne sera pas toujours perçu dans le même point, quelquefois c'est à la base du cœur qu'il sera le plus prononcé.

Il est admis que les bruits chlorotiques du cœur n'ont jamais leur maximum à la pointe. Cette assertion me paraît démentie par l'observation. Je crois à la possibilité des bruits localisés à la pointe, dus à des troubles dynamiques du cœur; le fait suivant m'en paraît un exemple : Je fus appelé il y a quelque temps, au milieu de la nuit, par un de mes condisciples, homme d'une constitution éminemment nerveuse, avec une légère teinte d'hypochondrie. Il se croyait atteint d'une angine couenneuse; il avait gardé cette conviction pendant quatre ou cinq heures, et je le trouvai dans un état d'anxiété inexprimable; il n'avait pas la moindre angine, mais une glossite, maladie bien rarement primitive, à laquelle je n'ai pu cependant trouver aucune cause appréciable, et qui se modifia rapidement sous l'influence de collutoires au chlorate de soude ; mais ce qui me frappa chez lui, ce fut le désordre excessif de la circulation : le pouls était irrégulier, inégal, intermittent, en dehors de tout rhythme appréciable ; l'auscultation me fit entendre un bruit de souffle systolique très-fort, très-net, fusant comme les bruits d'insuffisance, ayant son maximum à la pointe et inappréciable à la base; rapproché de l'irrégularité des mouvements cardiaques, ce bruit, ainsi localisé, ne pouvait être attribué qu'à une insuffisance mitrale. Interrogé par moi, le malade, qui avait conscience d'un trouble circulatoire, m'assura qu'il n'avait jamais éprouvé rien de semblable, qu'il pouvait, sans aucun essoufflement, soutenir les plus longues marches et monter les escaliers. Le lendemain, je trouvai le malade rasséréné; le pouls était parfaitement régulier et le bruit de souffle avait disparu. Comment expliquer ce bruit passager, lié à de pareilles irrégularités de circulation, sinon par un trouble de l'innervation cardiaque. Il y avait là une ataxie des contractions du cœur qui en détruisait le rhythme et faisait que les muscles de la valvule mitrale, ces petits mamelons qui les soutendent, ne coordonnaient pas leur action à celle du ventricule. Je suis porté à admettre que quelque chose d'analogue peut se produire dans la chlorose ; je crois en avoir rencontré des exemples ; dans tous les cas, on ne peut dire *à priori* que ce soit impossible, et le fait que j'ai cité prouve que des bruits localisés à la poitrine peuvent se développer en l'absence de toute altération organique de l'orifice mitral.

Le plus souvent c'est à la base du cœur, près du sternum, que le souffle anémique cardiaque offre son maximum d'intensité.

J'ai observé le même phénomène ches des jeunes gens soumis à mon examen pour décider de leur aptitude physique à la carrière de l'enseignement ou au service militaire. J'ai quelquefois rencontré des bruits de souffle à la pointe du cœur qui pouvaient faire croire à une lésion organique. Ils étaient accompagnés de pulsations violentes. Comme dans le cas cité plus haut, ces anomalies circulatoires étaient d'origine nerveuse ; ils étaient imputables à l'émotion qu'éprouvaient ces jeunes gens, et même, chez quelques-uns d'entre eux, disparaissaient pendant mon examen, lorsque leurs appréhensions se calmaient et que le calme se rétablissait dans leur esprit.

Les impressions morales qui précipitent la circulation, et peut-être en même temps modifient la tension des parois vasculaires, peuvent produire des bruits de souffle cardiaques. Je les ai constatés une fois, avec une intensité vraiment extraordinaire, chez un hypochondriaque qui m'avait prié de l'ausculter ; la terreur que lui causait mon examen avait produit chez lui un état demi-syncopal accusé par la pâleur du teint et la faiblesse du pouls. Quand, rassuré par moi, il eut retrouvé son sang-froid, le bruit de souffle avait disparu.

Il peut y avoir là un phénomène de conduction : l'aorte est croisée à son origine par l'artère pulmonaire qui peut transmettre les bruits aortiques, mais je me suis demandé souvent pourquoi cette artère pulmonaire ne pourrait pas être dans certains cas le siége de ces bruits qui correspondent si exactement à son origine ; d'autant plus que dans bien des cas, j'ai entendu ces bruits se prolonger dans la direction de cette artère.

J'ai souvent entendu, chez les chlorotiques, un bruit de souffle ordinairement simple, quelquefois double, dans la région sous-claviculaire gauche, au niveau surtout de la partie interne du second espace intercostal près du sternum. Ce bruit n'est pas le prolongement du souffle cardo-aortique. Il n'a avec celui-ci aucun rapport de continuité, et il est ordinairement plus intense. Dans un cas, ce bruit était double, tellement fort et accompagné d'un frémissement si localisé, que je crus à un anévrysme de l'aorte; l'autopsie me démontra mon erreur. Ces bruits pourraient avoir leur siége dans l'artère pulmonaire; car, suivant le docteur Baccelli, c'est au niveau de la partie interne de la troisième côte gauche que les bruits de l'artère pulmonaire offrent leur maximum d'intensité. Peut-être pourrait-on placer leur origine dans les artères sous-clavières et carotidiennes? La veine sous-clavière pourrait en être le siége dans la théorie qui localise dans les veines les souffles doubles ou continus. J'en ai quelquefois entendu en même temps qui suivaient la direction de l'aorte, s'entendaient derrière la partie moyenne du sternum et se prolongeaient à droite de cet os, jusqu'à la partie interne de la seconde côte, point maximum des bruits aortiques, d'après le docteur Baccelli.

Chez les tuberculeuses anémiées, j'ai entendu un souffle rude sous la clavicule droite, dans la direction du tronc brachio-céphalique. J'ai pensé que l'induration pulmonaire pouvait peut-être, dans ce cas, favoriser la transmission des bruits vasculaires profonds; peut-être aussi quelques engorgements compriment-ils l'artère et contribuent-ils à la production de ce bruit anomal.

Si les bruits de souffle dits chloro-anémiques dépendent de l'état des parois vasculaires, de la vitesse du courant circulatoire et du rapport qui existe entre les vaisseaux et la colonne liquide qui les traverse, on conçoit que d'autres états morbides puissent leur donner naissance. Laennec les rattachait à l'hystérie ou à l'hypochondrie. M. G. Sée croit qu'on peut les observer dans ces deux affections : cette opinion me paraît très-plausible; je dois avouer cependant que toutes les hystériques chez lesquelles j'ai rencontré ces souffles vasculaires, étaient en même temps affectées de chlorose ; à laquelle de ces deux maladies fallait-il attribuer la modification circulatoire qui produisait ce symptôme? Il est bien difficile de le déterminer. Dans tous les cas, derrière cette modification, il faut supposer un trouble d'innervation. Quand, d'une autre part, on se rappelle cette affinité qui existe entre la chlorose et l'hystérie, cette complication d'hystéricisme si fréquente chez les chlorotiques, on trouvera peut-être que l'opinion de Laennec n'était pas aussi éloignée de la vérité qu'elle l'a paru pendant longtemps.

Ainsi que Laennec l'avait observé, des circonstances accidentelles, telles que la compression des vaisseaux par les muscles voisins, la vitesse du courant sanguin, etc., peuvent, d'un moment à l'autre, faire varier les bruits de souffle. Si tout son est un ensemble de vibrations, pour que des vibrations deviennent sonores, il faut qu'elles acquièrent une certaine vitesse, et ici, cette vitesse des vibrations dépend de la rapidité avec laquelle se meut la colonne sanguine. C'est ainsi que les bruits morbides du cœur cessent, quand l'impulsion circulatoire est affaiblie à un certain degré, pour reparaître quand cette impulsion se relève. J'ai encore constaté, à propos des bruits cardiaques chlorotiques ou autres, qu'ils sont accompagnés d'une sensation de frémissement d'autant plus sensible à la main, que leur tonalité est plus basse. Les sons aigus produisent des vibrations plus rapides, mais plus courtes, et qui, pour cela même, ne se transmettent pas à la main comme celles qui donnent des sons graves, et qui sont par conséquent plus lentes et plus étendues.

Les signes physiques que nous venons d'énoncer se rencontrent également dans la chlorose et dans l'anémie; c'est dans l'étude des autres symptômes, et surtout dans la connaissance des causes, qu'on trouve les éléments du diagnostic.

Un point très-important, c'est la distinction de la chlorose proprement dite et des pseudo-chloroses, cachexies précoces des diathèses, spécialement de la diathèse tuberculeuse. La connaissance des antécédents héréditaires, les modifications soigneusement recherchées de la respiration et de la sonorité thoracique, rapprochées des troubles fonctionnels qui peuvent annoncer les premiers envahissements de la tuberculose, feront le plus souvent reconnaître l'existence de celles-ci. Le diagnostic est délicat dans les races strumeuses et tuberculeuses; la persistance de la chlorose et de la dyspepsie chez les strumeuses a quelque chose de suspect. C'est assez dire que je ne crois pas à l'antagonisme admis par quelques médecins entre la chlorose et le tubercule. Il y a des chlorotiques qui deviennent peut-être plus difficilement tuberculeuses que les précédentes, ce sont celles qui sont névropathiques et de races arthritiques; cependant, chez celles-là mêmes, la chlorose est loin d'être un préservatif de la phthisie, et trop souvent on voit y aboutir des névroses chlorotiques qui pendant longtemps ont persisté indépendantes de toute lésion organique. Tels sont les principaux caractères de la chlorose; nous n'essayerons pas de pénétrer plus avant dans sa nature intime, ce serait entrer dans le champ des hypothèses. Nous ferons remarquer cependant le rôle considérable que jouent, dans son évolution et dans ses symptômes, les modifications du système nerveux et surtout du système ganglionnaire, et sa connexion fréquente avec les fonctions de l'appareil générateur.

TRAITEMENT GÉNÉRAL.

Le traitement de la chlorose offre pour indications fondamentales :

1° De relever et de ramener à son action normale le travail nutritif;

2° De régulariser les fonctions menstruelles ;

3° Enfin, certaines complications, certaines modalités de la chlorose, fourniront des indications spéciales que nous indiquerons sommairement.

Si les grands modificateurs hygiéniques, l'air, le soleil, la nourriture sont les excitants des fonctions nutritives et les conditions de leur activité, ils devront occuper la première place dans le traitement de la chlorose ; ils ne peuvent être suppléés par les agents thérapeutiques et ils en sont les auxiliaires nécessaires ; nous aurons d'ailleurs l'occasion de faire ressortir toute l'importance de l'hygiène, quand nous nous occuperons de la chlorose comme maladie de la race et réclamant l'intervention de la médecine sociale.

Après l'hygiène, la médication la plus efficace et la plus puissante, peut-être parce qu'elle se rapproche le plus des modificateurs hygiéniques, c'est l'hydrothérapie. Je ne demande pas à l'hydrothérapie ce que je ne demande pas aux autres méthodes de traitement, la guérison radicale de la chlorose ; mais pour relever le travail nutritif, pour apaiser les troubles nerveux, pour combattre la dyspepsie, je ne connais pas de modificateur plus puissant que l'hydrothérapie : par cela même que l'air pur, le soleil, l'exercice musculaire doivent être les bases du traitement, l'hydrothérapie faite à la campagne sera préférable à l'hydrothérapie des grandes villes : celle-ci est cependant une ressource qu'il ne faut pas négliger, quand on ne peut faire mieux ; enfin, quand on n'a pas à sa portée des instruments hydrothérapiques convenables, les lotions froides, faites le matin très-rapidement avec une grosse éponge, et suivies de frictions énergiques, rendront encore d'importants services, et j'ai eu très-souvent à m'en louer. Dans certains cas, on préférera les bains de mer très-courts, comme les conseillait Gaudet, qui a admirablement étudié et soumis à des principes méthodiques l'hydrothérapie maritime, bien avant que Preitznitz eût créé Graefenberg.

Ici, l'action de l'eau froide a un bien puissant auxiliaire ; c'est cet air marin si vif et si tonique, imprégné de vapeurs salines, dont le malade ingère de 12 à 15 000 litres par vingt-quatre heures. Une règle fondamentale du traitement hydrothérapique, qui avait déjà été indiquée par Gaudet, mais qui l'a été surtout par le docteur Fleury d'une manière magistrale et avec une abondance de développement qui la met hors de toute contestation, c'est que tout le succès de cette médication dépend de la manière dont s'accomplit la réaction. Il ne faudra jamais perdre ce principe de vue, quand on prescrira une des différentes formules de la médication hydrothérapique que je viens d'indiquer.

L'hydrothérapie a, sur l'hématopoïèse et sur l'ensemble de la fonction nutritive, une influence que le docteur Fleury a bien fait ressortir, et c'est en partant de ces données que l'on en a vulgarisé l'emploi dans la chlorose.

Parmi les modificateurs pharmaceutiques, c'est encore aux stimulants de ces grandes fonctions, à ceux qui excitent le travail nutritif et l'hématopoïèse, qui régularisent l'action nerveuse, qu'on aura recours.

L'état des organes digestifs donnera toujours l'indication principale : on excitera l'appétit, on facilitera l'action de l'estomac par le choix des aliments, par la distribution des repas, par le soin avec lequel s'accomplira la mastication, par la part faite aux exercices musculaires. On y joindra, s'il est nécessaire, les amers, l'infusion de germandrée ou de camomille, la décoction de colombo, la macération de quassia ou de gentiane prises en se mettant à table; les eaux digestives de Pougues, de Soultzmat, de Vals, de Renaison, etc., et surtout celles de Spa, de Bussang, de Saint-Pardoux, d'Orezza, qui ont l'avantage d'être ferrugineuses. Enfin, par la pepsine, on essayera de suppléer à l'insuffisance des sécrétions gastriques.

M. le professeur Trousseau a conseillé l'acide chlorhydrique, étendu dans un mélange de décoction de colombo et de sirop d'écorce d'orange.

Si l'action de l'estomac est très-affaiblie, ou si la dyspepsie revêt la forme flatulente, la noix vomique ou la fève de saint Ignace, en poudre, en extrait, ou plus commodément encore en teinture, comme celle de Beaumé, pourront être employées avec avantage.

Si l'élément gastralgique domine, une ou deux gouttes de teinture thébaïque ou de teinture de belladone prises avant les repas, dans une petite quantité de tisane de camomille ou de colombo.

Il y a une circonstance que j'ai eu l'occasion d'observer chez plusieurs chlorotiques, avec un élément hystérique assez accentué; en même temps qu'elles accusaient une douleur gastrique augmentée par l'introduction des aliments et accompagnée chez plusieurs d'une sensation de constriction, ou plutôt d'occlusion de l'œsophage, il y avait à l'épigastre un foyer de névralgie superficielle, et près du rachis, vers l'origine des nerfs intercostaux, une sensibilité vive à la pression.

Le fer est le remède banal de la chlorose; pour quelques médecins, il en est le spécifique. Une de ces théories chimiques faciles, par lesquelles certains esprits se laissent trop souvent séduire, était venue appuyer cette spécificité; les globules du sang renferment du fer, disait-on, leur diminution est le caractère anatomique de la chlorose ; donnez du fer à l'organisme, il fera des globules. Il restait bien là une petite difficulté dont cette théorie chimique ne rendait pas compte : comment ce fer, qui n'entre dans le sang qu'en portion très-minime, détermine-t-il par sa présence la formation des globules? D'ailleurs la vraie chimie, la chimie des chimistes, est venue protester contre cette chimiatrie qui n'est ni chimie ni médecine; elle a montré que les aliments ingérés renfermaient plus de fer qu'il n'en fallait pour les besoins de l'hématose; que ce n'était donc pas en fournissant au composé sanguin un élément qui lui manquait, mais en stimulant le travail nutritif, qu'agissait la médication martiale; et cette doctrine se trouvait confirmée par cette observation de physiologie comparée, que les plantes étiolées reverdissent par les arrosements avec des solutions ferrugineuses, et cependant la chlorophylle ne contient pas de fer.

Le fer est donc un stimulant de la vie végétative, du mouvement de composition organique, dont la formation de la cellule sanguine est un des premiers termes.

Les meilleures préparations ferrugineuses sont en général celles qui sont le mieux supportées. L'idiosyncrasie fait varier la tolérance pour les médications et même pour les différentes préparations du même agent thérapeutique. En tête de celles qui conviennent au plus grand nombre, je mets le tartrate ferrico-potassique, le carbonate de fer, la limaille de fer; le pyro-phosphaste m'a paru avoir, dans certains cas, des propriétés reconstituantes efficaces; l'iodure de fer est indiqué dans la chlorose scrofuleuse; chez les sujets qui supportent difficilement ces préparations ferrugineuses, on prescrit les eaux minérales comme celles d'Orezza, ou même celles de Bussang, qui sont très-peu ferrugineuses, mais sensiblement arsenicales.

Je me défie beaucoup de ces préparations officinales, annoncées à grand renfort de réclames, plus industrielles que pharmaceutiques, fabriquées d'avance en masses considérables, ce qui a quelquefois l'inconvénient de les transformer en petites balles dures que l'estomac ne désagrége pas (1). En admettant même qu'elles soient bien préparées, et qu'elles renferment ce que promettent leurs prospectus trop souvent mensongers, elles seront inférieures aux préparations magistrales faites à mesure des prescriptions, dosées, nuancées suivant les conditions fournies par le malade.

Les quatrièmes pages des journaux font la fortune de ces spéculations qui les enrichissent; mais le médecin ne doit pas y donner la main et patronner ces vendeurs de recettes. Le choix de la préparation ferrugineuse, les excipients qu'on lui donne ne sont pas indifférents. Chez les sujets qui ont facilement de la diarrhée, les persels ont en général des propriétés astringentes qui les recommandent; mais dans quelques cas, l'addition du sous-nitrate de bismuth est un passeport nécessaire; quelquefois même dans ce cas, si par l'usage du fer on voit survenir des phénomènes dyspeptiques ou entéralgiques, on devra lui ajouter un peu d'opium, le moins possible, pour ne pas affaiblir l'activité des organes digestifs. Dans ce cas, je préfère faire prendre, en même temps que la pilule ferrugineuse, une demi-goutte à deux gouttes de teinture thébaïque ou de teinture de belladone dans un véhicule amer. Si au contraire, ce qui est commun, le fer augmente la constipation si habituelle chez les chlorotiques, il faut préférer la limaille de fer, les phosphates, l'oxalate, les sels neutres ou acides, y ajouter de la magnésie, de la rhubarbe ou de l'aloès.

Il y a des malades chez lesquels non seulement le fer ne produit aucun effet thérapeutique, mais qui ne peuvent le supporter; je connais des familles dont presque tous les membres ont présenté cette antipathie pour le fer, s'exprimant par des accidents divers : une de ces personnes toussait dès qu'elle en prenait; une autre, jeune fille très-chlorotique, avait immédiatement une petite hémorrhagie utérine, ce qui vient confirmer les propriétés congestives et emménagogues de ce médicament. La première, qui n'avait pu pendant une vingtaine d'années tolérer même un centigramme de composé ferreux, après avoir été modifiée par plusieurs traitements thermo-sulfureux, a très-bien supporté le perchlorure de fer à doses moyennes. C'était une jeune dame de race arthritique, herpétique et couverte d'acné; cette intolérance chez elle doit être rapprochée de l'excitation presque constante de l'acné, des éruptions

______

(1) J'ai vu plus d'une fois les pilules argentées traverser l'intestin sans être entamées. En général, je crois que l'argenture des pilules est un mauvais procédé. Si elles ont besoin d'être recouvertes d'une enveloppe protectrice, les gommes résines, comme le baume de Tolu, me semblent préférables à l'argent.

furonculeuses et d'autres formes herpétoïdes par les préparations ferru
gineuses qui développent ou font naître ces manifestations.

Il faut se rappeler que le fer semble inciter et congestionner les mem
branes tégumentaires. De même qu'il irrite les dartres, il peut irrite
l'angine granuleuse; depuis très-longtemps dans ces circonstances
quand l'emploi du fer me paraît nécessaire, je l'essaye à petites doses e
je le combine avec les préparations arsenicales; je me sers habituellement d'une solution titrée de tartrate ferrico-potassique, à laquelle
j'ajoute une quantité, variable suivant le cas, de solution de Fowler.

La dose des préparations ferrugineuses doit, comme celle des autres
médicaments, varier suivant l'âge, les dispositions individuelles, les
effets physiologiques et thérapeutiques observés.

Cet énoncé montre quel compte il faut tenir de ces doses fixées
d'avance, que les industriels en fers médicamenteux impriment sur les
étiquettes de leurs bouteilles ou de leurs boîtes. Commencer par des
doses modérées, tâter la tolérance de l'organisme, épier l'action thérapeutique : quand elle continue, maintenir les doses, les augmenter
quand elle s'arrête, les interrompre ou les cesser quand on aperçoit
des symptômes de fatigue ou de saturation ; voilà des règles applicables
à toutes les médications; il en est deux autres que je veux rappeler et
auxquelles j'attache une grande importance.

1º Ne pas interrompre brusquement l'emploi des modificateurs, mais
plutôt, avant de cesser, mettre entre les doses des intervalles de plus en
plus éloignés, pour habituer en quelque sorte l'économie à s'en passer.

2º L'intolérance de l'organisme pour un médicament n'est souvent
qu'une extrême sensibilité à son action et est l'indication d'en baisser
les doses. J'ai traité avec succès, par des pilules d'un centigramme de
protoiodure d'hydrargyre et quelques décigrammes d'iodure de potassium, une dame syphilitique depuis plusieurs années, et chez laquelle
on n'avait jamais pu faire accepter ces médications en les donnant aux
doses ordinaires. J'ai vu guérir d'une gravelle urique opiniâtre, par
l'usage continu de quelques cuillerées d'eau de Vichy, une malade qui
était un type d'intolérance pour toute espèce de médicament.

Enfin, vous rencontrerez des malades qui supportent les ferrugineux
pendant quelques jours et après cela les repoussent, ils ne peuvent plus
les tolérer. Chez ces malades, il faut les administrer d'une manière intermittente, avec des interruptions plus ou moins éloignées, suivant que
cette intolérance secondaire se manifeste plus ou moins vite.

Quand, pour une raison quelconque, le fer ne peut pas être administré chez les chlorotiques, il faut recourir à d'autres modificateurs de la nutrition. Le quinquina sera souvent prescrit à ce titre.

On a préconisé le manganèse comme succédané ou auxiliaire du fer, mais ses propriétés thérapeutiques sont peu connues.

L'arsenic a une action si manifeste sur la nutrition et sur l'hématose, que l'idée de l'employer dans la chlorose se présente naturellement à l'esprit.

Je l'ai vu réussir dans les chloroses de forme névropathique très-accentuée. Je l'ai tenté, dans d'autres formes de chlorose, sans résultat définitif; il faut être réservé dans le dosage de l'arsenic; c'est une de ces substances qui agissent à très-petites doses, et qui, quand on l'emploie à doses trop considérables ou trop prolongées, a paru quelquefois comme épuiser l'action vitale après l'avoir passagèrement stimulée.

On peut cependant le faire supporter pendant longtemps par beaucoup de malades, en l'administrant à petites doses et en suspendant de temps en temps son emploi.

Les eaux minérales, prises à leurs sources, doivent occuper une place importante dans le traitement de la chlorose.

En première ligne se présentent, dans les chloroses *génitales*, les eaux ferrugineuses. La France en possède de plus riches que toutes autres par leur minéralisation, et qui devraient dans beaucoup de cas leur être préférées, si elles étaient mieux aménagées. — La Bauché, Orezza, sont sans rivales; Forges, Saint-Pardoux, Bagnères-de-Bigorre, Luxeuil, ont une réputation séculaire; l'eau de Royat se recommande à la fois par la proportion de fer qu'elle renferme, et par ses autres éléments reconstituants : chlorure de sodium, arsenic. Elle convient chez une foule de névropathes et de sujets débilités. Spa, Pyrmont, Schwalbach, jouissent d'une vogue méritée.

L'eau de la Bourboule, chlorurée, sodique et arsenicale, est un des plus puissants incitateurs que je connaisse du travail nutritif et de l'hématopoïèse. Je la prescris très-souvent dans la chlorose lymphatique et dans la chlorose des enfants. J'ai vu guérir par une saison à la Bourboule un jeune homme de vingt ans profondément anémique, et que j'avais inutilement soumis depuis deux ans à un grand nombre d'autres traitements. Ces eaux conviennent encore dans les anémies qui accompagnent les formes chroniques de l'arthritisme, dans certaines dyscrasies arthritiques, comme le diabète, à condition que des complications gastralgiques ne mettront pas obstacle à leur emploi.

En prenant les eaux minérales à leur source, on ajoute à leur action propre les effets puissants qui résultent des moyens balnéaires, de l'air pur, du changement de régime.

L'air seul des altitudes est quelquefois un des agents les plus efficaces qu'on puisse opposer à la chlorose. Quand la délicatesse des organes respiratoires ne peut pas faire redouter l'âpre climat des sommets élevés, Saint-Moritz, dans les Grisons, occupe le premier rang parmi les stations alpestres qu'on peut recommander aux chlorotiques; celle-ci, en effet, à son air vif et vierge associe l'avantage de sources ferrugineuses. Pour les malades qui ne supportent pas ces altitudes extrêmes, qui souffrent des brusques variations de température auxquelles on y est exposé, dont le système nerveux y est surexcité et qui y perdent le sommeil, Bormio est déjà un climat plus doux; ils pourront descendre à des altitudes moindres, comme celles de Heiden, Seelisberg, où l'air est d'une pureté parfaite, la température plus douce et plus égale.

Les Eaux-Chaudes dans les Pyrénées m'ont réussi chez des enfants lymphatiques, chez des femmes névropathiques, et surtout dans ces troubles de la nutrition qui succèdent aux affections utérines et ovariennes. La pureté de l'air, l'altitude moyenne, la qualité des eaux font de cette station une ressource précieuse dans un grand nombre d'états anémiques, outre les effets spéciaux qui doivent être attribués aux éléments minéralisateurs de ces eaux.

TRAITEMENT DES TROUBLES MENSTRUELS COMPLIQUANT LA CHLOROSE.

Les anomalies de la fonction menstruelle fournissent dans la chlorose des indications particulières; nous examinerons successivement :

La dysménorrhée,

L'aménorrhée,

La ménorrhagie,

Et la leucorrhée chlorotique.

Les règles sont douloureuses, leur écoulement est difficile sans lésion appréciable de l'utérus; elles viennent par saccades accompagnées de coliques, de douleurs sacro-lombaires, quelquefois de névralgies localisées dans des nerfs éloignés de l'appareil génital.

Dans ce cas-là, il faut favoriser le flux menstruel par des cataplasmes arrosés de laudanum, des suppositoires opiacés et belladonés, de petits lavements narcotiques ; à l'intérieur, par les infusions de safran, par le valérianate d'ammoniaque, etc.

L'aménorrhée prolongée marque en général le degré le plus avancé de la chlorose ; cependant il y a des femmes chlorotiques à un degré moyen, jouissant d'ailleurs d'une assez bonne santé et qui ont des interruptions de plusieurs mois dans leurs règles. La fonction ovarienne semble chez elles plus altérée que la fonction nutritive générale.

Les anciens imputaient, sur l'autorité d'Hippocrate, à la rétention du sang menstruel les différents troubles fonctionnels qui coïncident avec l'aménorrhée. Dans cette théorie, reprise il y a quelques années par un médecin de Paris, ce sang renfermerait un produit excrémentitiel ou du moins doué de propriétés offensives pour l'organisme, il agirait surtout comme une substance toxique, s'il n'est pas éliminé. Nous ne croyons pas devoir discuter cette hypothèse ; mais ce que nous croyons parfaitement vrai, c'est que chez la femme, la fonction génératrice joue un rôle considérable, et que le trouble de l'ovulation, alors même qu'il serait consécutif à l'altération de la nutrition générale, peut réagir sur cette nutrition et en aggraver les désordres. C'est ainsi qu'une suppression accidentelle du flux menstruel a semblé, dans quelques cas, le point de départ de la chlorose et d'un trouble persistant des fonctions ovariennes, ou du moins de leur aggravation.

L'influence de l'aménorrhée sur l'économie peut se présenter sous une autre forme : quand, au lieu d'être entièrement supprimée, la fonction cataméniale se manifeste par un *molimen* menstruel, par des phénomènes de congestion qui n'aboutissent pas à l'écoulement des règles, alors celles-ci peuvent être remplacées par des congestions morbides qui tantôt se localisent dans l'utérus et dans ses annexes, tantôt dans quelque foyer morbide éloigné qui leur fait appel ; tantôt, et surtout chez les hystériques, dans un point quelconque de l'organisme, sans qu'aucune lésion antérieure, sans qu'aucun rapport avec les organes génitaux expliquent ces déviations congestives.

Quand l'aménorrhée n'est accompagnée d'aucun molimen, d'aucun trouble fonctionnel périodique, indiquant comme un effort de l'organisme pour accomplir sa fonction ; quand il n'y a ni vertiges congestifs, ni épistaxis répétées, le traitement général de la chlorose est seul indiqué. Si, au contraire, ce molimen existe, s'il s'exprime par des phénomènes morbides qui se montrent ou augmentent périodiquement, ou même si l'aménorrhée a été suivie de troubles graves dans la santé, il est alors rationnel d'adresser un appel direct au flux menstruel. On prescrira alors les dérivatifs appliqués sur les membres inférieurs, les pédiluves irritants, les sinapismes, les frictions, le massage, les ventouses sèches. Les fumigations avec la vapeur d'absinthe et d'armoise, les fomentations chaudes sur l'hypogastre, les suppositoires d'aloès et de fleurs de soufre introduits dans le rectum, et même, dans quelques cas, l'application légère d'un crayon de nitrate d'argent sur le col, peuvent déterminer l'éruption cataméniale hésitante, mais préparée ; on ajoutera à ces moyens l'usage interne des emménagogues, tels que le safran, la sabine, la rue. L'apiol, donné plusieurs jours de suite à la dose de deux à trois capsules dans les vingt-quatre heures, a été préconisé par le docteur Homolle et m'a paru quelquefois réussir.

J'ai tenté l'électricité, très-usitée en Amérique, en plaçant un des rhéophores sur le col et l'autre dans le rectum ou sur le sacrum ; je n'en ai obtenu aucun résultat, mais je sais que le docteur Sims l'a employée avec avantage.

Si l'anémie n'est pas très-prononcée, si les accidents qu'il faut conjurer sont graves et menaçants, deux sangsues appliquées à la partie interne et supérieure des cuisses, répétées, s'il est nécessaire et si la constitution le permet, deux et trois fois dans les vingt-quatre heures, sont souvent le plus efficace des emménagogues, ou, si elles ne réussissent pas à provoquer le flux menstruel, elles épuisent le molimen congestif et font cesser les troubles qu'il produit.

Comme moyen d'une action moins immédiate et moins directe, l'équitation a plus d'une fois, chez les jeunes filles, réussi à ramener les règles, avec cette précaution qu'il faut l'interdire pendant la période cataméniale, et proscrire les exercices équestres qui impriment aux organes pelviens des secousses trop violentes.

Dans l'aménorrhée, qui ramène périodiquement des douleurs utérines, des spasmes, des névralgies dont le centre d'irradiation est l'appareil utérin, on prescrira les lavements narcotiques, les suppositoires d'opium et de belladone, le valérianate d'ammoniaque administré en solution, les emplâtres calmants, les bains émollients, les cataplasmes, les vésicatoires volants, les injections sous-cutanées.

Les métrorrhagies ne sont pas très-rares chez les chlorotiques ; elles surviennent le plus habituellement aux époques menstruelles sous forme de *ménorrhagies*. La fluidité du sang, peut-être la diminution de la tonicité vaso-motrice, sont regardées comme les causes instrumentales de cet accident dont les conditions pathogéniques intimes ne me paraissent pas suffisamment élucidées.

Quand on n'observe ni douleurs pelviennes, ni leucorrhée préменs-truelles, ni caillots dans le flot cataménial, quand surtout le toucher permet de constater qu'aucune lésion locale ne peut expliquer ces hémorrhagies, que la chirurgie n'a pas à intervenir dans leur traitement, il est important de les combattre en toute hâte, en s'adressant aux moyens médicaux, car ces pertes aggravent l'état anémique et les troubles fonctionnels qui en dépendent. On prescrira les différents moyens indiqués plus haut comme propres à modifier la chlorose, et en premier lieu les préparations ferrugineuses et l'hydrothérapie. Le fer, dans beaucoup de cas, semble favoriser la congestion utérine. Je vous ai cité l'exemple de cette jeune fille qui ne pouvait en prendre sans voir paraître un petit écoulement de sang par la vulve ; et cependant le fer en modifiant les conditions constitutionnelles d'où dépendent ces ménorrhagies, pourra en être le meilleur remède. On a conseillé de donner la préférence aux persels de fer et au perchlorure en particulier, qui ont une action astringente, topique bien caractérisée ; rien ne prouve que quand ils pénètrent dans les voies d'absorption, le degré d'oxydation de ces sels ne soit pas modifié ; rien ne prouve, bien moins encore, qu'entraînés dans le torrent circulatoire, ils conservent cette propriété astringente qu'on a expliquée par leur pouvoir coagulant. Aussi, je donne aux malades la préparation ferrugineuse qui me paraît pouvoir être le mieux supportée et le plus facilement absorbée, sans m'occuper beaucoup de la composition chimique à laquelle appartient l'élément ferrugineux. J'ai soin, dans ce cas, de faire cesser l'usage des martiaux quelques jours avant l'époque, les remplaçant alors par le quinquina, dont on peut prolonger l'emploi pendant la période cataméniale.

Quelle que soit d'ailleurs la préparation prescrite, il y a des malades qui ne la supporteront pas, il y en a chez lesquelles elle excitera l'hémorrhagie au lieu de la modérer. Dans ce cas, il faut recourir à d'autres modérateurs de la nutrition et de l'hématose ; le quinquina se présente en première ligne avec sa puissante action sur le système nerveux ganglionnaire, sur les vaso-moteurs en particulier, et les propriétés qu'il doit en outre à son élément tonique. Le quinquina rouge semble particulièrement utile pour remplir cette indication ; j'emploie quelquefois, à l'exemple de Trousseau, le mélange de quinquina gris et de quinquina jaune dans les proportions de 2 à 3 du premier pour 1 ou 2 du second ; quelquefois on associe l'ergot de seigle au quinquina.

La nécessité de rendre le sang plus plastique commande une nourriture substantielle et azotée. Si l'on ne parvient pas à réveiller chez les malades l'appétence de la viande, pour laquelle elles éprouvent en général une grande répulsion, on leur fera prendre de la viande crue pilée en pulpe et passée dans un tamis, délayée dans du bouillon tiède ou roulée en boulettes, ou encore dissimulée dans des confitures, comme la prescrivait Trousseau.

Entre des mains habiles, l'hydrothérapie localisant ou concentrant son action, peut contribuer puissamment à restreindre la tendance fluxionnaire de l'utérus, chez ces chlorotiques, dont il faut épargner les ressources nutritives déjà si affaiblies. Il faut éloigner avec soin tout ce qui peut augmenter le flux utérin : elles devront, pendant la période menstruelle surtout, éviter le séjour dans une atmosphère trop chaude, l'usage des chaufferettes, les corsets trop serrés, les excitations morales et physiques, celles surtout qui agissent directement sur l'appareil générateur, les fatigues et les exercices violents.

En général elles devront, dès l'apparition de l'hémorrhagie, garder la position horizontale ; et cependant il faut savoir qu'il y a quelques femmes chez lesquelles le séjour au lit augmente les pertes. J'ai vu une malade, atteinte d'hémorrhagie, chez laquelle les pertes diminuaient très-notablement ou disparaissaient sous l'influence de la voiture ; Marjolin père m'a dit avoir observé plusieurs faits semblables. Les secousses déterminées par ce genre de locomotion n'auraient-elles pas, dans ce cas, pour effet de stimuler les nerfs vaso-moteurs et de faire contracter les vaisseaux utérins ?

La ménorrhagie peut succéder à la dysménorrhée ; les règles viennent tardivement, difficilement, puis elles viennent en pertes. Dans des cas de ce genre, le docteur Sims a, par l'emploi de l'électricité appliquée sur le col utérin, régularisé l'apparition du flux menstruel et prévenu son exagération. Je n'ai pas sur ce point d'expérience personnelle ; mais M. Duchenne, appelé par M. Sims à diriger l'application du courant galvanique, m'a dit avoir plusieurs fois constaté l'efficacité de ce moyen.

La leucorrhée, à des degrés très-divers, complique le plus souvent la chlorose. Elle se montre surtout après les règles ; quelquefois elle les remplace et peut persister en diminuant dans leurs intervalles ; c'est surtout chez les lymphatiques qu'elle se montre plus abondante et qu'elle prend un caractère catarrhal plus accentué.

Mais il est rare qu'elle ait persisté sous cette forme quelque temps sans qu'il survienne une modification dans les éléments sécréteurs de la muqueuse utérine. Les papilles du derme muqueux participent à cette congestion hypertrophique ; l'épithélium qui les recouvre se desquame et l'érosion granuleuse est constituée.

L'intervention d'une disposition herpétique dans la chlorose scrofuleuse, comme dans la chlorose herpétique, peut devenir la condition pathogénique du catarrhe, avec des caractères distincts dans chacune d'elles ; mais ce serait m'écarter de mon sujet que d'insister davantage sur ces formes de la leucorrhée chez les chlorotiques. Il en est deux cependant dont je veux dire quelques mots. Si la chlorose, quand elle n'est pas portée à ce degré extrême où la fonction ovarienne est annihilée, n'est pas un obstacle absolu à la fécondation, elle le devient quelquefois, quand elle est accompagnée d'une certaine forme de leucorrhée qui n'en est pas la conséquence directe, mais qui en est une complication fréquente. Les femmes affirment n'avoir pas de leucorrhée, elles ne constatent aucun écoulement extérieur appréciable ; mais si l'on examine le col, on le trouve fermé par un petit bouchon glutineux, visqueux, grisâtre, opalin, très-tenace, très-difficile à détacher. On n'observe souvent, sur la surface et sur le col, aucune lésion, ou seulement un léger liséré rouge filiforme autour du méat, accusant l'état congestif de la muqueuse intra-cervicale.

Quand la leucorrhée est très-peu abondante, qu'elle se montre exclusivement après les époques menstruelles, elle ne fournit aucune indication spéciale, elle disparaît avec la chlorose. Quand elle constitue un flux catarrhal plus intense et plus persistant, les injections, les applications de glycérolé ou d'autres solutés astringents deviennent des auxiliaires très-utiles du traitement général dans la leucorrhée lymphatique. Dans la forme herpétique, la glycérine, les solutions mercurielles seront injectées avec avantage. La leucorrhée visqueuse, obstruant le col, exige des cautérisations intra-cervicales énergiques. J'ai vu guérir ainsi plusieurs femmes qui, stériles jusque-là, ont pu devenir mères : chez l'une d'elles, le crayon de nitrate d'argent, cassé dans le col, n'est sorti qu'au bout de douze jours, enveloppé de mucosités concrétées. Sa présence avait donné lieu à un petit suintement hémorrhagique ; mais après sa sortie, la malade était guérie. On observe, chez certaines chlorotiques, des leucorrhées intermittentes liées à des névralgies utéro-lombaires, et dont M. le docteur Marrotte a bien décrit le mode pathogénique. La congestion est consécutive à la névralgie, et chaque crise névralgique est suivie d'un flux leucorrhéique muqueux, quelquefois puriforme. En se répétant, la fluxion congestive peut devenir permanente et produire des lésions dans le tissu utérin. La névralgie n'en est pas moins le phénomène primordial, souvent l'élément dominant de l'état morbide et celui qui fournit la principale indication. Les vésicatoires volants, les injections hypodermiques au niveau des foyers extérieurs de la sensibilité réflexe, les bains prolongés, calmants ou minéralisés par l'arséniate de soude, les eaux hydrothermales de Néris, de Luxeuil, de Plombières, Ems, Wieldbaden, et autres semblables, les topiques émollients et narcotiques, les solutions calmantes portées dans le vagin à l'aide de cataplasmes ou d'éponges, les suppositoires d'opium et de belladone introduits dans le rectum, le fer ou l'arsenic administrés à l'intérieur, quelquefois combinés comme nous l'avons indiqué plus haut, l'hydrothérapie, seront les moyens divers qu'il faudra adapter aux nuances des individualités morbides, entre lesquelles il faudra tâtonner quelquefois, sans être certain qu'on ait mis la main sur celui qui est le plus efficace; car si ces névralgies utérines ne renferment pas en elles-mêmes de danger, si la guérison en est la terminaison habituelle, comme leur durée, est indéterminée, trop souvent elles éprouvent la patience des malades.

CONSIDÉRATIONS SUR LA MÉDECINE SOCIALE (1)

Sommaire. — Fréquence de la chlorose dans les grandes villes. — Nécessité des réformes dans l'hygiène sociale. — Causes de la détérioration de notre race. — Influence des grandes agglomérations d'hommes. — De la vie militaire. — De la conscription. — De l'alcool. — Du tabac, etc.

(Leçons publiées dans la *Gazette des hôpitaux*, 1871.)

Messieurs,

La chlorose, à différents degrés, se montre, comme nous l'avons dit en commençant, chez le plus grand nombre des habitants des grandes villes. On comprend que les médications pharmaceutiques soient insuffisantes pour un mal aussi profond et aussi général.

Aux yeux de l'observateur, la chlorose se présente comme une maladie des races ; elle témoigne de leur altération, et elle est pour ainsi dire l'avant-garde de toutes ces affections cachectiques qui les envahissent et qui les détruisent. La médecine individuelle doit ici céder le pas à une autre médecine qui n'est encore qu'à l'état d'ébauche, mais dont on entrevoit la place dominatrice dans l'avenir : je veux parler de la médecine sociale, c'est-à-dire de celle qui, par des institutions hygiéniques bien entendues, combattra les affections radicales de notre espèce en plaçant ces institutions sous la sanction des lois (2).

---

(1) Ces considérations sur la médecine sociale servaient de conclusion à des leçons sur la chlorose, insérées dans la *Gazette* en 1868. Comme elles ne se rattachaient à ces leçons que d'une manière très-indirecte, je ne les ai pas publiées à cette époque. La nécessité sentie aujourd'hui par tous d'un changement dans quelques-unes de nos institutions sociales me paraît leur donner une certaine opportunité.

(2) Pour ceux qui repoussent l'enseignement obligatoire, cette dernière clause peut paraître un attentat à la liberté. Personne n'est plus passionné que moi pour la liberté; cependant je crois que l'indépendance de l'individu doit avoir pour limites les intérêts fondamentaux de la collection. Le sentiment collectif est la grande aspiration des sociétés modernes. On peut violer la liberté individuelle pour forcer les citoyens à sacrifier leur vie et celle de leurs semblables sans même leur laisser le droit de se demander les motifs de cet acte, le plus solennel qu'un homme puisse accomplir et de

Le principe de l'hygiène sociale existe déjà dans la police sanitaire; il ne s'agit que d'en développer, d'en relever et d'en étendre les applications. Permettez-moi de profiter de cette occasion pour vous en faire entrevoir quelques horizons.

En traitant des causes de la phthisie, j'ai déjà touché à cette question de l'hygiène sociale; j'ai montré la part trop inégale faite au développement physique dans notre système actuel d'éducation. J'ai parlé de l'insalubrité des habitations rurales, souvent entourées d'émanations putrides, mal asséchées, mal éclairées, qui fomentent la scrofule dans les contrées les plus salubres; j'ai parlé de ces eaux qui sont rendues malsaines par leurs usages industriels ou par des résidus organiques et qui abreuvent une partie de la population; j'ai signalé l'empoisonnement du sol des villes par les infiltrations hydrocarburées des conduites de gaz.

Ajoutez à cela deux coutumes sociales destructives dont j'ai le droit, comme médecin et comme philosophe, d'observer les effets. L'une a déjà été combattue par les lois, à la répression desquelles elle échappe trop souvent, et qui sont demeurées inefficaces (1) : c'est le travail prématuré des enfants dans les manufactures, détestable abus qui viole tous les instincts de la nature et condamne ses malheureuses victimes à la dégradation physique comme à la déchéance morale en empêchant le développement du corps et celui de l'esprit.

le soumettre au contrôle de la conscience; la législation ne peut-elle pas peser un peu sur la liberté individuelle pour forcer les hommes à se conserver? La destruction aurait-elle donc des droits plus sacrés que la conservation, et serait-elle, comme l'ont avancé quelques philosophes chagrins, le but final de notre espèce.

Dans les sociétés antiques, la législation donnait à l'hygiène une place plus importante que celle qu'on lui accorde chez les peuples modernes. Aujourd'hui, on la relègue en grande partie dans les règlements de police; trop souvent on l'abandonne aux caprices individuels. Moïse, dont les institutions hygiéniques sont admirables, avait placé ces institutions sous la sanction religieuse pour en grandir l'autorité et en même temps pour montrer aux hommes que la conservation de la santé n'est pas seulement un droit, mais un devoir, parce qu'elle se rattache aux intérêts de la race humaine. Il avait recueilli les traditions séculaires des Égyptiens, et tout ce que nous savons sur l'état social de ce grand peuple prouve que l'hygiène était une de ses préoccupations dominantes. Les philosophes législateurs de race grecque, Pythagore, Lycurgue, Platon, etc., ne veillaient pas avec moins de soin sur le développement du corps que sur l'éducation de l'âme. Chez les Romains, quoique le nombre et la magnificence de leurs thermes, de leurs aqueducs, montrent une grande intelligence des principes fondamentaux de l'hygiène, l'idée politique domina l'idée sociale.

(1) De pareilles lois resteront illusoires tant qu'on en confiera l'exécution à des inspecteurs salariés dans ce système de fonctionarisme, qui depuis près d'un siècle absorbe une grande partie des revenus et des intelligences de la France.

L'autre qui, au contraire, a été jusqu'ici consacrée par la législation, mais dont je puis discuter l'opportunité, puisque la législation en a dernièrement ordonné la révision : je veux parler de la conscription militaire (1).

Au point de vue de la médecine sociale, le seul que je veuille examiner ici, cette conscription, comme je ne cesse de vous le répéter depuis vingt ans, est une des plus puissantes causes de la détérioration de notre race ; elle écrème la population, choisit les plus forts et les plus sains, et qu'en fait-elle ? Un grand nombre, depuis quatre-vingts ans, ont péri sur les champs de bataille, et au point de vue de la race, ce sont en général les mieux constitués physiquement et moralement, qui ont le plus d'énergie et de hardiesse, qui par conséquent payent le plus large tribut à la mitraille. Les maladies épidémiques et contagieuses trouvent dans ces grandes agglomérations d'hommes une moisson toute préparée et y font de très-nombreuses victimes. Les fatigues de la vie militaire, les excès qui en sont la conséquence presque inévitable font que, dans cette population d'élite, les maladies cachectiques, la tuberculose en tête, font plus de ravages que dans le reste de la population, qui compte cependant dans son sein tous les rebuts de la conscription. Enfin il est une maladie dont on ne peut jamais savoir à quelle profondeur elle est enracinée dans la constitution, qui disparaît souvent de la surface, laissant dans le sein de l'organisme des modifications intimes et insaisissables, et qui, alors même qu'elle respecte la vie individuelle, atteint trop souvent les sources de la race, en empoisonne le germe d'une manière directe ou indirecte par action spécifique ou par détérioration.

Combien souvent ne voit-on pas des pères, délivrés en apparence de ses atteintes, n'en présentant plus aucune manifestation appréciable, guéris pour le médecin, et qui procréent de femmes saines des enfants scrofuleux et tuberculeux ? Et quand on pense au nombre très-considérable de militaires qui contractent la syphilis au milieu de l'oisiveté de la vie de garnison, et qui ne la traitent pas toujours méthodiquement, on comprend quel puissant auxiliaire trouvent dans la conscription la scrofule et la tuberculose, ces deux grands destructeurs de notre espèce.

La conscription rend plus tardive pour les prolétaires l'époque du mariage, que la cupidité dans les classes aisées recule bien au delà des

____

(1) On s'occupait, à cette époque, de réorganiser le service militaire ; bien entendu la routine l'a emporté sur toute idée de progrès ou de réforme.

limites indiquées par la nature. De là le libertinage, de là l'altération de l'espèce, résultat presque fatal de la tardivité des unions. Notre race est la moins productrice de l'Europe civilisée, et peut-être celle à laquelle la jeunesse contribue pour une moindre part. Combien de gens se marient après avoir dépensé leur santé et leur cœur au milieu des entraînements du célibat ! Le malthusianisme, devenu une habitude, se continue dans le mariage ; la cupidité et un faux calcul économique le propagent dans les campagnes (1) ; la conscription contribue à le répandre. Un paysan qui a un fils et assez d'argent pour le *racheter*, craint d'en avoir un autre ; les enfants ne sont le plus souvent que des surprises échappées à l'onanisme conjugal, et un organe habitué à fonctionner contrairement à ses lois primordiales, en général fonctionne moins bien ; j'ai peine à croire que la race n'ait pas à en souffrir. Comparez notre race, née dans ces conditions et fruit de mariages tardifs, à cette belle race américaine qui porte sur le front comme l'empreinte de la jeunesse. La jeunesse est belle et forte ; elle donne à ses produits la force et la beauté. Notre race, hélas ! a trop souvent, avant l'âge, les signes de la décrépitude et les penchants de la vieillesse.

Toutes les causes de détérioration et de destruction que je viens d'énumérer sont si nombreuses et si activement funestes, qu'elles nous font admirer la vitalité de notre espèce.

Nous devons y ajouter encore ces poisons que l'humanité s'administre avec tant d'unanimité et de constance ! En première ligne vient l'alcool,

(1) J'ai entendu avec étonnement des médecins distingués se faire les apologistes du malthusianisme et le louer comme un prudent calcul. Je laisserai de côté la question de morale pure ; je ne chercherai même pas, dans le rapport des actes avec leur destination, la sanction de leur légitimité. Dans ma conviction, cette coutume n'est pas moins une erreur aux points de vue économique et social qu'au point de vue hygiénique. J'ai dit ce que je pensais de son influence sur la race, elle en exerce souvent une fâcheuse sur la santé de ceux qui l'adoptent ; non-seulement elle rend les excès plus faciles, mais je suis porté à croire, avec quelques gynécologues, qu'elle favorise par le mode même de fonctionnement qu'elle impose aux organes ces congestions utérines si communes aujourd'hui.

Le petit nombre des enfants développe chez eux l'égoïsme en concentrant sur chacun la sollicitude des parents ; ils sentent moins leur limite que quand ils sont nombreux, et ne ressentent pas les bienfaits de ces antagonismes qui sont une initiation à la vie sociale ; le soin qu'on prend pour leur assurer une fortune, indépendante de l'obligation du travail, devient trop souvent pour eux une cause de paresse et de cupidité.

Au point de vue économique, dans beaucoup d'industries, dans l'industrie agricole en particulier, la plus importante de toutes, les enfants deviennent promptement des instruments de travail et des éléments de richesse ; quand ce travail, bien entendu, n'est pas prématuré ni excessif, et qu'il seconde, au lieu de l'entraver, le développement physique et moral.

dont l'usage est presque universel, l'alcool qui produit tant de troubles d'innervation, trop souvent même une mort rapide ; dans tous les cas, quand il est pris en excès, il altère molécule à molécule la trame des tissus, et détermine une sénilité prématurée.

Deux autres poisons se partagent le monde : depuis l'extrême Asie jusqu'à la Turquie règne l'opium, tyran meurtrier. Le chef d'un grand empire ayant essayé d'en restreindre les ravages, l'Occident lui a fait la guerre pour maintenir le droit lucratif d'empoisonner ses sujets.

Le reste du monde appartient au tabac ; les désastres qu'il cause, pour être moins saillants, ne sont pas moins réels (1).

Quel étrange spectacle que celui de l'humanité tout entière esclave de ces habitudes propagées par l'imitation, entretenues par la routine ! Pour les acquérir il faut souvent surmonter des répugnances et des malaises qu'on accepterait moins facilement peut-être dans la poursuite d'un but utile. Serait-on bien loin de la vérité si l'on considérait ces habitudes comme des vésanies !

Voilà le tableau bien affaibli des conditions qui détériorent notre race. Le remède est l'instruction d'abord, car l'ignorance et la paresse ouvrent la porte à toutes les erreurs et à tous les préjugés ; ensuite, c'est l'extension donnée aux règlements d'hygiène publique.

Ne pourrait-on point, par exemple, substituer aux tannières infectes dans lesquelles languit un si grand nombre d'êtres humains des habitations plus saines, mieux orientées, mieux disposées, ouvertes à l'air et au soleil ? et dans cette circonstance, la loi ne peut-elle pas intervenir plus efficacement qu'elle ne le fait (2) ?

A l'usage des poisons il faudrait opposer l'instruction, les encouragements et les conseils répandus par de grandes associations comme celles qui existent en Amérique, et surtout l'exemple donné par nous, qui devons être les apôtres de l'hygiène. Par notre position, qui nous met

---

(1) Le tabac est le support de l'oisiveté ; il permet de ne rien faire sans rien penser, et à ce point de vue il appelle l'attention des moralistes. Au point de vue médical, il engourdit et affaiblit les facultés intellectuelles, diminue la mémoire, amoindrit l'énergie génitale, et j'ai vu plusieurs cas d'impuissance qui devaient lui être attribués ; il trouble les fonctions digestives, est une cause très-fréquente de dyspepsie, irrite les organes respiratoires et peut en favoriser les dispositions morbides.

(2) En attendant son intervention, combien mériteraient bien de l'humanité les propriétaires qui, dans les villages où ils possèdent, feraient construire une maison satisfaisant à toutes les données d'hygiène, au prix moyen que coûtent dans la même localité des constructions absurdes ou insalubres ! Des habitations établies dans ces conditions seraient comme un enseignement visible qui ferait des adeptes.

en rapport avec toutes les classes de la société, si nous savons maintenir notre caractère à la hauteur de notre mission, nous pouvons conquérir une influence considérable. Toutes les fois que nous essayerons de combattre un préjugé fortifié par la routine, il faut nous attendre à nous heurter contre des oppositions intéressées ou des dédains irréfléchis ; mais ces obstacles ne doivent pas nous empêcher de répandre autour de nous les idées que nous croyons vraies et utiles, que l'observation et la réflexion nous ont révélées. Celles mêmes qui sont les plus opposées aux opinions et aux coutumes régnantes, si elles sont fondées sur la vérité, trouveront leur heure ; elles rencontreront leur saison et leur terrain favorables. En attendant, semons-les ! Quelque humble que soit notre position, nous avons toujours une sphère d'action morale où nos convictions trouveront des échos.

Pour ma part, voilà plus de vingt années que je soulève dans mon enseignement ces questions d'hygiène sociale, que je combats ces institutions et ces habitudes destructives, sans aucune illusion sur la portée de mes faibles efforts. Mais j'espère que, si elles sont justes, ces idées rencontreront un jour des interprètes plus autorisés et plus puissants qui les feront mieux valoir.

DU RHUMATISME (1)

Messieurs,

Le rhumatisme articulaire aigu est une des maladies les plus communes de nos climats. Sa symptomatologie a été étudiée avec un soin minutieux. M. Bouillaud, en découvrant la fréquence des complications cardiaques, a éclairé d'une lumière inattendue le côté le plus important peut-être de son histoire. Mais, au milieu des progrès accomplis dans l'étude pathologique de cette affection, les médecins sont loin de s'entendre sur le traitement, qui est resté le champ de bataille des différentes méthodes thérapeutiques. Nous avons vu essayer et préconiser depuis quarante ans plusieurs médicaments nouveaux ; nous avons surtout vu reprendre en modifiant leurs formules des médications déjà plusieurs fois vantées et tombées en discrédit.

Cette divergence d'opinions entre des hommes dont on ne peut contester l'impartialité et les lumières, semble nous autoriser à admettre que plusieurs modes de traitement peuvent donner dans le rhumatisme

(1) Leçons publiées dans l'*Union médicale*. Janvier et février 1873.

des résultats favorables. Reste à déterminer celui qui offre le plus d'avantages et le moins d'inconvénients, et là, il faut en convenir, la difficulté est grande. En effet, il n'y a pas de maladie plus irrégulière et plus capricieuse dans sa marche, plus inconstante dans sa durée; et quand il s'agit en particulier d'apprécier comment cette durée est modifiée par les agents thérapeutiques, ce qui est une question très-importante dans une affection aussi douloureuse, le médecin consciencieux ne saurait, avant de conclure, s'armer de trop de réserve et de trop de défiance. Avant de passer en revue les principales méthodes thérapeutiques actuellement conseillées dans le rhumatisme articulaire aigu, sans entrer avec détails dans la description nosologique de cette affection, je veux en analyser sommairement les caractères et ceux surtout qui peuvent fournir des indications.

Le rhumatisme articulaire aigu est une maladie à mode congestif ou inflammatoire, accompagnée d'une fièvre intense.

Les tissus fibro-séreux articulaires sont le siége principal du travail morbide qui peut envahir également les séreuses viscérales, le péricarde, les plèvres, les méninges, le péritoine.

Après les articulations, l'*appareil cardio-vasculaire* en est le foyer le plus habituel; le péricarde, l'endocarde, les artères en subissent très-fréquemment les atteintes; il peut attaquer d'autres organes, comme le foie, les reins, les muscles et même le tissu musculaire du cœur, les nerfs, les membranes tégumentaires; mais l'arthrite en est dans la grande majorité des cas la première manifestation.

La *fluxion rhumatismale est essentiellement mobile;* elle passe rapidement d'un point à un autre, se restreint ou se généralise sans qu'il soit possible de prévoir sa marche; sa durée n'est pas moins variable, soit qu'on envisage l'ensemble de la maladie, soit qu'on examine chacune de ses localisations.

On voit des rhumatismes articulaires aigus, fébriles, accomplir leur évolution en moins d'un septénaire, et l'on en voit qui durent plusieurs mois. L'action morbide, avons-nous dit, peut envahir les organes intérieurs, et de là naissent des complications qui peuvent être rapidement mortelles, ce qui, très-heureusement, est une exception. Dans un très-grand nombre de cas, le rhumatisme fébrile laisse à sa suite des lésions de l'appareil circulatoire qui peuvent ne pas entraîner de troubles immédiats très-notables dans la circulation, mais qui peuvent évoluer lentement, sourdement, ou tout au moins devenir le germe d'une affection cardio-artérielle; et ce germe, plus tard, sous l'influence de l'âge, de causes occasionnelles favorables, ou de nouvelles atteintes du rhumatisme, pourra acquérir un développement funeste.

L'état fébrile concomitant n'est pas moins variable que les autres manifestations du rhumatisme, et Wunderlich, dans ses patientes investigations, n'a pu saisir de loi fixe présidant à la marche de la thermalité dans le cours de cette affection. La fièvre est habituellement paroxystique à redoublements vespéraux ; elle peut, après être tombée, se rallumer de nouveau, alors même que la résolution des congestions articulaires a accompagné la défervescence. En d'autres termes, les rechutes ne sont pas rares dans le rhumatisme fébrile ; il faut les prévoir et s'efforcer de les prévenir. La chaleur fébrile peut persister après que le pouls est revenu à son chiffre normal ; il est vrai que ce ralentissement du cœur, en désaccord avec la thermalité, peut être imputé aux médications mises en usage. Wunderlich a observé des recrudescences de chaleur pendant la convalescence et dans des cas même où elles ne pouvaient être rattachées à des complications, quoique le plus souvent ce soit à celles-ci qu'il faille attribuer ces anomalies de thermalité.

Je ne puis partager l'opinion de cet illustre observateur, qui nie le rapport qu'ont la durée et l'intensité de la fièvre avec le développement des complications cardiaques ; et je crois, avec le docteur Stokes, que plus la fièvre est intense, plus elle est prolongée, et plus on doit les redouter.

La *fièvre peut précéder les fluxions articulaires ;* dans ce cas, elle est le plus souvent liée à des localisations internes du rhumatisme : péricardite ou endocardite ; mais il n'en est pas toujours ainsi. Je me rappelle avoir vu un malade qui fut pris de fièvre avec une violente douleur dans un des nerfs sciatiques. Au bout de quelques jours, cette névralgie fut remplacée par une douleur au niveau du sternum qui semblait siéger dans le périoste de l'os, sans aucune lésion appréciable des organes sous-jacents. Cette douleur disparut et un rhumatisme articulaire généralisé lui succéda.

La *fièvre rhumatismale* offre tous les caractères assignés à la fièvre inflammatoire ; la plupart des localisations concomitantes sont évidemment congestives et phlegmasiques ; elle est accompagnée d'une exagération des sécrétions cutanées, qui se traduit habituellement par l'aspect humide et comme vernissé de la face, et par des sueurs quelquefois profuses, mais qui, selon la remarque de Stoll, ne sont pas critiques. Les urines sont ordinairement rouges, épaisses et chargées de dépôts uratiques.

Le sang se déglobulise très-rapidement sous l'influence de cette affection. La pâleur de la région sous-nasale, des bruits vasculaires ne tardent pas à accuser cette altération du liquide nourricier. En même temps que les globules diminuent, la fibrine augmente, et dans aucune autre maladie, peut-être, elle n'atteint un chiffre plus élevé.

Les causes de rhumatisme sont avant tout l'impression du froid et de l'humidité. Je parlerai ailleurs des connexions du rhumatisme et de l'arthritisme.

Nous ignorons le mode pathogénique de ces causes extérieures dans la production de la maladie. On a dit que le froid troublait l'action de la peau, produisait une sorte de refoulement circulatoire, une congestion des organes intérieurs, que les sécrétions cutanées étant suspendues, la crase du sang s'altérait. Tout cela est possible, offre même une certaine vraisemblance, mais tout cela est hypothétique ; et quand chez certains sujets disposés au rhumatisme la seule impression d'un corps froid sur une partie limitée du corps, au bout de quelques minutes, y éveille une douleur, il y a là une action morbide dont le système nerveux a été l'intermédiaire.

Si l'origine arthritique en est une des causes prédisposantes les plus actives, certains états morbides, certaines modifications générales de l'organisme, favorisent l'évolution de rhumatismes articulaires qui, dans leurs caractères essentiels, ne diffèrent pas du rhumatisme articulaire primitif, offrent la même marche, peuvent souffrir les mêmes complications ; telle est la scarlatine, telle encore la puerpéralité, en excluant bien évidemment les cas où l'arthrite puerpérale n'est qu'un épisode d'une fièvre pyogénique, et relève d'un processus morbide tout différent du rhumatisme.

Dans ces cas, encore, quand on y regarde de près, bien souvent on trouvera parmi les coefficients pathogéniques, ces deux grands facteurs que je signalais tout à l'heure, à savoir : des antécédents arthritiques dans la race ou dans l'individu, et l'impression du froid.

Plusieurs fois j'ai vu l'arthrite scarlatineuse débuter par les articulations d'un membre qui avait été soumis à un refroidissement.

L'arthrite blennorrhagique me paraît devoir constituer également une variété de rhumatisme articulaire plutôt qu'une espèce distincte. Depuis trente-quatre ans, préoccupé de cette question étiologique, j'ai interrogé tous les malades que jai rencontrés atteints de rhumatisme blennorrhagique sur leurs antécédents diathésiques, presque toujours j'ai trouvé chez eux les indications d'une disposition arthritique ; et la blennorrhagie m'a paru dans certains cas ne jouer d'autre rôle que celui de cause occasionnelle.

J'ai rapporté à la Société des hôpitaux l'observation d'un jeune homme de constitution lymphatique, né d'un père goutteux. A la suite d'une blennorrhagie, il eut une attaque de rhumatisme articulaire généralisé, avec cette forme molle, atonique, sédentaire, sub-chronique des congestions articulaires qu'on a donnée comme la caractéristique du rhumatisme blennorrhagique. La maladie dura au moins trois mois, et fut compliquée d'une ophthalmie des plus graves, offrant les mêmes caractères de résistance et de chronicité, affectant à la fois la conjonctive, la cornée, l'iris et la choroïde.

Deux autres fois, ce malheureux jeune homme, sous l'influence de nouvelles blennorrhagies, parcourut la même odyssée pathologique ; et ces trois fois il faillit perdre la vue qui se rétablit cependant malgré le pronostic fatal d'un célèbre oculiste qui voulait lui pratiquer l'iridectomie.

Mais les années suivantes, deux fois aussi sous l'influence de simples refroidissements sans l'intervention d'aucune cause vénérienne, le rhumatisme se reproduisit sous la même forme, avec les mêmes complications, et eut la même durée. Après sa guérison, j'envoyai ce jeune homme une première année à la Malou, et l'année suivante à Luchon. Depuis lors, il a joui d'une santé excellente, et ses yeux ont recouvré leur activité fonctionnelle d'une manière inespérée après des atteintes aussi répétées et aussi profondes.

J'ajouterai que le père du malade avait eu pendant plusieurs années au printemps des iritis périodiques qui avaient remplacé des lumbagos périodiques, et qu'il a eu depuis d'autres manifestations goutteuses, qui se sont terminées par une affection cardiaque et des hémorrhagies cérébrales.

Je le répète, chez ce jeune homme, les rhumatismes développés sous l'influence du froid ont eu les mêmes allures, les mêmes caractères que ceux qui avaient succédé à des blennorrhagies.

Sans doute on peut faire une part à l'habitude qui ramenait le processus morbide dans les voies déjà parcourues, comme on l'observe assez fréquemment ; mais admettons cela, admettons que la blennorrhagie agisse dans beaucoup de cas comme coefficient causal pour modifier la forme de la maladie, qu'elle lui donne son cachet, nous n'en voyons pas moins chez notre malade la cause banale : le froid, la grande cause occasionnelle du rhumatisme franc, mettre seule en jeu l'action morbide qui d'autre fois s'éveille sous l'incitation d'un catarrhe uréthral.

Il faut convenir aussi qu'on rencontre des rhumatismes articulaires dont la blennorrhagie semble avoir été la cause occasionnelle, et qui, dans leurs caractères objectifs, ne diffèrent pas des rhumatismes ordinaires.

D'ailleurs, l'uréthrite n'est pas la seule affection catarrhale qui semble ouvrir la porte au rhumatisme ; j'ai rencontré des malades qui, plusieurs fois, avaient vu des attaques de rhumatisme articulaire succéder à des coryzas. On pourra dire, il est vrai, que dans ce cas le coryza a pu n'avoir aucun rapport causal avec le rhumatisme, mais qu'il n'a été que la première manifestation, le phénomène prodromique, d'une action morbide dont l'arthrite a été l'expression finale. Tous ces faits sont très-intéressants à étudier, et il serait téméraire de prétendre donner à ces questions une solution définitive (1).

Tout incomplètes qu'elles sont, ces données nous fournissent, sur le rhumatisme, des notions suffisantes pour en éclairer les indications. Mais avant de poser celles-ci, il faudra joindre à la connaissance de la maladie une étude approfondie du malade; il faudra s'enquérir de ses conditions constitutionnelles, de ses antécédents héréditaires ou personnels, et par conséquent de ses prédispositions et de ses aptitudes pathologiques ; il faudra apprécier ses forces, son degré d'excitabilité, ses diverses activités fonctionnelles ; il faudra observer comment il réagit sous l'action morbide ; quelle forme et quels caractères particuliers revêt celle-ci. Car, dans toutes les maladies, ces conditions individuelles, en modifiant leur marche et l'expression des symptômes, doivent modifier le traitement.

En tenant compte de toutes ces circonstances, qui font nécessairement varier la stratégie thérapeutique, voyons quelles sont les indications générales qui ressortent du caractère de la maladie, de ses éléments principaux et de ses tendances connues.

La première indication, la plus pressante aux yeux du malade, en proie souvent à d'atroces souffrances, c'est de les modérer par les moyens directs qui agissent sur la sensibilité et en même temps de combattre la fluxion congestive, car elle produit, dans les articulations, une tension et une excitabilité nerveuse dont la douleur est une conséquence.

(1) J'ai vu ces jours-ci un malade atteint de bronchite qui, s'étant exposé à un refroidissement, contracta une pleurésie. Ces faits ne sont pas rares : la racine commune des mots *rhume* et *rhumatisme* semble indiquer que les anciens avaient cru trouver un rapport entre ces deux formes morbides, au point de vue de leur marche, de leurs conditions pathogéniques ou de leur processus morbide.

Mais cette fluxion, les troubles de la sensibilité qui l'accompagnent sont eux-mêmes sous la dépendance d'un état morbide général, dont la fièvre est une autre manifestation. Cette fièvre, à son tour, peut réagir sur les foyers de l'action morbide, y augmenter les troubles circulatoires ; comme aussi l'incitation centripète, qui vient de ces foyers, peut retentir sur les troubles généraux de l'organisme, et augmenter la fièvre par un cercle vicieux que nous rencontrons sans cesse dans les maladies.

Atténuer les douleurs, modérer la fièvre, c'est s'attaquer à des éléments de la maladie, et, tout importants qu'ils sont, ils ne nous apparaissent que comme les manifestations d'un état anomal de l'économie, d'une modification antérieure de l'action vitale, dont le mode intime n'est pas déterminé. On s'est demandé si l'on ne pourrait pas trouver un agent thérapeutique qui s'adressât à cet anneau initial de la chaîne, ou, pour parler un langage plus physiologique, un modificateur qui fût propre à ramener dans leur direction normale les actes fonctionnels qui en sont déviés, et dont la modalité d'action répondît aux modalités particulières de ces déviations qui constituent le rhumatisme.

Il n'y a rien d'absolument contraire à la raison dans cette idée dont l'empirisme a cherché et poursuit encore la réalisation ; mais la science ne peut intervenir sur ce terrain que pour contrôler les résultats obtenus, et s'ils sont favorables, en déterminer les conditions, en fixer la méthode.

On a vanté un certain nombre de moyens comme ayant une action spéciale dans le rhumatisme ; mais hâtons-nous de dire qu'aucun d'eux ne justifie cette prétention, et tous ceux dont l'expérience a constaté l'efficacité rentrent dans les modificateurs physiologiques généraux, répondent avec plus ou moins de bonheur aux indications fournies par les troubles fonctionnels observés dans le rhumatisme.

Je passerai en revue les principales médications qu'on a expérimentées dans cette affection, et je dirai ensuite, en motivant mon choix, celle que j'ai cru devoir adopter.

II. — EXAMEN DES MÉDICATIONS. — TRAITEMENT DU RHUMATISME ARTICULAIRE AIGU.

Le caractère congestif du rhumatisme articulaire aigu, la violence de la réaction fébrile qui l'accompagne ont depuis longtemps suggéré la pensée de le combattre par des évacuations sanguines. Sydenham avait adopté cette méthode au début de sa carrière ; puis, plus tard, convaincu de son inutilité, il l'avait abandonnée ; il se renfermait dans une expectation presque complète, et se contentait de faire boire à ses malades plusieurs litres de petit-lait.

Au commencement de ce siècle, le mot d'*antiphlogistique* était devenu dans le langage thérapeutique de Broussais synonyme d'émissions sanguines. Cette interprétation erronée, acceptée même par les adversaires du système, conduisit le plus grand nombre des médecins de cette époque à admettre la nécessité des saignées dans toutes les phlegmasies, bien plus, dans toutes les maladies qui présentaient le mode inflammatoire, dans toutes celles dont la phlogose était un élément.

Ce n'est pas en médecine seulement qu'un mot détourné de son acception légitime peut ainsi servir de passeport à des erreurs préjudiciables, et l'histoire de l'esprit humain nous en offre de trop nombreux exemples.

Il y a quarante ans, tous les médecins saignaient les rhumatisants ; et un grand nombre d'entre eux, comme s'ils avaient espéré éteindre dans le sang du malade l'incendie fébrile, y opposaient des saignées répétées, tandis qu'ils poursuivaient d'articulations en articulations les localisations inflammatoires. Le rhumatisant, avec des sangsues et des ventouses, grâce aux ressources réparatrices de la nature, guérissait parfois comme si on ne lui avait pas imposé de pareils sacrifices. Mais il sortait en général exsangue et languissant de cette lutte où le médecin se réunissait à la maladie pour amener l'épuisement de l'organisme ; car, comme nous l'avons déjà dit, un des effets de cette affection est d'abaisser rapidement le chiffre des globules du sang, et après quelques jours de fièvre rhumatismale, la pâleur du teint accuse les progrès de l'anémie.

D'autres fois, et c'est là le danger de cette méthode, la déchéance des forces prolongeait la durée du travail morbide, qui n'aboutissait pas à sa solution régulière. La forme subaiguë succédait à la forme aiguë et prolongeait indéfiniment les souffrances et l'impotence du malade.

Je suis même disposé à croire, d'après mes observations, que l'anémie favorise la terminaison de l'inflammation par suppuration dans les séreuses viscérales : la plèvre et le péricarde, et j'ai entendu faire la même remarque à mon ami le docteur Cazalis.

Aussi, quand la domination de Broussais commença à peser d'un joug moins lourd sur la pratique médicale, on restreignit l'usage des saignées, et beaucoup de médecins ne tardèrent pas à y renoncer. Pour ma part, après les avoir vu pratiquer avec modération par Chomel qui en combattait les abus et avait constamment défendu les traditions médicales contre le despotisme intolérant du broussaisianisme, j'y ai complétement renoncé, et depuis trente-cinq ans que j'exerce la médecine, je ne crois pas avoir fait saigner un seul rhumatisant. Serait-ce à dire que je crois devoir systématiquement proscrire la saignée dans cette affection ? Certainement, non. Chez un sujet vigoureux, à hématose très-active, dans cet état d'hypernutrition avec tendance fluxionnaire qu'on désigne sous le nom de *pléthore*, quand la calorification et l'activité circulatoire sont excessives, la saignée peut être indiquée et placer le malade dans des conditions plus favorables à la guérison.

Telles sont, dans les maladies aiguës, les indications de la saignée générale ; je n'ai jamais compris qu'on pût la tirer du nom de la maladie ou du mode morbide que ce nom exprime ; et cependant, il y a quarante ans, le seul nom de pneumonie, la constatation d'un peu de râle crépitant ou d'un crachat rouillé, faisait sortir les lancettes de leurs étuis. La vieillesse et l'enfance ne mettaient pas à l'abri de cette pratique sanguinaire. J'ai vu saigner à la Salpêtrière des vieilles femmes de quatre-vingts ans, et j'ai vu appliquer deux sangsues sur la poitrine d'un enfant de six semaines qui avait une bronchite.

Ce nominalisme médical n'est pas moins contraire aux traditions de l'art qu'aux données fournies par la saine physiologie, derrière laquelle ce dangereux système prétendait s'abriter.

Mais dans notre race si éprouvée par les guerres des deux empires, dans une ville comme Paris où tant de causes peuvent troubler le travail nutritif, très-rarement cette indication de la saignée se présente au médecin, et même quand il la rencontre (ce qui ne m'est jamais arrivé depuis plus de trente ans), il ne doit pas oublier que le rhumatisme par son action déglobulisante tend à la faire disparaître ; par conséquent, s'il juge utile d'y répondre en pratiquant une saignée, il doit le faire avec une extrême modération.

Poursuivre, avec des sangsues ou des ventouses scarifiées, les localisations de la fièvre rhumatismale si mobiles, si variables dans leur durée, ce serait imposer au malade une déperdition de forces fâcheuse sans pouvoir en apprécier le résultat thérapeutique.

On en conçoit mieux l'emploi dans le rhumatisme uni-articulaire quand l'état des forces et de l'hématose n'y met pas obstacle ; mais, dans ce cas, on préfère le plus souvent d'autres médications qui n'ont pas au même degré l'inconvénient de spolier et d'affaiblir l'organisme. La médication révulsive dans les conditions que je viens d'indiquer d'arthrite localisée et fixe, est souvent employée pour détourner la fluxion congestive et favoriser la résolution.

Dans ces dernières années, on l'a préconisée comme méthode générale dans le traitement du rhumatisme articulaire. On a proposé de poursuivre le rhumatisme avec des vésicatoires d'articulation en articulation.

Quand on a passé par les étreintes du rhumatisme articulaire, quand on a été cloué immobile sur un lit de torture, avec un grand nombre d'articulations tuméfiées et douloureuses, on compatit au sort des malheureux qui cumulent avec les souffrances de la maladie celles que leur impose un pareil traitement.

En outre, ces applications, inutilement multipliées de topiques cantharidiens, augmentent les chances de cystite; et l'on sait qu'on ne peut pas toujours la prévenir avec le camphre et les autres moyens mis en usage pour empêcher le retentissement des épispastiques sur les organes uro-poiétiques.

J'ai vu plusieurs fois des inflammations des articulations carpiennes et carpo-métacarpiennes, aggravées par l'application de vésicatoires sur ces régions, persister pendant un temps très-long. J'ai soigné trois ou quatre malades qui se trouvaient dans ces conditions : les bains émollients, les cataplasmes, les onctions mercurielles, plus tard les onctions avec une pommade à l'extrait de ciguë et à l'iodure de potassium et quelquefois la compression avec de l'ouate, ont fini par triompher de cette inflammation, devenue chronique sans doute sous l'influence d'une disposition constitutionnelle, mais que le vésicatoire avait exaspérée. La peau est peut-être, au niveau de ces articulations, trop voisine des synoviales enflammées, et l'irritation vésicante, au lieu de produire une action dérivatrice, peut retentir sur le foyer de la phlegmasie. Quelle que soit l'explication, je signale le fait qui s'est présenté à mon observation.

A la hanche, au genou, à l'épaule, au contraire, dans certaines formes de rhumatisme *subaigu* fixé sur ces articulations, les vésicatoires interviendront avec avantage, et j'y ai eu très-souvent recours avec succès.

Depuis le déclin du règne des saignées, le sulfate de quinine a pris dans la thérapeutique du rhumatisme un rôle dominant. Déjà dans le dernier siècle, Fothergill et d'autres praticiens avaient préconisé contre cette affection les préparations quiniques.

Il est incontestable que la quinine abaisse le mouvement fébrile, modère l'action nerveuse, et, par cela même, place le malade dans des conditions très-favorables à la défervescence locale, à la solution des congestions rhumatismales. Je l'ai employée pendant plusieurs années ; mais je dois dire franchement pourquoi, depuis une vingtaine d'années, je n'y ai plus recours qu'exceptionnellement.

J'ai été ému du nombre considérable de rhumatismes cérébraux (avec autopsie) qui ont été recueillis de tous côtés depuis la vogue de la médication quinique. Sans doute les observations, quelques nombreuses qu'elles soient, ne sont encore que des exceptions, comparées au nombre très-considérable des cas où le sulfate de quinine a été trouvé non-seulement inoffensif, mais efficace.

Cependant, dans une affection à mode congestif aussi mobile, qui peut se localiser dans l'encéphale et y produit alors des désordres le plus souvent irréparables, j'ai peur des médicaments *qui incitent* le cerveau d'une manière anomale. Je dis avec intention : *qui incitent*, et non pas qui excitent, parce que, pour défendre le sulfate de quinine on a avancé que, loin de congestionner le cerveau, il y diminuait l'afflux du sang en faisant contracter les vaisseaux, et que les phénomènes cérébraux qu'il déterminait, tels que tintements d'oreille, surdité, céphalalgie, rêvasseries, étaient l'effet de l'anémie et ne pouvaient être imputés par conséquent à un état congestif. A cela on peut répondre : que l'action vasomotrice peut varier suivant la dose du médicament, que telle substance qui, à une certaine dose, fait contracter les vaisseaux peut en amener la dilatation à des doses plus considérables ; d'ailleurs, l'action est presque toujours suivie de réaction, et quand vous avez stimulé la contractilité dans des vaisseaux, la contraction provoquée peut épuiser leur incitabilité et être suivie de dilatation, surtout dans l'état morbide. C'est ainsi que dans les affections qui troublent profondément l'action nerveuse, l'incitation de la peau, après en avoir momentanément fait pâlir la surface, laisse à sa suite une tache rouge qui témoigne de l'état congestif des vaisseaux tégumentaires.

Ainsi, en se plaçant sur le terrain de la physiologie, dont on a abusé parce que nos connaissances sont trop incomplètes pour nous donner toutes les explications qu'on leur demande, ce que nous savons de l'action physiologique du sulfate de quinine n'absout pas ce médicament. Renvoyons-le devant la clinique, le juge naturel des questions de thérapeutique.

Je sais qu'un de mes confrères des hôpitaux, qui traitait tous les rhumatismes fébriles par le sulfate de quinine, avait été un peu troublé par le nombre relativement très-considérable de rhumatisants qu'il avait vu succomber dans son service avec des complications cérébrales; pendant un an il renonça à ce médicament et il ne vit pas la mortalité diminuer; mais cet honorable et savant confrère n'avait pas pour les stupéfiants dans la fièvre rhumatismale la répugnance qu'ils m'inspirent; il donnait de l'opium à ses malades, médicament qui, dans ce cas, me paraît beaucoup plus dangereux que le sulfate de quinine.

Eh bien, je le répète, dans une affection congestive aussi mobile, dont les localisations sur le cerveau sont si graves, je crains toutes les conditions morales ou physiques qui peuvent émouvoir cet organe et y favoriser la fluxion rhumatismale. Dans le cours d'une pratique longue et active, je n'ai observé que quatre cas de rhumatisme cérébral, dont un dans le service de Chomel, dont j'étais alors élève. Deux de ces quatre malades avaient pris du sulfate de quinine, à la dose de 80 centigrammes par jour. Je dois ajouter qu'un d'eux guérit avec l'usage continué du médicament. Une troisième malade, atteinte de rhumatisme subaigu, avait pris 3 centigrammes d'extrait thébaïque.

Depuis une vingtaine d'années que j'ai renoncé à l'emploi du sulfate de quinine, comme méthode générale de traitement dans le rhumatisme articulaire aigu, je n'ai pas observé un seul cas de rhumatisme cérébral.

Je ne proscris pas d'une manière absolue le sulfate de quinine; les services qu'il rend me paraissent incontestables; mais je m'en défie, et je crois que d'autres médicaments donnent des résultats au moins aussi avantageux sans en avoir les inconvénients. Je le craindrais surtout chez des malades nerveux, excitables, en proie à des préoccupations morales, dont le cerveau, en un mot, est hyperstimulé ou hyperstimulable.

Je serais tenté d'y recourir dans les conditions inverses, si la fièvre présentait des paroxysmes très-accentués; si le rhumatisme était peu mobile, et par cela même si l'action morbide semblait moins disposée à se transporter sur les organes internes, et si les autres médications employées ne me donnaient pas les résultats espérés. On rencontrera bien rarement peut-être cette réunion d'indications; mais je tenais à motiver et à expliquer la réserve que j'ai faite en éloignant de ma pratique personnelle l'emploi des sels quiniques comme traitement habituel du rhumatisme.

L'opium me paraît bien moins indiqué encore dans la forme aiguë; nous verrons qu'il n'en est pas de même dans les autres formes. Il congestionne incontestablement la tête; il peut favoriser la fluxion rhumatismale sur l'encéphale; il augmente souvent les troubles fonctionnels des organes digestifs. Chomel qui repoussait aussi le sulfate de quinine en proscrivait l'usage dans cette affection. Si on le donne, disait-il, à doses suffisantes pour procurer du sommeil, ce sommeil est plus pénible que l'insomnie ; il est troublé par des réveils en sursaut accompagnés d'horribles douleurs. Les mouvements automatiques que le malade exécute en dormant en sont la cause, et l'on voit des rhumatisants pour qui cet accident est si pénible et qui le redoutent tellement, qu'ils luttent contre le besoin de dormir et font tout ce qu'ils peuvent pour se tenir éveillés.

Appliqué topiquement sur les articulations douloureuses, l'opium intervient au contraire de la manière la plus utile dans le rhumatisme articulaire aigu. En général, l'action calmante produite par son contact avec la peau ne retentit pas sur l'encéphale. Je me sers, pour ces applications, d'une pommade que je formule souvent ainsi :

Axonge........................		40 grammes.
Extrait de jusquiame.....	} ââ..	3 —
— de belladone		
— thébaïque........	} ââ..	4 —
— de ciguë.........		
Camphre......................		2 —

On étend cette pommade en onctions douces sur les articulations malades, et on les recouvre d'ouate. Si la tension inflammatoire est excessive, on peut au moins pendant quelques heures remplacer l'ouate par des cataplasmes, qui ont l'inconvénient d'exiger des pansements, et par conséquent des ébranlements répétés, et de conserver difficilement leur température initiale. Dans quelques cas, l'excessive sensibilité des parties n'en peut supporter le poids ; d'autres fois, au contraire, ils soulagent les malades mieux que tout autre moyen ; alors on les arrose de laudanum ou on les applique après une onction calmante. On peut les faire alterner avec les enveloppements d'ouate.

Des idées théoriques trop empreintes d'iatrochimie ont conduit à préconiser, dans le rhumatisme fébrile, l'emploi des alcalins et principalement du bicarbonate sodique, comme dissolvant de la fibrine qui se trouve en excès dans le sang des rhumatisants. Elle y accuse en effet sa prédominance par la couenne inflammatoire dout se recouvre le sang des saignées.

M. Andral, dans son beau *Traité d'hématologie*, a indiqué le chiffre considérable auquel la fibrine pouvait s'élever dans le rhumatisme ; mais il a montré aussi que cet excès de fibrine est un caractère commun à toutes les phlegmasies. Il est la manifestation plutôt que la condition pathogénique du travail phlegmasique. S'attaquer à cette altération de la crase du sang, c'est s'attaquer à l'ombre de la maladie plutôt qu'à la maladie elle-même.

D'ailleurs, vouloir à l'aide d'un réactif dissoudre la fibrine et respecter les autres éléments albuminoïdes du sang est une prétention indiscutable, comme la plupart des prétendues applications de la chimie à la pathologie et à la thérapeutique ; elles sont rêvées le plus souvent par des personnes qui n'ont suffisamment approfondi ni l'une ni l'autre de ces sciences. Malgré leurs nombreuses et belles découvertes, la chimie organique et la physiologie n'en sont encore qu'aux bégaiements de l'enfance, et le moment de chercher entre elles un trait d'union n'est pas encore arrivé.

Outre leur impuissance d'atteindre le but visé, les alcalins ne sont pas sans inconvénients ; ils peuvent exercer une action stimulante contre-indiquée dans le rhumatisme fébrile.

Des théories analogues peut-être, mais surtout l'action sédative de l'azotate de potasse sur la circulation, ont porté à le prescrire dans le rhumatisme articulaire aigu ; nul ne l'a fait avec plus d'énergie que M. Gendrin, qui a adopté la formule de Brocklesby citée par Van Swieten ; il commence par en faire prendre au malade 12 à 15 grammes par jour, et il arrive graduellement à 30 et même 40 grammes. Brocklesby en donnait jusqu'à 12 gros, c'est-à-dire 48 grammes. Beaucoup de médecins redoutent de ces doses élevées des effets fâcheux qui ne paraissent pas en avoir été la conséquence. Néanmoins cette médication n'a guère fait de partisans en dehors de l'école de M. Gendrin. Tous les estomacs, comme le remarque Gmelin, dans sa continuation du Traité de Murray, ne supportent pas bien les sels de potasse ; le sulfate de potasse paraît avoir quelquefois produit des accidents toxiques. Pour ma part, je n'ai jamais employé le nitre à ces doses élevées ; mais très-habituellement j'en fais prendre aux rhumatisants 1 à 4 grammes par jour dans un décocté de queues de cerises ou de chiendent, à titre de diurétique et d'hyposthénisant.

Les décoctés de gaïac et de feuilles de frêne ont été vantés par quelques médecins dans les affections rhumatismales. Je prescris souvent le gaïac, auquel on suppose, à tort ou à raison, des propriétés sudorifiques, dans le rhumatisme apyrétique ou dans le rhumatisme subaigu. C'est surtout en Allemagne que le gaïac jouit d'une réputation que des médecins sérieux affirment être méritée. Pour moi, j'avouerai franchement que je n'ai rien vu qui la justifiât ; mais au moins c'est une médication inoffensive, qui n'est pas désagréable au goût, aide le malade à prendre patience et satisfait ce désir de médicaments sudorifiques que les malades expriment souvent dans cette affection. On fait bouillir dans un litre d'eau 6 à 8 grammes de poudre de gaïac et on peut édulcorer ce décocté avec du sirop de salsepareille.

Les Russes emploient comme sudorifique une infusion qui posséderait, suivant eux, cette propriété à un haut degré : c'est l'infusion de mûres sauvages séchées au four.

Je n'ai pas la prétention d'énumérer tous les remèdes qu'on a vantés dans le rhumatisme articulaire aigu. Comme je le disais en commençant, dans une affection à marche aussi fantasque, aussi indéterminée, il faut une grande sagacité pour déterminer la part qui revient au médicament dans la solution de la maladie; il n'en est pas où l'*experientia fallax*, le *judicium difficile* du vieillard de Cos trouvent mieux leur application. Je n'en citerai qu'un exemple : Il y a une vingtaine d'années, étant médecin à l'hôpital Saint-Antoine, j'expérimentai l'alcoolature d'aconit dans le rhumatisme articulaire aigu. Chez les sept ou huit premiers malades atteints de rhumatisme articulaire fébrile et généralisé que je soumis à cette médication, je vis au bout de trois ou quatre jours la fièvre tomber, les douleurs s'apaiser, et la maladie marcher vers la guérison avec une rapidité inusitée. Si je n'avais appris à me défier des conclusions prématurées dans l'expérimentation thérapeutique, j'aurais pu être ébranlé par des résultats aussi favorables, et j'aurais été tenté de les attribuer à l'alcoolature d'aconit; mais mon illusion n'eût pas duré longtemps. Chez tous les autres rhumatisants qui vinrent après cette heureuse, mais trop courte veine, l'alcoolature d'aconit n'eut aucune action appréciable, même à doses plus élevées, et je ne m'en servis plus que comme auxiliaire de médications plus actives.

La vératrine et la colchicine, médicaments extrêmement voisins au point de vue de leur composition chimique, produisent sur l'organisme des effets très-analogues. Le colchique est depuis un temps immémorial le principal agent des préparations anti-goutteuses ; il était naturel de l'essayer dans le rhumatisme, et l'expérience clinique a justifié cette tentative (1).

______

(1) Haden fit paraître, en 1820, un long mémoire sur l'emploi du colchique dans le rhumatisme. Après lui, Bart, Williams, Bushell, Godard, publièrent des faits qui semblaient concluants. En 1820, Kuhn reprit tous ces travaux dans une histoire complète des propriétés du colchique. Enfin, Maclagan, un des plus grands admirateurs du colchique, lui reconnaît une action sédative et le regarde surtout comme précieux

On a employé, dans le traitement du rhumatisme fébrile, la vératrine, la colchicine, la teinture de bulbes de colchique, la teinture de semences. C'est à cette dernière que je me suis arrêté, et voici les motifs de cette préférence : quand les médicaments très-actifs empruntés au règne végétal peuvent être obtenus par une préparation à la portée de tous, sous une forme simple et facile à doser, je ne vois aucun avantage à employer leurs alcaloïdes, à moins que l'on ne démontre dans ceux-ci une action plus sûre et plus efficace que celle des produits naturels. Ces alcaloïdes exigent une préparation délicate, et par cela même qu'ils possèdent une énergie très-considérable, ils sont moins faciles à manier, et peuvent quelquefois exposer à de fâcheuses erreurs.

Je préfère la teinture de semences de colchique à la teinture de bulbes, parce que, d'après les pharmacologues, les semences sont plus constantes, plus uniformes dans leur composition que ne le sont les bulbes. Ceux-ci présentent de grandes variétés suivant les climats, suivant l'époque de l'année à laquelle on les récolte. Le point de maturité des graines est beaucoup plus facile à déterminer.

Je prescris d'abord aux adultes 10 à 20 gouttes de cette teinture à prendre en deux doses. J'en augmente progressivement la quantité sans dépasser 30 ou 40 gouttes. J'associe habituellement à la teinture de colchique d'autres médicaments ; mais avant d'indiquer les motifs de cette combinaison pharmaceutique, je rappellerai les effets du colchique.

En général, trois ou quatre jours après qu'on en a commencé l'emploi, la fréquence du pouls tombe ; la chaleur diminue plus lentement ; la fluxion articulaire, sans disparaître, devient moins aiguë. En même temps que la réaction générale est comprimée, cette fièvre locale ne disparaît pas immédiatement ; mais elle est moins intense, et la résolution s'en fait plus rapidement.

Tels sont, dans la grande majorité des cas, les effets de la teinture de colchique ; il est important d'en surveiller l'action sur l'intestin ; loin de désirer un effet purgatif, je cherche à l'éviter ; et quand exceptionnellement celui-ci se produit, je suspends l'usage du médicament. Les diarrhées produites par le colchique peuvent devenir graves si on les néglige.

Il y a une dizaine d'années, un rhumatisant, traité dans mon service par

dans ces rhumatismes articulaires à forme erratique, dans le cours desquels les viscères internes peuvent être affectés. (Voyez *Nouveau Dictionnaire de médecine et de chirurgie pratiques*, art. COLCHIQUE, par A. Ollivier et G. Bergeron, 1868.)

cette médication, fut pris de diarrhée. J'avais ordonné l'interruption de ce traitement, mais, par une erreur fatale, ma prescription ne fut pas exécutée ; on continua, à mon insu, de faire prendre à ce malade la dose relativement considérable de 2 grammes par jour. La diarrhée prit un caractère dysentérique ; le malade était d'une constitution faible et épuisée ; et il succomba en dépit de mes efforts pour maîtriser ces accidents dont la cause ne me fut révélée que quelques jours avant sa mort. Je constatai, à l'autopsie, une éruption psorentériforme très-abondante, semblable à celle qu'on rencontre dans le choléra.

Cette lésion a été signalée par sir Everard Home à la suite de l'empoisonnement par le colchique.

Dans ces derniers temps, M. le docteur Oulmont a, dans un mémoire très-remarquable, fait connaître les propriétés du *veratrum viride*, préconisé en Amérique dans les maladies fébriles à mode inflammatoire, et spécialement dans le rhumatisme articulaire. Bien que botaniquement difficile à distinguer du *veratrum album*, il aurait une action très-différente sur l'organisme ; il serait beaucoup moins toxique, serait mieux toléré par l'intestin et ne déterminerait pas, aux mêmes doses du moins, les accidents convulsifs qui accompagnent l'empoisonnement par la vératrine.

Son action sédative sur l'appareil circulatoire serait immédiate ; la défervescence manifestée par la diminution de la chaleur ne se produirait que quelque temps après. Dans les phénomènes signalés par M. Oulmont, je retrouve plus rapides et plus accentués les effets que j'ai observés sous l'influence de la teinture de colchique, avec cette circonstance remarquable, également notée par moi, que l'abaissement de la température n'est pas synchronique au ralentissement du pouls. La difficulté de se procurer du *veratrum viride* m'a empêché de répéter les essais de M. Oulmont. L'autorité scientifique de cet éminent confrère leur donne une grande valeur ; et quand ce précieux médicament, si usité en Amérique, sera entré dans le courant pharmaceutique, je m'empresserai de l'expérimenter en me conformant aux règles judicieuses tracées par M. Oulmont.

Pendant longtemps j'ai associé à la teinture de colchique la teinture de digitale ou la teinture d'aconit ; l'une et l'autre de ces substances agissent comme sédatifs de la circulation. J'employais plus habituellement la digitale comme ayant une action beaucoup plus puissante sur le cœur, et je pensais que la surexcitation du centre circulatoire pouvait peut-être y favoriser la fluxion rhumatismale. Je préférais l'aconit dans le cas où les troubles nerveux étaient très-accentués. Depuis quatre ou cinq ans, je prescris rarement la digitale ; il ne m'a pas semblé qu'elle ajoutât sensiblement à l'action du colchique, et elle a l'inconvénient de produire facilement des troubles gastriques.

Mais depuis la même époque j'ajoute habituellement le bromure de potassium au colchique, dans la proportion de 1 à 2 grammes. Cette association m'a donné des résultats satisfaisants. Sous l'influence du bromure, en général, les douleurs diminuent, et souvent les malades goûtent un sommeil calme qui n'est pas troublé, comme le sommeil dû à l'opium, par des cauchemars et des réveils en sursaut plus redoutables que l'insomnie.

MM. Andral et Fournet avaient déjà employé le brome en applications topiques dans le rhumatisme articulaire, ils avaient constaté qu'il faisait rapidement cesser la douleur dans les articulations malades.

Après la chute de la fièvre, quand la congestion articulaire, devenue fixe, est lente à se résoudre, quand surtout, après la disparition ou la diminution considérable du gonflement, les jointures restent roides ou douloureuses, des bains de vapeur peuvent être très-utiles ; ils peuvent hâter et compléter la guérison. Mais je les ai vus aussi employés trop tôt, avant l'extinction complète du mouvement fébrile, ranimer celui-ci et donner le signal à l'explosion d'une nouvelle fluxion articulaire. Dans les mêmes indications, j'ai employé quelquefois avec succès les bains arsenicaux ; mais je reviendrai avec plus de détails sur l'emploi de ces moyens à l'occasion des rhumatismes subaigus et chroniques.

RÉGIME.—Le régime des rhumatisants doit être mesuré sur l'intensité de la réaction fébrile. En général, dans les cas aigus, il devra être modéré ; on se contente alors de permettre au malade des bouillons et des potages. S'il existe de la constipation, on la combattra à l'aide de laxatifs.

MOYENS HYGIÉNIQUES. — Pour soustraire les articulations malades à la pression des couvertures, on a coutume de soulever celles-ci à l'aide de cerceaux. Ces cerceaux ont l'inconvénient d'entretenir dans le lit des courants d'air qui peuvent refroidir les malades, de placer près de leurs membres douloureux des corps rigides contre lesquels ils se heurtent quelquefois, de rendre tous les mouvements très-difficiles. Je les remplace en ville par de gros ballons de toile bourrés de crins ; ils ont une forme sphérique, on les fait plus ou moins volumineux, suivant qu'on veut soulever plus ou moins les couvertures, et ils ne les soulèvent qu'au niveau des articulations malades près desquelles on les pose. Ils se déplacent facilement, et quand le malade n'a qu'un membre affecté, il peut, avec l'autre, faire mouvoir son ballon et le placer dans le point où il semble le plus utile. C'est à un de mes malades, goutteux depuis quarante ans, que je dois la connaissance de ce procédé qui m'a paru simple et commode.

Après la guérison d'une attaque de rhumatisme, le rôle du médecin n'est pas terminé; il doit surveiller l'*hygiène des convalescents* pour éviter les récidives fréquentes dans cette affection.

En première ligne, ils seront soustraits à l'impression du froid et de l'humidité; ils s'envelopperont de flanelle; ils éviteront les excès de tout genre, les fatigues musculaires, les efforts qui pourraient retentir sur l'organe central de la circulation, y ranimer un travail fluxionnaire ou empêcher la résolution de celui qui, pendant le cours de l'affection articulaire, s'y était localisé.

Pour les mêmes motifs, ils s'interdiront l'abus des alcooliques qui exercent une action irritative si directe sur l'appareil cardio-vasculaire.

Le médecin devra convaincre les malades de la nécessité de toutes ces précautions, leur montrer de quelle importance il est pour eux d'éviter une nouvelle attaque de rhumatisme qui menacerait de nouveau les organes circulatoires, et quel intérêt ils ont à éloigner de ceux-ci tout ce qui pourrait y allumer une action morbide peut-être plutôt assoupie qu'éteinte complétement.

C'est pour effacer les dernières traces de la maladie et en prévenir le retour que les *eaux minérales* interviennent avec une grande efficacité; mais nous répéterons ici ce que nous avons déjà dit à l'occasion des bains de vapeur ou des bains arsenicaux, il ne faut pas y recourir prématurément.

Si l'on est encore rapproché de l'attaque de rhumatisme, il faut se méfier des eaux excitantes; il est préférable alors de recourir aux eaux calmantes comme celles de Néris. Si des convenances personnelles poussent le malade vers les sources pyrénéennes, on pourra, dans les mêmes circonstances, prescrire les Eaux-Chaudes, une des moins minéralisées de la chaîne, et très-souvent utiles pour faire résoudre des congestions entretenues par une surexcitation nerveuse.

A une époque plus éloignée, les eaux carbonatées sodiques et arsenicales, comme Plombières, Lamalou; les eaux salines bromurées de Bourbonne; les eaux sulfureuses dégénérées d'Amélie; les eaux alcalines, chlorurées sodiques et arsenicales de Royat, représentent une note un peu plus élevée. L'eau de Royat cependant ne produit pas les effets excitants que sa minéralisation, relativement élevée, pourrait faire redouter ; je ne sais s'il faut l'attribuer à la quantité considérable d'acide carbonique qu'elle renferme, et qui, tout en stimulant la peau, modère peut-être l'excitation nerveuse provoquée par le chlorure de sodium et les carbonates alcalins.

Enfin, si l'on a affaire à des sujets lymphatiques, scrofuleux ou profondément débilités, on fera usage d'eaux plus excitantes ; on enverra les malades à Luchon, Cauterets, Baréges ou à Aix-les-Bains. Mais il faut bien se souvenir que ces eaux conviennent surtout lorsque l'attaque de rhumatisme est déjà éloignée ; si elle était récente, des eaux trop stimulantes pourraient ramener des accidents aigus.

TRAITEMENT DU RHUMATISME VISCÉRAL.

Nous avons étudié le traitement du rhumatisme dans ses formes simples et bénignes, alors que le travail morbide se concentre et s'épuise dans les articulations. Mais, le plus souvent, l'arthrite rhumatismale est compliquée de lésions des organes intérieurs ; ces lésions peuvent échapper complétement à la perception du malade, elles exigent quelquefois une observation sagace et attentive pour être reconnues par le médecin ; pour celui-ci, cependant, elles prennent très-souvent la première place au milieu des phénomènes morbides, et deviennent le principal objet de ses efforts médicateurs.

De toutes ces complications, la plus commune est le RHUMATISME CARDIO-VASCULAIRE ; si fréquente, que quelques médecins l'ont regardée comme constante ; si importante et si souvent liée à la genèse des affections cardiaques, qu'on a cru, à une certaine époque, que celles-ci en dérivaient toujours. La vérité est qu'on la constate dans le plus grand nombre des cas de rhumatisme articulaire aigu, et que celui-ci a la plus grande part dans la pathologie de l'endo-péricardite et par conséquent des maladies du cœur (1). Le rhumatisme cardiaque précède quelque-

(1) Depuis que M. Bouillaud a signalé la fréquente coïncidence du rhumatisme et des phlegmasies cardiaques, on a trouvé celles-ci dans d'autres maladies, dont les unes présentent, comme le rhumatisme, le caractère de la fièvre inflammatoire, et dont les autres produisent sur toute l'économie une impression profonde et altèrent la crase du sang ; aussi la pleuro-pneumonie, et surtout la pleurésie, sont souvent compliquées de péricardite. On avait déjà noté la présence de ces complications dans les fièvres érup-

fois le rhumatisme articulaire, et, dans d'autres cas, l'action morbide, développée dans les conditions progénétiques du rhumatisme, se concentre ou s'épuise dans le cœur ou dans d'autres organes sans toucher les articulations. L'absence de l'arthrite ne permet pas de démontrer la nature rhumatismale de ces affections, mais elle est infiniment probable ; on pourrait même l'affirmer si l'origine *à frigore* en était le caractère essentiel.

Dans tous les cas, lorsque le processus morbide a envahi le cœur, il faut mettre en jeu toutes les ressources dont la thérapeutique dispose pour éteindre ce foyer inflammatoire, qui peut laisser derrière lui des désordres irréparables. Si l'état des forces et de l'hématose le permet, on peut faire mettre des ventouses scarifiées sur la région précordiale ; elles devront être bientôt suivies de l'application de vésicatoires qui seront répétés, suivant la persistance et l'intensité du travail phlegmasique. Si celui-ci est très-intense, si l'épanchement est considérable, j'ai quelquefois, à l'exemple de Hope et de Stokes, prescrit le calomel à doses fractionnées, et il m'a paru être utile. En même temps, il est rationnel d'employer tous les sédatifs de la circulation, pour diminuer l'action du cœur ; elle ne peut, quand elle est excessive, qu'augmenter l'irritation inflammatoire. Quand on voit dans les articulations le processus morbide s'arrêter à la période congestive, ou n'aboutir au plus dans la presque universalité des cas qu'à un épanchement séreux, quand, au contraire, dans le cœur et dans la plèvre il donne habituellement lieu à des productions néoplasiques, quelquefois même il se termine par suppuration, on peut se demander si les fonctions de ces organes qui leur imposent des mouvements continuels, et même sous l'influence de la fièvre des mouvements exagérés, ne sont pas pour quelque chose dans les tendances particulières qu'y affecte l'inflammation rhumatismale, si différente de celles qu'elle manifeste ailleurs. J'ai vu une arthrite du pied arriver à suppuration chez un malade qui, bravant la douleur, avait continué à marcher ; cette hypothèse donc n'a rien d'improbable.

Le colchique et la digitale répondent à cette indication ; dans ce cas, je mets quelquefois la teinture de colchique dans une infusion de 25 à 50 centigrammes de feuilles de digitale, j'y ajoute même parfois

---

tives ; MM. les docteurs Desnos et Huchard les ont récemment étudiées dans la variole. Elles coïncident fréquemment avec le rhumatisme scarlatineux ; je les ai, depuis longtemps, observées et signalées dans les maladies puérpérales. Dans ces derniers temps, M. Labadie-Lagrave a montré dans un intéressant mémoire qu'on les rencontrait presque toujours sur les cadavres des enfants qui succombent à la diphthérie.

2 grammes d'alcoolature d'aconit, et j'aromatise ce mélange avec du sirop de menthe pour lui servir de passe-port. Le bromure peut s'y ajouter encore s'il y a des douleurs vives et de l'agitation; dans ce cas, on peut le substituer à l'aconit (1).

Je donne au malade, pour boisson, du décocté de queues de cerises ou de chiendent nitré. Enfin, le régime, l'hygiène du malade, doivent concourir à cet apaisement de la circulation : les bouillons, les potages, le lait, suffiront en général; on écartera du malade les émotions, les agitations d'esprit qui retentissent sur le cœur d'une manière si directe; on évitera tout nouveau refroidissement qui pourrait donner au travail phlegmasique une impulsion nouvelle. Si le processus morbide tend à se concentrer sur les organes intérieurs, il est rationnel d'appliquer des sinapismes sur les articulations saines. Bien que l'ancienne théorie des métastases ait dû subir devant l'observation de profondes modifications, il demeure vrai que l'action morbide qui se mobilise et se dissémine est, en général, moins à craindre que celle qui se localise dans un seul point, surtout lorsque cette localisation a pour siége un organe aussi important que le cœur ou le poumon; et, d'une autre part, on a souvent observé une diminution dans la fluxion articulaire en même temps que les organes intérieurs étaient envahis.

Quand la scène morbide semble terminée, quand la fièvre et les douleurs ont disparu, si le cœur a été profondément atteint, si l'altération de ses bruits indique que ses valvules ont subi de graves lésions, si surtout, outre ces phénomènes locaux, le malade éprouve encore parfois une chaleur anomale, s'il s'essoufle facilement, s'il accuse des sensations douloureuses ou anxieuses dans la région précordiale, je n'hésite pas à faire appliquer des cautères sur cette région. Je n'ai pas la prétention de rendre aux tissus altérés leur texture naturelle; mais cet ensem-

---

(1) Parce qu'on avait autrefois ridiculement abusé des mélanges médicamenteux, quelques médecins aujourd'hui croient vous écraser sous l'épithète de polypharmaque, quand vous ajoutez ensemble plusieurs médicaments qui n'ont aucune incompatibilité chimique connue, et qui concourent au même but. Cet exclusivisme systématique, qui tend à régner dans l'école de Paris, ne me paraît pas logique. Quand vous voulez expérimenter l'action d'un médicament, ah! sans doute, isolez-le autant que possible; mais quand il s'agit de soulager un malade avec des médicaments dont vous croyez connaître l'action, quel inconvénient y a-t-il à les réunir lorsque leurs réactions chimiques et la tolérance de l'estomac le permettent? Dans une bataille, on ne craint pas d'user simultanément de toutes les armes dont on dispose et d'en concentrer l'action sur le point jugé le plus important. Ce purisme pharmaceutique me semble très-exagéré, ce qui ne veut pas dire, bien entendu, que dans tous les cas, quand, surtout, on croit un seul médicament suffisant, il faille en employer plusieurs, et qu'il faille revenir au temps des électuaires. *In medio stat virtus.*

ble symptomatique me fait soupçonner que le travail morbide, après avoir disparu de la surface, continue sourdement dans les organes circulatoires. Il peut se comporter dans ces organes comme il se comporte quelquefois dans les petites articulations, où on le voit amener des hyperplasies déformantes sans douleurs notables, sans troubles généraux de l'organisme. D'ailleurs, si dans l'appareil cardio-vasculaire le processus inflammatoire a atteint un degré plus avancé, a déterminé des altérations nutritives plus profondes que celles qu'il produit dans les articulations, la résolution peut être plus lente à s'accomplir par les causes mêmes qui en ont exagéré l'intensité. Parmi les produits que cette inflammation a laissés derrière elle, il y en a peut-être qui peuvent encore subir une régression réparatrice ; les révulsifs énergiques sont, dans ce cas, les plus puissants résolutifs.

Je crois les cautères volants, répétés, plus efficaces dans ces conditions que les cautères à demeure ; on les renouvellera donc, quand ils commenceront à se sécher, aussi longtemps que les signes d'un travail morbide actif seront appréciables. Autant ils me paraissent inutiles après l'apaisement complet de celui-ci, alors qu'on est en présence de néoplasies organisées et irréductibles, ou de dégénérescences incurables, autant avant cette période d'altérations définitives des tissus, il me semble rationnel d'employer tous les moyens qui peuvent en diminuer l'étendue et en atténuer la gravité.

Il faudra maintenir le convalescent dans cette hygiène morale et physique dont nous avons déjà indiqué les conditions ; on éloignera de lui tout ce qui peut exciter la circulation, tout ce qui peut communiquer au liquide nutritif des propriétés irritantes. Les alcooliques sont dans ce cas, et s'ils suffisent à produire des lésions de l'appareil cardio-vasculaire, à plus forte raison peuvent-ils devenir des coefficients actifs de ces lésions.

On s'abstiendra chez ces convalescents de la médication thermale, qui pourrait, avant l'apaisement complet du travail morbide, en déterminer l'exacerbation, et qui même, après cette période, est, le plus souvent, nuisible chez les sujets atteints d'affections cardiaques.

Il est une forme de cardite, qui peut succéder au rhumatisme, mais qui me semble devoir être mise en dehors de ses complications directes : c'est l'*endocardite ulcéreuse*, maladie à forme typhique, cause fréquente d'embolies, et presque toujours mortelle. Le processus ulcératif est tellement en dehors des allures du rhumatisme, qu'on est disposé à supposer un autre élément pathogénique derrière cette lésion ; et cela avec d'autant plus de vraisemblance que d'autres maladies générales, dans lesquelles la crase du sang est profondément altérée, peuvent être compliquées d'ulcérations cardio-artérielles.

Dans ce cas, outre les indications tirées de la cardite, c'est-à-dire d'une affection à mode congestif, localisée dans le cœur, l'emploi des toniques ressort de la forme morbide et des tendances septicémiques qui se manifestent dans cette affection. Les préparations quiniques me paraissent indiquées, et surtout l'extrait de quinquina jaune délayé dans une potion gommeuse. Dans ce cas, aussi, je n'hésiterais pas à donner au malade du vin généreux pour relever l'activité nutritive dont l'ulcération et les phénomènes typhiques dénotent la dépression.

La plus redoutable des complications du rhumatisme est sa localisation sur l'encéphale ; elle est souvent précédée de troubles prodromiques de l'innervation centrale, de tristesses, d'agitation, de pressentiments funestes, et quelquefois en même temps d'une diminution des accidents articulaires.

Le RHUMATISME CÉRÉBRAL peut se présenter sous des formes diverses qui, comme l'a montré M. Ball dans son excellente thèse sur le rhumatisme viscéral, peuvent être ramenées à trois types fondamentaux : la forme *méningitique*, la forme *apoplectique*, et la forme *maniaque*.

La première est caractérisée par un délire bruyant auquel viennent souvent s'ajouter des accidents convulsifs, parfois choréiformes, quelquefois par du tremblement et par une élévation considérable de la chaleur. A ces symptômes, qui offrent quelquefois une frappante analogie avec ceux du délire alcoolique, succède, en général, un état comateux qui précède la mort.

Habituellement paroxystique, avec des exacerbations parfois périodiques, le rhumatisme cérébral peut présenter de véritables intermittences et ses manifestations peuvent alterner avec celles du rhumatisme articulaire.

Le pronostic, toujours grave, l'est moins, cependant, quand le délire se montre sans convulsions. Celles-ci, néanmoins, n'ont pas été constamment fatales, quoique la mort soit la terminaison la plus commune du rhumatisme cérébral.

De la congestion des méninges et du cerveau, des épanchements séreux avec desquamation épithéliale de la membrane ventriculaire se rapprochant par ce dernier caractère des épanchements articulaires du rhumatisme, ainsi que l'ont observé MM. Ollivier et Ranvier, plus rarement du pus et des néoplasies, telles sont les lésions qu'on a rencontrées chez les sujets qui ont succombé à cette affection.

Dans ces derniers temps, on a noté, en outre, une altération profonde du sang qui est diffluent, tandis que dans le rhumatisme articulaire franc il offre constamment un excès de plasticité, une surabondance de fibrine.

Dans un cas où, à l'autopsie, on n'avait constaté aucune lésion appréciable, M. Fordos a trouvé dans le sang une quantité considérable d'urée. Il serait intéressant de poursuivre des investigations dans cette direction; il faudrait chercher si l'excès d'urée serait pour le rhumatisme articulaire ce que l'excès d'acide urique est pour l'arthrite goutteuse.

Voilà sur quelles données nous devons établir les indications thérapeutiques du rhumatisme cérébral. Si les prodromes ne sont pas constants, leur fréquence doit cependant y faire attacher une grande importance, dans une maladie le plus souvent funeste quand elle a acquis tout son développement.

Dès que ces signes précurseurs se manifestent, il faut chercher à éloigner tout ce qui pourrait favoriser une fluxion sur l'encéphale.

Si en même temps que les troubles d'innervation apparaissent, les congestions articulaires tendent à s'effacer, c'est alors qu'il serait rationnel d'appliquer quelques vésicatoires sur les articulations des membres inférieurs; le bromure de potassium peut, dans ce cas, intervenir avec avantage pour apaiser l'excitation nerveuse, pour procurer le sommeil, si utile dans tous les troubles d'innervation.

Il me semble bien préférable à l'opium, dont je redoute l'action congestive sur le cerveau, malgré l'autorité de Trousseau qui dit l'avoir employé avec succès. Les résultats qu'on a obtenus de ce médicament dans le *delirium tremens* et dans la méningite épidémique, lui avaient sans doute inspiré cette pratique. Elle ne me semblerait justifiée que dans le cas où la violence de l'agitation, des douleurs et du délire, dominerait la scène morbide et résisterait au bromure.

Si le rhumatisme méningitique se dessine avec ses caractères propres, l'indication des révulsifs devient encore plus tranchée; on les appliquera sur les articulations, qui par cela même qu'elles sont les foyers habituels de la fluxion rhumatismale, doivent être le lieu d'élection de la médication révulsive. On prescrira simultanément des vésicatoires et des sinapismes ou des cataplasmes stimulants.

Si les accidents encéphaliques persistent, on peut, après avoir rasé la tête, la recouvrir d'une calotte de vésicatoire. J'ai vu ce moyen réussir dans des méningites et des congestions aiguës de l'encéphale.

Il ne faut pas oublier les lésions constatées dans le sang; cette fluidité, cette surabondance d'urée; les purgatifs peuvent ouvrir une voie d'élimination à ce dernier produit. L'extrait de quinquina, les acides végétaux sont des agents d'une action bien problématique contre cette dyscrasie, mais on les prescrirait faute de moyens efficaces.

Quelques médecins ont conseillé de continuer l'emploi du sulfate de quinine chez des malades soumis à cette médication avant le développement des accidents cérébraux et lui ont attribué des succès. Des quatre malades atteints de rhumatisme cérébral qu'il m'a été donné d'observer dans tout le cours de ma carrière, deux ont présenté la forme apoplectique, et deux la forme méningitique. Le seul qui ait guéri était un de ces derniers; il avait pris du sulfate de quinine, qui fut continué après le début des accidents encéphaliques. Ce traitement avait été institué par un autre médecin et je n'avais pas cru devoir le changer.

Je l'avais employé chez un autre malade qui a succombé, et j'avais été conduit à le prescrire à cause de la périodicité des paroxysmes qui revenaient la nuit accompagnés de sueurs profuses. Cette périodicité avait paru, à moi et à Bouley qui soignait avec moi le malade, justifier cette tentative dans une affection contre laquelle les autres moyens dont nous disposons sont si souvent impuissants.

Malheureusement, quand nous employons, dans des cas semblables, des agents aussi énergiques, qui exercent sur les vaisseaux de la partie malade une action aussi puissante, nous ne pouvons déterminer avec certitude l'état dans lequel se trouvent ces vaisseaux, la période, le degré et le mode du travail morbide; nous ne pouvons, par conséquent, prévoir la manière dont l'organe affecté réagira sous le stimulus médicamenteux, et celui-ci, très-efficace dans certaines conditions données, peut être nuisible dans d'autres.

La *forme apoplectique* est caractérisée par un coma accompagné parfois de convulsions, et qui se termine par la mort au bout de quelques heures ou de quelques jours. Je l'ai vu deux fois enlever les malades en moins de vingt-quatre heures, succédant à des rhumatismes subaigus dans lesquels rien ne pouvait faire soupçonner cette terminaison.

Il ne faut pas confondre le rhumatisme cérébral à forme apoplectique avec les hémiplégies produites par des embolies cérébrales, qui surviennent quelquefois dans le cours du rhumatisme articulaire, et qui ont pour origine une endocardite.

Les troubles cérébraux peuvent être accompagnés ou précédés dans ce cas de lésions emboliques dans d'autres organes. Je me rappelle un malade, traité dans le service de Rostan qui, dans le cours d'un rhumamatisme articulaire compliqué d'endocardite, fut pris tout à coup d'engourdissement dans un bras où les pulsations artérielles avaient cessé d'être perceptibles; quelques jours après, il fut frappé d'hémiplégie et ne tarda pas à succomber.

Des faits analogues ont porté quelques personnes à faire de l'embolie la condition pathogénique des accidents cérébraux qui viennent compliquer le rhumatisme; l'anatomie pathologique et l'observation clinique se réunissent pour repousser une pareille généralisation.

Sans doute, par cela même que le rhumatisme est la cause la plus fréquente de l'endocardite, des lésions emboliques peuvent le compliquer, mais le processus rhumatismal peut agir directement sur l'encéphale, et y amener des altérations dans lesquelles l'embolie ne joue aucun rôle.

On a trouvé quelquefois à l'autopsie des suffusions séreuses dans la pie-mère et dans les ventricules; d'autres fois, on n'a pu constater aucune lésion appréciable; tout le monde sait combien il est quelquefois difficile de retrouver après la mort les vestiges de congestions intenses de la peau qui s'étaient accusés pendant la vie par une tuméfaction et une rougeur considérables; l'examen microscopique peut seul, dans ce cas, nous faire trouver les traces du travail morbide dont les caractères les plus saillants ont disparu.

Cette disparition apparente, comme la diffusion séreuse trouvée dans quelques cas, semblent indiquer que l'état congestif du cerveau est la lésion dominante de cette forme apoplectique. Par conséquent, en consultant l'état des forces, on pourra, dans quelques cas, appliquer à la base du cou des sangsues ou des ventouses scarifiées, tout en mettant en œuvre toutes les ressources des médications dérivative et révulsive, avec d'autant plus d'énergie et de célérité que la marche de cette affection est plus rapide et que le danger est plus menaçant. Dans tous les cas compulsés par M. Ball, la mort a été la terminaison constante. Dans les deux cas que j'ai observés, les malades, qui étaient des femmes, ont succombé après quelques heures de coma.

Presque toujours ces deux formes morbides coïncident avec des lésions rhumatismales du cœur.

Ces lésions sont moins constantes, quoique fréquentes encore dans la forme maniaque. Celle-ci est moins grave que la précédente : la guérison a été observée dans plus de la moitié des cas; dans les autres, cette complication a amené la mort ou des troubles permanents des facultés psychiques : démence ou mélancolie.

Le traitement de cette troisième forme n'offre aucune indication particulière.

On a constaté une connexion pathogénique entre le rhumatisme et un grand nombre de névroses, chorée, hystérie, névralgie, paralysies, folie même; mais, d'une part, nous n'avons pas à nous occuper de ces affections à propos du traitement du rhumatisme ; elles sont avec lui dans des rapports bien moins directs que les complications dont nous avons parlé jusqu'ici ; resterait à savoir si dans beaucoup de cas, derrière le rhumatisme, il ne faut pas aller chercher une diathèse goutteuse dont le rhumatisme ne serait qu'une épigenèse, et qui serait la vraie racine de ces névroses succédant à l'arthrite rhumatismale. Pour l'hystérie, la folie, un grand nombre de névralgies, je ne doute pas qu'il n'en soit ainsi.

Des *palpitations nerveuses*, sans lésion appréciable du centre circulatoire, la *contracture des extrémités*, ont coïncidé plusieurs fois avec le rhumatisme articulaire.

La fluxion rhumatismale peut se porter encore sur la moelle épinière, sur le larynx, le poumon, le péritoine, la langue, le pharynx, l'estomac, l'intestin, la vessie, le testicule et la peau ; ce serait sortir de mon sujet que d'entrer dans l'étude de ces complications et du traitement qu'il convient de leur opposer.

J'ai observé chez un rhumatisant une hépatite compliquée d'ictère qui, après avoir traîné quelque temps, a cédé après quelques prises de calomel et de magnésie.

Cette médication, que j'ai vue plus d'une fois réussir dans l'hépatite, amena chez ce malade un amendement immédiat, et la guérison ne se fit pas attendre. Je prescris des paquets contenant 1 gramme de magnésie et 25 centigrammes de calomel, et j'en fais prendre un à deux dans la matinée, en interdisant, pendant quelques heures après, les aliments et les boissons qui renferment du chlorure de sodium.

Je dirai aussi, à propos du *rhumatisme spinal*, que j'ai vu plusieurs fois des paraplégies, qui me paraissaient imputables à cette origine, guérir sous l'influence des bains arsenicaux, dont je parlerai à l'occasion du rhumatisme chronique; dans quelques cas, j'ai combiné avec ces bains l'application de cautères le long du rachis. J'avais soin alors de couvrir la surface des cautères de topiques imperméables à l'eau pendant la durée du bain, dans la crainte que l'absorption de l'arsenic ne se fît trop activement par leur surface ; une couche de collodion et plusieurs plaques de diachylum assujetties à l'aide d'une bande de la même substance, me paraissent parer à cette éventualité.

TRAITEMENT DU RHUMATISME SUBAIGU.

Quand, au lieu de marcher vers la résolution, la fluxion articulaire persiste au delà des limites de sa durée habituelle, moins aiguë, moins douloureuse, moins mobile, accompagnée d'une réaction fébrile moindre, mais opiniâtre et rebelle à tous les moyens qu'on lui oppose, il faut nécessairement admettre qu'une cause est intervenue pour faire dévier le processus morbide.

De même que les maladies chroniques sont des maladies constitutionnelles, quand les maladies aiguës tendent à la chronicité, quand, en dehors de toute condition nocive extérieure, elles prolongent leur durée au delà du terme ordinaire, sans laisser apercevoir aucune tendance vers une solution prochaine, il faut, derrière cette anomalie, soupçonner une modalité constitutionnelle, un coefficient pathogénique dont cette forme bâtarde est le produit.

Dans notre population si éprouvée par des influences sociales multiples, l'anémie est souvent le substratum de la subacuité. Tous les affaiblissements de l'organisme, quelle qu'en soit la cause, tous les affaiblissements de l'activité nutritive ou plastique peuvent aboutir au même résultat. Enfin le lymphatisme, l'herpétisme, le scorbut, la goutte elle-même, quand par ses attaques répétées elle a ébranlé et affaibli l'organisme, toutes les dyscrasies peuvent imprimer au rhumatisme cette marche languissante et indécise, cette durée prolongée qu'on désigne généralement sous le nom de forme subaiguë.

Elle se distingue à la fois des formes franches, aiguës, et de celles dans lesquelles l'élément constitutionnel joue un rôle pathogénique plus important, imprime plus profondément son cachet, et qui sont alors décidément chroniques.

Il y a des cas où cette étiologie complexe, où la combinaison de plusieurs facteurs pathogéniques se révèle d'une manière évidente : ainsi, voici un sujet disposé au rhumatisme ou à la goutte, qui se trouve probablement dans ces conditions particulières de modalité organique qu'on a désignées sous le nom d'aptitude et d'imminence morbides ; un traumatisme intervient ; il se donne une entorse ; le travail pathologique consécutif à cette lésion, au lieu de se terminer en quelques jours, pourra durer beaucoup plus longtemps ; il pourra être compliqué d'une arthrite offrant tous les caractères de l'arthrite rhumatismale ; il pourra même se faire que, sous l'influence de l'ébranlement causé à l'orga.nisme par cette première arthrite, d'autres articulations se congestionnent consécutivement, et que ce traumatisme ait provoqué l'explosion d'un rhumatisme articulaire généralisé ou d'une attaque de goutte.

D'un autre côté, un rhumatisme articulaire aigu sé développe chez un sujet scrofuleux ; après avoir envahi un grand nombre d'articulations, la fluxion rhumatismale peut se concentrer dans une seule et devenir le point de départ d'une tumeur blanche. Cette transformation n'est pas rare, et j'ai vu une articulation devenir fongueuse deux ou trois semaines après que la fluxion rhumatismale, d'abord généralisée, s'était localisée et concentrée dans cette jointure.

Si l'analyse clinique n'arrive pas toujours aussi facilement que dans les cas que je viens de citer à déterminer les différentes conditions pathogéniques qui produisent la *chronicité* ou la *subacuité*, il est rare qu'elles échappent à un examen attentif.

Dans le rhumatisme subaigu, la part des coefficients constitutionnels est bien moindre que dans le rhumatisme chronique : je dirai presque, elle est indirecte. La prolongation du travail morbide est le phénomène dominant qui fait supposer leur intervention ; l'affaiblissement de l'action nutritive semble être la condition intermédiaire commune qui est le substratum de la subacuité, et qui modifie la marche de la maladie sans en changer les caractères essentiels.

S'il en est ainsi, l'indication dominante sera de relever ce travail nutritif, de stimuler cette force plastique, qui semblent impuissants à amener une solution.

Partant de cette donnée, depuis plus de vingt ans je prescris dans le rhumatisme subaigu l'usage du quinquina et de l'iodure de potassium, ces deux puissants modificateurs de l'action nerveuse et de l'action vasculaire. Depuis plus de vingt ans j'en constate les bons effets, et mes observations personnelles ont été confirmées par un grand nombre de mes confrères qui ont adopté cette médication.

Je fais prendre chaque jour au malade 75 centigrammes à 2 grammes d'extrait de quinquina ; j'emploie de préférence l'extrait de quinquina jaune, auquel j'associe parfois l'extrait de quinquina gris. Je fais suspendre ces extraits dans un mucilage de gomme, et j'y ajoute 25 centigrammes à 1 gramme d'iodure de potassium. Je commence par les doses inférieures, et je m'en tiens le plus près possible, pour ne pas dépasser le but que je veux atteindre, ou pour ne pas fatiguer la tolérance des organes digestifs (1).

Quelquefois, dans des cas rebelles, je me suis bien trouvé de combiner la teinture de colchique avec l'iodure de potassium.

Le traitement topique, dans le rhumatisme subaigu, doit être modifié ; les résolutifs remplacent les calmants ou leur servent d'auxiliaire.

Je fais souvent faire des onctions sur les articulations malades avec une pommade que je formule ainsi :

Axonge....................	40 grammes.
Extrait de ciguë............	6 —
Iodure de potassium..........	4 —
Extrait de belladone.........	2 —
Camphre...................	1 —

Si le caractère torpide est plus accentué, je substitue quelquefois le chlorhydrate d'ammoniaque à l'iodure de potassium. Après ces onctions, l'articulation est enveloppée de ouate, et quelquefois d'un taffetas gommé.

Lorsque la fièvre est tombée, ou ne se montre plus que sous forme d'une légère hyperthermalité vespérale, et que cependant le travail morbide semble immobilisé dans les articulations, il faut recourir à des résolutifs plus énergiques.

On fait tous les jours ou tous les deux jours des applications de teinture d'iode au niveau de la jointure malade ; j'ai vu quelquefois, immédiatement après cette application, qu'on enveloppait avec avantage cette jointure dans un cataplasme aussi chaud que le malade pouvait le supporter.

Le calorique est, dans certains cas, un puissant modificateur de ces congestions asthéniques.

Trousseau conseillait de plonger les parties malades dans du sable chaud, ou de laisser tomber sur elles du sable chauffé à une aussi haute température que possible. « Les malades, dit l'éminent clinicien, accu-» sent alors une sensation de brûlure très-pénible ; cependant vous

____

(1) Cette médication m'a réussi dans d'autres affections inflammatoires présentant les mêmes indications, lorsque, sous l'influence d'un affaiblissement de l'activité plastique, le travail morbide languit et n'arrive pas à solution. Je l'ai employée dans ces conditions chez des malades atteints de pleurésie ou de pneumonie, de périmétrite, et j'ai cru plusieurs fois pouvoir lui attribuer l'amélioration rapide qui succédait à son emploi.

» pourrez toujours mesurer, à l'aide du thermomètre, le degré de cha-
» leur toléré par chaque malade. Cette température peut être de 60 à
» 70 degrés centigrades. Les douches ou les bains locaux de sable chaud
» doivent être employés deux ou trois fois par jour, et pendant une
» ou deux heures. Il est important que le sable soit maintenu au même
» degré de température, condition facile à obtenir parce que la sable ne
» se refroidit que lentement, et qu'il est toujours possible de le rem-
» placer lorsqu'il commence à se refroidir. En se conformant à cette
» règle dans l'usage du sable chaud, les malades éprouvent bientôt un
» soulagement notable, et il est facile de constater une diminution
» rapide dans les engorgements articulaires. » (*Clinique médicale de
l'Hôtel-Dieu*, tome III, p. 413 ; 1873, 4ᵉ édit.)

J'ai quelquefois employé avec succès un remède populaire qui ajoute
à l'action du calorique celle d'un stimulant énergique : on trempe dans
de l'eau bouillante une pièce de molleton de flanelle ou un morceau de
couverture de laine, qu'on tord immédiatement dans un torchon, puis
on verse dessus une cuillerée d'essence de térébenthine, et l'on enveloppe
de cet épithème l'articulation affectée, en la recouvrant ensuite d'un
morceau de toile gommée ou d'une bande de flanelle. Dans les premiers
moments qui suivent cette application, le malade éprouve en général
une douleur très-vive, qui ne tarde pas à se calmer ; après un temps qui
varie d'une demi-heure à plusieurs heures, on enlève le topique et on le
remplace par de la ouate.

Les applications de collodion riciné sur les articulations douloureuses
modifient la circulation dans les parties enflammées, et exercent une
douce compression qui peut favoriser la résolution.

Dans les mêmes conditions, alors surtout que l'inflammation se concentre dans un petit nombre d'articulations, les vésicatoires sont souvent très-utiles, en évitant, comme je l'ai dit, de les appliquer au niveau
du carpe ou du tarse.

C'est dans ce cas encore que les bains de vapeur interviendront avec
avantage ; on peut en nuancer les propriétés en substituant à l'eau, qui
doit être vaporisée, des infusés aromatiques de camomille, de su-
reau, etc., ou des décoctés résineux de bourgeons de sapin, de baies de
genièvre.

Ces bains doivent être courts, en général, et le premier ne doit pas
durer plus d'un quart d'heure pour en tâter les effets.

Dans ces cas encore, j'ai plusieurs fois employé avec succès les bains
d'eau tiède minéralisée avec de l'arséniate de soude ; ceux-ci exigent des

précautions pour éviter le refroidissement à la sortie du bain ; il est important d'employer l'arséniate de soude presque pur à la dose de 2 à 8 grammes, mêlé à une quantité égale ou double de sous-carbonate sodique. A plus forte dose, ce dernier sel, qui me paraît augmenter l'action résolutive du bain, peut produire des effets d'excitation qu'il faut éviter.

Sous l'influence d'un élément constitutionnel plus accentué, l'arthrite peut tendre à la chronicité, ou en offrir déjà quelques caractères : une sensibilité peu développée, de l'empâtement circum-articulaire, avec un épanchement dans l'articulation, quelquefois considérable, sans qu'il y ait toujours une tension proportionnelle à l'abondance de cet épanchement ; assez souvent des veines dilatées dessinent leurs sinuosités bleuâtres sous des téguments flasques et peu colorés.

Dans ce cas, concurremment avec les modificateurs internes, avec les applications topiques de teinture d'iode, une compression douce et modérée rend de très-utiles services. On enveloppe l'articulation de plusieurs couches d'ouate cardée, bien souple, et l'on roule autour une bande de flanelle, plus élastique que la bande de toile, et que l'on serre plus ou moins, suivant les caractères objectifs de l'arthrite, suivant la sensation que cette compression fait éprouver au malade, et ultérieurement suivant les effets observés.

Les drastiques ont été conseillés dans certaines arthrites rebelles d'origine rhumatismale. J'ai vu, chez une femme atteinte d'hydarthrose rhumatismale, Cruveilhier prescrire la gomme gutte, affirmant que les purgatifs hydragogues lui avaient réussi dans des cas analogues. Je me défie de ces moyens dont les effets curatifs sont douteux, et dont l'action sur les organes digestifs n'est pas toujours inoffensive.

Des médecins anglais ont préconisé l'usage interne du jus de citron dans certains cas de rhumatisme subaigu. Je l'ai employé chez un malade qui avait, avec un rhumatisme rebelle, les gencives fongueuses, un teint blafard, quelques symptômes de dyscrasie scorbutique ; il m'a paru s'en bien trouver ; on en donne tous les jours deux à quatre cuillerées à soupe.

Le rhumatisme mono-arthritique ou oligo-arthritique (1) affecte

_____

(1) On devrait bannir du langage médical ces mots hybrides de *mono-articulaires*, *péri-utérins*, contraires à toutes les règles du langage et de l'analogie.

On peut dire mono-arthritique, poly-arthritique, uni-articulaire, multi-articulaire ; on peut dire une inflammation circum-utérine ou une péri-métrite. Pourquoi fabriquer des mots barbares composés de grec et de latin ?

habituellement la forme subaiguë, il peut être d'emb ée apyrétique; l concentration et la fixité du travail morbide indiquent l'emploi éner gique des modificateurs locaux, et spécialement des vésicatoires; cett forme ne présente d'ailleurs aucune indication spéciale dont nou n'ayons précédemment parlé.

Le régime dans le rhumatisme subaigu doit être évidemment plu substantiel, plus reconstituant que celui qui convient à la forme aiguë quand la fièvre est tombée, il doit être essentiellement tonique; s l'appétit fait défaut, on cherche à le ranimer par l'usage des amers et de eaux digestives. Les vins généreux peuvent devenir nécessaires pou relever le ton de la vitalité et de l'activité nutritive, conditions et instru ments de la solution.

DU RHUMATISME CHRONIQUE (1)

Messieurs,

On décrit généralement sous le nom de rhumatisme chronique, des arthrites persistantes, dans lesquelles le travail morbide, dépassant les limites de la congestion ou de l'inflammation bénigne, aboutit à des lésions organiques toujours sérieuses, souvent irréparables.

Cette différence profonde qui existe entre la marche, les conséquences finales de cette affection et celles qu'on observe dans le rhumatisme aigu, a fait révoquer en doute leur affinité pathogénique. Les médecins surtout qui admettent derrière le rhumatisme une diathèse spéciale, n'en ont pas retrouvé les caractères distinctifs dans ces arthrites, qui ne leur paraissent avoir avec l'arthrite rhumatismale d'autres rapports que celui de leur commune localisation dans le même appareil organique, et, pour ne pas trancher une question qui semble aussi douteuse, ils ont proposé les dénominations d'arthrites chroniques, arthrite sèche (Deville et Broca), arthrite déformante (Virchow), arthrite rhumatoïde (Garrod), rhumatisme goutteux (R. Adams, Fuller, Trastour), rhumatisme noueux

____

(1) Leçons publiées dans la *Gazette des hôpitaux* (janvier et février 1873).

(Trousseau), nodosités d'Heberden, rhumatisme chronique partiel rhumatisme artériel primitif (Vidal, Plaisance).

Cette affection a été, dans ces vingt dernières années, l'objet de recherches intéressantes auxquelles resteront attachés les noms de MM. Cruveilhier, Charcot, Vidal, Trastour, Virchow et Garrod. Elle avait été décrite antérieurement sous le nom de goutte chronique, rhumatisme goutteux chronique, goutte des femmes, à cause de sa fréquence plus grande dans le sexe féminin, mais ces expressions affirmaient une relation avec la goutte que la plupart des auteurs modernes ont repoussée.

Cette relation cependant existe, et, dans beaucoup de cas, on rencontre, soit chez le malade lui-même, soit dans sa race, l'empreinte de la diathèse goutteuse. J'ai pu, chez la plupart de mes malades, trouver les traces de cette origine.

M. Charcot, dans ses savantes leçons, dit avoir vu le rhumatisme noueux se montrer chez une femme dont le frère était goutteux. Chez le quart des malades, M. Trastour a trouvé dans leurs ascendants des antécédents de goutte et de rhumatisme. Ce chiffre est déjà important quand on songe avec quelle difficulté on obtient des malades traités à l'hôpital, des renseignements sur la santé de leurs parents. Le retour parfois périodique des poussées arthritiques, leur coïncidence fréquente avec l'automne et le printemps, leurs exacerbations nocturnes, ont bien encore l'allure des affections goutteuses.

Mais évidemment, si la diathèse goutteuse est très-souvent derrière l'arthrite chronique, celle-ci n'en est pas une manifestation franche, un rejeton direct et légitime, et à côté des affinités que nous avons fait valoir, nous trouvons des dissemblances très-accusées.

Tandis que la goutte franche est rare chez les femmes, le rhumatisme chronique est plus commun dans leur sexe, au point que M. Cruveilhier l'avait appelé la goutte des femmes. La goutte a pour siége de prédilection les pieds ; l'arthrite déformante s'attaque surtout aux mains.

Enfin, on ne trouve pas de dépôts uratés dans les cartilages articulaires, et l'on a cherché en vain la présence de l'acide urique dans la sérosité des vésicatoires placés autour des articulations malades. M. le docteur Garrod et son école se sont appuyés sur cette dernière circonstance pour repousser toute connexion entre la goutte et l'arthrite déformante. Comme j'ai eu occasion de le dire ailleurs, personne n'admire plus que moi les travaux de ce pathologiste éminent ; mais, malgré le rôle très-important que joue l'acide urique dans les lésions goutteuses, je ne crois pas qu'on soit autorisé à considérer la présence de cet acide comme la cause première ou le critérium des accidents goutteux ; l'acide urique n'est qu'une manifestation du trouble nutritif, qui est l'élément primordial de la goutte.

D'ailleurs, dans les races goutteuses, tout le monde sait que l'influence héréditaire peut s'exprimer sous des formes très-diverses ; l'innéité arthritique prédispose aux rhumatismes et à toutes les maladies à mode congestif ou inflammatoire. Cette coefficience de la goutte dans le rhumatisme aigu se retrouve dans le rhumatisme chronique et constitue un rapport entre ces deux formes morbides.

Lorry, avant de mourir, avait esquissé un ouvrage, dont le titre doit rester comme une grande idée : *Sur les conversions et les transformations des maladies* (*De conversionibus et mutationibus morborum*). Les contours nets et arrêtés des formes morbides adoptées par les nosologistes s'effacent et se dérobent sans cesse devant le clinicien.

Quelle que soit la part accordée à la goutte dans l'étiologie de l'arthrite chronique, celle-ci, avons-nous dit, n'en est pas un dérivé direct ; c'est un métis pathologique à la production duquel concourent comme facteurs plusieurs éléments morbides constitutionnels.

L'arthrite, ou plutôt les arthrites chroniques, car il convient d'en distinguer plusieurs espèces, nous paraissent l'expression complexe de conditions pathogéniques multiples qui interviennent en proportion variable dans leur développement, et cette inégalité, dans la part de chaque coefficient, fait la variété des formes.

Nous avons déjà trouvé derrière le rhumatisme subaigu un état d'affaiblissement de l'organisme, une modalité constitutionnelle anomale qui retarde la solution.

Dans l'arthrite chronique, ces mêmes conditions se retrouvent plus accentuées. Très-souvent, dans l'arthrite chronique des jeunes gens, on trouve comme facteur le lymphatisme ; à un certain degré, il donne à l'arthrite un caractère particulier que nous indiquerons bientôt.

L'affaiblissement produit par l'âge, les excès, les privations ou les maladies antérieures, peut être responsable de la chronicité : on voit quelquefois des goutteux, épuisés par de nombreuses attaques de goutte franche, être atteints d'arthrites chroniques qui n'ont aucun des caractères objectifs de la goutte légitime.

Avec les conditions constitutionnelles que nous venons d'indiquer, des causes occasionnelles, des modificateurs extérieurs, ont souvent une part dans le développement de l'arthrite chronique ; l'influence prolongée du froid et de l'humidité peut être souvent mise en cause. M. Charcot l'a constatée dans la moitié des cas ; c'est encore un rapprochement entre le rhumatisme aigu et le rhumatisme chronique. Cette condition étiologique est d'autant plus importante à connaître, que la persistance de son action peut être un obstacle à la guérison et rendre inefficaces tous les agents thérapeutiques qu'on opposerait à la maladie.

L'arthrite chronique peut être localisée dans une seule articulation ou dans un petit nombre de jointures ; quand elle est uni-articulaire, elle peut succéder à un traumatisme, à une contusion, à une entorse chez des sujets placés dans les conditions constitutionnelles que nous avons indiquées plus haut.

Dans ce cas, l'arthrite prend souvent le caractère fongueux, mais si l'élément *lymphatisme* n'est pas très-développé, si la persistance du travail morbide est entretenue par l'imprudence du malade et par la mauvaise direction du traitement, les lésions peuvent, pendant plusieurs années, rester limitées aux parties molles de l'articulation ; les fongosités paraissent développées en dehors de la synoviale, et les mouvements imprimés aux surfaces articulaires permettent de constater qu'elles sont demeurées intactes.

J'ai vu dernièrement une affection de ce genre chez un goutteux âgé de soixante ans. Il avait été soumis à de grandes épreuves morales ; sa constitution était forte en apparence, cependant il était pâle et anémié ; sa fille était morte tuberculeuse, sans qu'on pût imputer à l'influence maternelle l'origine de la phymatose chez cet enfant, car la mère est saine et vigoureuse ; évidemment, il y avait chez le malade, à côté de la goutte, une légère disposition lymphatique. A la suite d'une entorse de l'articulation tibio-tarsienne gauche qu'il s'était donnée plus de deux ans auparavant, l'articulation était restée tuméfiée, douloureuse. Cette tuméfaction lui donnait un volume considérable, et présentait un caractère fongueux très-accentué, qui fut constaté avec moi par deux des chirurgiens les plus distingués de Paris. Nous reconnûmes que les cartilages diarthrodiaux n'étaient pas altérés et que les ligaments distendus avaient conservé leur intégrité. Le malade, habitué à souffrir et bravant la douleur, avait continué à marcher et n'avait suivi aucun traitement régulier.

Des applications répétées de teinture d'iode, l'usage interne de l'iodure de potassium, la compression d'après la méthode du docteur Burgraeve et quelques bains alcalins arsenicaux, triomphèrent en six semaines d'une affection qui durait depuis deux ans et demi.

J'ai vu, tout dernièrement aussi, une tuméfaction fongueuse des articulations tarsiennes, consécutive à un rhumatisme de ces jointures, chez un jeune homme de vingt-cinq ans, bien musclé, mais lymphatique et ayant de la goutte dans sa race. Comme le malade précédent, il avait continué à marcher, et même pendant quelque temps à monter à cheval, malgré la gêne et la douleur que lui causait cette affection. Quand je le vis, il était malade depuis plus d'un an. Il avait été sans succès aux eaux de Lamalou.

Comme la note lymphatique était très-accusée chez ce jeune homme, je jugeai nécessaire d'opposer à cette affection un traitement énergique, consistant dans le repos horizontal, l'usage alternatif de l'iodure de potassium et de l'eau de la Bourboule à l'intérieur, et comme moyen topique, le fer rouge et la compression. M. le docteur Richet, appelé auprès du malade, partagea mon sentiment, et au fer rouge, traitement que j'avais proposé, substitua un moyen très-ingénieux qu'il a imaginé et qui combine l'action du feu avec l'acupuncture : il fit douze à quinze piqûres avec des aiguilles de platine fixées dans des boules d'acier rougies au feu. Ces piqûres donnèrent issue à une sérosité visqueuse jaunâtre, qui continua à couler pendant une ou deux semaines par les petites ouvertures restées fistuleuses ; il employa ensuite la compression, et au bout de sept à huit semaines, ce jeune homme était complétement guéri ; la tuméfaction, la douleur avaient disparu ; il ne conservait plus qu'un peu de roideur, qui se dissipa sous l'influence de l'exercice et de bains alcalins arsenicaux.

Que la constitution soit plus atteinte, que l'élément strumeux y ait imprimé plus profondément son cachet, que les conditions hygiéniques soient plus mauvaises, et alors on verra apparaître les lésions des cartilages, les fongosités et la suppuration intra-articulaires, en un mot, la *tumeur blanche* qui est placée avec raison en dehors des rhumatismes chroniques, quoique l'élément rhumatismal puisse être un des coefficients de son évolution initiale. Si l'on n'admet pas cette combinaison des diathèses, ces métissages, suivant l'expression de M. Pidoux, beaucoup d'affections chroniques sont pour le clinicien des problèmes insolubles.

Ainsi, dans l'étude de l'arthrite rhumatismale chronique, nous avons été amenés à toucher l'arthrite scrofuleuse dans laquelle l'élément arthritique, quand il intervient, ne joue qu'un rôle secondaire, tandis que dans les formes que nous allons actuellement étudier, c'est l'élément lymphatique qui est dominé, quand il se montre, par l'élément rhumatismal ou goutteux.

Chez les vieillards, les arthrites chroniques uni-articulaires ne sont pas rares. La coxalgie sénile en est une forme. Sous l'influence de la débilitation de la nutrition, ces arthrites peuvent aboutir à la destruction complète des cartilages, quelquefois avec éburnation des surfaces osseuses, épanchements séro-purulents dans les cavités articulaires. Ces altérations graves, dans la décentralisation sénile de la vie, ont ordinairement sur la santé générale une influence moins fâcheuse que celles qu'elles exercent chez l'adulte. Elles sont habituellement accompagnées, comme la plupart des phlegmasies des os, d'un travail hyperplasique. Des stalactites osseuses environnent l'articulation malade, et j'ai montré, en 1836, à la Société anatomique, une pièce où l'on suivait l'évolution de ces stalactites : la tête du fémur était hérissée d'un chevelu de prolongements fibro-celluleux, qu'on voyait flotter quand on plaçait cet os sous l'eau. Quelques-uns étaient rendus rigides par des noyaux cartilaginoïdes ; dans quelques-uns de ceux-ci, on trouvait un dépôt osseux, et, à côté, on voyait des stalactites osseuses de forme et de grandeur diverses.

L'arthrite multi-articulaire est caractérisée cliniquement par une déformation des articulations qui lui ont valu le nom d'*arthrite noueuse* ou *déformante*, par des douleurs habituellement vives, exacerbantes, et par l'impotence des mouvements.

A ces symptômes viennent souvent s'ajouter des troubles consécutifs de la nutrition et de l'hématose.

Le caractère le plus saillant est la déformation articulaire. Dans beaucoup de cas, les articulations déformées offrent un volume considérable. Les petites jointures des extrémités forment des nœuds ou des tumeurs arrondies qui se dessinent en relief sur l'amaigrissement et l'atrophie des parties voisines.

Les articulations malades peuvent être fongueuses, empâtées, leur aspect rappelle les tumeurs blanches, et cette lésion peut envahir simultanément un grand nombre d'articulations. Elle peut ne se montrer que dans un petit nombre de jointures malades, et les articulations ainsi altérées peuvent présenter des mouvements anomaux.

On peut, avec ces fongosités, constater des épanchements liquides qu'on observe surtout dans les genoux.

D'autres fois, l'arthrite est sèche ; les mouvements sont accompagnés de craquements. Les cartilages articulaires peuvent se détruire, comme nous l'avons dit à propos du rhumatisme chronique mono-arthritique. Les extrémités des os peuvent s'éburner ; des stalactites osseuses ou des ostéides peuvent se développer autour ou à l'intérieur de la cavité articulaire.

En même temps que les os subissent ces changements dans leur forme, ils en éprouvent dans leur direction, et l'on voit survenir des subluxations qui augmentent la difformité et la gêne des mouvements.

Les mains sont le plus souvent affectées, puis les coudes, les épaules, les hanches, les genoux, les pieds ; la mâchoire elle-même et le rachis peuvent être envahis par le travail morbide.

Ces altérations, dans la direction et les rapports des os, peuvent se présenter sous plusieurs formes qui ont été étudiées avec soin par MM. Charcot, Vidal et Trastour. Elles peuvent être ramenées pour les. articulations des mains, siége des déformations les plus fréquentes et les plus caractéristiques, à trois types, décrits avec détails dans la thèse de M. Charcot.

Les doigts sont en général inclinés, accolés les uns aux autres, en ailes de pigeon, vers le bord interne de l'avant-bras. L'extrémité inférieure du cubitus est très-saillante et souvent subluxée. La position que les phalanges prennent et qu'elles gardent invinciblement est telle, dans les deux premiers types de M. Charcot, que la phalange et la phalangette sont dans un mouvement opposé à celui de la phalangine. Ainsi, dans le premier type, la phalange et la phalangette sont dans une flexion forcée. La seconde phalange est étendue ; elle est fléchie dans le second type, tandis que la première et la troisième restent étendues. M. Vidal en a décrit un troisième dans lequel les phalanges représentent une ligne droite.

Les muscles de la main sont habituellement atrophiés et rétractés ; leurs tendons forment des brides rigides. Cette rétraction peut s'étendre aux muscles de l'avant-bras.

Lorsque le coude est envahi, il est bien difficile de l'étendre, et les mouvements sont très-limités.

La hanche est plus rarement atteinte chez l'homme que chez la femme.

L'arthrite chronique du genou entraîne en général une flexion forcée ; le tibia est repoussé en arrière et en dehors, et la rotule est subluxée vers le condyle externe.

Cette affection est beaucoup plus rare aux pieds qu'aux mains.

Quand la mâchoire est prise, la déglutition devient très-difficile.

En même temps que ce travail anomal s'accomplit dans les organes locomoteurs, les malades, en général, éprouvent des douleurs vives. On en rencontre cependant chez lesquels l'évolution des lésions articulaires s'est faite sans douleurs, ou bien elles ont été légères et passagères. Le plus souvent, au contraire, elles sont très-intenses, térébrantes, exacerbantes, ordinairement plus violentes la nuit que le jour. Ce sont surtout celles qui se font sentir au niveau des os qui présentent ce caractère.

Les douleurs musculaires, suivant la remarque de M. Charcot, sont plus sourdes ; cependant elles affectent souvent la forme de crampes et peuvent être accompagnées de contractures, de palpitations musculaires, et quelquefois d'un tremblement qui, s'il était continu, rapprocherait cette affection de la *paralysis agitans ;* d'autant plus qu'il n'est pas rare d'observer des lésions articulaires dans cette dernière maladie. Des fourmillements incommodes, des douleurs à caractère névralgique peuvent venir augmenter encore les tortures des pauvres malades.

En général, c'est chez les jeunes sujets qu'on observe les troubles de sensibilité les plus accentués.

Chez un assez grand nombre de malades, les exacerbations semblent influencées par les variations atmosphériques, et se montrent surtout dans les saisons froides et humides, et chez quelques-uns elles reviennent périodiquement, comme font les attaques de goutte. Chez d'autres, elles coïncident avec les saisons chaudes ou paraissent échapper à toute influence cosmique, et l'on ne peut leur assigner aucune cause occasionnelle appréciable.

Chez quelques malades, l'arthrite déformante débute par les pieds et les mains simultanément ; puis elle se concentre dans les articulations des membres supérieurs.

En général, la marche de cette affection est chronique d'emblée ; quelquefois elle succède à une attaque de rhumatisme articulaire aigu. Dans d'autres cas, la maladie chronique, par sa durée, par l'évolution des lésions qui l'accompagnent, est constituée par une chaîne d'accès, accompagnés de réaction fébrile, et offrant tous les symptômes d'une affection aiguë, avec cette circonstance caractéristique que les lésions dans la période de rémittence peuvent diminuer sans disparaître ; et chaque crise ajoute à la déformation et à l'impotence des parties malades. J'ai le plus souvent observé cette forme chez de jeunes sujets. Le génie de la maladie est essentiellement chronique ; la diathèse dont elle est l'expression y présente une activité continue, qui s'apaise incomplétement sans s'arrêter, s'affaiblit sans s'épuiser dans l'évolution de phénomènes morbides revêtant l'apparence de l'acuité, plutôt subaigus que franchement aigus. Des souffrances si violentes et si opiniâtres, l'immobilité à laquelle les malades sont condamnés, l'insomnie qui prive leur système nerveux si éprouvé du repos réparateur dont il a d'autant plus besoin, réagissent sur les fonctions nutritives. Habituellement, leur appétit est languissant, leurs digestions sont pénibles ; quelques-uns sont tourmentés par des sueurs visqueuses. L'amaigrissement, l'anémie, sont la conséquence fréquente de tous ces troubles fonctionnels : et des affections cachectiques, comme la tuberculose, trouvent dans ces organismes épuisés, un terrain trop favorable à leur développement.

Quoique les complications cardiaques soient beaucoup moins fréquentes dans cette affection que dans le rhumatisme articulaire aigu, elles ne sont pas très-rares ; dans quelques cas, il est vrai, elles ont précédé le rhumatisme chronique, et si elles ont avec lui quelque connexion, il faudrait la chercher dans une diathèse qui serait la condition pathogénique de ces deux maladies. Mais on les voit aussi se développer pendant l'évolution de l'arthrite chronique, qui, par ce côté-là, se rapprocherait encore de la forme aiguë.

On a aussi observé des ophthalmies chroniques chez les malades atteints d'arthrite chronique.

Dans la période cachectique, quand les malades sont depuis longtemps condamnés au repos horizontal, des eschares au sacrum peuvent survenir et hâter la terminaison funeste.

Lorsqu'au contraire, la nutrition n'est pas sérieusement atteinte, cette affection peut permettre une longévité avancée.

Les lésions varient suivant la forme morbide : dans la forme *molle*, le tissu connectif circum-articulaire est infiltré ; de nombreux noyaux celluleux y attestent un travail de prolifération des éléments conjonctifs. La synoviale est villeuse, rouge, injectée ; elle peut être doublée de fongosités ; sa cavité peut renfermer un liquide séreux, trouble ou puriforme. Les cartilages peuvent être ramollis, offrir l'aspect *velvétique* et présenter sur leurs bords des ulcérations taillées à pic. Des bandes fibreuses ou fibro-celluleuses unissent les extrémités osseuses et concourent à la déformation.

Dans la forme *sèche*, on peut retrouver encore quelques-unes de ces lésions ; mais parfois, suivant la remarque de Cruveilhier, les extrémités articulaires des os sont denses et comme éburnées.

Les muscles atrophiés subissent les dégénérescences fibreuses ou stéateuses.

Quand nous réunissons toutes les données que je viens d'exposer, nous trouvons qu'il y a dans cette affection un élément congestif, inflammatoire, le plus souvent, au moins, subordonné à une disposition diathésique; en même temps, la nutrition est affaiblie, languissante, soit en vertu d’un état constitutionnel de l’organisme, soit sous l’influence de causes accidentelles; et souvent des conditions extérieures, occasionnelles, comme on dit dans le langage de l’école, sont venues exciter, mettre en œuvre ces aptitudes morbides; enfin, suivant la prédominance de tel ou tel de ces éléments, la forme de la maladie pourra présenter ces nuances diverses dont nous avons décrit les principales et qui modifient les indications. Il en est une première qu’il faut avant tout satisfaire; elle est le préambule et l’auxiliaire nécessaire de tous les moyens thérapeutiques : c’est de soustraire le malade à l’action des causes extérieures qui ont pu contribuer au développement de la maladie. Quand on le peut, on ne saurait être trop exigeant sur ce point; j’ai plusieurs fois fait quitter aux malades l’habitation du rez-de-chaussée, si agréable et souvent si dangereuse. Je leur ai fait abandonner des maisons dont les conditions hygiéniques me paraissaient un obstacle à la guérison.

Si le froid humide a été un des facteurs de la maladie, tant qu’il agira sur l’organisme, nos moyens pharmaceutiques seront le plus souvent impuissants. Il y a huit ou neuf ans, je fus consulté par une dame de quarante-six à quarante-huit ans, elle souffrait depuis quatorze ans de l’arthrite déformante la plus caractérisée qu’on pût rencontrer, de forme mixte, moitié sèche, moitié fongueuse; les quatre membres étaient malades; ses doigts, disloqués et noueux, offraient la disposition du second type de M. Charcot; en outre, ils se déjetaient sur le côté cubital de la main. Ses genoux étaient énormes, demi-fléchis, subluxés; depuis quatorze ans, elle souffrait cruellement et était condamnée à une impotence presque complète; depuis quatorze ans elle avait subi un grand nombre de traitements, elle avait fréquenté un grand nombre d’eaux minérales, sans obtenir autre chose qu’un soulagement passager; elle avait été pendant quelque temps un peu améliorée par l’usage des bains sulfureux, mais cet effet ne s’était pas maintenu. Je remarquai que son appartement donnait sur une cour humide et étroite, je la fis changer de domicile. J’appris qu’elle passait une partie de l’année dans une propriété à laquelle elle était d’autant plus attachée qu’elle avait été créée par son mari, mais dont l’habitation, placée au bas d’une colline, était très-humide; après avoir considérablement amélioré son état par le traitement que j’indiquerai bientôt, et après avoir constaté que le séjour à la campagne arrêtait et faisait même rétrograder le progrès de la cure, j'obtins du mari que la propriété fût vendue, et ces moyens radicaux eurent un succès aussi complet qu'on pouvait l'espérer. Sans doute les articulations n'ont pas repris leur forme normale, mais le processus morbide a été enrayé ; tout ce qui était susceptible de résolution a disparu ; les douleurs ont cessé ; la malade a pu se servir de ses membres aussi bien qu'on peut le faire de mauvais instruments, et elle était arrivée à marcher sans fatigue quatre heures de suite, un peu courbée, un peu claudicant, elle qui depuis longtemps ne pouvait supporter quelques minutes de marche.

Je cite cet exemple pour faire ressortir toute l'importance que j'attache à cette condition.

Le *régime* doit aussi être attentivement surveillé, il doit être tonique, réparateur ; on soutiendra, on relèvera par les amers et les digestifs l'activité de l'estomac, mais pendant les paroxysmes, lorsque surtout ils sont compliqués de fièvre, les malades éviteront les excitants tels que : thé, café, liqueurs, ragoûts épicés, qui, d'une manière générale, ne conviennent pas dans cette affection. L'huile de foie de morue a été préconisée en Angleterre dans le rhumatisme noueux ; elle intervient avec avantage dans quelques cas, étant à la fois un modificateur et un élément de la nutrition.

Le massage, les frictions sèches sur les régions épargnées par le travail morbide, seront utiles pour entretenir l'activité fonctionnelle du tégument externe, la nutrition des muscles, et en même temps pour suppléer autant que possible à l'exercice actif dont les malades sont privés.

Puisque l'alanguissement de la nutrition, l'affaiblissement de l'action vasculaire paraissent, quelle qu'en soit d'ailleurs la cause, devoir être rangés parmi les éléments pathogéniques des phlegmasies chroniques, il est rationnel de recourir à ces médicaments qui, en modifiant ces fonctions, peuvent favoriser leur retour à l'état normal ; on prescrira aussi ceux qui peuvent relever le ton général de l'organisme, inciter l'action nerveuse.

Enfin, il en est dont l'action intime n'est encore que bien imparfaitement connue, mais dont l'expérience a prouvé l'utilité dans les affections rhumatismales : de ce nombre sont certaines eaux minérales et les principes minéralisateurs qu'elles renferment.

Le *quinquina* est le névrosthénique par excellence ; j'ai dit les bons effets que j'avais retirés de ce médicament associé à l'*iodure de potassium* dans le rhumatisme subaigu. J'ai tenté cette médication dans le rhumatisme chronique ; employée seule, elle est inefficace, mais je la crois un auxiliaire utile du traitement balnéaire. Je prescris chaque jour 40 centigrammes à 1 gramme d'extrait de quinquina avec 25 à 75 centigramme d'iodure de potassium. J'aime mieux continuer ces médicaments qu d'en forcer les doses; et je tâte avec soin leur action sur les organe digestifs.

L'*iode* paraît être un modificateur énergique de la nutrition et de l'action vasculaire, il favorise la résorption des produits organisés d'un vitalité inférieure; c'est un puissant résolutif. Trousseau le prescrivai dans cette affection sous forme de teinture, à la dose de 1 à 2 gramme par jour; mais.à ces doses, la teinture d'iode n'est pas en général facile ment supportée, même quand elle est parfaitement pure, et que, sou l'influence de l'air et de la lumière, elle ne s'est pas acidifiée, ce qu arrive très-souvent. Je préfère l'*iodure de potassium*, qui est beaucou plus facile à manier.

Ce déficit de la nutrition, si je puis parler ainsi, dans le rhumatism chronique, a tellement frappé l'attention des observateurs, que la plu part ont, dans cette affection, préconisé les *toniques*. Quelques-uns on prescrit les ferrugineux; si l'anémie est très-prononcée, ils pourront in tervenir utilement. Je les administre sous forme d'eau de Bussang, d'eau d'Orezza ou d'iodure de fer.

Concurremment avec ces moyens internes, j'emploie les *médication topiques* que j'ai indiquées à l'occasion du rhumatisme subaigu; appli cations calmantes pendant les paroxysmes ou dans les formes très-dou loureuses, et les résolutifs, le calorique, la compression, quand les crise névralgiques ou congestives sont apaisées.

La *médication balnéaire* joue le rôle le plus important dans le traitemen de l'arthrite chronique. Chez les sujets strumeux, lymphatiques, très-affai blis, les eaux thermo-sulfureuses pourront être très-utiles; elles relèven les fonctions nutritives, incitent l'action nerveuse; elles sont toniques e stimulantes, et à ce titre, peuvent devenir résolutives; mais quand elle ont amené ce résultat, et en dehors de ces indications, il est rare que le malades se trouvent bien de leur emploi; souvent elles exaspèrent le douleurs et le travail morbide, sans que cette excitation profite à la réso lution. J'ai rencontré des malades dont l'état avait été notablemen aggravé sous leur influence, et d'autres qui s'en étaient bien trouvé dans les conditions que j'ai indiquées plus haut.

Ces remarques s'appliquent aux *bains sulfureux* artificiels, même fai blement minéralisés, comme je les emploie toujours, en ne dépassan pas la dose de 40 grammes de polysulfure de sodium par bain, et com mençant quelquefois par 8 ou 10, pour me rapprocher de la minéralisation des sources naturelles.

Dans les mêmes conditions, on pourrait tenter les *bains de vapeur térébenthinés*, bien anciennement connus, puisque Cook raconte dans ses voyages qu'il en avait trouvé l'usage établi chez des peuplades sauvages, et que des hommes de son équipage les avaient essayés avec succès.

Je n'ai pas encore fait l'expérience personnelle de ce moyen dans les arthrites chroniques anciennes, mais je l'ai vu admirablement réussir chez un goutteux, devenu rhumatisant. Il avait conservé des engorgements articulaires après une attaque de rhumatisme subaigu, qui avait duré plusieurs mois; je consentis à cette expérience sans la lui conseiller. J'ai été frappé du résultat, qui a été aussi complet que possible.

Pour moi, j'avoue que chez un goutteux, si disposé aux congestions viscérales, je n'osais pas, dans un cas analogue, prendre la responsabilité d'une médication aussi énergique.

Dans le rhumatisme chronique, elle n'exposerait pas aux mêmes dangers, et les résultats qu'on affirme en avoir tirés me paraissent très-vraisemblables, pourvu qu'on se renferme dans ces conditions que j'ai indiquées de rhumatisme atonique et franchement chronique.

Les *eaux minérales* qui ont le plus de réputation dans ces affections, sont les eaux salines arsenicales, dont la France possède sinon le monopole, du moins les plus riches et les plus actives, telles que Lamalou, Plombières, Royat.

La Bourboule, qui représente la note la plus élevée de cette gamme thermale, serait très-utile dans cette affection si son installation balnéaire répondait mieux à son admirable minéralisation. Depuis longtemps on a constaté l'efficacité de ses sources dans les arthrites strumeuses, et cette année même, je les ai conseillées avec succès dans un cas de rhumatisme noueux. Ces observations m'ont conduit, il y a une quinzaine d'années, à tenter dans une affection, regardée alors comme à peu près incurable, l'usage des *bains arsenicaux*; les résultats très-heureux que j'en ai obtenus m'ont engagé à le vulgariser; depuis lors, elle s'est répandue et a pris rang dans la thérapeutique du rhumatisme chronique. Mais comme ma formule a été souvent reproduite d'une manière très-inexacte, je m'étendrai avec quelques détails sur cette médication, et je rapporterai succinctement quelques observations qui en feront apprécier les effets.

J'ai trouvé, depuis mes recherches, que l'arsenic avait déjà été employé dans le rhumatisme chronique. Tenkinson (de Manchester), Bardsley et Kellie, cités par MM. Mérat et de Lens dans leur *Dictionnaire de thérapeutique*, l'avaient préconisé; le docteur Garrod dit avoir, pendant plusieurs années, prescrit la solution de Fowler dans l'arthrite déformante, mais il s'est demandé s'il ne fallait pas lui imputer des congestions graves du foie, qu'il a vues survenir chez ses malades, et il ne dit pas s'il a continué à en faire usage.

Je n'ai prescrit l'arsenic à l'intérieur que dans les cas où les bains étaient impossibles ou me paraissaient contre-indiqués. Je l'ai administré alors sous forme de solution de Fowler ou d'une solution au centième d'arséniate de soude.

Il y a six ans, j'ai soumis à cette médication un tuberculeux atteint de rhumatisme chronique; il a quitté l'hôpital guéri, en apparence du moins, de cette double affection; mais dans d'autres cas, elle m'a semblé réussir moins bien que le traitement balnéaire.

Quelques médecins, depuis la publication de mon travail, ont combiné les deux médications et disent s'en être bien trouvés.

S'il m'est permis de m'en rapporter à mes propres observations, je crois que les bains arsenicaux suffisent dans beaucoup de cas, et qu'alors leur innocuité doit les faire préférer; j'admets cependant que l'usage combiné des deux méthodes peut être opportun chez certaines maladies; et dans les cas où la médication balnéaire n'est pas applicable ou reste inefficace, on devra recourir à l'usage interne du médicament avec les précautions qu'il exige.

Pour tirer de ces bains l'effet qu'on en peut attendre, il faut observer la forme de la maladie et tenir compte de certaines circonstances accessoires, qui m'ont paru avoir sur le résultat une influence décisive. Comme nous l'avons déjà dit plus haut, tantôt la maladie est franchement chronique, les phénomènes réactionnels sont nuls ou peu accentués, et l'excitabilité nerveuse est modérée; si l'affection a revêtu au début des caractères d'acuité, depuis longtemps ils se sont effacés : c'est la forme chronique.

D'autres fois, le rhumatisme est subaigu par sa forme, chronique par sa durée, l'excitabilité nerveuse est excessive, elle retentit sur l'appareil circulatoire, ou bien encore l'affection arthritique appartient à cette variété de maladies chroniques constituées par une série de paroxysmes, de bouffées fluxionnaires qui s'éteignent pour renaître et se succèdent les unes aux autres.

Dans le premier cas, dans la chronicité vraie, je prescris des bains dans lesquels je fais dissoudre le mélange suivant : sous-carbonate de soude de 100 à 150 grammes, arséniate de soude de 1 à 8 grammes. En même temps, je prescris à l'intérieur un mélange d'extrait de quinquina et d'iodure de potassium de 50 centigrammes à 1 gramme du premier, de 25 centigrammes à 75 centigrammes du second ; tantôt je délaye ces substances dans une potion, tantôt je les réunis en pilules (1).

Cette médication interne est administrée en plusieurs doses avant les repas, et gouvernée de manière à ne pas fatiguer les organes digestifs ; car s'il est indiqué de stimuler, de régulariser l'activité du travail nutritif, dont la résolution semble une dépendance, il est important de ne pas développer dans l'appareil gastro-intestinal une excitation morbide qui pourrait retentir dans tout l'organisme.

L'association de l'arséniate et du carbonate sodique m'a paru constituer un mélange plus puissamment résolutif, mais beaucoup plus excitant que l'arséniate seul ; c'est donc à ce dernier qu'on doit surtout s'adresser toutes les fois que l'on aura à craindre une stimulation trop énergique. Ainsi chez les malades du second groupe, lorsque la maladie n'est pas franchement chronique, ou est trop rapprochée de la période aiguë, si elle a débuté sous cette forme ; chez ceux dont la circulation est accélérée, dans les cas où la douleur est violente et où le système nerveux vibre d'une manière excessive sous la moindre impression, dans toutes ces circonstsnces, j'emploie l'arséniate de soude seul ou presque seul, et j'en porte la dose de 2 à 10 grammes. J'y ajoute quelquefois 250 grammes de gélatine, dans la pensée que cette addition d'une substance organique peut favoriser l'absorption du principe minéral, et surtout pour me rapprocher davantage dans la constitution de mes bains artificiels de celle des eaux naturelles, dont la plupart, outre les éléments salins, renferment une matière azotée.

Le plus souvent j'ajoute à l'arséniate une forte quantité de sous-carbonate, dont je nuance les doses suivant l'excitabilité de l'organisme. Chez les sujets très-débilités et dans les formes franchement chroniques, j'ai quelquefois ajouté du chlorure de sodium, ce qui représente la minéralisation des eaux de la Bourboule, ou associé l'arséniate de soude avec le polysulfure de sodium.

Température, durée et nombre des bains. — Les bains doivent être pris

____

(1) Gueneau de Mussy. *Du traitement du rhumatisme noueux par les bains arsenicaux* (*Bulletin de thérapeutique.* Septembre 1864.)

tièdes. Cette température paraît être favorable à l'absorption, et d'un autre côté, la thermalité a une grande part dans les propriétés excitantes des bains. Leur température variera donc dans d'étroites limites, suivant les dispositions particulières et les habitudes de chaque malade, *ad gratum tepiditatem*. C'est en général entre 33 et 36 degrés centigrades. Leur durée est de trois quarts d'heure à une heure et demie ; les sensations éprouvées dans le bain doivent être interrogées pour la fixer.

Au début du traitement, je donne un bain tous les deux jours. S'ils sont bien supportés, j'en donne deux, trois, quatre de suite, ménageant des repos de temps en temps, afin de laisser la stimulation qu'ils déterminent se modérer et se régulariser pour accomplir son effet consécutif, qui doit être de ramener à leur type normal les mouvements organiques qui en sont déviés. C'est là une règle d'une application très-générale en thérapeutique : après avoir sollicité l'action de l'organisme vivant avec une suffisante énergie, il faut savoir attendre cette action, en apprécier la direction avant de reconrir à une incitation nouvelle ; car celle-ci, provoquée d'une manière injudicieuse, peut dépasser le but où l'on tend.

J'exige que les malades gardent le lit pendant une heure ou deux après chaque bain ; et j'attache une très-grande importance à cette prescription. Ces bains amènent souvent un mouvement fluxionnaire périphérique, une hypercrisie cutanée, qu'il faut craindre de troubler, et que le moindre refroidissement peut arrêter.

Dans le second groupe de malades, plus que dans le premier, on peut rencontrer l'indication d'administrer l'arsenic à l'intérieur. Dans les cas où la potion iodurée serait rendue inopportune par la réaction fébrile, par l'activité du travail phlegmasique, et où cependant existe un état cachectique qui appelle des modifications de la nutrition ; ou bien encore quand les bains employés seuls n'amènent pas une amélioration suffisante ; dans ces circonstances, j'ai administré quelquefois la solution de Fowler ou la solution d'arséniate de soude, mêlées à du sirop de quinquina ou du sirop antiscorbutique.

Quand les douleurs sont très-vives, quand les bains les exaspèrent outre mesure, j'ai donné souvent à l'intérieur la poudre de semence de ciguë en pilules de 5 à 10 centigrammes, associée, ou, dans les cas d'agrypnie, quelque préparation opiacée (poudre de Dower, masse de cynoglosse). Il faut surveiller l'action de ces préparations calmantes sur l'estomac ; l'intégrité de l'action digestive est un point capital dans le traitement des maladies chroniques.

Effets immédiats des bains arsenicaux. — La plupart des malades éprouvent, pendant le bain, de légers picotements à la peau, avec un sentiment de mieux-être, de légèreté, d'alacrité, de souplesse dans les articulations, et d'énergie musculaire qu'ils conservent pendant quelque temps après être sortis du bain. S'ils prennent le lit, leur peau devient le siége d'une chaleur diffuse, de prurit et souvent de moiteur. Comme la fonction sudorifique, la sécrétion rénale est généralement augmentée.

Après ces premiers effets, il n'est pas rare que les malades accusent une exacerbation de douleurs, accompagnée quelquefois de craquements dans les articulations malades. Cette exacerbation peut être assez accentuée pour réclamer l'emploi des calmants, soit à l'intérieur, soit plus souvent en applications topiques. Dans ce cas, je prescris fréquemment un liniment renfermant, pour 100 grammes de véhicule, des extraits de belladone, de ciguë, de jusquiame, thébaïque (de chaque 3 grammes).

Il faut, du reste, rassurer le malade sur cette exagération passagère de ses souffrances, lui dire qu'elle exprime l'impression du médicament sur l'organisme, et qu'elle annonce un travail réparateur.

D'autres fois, sans éprouver de douleurs vives, les malades sont tourmentés par une agitation, des inquiétudes dans les membres, de la jactitation, une sensation de chaleur et de prurit qui trouble le sommeil et les porte à désirer l'impression du froid. L'arséniate seul, dans ces circonstances, doit être préféré au mélange d'arséniate et de carbonate sodiques. Dans ces cas, également, il convient d'intercaler entre les jours de bain, des jours de repos.

Chez plusieurs malades, j'ai observé, à la suite de ces bains, une véritable poussée, une éruption érythémateuse, accompagnée d'un prurit intense, parfois limitée aux articulations du genou et du coude dans le sens de l'extension.

La première année où j'ai mis cette médication en usage, j'ai vu quelquefois de la diarrhée, beaucoup plus rarement des vomissements suivre les premiers bains. Un seul de mes malades eut de la diarrhée pendant toute la durée du traitement, les jours où il prenait son bain, ce qui ne l'empêcha pas de guérir et même d'acquérir de l'enbonpoint. Dans ces dernières années, cet accident ne s'est reproduit qu'une seule fois. Je me suis demandé, vu sa rareté, jusqu'à quel point il devait être imputé aux bains ?

L'effet le plus intéressant de cette médication est celui qui se manifeste dans le foyer morbide. Souvent, après un petit nombre de bains, tuméfaction a diminué, la souplesse remplace la rigidité des articula tions. Quand les désordres du squelette ne sont pas trop considérable: les membres déviés reviennent peu à peu à leur direction normale. J ne prétends pas que la déformation disparaisse complétement ; mais ell diminue, et surtout elle cesse de mettre obstacle à l'action des membre: Il est probable que ce travail réparateur agit efficacement sur les lésioi osseuses les plus récentes et sur les dépôts morbides développés dan les parties molles. En même temps, les muscles qui s'étaient atrophié par défaut d'exercice semblent se développer; les espaces intercostau sont moins déprimés.

Dès que la maladie est enrayée, quand la fluxion articulaire a diminué le massage, des exercices gymnastiques rhythmés et répétés plusieur fois chaque jour, principalement dans le bain, contribuent puissammen à hâter le retour des membres à leur direction normale et le rétablisse ment de leurs fonctions. Les premières fois, ces manœuvres sont dou loureuses et accompagnées de craquements qui ne dépendent pas seule ment du frottement des surfaces articulaires altérées, mais de la ruptur des brides qui s'opposent à leur mouvement. Il faut y procéder avec ur grande prudence, graduer l'étendue et la durée de ces mouvements, n rompre chaque jour qu'un petit nombre de ces adhérences morbides sous peine de s'exposer à des accidents inflammatoires.

Dans quelques cas, la modification est aussi rapide que profonde. J'a vu une malade impotente depuis sept ans, marcher, se servir de se membres après une vingtaine de bains ; et un an après, bien qu'ell exerçât un métier fatigant, son rétablissement ne s'était pas démenti Le plus souvent, soulagés après sept ou huit bains, les malades en on dû prendre une trentaine au moins pour recouvrer l'usage des articula tions malades.

Dans quelques cas, cette médication a soulagé sans guérir ; plus rare ment, elle a complétement échoué. Je dirai bientôt quels sont les ca: qui se sont montrés spécialement rebelles. La nutrition générale es presque toujours heureusement modifiée ; l'hématose semble plus active; la peau se colore en même temps que les malades prennent de l'em bonpoint.

Quand on a obtenu un résultat favorable, il serait imprudent, sous peine de s'exposer à une récidive, de suspendre le traitement avant que l'organisme ait été soumis pendant un temps suffisant à son action mo dificatrice. Les malades, délivrés de leurs atroces douleurs, retrouvant la

liberté de leurs membres, veulent quelquefois abandonner prématurément la médication qui leur a procuré ces avantages.

Il faut, dans les maladies chroniques, prolonger suffisamment l'action
thérapeutique pour neutraliser cette tendance à la récidive qui peut
relever à la fois de l'habitude morbide et de la persistance de la diathèse
après l'extinction de ses manifestations. Il importe de ne pas cesser trop
brusquement l'emploi du modificateur qui a amené la guérison ; il faut,
y revenant par intervalles, en éloigner plutôt qu'en diminuer les doses.
Ainsi, le malade fera sagement de recourir, de temps en temps, à l'usage
des bains, alors surtout que le retour des douleurs l'avertit que la diathèse veille encore et médite une nouvelle explosion.

Je conseille en général aux malades qui se sont bien trouvés de ce
traitement d'y revenir chaque année au printemps et à l'automne, et de
reprendre dans chacune de ces saisons quinze à vingt-cinq bains, en
choisissant les jours où les conditions atmosphériques sont favorables,
et en évitant de s'exposer à l'air extérieur après avoir pris ces bains.

On a fait dans ces derniers temps des expériences nombreuses pour
éclairer le mode d'action des bains minéraux. Néanmoins, la question
est encore peu avancée : le principe minéralisateur peut-il être absorbé
par la peau ? Les recherches de M. le docteur Villemin tendraient à le
prouver, si toutefois les faibles réactions qu'il a obtenues ne peuvent
pas, ainsi qu'on le lui a objecté, être imputées à l'absorption par le
poumon de la vapeur d'eau minéralisée.

Reveil a pris des bains avec 20 grammes d'arséniate de soude, et il
n'a pas trouvé d'arsenic dans ses urines. MM. Gobley et Avisard en
avaient déjà inutilement cherché dans les urines de mes malades. On
a prétendu que l'absorption, nulle sur l'ensemble de la périphérie cutanée, est possible dans les régions palmaires et plantaires. Reveil,
d'après quelques expériences, inclinait vers cette opinion. Ce savant
observateur admettait également que le contact de la muqueuse génitale
avec l'eau du bain, pouvait constituer pour la femme des conditions d'absorption qui n'existent pas chez l'homme. Le problème n'est donc pas
résolu pour le physiologiste, il l'est pour le clinicien : on voit se manifester sous l'impression des bains arsenicaux des phénomènes immédiats,
on voit survenir des effets thérapeutiques, qui prouvent que l'organisme
en a senti l'action. L'arsenic est-il absorbé par les vaisseaux cutanés ;
est-ce dans la peau même imprégnée de l'eau médicamenteuse que
s'accomplit son action dynamique ; l'électricité du bain minéral est-elle
en jeu, comme le pense Scoutetten ? Nous l'ignorons ; et au milieu des

obscurités qui enveloppent toute la théorie physiologique de cette médication, seul le fait clinique ressort incontesté; constatons-le en appelant de tous nos vœux de nouvelles recherches.

Parmi les variétés d'arthrites chroniques que j'ai traitées par les bains arsenicaux, il en est une qui me paraît plus réfractaire que les autres à l'action thérapeutique : c'est l'*arthrite fongueuse;* il est commun de voir dans le rhumatisme noueux plusieurs articulations présenter cet empâtement élastique, cette fausse fluctuation qui caractérise le développement des fongosités articulaires. J'ai vu cette arthrite fongueuse généralisée occuper les deux genoux, les articulations tibio-tarsiennes, les poignets, la plupart des articulations phalangiennes des mains et des pieds. J'ai eu dans mon service, pendant dix-huit mois, un homme âgé de trente ans environ, atteint de cette affection depuis plusieurs années. Les deux genoux avaient un volume énorme, le droit principalement, quoique le dernier envahi; celui-ci, sous l'influence du traitement, diminua d'un tiers; la diminution, bien que notable, fut moins rapide et moins prononcée dans le genou gauche. Les autres articulations se dégonflèrent d'une manière sensible, mais sans recouvrer leur mobilité; les douleurs furent amoindries sans disparaître complétement, et après avoir pris l'arsenic pendant longtemps en bains et en potion, ce malade qui, pâle, maigre et cachectique à son entrée, était devenu gras et coloré, ne pouvant cependant reprendre son travail, réclama une place dans un hospice.

Au début de l'état fongueux, le traitement est plus efficace quand les phénomènes inflammatoires sont modérés et qu'on a rempli les indications qu'ils commandaient. J'ai guéri par cette médication plusieurs coxalgies qui avaient résisté à d'autres traitements, et des arthrites qui semblaient tendre à la tumeur blanche.

Dans ces cas, j'ai fait souvent alterner avec les bains arsenicaux la compression à l'aide d'ouate maintenue avec une bande de caoutchouc. Pour que cette dernière soit bien supportée, il faut envelopper le membre d'une couche très-épaisse d'ouate, et alors elle est d'un emploi avantageux. On emploie concurremment aussi les applications résolutives dont nous avons parlé plus haut. J'ai essayé des frictions avec une pommade arséniquée, mais jusqu'ici cette médication, que je compte soumettre à de nouvelles expériences, ne m'a donné aucun résultat.

Dans le *rhumatisme noueux,* il ne faut pas perdre de vue l'état cachectique qui accompagne souvent la lésion articulaire, et pour arriver plus sûrement à modifier l'état local, il faut relever le ton général de la nutrition, lui rendre l'activité qu'elle a perdue. Le traitement arsenical offre cet avantage qu'il n'agit pas seulement comme modificateur de la nutrition altérée dans la partie malade, mais il imprime à l'ensemble du travail nutritif et à la fonction d'hématose la plus salutaire impulsion; ce qui n'empêche pas qu'on ne doive lui chercher des auxiliaires, toutes les fois que cela sera possible, dans un air pur et tempéré, dans un régime réparateur sans être stimulant, en un mot, dans cet ensemble de moyens hygiéniques qui sont un élément important de la thérapeutique des maladies chroniques.

DU RHUMATISME ET DE LA GOUTTE (1)

Sommaire. — Opinions de Chomel et de Grisolle, admettant l'identité des deux affections. — Affinités pathologiques. — Différences nosologiques. — Caractères distinctifs de la goutte et du rhumatisme. — Recherches de Garrod. — Rapport pathogénique des deux maladies. — Opinion de l'auteur. — Connexion.

MESSIEURS,

Si la goutte et le rhumatisme ne sont pas deux formes d'une même diathèse, ce sont au moins deux maladies qui ont entre elles de nombreuses affinités, et comme une sorte de parenté.

Il y a une trentaine d'années, quand Chomel en affirmait l'unité nosologique, cette opinion souleva une opposition presque générale; elle compte aujourd'hui de nombreux adhérents. Défendue par Grisolle, elle a rallié MM. les docteurs Pidoux et Bazin, qui, en se plaçant à un autre point de vue, sont arrivés à la même conclusion. Des considérations spécieuses peuvent être invoquées à l'appui de cette manière de voir : bien des liens semblent rapprocher ces deux affections, on les voit quelquefois se succéder chez le même individu; souvent elles paraissent se réunir dans une commune origine.

Enfin, il y a des nuances intermédiaires où les symptômes des deux maladies semblent se confondre pour constituer comme un passage de l'une à l'autre. Faut-il admettre qu'il y a dans ces cas une coexistence, une action combinée, une sorte de mariage de deux diathèses distinctes? ou bien ne seraient-ce pas deux formes d'une même modalité constitutionnelle, deux rejetons d'une même racine diathésique?

Si l'on n'envisage que le phénomène extérieur, que la forme symptomatique, il y a en apparence moins de distance de l'arthrite rhumatis-

(1) Leçon extraite en partie de la *Gazette des hôpitaux*, juin 1871 (Sur la pathogénie du rhumatisme articulaire), et des *Archives générales de médecine*, vol. II, 1864 (De l'influence réciproque de l'asthme et de la tuberculisation pulmonaire. — Appendice).

male à l'arthrite goutteuse que de celle-ci aux calculs rénaux, à la colique hépatique, à la **migraine**.

Malgré l'autorité des noms qui défendent cette opinion, malgré les vraisemblances dont elle est entourée, je ne crois pas qu'on soit autorisé à regarder le rhumatisme et la goutte comme deux variétés d'une même espèce morbide. Dans leurs types les plus nettement dessinés, ces deux affections présentent des différences bien tranchées et semblent constituer deux espèces morbides distinctes : le rhumatisme paraît, en général, plus superficiel, plus accidentel ; quand il n'atteint pas sérieusement les organes de la circulation, les traces qu'il laisse dans l'organisme sont bien moins profondes.

La goutte au contraire se montre d'emblée comme une affection qui a ses racines dans toute la constitution, elle devient une modalité permanente de la vie. Le plus souvent, l'explosion des manifestations articulaires est précédée d'alternatives diverses de la santé qui révèlent l'impression de la diathèse : ce sont des accidents dyspeptiques, des migraines, des névralgies, des crampes, des urines sédimenteuses, etc. La goutte se place, pour ainsi dire, au foyer du travail nutritif, elle trouble les fonctions digestives et assimilatrices ; de là ces dépôts salins qu'on rencontre dans une foule d'organes : tophus articulaires ou sous-cutanés, calculs hépatiques et rénaux, plaques crétacées des artères.

Le plus grand nombre des concrétions morbides reconnaît une origine goutteuse.

La goutte, une fois en possession de l'économie, ne la quitte plus, elle survit à ses accès ; le goutteux est le vassal d'une diathèse avec laquelle il doit toujours compter, dont sa race porte le cachet, qui semble se mêler aux sources mêmes de la vie et intervenir dans l'acte générateur pour en modifier le produit.

Si nous poursuivons cette comparaison dans les conditions étiologiques, nous voyons le rhumatisme, qui est plus périphérique, sollicité surtout par les modificateurs qui agissent sur la périphérie ; ceux-ci paraissent avoir une plus grande part dans son développement ; l'impression prolongée du froid et de l'humidité en est dans beaucoup de cas la cause apparente (1).

---

(1) Hac, ut plurimum, occasione nascitur : æger scilicet sive exercitio vehementiori, sive alio modo excalefactus mox repentinum frigus admisit (Sydenham). Calefacto corpori subito admissum frigus ; nulla inter causas rhumatismi frequentior est, nulla validior (Van Swieten).

Leur influence est bien plus restreinte dans l'évolution première (
la goutte ; mais une fois celle-ci accomplie, elle reparaît avec toute :
puissance pour en provoquer les manifestations.

En outre, chez les goutteux, les écarts de régime, les excès de l'act
vité vitale semblent influer davantage sur l'origine de la maladie, i
ébranlent le système nerveux, ils troublent les fonctions nutritives do
les désordres paraissent jouer un si grand rôle dans l'ensemble des ph
nomènes arthritiques.

Mais, si l'impression du froid humide est la cause occasionnelle]
plus commune du rhumatisme, certaines conditions de l'organism
certains états morbides constitutionnels ou accidentels, interviennei
comme causes prédisposantes ou comme coefficients de l'évolutio
rhumatismale.

En effet, cette impression n'est pas également sentie par tous ceu
qui y sont soumis. Il y a des sujets, des races qui montrent une dispo
sition toute spéciale à en subir l'influence. Cette susceptibilité morbid
peut se transmettre par hérédité ; elle a la *note diathésique*. Et, d'un
autre part, qui pourrait dire que le rhumatisme exprime toujours un
disposition innée ? Ne voyons-nous pas des malades qui en sont atteint
sans que nous puissions découvrir dans leurs antécédents de famill
aucune manifestation rhumatismale ? Mais ces malades ont été long
temps exposés à ces conditions extérieures que nous ne regardion
tout à l'heure que comme des causes occasionnelles, et qui, dan
ce cas, semblent s'être élevées à la puissance de causes déterminantes

Ainsi, le rhumatisme, étudié dans ses conditions pathogéniques, s
montre à nous sous un double aspect et avec des caractères presqu
contradictoires. Tantôt il paraît être la manifestation d'une dispositio
morbide constitutionnelle, héréditaire ; tantôt il semble une affectioi
accidentelle, déterminée par l'action du milieu ambiant.

La contradiction apparente qui résulte de ce double caractère consti
tutionnel et accidentel du rhumatisme est compliquée d'une autre diffi
culté ; ce sont ses rapports avec la goutte. — *Arthritidi agnatus rhu
matismus*, disait déjà Van Swieten, et les médecins qui ont le plu
appuyé sur les caractères distinctifs de ces deux affections n'ont p
s'empêcher de reconnaître leurs nombreuses affinités. C'est ainsi que
leurs origines paraissent souvent se confondre ; le rhumatisme peu
alterner avec la goutte ou partager avec elle l'héritage morbide qu'ell
laisse dans une race. Il n'est pas rare, en effet, de voir des malade:
qui, plus tard, sont tributaires de la goutte, avant l'âge où elle les sai

sit, être atteints pendant leur première jeunesse de rhumatismes articulaires. Parmi les enfants goutteux, il est commun de voir les uns reproduire sous son type primitif la maladie paternelle, et les autres affectés de rhumatismes articulaires incontestables. Scudamore en avait déjà fait la remarque.

Des différences symptomatiques bien tranchées séparent la goutte et le rhumatisme dans leurs formes typiques franchement accentuées; mais ceux-là mêmes qui s'appuient sur ces différences pour en faire deux maladies essentiellement distinctes, sont forcés d'avouer qu'il y a certains cas où cette distinction est difficile : on rencontre des nuances intermédiaires dont il n'est pas toujours aisé de déterminer la place dans le cadre nosologique; et suivant qu'on considère leurs caractères objectifs ou le terrain constitutionnel sur lequel elles ont germé, on peut hésiter à les attribuer à l'une ou à l'autre de ces affections, qui présentent à la fois des dissemblances si profondes et des affinités si nombreuses.

Ces affinités sont telles, que des praticiens éminents comme Chomel, MM. Bazin et Pidoux, ont conclu à l'unité de ces deux affections qui sont pour eux deux dérivés de la même souche morbide.

Dans ces derniers temps, le docteur Garrod a démontré la présence de l'acide urique en quantité anomale dans le sang des goutteux et dans les cartilages des articulations, qui n'avaient été même que passagèrement le siége d'une fluxion goutteuse, tandis qu'il en constatait l'absence dans les arthrites rhumatismales les plus opiniâtres et les plus violentes.

Cette découverte (1) a été regardée par beaucoup de médecins comme

(1) Les anciens médecins avaient déjà émis l'opinion que l'arthrite goutteuse était produite ou du moins accompagnée par le dépôt, dans les cartilages ou les ligaments, d'une matière que Van Helmont appelait une âcreté acide. Hoffmann la désignait sous le nom de tartre, et l'assimilait à la substance des calculs urinaires. Plater, avant Garrod, en avait signalé la présence dans le pavillon de l'oreille et même dans les paupières. Liger, cité par Van Swieten, comme les auteurs précédents, rapportait à la même origine des concrétions trouvées dans les poumons, dans les reins et dans le foie. Pechlin a observé deux jeunes goutteux chez lesquels cette production calcaire était si abondante que leurs crachats et leurs sueurs prenaient une couleur blanchâtre due à une *matière plâtreuse*, qui s'y trouvait en quantité considérable.

Et cependant, ces vieux maîtres de l'art, qui accordaient une importance si grande, dans la pathogénie des affections goutteuses, à cette matière qu'ils appelaient calcaire, tartre, etc., ne la regardaient pas comme la cause immédiate de la goutte. Pour Van Helmont, la lésion articulaire n'était que le *fruit* de la maladie, il en plaçait la *racine* dans le système nerveux. Van Swieten a soutenu et développé la même doctrine, adoptée par son maître Boerhaave.

un argument sans réplique en faveur de la distinction radicale des deux affections ; quelques-uns ont cru y trouver le critérium à l'aide duquel on pourrait les distinguer, bien plus, la cause prochaine de la goutte.

Ce fait a, sans aucun doute, une importance très-grande; mais conclure que la présence de l'acide urique soit la cause immédiate de la goutte et le caractère fondamental de toutes ses manifestations (1), c'est aller au delà des déductions légitimes qu'on en peut tirer.

L'excès d'acide urique accuse un trouble nutritif, peut-être une combustion incomplète des éléments protéiques dont il est le produit. Une fois formé, cet acide peut intervenir comme cause secondaire, caractériser un certain groupe de phénomènes goutteux ; mais il n'est pas démontré qu'il soit le substratum indispensable de toute manifestation arthritique, que la diathèse goutteuse ne soit que la diathèse uricémique. Quand même le sang de tous les arthritiques contiendrait un excès d'acide urique, ce qui n'est pas prouvé, ce ne serait pas dans cette uricémie, mais dans le trouble nutritif qui la produit, qu'il faudrait placer, je le répète, le point de départ de la maladie.

Ainsi, tout en accordant une très-grande valeur à la lésion urique, elle ne me paraît pas le dernier anneau de la chaîne pathogénique, qui tient sous sa dépendance les manifestations goutteuses.

L'absence d'acide urique dans l'arthrite rhumatismale n'en est pas moins un fait considérable et qui la sépare profondément de l'arthrite goutteuse. Bien d'autres différences, comme j'ai eu l'occasion de le dire séparent d'ailleurs la goutte et le rhumatisme et ne permettent pas de les identifier.

Et, cependant, leurs connexions pathogéniques sont incontestables!

Les difficultés pathologiques qui naissent des considérations que nous venons d'exposer ne me paraissent pas insurmontables, et ces antinomies apparentes peuvent disparaître dans une doctrine qui les concilie.

Prenons pour point de départ ce fait, que je crois incontestable, de l'influence du milieu ambiant sur le développement du rhumatisme, de la puissance des agents extérieurs pour le produire chez des sujets qui

---

(1) Il est probable qu'on retrouvera encore cet acide dans un grand nombre de lésions goutteuses. M. Lancereaux l'a signalé dans les plaques lithoïdes de l'athérome arthritique. Je ne serais pas étonné qu'on le découvrît dans les sécrétions des arthridites, dans le développement desquelles son intervention est rendue vraisemblable par les expériences de M. Gigot-Suard. Je l'ai vainement cherché dans les furoncles; mais je l'ai rencontré dans les sécrétions cutanées.

J'ai connu un goutteux dont les sueurs laissaient dans son lit un sédiment solide qu'on pouvait ramasser à la cuiller et qui contenait une grande quantité d'urates.

n'y apportent aucune prédisposition constitutionnelle appréciable, et, dans ce cas, le rhumatisme nous apparaîtra comme une maladie commune, accidentelle, une affection *a frigore* presque au même titre que la pleurésie, la pneumonie, l'angine catarrhale. Si une première fois développé dans les mêmes conditions, sans prédisposition héréditaire, nous le voyons disposé à se reproduire, cette tendance aux récidives ne sera pas pour nous la démonstration d'un substratum diathésique. Beaucoup de maladies accidentelles, à forme congestive, subissent cette loi, particulièrement applicable à celles qui sont provoquées par l'impression des vicissitudes atmosphériques, et qu'on retrouve dans l'étiologie de la pneumonie, des angines tonsillaires, des trachéo-bronchites, etc. : une première attaque prédispose à une seconde. L'action morbide a une tendance à suivre les voies qu'elle a déjà parcourues.

Mais la goutte, la diathèse arthritique, constitue une prédisposition puissante à toutes les maladies *a frigore*, à toutes celles qui se développent sous l'impression des modificateurs physiques. La sensibilité *barométrique* des goutteux est un fait proverbial, et cette disposition à subir les influences météoriques est observée, non-seulement chez les goutteux confirmés, mais chez les sujets appartenant aux races goutteuses et dans les formes dérivées de la diathèse arthritique. Ainsi, la sensibilité aux variations atmosphériques, aux changements brusques de température, et par conséquent une prédisposition aux maladies *a frigore*, aux pneumonies, aux angines, aux catarrhes, aux rhumatismes musculaires, qui très-souvent sont des manifestations précoces de la goutte, sont un des lots de l'héritage goutteux. Si le refroidissement joue un rôle considérable dans la pathogénie du rhumatisme, il n'est pas étonnant que celui-ci soit si souvent observé dans les races arthritiques. La diathèse arthritique, avant son évolution complète, me paraît constituer une prédisposition très-active au rhumatisme articulaire.

Quand la goutte est confirmée, le rhumatisme devient plus rare ; d'abord parce que les goutteux s'observent et s'exposent moins facilement aux causes du rhumatisme ; peut-être aussi parce que, quand l'organisme est en puissance d'un état morbide actif, quand en outre il a contracté l'habitude de certains processus, il est moins disposé à en subir d'autres ; et chez les goutteux les incitations anomales aboutissent facilement à la goutte.

Quelquefois cependant les goutteux ont des attaques de rhumatisme, mais il est modifié par la diathèse goutteuse ; l'analyse clinique permet alors de distinguer les deux maladies. L'attaque est survenue à la suite d'un refroidissement; avant de se généraliser et de prendre les allures vagabondes et la mobilité du rhumatisme, elle débute souvent par les petites articulations ; le gonflement est énorme, les douleurs violentes avec exacerbations nocturnes très-accentuées, comme dans la goutte; et avec des localisations aussi accusées la fièvre peut être très-modérée, presque nulle, ou ne se montrer que pendant la nuit.

Sans doute il n'est pas toujours facile de séparer, au milieu de ces formes bâtardes, les différents éléments qui les composent, d'affirmer dans tous les cas l'origine et la constitution de ces mixtes pathologiques; mais l'habitude clinique permettra dans beaucoup de cas d'arriver à cette détermination. Les antécédents héréditaires, les manifestations antérieures de la diathèse arthritique, la périodicité nocturne des accidents peuvent faire soupçonner l'intervention d'un élément goutteux. L'extension rapide et la dissémination des congestions articulaires, leur mobilité, donnent la note du rhumatisme. L'arthrite goutteuse est plus fixe que l'arthrite rhumatismale ; et le docteur Garrod, en nous montrant chaque attaque liée à un dépôt d'urates dans les cartilages diarthrodiaux, nous donne une explication de cette fixité.

Le rhumatisme, dans les circonstances où nous nous plaçons, est l'affection dominante ; la diathèse goutteuse ne s'exprime que par des modalités de forme qu'un œil exercé ne méconnaît pas.

Il me semble qu'on arrive ainsi à comprendre d'une manière satisfaisante les rapports pathogéniques de la goutte et du rhumatisme. Je ne crois pas me faire illusion, mais dans les cas où le rhumatisme prend les allures d'une diathèse, où il semble se transmettre par hérédité, véritable pierre de touche des maladies spécifiques, où il paraît une modalité de la constitution, un examen attentif montre que ce rhumatisme n'est en réalité, comme disaient les anciens, qu'une épigénèse, c'est-à-dire une affection accidentelle greffée sur la racine goutteuse. L'hérédité de celle-ci peut transmettre la prédisposition à subir les atteintes du rhumatisme. Cette prédisposition peut même augmenter par l'habitude, et atteindre ce degré qui en fait presque une modalité constitutionnelle; elle pourra se produire dans la race, toujours attachée à la racine goutteuse ; elle pourra en dominer en apparence les manifestations plus directes ; mais, presque toujours, les commémoratifs de la race, des phénomènes arthritiques, comme la migraine, l'asthme, des névralgies, de la gravelle hépatique ou rénale, de la dyspepsie hypocondriaque, l'abondance des sédiments uratés dans les urines, mettront l'étiquette sur cet état constitutionnel, dont le rhumatisme semble être l'expression principale, et feront rapporter à leur véritable origine des phénomènes morbides qu'on attribuait à celui-ci et qui, en réalité, dépendaient de la goutte.

Les récidives du rhumatisme trouvent alors une explication facile dans ce substratum goutteux, qui rend plus sensible aux causes du rhumatisme, et dans cette loi de physiologie morbide, qui suffit quelquefois pour en rendre compte, en vertu de laquelle, comme nous le disions plus haut, l'organisme est plus disposé à subir certaines actions pathogéniques, par cela même qu'il les a déjà subies (1).

Ainsi, pour résumer cette discussion : le rhumatisme peut se développer sous l'influence des modificateurs cosmiques, chez des sujets qui n'y apportent aucune prédisposition héréditaire ; dans ce cas au moins, il est donc une maladie accidentelle.

Comme plusieurs autres maladies à mode congestif, il tend à se reproduire chez ceux qui en ont été une première fois atteints.

Les goutteux, très-sensibles aux vicissitudes atmosphériques, sont prédisposés au rhumatisme.

Cette prédisposition ou cette sensibilité exagérée aux impressions atmosphériques peut être plus ou moins développée ; elle augmente en général quand elle a été mise en jeu par des attaques antérieures de rhumatisme.

Cette prédisposition peut se transmettre par hérédité comme les autres modalités goutteuses, et constituer une impressionnabilité, plus grande dans certaines races, aux causes extérieures qui déterminent l'évolution du rhumatisme.

La goutte ne prédispose pas seulement au rhumatisme, elle peut, en s'y mêlant, en modifier l'expression, principalement chez les sujets qui ont eu antérieurement des arthrites goutteuses ou qui sont héréditairement prédisposés aux manifestations articulaires de la goutte.

Cette connexion pathogénique de la goutte et du rhumatisme fait que chez des goutteux rhumatisants on rattache souvent au rhumatisme des

---

(1) La doctrine que je propose ici semble avoir été entrevue par Arétée et par Pierre Petit, son commentateur. Tantôt, dit Arétée, la douleur est passagère, si elle naît d'une cause dont l'impression ne dure pas longtemps ; tantôt, préparées par des modifications latentes et profondes, la maladie et la douleur se développent sous l'influence de la plus légère occasion. (L. II, cap. XII.)

Voici le commentaire de P. Petit : « Auctor ille duas arthritidis differentias facit juxta diversum generationis modum : propterea quod alia, repente, a causis recentibus et temporariis constat ; alia occulte et progressu temporis obrepit donec cujusve exiguæ causæ impulsu excitetur, atque in apertum erumpat. »

manifestations goutteuses telles que des myalgies, des névralgies, etc.,
parce qu'elles sont, dans certains cas, imputables à l'impression du
froid et des autres agents cosmiques. Ceux-ci, le plus souvent, ne jouent
que le rôle de cause occasionnelle ou même n'ont aucune part appréciable dans le développement de ces phénomènes, qui relèvent très-
souvent de la diathèse goutteuse.

DE L'ATHÉROME ARTÉRIEL

ET DES INDURATIONS DES ARTÈRES (1)

Sommaire. — Considérations historiques : Riolan, Boerhaave, Salzmann, Kulm, Vater Haller, Hodson, Rayer, Bouillaud, Lobstein, Andral.

Mode pathogénique. — Évolution.

Caractères cliniques des indurations artérielles.

Étiologie : Influence de l'âge, du sexe. — Influences hygiéniques. — Alcoolisme. — Influence du froid et de l'humidité. — Arthritisme. — Rhumatisme. — Intoxication saturnine et syphilis.

Symptômes. — Effets consécutifs et complications des indurations artérielles.

Messieurs,

Les maladies de l'appareil circulatoire ont été depuis deux siècles l'objet de travaux considérables ; les noms de Senac, de Corvisart, Laennec, Bouillaud, Hope, Corrigan, Stokes, sont glorieusement attachés à leur histoire. A côté de l'étude minutieuse des lésions et des signes qui peuvent les révéler, œuvre commune de tous les pathologistes que nous venons de citer, le professeur Bouillaud a tiré de l'observation clinique un fait d'une importance capitale : c'est la connexion pathogénique du rhumatisme articulaire et des affections cardiaques. Ce fait ramenait à la question étiologique un peu négligée au milieu de l'enthousiasme légitime qu'avaient excité les brillantes conquêtes de l'anatomie pathologique et de la séméiologie. Pendant que tous ces travaux jetaient une vive lumière sur la pathologie du cœur, la découverte étiologique faite par M. Bouillaud ne recevait peut-être pas tous les développements qu'elle comporte au point de vue de l'origine des lésions artérielles (2).

(1) Leçon publiée dans les *Archives générales de médecine* (juillet 1872).

(2) Les principaux résultats qui sont consignés dans ce travail ont été l'objet de leçons cliniques rédigées, en 1863, par mon regretté élève et ami le docteur Lemaire, et publiées dans sa thèse en 1864. Depuis lors, M. Maurice Raynaud a bien voulu, dans l'article si remarquable consacré à l'artérite, dans le *Nouveau Dictionnaire de médecine et de chirurgie pratiques*, t. III, citer un résumé de mes observations. Je le remercie de la bienveillance avec laquelle il m'a accordé cette hospitalité scientifique.

Le cœur a été étudié un peu trop indépendamment du système vasculaire dont il est le centre et avec lequel il ne forme pour ainsi dire qu'un organe. Les altérations des artères décrites avec soin dans leurs détails anatomiques étaient moins bien déterminées par leurs causes. Frappé de la fréquence des indurations artérielles, j'ai cherché, il y a une dizaine d'années, si l'observation clinique ne pourrait pas fournir quelques données à la solution de cette question étiologique. Sans avoir la prétention d'avoir résolu le problème, j'ai rencontré, dès le début de mes recherches, des résultats qui m'ont paru offrir quelque intérêt ; presque chaque année dans mon enseignement clinique à l'Hôtel-Dieu, j'ai pu montrer un grand nombre de faits qui sont venus les confirmer.

Pendant longtemps les indurations artérielles furent considérées comme le produit d'une évolution normale, et jusqu'à la fin du xviie siècle, la plupart des médecins croient avec Riolan qu'elles ont pour objet de maintenir les vaisseaux béants à un âge où la puissance contractile du cœur devient moins énergique, et qu'elles témoignent ainsi de la prévoyance de la nature !

Boerhaave, adoptant les idées de Ruysch sur la structure vasculaire des parois artérielles, superpose à cette hypothèse anatomique une hypothèse physiologique. Le frottement continuel des *vasa vasorum* par la colonne sanguine, amène leur épaississement et leur induration. Cette théorie mécanique reparaît aujourd'hui sous une autre forme dans les travaux de Virchow et de plusieurs autres pathologistes modernes, qui considèrent comme cause de l'artérite l'effort ou le tiraillement exercé par la colonne sanguine contre les courbures vasculaires, contre l'origine des branches collatérales qui naissent sous un angle très-prononcé.

Un peu moins optimistes que les pathologistes du xviie siècle, le plus grand nombre de ceux du xviiie considèrent cependant l'induration des artères comme un phénomène physiologique, conséquence de l'action prolongée des organes ; pour quelques-uns même encore, une évolution nécessaire à l'entretien de leurs fonctions.

Cette manière de voir continue à régner pendant la première moitié du xviiie siècle.

Salzmann en 1720, Kulm en 1730, Vater en 1733, rapprochent les *ossifications* artérielles d'autres ossifications observées chez les vieillards: et celles-ci ne seraient qu'une manifestation tardive de cette loi en vertu de laquelle certains tissus deviennent le siége de dépôts calcaires.

L'ostéogenèse, si active chez le fœtus et l'enfant, suspendue chez l'adulte, recommencerait chez le vieillard, trouvant une condition favorable dans la *viscosité du sang*. Cependant, suivant Salzmann, ces indurations amèneraient des troubles dans la circulation et dans la respiration, elles favoriseraient le développement des concrétions polypeuses.

Budée, nie l'assimilation de ces indurations aux ossifications. Creil le premier peut-être affirme le caractère morbide de ces productions dont il donne une description plus complète et plus exacte que celle qui avait été donnée avant lui ; elle est adoptée par Haller, qui y ajoute quelques traits. Morgagni n'apporte aucun fait nouveau à l'étude anatomique de l'athérome ; il range parmi ses causes, l'hystérie, l'hypochondrie, le scorbut, la syphilis. Hodgson formule cette assertion remarquable que l'induration des artères ne doit pas être regardée comme un effet de la vieillesse, mais comme un état morbide. Ainsi, l'opinion qui fait entrer les indurations artérielles dans le cadre pathologique prévaut dans la seconde moitié du xviiie siècle, elle s'affermit dans le commencement du xixe, et bientôt on va discuter pour savoir quelle est la modalité morbide qui aboutit à cette lésion. Broussais, de son point de vue systématique, affirme que c'est l'inflammation. Rayer, dans les *Archives de médecine*, et M. Bouillaud, dans le *Dictionnaire de médecine et de chirurgie pratiques*, défendent cette doctrine. M. Bouillaud compare les concrétions artérielles aux plaques ostéiformes des plèvres ; il fait observer que dans le cœur les épaississements et les dépôts crétacés succèdent à l'endocardite, et conclut en se fondant à la fois sur l'analogie et sur les données anatomo-pathologiques que le même mode pathogénique préside aux altérations de tout l'appareil circulatoire.

C'était l'époque où sans avoir défini nettement ce qui constitue essentiellement le processus *inflammation*, on discutait avec passion sur le caractère inflammatoire ou non inflammatoire des lésions ; comme si tous les problèmes pathologiques et thérapeutiques étaient subordonnés à cette détermination. Il est vrai qu'en affirmant la nature inflammatoire de toutes les lésions, Broussais avait déduit de cette hypothèse une méthode de traitement beaucoup plus absurde que la donnée pathologique qui lui servait de base, et dont les désastreuses conséquences devaient nécessairement faire naître dans les esprits judicieux une répulsion bien justifiée pour la doctrine qui en était le prétexte. La terreur légitime que leur inspirait la sanguinaire thérapeutique du broussaisianisme leur rendit l'inflammation suspecte, et ils portèrent la lutte sur ce terrain au lieu de la maintenir dans les limites de l'observation clinique, qui donnait au système des novateurs des démentis si faciles à

constater. Par cela même que celui-ci, pour imposer sa saignée à ou-
trance arguait de l'existence du mode inflammatoire, on cherchait à
restreindre le domaine de celui-ci. Laennec, après avoir ajouté aux
descriptions de ses prédécesseurs sur les caractères des altérations athéromateuses, contesta qu'elles dussent être imputées à l'inflammation.

Lobstein regarde cette lésion comme manifestant un trouble de nutrition *ordinairement développé sous l'influence de la goutte ou du rhumatisme.*

Comme Lobstein, M. Andral a signalé l'origine arthritique de l'athérome ; il montre chez les goutteux la succession des concrétions articulaires, des dépôts calcaires dans les tuniques artérielles et de la gravelle
rénale, qui manifestent une altération primitive du sang ; il n'attribue
pas l'induration des artères à l'inflammation, ou si elle existe, elle n'est
qu'un élément secondaire.

MODE PATHOGÉNIQUE, ÉVOLUTION.

Je n'entrerai pas dans la description anatomique des indurations artérielles. Je rappellerai seulement que, d'après M. Virchow et l'école moderne, le plus grand nombre est imputable à un travail inflammatoire ;
cependant M. Virchow admet qu'un certain nombre de dégénérescences
graisseuses et d'indurations calcaires ne relèvent pas de ce processus,
mais peuvent se développer, soit sous des influences morbides constitutionnelles, soit par l'effet de l'âge comme les autres stéatoses ou ossifications qu'on observe chez les vieillards. Quand j'aurai exposé les
résultats de mes recherches, je chercherai jusqu'à quel point ils s'accor-
dent avec cette doctrine étiologique. Je dirai par anticipation que je
crois au rôle considérable que joue l'artérite dans les lésions athéromateuses ou ostéiformes des tuniques artérielles. M. Virchow me paraît autorisé à chercher le caractère essentiel de l'inflammation en dehors des
troubles circulatoires qui en sont un phénomène constant, mais cependant secondaire, dans les tissus parcourus par des vaisseaux sanguins,
et je crois qu'on peut, d'une manière générale, définir l'inflammation
*une stimulation anomale de l'action plastique, pouvant aboutir à des pro-
duits nouveaux dont les uns sont résolvables, d'autres assimilables et organisables ; d'autres enfin inviables doivent être éliminés.*

Cette manière de concevoir le mode inflammatoire fait tomber l'objection de ceux qui arguent contre l'existence de l'artérite de l'absence
de vaisseaux sanguins dans la membrane interne des artères. Sans doute

dans les tissus vasculaires qui font l'immense majorité de nos organes, la congestion et les autres lésions de circulation apparaissent comme le caractère le plus saillant de ce processus morbide, mais ces anomalies circulatoires ne sont qu'une manifestation et peut-être une condition secondaire du trouble plastique, élément essentiel du travail phlegmasique.

Quant à l'évolution des indurations artérielles, elles se montrent sous les différentes formes de dépôts gélatiniformes, cartilaginiformes, athéromateux, ostéiformes. Ces différentes lésions peuvent être regardées comme des phases successives du même travail morbide. Dans certains cas du moins elles se succèdent; leur siége est tantôt dans la partie superficielle, tantôt dans les couches profondes de la tunique interne. Des proliférations de cellules à noyaux multiples, la dégénérescence graisseuse et la rupture de ces cellules, le développement interstitiel d'une matière granuleuse amorphe, l'épaississement, plus tard la dégénérescence des lamelles fibreuses et des fibres musculaires de la membrane moyenne, qui peut s'atrophier et disparaître, l'injection, l'infiltration plasmatique de la tunique externe, tels sont les traits les plus saillants de l'histogenèse de cette lésion. Elle est tantôt étendue et envahissante, tantôt discrète et limitée, elle peut former des nodus saillants dans la cavité du vaisseau, elle peut le transformer en un cylindre solide. Il est tantôt rétréci, tantôt dilaté. Nous reviendrons sur ces différences de forme. La membrane interne peut se décoller et faire un bouchon obturateur. Le même accident peut être produit par les plaques athéromateuses fusiformes (docteur Lancereaux) ou par les plaques calcaires. Celles-ci agissant comme corps étranger peuvent produire une stimulation anomale dans les tissus qui les enserrent et provoquer une artérite consécutive, alors même que les plaques se seraient développées en dehors d'un processus inflammatoire.

Tel est le tableau succinct de l'évolution des lésions athéromateuses et des complications dont elles peuvent être l'origine. L'histologie moderne nous a fait pénétrer plus avant que ne l'avaient fait nos devanciers dans la connaissance de cette affection et cependant bien des points restent en discussion. L'intervention d'un élément inflammatoire dans la production des indurations artérielles paraît démontrée, mais quelle part faut-il lui faire? dans quelles limites l'inflammation intervient-elle? par quel mode intime amène-t-elle ces transformations? Voilà bien des problèmes qui restent à résoudre, ou pour la solution desquels nous n'avons que des données incomplètes.

Pour un grand nombre d'anatomo-pathologistes, parmi lesquels je citerai MM. Virchow et Lancereaux, les plaques gélatineuses, laiteuses ou cartilagineuses, marqueraient constamment les premiers stades de l'artérite, qui aboutit à l'athérome ou à la plaque calcaire.

L'infiltration ou la dégénérescence graisseuse et les indurations calcaires peuvent au contraire se développer en dehors de tout stimulus inflammatoire, que ces dernières, comme nous l'avons déjà dit, font souvent naître secondairement dans les tissus qui les entourent.

Quant au mode de transformation des tissus stéatosés en dépôts calcaires, on a dit, et je laisse aux chimistes toute la responsabilité de cette explication, que l'acide margarique des corps gras se combinait avec la chaux du sang ou des tissus, que les margarates se changeaient en carbonates, et que la myéline en se décomposant fournissait le phosphore aux phosphates qui entrent dans la constitution des plaques calcaires.

Ajoutons que quelques chimistes y ont trouvé des urates, et il serait intéressant de chercher si en dehors de la diathèse goutteuse l'acide urique se rencontre dans ces productions morbides, ou si sa présence au contraire ne serait pas l'effet et comme l'étiquette de l'arthritisme.

La dégénérescence graisseuse des artères commence souvent par les capillaires, elle peut occuper toutes les parties de la couche interne; quand elle siége dans les parties superficielles elle forme des taches diffuses, mal limitées; on ne trouve autour aucune hypergenèse, aucune trace d'un travail inflammatoire ; elles ne font dans la cavité de l'artère que peu ou pas de relief; les éléments infiltrés de graisse sont rarement entièrement détruits, et on les retrouve avec leurs caractères propres après la disparition de la graisse; cependant leur résistance est affaiblie, et il n'est pas rare de voir se former au niveau de ces taches des pertes de substance superficielles que M. Virchow désigne sous le nom d'*usures* et M. Andral sous celui d'*ulcérations multiples*.

L'affection qui nous occupe a été désignée sous le nom d'*endartérite déformante ;* ce nom indique le siége du travail morbide, qui se localise en effet habituellement dans la tunique interne et dans la partie voisine de la tunique moyenne. La couche superficielle ou épithéliale peut persister quand les autres sont envahies par le processus morbide; elle forme comme un vernis à la surface des plaques calcaires, elle concourt à former la paroi des pustules athéromateuses. Par contre nous avons vu que dans la dégénérescence graisseuse cet épithélium se détruit parfois, destruction qui, suivant M. le docteur Virchow, serait le résultat d'une usure mécanique. Cette assertion du médecin prussien ne me paraît pas d'ailleurs suffisamment démontrée.

Toutes les artères ne sont pas également atteintes par ces altérations athéromateuses : l'aorte, l'artère splénique, les crurales, les artères iliaques externes sont rangées par ordre de fréquence d'après Lobstein et Rokitansky ; les vaisseaux les plus souvent affectés après ceux-ci seraient, pour le premier, les artères coronaires, la sous-clavière, la bifurcation de la carotide primitive, la carotide interne, les artères cérébrales, la carotide externe, les artères des parois thoraciques et abdominales, les artères brachiales, les rameaux des artères ombilicales, les petites artères intra-cérébrales et l'artère pulmonaire. Pour M. Rokitansky, après celles que nous avons indiquées plus haut devraient être rangées les vertébrales internes, les brachiales, les sous-clavières, les spermatiques, la carotide primitive, l'hypogastrique, plus rarement l'artère pulmonaire ; les artères mésentériques, cardiaque, coronaire stomachiques, hépatiques, épiploïques, seraient exceptionnellement atteintes.

M. Charcot pense que l'athérome procède ordinairement par zones se montrant tantôt sur les artères de la tête, tantôt sur celles des extrémités. Les lésion se montreraient, d'après M. Bizot, sur des points symétriques du système artériel. Dans mes études cliniques qui n'ont eu pour objet que les artères superficielles, j'ai cherché, quand l'affection athéromateuse paraissait inégalement développée dans les membres supérieurs et dans les inférieurs, dans quelles artères elle prédominait habituellement. 23 fois, l'altération a paru plus prononcée dans les fémorales et 8 fois dans les radiales. Le plus grand nombre de ces malades avaient subi des attaques de rhumatisme articulaire aigu ; il eût été intéressant de noter dans quelles articulations la fluxion rhumatismale avait sévi avec le plus de violence.

Les artères les plus épaisses, celles dont l'activité fonctionnelle est la plus énergique semblent plus disposées à subir la dégénérescence athéromateuse. Le développement plus considérable du tissu conjonctif dans les grosses artères paraît au docteur Lécorché devoir être rangé parmi les causes prédisposantes. Enfin on a dit que là où le courant circulatoire exerce sur les parois de ses vaisseaux une action mécanique plus énergique, au niveau des courbures, vers l'origine des branches collatérales, au niveau des bifurcations, ce stimulus mécanique y attirait l'action morbide, ce qui n'a rien que de très-probable, et c'est dans ces points, en effet, que les lésions sont en général le plus prononcées.

Nous devons rappeler ici que ces altérations que nous comprenons sous le nom général d'*indurations* n'offrent pas toujours la même constitution intime et la même évolution pathogénique, et que les unes sont attribuées par les pathologistes modernes à l'artérite, tandis que les autres seraient sous la dépendance des troubles profonds de la nutrition produits par la vieillesse ou par les cachexies.

Ce qui démontre encore d'une manière irréfragable que l'âge ne suffit pas pour produire ces altérations, c'est qu'elles n'existent pas chez tous les vieillards et qu'elles ont même manqué dans des cas où la vie s'était prolongée bien au delà de ses limites ordinaires (1).

En dehors de l'examen microscopique, il est difficile de séparer cliniquement les dégénéresrences cachectiques et séniles des artères de celles qui relèvent de l'artérite ; l'étude directe des organes malades ne permettrait même pas toujours de ranger parmi ces dernières celles qui sont accompagnées de lésions évidemment inflammatoires, puisque l'artérite peut, selon M. Virchow et son école, être consécutive au développement des plaques calcaires ; aussi dans ce travail je me sers habituellement des mots indurations, altération des artères, qui expriment le caractère objectif, appréciable pendant la vie, de l'affection vasculaire sans préjuger sa nature ou ses conditions pathogéniques. L'analyse étiologique à laquelle nous nous livrerons plus tard fournira quelques données à la solution de ces problèmes. Quand nous verrons la lésion des artères succéder au rhumatisme aigu, nous tirerons de ce fait une présomption en faveur de l'existence d'une artérite. L'examen des complications nous fournira aussi quelque lumière : si nous trouvons avec l'altération du vaisseau les traces d'une endocardite du cœur gauche, ne serons-nous pas autorisés à conclure que le même processus morbide a affecté tout l'appareil organique du sang rouge? Peut-être aussi dans les caractères même de la lésion découvrira-t-on un jour quelque signe qui permette de remonter à son origine ; actuellement nous ne pourrions pas toujours établir ce diagnostic; cela ne doit pas nous empêcher

(1) Pour ma part, j'ai constaté très-souvent les signes des indurations artérielles commençantes bien avant cinquante ans, souvent même dans la jeunesse. J'ai très-souvent fait remarquer ces faits à mes élèves. Je regrette de ne pouvoir faire entrer tous ceux que j'ai rencontrés dans la statistique qui sert de base à ce travail; mais je n'ai pu les recueillir moi-même, et ceux que j'ai réunis pour cette étude ne représentent qu'une très-petite partie des cas très-nombreux d'induration artérielle que j'ai observés depuis dix ans. Je les dois presque tous à l'obligeance de mes internes; en les remerciant collectivement, qu'il me soit permis de payer un tribut de regrets et d'affection au docteur Lemaire, de Dunkerque, trop tôt enlevé à notre profession qu'il exerçait avec distinction ; il avait recueilli, sous ma direction, une grande partie des observations dont je me suis servi pour rédiger ce mémoire.

d'étudier en bloc les diverses indurations artérielles comme un fait clinique digne d'intérêt. Cette lésion de canalisation, quelle qu'en soit la cause, a pour conséquence immédiate, des modifications de la circulation ; elle devient la cause prédisposante ou occasionnelle d'altérations organiques diverses ; elle a une expression symptomatique qui lui est propre ; enfin nous devons ajouter que malgré l'autorité des pathologistes que nous avons cités, les distinctions histologiques et pathogéniques qu'on a établies entre les diverses altérations comprises autrefois sous le nom d'*athéromes*, ne doivent pas être regardées encore comme des faits rigoureusement démontrés et comme des décisions sans appel.

CARACTÈRES CLINIQUES DES INDURATIONS ARTÉRIELLES.

Pour constater l'altération des artères, c'est d'abord sur les artères superficielles que l'attention doit se porter, puisque seules elles peuvent être explorées par le toucher : il faut examiner le volume de l'artère, sa forme, l'état de la surface, sa direction, sa consistance, son expansion.

Pour procéder à cet examen, après avoir exploré l'artère avec la pulpe des doigts appliqués sur son trajet et en avoir apprécié ainsi, le volume, l'expansion, la résistance, la direction, on promène doucement de haut en bas et de bas en haut la peau sur le vaisseau pour déterminer l'état de la surface : unie ou raboteuse, souple ou rigide, polie, uniforme ou inégale, annelée, moniliforme. Pour bien constater un accident de la surface il faut, je le répète, déplacer la peau doucement sans comprimer le vaisseau. Quelquefois le tissu adipeux, sous-jacent aux téguments, a une consistance grenue qu'il ne faut pas prendre pour les inégalités du cylindre artériel. L'artère fémorale dans le triangle de Scarpa est quelquefois recouverte par des ganglions lymphatiques allongés, parallèles à sa direction, et qu'il ne faut pas confondre avec elle.

On explore ainsi successivement la radiale, la fémorale, la poplitée, la brachiale, la carotide, les temporales.

Il est très-important de ne jamais négliger l'examen attentif du cœur. Chez un rhumatisant ou chez un goutteux, les lésions de l'endocarde, comme nous le disions plus haut, éclairent la nature de la maladie, et son mode pathogénique. La coexistence d'une impulsion énergique, de souffles endocardiaques, sera un argument en faveur de l'artérite ; tandis que la faiblesse des contractions systoliques, leur lenteur, feront penser à une stéatose de l'appareil cardio-artériel.

On a pu dans certains cas diagnostiquer les lésions athéromateuses de l'aorte ; la percussion pratiquée au niveau et à gauche du sternum permet de constater la dilatation du vaisseau quand l'affection est ancienne et très-prononcée ; la dilatation de la portion ascendante m'a paru souvent accompagnée d'une modification particulière du deuxième bruit du cœur, qui devient éclatant, clangoreux, métallique, presque musical.

On a parlé de bruits de souffle comme symptôme d'aortite ou d'artérite ; dans le premier cas il serait assez difficile de distinguer, je crois, ces bruits, s'ils existent, de ceux qui se produisent à l'orifice de l'aorte ou au niveau d'une tumeur anévrysmale. Pour les souffles qui se rattacheraient à une inflammation des autres artères, je ne puis émettre aucune opinion ne les ayant pas constatés. Le rôle que joue dans la production de ces souffles la tension des parois artérielles permet d'admettre qu'ils se puissent produire, quand la contractilité de la tunique moyenne est altérée par le travail morbide, et quand en même temps la surface interne du vaisseau a subi des modifications considérables.

Il m'a semblé que la pression exercée sur les vaisseaux indurés faisait entendre un bruit diastolique plus rude, plus prolongé, que le bruit normal.

On comprend que si la tunique moyenne a perdu sa contractilité, le second bruit qu'on perçoit souvent sur le trajet des artères après la diastole puisse cesser de se produire (1).

La variabilité du volume des artères dans l'état normal ne permet d'en affirmer l'anomalie que lorsque celle-ci est très-accentuée. Il faut se rappeler aussi que la tension de leurs parois modifie l'élasticité du vaisseau et sa dilatation par l'ondée cardiaque. En tenant compte de toutes ces causes d'erreur, il est certain que dans certains cas il y a ampliation du calibre vasculaire ; la paralysie de la tunique moyenne diminue sa résistance à la pression latérale du courant circulatoire et favorise son élargissement. Le siége du travail morbide, la profondeur à laquelle il pénètre, sa durée, les conditions diathésiques au milieu desquelles il évolue, peuvent influer sur cette lésion.

J'ai noté la dilatation des artères chez quinze malades, dont dix étaient des hommes. Sept ont pu nous faire connaître l'existence d'an-

____

(1) D'après les intéressantes recherches de M. Marey, l'induration des artères modifie les caractères sphygmographiques du pouls, l'amplitude de la pulsation est augmentée, ce qui peut être imputé en grande partie à l'hypertrophie du ventricule, l'ascension est brusque, le sommet horizontal, la descente rapide et sans dicrotisme.

técédents arthritiques chez leurs ascendants, dont quatre étaient asth-matiques.

Neuf avaient présenté des manifestations arthritiques ou rhuma-tismales.

Sept avaient commis des excès alcooliques, proportion énorme et qui accuse l'influence de l'alcoolisation sur cette forme des lésions artérielles.

Onze fois des complications cardiaques se rencontraient avec l'altéra-tion des parois artérielles.

Enfin, circonstance digne de remarque et sur laquelle nous revien-drons plus tard, neuf fois des lésions de l'encéphale ont coïncidé avec cette dilatation des artères; un dixième malade était épileptique.

La dilatation des artères coïncide en général avec un degré avancé de la lésion athéromateuse, six fois elle était portée au plus haut degré et neuf fois à un degré moyen.

Souvent cette augmentation de volume porte sur une grande étendue du système artériel; elle en occupe quelquefois une partie restreinte. Ces variétés dépendent de la diffusion plus ou moins grande de l'artérite ou de la stéatose, causes de cette dilatation. Il peut arriver même que le travail morbide aboutisse à des résultats inverses dans les différentes parties de l'arbre artériel. J'ai vu les fémorales très-dilatées chez un ma-lade dont les radiales paraissaient notablement rétrécies. On comprend que la localisation du processus morbide dans la partie superficielle de la tunique interne ou dans ses couches profondes et dans la partie con-tiguë de la tunique moyenne puisse produire ces résultats en apparence contradictoires. Dans le dernier cas les fibres contractiles du vaisseau privées de leur ressort cessent de réagir après avoir cédé à l'effort latéral du sang, les fibres élastiques ramollies se laissent distendre. Dans le premier, la tunique interne épaissie peut subir pendant la période d'in-duration des produits plasmatiques un mouvement de coarctation qui entraîne un resserrement consécutif de la tunique moyenne.

Je n'affirme pas que les choses se passent ainsi, mais je veux montrer que ces effets en apparence contradictoires d'une même affection pour-raient trouver une explication.

En même temps qu'elles s'élargissent, les artères s'allongent et leurs flexuosités, conséquence nécessaire de cet allongement, sont un des caractères les plus constants de la lésion qui nous occupe. Ces flexuosités s'exagèrent pendant la diastole vasculaire; quand l'induration des arté-rielles est très-rapide parfois ces flexuosités peuvent manquer ou être peu prononcées. Ces modifications peuvent s'accomplir dans un temps assez court. Je les ai plusieurs fois constatées à la suite de rhumatismes aigus, et alors que tout autorisait à penser qu'elles étaient bien le résultat de l'affection rhumatismale.

J'ai sous les yeux l'observation d'un jeune homme de vingt-trois ans atteint depuis un mois de rhumatisme articulaire aigu avec complication d'endo-péricardite ; les artères étaient très-dures, flexueuses, *dilatées*, à surface inégale, je suis très-porté à admettre qu'il y a eu chez lui une cardio-artérite rhumatismale, qui a une part dans la production de lésions artérielles aussi prononcées ; mais ce jeune homme était adonné aux excès alcooliques ; et l'alcoolisation, comme nous le verrons, est une cause active de la dégénérescence des tuniques artérielles ; elle en modifie la texture, en affaiblit la résistance et peut les disposer à subir une action plus profonde de la fluxion rhumatismale.

Toutes les fois que les propriétés vitales des tissus sont affaiblies, les forces mécaniques communes agissent sur eux avec une puissance plus grande et proportionnelle à cet affaiblissement ; et là où les forces mécaniques agiront avec plus d'énergie, là les modifications qu'elles apportent à la structure normale seront plus prononcées. Aussi voyons-nous dans les artères altérées les courbures subir plus que les autres parties de la continuité du vaisseau l'action dilatatrice de l'onde sanguine, et cet effet est surtout sensible au niveau de la crosse aortique qui offre souvent dans ce cas une ampliation notable.

Les causes qui changent le volume de l'artère modifient en même temps sa forme et l'état de sa surface : celle-ci devient raboteuse, inégale, présente des aspérités ou des annelures transversales qui donnent au doigt la sensation que donnerait une trachée d'oiseau. Quelquefois des renflements successifs rendent le vaisseau moniliforme. Sa consistance, presque toujours augmentée, l'est à des degrés très-divers depuis une légère nuance d'épaississement et de résistance au doigt, jusqu'à cette solidité pierreuse qui fait que le vaisseau ne se laisse plus aplatir sous la pression, et qu'on peut le comparer à un tuyau de pipe. Dans ce cas l'artère ne se laisse plus distendre par l'onde sanguine qui y circule comme dans un tube inerte et le mouvement diastolique n'y est plus appréciable.

ÉTIOLOGIE.

Influence de l'âge. — L'âge exerce certainement une influence considérable sur le développement des indurations artérielles. Cette influence
serait telle, d'après Bichat, qu'après soixante ans on les rencontrerait au
moins sept fois sur dix. Plusieurs médecins, frappés de leur fréquence
chez les vieillards, en ont fait une modalité sénile de l'appareil vasculaire, et nous avons vu, dans le récit historique que nous avons tracé,
quelles hypothèses fantastiques ont été édifiées sur cette coïncidence.
Mais l'âge ne peut être regardé que comme une cause prédisposante;
car on observe très-souvent cette altération avant la vieillesse. Je suis
même porté à croire que si les caractères objectifs de cette lésion deviennent plus tranchés avec les années, c'est surtout à une époque avancée
de la vie qu'on en remarque l'existence ; elle a le plus souvent débuté
avant cette période et un examen attentif pourra permettre d'en constater les débuts.

Pour faciliter la comparaison des faits cliniques, et synthétiser en un
seul mot tout un groupe de phénomènes morbides, j'ai divisé en trois
degrés l'altération des artères.

Je regarde comme constituant le premier degré les cas dans lesquels
les parois artérielles offrent une résistance anomale au doigt qui les
explore ; souvent en même temps elles sont sinueuses et légèrement
inégales.

Dans le second degré, la dureté, les sinuosités, les indurations, les
irrégularités de la surface, sont beaucoup plus prononcées.

Enfin dans le troisième degré je range ces cas où les artères complétement rigides résistent à la pression. En général cette rigidité est
accompagnée d'inflexions multiples, et leur surface est raboteuse, inégale ; souvent elles sont annelées, quelquefois bosselées et moliniformes.

Ce sont là, je le répète, des divisions fondées sur les caractères extérieurs de la lésion, et qui ne préjugent pas sa nature intime.

Sur 160 cas d'altération des parois artérielles à différents degrés, j'en
compte 80 avant quarante-cinq ans, c'est-à-dire juste la moitié. Les plus
jeunes sujets soumis à mon observation avaient dix-sept ans. Quand je
cherche comment ces différents degrés dont j'ai donné plus haut les
caractères cliniques, sont répartis entre les diversees périodes de la vie :
je vois que l'affection au premier degré, observée chez 38 malades (dont
16 hommes et 22 femmes), s'est rencontrée vingt fois, c'est-à-dire dans

un peu plus que dans la moitié des cas, avant quarante-cinq ans. Le plus jeune de ces malades avait vingt et un ans.

54 malades m'ont présenté le deuxième degré : 28 hommes et 24 femmes ; dans deux cas on a négligé d'indiquer le sexe du sujet. De dix-huit à quarante-cinq ans, j'en ai observé 26, un peu moins que la moitié qui serait 27.

Enfin chez 48 malades, dont 24 hommes, 20 femmes, et 4 indéterminés, j'ai constaté les signes du troisième degré ; de dix-huit à quarante-cinq ans, j'en ai observé 24, exactement la moitié.

Ainsi quel que fût le degré de la maladie, la moitié de mes malades n'avaient pas dépassé quarante-cinq ans et pour le troisième degré, celui dont les signes objectifs sont les plus incontestables, 11 malades n'avaient pas plus de trente-cinq ans, et 6 n'en dépassaient pas trente.

J'insiste sur ce dernier résultat, parce que les caractères cliniques de l'induration artérielle au premier degré peuvent offrir matière à contestation. Ce groupe est du reste de beaucoup le moins nombreux puisqu'il ne renferme que 38 cas. Tandis que les deux autres degrés en réunissent 122. La seule conclusion que je tirerai de ces chiffres, c'est la fréquence des altérations artérielles, avant la vieillesse, pendant la jeunesse et la maturité. Je n'en déduirai nullement la fréquence relative de cette lésion aux différents âges, parce que d'une part les vieillards sont moins nombreux que les adultes, et qu'en outre ils ont comme les enfants des asiles spéciaux, ce qui en diminue nécessairement le nombre dans nos hôpitaux ordinaires.

Sexe. — L'influence du sexe est inséparable de celle des professions, des conditions hygiéniques qu'elles imposent, des habitudes sociales et des mœurs qui ont très-probablement une bien plus grande part que le sexe dans la production des lésions vasculaires.

Un service d'hôpital, où les deux sexes sont le plus souvent inégalement distribués, et le mien était dans ce cas, n'est pas propre à fournir une statistique utile pour la solution de cette question. Aussi, je n'aurais pas ouvert ce chapitre, si en comparant la fréquence de l'affection dans les deux sexes aux différents âges, je n'en avais vu ressortir un résultat assez curieux, et indépendant des causes d'erreur que je signalais plus haut, car ce résultat présente une marche ascendante régulière qui ne me paraît pas pouvoir être entièrement imputée au hasard, et qui mérite au moins d'être signalée :

Avant trente ans, de dix-sept à vingt-neuf ans inclusivement, je trouve :

            24 sujets, 14 hommes et 10 femmes............. 1, 4 : 1
            De 30 à 39 ans, 56 malades : 32 h. 24 f. ...... 1,33 : 1
            De 40 à 49 ans, 37 malades : 22 h. 15 f. ...... 1,46 : 1
            De 50 à 59 ans, 26 malades : 7 h. 19 f. ...... 1, : 2,7
            De 60 à 69 ans, 29 malades : 11 h. 18 f. ...... 1, : 1,66
            De 70 et au delà, 4 malades : 0 h. 4 f. ...... 0, : 4

Ainsi, jusqu'à cinquante ans je trouve 68 hommes et 49 femmes, c'est-à-dire que les hommes sont aux femmes :: 1,38 : 1 ; après quarante-neuf ans je trouve 41 femmes et seulement 18 hommes, qui ne sont plus aux femmes que :: 1 : 2,27.

C'est-à-dire que les causes auxiliaires des indurations artérielles, celles qui favorisent l'évolution du travail morbide, agiraient avec plus d'énergie et de puissance chez les hommes que chez les femmes pendant la jeunesse et pendant l'âge mûr. L'évolution serait plus tardive chez les femmes ; je ne me crois pas en droit d'affirmer ce fait, d'après les seuls résultats d'une observation aussi restreinte ; cependant le contraste est tellement tranché que j'ai cru devoir le faire ressortir, d'autant plus que la différence des conditions hygiéniques et des habitudes sociales dans les deux sexes, qui rend la longévité plus rare chez l'homme que chez la femme, peut expliquer, chez le premier, la précocité des lésions artérielles.

Influences hygiéniques. — *Alcoolisme.* — Avant d'étudier l'influence des maladies constitutionnelles sur l'artérite et les dégénérescences artérielles, nous chercherons quelle part on peut faire dans l'étiologie de ces affections aux influences hygiéniques.

Mon savant ami le docteur Lancereaux a consacré un intéressant article à l'artérite dans le *Dictionnaire encyclopédique des sciences médicales.* Il dit que dans plus de 300 autopsies de sujets alcoolisés, à part un certain nombre de phlegmasies localisées de l'artère pulmonaire et de l'aorte, il n'a guère observé que des dégénérescences graisseuses des artères. Ces dégénérescences, effet commun de l'alcoolisme, se manifestent sous forme de plaques jaunes, lisses, peu saillantes et peu étendues, ayant leur siége dans l'aorte, l'artère pulmonaire, la valvule mitrale et aussi dans de plus petites artères. Ce sont ces lésions que plusieurs auteurs et Magnus Huss en particulier attribuent à l'alcoolisation.

Mes recherches étant restées renfermées dans le champ de la clinique, je ne puis émettre aucune opinion sur la nature histologique de l'induration artérielle, constatée chez les sujets qui font excès des boissons alcooliques, je dirai seulement quelles particularités de cette lésion, appréciables pendant la vie, m'ont paru en rapport avec l'alcoolisation.

Sur 25 malades qui ont avoué des excès alcooliques, 15, c'est-à-dire les trois cinquièmes m'ont présenté l'induration au 3° degré, tandis que dans l'ensemble de mes observations je n'ai rencontré qu'une fois sur trois des lésions aussi accentuées. Chez les dix autres malades, la lésion était au second degré chez 7 ; 3 fois seulement au premier. Un autre fait digne d'attention c'est que sur ces 25 malades, 18, c'est-à-dire plus des deux tiers avaient moins de quarante-cinq ans, tandis que les malades au-dessous de cette limite d'âge ne sont en somme que dans la proportion de 1 à 2 ; j'en trouve 79 sur 160.

Ceci nous conduirait à conclure que les lésions produites dans les artères, par les excès alcooliques, sont plus précoces, plus rapidement profondes, et en général plus accentuées que celles qui se produisent sous l'influence d'autres causes. Nous voyons aussi dans ces résultats la confirmation d'une vérité bien connue, c'est que les gens qui se livrent à ces excès arrivent plus rarement que d'autres à un âge avancé.

Malgré cette intensité de l'affection artérielle, les affections cardiaques sont moins fréquentes, et en général plus légères chez les sujets alcoolisés que chez les autres ; dix fois, c'est-à-dire dans les deux cinquièmes des cas, j'ai constaté l'intégrité du cœur, la proportion est moindre pour les autres malades.

Chez les malades qui présentaient des complications cardiaques, 4 avaient eu des rhumatismes articulaires et se trouvaient dans des conditions étiologiques complexes ; chez un d'eux même une endo-péricardite aiguë coïncidait avec des arthrites multiples et était évidemment rhumatismale ; chez deux autres existait un bruit présystolique accusant un rétrécissement mitral.

Chez un autre de race goutteuse (son père était graveleux), la nature de la lésion, insuffisance aortique avec énorme hypertrophie, tranche tellement sur la nature des lésions observées chez les autres alcoolisés, que je crois devoir encore la retrancher du compte de l'alcoolisme.

Chez les neuf autres malades, deux avaient simplement un dédoublement du deuxième bruit sans hypertrophie, sans bruits morbides.

4 autres un léger souffle systolique à la pointe, une fois seulement avec un degré notable d'hypertrophie, une cinquième fois les signes de l'insuffisance mitrale étaient plus accentués, le bruit systo-

lique de la pointe était fort et rude, le deuxième bruit parcheminé.

Enfin les deux derniers sujets présentaient une légère hypertrophie, sans bruit anomal chez un, avec un léger souffle systolique à la base chez l'autre.

Ainsi en général les lésions valvulaires ont été médiocrement intenses; l'hypertrophie ventriculaire nulle ou peu considérable, et quand les bruits valvulaires se sont fait entendre, ils ont accusé presque toujours une lésion mitrale.

Ces faits viennent dans une certaine mesure à l'appui de l'opinion de M. Lancereaux, qui distingue l'induration artérielle observée chez les alcoolisés, de celle qui est consécutive à l'artérite, seulement il semble la croire moins commune et moins profonde dans les artères périphériques qu'elle ne s'est rencontrée dans mes recherches. Le peu de développement des lésions cardiaques, leur localisation habituelle dans la valvule mitrale, quand elles existent, concordent encore avec les assertions de cet anatomo-pathologiste si distingué.

J'ai cherché quelles étaient les complications pathologiques qui se rencontraient le plus souvent chez les alcoolisés avec l'induration artérielle.

Trois de mes malades étaient asthmatiques : deux d'entre eux avaient éprouvé des accidents arthritiques. Trois accusaient des migraines; un avait eu une attaque d'hémiplégie, un autre était atteint de paralysie générale. Cinq ont été affectés de rhumatisme; la plupart y étaient prédisposés par leurs antécédents héréditaires; mais le chiffre relativement considérable de cette complication donne à penser que les excès alcooliques ou peut-être les mauvaises habitudes hygiéniques qui en sont la conséquence favorisent l'évolution du rhumatisme.

Influence du froid et de l'humidité. — 34 de mes malades avaient été soumis à l'action fréquente et prolongée du froid humide, 8 ont été atteints de rhumatisme articulaire aigu ou subaigu; 9 de rhumatisme articulaire chronique; 2 autres ont eu des douleurs articulaires sans phénomènes inflammatoires bien accentués, et 5 des névralgies sciatiques, accompagnées chez la plupart d'autres manifestations rhumatismales ou goutteuses (1).

(1) Quand je place dans le froid humide la cause occasionnelle du rhumatisme, je me conforme à l'opinion traditionnelle, parfaitement d'accord du reste avec les données physiologiques ; je m'étais demandé si, en dehors de son action propre, le froid humide

Ainsi chez 24 malades sur 34, exposés au froid et à l'humidité, nous avons constaté des manifestations rhumatismales. Nous reviendrons plus tard sur ce fait important quand nous étudierons l'influence du rhumatisme sur les lésions artérielles (1). Mais si dans la plupart de ces cas le rhumatisme a été l'intermédiaire probable entre la condition extérieure que nous avons indiquée et l'artérite, quelle que soit d'ailleurs la modification intime qu'il imprime à l'organisme, on n'est pas autorisé à rejeter son intervention là où des accidents rhumatismaux ne viennent pas en quelque sorte donner l'étiquette du processus morbide qui altère les parois artérielles. Ne voit-on pas l'endo-péricardite précéder quelquefois l'artérite rhumatismale? On voit même, dans les conditions où naissent les rhumatismes, le péricarde et l'endocarde attirer et concentrer en eux toute l'action morbide (j'en ai rencontré des exemples très-saillants) (2). Ces faits se relient par une chaîne non interrompue à

ne pourrait pas favoriser le développement de productions organiques qui, mêlées à l'air et absorbées par l'économie, deviendraient pour elle un agent morbifique. J'avais commencé quelques expériences qu'il ne m'a pas été permis de continuer en mêlant à l'air et aux aliments d'un chien ces productions cryptogamiques circinnées qui se développent dans les lieux bas et humides. Moïse, qui a été un hygiéniste admirable, et qui d'ailleurs, comme nous le dit la Bible, avait été initié à toutes les sciences de l'Égypte, regardait ces productions comme insalubres. J'explique ainsi, et je ne crois pas qu'on puisse expliquer autrement son curieux chapitre du Lévitique sur la lèpre des maisons. La forme arrondie de ces productions, l'arrangement en cercle des petites taches ou des pustules qu'elles représentent, les font ressembler à certaines affections cutanées. Moïse veut qu'on change l'enduit des murs qui sont le siége de ces développements parasitaires; si le parasite se reproduit, il faut changer la pierre correspondante, et, si malgré cette précaution le cryptograme repousse encore, il faut démolir la maison et emporter les pierres hors de l'enceinte de la ville. Ainsi, non-seulement il admettait que cette altération des murailles témoignait de l'insalubrité des habitations; mais cette injonction de porter hors de l'enceinte habitée les pierres provenant de leur démolition, prouve qu'il croyait que ces productions des murailles humides mêlaient à l'air des germes ou des émanations nuisibles. Il y a là peut-être matière à recherches, quoiqu'elles puissent paraître à certaines personnes oiseuses et futiles.

Les idées généralement admises sont d'accord avec la physiologie pour rendre le froid justiciable des maladies qu'on lui attribue. Mais l'observation nous montre que tous les problèmes de la vie sont souvent beaucoup plus complexes qu'ils ne le paraissent au premier abord.

Dans tous les cas, je ne regrette pas d'avoir donné une explication, peut-être nouvelle, d'un passage du grand législateur hébreu.

(1) On pourrait peut-être hésiter à ranger les névralgies sciatiques parmi les manifestations arthritiques ou rhumatismales. Chez quatre des malades qui en ont été atteints, nous avons trouvé dans la coïncidence d'accidents évidemment rhumatismaux ou dans les antécédents héréditaires la preuve ou la présomption que ces névralgies doivent être attribuées à cette origine.

(2) Une jeune fille de très-forte constitution travaille pendant plusieurs semaines dans un sous-sol froid et humide, placée dans un courant d'air et occupée à laver de la

ceux où, les lésions cardiaques et articulaires se développant simultanément, on ne peut méconnaître leur connexion pathogénique. Il en peut
être de même de l'artérite : nous la voyons succéder au rhumatisme
articulaire et coïncider avec les lésions cardiaques. J'ai même recueilli
plusieurs observations où des attaques répétées du rhumatisme aigu
n'ayant laissé dans le cœur aucune trace de leur passage, en avaient
laissé de très-accentuées dans les artères, indurées au troisième degré.
Qu'y aurait-il d'étonnant, si pour les artères comme pour le cœur l'action rhumatismale s'y épuisait tout entière sans toucher les articulations ?
Ce qui serait un argument en faveur de cette opinion, c'est que chez
huit sujets dont six avaient moins de quarante-cinq ans, exposés à l'action
continue du froid humide et qui n'ont pas eu de manifestations rhumatismales extérieures, j'ai constaté des lésions graves du cœur : trois fois
des insuffisances aortiques, compliquées d'indurations des valvules sigmoïdes, d'insuffisance ou de rétrécissement des valvules mitrales, une
fois l'induration avec rétrécissement des valvules aortiques, une fois le
rétrécissement de la valvule mitrale, trois fois l'insuffisance de cette
même valvule ; et chez quatre de ces huit malades le cœur était notablement hypertrophié ; l'origine rhumatismale de ces lésions était d'autant
plus vraisemblable que plusieurs de ces malades étaient prédisposés au
rhumatisme par hérédité.

Nous tirerons encore de nos observations cette remarque que l'absence
de lésions cardiaques chez des sujets ayant offert des manifestations rhumatismales, s'est rencontrée surtout dans des cas de rhumatisme chronique (2 fois), de névralgie sciatique (2 fois le père d'un de ces malades
était goutteux), de rhumatisme musculaire (1 fois) ; trois seulement
avaient été affectés de rhumatisme aigu, mais il était chez un d'eux
d'invasion récente, et ne durait que depuis dix jours.

---

vaisselle ; elle entre dans le service de Chomel, atteinte d'endo-péricardite, et elle y
succombe au bout d'un mois environ, malgré un traitement très-énergique.

Une femme de vingt-sept ans, fille d'une rhumatisante, habite un logement humide ;
elle n'a jamais eu de rhumatisme articulaire ; huit mois avant son entrée à l'hôpital,
elle devenait toute noire, disait-elle, quand elle avait fait quelque exercice ; depuis
un mois ses extrémités inférieures sont notablement œdématiées ; elle tousse, les
poumons sont emphysémateux, le foie déborde les côtes, le cœur est énorme, et un
double bruit de souffle à la base indique une insuffisance avec rétrécissement des
valvules aortiques.

Je pourrais citer un grand nombre de faits analogues où les antécédents héréditaires de goutte ou de rhumatisme fortifient la présomption de la nature rhumatismale des lésions cardiaques développées directement sous l'influence du froid ou de
l'humidité.

Arthritisme. — Rhumatisme. — Les lésions artérielles, chez les malades qui ont présenté des manifestations rhumatismales, ont été ainsi réparties : chez les huit qui avaient eu des rhumatismes articulaires aigus généralisés, j'ai observé le troisième degré quatre fois, le deuxième degré trois fois, une fois seulement le premier chez un sujet qui n'était malade que depuis dix jours. Cette fréquence du troisième degré est d'autant plus remarquable, que deux de ces sujets n'avaient pas quarante-trois ans, que nous ne rencontrerons le troisième degré que trois fois chez les seize autres malades, et que les complications cardiaques ont manqué trois fois chez ces huit malades.

Nous n'avons rencontré le troisième degré que deux fois chez les neuf malades atteints de rhumatisme chronique, et chez une de ces deux malades il y avait en outre un anévrysme de l'aorte. Mais nous avons trouvé le deuxième degré cinq fois et le premier une fois seulement. Les complications cardiaques n'ont été constatées que cinq fois.

Des deux malades atteints de douleurs articulaires sans gonflement, un a présenté le deuxième degré, un autre le troisième. Chez quatre malades affectés de sciatique, nous avons trouvé le deuxième degré trois fois et le premier une fois, deux fois sans lésions cardiaques. Elles manquaient également chez une malade affectée de rhumatisme vague, musculaire plutôt qu'articulaire, et chez laquelle la lésion artérielle était au premier degré.

Chez six malades qui ont eu des lésions artérioso-cardiaques après avoir été exposés au froid humide, mais sans autre affection rhumatismale, nous trouvons le troisième degré deux fois, le deuxième trois fois, le premier une fois ; chez tous le cœur était malade.

Nous avons dit quels motifs nous faisaient rapprocher de l'artérite rhumatismale celle qui se développe sous l'influence du froid humide ; nous admettons aussi par analogie qu'ici le processus morbide est de nature inflammatoire. La coïncidence de lésions cardiaques qui sont généralement attribuées à un processus de cette nature, et enfin les constatations nécropsiques me paraissent autoriser cette manière de voir au moins pour le plus grand nombre des cas.

Si, laissant de côté ces conditions étiologiques, je cherche dans quelles proportions les manifestations rhumatismales ont coïncidé avec les lésions artérielles, je trouve que dans 140 cas on les a constatées 68 fois, c'est-à-dire chez près de la moitié des malades ; et ce chiffre déjà très-significatif acquiert encore plus de valeur quand on songe combien les malades, dans le milieu nosocomial, enregistrent avec peu de soin les accidents de leur santé, et combien d'entre eux oublient ou dédaignent les troubles morbides qui ont disparu depuis quelque temps.

Ces soixante-huit ont été ainsi répartis : sur trente-huit malades qui ont présenté le premier degré, huit ont eu des attaques de rhumatisme articulaire fébrile aigu ou subaigu, et chez cinq elles se sont plusieurs fois répétées; trois ont été atteints de rhumatisme chronique; neuf ont eu des douleurs sciatiques articulaires ou musculaires, le plus souvent intenses, habituelles ou souvent répétées ; quelques-uns des arthrites apyrétiques et que l'absence de l'élément fébrile m'a fait ranger dans cette catégorie.

Le rhumatisme articulaire fébrile s'est montré six fois sur cinquante-quatre malades offrant les lésions du deuxième degré : dix fois les attaques en ont été multipliées. Le rhumatisme chronique a été noté trois fois, et les autres formes de rhumatisme l'ont été onze fois. Quarante-huit malades m'ont présenté les lésions du troisième degré, et sur ce nombre dix ont eu des atteintes cinq fois répétées de rhumatisme aigu ou subaigu, un du rhumatisme chronique, sept des douleurs erratiques ou des arthrites sans fièvre. Ainsi, en résumé, le rhumatisme articulaire aigu fébrile a précédé trente-quatre fois les lésions artérielles, le rhumatisme chronique cinq fois, les autres formes des diathèses goutteuses ou rhumatismales vingt-sept fois.

Quand de ce résultat brut je rapproche les faits peu nombreux où les lésions artérielles se sont montrées, sous les yeux de l'observateur, après plusieurs semaines ou plusieurs mois d'invasion du rhumatisme, quand on réfléchit au rôle dominateur que le rhumatisme joue dans l'étiologie des maladies du cœur, dont les artères sont un annexe, il n'est guère permis de conserver des doutes sur les rapports pathogéniques qui existent entre le rhumatisme et les lésions artérielles. L'évolution de celles-ci me semble moins rapide que celle des lésions cardiaques, ou du moins, moins apparente à ses débuts ; mais, dans le rhumatisme du cœur, après le choc de la maladie aiguë, l'organe affecté peut subir une modification lente qui transforme les produits du processus inflammatoire, et, soit sous l'action persistante mais latente du travail morbide, soit sous l'influence des troubles fonctionnels qui résultent de la lésion primitive, les altérations du cœur deviennent très-souvent plus graves et plus profondes. De même pour les artères quand le tumulte de la maladie est en apparence apaisé, le trouble qu'a subi la nutrition des parois vasculaires peut se prolonger silencieusement ; il peut se réveiller sous l'influence de causes occasionnelles dont l'action ne retentti pas sur l'ensemble de l'organisme ou ne s'y manifeste point par des phé-nomènes appréciables.

La part de l'arthritisme et du rhumatisme dans l'étiologie de l'artérite me paraît plus étendue que ne l'indiquent les chiffres que je viens de citer. Je n'ai fait entrer dans ces relevés que les malades présentant des manifestations goutteuses ou rhumatismales incontestées.

Mais, en dehors de ces faits, d'autres malades dont les artères étaient altérées étaient atteints d'asthmes, de migraines opiniâtres, de névral-gies, d'hypochondrie, d'affections cutanées qui pour moi comme pour d'autres médecins relèvent, sinon toujours, du moins dans le plus grand nombre des cas de la diathèse arthritique.

Intoxication saturnine et syphilis. — Comme je l'ai consigné dans une note que j'ai remise à M. Maurice Raynaud, et qu'il a bien voulu insérer dans le *Dictionnaire de médecine et de chirurgie pratiques*, j'ai assez sou-vent rencontré les signes de l'athérome artériel chez les malades atteints de cachexie saturnine ; mais, comme les excès alcooliques sont habituels chez les peintres, les cérusiers, les broyeurs, qui viennent dans nos hôpi-taux avec des phénomènes d'intoxication saturnine ; comme d'ailleurs, ainsi que l'a remarqué Garrod, les accidents arthritiques sont communs chez ces malades, au milieu de ces conditions étiologiques complexes, il est malaisé de déterminer la part qu'il faut faire au plomb.

Je suis disposé à admettre cependant que cette cachexie peut amener des altérations de nutrition dans les parois artérielles, et en provoquer la dégénérescence graisseuse ; peut-être aussi les troubles dynamiques que le plomb produit dans les tuniques vasculaires peuvent-ils contri-buer à y favoriser des altérations de nutrition. On sait, en effet, que chez les malades atteints de coliques saturnines, les artères présentent une dureté et une tension anomales, regardées par Stoll comme un des phénomènes importants de cet état morbide, et dont la persistance était pour lui le signe que la maladie n'était pas vaincue. Cette dureté passa-gère ne peut guère s'expliquer que par une sorte de convulsion tonique de la tunique moyenne.

J'en dirai autant de la syphilis. Sans avoir recueilli un nombre suffi-sant de faits pour asseoir ma conviction, je suis porté à croire qu'elle peut provoquer ou favoriser les altérations athéromateuses des artères.

SYMPTÔMES, EFFETS CONSÉCUTIFS ET COMPLICATIONS DES INDURATIONS ARTÉRIELLES.

Quand on songe au rôle important que jouent les artères dans les fonctions circulatoires, on comprend toute l'étendue des troubles qui peuvent résulter de l'altération de ces vaisseaux. Il n'entre pas dans le plan de ce travail de m'étendre sur les symptômes et les conséquences de l'athérome artériel ; je me contenterai de les exposer succinctement.

On a attribué à l'athérome une diminution de la calorification, un affaiblissement du travail nutritif, l'émaciation musculaire, la raréfaction du tissu osseux. Nul doute que tout ce qui trouble l'afflux régulier du liquide nourricier dans les tissus ne favorise les irrégularités et la décadence de la nutrition. Mais, comme on l'a fait remarquer avec raison, c'est surtout chez les vieillards qu'on a observé ces symptômes, et il est difficile de faire la part des lésions artérielles dans ces modifications de la vie organique qui accompagnent la sénilité. J'en dirai autant de l'affaiblissement des facultés intellectuelles et affectives : l'induration des artères peut être un coefficient de ces changements survenus dans l'être moral sous la pression des années ; mais l'âge y a sa part incontestable ; en dehors même de l'altération vasculaire, les échanges et les métamorphoses nutrives se ralentissent ; la force plastique ou génératrice s'épuise. Le rôle des artères est secondaire dans ces changements, et, si l'altération profonde des artères est un danger permanent pour la vie, si même elle peut amener, comme le pense M. Chrastna, une sénilité précoce, si la nutrition en souffre, il n'est pas vrai, dans tous les cas et dans tous les sens, qu'on ait l'âge de ses artères. On a dit, et cela n'est pas impossible, que l'athérome des artères coronaires favorisait la stéatose du cœur.

J'attribuerai une part beaucoup plus grande à l'altération des parois vasculaires dans la production des troubles mécaniques de la circulation ; ainsi, il y a certains vertiges qui succèdent à un brusque changement de position, à la déclivité de la tête qu'on observe chez les athéromateux ; et il y a longtemps que j'ai entendu faire cette remarque à mon vénéré maître, le docteur Guérard. En parlant des rapports du vertige et de l'athérome, nous avons admis que l'ischémie et les congestions passives du cerveau pouvaient exister derrière le vertige et reconnaître pour cause l'induration des vaisseaux cérébraux.

Depuis longtemps on a constaté la fréquente coïncidence de l'hémorrhagie cérébrale et de l'athérome, et ceux mêmes qui ont cherché à amoindrir les rapports pathologiques de ces deux affections ont apporté des témoignages en leur faveur ; ainsi MM. Bouchard et Vulpian n'ont vu manquer l'athérome que 18 fois dans 100 observations d'hémorrhagies cérébrales, et, dans les cas où il n'a pas été constaté, ils ont rencontré la lésion artérielle décrite par M. Charcot sous le nom d'anévrysme miliaire. Cette lésion, sous une forme et avec une localisation différentes, pourrait bien relever de la même condition pathogénique que l'athérome artériel. D'ailleurs, comme je l'ai dit déjà, l'athérome, dans l'immense majorité des cas, ne joue le rôle que de cause prédisposante. Presque constamment, derrière l'hémorrhagie il y a une fluxion congestive, et l'arthritisme, cause si fréquente des lésions artérielles, crée une disposition très-grande aux congestions.

Nous en dirons autant de l'hémorrhagie méningée habituellement précédée d'athérome.

Les nodus athéromateux, surtout quand ils se développent symétriquement sur les deux faces opposées d'un vaisseau, peuvent amener son oblitération complète (Lancereaux), ou apporter un appoint considérable aux coagula dont ils favorisent le développement.

Ces coagula peuvent recouvrir, sous forme de couches membraniformes, la surface ulcérée des tuniques artérielles ; d'autres fois, ils forment des thromboses et oblitèrent tout le calibre du vaisseau. Les lésions consécutives varient suivant le siége de l'obstruction ; un ramollissement dans le cerveau, des infarctus dans la rate, les reins et les poumons, de la gangrène dans les membres, sont les conséquences fréquentes de l'interruption de la circulation dans les organes où l'altération des artères en avait déjà diminué l'énergie.

On s'est demandé si le simple rétrécissement du vaisseau ne pouvait pas, chez des sujets prédisposés, amener quelques-unes de ces lésions pour expliquer des cas où l'on n'avait pas trouvé de caillots oblitérateurs ; ces cas sont rares, et l'explication qu'on en a donnée n'est pas incontestable.

L'altération de la paroi artérielle, l'ulcération qu'elle subit, favorisent la coagulation du sang, et jouent ainsi le rôle de coefficient, sinon de cause directe, dans la formation des thromboses et des embolies.

M. Lancereaux a signalé la fréquente coïncidence de l'endartérite avec une altération des reins qu'il trouve de tous points semblable dans ses caractères histologiques à la néphrite goutteuse. Je crois que les conclusions qui ressortent de ces études étiologiques expliqueront cette coïncidence, et y trouveront une nouvelle confirmation.

Il est possible que deux affections se développent sous les mêmes influences diathésiques, sans avoir entre elles un rapport direct de causalité.

Nous devons encore ranger parmi les accidents consécutifs des lésions artérielles qui nous occupent, les décollements de la membrane interne qui peut contribuer à rétrécir ou à oblitérer le calibre du vaisseau, le décollement des plaques calcaires ou même quelquefois des nodus athéromateux (Lancereaux) qui peuvent constituer des éléments d'embolies.

Un autre accident, bien étudié dans ces derniers temps par MM. Charcot et Vulpian, c'est la rupture des pustules athéromateuses.

L'épanchement subit de leur contenu dans le torrent circulatoire modifierait la crase du sang et produirait une sorte d'intoxication manifestée par des phénomènes adynamiques. Dans les observations citées à l'appui de cette opinion, que j'ai eues sous les yeux, il y avait, sous cette forme typhoïde, des lésions locales à mode inflammatoire, dont la bouillie athéromateuse avait bien pu être le point de départ, en jouant le rôle d'embolies capillaires ; mais, comme le remarque judicieusement M. le docteur Lécorché, il n'est pas démontré que l'adynamie doive être imputée à une sorte de septicémie ; l'état constitutionnel accompagnant l'athérome, l'âge des malades, pouvaient imprimer cette expression symptomatique au travail morbide, et surtout j'ajouterai, quand il a son siége dans les reins, comme dans l'observation citée à l'appui de cette théorie ; dans un cas, M. Charcot a trouvé, il est vrai, dans le sang fluidifié, des gouttelettes d'huile, des corps granuleux, de la graisse.

L'atrophie simple ou compliquée de dégénérescence graisseuse de la tunique moyenne, est une des conséquences de l'athérome ; très-souvent la membrane interne s'ulcère, et la pression du sang contre la tunique moyenne altérée finit par vaincre sa résistance : le sang soulève la tunique celluleuse et forme un anévrysme mixte externe. Il peut, après s'être creusé un canal collatéral entre les deux tuniques, rentrer dans la cavité du vaisseau par une autre ouverture, constituant l'anévrysme disséquant de Laennec ; ou bien la tunique interne saillante peut être percée de plusieurs ouvertures (canalisation de la tunique interne, M. Rokitansky), qui n'est qu'une variété du précédent. Les anévrysmes peuvent être isolés ou multiples. Quoique les artères athéromateuses soient assez souvent dilatées, suivant la plupart des chirurgiens modernes, et M. Broca en particulier, l'anévrysme vrai ou par dilatation se développerait le plus souvent sans athérome préalable.

On a fait jouer un rôle considérable à l'athérome dans la production des maladies du cœur, en s'appuyant sur les troubles mécaniques qui doivent résulter de la rigidité des artères. Je crois qu'il y a dans cette assertion une très-grande exagération, au moins, et une interprétation erronée des faits. Les affections du cœur coïncident si souvent avec l'athérome, que l'existence de celui-ci autorise à soupçonner une lésion cardiaque, et qu'il m'est arrivé très-souvent, après avoir reconnu l'état morbide des artères, de prévoir et de constater des lésions valvulaires, qui ne se manifestaient par aucun trouble notable de la fonction circulatoire.

Cette solidarité, cependant, n'est pas une loi sans exception ; toutes les conditions pathogéniques qui produisent l'induration des artères n'agissent pas sur le cœur avec la même énergie. Ainsi, nous avons vu l'alcoolisme amener les altérations les plus accentuées des parois artérielles, et laisser assez souvent le cœur intact. L'arthritisme et le rhumatisme, au contraire, épargnent plus rarement le centre circulatoire quand les artères sont altérées.

Toutes les formes de l'arthritisme ou du rhumatisme ne retentissent pas également sur le cœur ; nous avons vu que les douleurs erratiques, musculaires ou articulaires, revenant fréquemment, sont, le plus souvent, accompagnées de lésions cardiaques. Parmi les phénomènes secondaires de la goutte, l'asthme, les vertiges, ont été habituellement rencontrés en coïncidence avec des affections du cœur ; celles-ci ont été moins constantes dans le rhumatisme chronique et chez les sujets atteints de névralgies goutteuses, de gastralgie, de migraines, d'arthritides.

Quoiqu'il n'y ait pas un rapport constant entre le développement de l'affection cardiaque et l'intensité des altérations artérielles, on peut dire, d'une manière générale, que plus la lésion des artères est prononcée, plus les altérations du cœur sont fréquentes et accentuées.

Ainsi, sur 38 cas d'athérome au premier degré, le cœur a paru sain dans 10 cas, c'est-à-dire chez plus du quart des malades.

Au deuxième degré, 9 seulement sur 54, c'est-à-dire un sixième, ont été notés comme ne présentant aucun signe d'affection cardiaque.

La proportion est plus faible encore au troisième degré ; cette immunité du cœur a été constatée 4 fois sur 48 malades, dans le douzième des cas.

L'âge ne paraît pas exercer une influence bien notable sur le développement des altérations cardiaques : parmi les malades atteints d'affections du cœur, la moitié avait moins de trente-cinq ans.

L'étude attentive des faits me paraît établir que les affections cardiaques et artérielles qui coexistent si souvent, dépendent de la même racine diathésique, qu'elles sont connexes, congénères ; le frottement plus grand produit, sur la paroi vasculaire, par la colonne sanguine que lance un cœur hypertrophié, ne me paraît pas suffire pour produire l'athérome.

Je ne crois pas davantage que le trouble circulatoire qui résulte de la rigidité des artères, suffise pour faire naître une affection du cœur.

Sans doute, quand le cœur est malade, cette rigidité des artères, la perte de leur élasticité, doivent augmenter la gêne et les désordres de la circulation, en accentuer l'expression ; mais rien n'autorise à croire que ces lésions modifient d'une manière importante et directe la structure du cœur. Nous avons vu que dans certains cas, rares il est vrai, le cœur peut rester sain quand les artères sont altérées ; beaucoup plus souvent, nous avons observé qu'il n'y avait aucun rapport constant entre l'intensité de la lésion artérielle et le degré de l'affection cardiaque. Il faut se rappeler d'ailleurs, comme je l'ai déjà dit, que ce qu'on appelle une hypertrophie cardiaque n'est pas une simple augmentation du volume du cœur, un accroissement physiologique de ses fibres musculaires, mais que le plus souvent, en même temps qu'elles forment une masse plus considérable, ces fibres musculaires sont altérées dans leur structure ; qu'il y a eu là une perversion du travail nutritif, et non pas seulement une exagération fonctionnelle.

Nous trouverons d'ailleurs une confirmation de cette opinion sur l'origine des complications cardiaques, dans la nature des lésions valvulaires ; celles-ci, comme le remarque le docteur Lécorché, si elles étaient le résultat mécanique de la gêne de la circulation artérielle, ne pourraient être que des insuffisances produites par la dilatation des orifices. J'ajouterai que l'insuffisance aortique devrait précéder l'insuffisance mitrale ou au moins la compliquer le plus souvent.

Quand je cherche dans quelle proportion ces différentes lésions se sont montrées chez mes malades : J'ai rencontré 10 fois l'insuffisance aortique simple et 26 fois l'insuffisance mitrale ; 4 fois ces deux lésions réunies ; 5 fois l'insuffisance aortique compliquée d'induration des valvules ; 18 fois le rétrécissement de l'orifice aortique et 11 fois le rétrécissement mitral ; 2 fois l'insuffisance mitrale avec rétrécissement aortique. J'ai constaté 46 fois des signes d'augmentation de volume du cœur coïncidant avec ces lésions.

Ainsi les rétrécissements sont moins nombreux que les insuffisances :: 30 : 47. Mais il en est toujours ainsi : l'insuffisance mitrale est de toutes les lésions valvulaires celle que l'on rencontre le plus souvent; et sur ces 70 malades, dont les lésions valvulaires ont été déterminées, 10 seulement ont présenté les signes de l'insuffisance aortique.

J'ajouterai encore que, si l'insuffisance mitrale devait être attribuée à l'obstacle mécanique apporté aux fonctions cardiaques par la rigidité des artères, elle devrait être surtout le résultat d'une dilatation de l'orifice auriculo-ventriculaire. Or, il n'en est rien ; dans l'immense majorité des cas, l'épaississement et le racornissement de la valvule, l'adhérence des cordes tendineuses à sa languette terminale, sont la cause de cette insuffisance, et témoignent qu'il y a eu là un travail morbide, le plus souvent de nature inflammatoire, une modification, en un mot, de l'action nutritive, et non pas seulement cette action mécanique à laquelle on veut faire jouer un si grand rôle.

En résumant les impressions qui ressortent de cette étude, nous voyons l'arthritisme et le rhumatisme, sous leurs formes franches, comme sous les formes qu'on pourrait appeler larvées, exercer une incontestable influence sur le développement des indurations artérielles ; on peut même dire que dans la très-grande majorité des cas, l'altération des artères relève de cette double origine. Les excès alcooliques se rencontrent ensuite comme la cause la plus active de ces indurations, qui peut-être dans ce cas se produisent par un processus différent, et ne seraient pas imputables à l'artérite ; celle-ci semble être, le plus souvent au moins, la cause immédiate des indurations rhumatismales ou arthritiques. Enfin, l'intoxication saturnine, la syphilis, ont paru quelquefois responsables de ces indurations, sans que mes observations m'aient démontré cette relation pathogénique d'une manière incontestable.

Il faudrait, d'après M. Virchow, ajouter à ces causes certains états cachectiques, résultat de l'âge ou de maladies chroniques, qui amèneraient une dégénérescence graisseuse des parois artérielles. Je suis tout disposer à accepter cette opinion du pathologiste prussien, mais la fréquence très-grande de l'induration artérielle à l'âge moyen de la vie, paraissant se développer sous l'influence des causes que nous avons énoncées, restreint beaucoup, je le crois, le nombre des athéromes cachectiques ou séniles, et l'on peut dire que la diathèse arthritique domine la pathologie des artères comme elle domine la pathologie du cœur.

DE LA DIATHÈSE ARTHRITIQUE

ET DE SES DIVERSES MANIFESTATIONS (1).

Sommaire. — Considérations générales. — Manifestations arthritiques. — Rhumatisme noueux. — Goutte vague — Goutte sciatique. — Goutte larvée. — Migraines et céphalées arthritiques. — Asthme. — Névralgies. — Crampes. — Vertiges. — Hémorrhoïdes. — Varices. — Dermatoses arthritiques. — Affections cérébrales. — Hypertrophie du cœur. — Athérome artériel. — Relevés statistiques.

MESSIEURS,

En étudiant les indurations artérielles nous avons vu que le diathèse arthritique pouvait être considérée comme une des principales causes de cette affection. Portant plus loin nos investigations nous avons cherché le rapport de la lésion artérielle avec les différentes manifestations de l'arthritisme. Cette recherche nous conduit à dire quelques mots de l'arthritisme, qui occupe une si grande place dans l'étiologie des maladies chroniques.

Je n'entreprendrais pas aujourd'hui de défendre l'existence des diathèses et de l'arthritisme en particulier contre les médecins qui les nient, et je ne parlerais même pas de cette singulière négation de faits aussi faciles-à observer et aussi généralement admis, si je ne l'avais entendu formuler par d'estimables professeurs de la Faculté de Paris.

Quand nous admettons des maladies constitutionnelles ou diathésiques, nous n'en faisons pas des entités abstraites, bien que nous ne puissions pas dire quelle est la modalité organique qui leur correspond. Nous affirmons qu'entre leurs manifestations morbides, qui se succèdent ou éclosent sous l'influence de causes occasionnelles il y a un lien constitutionnel, que derrière elles, il y a un état anomal de la constitution, le plus souvent héréditaire; il s'accuse souvent dès l'enfance, il se révèle pendant le cours de la vie par des symptômes qui lui sont propres et il

(1) Leçon extraite des *Archives de médecine* (juillet 1872 et *passim*). — Étude clinique sur les indurations des artères.

peut modifier avec plus ou moins d'énergie, par son intervention, la physionomie des maladies accidentelles, ou même d'autres maladies constitutionnelles. Cette disposition anomale, cette modalité persistante de l'organisme vivant, nous l'appelons diathèse.

Y voir autre chose, une force occulte, un principe mystérieux que la science même repousse, c'est se battre contre des moulins à vent; ne pas voir ce grand fait pathologique qui domine toute l'histoire des maladies chroniques, c'est fermer les yeux à la lumière.

Depuis vingt ans, je me suis voué à l'étude des diathèses. Dans plusieurs publications, j'ai imprimé mes idées sur ce sujet, j'espère publier prochainement un travail d'ensemble sur les affections diathésiques, je me contenterai de dire quelques mots de l'arthritisme et de ses rapports avec le rhumatisme.

L'arthritisme a pour type l'attaque de goutte franche, mais chez les goutteux et dans leur race, on voit alterner ou coïncider avec cette manifestation typique des accidents très-divers, comme des névroses, l'hypochondrie, l'asthme, les névralgies à localisations diverses, la migraine, la gastralgie, l'hystérie, comme aussi des maladies du système tégumentaire. Il faut mettre au compte de l'arthritisme un grand nombre d'affections cutanées, beaucoup d'affections des membranes muqueuses qui se traduisent par des catarrhes ou par d'autres troubles fonctionnels de ces membranes, des anomalies des sécrétions qui expriment souvent des altérations profondes de la nutrition et peuvent aboutir à des productions morbides, comme les gravelles biliaires et urinaires. Enfin, comme conséquence ultime, l'arthritisme peut produire des néoplasies, des dégénérescences, des dyscrasies. La glycosurie et l'albuminurie lui sont souvent imputables. Les lésions cardiaques et vasculaires en sont fréquemment la conséquence et servent d'intermédiaire entre cette diathèse et d'autres lésions qui se rencontrent le plus souvent dans les races goutteuses, comme les hémorrhagies et les ramollissements du cerveau, les gangrènes par oblitération artérielle, etc.

Je ne m'étendrai pas sur les rapports pathogéniques de la goutte et du rhumatisme; j'ai discuté cette question précédemment. J'ai cherché à montrer qu'on pouvait concilier les opinions contradictoires fondées sur leurs différences profondes et sur les affinités non moins incontestables de ces deux affections, en admettant que le rhumatisme est un état morbide accidentel, provoqué par l'impression offensive des agents extérieurs, que les races goutteuses y sont particulièrement prédisposées, que cette prédisposition et la loi d'habitude peuvent expliquer les apparences diathésiques que revêtent les affections rhumatismales. On comprend ainsi la fréquente alternance de la goutte et du rhumatisme dans les mêmes races où ces deux affections peuvent quelquefois se combiner et devenir les coefficients de certaines formes mixtes.

Mais dans les formes très-actives de la goutte, quand elle règne sur l'organisme, elle tend à exclure les autres influences diathésiques. Garrod dans un travail très-intéressant a montré que l'arthrite goutteuse paraissait avoir pour cause instrumentale le dépôt d'acide urique dans les cartilages articulaires; ce fait très-remarquable est venu confirmer, en le précisant et le généralisant, ce qu'on savait dès longtemps sur les rapports qui existent entre la goutte et la production de l'acide urique. Il est probable que ces rapports seront reconnus un jour plus étendus encore que la science ne les admet aujourd'hui. L'acide urique s'est rencontré dans les sécrétions cutanées, j'en ai recueilli chez un goutteux dont les sueurs cristallisaient dans son lit sous forme pulvérulente; on l'a trouvé dans les plaques athéromateuses. On le trouvera peut-être un jour dans le pus des furoncles ou des anthrax goutteux et dans une foule d'organes ou de tissus qui sont le siége des manifestations goutteuses. Les expériences très-remarquables de M. Gigot-Suard qui a vu des éruptions cutanées succéder à l'injection d'acide urique dans les veines, autorisent à présumer que des recherches suivies dans cette voie augmenteront la portée et les applications du fait pathologique constaté par Garrod.

Mais en étendant aussi loin que possible le rôle de l'acide urique dans les phénomènes goutteux, a-t-on étreint la nature de la goutte? a-t-on saisi sa cause intime en démontrant dans les lésions goutteuses la présence de l'acide urique? Ce serait une illusion de le croire. L'acide urique est le produit et l'effet d'une combustion incomplète des produits protéiques. Mais cette combustion incomplète est la manifestation et le résultat d'un trouble de la nutrition, trouble profond, primordial, qui a sa racine dans l'ensemble de la constitution et dans la race elle-même, puisqu'il se transmet par hérédité; c'est ce trouble, si l'on pouvait l'atteindre et le définir, qui constituerait la goutte. L'acide urique, où qu'il se forme, n'en est que l'étiquette; d'ailleurs rien ne prouve, ni même n'autorise à penser qu'il soit le signe constant et nécessaire de toute lésion goutteuse; rien ne prouve même qu'en dehors de la goutte il ne puisse se former en excès dans l'économie.

Dans les observations recueillies à l'hôpital, il est bien rare qu'on obtienne des renseignements sur la santé des parents, que ces renseignements soient assez précis pour permettre de distinguer dans tous les cas les antécédents rhumatismaux des antécédents goutteux. Voici cependant ce que je trouve dans mes notes : sur 34 malades atteints de rhumatisme articulaire aigu ou subaigu, il en est 18 qui ont pu me fournir des renseignements sur la santé de leurs parents.

Cinq avaient des parents goutteux, dans deux cas le père était à la fois asthmatique et goutteux. La goutte franche n'est pas commune dans les classes pauvres; de plus, bien des malades ne connaissent pas exactement la santé de leurs parents : cette double considération donne à ce chiffre une certaine importance. Quatre autres disaient que leurs pères étaient rhumatisants; l'un désignait l'affection paternelle sous le nom de rhumatisme chronique, une autre sous le nom de douleurs.

Un autre se rappelait que son père avait eu la pierre, affection qui dans la grande majorité des cas peut être mise au compte de la goutte.

Chez les ascendants de ces rhumatisants nous avons vu l'asthme compliquer deux fois la goutte. Cinq fois l'asthme existait seul comme antécédent morbide héréditaire.

Quatre fois la mère des rhumatisants était sujette à la migraine; trois autres fois la migraine coïncidait avec l'asthme et une fois avec la goutte.

Si, comme je le crois, l'asthme et la migraine doivent être regardés comme des manifestations goutteuses, et du reste je reviendrai plus loin sur cette question, nous trouverions chez nos dix-huit rhumatisants quatorze fois des antécédents goutteux dans leur race, et quinze fois, si nous y ajoutons celui dont le père était calculeux.

Il est intéressant d'examiner comment cet héritage goutteux s'est traduit dans la race chez des sujets atteints de lésions artérielles, et qui n'avaient pas eu d'attaques de rhumatisme aigu ou subaigu.

Dix malades étaient dans ces conditions et avaient des parents goutteux dont trois étaient en même temps asthmatiques; une autre avait des douleurs erratiques et avait été atteinte d'hémiplégie faciale. Deux autres malades avaient des sciatiques; l'une d'elles était tuberculeuse. Un souffrait de coliques néphrétiques et avait déjà eu la pierre. Une autre avait un rhumatisme noueux. Les trois derniers avaient des douleurs musculaires et articulaires, compliquées d'asthme chez l'un, de zona chez une autre et chez une troisième de dartres. Je dois ajouter que neuf de ces malades étaient des femmes.

Le seul homme se trouvant dans cette catégorie était le malade atteint de coliques néphrétiques.

Quelque restreints que soient ces chiffres, ils nous montrent que l'asthme, les névralgies, et entre autres la névralgie sciatique, les douleurs vagues, erratiques, mais opiniâtres et répétées, certaines affections cutanées, sont souvent, et chez les femmes surtout, les manifestations de l'héritage goutteux.

Nous allons passer maintenant en revue les autres manifestations arthritiques ou rhumatismales observées chez des malades affectés d'indurations artérielles.

L'arthrite chronique revêtant quelquefois la forme d'arthrite noueuse a été observée dix fois : quatre fois chez des hommes, six fois chez des femmes. Huit fois les malades avaient été longtemps soumis à l'action du froid humide. Trois fois la forme chronique avait été précédée d'attaques répétées de rhumatisme aigu. Dans deux cas où la forme noueuse était très-accentuée, une fois le père était goutteux ; une autre fois le père était sujet aux douleurs ; la mère et la sœur avaient des migraines.

Chez une autre malade, la mère était rhumatisante, la grand'mère était asthmatique, un quatrième nous disait que sa mère était sujette aux migraines. Chez les six autres nous n'avons pu, soit obtenir des renseignements sur les antécédents, soit constater la trace d'affections arthritiques. Chose remarquable, dans ces dix cas j'ai trouvé des lésions artérielles. Ajoutons que chez cinq des sept malades qui avaient présenté d'emblée la forme chronique, le cœur paraissait sain.

Ainsi, lésions cardiaques relativement rares, lésions artérielles peu prononcées, tels sont les caractères particuliers du rhumatisme chronique au point de vue de son influence sur l'appareil circulatoire. Ce résultat est conforme d'ailleurs à la loi établie par le docteur Stokes et qui veut que le danger des complications cardiaques soit dans le rhumatisme proportionné à l'intensité de la fièvre. La rareté relative des antécédents arthritiques, rapprochée de ces particularités, est encore une circonstance qu'il faut noter. Il semble que par ses antécédents comme par ses complications, l'arthrite chronique ait des connexions moins intimes que le rhumatisme aigu avec l'arthritisme, qu'elle dépende davantage des causes extérieures, favorisées sans doute par certaines modalités constitutionnelles qu'on trouve toujours derrière la chronicité, comme l'anémie, le lymphatisme, l'affaiblissement de l'action nutritive quel qu'en soit le coefficient constitutionnel.

Cependant je ne partage pas l'opinion de M. Garrod sur le rhumatisme noueux dont il veut faire une affection complétement distincte de la goutte et du rhumatisme, c'est plutôt, je crois, une forme complexe, une sorte de métis pathologique, mais qui se rattache souvent à la racine goutteuse, comme nous l'avons observé dans les antécédents héréditaires des deux cas de rhumatisme noueux qui entrent dans ce relevé.

Il en est tout autrement des malades qui ont eu des douleurs erratiques articulaires ou musculaires fréquentes, accompagnées parfois de gonflements des articulations, sans fièvre : 24 malades ayant offert ces symptômes entrent dans mes relevés. Dix-huit avaient des lésions cardiaques très-accentuées, chez trois un emphysème considérable des poumons n'a pas permis de déterminer d'une manière positive quel était l'état du cœur. Chez trois seulement, le cœur a paru sain. Dans les 18 cas où nous avons constaté des lésions du centre circulatoire, 15 fois une hypertrophie notable du muscle cardiaque compliquait les altérations valvulaires.

Ainsi, les lésions cardiaques se montrent avec une inégale fréquence dans les différentes formes de ces maladies : assez rares dans le rhumatisme chronique, elles manquent encore assez souvent dans le rhumatisme subaigu; beaucoup plus fréquentes dans le rhumatisme aigu, elles sont presque constantes chez les malades affectés depuis longtemps de douleurs vagues erratiques. J'ai acquis la conviction que ces douleurs vagues erratiques, habituellement désignées sous le nom de *rhumatisme*, étaient très-souvent de nature goutteuse; je n'ai pu recueillir malheureusement que peu de renseignements sur les antécédents héréditaires de ces malades; 12 seulement m'en ont fourni, et ces renseignements me paraissent confirmer cette manière de voir.

De ces 12 malades, 4 avaient des parents goutteux. La goutte chez un d'eux était compliquée d'asthme.

Cinq fois les ascendants étaient tourmentés par des migraines, compliquées d'asthme chez l'un d'eux.

Deux autres de ces malades avaient des pères asthmatiques et la mère de l'un d'eux avait des migraines.

Le douzième affirma que sa mère avait eu des rhumatismes et qu'elle succomba à une hémorrhagie cérébrale, affection commune dans les races goutteuses, et qui peut dans beaucoup de cas être considérée comme une des terminaisons de la goutte; et en outre cette malade était asthmatique.

En récapitulant, nous trouvons chez les ascendants quatre fois la goutte franche, quatre fois l'asthme, six fois la migraine. Dans tous ces cas la goutte s'affirme, sous des manifestations diverses, comme condition originelle de ces douleurs erratiques.

Les phénomènes morbides qui ont accompagné ces douleurs apportent un nouvel argument en faveur de leur nature goutteuse : quatre des malades sujets à ces douleurs étaient asthmatiques, et, chose remarquable, leurs parents ne l'étaient pas ; six avaient des migraines, trois de l'eczéma chronique ; deux de l'acné rosacea, sept étaient tourmentés par des vertiges, accident commun chez les goutteux.

Chez plusieurs de ces malades nous avons encore observé des accidents qui relèvent souvent de l'arthritisme : des urines sédimenteuses, des gastralgies, des varices, des crampes. Les anciens, dans leur intuition synthétique, avaient désigné les douleurs dont nous parlons sous le nom de *goutte vague*, comme ils avaient appelé *goutte sciatique* la névralgie sciatique, qui souvent, en effet, quand elle n'est pas symptomatique d'une lésion développée sur le trajet du nerf, est une manifestation arthritique.

Nous allons étudier maintenant quelques-unes de ces manifestations dérivées de l'arthritisme qu'on pourrait appeler la *goutte larvée*.

Migraines. — 28 malades, dont 21 appartenant au sexe féminin, ont accusé des migraines bien caractérisées, avec vomissements, et 5 autres, dont 2 hommes, des céphalalgies fréquentes, intenses, sans troubles gastriques, mais se rapprochant des migraines par leur marche, leur ténacité, leurs fréquents retours.

10 de ces 28 malades ont eu des attaques de rhumatisme aigu ou subaigu, 2 des rhumatismes chroniques et 4 des douleurs erratiques. Ainsi, des manifestations rhumatismales ou arthritiques incontestables ont compliqué la migraine 16 fois sur 28.

Si, pour bien fixer la nature de ce symptôme et son étiquette diathésique, nous cherchons avec quels autres phénomènes morbides il a coïncidé, voici ce que nous trouvons : 5 de ces malades étaient asthmatiques ; 4 étaient affectés de gastralgie ; 7 avaient des vertiges ; 3 étaient hémorrhoïdaires ; 4 avaient des crampes fréquentes ; 5 avaient des affections herpétoïdes ou des prurits incommodes. Une femme avait la gravelle, deux de ces malades ont été atteints d'hémiplégie complète et un d'hémiplégie faciale.

19 ont offert les signes de lésions valvulaires, dix fois avec augmenation de volume du cœur ; chez ces 28 malades il existait

en même temps des indurations artérielles plus ou moins marquées.

Les connexions pathogéniques de la migraine avec l'arthritisme me paraissent ressortir de ces faits. L'étude des antécédents héréditaires viendra les confirmer.

25 malades avaient des parents atteints de migraine; une seule fois cet antécédent s'est présenté dans la ligne paternelle.

Le rhumatisme aigu ou subaigu a été observé 8 fois chez ces malades; 8 autres ont eu des douleurs erratiques fréquentes; 5 étaient asthmatiques; 7 seulement étaient sujets aux migraines; 3 avaient des vertiges et 5 des crampes; 4 étaient affectés de gastralgies et 4 d'affections cutanées.

La tuberculose pulmonaire m'a paru coïncider plus souvent avec cette forme d'arthritisme qu'avec les autres; je l'ai observée 7 fois chez mes 28 premiers malades et 7 fois également chez ceux-ci; en tout 14 fois sur 53. Dans le plus grand nombre des cas soumis à mon observation un état emphysémateux des poumons coïncidait avec les tubercules (1).

Nous ne pouvons pas ne pas être frappés de la fréquence de la migraine chez les femmes et de sa rareté chez les hommes, dans la population nosocomiale. Cette disproportion est moins prononcée chez les gens du monde, chez ceux qui par l'excitabilité de leur système nerveux se rapprochent de la constitution féminine, chez ceux surtout qui mènent une vie sédentaire, et dont l'action nutritive n'est pas stimulée par un exercice musculaire suffisant.

Nous ferons remarquer aussi, pour y revenir tout à l'heure, cette

---

(1) Bien entendu que, pour apprécier les rapports pathogéniques de la migraine avec les différentes manifestations morbides que je viens d'énumérer, il faut tenir compte des dispositions diathésiques qui peuvent avoir été transmises par l'autre ascendant: plusieurs fois, chez les tuberculeux dont j'ai parlé, qui avaient été sujets à la migraine, la tuberculose existait dans une des races procréatrices. Aussi je suis bien loin de supposer que la migraine prédispose aux tubercules, mais je veux dire seulement, si l'on peut tirer une conclusion d'un nombre de faits aussi limité, que la migraine semble indiquer un état constitutionnel moins opposé à la tuberculose que celui qui s'exprime par certaines autres manifestations arthritiques.

En général, quand la tuberculose coïncide avec quelques phénomènes goutteux elle se rencontrera plutôt avec les formes dérivées et comme affaiblies de la goutte qu'avec ses formes franches et primitives.

Dans les races goutteuses, la tuberculose peut encore, comme je l'ai dit ailleurs (*Leçons sur les causes de la phthisie*), exprimer l'affaiblissement et la dégénérescence des procréateurs par l'affection arthritique; celle-ci n'intervient alors dans la production de la tuberculose que d'une manière indirecte et au même titre que toutes les autres causes qui détériorent l'espèce.

affinité de l'asthme et de la migraine; des parents asthmatiques procréent des enfants qui ont la migraine, et réciproquement. L'alternance de ces deux manifestations s'explique par leur commune origine
d'une même racine diathésique, l'arthritisme.

J'ai dit que nous étudierions à part ces cas de céphalalgies intenses,
à retours fréquents, qui n'avaient pas la physionomie complète des
migraines, mais y confinaient par leurs caractères et leurs affinités
pathologiques.

J'en ai observé cinq chez des sujets qui présentaient des indurations
artérielles très-avancées; trois de ces malades avaient des parents
asthmatiques, dont l'un était goutteux; deux fois l'autre ascendant avait
été hémiplégique; deux avaient des douleurs erratiques, compliquées
chez un d'hémiplégie faciale et d'hémorrhoïdes, chez l'autre de varices.
Deux se plaignaient de vertiges; quatre étaient emphysémateux. Trois
fois le cœur était hypertrophié et les orifices malades.

Ces céphalées, on le voit par leur origine comme par les manifestations morbides qui les accompagnent, se rapprochent beaucoup de la
migraine, et c'est pour ne pas déroger aux règles d'une observation
rigoureuse que je les ai séparées.

Asthme. — Des faits assez nombreux témoignent en faveur du rapprochement, admis du reste par la tradition médicale, entre l'asthme et
la goutte.

13 de mes malades étaient sujets à des accès d'asthme et 20 avaient
des asthmatiques parmi leurs ascendants.

Nous allons étudier successivement ces deux groupes : Chez les 13
premiers nous trouvons dans les antécédents, cinq fois la goutte ou
le rhumatisme; une fois sur ces cinq cas le père était à la fois
goutteux et asthmatique; dans un autre cas nous trouvons encore
l'asthme dans l'héritage paternel; deux fois les ascendants avaient,
nous disaient les malades, des étouffements; mais leurs renseignements ne permettaient pas d'établir qu'il s'agît de véritables accès
d'asthme.

Quatre fois les ascendants avaient des migraines, seule expression
chez l'un de ces malades d'une disposition diathésique héréditaire, manifestation ou complication de la goutte ou du rhumatisme chez les
autres.

Trois fois les parents avaient succombé à des attaques d'hémiplégie;
le père d'un quatrième était mort subitement sans autre détermination.

Si nous cherchons maintenant quels sont les phénomènes morbides qui se sont ajoutés à l'asthme chez ces malades, nous voyons que trois étaient hémorrhoïdaires, deux atteints de migraine, 3 sujets aux vertiges, quatre souffraient de gastralgie ou de dyspepsie.

Huit fois le cœur était notablement hypertrophié, sept fois avec des lésions valvulaires incontestables.

L'asthme s'est montré treize fois dans la ligne paternelle, dans le second groupe ; ses complications chez les ascendants ont été quatre fois la goutte, et deux fois des arthrites dont le caractère n'a pas été nettement déterminé ; une fois la migraine, deux fois des hémorrhoïdes ; trois fois des hémiplégies ou des morts subites ont terminé la vie ; cinq fois en même temps que le père était affecté d'asthme, la mère avait eu des migraines, et deux fois elle avait succombé avec des phénomènes hémiplégiques.

Voici maintenant comment ces dispositions morbides se traduisent devant l'hérédité :

Parmi les descendants de ces vingt asthmatiques, trois seulement ont été affectés d'asthme ; et l'un d'eux était en même temps sujet au rhumatisme articulaire.

Sept ont eu des attaques de rhumatisme aigu ou subaigu ; cinq des douleurs erratiques ; un seul est entré à l'hôpital avec un rhumatisme chronique. Ainsi, treize fois sur vingt des symptômes incontestés d'arthritisme ou de rhumatisme ont succédé à l'asthme.

Une autre malade, fille de goutteux asthmatique, avait été atteinte de névralgie sciatique, elle était sujette aux névralgies et ses urines renfermaient des sédiments abondants.

Sur sept de ces malades, nous avons constaté des migraines bien caractérisées ou des céphalées intenses, répétées ; trois avaient des vertiges ; trois autres étaient hémorrhoïdaires.

Les lésions cardiaques ont été fréquentes et graves chez les descendants des asthmatiques : onze fois le cœur était hypertrophié, douze fois des bruits de souffle caractéristiques accusaient des lésions valvulaires, le plus souvent localisées ou prédominantes dans la valvule mitrale (9 fois sur 12).

Trois fois le développement de l'emphysème précordial a empêché d'apprécier l'état du cœur ; deux fois seulement il a été reconnu sain ; chez dix-sept de ces vingt malades les lésions artérielles étaient au deuxième et au troisième degré.

Ainsi, la connexion pathogénique de l'asthme et de l'arthritisme ressort d'un double ordre de faits : soit que nous étudions les antécédents héréditaires de nos asthmatiques, ou les phénomènes morbides qui se sont ajoutés à l'asthme, soit que nous cherchions quelles manifestations morbides, ayant le caractère de manifestations diathésiques ou constitutionnelles, se sont montrées dans la race des asthmatiques, nous voyons prédominer partout le cachet de l'arthritisme ; la très-grande majorité des malades de ces deux catégories en porte l'empreinte. Ainsi se confirme l'opinion qui regarde l'asthme véritable, ainsi que la vraie migraine, comme des dépendances de l'arthritisme ; il peut y avoir des céphalées à répétition, il peut y avoir des dyspnées périodiques qui ne sont ni la migraine, ni l'asthme, comme il y a des éruptions cutanées, non syphilitiques, qui ressemblent plus ou moins aux syphilides, mais qui en diffèrent cependant par des caractères objectifs suffisants pour qu'on puisse les distinguer.

Nous avons vu dans les transmissions héréditaires l'asthme se changer en migraine et réciproquement ; ces alternatives, que j'ai déjà signalées à l'occasion de la migraine, témoignent de l'affinité intime de ces deux formes morbides.

Les lésions du cœur sont plus graves, plus constantes avec l'asthme qu'avec la migraine. Le trouble mécanique apporté à la circulation par la gêne des fonctions pulmonaires peut y contribuer (1), mais il ne suffit pas pour l'expliquer. Nous retrouvons cette intensité des lésions cardiaques, quoique moins accentuée, dans la descendance des asthmatiques, et peut-être, comme lien entre ces deux faits morbides, nous voyons aussi que, dans cette descendance, les manifestations arthritiques et rhumatismales proprement dites ont été extrêmement fréquentes.

En revanche, les tubercules ont été beaucoup moins communs ; je ne les retrouve que deux fois : chez un de ces malades dont le père était phthisique, les accès d'asthme tendaient à disparaître depuis que le travail de tuberculisation avait commencé ; chez l'autre, au contraire, qui avait eu des hémoptysies dans sa jeunesse, les symptômes de la tuberculisation se sont effacés et la santé est meilleure depuis qu'il est asthmatique. Ainsi s'exprime en sens inverse, dans les deux cas, l'antagonisme

---

(1) L'hypertrophie s'est montrée 8 fois sur 13 chez les asthmatiques, et 10 fois seulement sur 28 individus sujets aux migraines ; chez les descendants des asthmatiques, l'hypertrophie a été observée 11 fois sur 20, et dans plusieurs des cas où les lésions du cœur n'ont pas été constatées, elles ont été soupçonnées, et des circonstances particulières se sont opposées à cette constatation.

que j'ai étudié ailleurs entre ces deux affections. Chez les 20 malades
nés d'asmathiques, je n'ai trouvé que 2 cas de tuberculisation pulmonaire ; encore une fois est-elle restée douteuse ; et, chose remarquable,
9 de ces 20 malades étaient emphysémateux à des degrés divers, et sur
ces 9, 3 seulement étaient asthmatiques. Il semble que l'asthme, chez
les parents, favorise le développement de l'emphysème chez les descendants. En réunissant les asthmatiques des deux groupes, leur chiffre
s'élève à 33, dont 23 hommes et 10 femmes ; c'est l'inverse de ce que
nous avons signalé pour la migraine ; mais, là encore, je crois que la
médecine nosocomiale ne nous donne pas exactement la fréquence relative de la maladie dans les deux sexes.

De ces différences entre les complications de l'asthme et celles de la
migraine, on serait porté à croire, si les faits étaient nombreux, que si
la migraine se montre dans des races affaiblies, l'asthme exprime un
degré moins avancé de la déchéance organique que les diathèses amènent dans les races ; par sa violence, par ses paroxysmes habituellement
nocturnes, par l'intensité des complications cardio-vasculaires, par sa
prédominance dans le sexe masculin, il se rapprocherait davantage de
la goutte franche dont il est une dérivation.

Névralgies arthritiques. — Je glisserai plus rapidement sur d'autres phénomènes morbides qui peuvent se rattacher à l'arthritisme ; 11 de mes malades étaient atteints de névralgies, six fois localisées dans le nerf sciatique ; j'ai pu constater trois fois la goutte, deux fois la migraine, une
fois des douleurs rhumatoïdes dans les antécédents héréditaires. Chez les
5 malades dont je n'ai pu connaître les innéités morbides, 3 accusaient
avec les névralgies des phénomènes arthritiques : tels que douleurs erratiques, arthrites, asthme, hémorrhoïdes, vertiges, crampes, gastralgies.
Ces mêmes manifestations, et en outre une fois la migraine, une fois la
gravelle, ont été observées chez les malades dont je connaissais les antécédents. — Ainsi 9 fois sur 11, ces névralgies nous apparaissent, sinon
comme des dépendances immédiates de la goutte, au moins en connexion
avec des phénomènes goutteux. — Cette relation si fréquente est une
présomption de leur connexion pathogénique, et nous pouvons dans un
grand nombre de cas, regarder les névralgies comme des manifestations
arthritiques.

Le caractère arthritique s'accentue encore davantage dans une forme
de névralgie dont, pour ce motif même, j'ai fait un groupe à part : les
gastralgies. Habituellement accompagnées de dyspepsie et presque tou-

jours d'une névralgie intercostale, dont le foyer postérieur répond à un des derniers espaces intercostaux, les gastralgies se montrent fréquemment dans les races arthritiques.

Sur 19 malades qui en étaient atteints : 10 hommes et 9 femmes, une de ces dernières était fille de goutteux, 3 attribuaient à leurs parents des rhumatismes, compliqués une fois de migraines ; la migraine seule se montrait chez 4 des ascendants ; deux autres étaient affectés d'asthme. Ainsi 11 fois des manifestations arthritiques ou rhumatismales chez les ascendants ont précédé la gastralgie.

Chez les malades eux-mêmes, les manifestations qu'on peut imputer à ces conditions diathésiques ont été encore plus nombreuses ; 4 ont eu des rhumatismes articulaires aigus ou subaigus ; 2 étaient atteints de rhumatisme chronique et 5 de douleurs erratiques. Ces phénomènes arthritiques ont été compliqués 4 fois d'asthme, 2 fois de migraine, 2 fois de vertiges, 2 fois d'eczéma chronique, 4 fois de crampes habituelles. Chez les 8 malades qui n'entrent pas dans cette catégorie, 3 étaient sujets aux migraines, 1 avait des coliques néphrétiques, un autre était asthmatique.

2 seulement sur 19 n'ont présenté aucun phénomène qu'on pût rapporter à l'arthritisme : l'un était un étameur de glaces, cachectique, atteint d'hydrargyrisme chronique avec tremblement, l'autre un ivrogne, dont la gastralgie s'expliquait par ses habitudes.

Ces faits nous autorisent à conclure que la gastralgie est très-souvent un phénomène arthritique.

Autres manifestations arthritiques. — Dans la goutte et dans ses dérivés, outre les altérations de la crase du sang, résultant elle-même d'un trouble nutritif, on voit se dessiner une lésion d'innervation qui est quelquefois effacée derrière le relief des manifestations à caractère inflammatoire ou congestif ; d'autres fois elle s'accentue davantage ; elle prédomine ailleurs, et dans certains cas elle est le seul témoignage de l'héritage goutteux ; la migraine, l'asthme, les névralgies goutteuses, l'hypochondrie, la gastralgie, attestent le désordre apporté par l'arthritisme dans les fonctions nerveuses. Dans ma conviction l'hystérie, le nervosisme, sont, le plus souvent au moins, des rejetons de la racine arthritique.

Nous allons étudier encore quelques troubles nerveux qui sans être caractéristiques de la goutte, sont fréquemment observés chez les arthritiques : les crampes et les vertiges.

Les *crampes* ont été notées chez 18 malades : dans leurs antécédents de famille nous trouvons 4 fois la goutte, 4 fois la migraine, 1 fois l'asthme, 4 fois des hémorrhagies cérébrales.

5 de ces 18 malades ont eu des rhumatismes articulaires aigus, un rhumatisme chronique, 7 des douleurs erratiques. Les autres phénomènes morbides que nous avons vu coïncider avec les crampes sont les migraines 5 fois, l'asthme 3 fois, les vertiges 5 fois, les varices 4 fois, les névralgies 2 fois. 10 seulement de ces malades avaient des lésions cardiaques bien constatées, dont 7 avec hypertrophie du cœur.

Ce court exposé me paraît justifier la connexion que j'ai cherché à établir entre certaines formes de crampes intenses répétées et l'arthritisme. On peut se demander si les lésions de circulation qui existaient chez nos malades ne pouvaient pas favoriser les crampes. Elles ne joueraient dans tous les cas qu'un rôle secondaire dans la production de ce phénomènes, car chez ces 18 malades les varices n'ont été observées que 4 fois, et 7 de nos malades, proportion relativement considérable, avaient des indurations artérielles très-légères. Comme beaucoup de phénomènes arthritiques, les crampes reviennent quelquefois périodiquement pendant la nuit. Dans ce cas elles sont quelquefois assez fréquentes et assez intenses pour troubler le sommeil et pour réclamer un traitement préventif.

Vertiges. — Les vertiges sont très-communs chez les goutteux ; souvent liés à des phénomènes dyspeptiques, qui me paraissent en être dans la plupart des cas la cause occasionnelle, on les a nommés, quand ils surviennent dans ces conditions, vertiges stomacaux. Ce qui détermine la valeur secondaire de l'élément dyspeptique, c'est qu'il peut exister plus prononcé sans produire le vertige, et que celui-ci peut se montrer avec les mêmes caractères chez les arthritiques sans aucun trouble apparent des fonctions digestives. Cependant chez des sujets disposés au vertige, le malaise gastrique peut le provoquer, et on peut le faire cesser dans ces cas en régularisant l'action de l'estomac, comme en enlevant une dent cariée on peut faire disparaître une névralgie de la 5e paire, dont l'affection dentaire était le prétexte.

D'ailleurs, je le répète, le vertige peut se montrer indépendamment de tout trouble dyspeptique; il appartient surtout aux formes névropathiques de l'arthritisme, comme il appartient d'ailleurs à la plupart des grandes névroses. Commun dans l'hypochondrie, il manque rarement dans l'hystérie confirmée, et se rencontre très-fréquemment encore dans cette affection qui a tant d'analogies avec les névroses, je veux parler de la chlorose.

Quant à la cause immédiate, instrumentale du vertige, comme disaient les anciens, on ne peut émettre que des hypothèses. Il est permis d'admettre que les troubles de la circulation cérébrale le provoquent dans beaucoup de cas, et que par conséquent les lésions des vaisseaux encéphaliques peuvent en être une cause au moins prédisposante ; mais en admettant ce rapport, quel en est le mode intime ? comment agit l'altération vasculaire ? Autrefois on voyait toujours la congestion derrière le vertige, puis, comme le remarque justement M. Lécorché, on a peut-être exagéré de nos jours le rôle de l'ischémie cérébrale. Les affections cardiaques et les altérations athéromateuses des artères, si elles sont peu favorables aux congestions actives de l'encéphale, dit-il, prédisposent aux stases et aux congestions passives. (Docteur Lécorché, thèse d'agrégation : *Des lésions athéromateuses des artères*, 1869.)

On voit que sur ce sujet de physiologie pathologique, comme sur beaucoup d'autres, nous sommes forcés de nous en tenir à des suppositions, à des inductions dont l'expérience n'a pas pu vérifier la légitimité. Pris dans ses phénomènes extérieurs le vertige nous apparaît comme un phénomène nerveux, et dans beaucoup de cas nous devons nous arrêter à cette expression symptomatique sans pouvoir déterminer ses conditions intimes.

19 de mes malades étaient tourmentés par de fréquents vertiges ; parmi eux 8 hommes et 11 femmes.

12 fois chez les ascendants j'ai constaté des accidents arthritiques : la goutte 2 fois, l'asthme 4 fois, la migraine 4 fois, la gravelle 1 fois, 1 fois du rhumatisme.

Maintenant, quand nous étudions l'histoire pathologique de ces malades, nous trouvons chez 4 des attaques de rhumatisme articulaire, 8 fois des douleurs erratiques, névralgies et gravelle 1 fois, hypochondrie et céphalalgie opiniâtre 1 fois. Une autre, fille et mère de rhumatisants, était tourmentée par des névralgies et de la gastralgie ; 2 avaient des migraines fréquentes : ces migraines, qui chez ces deux derniers malades ont été le symptôme dominant de l'arthritisme, ont été observées encore chez cinq des seize autres malades ; trois étaient asmathiques, un avait une névralgie sciatique, deux des varices, et un seul des hémorrhoïdes. Peut-être l'examen clinique des malades n'a-t-il pas été assez attentivement dirigé sur ce point ; car chez les goutteux hémorrhoïdaires, j'ai vu souvent dans ma pratique en ville, soit des congestions céphaliques, soit des vertiges alterner avec la fluxion anale.

Ainsi, presque toujours, chez les malades atteints d'indurations arté-rielles, des manifestations franches ou dérivées de l'arthritisme ont accompagné le vertige. Un des deux qui ne me les ont pas présentés était un ivrogne qui avait un tremblement alcoolique, et dont le vertige trouvait dans ses habitudes une explication facile.

L'autre, vieillard hémiplégique atteint d'une affection grave du cœur, apporté à l'hôpital pour une pneumonie qui l'enleva très-rapidement, n'a pu fournir que des renseignements très-incomplets sur ses anté-cédents.

Ainsi, dans beaucoup de cas le vertige est un symptôme de l'arthri-tisme ; ce qui n'empêche pas qu'il ne puisse dépendre d'autres conditions constitutionnelles, ainsi que nous l'avons dit plus haut.

Dans ce cas, comme dans tous ceux où des manifestations morbides, semblables en apparence, relèvent de conditions pathogéniques essen-tiellement différentes, un examen attentif fera probablement saisir des nuances assez tranchées pour permettre de remonter de l'effet à la cause, et si ce n'était pas sortir de notre sujet nous pourrions dès à présent signaler quelques caractères qui distinguent le vertige goutteux.

Le cœur chez ces malades a été presque constamment gravement atteint : sur 18 cas, nous trouvons 16 fois des lésions très-caractérisées et 2 fois on les a soupçonnées sans pouvoir les déterminer ; 11 fois il était notablement hypertrophié.

Hémorrhoïdes, varices. — Ce que j'ai dit du vertige je le dirai des hémorrhoïdes. Je n'avancerai pas que tous les hémorrhoïdaires sont goutteux ; les hémorrhoïdes sont quelquefois une maladie de race ; les Slaves, les Grecs y sont très-sujets. Mais il est incontestable que les hémorrhoïdes sont extrêmement communes chez les goutteux, et si je n'en ai réuni que 13 cas, dont 8 chez des femmes et 5 chez des hommes, c'est que l'attention du malade n'a pas toujours été appelée sur ce point. Ce petit nombre d'observations témoigne cependant des rapports qui existent entre l'arthritisme et les hémorrhoïdes.

Ainsi, onze fois nous trouvons avec ces hémorrhoïdes des douleurs erratiques très-fréquentes, souvent articulaires, symptômes éminem-ment goutteux. Des deux autres, l'un a eu plusieurs attaques de rhuma-tisme subaigu, de l'asthme, des névralgies à siége variable ; l'autre, dont le père avait des douleurs et dont la mère était sujette aux migraines, était atteint de rhumatisme noueux.

Dans les antécédents des ascendants, je trouve l'asthme 3 fois, la migraine 3 fois, la goutte 3 fois, des douleurs erratiques 1 fois, les hémorrhoïdes 3 fois, l'hémiplégie 4 fois.

Ainsi la note goutteuse se trouve chez ces treize malades à titre d'innéité héréditaire ou à titre de manifestations personnelle ; en outre trois étaient asthmatiques ; quatre étaient sujets aux migraines ; trois avaient des vertiges, deux des arthritides, deux de la gastralgie, un des névralgies, deux ont présenté des phénomènes hémiplégiques. 8 fois on trouvait dans la région précordiale, les signes de lésions valvulaires compliquées 7 fois d'hypertrophie.

Je ferai remarquer en passant le nombre relativement considérable d'hémiplégies observées chez ces malades ou leurs ascendants. Rien que de très-naturel d'ailleurs : la disposition congestive, habituelle, qui s'exprime par des hémorrhoïdes, peut facilement se localiser dans l'encéphale, où elle rencontre des vaisseaux altérés qui n'opposent qu'une résistance insuffisante au raptus sanguin.

7 fois j'ai constaté des varices volumineuses : 4 fois chez des femmes, 3 fois chez des hommes. Chez leurs ascendants, je trouve deux fois l'asthme, une fois la goutte, une fois la migraine, deux fois l'hémiplégie. Comme phénomènes concomitants : 4 fois des douleurs articulaires, compliquées chez trois malades de migraine, chez un d'asthme, chez trois de vertiges, et chez deux de crampes. Une cinquième, atteinte de rhumatisme articulaire aigu, était fille de goutteux ; une sixième, fille d'asthmatique, se plaignait de vertiges et de migraines très-fréquentes. Le cœur a été six fois malade et cinq fois hypertrophié.

La phlébectasie a été encore regardée par quelques médecins comme une affection goutteuse ; on la voit si souvent se développer sous l'influence de conditions qui troublent mécaniquement la circulation, comme la grossesse, les tumeurs abdominales, la station prolongée, qu'on ne peut admettre cette opinion sans de grandes restrictions. Il n'est pas invraisemblable cependant que l'arthritisme prédispose aux varices, et favorise puissamment les actions mécaniques que nous avons mentionnées. Six de nos malades avaient dans leur race, ou avaient personnellement des antécédents arthritiques ; le septième était un buveur d'alcool.

Dermatoses arthritiques. — J'avais affirmé dans un travail sur les diathèses, l'existence des affections arthritiques de la peau, admises par Lorry, Franck et plusieurs autres pathologistes ; j'avais essayé d'en tracer quelques caractères ; depuis, M. le docteur Bazin a traité cette question avec une autorité et des développements qui lui ont donné tout le mérite d'une découverte. Si l'on peut discuter sur les caractères des arthritides, les cliniciens sérieux n'en contestent pas l'existence.

12 de mes malades avaient des affections cutanées que j'ai cru pouvoir imputer à l'arthritisme : le plus souvent des éruptions eczémateuses, ou de la couperose, une fois du zona. Le plus grand nombre de ces malades avait des antécédents arthritiques dans leur race ; huit se plaignaient de douleurs erratiques, compliquées chez quelques-uns de migraine, d'asthme, de vertige, de gastralgie, d'hémorrhoïdes ; deux n'avaient que des migraines ; un autre était affecté de rhumatisme chronique. Les lésions cardiaques n'ont été constatées que chez six de ces malades.

Affections cérébrales. — Comme j'ai déjà eu l'occasion de le dire, les affections à forme hémiplégique sont très-souvent liées à l'arthritisme, et les lésions des artères cérébrales sont, dans le plus grand nombre des cas, la cause médiate qui unit la condition diathésique à la manifestation locale. L'altération de leur texture rend ces vaisseaux moins propres à supporter, sans se rompre, les fluxions congestives si communes chez les goutteux ; d'une autre part, des thromboses, des embolies, sont souvent le résultat des lésions cardio-vasculaires.

Douze de mes malades, dont cinq étaient des femmes, ont été atteints d'hémiplégie. Plusieurs d'entre eux étaient dans un état tellement grave au moment de leur entrée, qu'on n'a pu ni en obtenir des renseignements sur leurs antécédents, ni même les examiner.

Sur huit cas où j'ai pu procéder à cette enquête toujours très-incomplète à cause de l'état des facultés intellectuelles : deux avaient des pères goutteux ; la mère de l'un d'eux avait été hémiplégique ; deux autres donnaient ce renseignement, que leurs mères étaient mortes subitement ; un cinquième, avait un père asthmatique et une mère sujette aux migraines. La mort subite pouvant dépendre de conditions pathogéniques très-diverses, nous n'en tiendrons pas compte. Nous avons donc constaté trois fois des antécédents goutteux. Deux de ces malades ont dit avoir eu des affections rhumatismales ; deux étaient sujets aux migraines ; trois avaient été tourmentés par des vertiges ; l'un avait eu la pierre et des affections névralgiques ; un autre, des épistaxis répétées. En somme, l'arthritisme apparaît cinq fois dans les antécédents personnels ou héréditaires de ces huit hémiplégiques.

Mais, je le répète, l'état mental des malades ne nous permet pas de regarder ce résultat comme exprimant, chez les athéromateux, le véritable rapport de l'arthritisme et des lésions hémiplégiques.

Un fait qui se présente avec une tout autre netteté, parce qu'il est attesté par des phénomènes objectifs, c'est la fréquence et la gravité des lésions cardiaques chez les hémiplégiques. Chez neuf malades, dont le cœur a pu être examiné avec soin, cet organe a présenté constamment des lésions valvulaires, et huit fois il était hypertrophié.

Chez le neuvième, bien que la matité précordiale ne fût pas exagérée, la pointe du cœur battait plus en dehors que de coutume; par conséquent, le diamètre vertical du cœur était augmenté.

Huit des malades avaient plus de cinquante-cinq ans.

Ainsi, l'âge, l'altération avancée des artères, les lésions valvulaires du cœur, et surtout l'hypertrophie ventriculaire, paraissent être les causes prédisposantes les plus actives des lésions cérébrales qui entraînent l'hémiplégie.

J'insiste surtout sur l'hypertrophie ventriculaire; c'est la première fois que nous la rencontrons avec cette fréquence, on pourrait dire avec cette constance, en connexion avec les lésions valvulaires et les altérations athéromateuses des artères. Notons que je n'ai signalé cette hypertrophie que dans les cas où elle était très-prononcée, accusée par des signes incontestables; bien entendu aussi, que quand je dis hypertrophie, je me sers de l'expression traditionnelle, qui indique l'augmentation de volume du cœur, sans préjuger les modifications qui peuvent être survenues dans sa structure.

Pour expliquer ce rapport incontestable et admis depuis longtemps, que nous verrons confirmé bientôt par un autre ordre de faits, les médecins ont invoqué le surcroît de tension que devaient supporter les parois vasculaires, sous l'influence de la contraction plus énergique des ventricules hypertrophiés. On pourrait objecter que cette exagération d'action cardiaque peut n'être qu'un phénomène de compensation; que le choc imprimé à l'onde sanguine ne se transmet qu'affaibli par les obstacles qu'elle trouve devant elle, ou par le reflux en arrière à travers des orifices insuffisants.

Mais cet équilibre que la nature semble s'efforcer d'établir entre ces obstacles et l'énergie fonctionnelle est rarement réalisé dans l'hypertrophie. A vrai dire, il se réalise plutôt par une augmentation d'action que par un accroissement de l'organe. La preuve, c'est que, selon la judicieuse remarque de Hope et de Stokes, des lésions valvulaires très-prononcées peuvent ne donner naissance qu'à des troubles peu graves de l'organisme, comme on l'observe souvent chez les enfants et chez les jeunes sujets ; tandis que les désordres fonctionnels éclatent dès que le cœur est modifié dans son volume ou altéré dans sa structure. Voilà un fait incontestable. Il faut admettre, sans doute, que la contraction exagérée d'un cœur hypertrophié doit retentir d'une manière fâcheuse sur des vaisseaux malades, qui ne réagissent qu'incomplétement après la diastole, qui, par cela même, sont dans un état de tension permanente et de rigidité peu favorables à l'introduction d'une nouvelle quantité de sang. Mais il faut dire aussi que l'hypertrophie marque une phase plus avancée et plus grave des affections cardiaques ; qu'avec elle s'accentuent davantage tous les troubles circulatoires qui dégénèrent facilement en congestions ; et ces congestions peuvent, dans l'encéphale comme ailleurs, aboutir à ces deux termes : inflammation ou hémorrhagie.

Pour compléter ces recherches sur les rapports des hémorrhagies cérébrales et de l'arthritisme, j'ai cherché quelles avaient été les manifestations diathésiques chez les sujets dont les parents avaient été atteints d'hémiplégie. Ces malades sont au nombre de dix-sept : dix femmes et sept hommes. L'hémiplégie, chez les ascendants, a été compliquée quatre fois de goutte et quatre fois de migraines.

Chez les descendants de ces dix-sept malades soumis à notre observation, nous avons observé sept fois des douleurs erratiques, deux fois compliquées d'asthme et deux fois de migraines ; deux fois l'asthme existait seul. Trois ont été atteints de rhumatismes aigus ou subaigus, et deux de ces malades étaient sujets à la migraine ; nous avons constaté deux fois le rhumatisme chronique et la migraine.

Cette dernière affection, que nous avons déjà rencontrée comme complication, existait seule chez un de nos malades.

Un seul graveleux, calculeux, fils d'un père goutteux et d'une mère hémiplégique, a été lui-même atteint d'hémiplégie. Ainsi, chez presque tous les descendants d'hémiplégiques, nous voyons des manifestations arthritiques qui témoignent, avec les faits précédemment analysés, des rapports intimes qui unissent l'arthritisme aux lésions encéphaliques dont dépend l'hémiplégie, au moins chez les sujets affectés de lésions artérielles.

Un fait bien remarquable, c'est que quatorze de ces malades étaient atteints d'affections graves du cœur, avec hypertrophie de cet organe. Des trois autres chez lesquels je n'ai pas noté cette complication, deux étaient asthmatiques et emphysémateux ; le troisième était enphysémateux sans asthme, c'est-à-dire dans les conditions où quelquefois les affections du cœur sont très-difficiles à déterminer, et où la mensuration de cet organe en particulier est parfois impossible.

Cette double coïncidence de l'hypertrophie chez les descendants des hémiplégiques, et de l'hypertrophie chez les malades frappés d'hémiplégie, ne nous paraît pas devoir être regardée comme fortuite. Non-seulement la goutte est essentiellement héréditaire, mais il y a certaines formes, certaines modalités de l'arthritisme qui tendent, comme je l'ai dit ailleurs, à se répéter dans la race ; l'hypertrophie cardiaque est du nombre ; et je vois dans ce fait un argument en faveur de l'origine goutteuse de l'hémiplégie et en faveur de ses connexions fréquentes avec l'hypertrophie cardiaque.

D'autres affections encéphaliques sont peut-être favorisées par cette complication d'athérome et d'hypertrophie cardiaque ; ainsi, j'ai rencontré cinq malades affectés d'induration artérielle et de paralysie générale, dont trois avaient des antécédents arthritiques ; un de ces trois sujets avait, en outre, commis des excès de boissons alcooliques ; les deux autres, chez lesquels je n'ai pas constaté de manifestations arthritiques, se trouvaient dans les mêmes conditions. Quatre de ces malades avaient des lésions graves du cœur avec hypertrophie ; le cinquième avait des palpitations fréquentes ; trois étaient emphysémateux.

Enfin, pour terminer ce qui a rapport aux complications encéphaliques, je dirai que trois de mes malades avaient présenté des signes de congestion cérébrale.

Une lésion artérielle qui a assez souvent coïncidé avec les affections encéphaliques est la dilatation des artères : elle existait quatre fois chez les sujets atteints de paralysie générale, trois fois chez des hémiplégiques et deux fois chez les sujets qui avaient accusé des signes de congestion cérébrale.

Ainsi, quand on examine avec attention les faits dans lesquels on prétend que *la goutte saute une génération*, on reconnaît le plus souvent que cette interruption dans la transmission n'est qu'apparente ; la goutte, au lieu de se transmettre sous sa forme articulaire, peut revêtir une de ces nombreuses transformations qui naissent de la même racine diathésique et qui la font méconnaître. La fille d'un goutteux peut n'avoir pas d'arthrite, mais elle a des coliques hépatiques, de la gravelle, de l'asthme, des migraines, des névropathies opiniâtres; son fils est arthritique.

On reconnaît sous sa forme typique la maladie de l'aïeul et on la lui attribue ; on oublie cet anneau intermédiaire, dans la chaîne de l'hérédité, qui en établit la continuité. Si l'on ne voit dans la goutte que l'arthrite goutteuse, on a raison de dire qu'elle est rare chez les femmes ; mais rien n'est plus faux, si l'on rattache à cette maladie les nombreuses manifestations morbides sous lesquelles elle se larve et qui ne lui appartiennent pas moins que l'affection articulaire, regardée avec raison comme son expression la plus caractéristique.

DE LA PÉRICARDITE (1)

MESSIEURS,

Les travaux de Collin, de Bouillaud, de Hope, de Stokes, ont rendu appréciable à nos moyens d'investigation, dans le plus grand nombre des cas, une affection dont Laennec regardait le diagnostic comme un problème presque insoluble; cependant, suivant la remarque de Stokes, quand on songe au nombre très-considérable de lésions péricarditiques qui paraissent relever d'un processus inflammatoire, tels que les plaques laiteuses, les adhérences partielles ou générales, les épaississements du tissu conjonctif sous-séreux, il faut convenir alors que la péricardite est une des maladies les plus communes qui existent, et que très-souvent elle passe inaperçue : tantôt parce qu'elle n'est qu'un épisode d'un état morbide grave, et que ses symptômes propres se perdent au milieu de troubles fonctionnels plus saillants et plus retentissants; tantôt parce que les phénomènes qui l'accompagnent n'ont pas une signification très-dessinée qui fasse aisément remonter jusqu'à leur origine. Aussi Stokes a-t-il donné le conseil d'examiner le péricarde toutes les fois qu'on est en présence d'un état fébrile dont la nature reste douteuse, qui ne paraît se rattacher à aucune localisation orga-

---

(1) Leçon rédigée d'après une lettre au professeur Stokes (de Dublin), insérée dans la *Gazette hebdomadaire*, 1870.

nique ou à aucune condition pathogénique apparente. Ce conseil m'a
été plus d'une fois utile, et plusieurs fois un examen attentif m'a fait
constater des péricardites comme substratum d'états fébriles qu'on faisait rentrer dans le cadre classique des fièvres gastriques, des fièvres
continues, ou bien encore derrière des exacerbations inexpliquées dans
le cours des maladies aiguës. En effet, si, comme l'a montré M. Bouillaud, la fièvre rhumatismale est, de toutes les maladies aiguës, celle
que la péricardite vient le plus souvent compliquer, on la rencontre
dans beaucoup d'autres, parmi lesquelles nous citerons en première
ligne les pleuro-pneumonies, les fièvres éruptives et spécialement la
scarlatine et la variole.

Nous avons, cette année même, observé une malade récemment accouchée, présentant un état fébrile dont nous avions cherché vainement
l'explication dans l'appareil générateur, et nous trouvâmes une péricardite qui fut enrayée par un traitement approprié. L'an dernier, dans
le cours d'une scarlatine maligne, j'ai vu survenir une arthrite compliquée de péricardite. J'en ai vu une succéder à un érysipèle (1). Tout
dernièrement, chez une malade qui, à première vue, ne présentait d'autre phénomène objectif qu'un état fébrile continu, nous avons constaté
une inflammation du péricarde qui nous a paru pouvoir être regardée
comme rhumatismale, bien qu'indépendante de toute complication articulaire, parce qu'elle s'était développée sous l'influence des conditions
extérieures qui provoquent ordinairement l'évolution des affections rhumatismales.

Je n'insisterai pas plus longtemps sur cette fréquence très-grande de
la péricardite, reconnue par les observateurs les plus compétents; je
n'entreprendrai pas une description complète de cette maladie, si magis-
tralement tracée par les auteurs que j'ai nommés plus haut. Je me contenterai d'indiquer quelques signes nouveaux ou peu connus qui, dans
des cas obscurs, peuvent éclairer le diagnostic.

On a parlé de la douleur développée sous la pression à l'épigastre ou
dans la région péricardiale. La première m'a paru plus commune que

(1) Dans ces affections la congestion du péricarde coïncide souvent, comme cela a
lieu dans le rhumatisme, avec des fluxions articulaires.

La péricardite n'est pas une complication rare des accidents puerpéraux, on l'observe
dans le typhus puerpéral, dans l'affection pyogénique, dans la plupart des maladies
infectieuses, de celles qui ont pour cause excitante, suivant l'expression de Hunter,
un poison morbide.

Dernièrement M. Labadie-Lagrave a montré la coïncidence fréquente des lésions
inflammatoires du péricarde et de l'endocarde avec la diphthérie.

la seconde, et, de plus, elle m'a offert quelques particularités que je crois dignes d'intérêt. Tandis que la douleur caractéristique de la pleurésie diaphragmatique, et que j'ai appelée le *bouton diaphragmatique*, a son foyer à la réunion de deux lignes, dont l'une suivrait le bord externe du sternum, et dont l'autre suivrait parallèlement le bord inférieur de la poitrine dans la région hypochondriaque, le foyer *principal* de la douleur péricardique est le plus souvent dans l'angle costo-xiphoïdien, tantôt des deux côtés de l'appendice xiphoïde, tantôt d'un seul côté et aussi souvent à droite qu'à gauche ; en même temps et du côté où se révèle cette sensibilité épigastrique, on constate dans l'intervalle des attaches inférieures du muscle sterno-mastoïdien une sensibilité analogue sur le trajet du nerf phrénique, comme dans la pleurésie diaphragmatique.

Il est facile de donner l'explication physiologique de ce phénomène : les deux nerfs diaphragmatiques enchâssés dans la tunique fibreuse du péricarde peuvent recevoir l'impression du travail irritatif qui, envahissant le tronc nerveux, se transmet à la fois dans une direction ascendante et descendante, vers l'origine de ses branches et vers une de ses branches terminales qui correspond à l'angle costo-xiphoïdien (1). Suivant que le travail inflammatoire se localisera davantage dans le côté droit ou dans le côté gauche du péricarde, l'un ou l'autre nerf phrénique en reçoit plus directement l'impression, qui se propage à la fois dans une direction centrifuge et dans une direction centripète. Je constate le fait sans chercher à déterminer le mode de cette propagation : le travail congestif envahit-il le névrilème, ou bien y a-t-il une modification anomale du tissu nerveux ? Jusqu'à présent on ne peut, sur ce point, émettre que des hypothèses.

Les anomalies de la sensibilité dont je viens de parler ne se révèlent que par la pression ; elles ne se montrent pas constamment dès le début de la péricardite ; dans plusieurs cas cependant, je les ai observées alors que les autres signes de la maladie étaient encore très-obscurs et ne permettaient pas d'affirmer le diagnostic. Je les ai vues manquer dans un cas de péricardite puerpérale ; mais il faut se rappeler que dans les phlegmasies puerpérales l'élément douleur peut faire défaut, et qu'on

---

(1) Dans des affections du cœur, accompagnées d'une hypertrophie considérable, j'ai parfois retrouvé la sensibilité costo-xiphoïdienne et sterno-mastoïdienne : on comprend que la distension du péricarde puisse, en tiraillant les nerfs phréniques, produire sur eux une incitation anomale. Quelquefois cependant dans la péricardite, cette sensibilité anomale se montre au niveau du *bouton diaphragmatique*.

peut pétrir la paroi abdominale sans développer la moindre douleur dans des cas où la cavité péritonéale est remplie de pus.

Cette sensibilité morbide dont je viens d'indiquer les foyers me paraît beaucoup plus constante que la sensibilité précordiale indiquée par les auteurs, et dans le cas où celle-ci existe il y aurait à rechercher si elle ne siégerait pas dans les nerfs intercostaux, et si elle ne constituerait pas alors un phénomène de sensibilité réflexe analogue à ceux que j'ai souvent constatés dans d'autres affections viscérales.

Les signes physiques de la péricardite ont été l'objet d'études approfondies depuis Collin, qui, le premier, décrivit le bruit de cuir neuf. L'augmentation de la matité absolue ou relative indique la présence d'un épanchement dans le péricarde ; M. Piorry a insisté avec raison sur la nécessité de pratiquer successivement la percussion superficielle et profonde. Très-souvent, en effet, le poumon recouvre la face antérieure du péricarde, et la percussion profonde seule fera connaître l'agrandissement de ce sac membraneux. Il faut comparer avec soin, à l'aide de la percussion, les deux moitiés du sternum. Dans l'état normal, elles donnent le même son. L'obscurité du son de la moitié gauche indique une augmentation de volume du cœur ou de son enveloppe. L'appréciation de la tonalité a également dans ce cas une grande importance toutes les fois que le volume du cœur ou du péricarde est augmenté : on constate un son plus aigu à timbre tympanique dans la région sous-claviculaire et préaxillaire du côté gauche. J'ai même retrouvé quelquefois ce son tympanique en arrière dans la partie correspondant au péricarde, et Graves, dans une de ses observations, dit l'avoir constaté au niveau de cette dernière région ; il ne parle pas des régions sous-claviculaire et préaxillaire, où on le rencontre beaucoup plus souvent. Il convient d'ajouter que cette modification de la sonorité thoracique peut être rencontrée dans d'autres circonstances. Sans parler des épanchements pleuraux, des infarctus pulmonaires, où M. Skoda l'a pour la première fois signalée, je l'ai observée dans l'hypertrophie de la rate, dans le météorisme de l'estomac ; on peut la trouver plus ou moins accentuée, je crois, toutes les fois que l'espace destiné au poumon se trouve diminué, soit par une lésion intra-thoracique, soit par le développement anomal des organes sous-diaphragmatiques.

L'auscultation combinée avec les modes précédents d'exploration permet le plus souvent d'établir la diagnose. Cependant, les signes qu'elle fournit ne sont ni uniformes ni constants. La diffusion, la variabilité des bruits est même un de leurs caractères distinctifs. Cette variabilité s'exprime dans leur siége, dans leur timbre : ils peuvent même paraître et disparaître suivant que les feuillets du péricarde, revêtus de néoplasmes, arrivent au contact pendant les mouvements du cœur, ou suivant qu'un épanchement liquide plus abondant les maintient écartés; ils changent de timbre et de tonalitité suivant les modifications que subit la surface de ces néoplasmes, et suivant l'énergie des mouvements cardiaques. C'est ainsi qu'ils peuvent être rudes ou doux, faibles ou forts. Les bruits de frottement ou de souffle sont quelquefois précédés d'un bruit moins caractérisé qui succède à la systole et qu'on peut appeler bruit de décollement : il ressemble en effet au bruit qu'on produit en décollant brusquement les deux paumes des mains légèrement humides, et préalablement appliquées l'une contre l'autre. Un léger exsudat à la surface de la séreuse, peut-être même sa sécheresse, suffisent pour produire ce bruit de décollement qu'il est commun de rencontrer au second temps quand un bruit de souffle ou de râpe existe au premier (1). Quand un échappement occupe la cavité du péricarde, les bruits anomaux peuvent manquer ; alors les bruits normaux du cœur sont faibles, comme éloignés, et le choc de la pointe est nul ou à peine sensible.

La difficulté la plus sérieuse est la distinction des bruits du péricarde et des bruits qui accusent une lésion de l'endocarde, difficulté d'autant plus grande, que souvent la même action morbide se localise simultanément dans ces deux membranes. Ce que nous disions plus haut de la diffusion, de la variabilité des bruits péricardiques, est déjà un élément de diagnostic, leur superficialité en est un autre. Quand les deux ordres de bruits morbides existent, une oreille attentive peut souvent les distinguer, les *étager* en quelque sorte : on peut dans certains cas reconnaître que leurs points d'origine ne sont pas situés à la même profondeur. Le docteur Stokes remarque que la pression exercée sur la région précordiale exagère les bruits du péricarde. J'ai rencontré des cas où le contraire avait lieu, et l'observation m'a permis de concilier ces résultats en apparence contradictoires. Quand la péricardite est sèche, une pression

(1) Parmi les variétés nombreuses de bruits morbides qui accompagnent la péricardite, il y en a une qu'on pourrait appeler bruit crépitant du péricarde : la systole donne à l'oreille une sensation de crépitation ou de bruit de râpe saccadé, à saccades nombreuses et très-rapprochées. Une autre variété de bruit de frottement est un bruit saccadé à une seule saccade qu'on prend souvent pour un dédoublement du premier bruit : il succède très-souvent à la péricardite et persiste quand l'inflammation a laissé à la surface du péricarde viscéral des fausses membranes organisées plus ou moins épaisses, plus ou moins résistantes, qui frottent à chaque systole contre le feuillet pariétal.

un peu forte diminue l'étendue du frottement; plus forte encore elle peut même diminuer l'énergie de la contraction cardiaque, comme il est aisé de s'en convaincre en explorant le pouls. Si, au contraire, un épanchement éloigne l'un de l'autre les deux feuillets opposés du péricarde revêtu de fausses membranes, la pression sur un point de la région précordiale les rapproche et augmente le frottement. Ces changements des bruits morbides par la pression ne se rencontrent guère que dans la péricardite, et ils peuvent servir à distinguer les bruits anomaux qui doivent lui être imputés de ceux qui dépendent de l'endocardite. Cependant, si une pression trop forte sur la région précordiale diminue l'énergie de la contraction cardiaque, on comprend qu'elle puisse diminuer l'intensité des bruits produits par les lésions des orifices. Mais il est probable qu'il faudrait pour obtenir cette modification une pression beaucoup plus énergique que celle qui suffit pour modifier les bruits du péricarde.

Les changements de position influent dans un grand nombre de cas sur les bruits de la péricardite, et ils sont sans influence sur ceux de l'endocardite. Ainsi, dans un épanchement médiocre, soit que vous fassiez asseoir le malade, soit que vous le fassiez coucher sur le côté, il arrivera souvent que les bruits de frottement cesseront ou deviendront plus obscurs dans les points les plus déclives, tandis qu'ils pourront se développer ou augmenter dans la partie du péricarde qui devient relativement la plus élevée.

Lorsque le malade est dans une position horizontale, les bruits morbides qui appartiennent à la péricardite, bruits dont je vous ai décrit précédemment toutes les variétés et toutes les variations, peuvent être masqués ou affaiblis par l'épanchement. Si l'on fait asseoir le malade, souvent ces bruits deviennent plus forts et plus superficiels vers la base du cœur. L'épanchement, quand il n'est pas très-abondant, s'accumule vers les points déclives ; alors, abandonnant la partie supérieure du péricarde, il y permet le contact et le frottement des deux feuillets séreux, si fréquemment revêtus de néoplasmes. Il y a bien des années que j'ai observé et enseigné ce signe, auquel j'attache une grande valeur. Je l'ai trouvé indiqué dans une des observations du docteur Stokes. Alors, si l'on applique l'oreille au niveau de la pointe du cœur, il peut se faire qu'on n'entende aucun bruit, ou que les bruits paraissent très-éloignés ; ils deviennent plus intenses et plus superficiels à mesure qu'on s'élève vers la base de l'organe : phénomène analogue aux modifications du bruit respiratoire qu'on observe dans les épanchements pleurétiques: Si au lieu de faire asseoir le malade on le fait coucher sur le côté gauche, on peut quelquefois constater une intensité plus grande des bruits de frottement péricardique au niveau du sternum.

On constate également des variations dans l'intensité et l'étendue de la matité, suivant les positions qu'on fait prendre au malade.

Quand une pleurésie est compliquée de péricardite, le diagnostic peut offrir quelques difficultés.

Si la pleurésie est sèche et a pour siége la partie antérieure de la plèvre, les secousses imprimées par la pointe du cœur aux feuillets pleuraux qui sont en rapport avec le péricarde peuvent produire un bruit de frottement double, isochrone à la systole ventriculaire. Mais ce bruit systolique peut disparaître ou devenir intermittent quand on fait faire au malade de grandes inspirations, pendant lesquelles on perçoit un bruit de frottement habituellement double, correspondant aux mouvements respiratoires. Ce bruit de frottement est plus superficiel que le frottement péricardique ; je ne l'ai entendu que pendant la systole, tandis que le bruit péricardique s'entend très-souvent dans les deux temps. Comme Stokes l'a signalé, les bruits de frottement pleuraux et péricardiques peuvent coexister ; leur simultanéité, les différences de leur timbre, de leur tonalité, de leur siége, leur coïncidence avec les deux temps du mouvement thoracique et du mouvement cardiaque, permettent de les distinguer et de les rapporter à leur origine.

Si la pleurésie concomitante est accompagnée d'épanchement, et si cet épanchement est situé aux parties postérieures et latérales de la cavité thoracique, le diagnostic est facile, la matité péricardique et la matité pleurale sont séparées par une zone qui donne un son clair, aigu, tympanique ; elle en fixe les limites respectives.

Si l'épanchement remplit la cavité thoracique en avant et en arrière, le cœur, refoulé ordinairement du côté opposé, peut être exploré derrière le sternum et à droite de cet os ; les anomalies de ses bruits, jointes aux autres signes de la péricardite, pourront faire reconnaître la coexistence de ces deux affections. S'il n'y a dans le péricarde que peu ou point d'épanchement, et si en même temps le cœur se contracte énergiquement, non-seulement ses battements peuvent être entendus avec une grande intensité dans toute la partie antérieure du thorax, mais on peut sentir dans la région précordiale un ébranlement isochrone à la contraction ventriculaire, dû sans doute à l'ébranlement que celle-ci communique à la masse liquide contiguë.

J'ai observé dernièrement un fait de ce genre chez un malade dont le cœur, refoulé par un énorme épanchement, battait sous le mamelon droit ; on sentait dans la région sous-mammaire gauche et au niveau de l'appendice xiphoïde un choc ondulant, isochrone à la systole ; je pratiquai la thoracocentèse, et retirai de la poitrine au moins quatre litres de liquide. Sous l'influence d'une pleurésie antérieure, la partie postérieure du poumon gauche avait contracté des adhérences avec la paroi thoracique, et l'on trouvait dans cette région du son pulmonaire et du bruit respiratoire : en conséquence, la ponction dut être pratiquée en dehors du sein gauche pour éviter le poumon. Après l'évacuation de quelques litres de liquide, le cœur, qui me parut augmenté de volume, vint reprendre sa position habituelle et effleurer de sa pointe la canule du trocart.

L'épanchement pleural peut être enkysté et limité à la partie antérieure de la poitrine, et alors on peut se demander si la matité qui occupe la région thoracique antérieure appartient à la plèvre ou au péricarde ; dans ce cas, le cœur est refoulé en dedans et en arrière.

Dans un fait de cette espèce que j'ai observé, la matité s'étendait jusqu'à la région claviculaire, ce qui doit être très-rare dans les épanchements intra-péricardiens : pour ma part je ne l'ai jamais observé ; derrière le sternum, on retrouvait les bruits du cœur superficiels, tandis que dans la péricardite avec épanchement ils sont sourds, éloignés, quelquefois imperceptibles, d'autres fois altérés par des bruits anomaux.

J'ai observé dernièrement une malade chez laquelle les signes de la péricardite se mêlaient à ceux d'une pleurésie diaphragmatique : on constatait une vive sensibilité au niveau du point diaphragmatique du côté gauche et de la région xiphoïdienne. La sensibilité récurrente entre les attaches du sterno-mastoïdien du même côté était telle qu'on ne pouvait toucher légèrement cette région sans arracher des plaintes à la malade. A part ce signe commun aux deux affections, et qui par son intensité semblait exprimer la double incitation produite par les deux foyers morbides, les deux maladies conservaient leur physionomie propre et leurs signes distinctifs.

Il est presque inutile d'ajouter que la résorption de l'épanchement qui coïncide avec un retour de la sonorité précordiale donne habituellement naissance à des bruits de frottement dont l'apparition vient confirmer le diagnostic.

Une fois guérie, la péricardite, dans le plus grand nombre des cas, ne laisse aucun signe de son passage. Cependant, il n'en est pas toujours ainsi : après la résorption d'un épanchement considérable, la paroi précordiale peut se déprimer. J'ai observé ce phénomène chez un de mes camarades d'études, qui est maintenant un des praticiens les plus distingués de notre pays.

Des adhérences très-étendues ou complètes se traduisent par un mouvement d'ondulation que perçoit la main appuyée sur la région du cœur, et qui est tout à fait caractéristique. Ce seul signe chez un homme apporté mourant à l'Hôtel-Dieu m'a permis d'affirmer l'existence d'une adhérence du cœur au péricarde, que l'autopsie a vérifiée.

La rétraction de la région épigastrique et celle de l'espace intercostal correspondant à la pointe du cœur ont été indiquées également comme signe de cette synéchie cardiaque.

Dans certains cas où les produits néoplasiques organisés ont acquis une épaisseur et une consistance considérables, ils peuvent donner lieu à des bruits de frottement dont la durée est indéfinie.

Le dédoublement du premier bruit du cœur peut, dans un certain nombre de cas, être attribué à une lésion de ce genre. Enfin, chez un sujet dont les bruits du cœur représentaient une sorte de mesure à trois temps, dont le premier intervalle paraissait plus court que le second, imitant le bruit des chevaux qui galopent l'amble, j'ai trouvé une bride unissant le sommet du cœur au feuillet pariétal du péricarde. J'ai rencontré d'autres fois ce bruit, sans avoir l'occasion d'en vérifier après la mort la condition organique.

Je ne m'étendrai pas plus longtemps sur les signes de la péricardite. Je n'ai pas eu, je le répète, l'intention de traiter complétement un sujet aussi vaste et aussi exploré ; mais j'ai voulu seulement apporter ma contribution au diagnostic de cette affection en mettant en relief quelques signes que je crois nouveaux, et d'autres qui, sans prétendre à ce mérite, ont été ou passés sous silence, ou contestés dans plusieurs des ouvrages classiques qui traitent de cette affection.

DU DIAGNOSTIC DES AFFECTIONS DU CŒUR

ET DE LEUR ÉVOLUTION (1)

Sommaire. — Insuffisance aortique disparaissant par le développement de végétations sur les valvules sigmoïdes. — Signes qui ont permis pendant la vie de reconnaître cette lésion. — Considération sur l'évolution des affections cardiaques.

MESSIEURS,

Depuis que les travaux de Laennec ont ouvert une ère nouvelle pour le diagnostic des affections cardiaques, d'illustres observateurs, tels que Bouillaud, Hope, Corrigan, Stokes, ont porté si loin nos connaissances sur ce sujet qu'ils semblent n'avoir rien laissé à faire après eux.

Cependant, telle est la variété infinie des faits morbides qu'on est toujours exposé à rencontrer quelque détail imprévu qui, sans contredire les lois générales, en présente les déductions sous un aspect nouveau.

Deux malades ont succombé dans notre service à des affections du cœur. Je vous en ai déjà entretenu; vous avez suivi l'évolution de la maladie, et l'autopsie est venue nous démontrer l'existence des lésions que les symptômes nous avaient fait reconnaître pendant la vie.

Ces deux faits nous ont présenté des particularités assez importantes pour que je vous les rappelle sommairement, afin d'en faire sortir les enseignements qu'ils renferment. J'en profiterai pour vous exposer quelques considérations générales sur le pronostic et le traitement des maladies du cœur.

La femme X, âgée de quarante-deux ans, était entrée à l'Hôtel-Dieu il y a deux mois. Elle faisait alors remonter à dix mois le début de sa maladie.

(1) Leçon publiée dans la *Gazette des hôpitaux*, 1871.

Elle avait eu, il y a huit ans, des fièvres intermittentes; à part cela, elle n'avait éprouvé d'autres troubles dans sa santé que des migraines, et elle avait remarqué que ses urines étaient souvent sédimenteuses.

Cette femme a longtemps habité une chambre humide; elle a été éprouvée par de grandes peines morales, à la suite desquelles se sont manifestés les premiers symptômes de la maladie qui l'a conduite à l'hôpital.

Celle-ci a débuté, il y a dix mois, par de l'oppression, de la toux, un affaiblissement considérable; une prompte fatigue succédait aux mouvements.

Trois mois après, commencement d'œdème aux membres inférieurs, qui a été continuellement en augmentant depuis cette époque, en même temps que la dyspnée devenait plus intense et plus habituelle; elle n'avait pris le lit que dix jours avant son entrée.

La première fois que nous la vîmes, nous constatâmes un œdème généralisé du tissu cellulaire sous-cutané, plus prononcé aux membres inférieurs; la face présentait, sur un fond jaunâtre, avec la nuance propre de la cachexie cardiaque, ce développement variqueux des capillaires des joues, si habituel dans les maladies des centres circulatoires.

La malade se tenait assise dans son lit; sa respiration était haletante et anxieuse. Le décubitus horizontal lui était impossible; elle toussait un peu et expectorait des crachats muqueux, spumeux; les artères radiales sont rigides, flexueuses, et l'on sent ces flexuosités s'exagérer à chaque diastole. L'expansion diastolique était large, brusque, vibrante, mais la tension était faible; l'impulsion, après avoir soulevé l'artère avec force, tombait brusquement et disparaissait subitement sous le doigt. Les pulsations radiales et carotidiennes étaient très-apparentes à l'œil. Les veines jugulaires présentaient également des battements isochrones à ceux des artères.

Ces caractères du pouls, les phénomènes extérieurs que nous avons indiqués, et qui tous accusaient un trouble considérable de la circulation, étaient déjà des éléments de diagnostic, et nous conduisaient, sur le siége et le caractère des lésions, à des présomptions que l'examen du thorax est venu confirmer.

La région précordiale offrait une matité étendue; la pointe du cœur venait frapper dans le sixième espace intercostal, à gauche du mamelon, et l'étendue du choc indiquait le changement survenu dans la forme de l'organe.

A la base du cœur, l'auscultation faisait constater un léger prolongement soufflant au premier temps, et au second un souffle fort, fusé, que l'oreille pouvait suivre sur le trajet de l'aorte.

En arrière, au niveau de la base des deux poumons, le son était obscur; la respiration était très-faible, mêlée dans quelques points de râles sous-crépitants, fins et humides. Nous en conclûmes à l'existence d'un œdème ou plutôt d'une congestion avec infiltration séreuse de la partie inférieure des poumons ; dans le reste de ces organes, l'absence de murmure vésiculaire, les râles ronflants et sibilants, l'expiration sifflante et la sonorité forte et aiguë accusaient un emphysème généralisé.

Le ventre était volumineux, météorisé, sans ascite. La rate offrait des dimensions considérables, et le foie, tuméfié, faisait au-dessous des côtes une saillie douloureuse à la pression. L'appétit était presque nul, et après les repas la malade accusait de la flatulence, phénomène commun dans beaucoup d'affections dyspnéiques ; elle était tourmentée par de l'agrypnie, et, quand elle s'endormait, son sommeil était troublé par cette variété de cauchemar qu'on observe si souvent dans les maladies cardiaques : elle croyait tomber dans des précipices. Pendant le jour, elle éprouvait des éblouissements.

De tous ces phénomènes, nous devions conclure à l'existence d'une lésion grave du cœur atteignant à la fois les valvules et le tissu musculaire lui-même.

Les valvules sygmoïdes aortiques étaient insuffisantes, comme le démontrait le souffle au second temps fusant sur le trajet de la crosse aortique. Le prolongement soufflant du premier temps me parut devoir être rattaché à l'altération de ces mêmes valvules.

L'abaissement de la pointe et sa déviation en dehors attestaient avec la matité l'augmentation de volume du cœur et sa direction horizontale, qui en est la conséquence.

En effet, quand le diamètre vertical du cœur est agrandi, cet organe, trouvant dans la résistance du diaphragme un obstacle qui l'arrête, se couche sur ce muscle, et sa pointe se porte plus en dehors, en même temps que la courbure des vaisseaux qui naissent de sa base se trouve augmentée.

Mais le plus souvent alors son sommet est élargi par l'hypertrophie des ventricules ; il prend une forme arrondie, et son accroissement de volume se mesure par l'étendue dans laquelle chaque systole vient heurter la paroi thoracique.

Le pouls veineux isochrone à la systole nous indiquait l'insuffisance de la valvule tricuspide, dont les dimensions n'étaient pas en rapport avec celles de l'orifice auriculo-ventriculaire dilaté.

La rate et le foie, congestionnés par suite du trouble circulatoire, avaient subi un travail hyperplastique.

Il faut se rappeler que cette malade avait eu des fièvres intermittentes qui, si elles n'avaient pas laissé à leur suite une augmentation de volume de ces organes, avaient pu les prédisposer à des congestions nouvelles.

L'anasarque attestait le trouble profond de la circulation et le degré avancé de l'affection cardiaque.

Cette femme, menstruée à dix ans, avait toujours été bien réglée ; elle a été mère une seule fois, à l'âge de vingt ans. Depuis quatre mois ses règles ont cessé ; mais, pour apprécier la part que la maladie a pu avoir dans cette ménopause précoce, il faut se rappeler qu'elle avait été réglée de très-bonne heure et que la vie menstruelle a duré chez elle trente-deux ans.

Quelques jours après son entrée à l'hôpital, cette femme éprouve une douleur dans le côté droit de la poitrine ; la dyspnée augmenta et nous constatâmes un épanchement à la base de ce côté. Plusieurs vésicatoires furent successivement appliqués sur la région malade ; l'épanchement diminuait momentanément sous leur influence, mais sans disparaître complétement. Sans doute le trouble circulatoire qui avait favorisé la congestion pleurale et le développement de l'épanchement en augmentait la résistance et tendait à en provoquer le retour ; et, dès que l'action révulsive était suspendue, l'épanchement reconquérait ses anciennes limites. Cependant il finit par céder à une médication persévérante et la malade revint à peu près à l'état qui avait précédé cette complication.

Pendant la durée de cette pleurésie, un changement considérable s'était accompli dans les caractères stéthoscopiques de la lésion cardiaque : le prolongement du premier bruit, que nous avions perçu au début, s'était changé en un bruit de souffle très-caractérisé, précédant le bruit de l'insuffisance, qui était devenu plus faible et se prolongeait comme celui-ci sur le trajet de l'aorte. Ce bruit systolique continua à augmenter d'intensité, en même temps que le second bruit de souffle diminuait et semblait s'effacer de plus en plus. Vint enfin un moment où il disparut complétement, tandis que le premier, fort rude, râpeux, avait acquis un développement considérable.

L'intensité de ce bruit systolique, l'énergie du choc de la pointe et des pulsations artérielles, ne permettaient pas d'imputer la disparition du bruit d'insuffisance à l'affaiblissement des contractions cardiaques et au ralentissement du courant circulatoire.

En rendant compte de ce fait, nouveau pour moi, j'admis qu'une des valvules aortiques était devenu le siége d'un de ces dépôts néoplastiques, et peut-être de ces concrétions moriformes qu'il n'est pas rare de voir se développer sur les valvules malades ; que cette production, jouant le rôle d'un tubercule d'Arantius accidentel, remplissait le vide laissé par l'insuffisance de la valvule ou plutôt faisait cesser cette insuffisance, et fermait après la systole l'orifice aortique, que la lésion des valvules ou leur petitesse relative laissait jusque-là béant.

D'une autre part, il était facile d'expliquer par cette hypothèse le développement considérable et le caractère râpeux du souffle systolique : cette production morbide qui faisait cesser l'insuffisance pouvait produire un rétré-

cissement; dans tous les cas elle gênait le cours et augmentait le frottement de la colonne sanguine qui traversait l'orifice aortique.

J'eus malheureusement trop tôt l'occasion de vérifier l'exactitude de ce
diagnostic : un jour, cette femme fut prise de frissons suivis de fièvre et de
douleur dans le côté gauche, et je constatai au sommet du poumon une
pneumonie caractérisée par de la matité et une respiration bronchique, qui
n'offrait pas dans toute l'étendue de la partie malade la même tonalité.
Les crachats étaient visqueux, mais sanglants plutôt que sanguinolents; et
en même temps l'haleine présentait l'odeur que j'ai signalée comme caractéristique de l'apoplexie pulmonaire; la face était rouge, avec cette injection
diffuse si habituelle dans les affections congestives du poumon. Je pensai
qu'il y avait à la fois inflammation et hémorrhagie dans le parenchyme
pulmonaire.

La fièvre précédée d'un frisson violent, la rougeur diffuse de la face, indiquaient le travail inflammatoire.

Les crachats, l'odeur de l'haleine, semblaient dénoncer l'hémorrhagie.

Ces deux affections, dont la congestion est le phénomène initial, compliquent souvent les affections cardiaques; elles peuvent se succéder,
elles peuvent se compliquer; j'admettais cette complication chez notre
malade.

Un vésicatoire fut appliqué sur la région affectée. La pneumonie suivit
une marche suraiguë, et aux signes de l'induration pulmonaire s'ajoutèrent
ceux d'un épanchement occupant la partie antérieure de la cavité pleurale
gauche.

Les battements du cœur devinrent très-obscurs; la dyspnée fut portée à
l'extrême; la fièvre continua; l'anasarque avait fait des progrès considérables, et la malade ne tarda pas à succomber.

Autopsie faite par M. le docteur Fernet, alors interne du service. — Un épanchement puriforme, limité en arrière par l'adhérence de la face postérieure du
poumon gauche avec les côtes, occupait la partie antérieure de la plèvre
gauche et tenait en suspension un grand nombre de flocons pseudo-mem-
braneux.

Le péricarde était distendu par une sérosité trouble.

Un exsudat mince, rougeâtre, recouvrait son feuillet viscéral.

Le cœur était très-volumineux, et son sommet était arrondi; le ventricule
gauche offrait une épaisseur considérable. La valvule mitrale était épaissie,
comme festonnée d'un bourrelet à son bord inférieur; les languettes terminales adhéraient aux tendons qui s'insèrent à leur base, et par conséquent
cette valvule devait être insuffisante; mais cette adhérence avait pu se
former pendant la durée de la pleurésie.

L'épanchement développé dans la partie antérieure de la cavité pleurale, qui avait rendu les bruits du cœur très-obscurs, avait pu empêcher de percevoir le bruit de souffle systolique à la pointe que cette insuffisance avait dû produire.

Les valvules aortiques étaient indurées, épaissies, exulcérées à leur centre. Sur la surface des érosions s'élevaient des agglomérats fibrineux, moriformes. D'une de ces valvules pendait une petite languette néoplasique, dentelée comme un pétale de dianthus. Évidemment ces productions devaient oblitérer l'espace resté béant par la rigidité et le racornissement des valvules sigmoïdes; et l'on comprenait très-bien, en présence de ces lésions, que le bruit d'insuffisance ait disparu pour faire place à un bruit de frottement systolique.

La partie ascendante de la crosse aortique paraissait un peu dilatée, ce qui pouvait augmenter l'insuffisance des valvules; sa surface interne offrait, avec une couleur jaune chamois, un aspect mameloné.

Les parois du ventricule droit étaient épaissies.

Les valvules sigmoïdes pulmonaires étaient remarquablement amincies, comparables à des toiles d'araignée. L'une d'elle présentait même une petite perforation fermée par une matière plasmatique. Le bruit de souffle au deuxième temps, qui avait son maximum derrière le sternum et à gauche de cet os, qui se propageait dans tout le côté gauche de la poitrine, et suivait la direction de la crosse aortique, ne pouvait évidemment être imputé à cette lésion.

Le sommet du poumon gauche offrait une coloration d'un rouge noirâtre, une densité considérable; il était friable cependant, et quand on le déchirait, il offrait une surface très-finement grenue, sur laquelle se dessinaient des lignes blanches, fibreuses, constituées par l'épaississement des cloisons interlobulaires.

Le foie avait un volume énorme; il renfermait une quantité considérable de matière grasse qui rendait sa coupe onctueuse au toucher.

La rate avait au moins trois fois ses dimensions normales; elle renfermait une bouillie noirâtre.

Nous avons là un remarquable exemple d'une insuffisance aortique qui a cessé, je ne dis pas qui a guéri; car c'est par les progrès mêmes de la maladie qu'elle a disparu. Est-il possible qu'il en soit autrement? Un processus réparateur pourrait-il amener une guérison efficace du trouble fonctionnel qui constitue l'insuffisance? Il est difficile de le concevoir. D'ailleurs cette insuffisance est liée à des altérations de l'appareil circulatoire dont elle est une dépendance, et si, en gênant les fonctions cardiaques, elle entraîne une action anomale du cœur qui peut en accroître les lésions, elle ne constitue cependant qu'un élément secondaire et comme un épisode de la maladie.

En outre, le procédé réparateur que nous avons observé chez notre malade n'est pas définitif; il constitue même un danger nouveau, car si nous trouvons sur la partie ulcérée des valvules sigmoïdes une petite languette organisée, membraneuse, fortement adhérente, nous y trouvons aussi, comme nous l'avions soupçonné pendant la vie, une concrétion molle, fibrineuse, qui peut être segmentée par le courant sanguin et fournir des embolies.

Cette transformation de l'insuffisance aortique en rétrécissement est probablement beaucoup moins rare que ne pourrait le faire supposer le silence des observateurs. Depuis trois ans j'en ai rencontré deux autres faits dont je vais faire une courte analyse.

Une dame de trente-quatre ans environ me consultait, il y a quatre ans, pour une toux qui durait depuis longtemps sans altérer notablement sa nutrition. Sa constitution comme ses antécédents héréditaires la disposaient à la fois aux affections strumeuses et arthritiques. En même temps qu'une légère faiblesse du son et de la respiration, avec expiration prolongée sous la clavicule droite, on constatait un souffle très-fort au second temps, vers l'origine de l'aorte, se propageant sur le trajet des vaisseaux. Néanmoins, le muscle cardiaque fonctionnait régulièrement, et cette dame n'éprouvait aucun trouble de la fonction circulatoire. Elle avait seulement l'haleine un peu courte. Les eaux-bonnes firent justice de l'affection chronique, laissant subsister, quoique peut-être amoindries, les légères anomalies respiratoires que j'avais trouvées sous la clavicule droite, et qui avaient été reconnues quelques années auparavant par mon regrettable ami le docteur Michon.

Un an après, cette dame eut une affection rhumatismale, qui, mal soignée et sous l'influence de conditions hygiéniques détestables et de son état constitutionnel, prit la forme chronique avec des exacerbations aiguës par intervalles. Dans une de ces exacerbations, le cœur fut touché par la fluxion rhumatismale, et à la suite d'une atteinte d'endopéricardite je vis le bruit de souffle diminuer au point que, par moments, on ne le distinguait pas nettement; il était remplacé par un bruit de souffle systolique rude et fort qui avait son maximum à la base et se propageait sur le trajet de l'aorte; en même temps le second bruit s'etait dédoublé.

Cette dame vit encore, en proie à son affection articulaire dont les douleurs sont notablement amoindries, mais qui l'a laissée complétement impotente. J'ajouterai que depuis l'attaque d'endocardite, au gonflement articulaire des membres inférieurs s'est ajouté un œdème considérable qui persiste depuis cette époque.

Enfin j'ai observé une transformation analogue chez un jeune avocat

que je soigne depuis deux ans, mais chez lequel la modification de l'insuffisance a coïncidé avec une aggravation considérable des troubles circulatoires.

Je reviendrai sur quelques-uns des phénomènes observés chez notre
première malade, et qui serviront à étudier succinctement l'évolution
des affections cardiaques.

Cette femme, avons-nous dit, était sujette aux migraines, et ses
urines étaient habituellement sédimenteuses. Je regarde ces deux faits
comme des présomptions considérables, sinon des signes certains d'une
disposition arthritique. La malade n'a pu nous donner, sur la santé de
ses parents, aucun renseignement qui aurait pu nous éclairer sur la
nature de ses prédispositions diathésiques. L'arthritisme est la grande
cause des affections cardiaques, non-seulement quand il est la cause
prédisposante d'un rhumatisme articulaire compliqué d'endocardite, mais il produit directement des affections cardiaques ou plutôt
cardio-vasculaires sans l'intermédiaire d'une endocardite rhumatismale.

J'ai très-souvent observé des affections cardio-artérielles dans les races
goutteuses, et non-seulement la goutte imprime ainsi son cachet de
génération en génération, mais elle tend souvent, dans chaque famille,
à reproduire les mêmes localisations. Dans certaines races de goutteux,
on verra se répéter les affections du cœur ; dans d'autres, la gravelle ;
dans d'autres, les arthritides de la peau. J'ai dit les affections cardio-artérielles plutôt que les affections du cœur, parce que, comme j'ai cherché
à le démontrer, et comme je l'enseigne depuis une quinzaine d'années,
il y a entre le cœur et les artères une solidarité physiologique qui se
retrouve dans l'état morbide. On voit presque toujours, et surtout chez
les arthritiques, l'artérite chronique ou, si l'on aime mieux, l'induration
artérielle compliquer les lésions cardiaques (1).

Chez notre malade, nous avons signalé l'induration et les flexuosités
des artères.

Je ne veux pas dire cependant que toutes les affections du cœur soient
d'origine arthritique ou rhumatismale. J'admets que l'endocardite puisse
se développer directement sous l'impression du froid ou par l'extension
d'un travail inflammatoire développé dans la plèvre, le péricarde ou le
poumon, ou par d'autres conditions morbides encore ; mais je crois que
ces causes extérieures ou ces foyers phlegmasiques voisins du cœur

(1) Voyez mes *Leçons sur l'athérome*.

amèneront plus souvent des lésions cardiaques chez les sujets de races arthritiques que chez les autres.

Notre malade avait habité longtemps un logement humide et froid; elle avait donc été placée dans des conditions qui peuvent produire directement des altérations cardio-artérielles, et qui favorisent un grand nombre de manifestations arthritiques.

La toux, l'oppression, en un mot des troubles de la respiration ont été les premiers signes de l'altération du centre respiratoire; il en est ainsi dans les maladies du cœur gauche.

C'est derrière l'obstacle, en amont du courant, dans la circulation pulmonaire par conséquent, que les premiers troubles se font sentir. Pendant longtemps ce pourra n'être qu'un peu de toux et de sibilance après les exercices ou les mouvements exagérés, expression d'une congestion passagère des bronches; puis cette congestion devient permanente, et avec elle la toux qui l'accuse et l'expectoration qui en est à la fois l'effet et la solution.

En parlant d'obstacle, je ne veux pas dire que dans l'immense majorité des cas le trouble mécanique produit par la lésion valvulaire suffise pour amener cette perturbation fonctionnelle; mais ce trouble mécanique, à une certaine époque de l'évolution des maladies de cœur, amène ces perturbations fonctionnelles et en détermine le siége et le caractère.

Quand la lésion valvulaire existe seule, à moins qu'elle ne soit portée à un degré tout exceptionnel, elle peut passer inaperçue. Combien souvent j'ai vu, chez des enfants, des insuffisances aortiques ou mitrales, accompagnées de souffles énormes qui ne les empêchaient ni de courir, ni de monter rapidement les escaliers, qui ne produisaient aucun trouble apparent ni dans la circulation pulmonaire, ni dans la circulation générale! Seulement, pour entretenir l'équilibre circulatoire, le cœur, dans ces circonstances, agissait avec un surcroît de vitesse et d'énergie, ce qui entraînait une accélération synergique des mouvements respiratoires. Des palpitations, une respiration courte et rapide témoignaient seules alors de l'altération grave du mécanisme cardiaque.

Chez la dame dont j'ai esquissé rapidement l'histoire, il est probable que l'insuffisance aortique datait de l'enfance; en tout cas, elle remontait à une époque éloignée; plusieurs médecins l'avaient constatée, et à part un peu de brièveté de l'haleine, la malade n'en avait pas conscience. Mais quand le muscle cardiaque est lésé, quand les vaisseaux, altérés, cessent de réagir sur la colonne sanguine et ne prêtent plus au 'cœur leur action auxiliaire, alors se développe toute cette série de phénomènes morbides qui constitue la symptomatologie des affections du cœur.

Hope avait insisté sur ce rôle dominant des lésions ventriculaires et auriculaires, et il avait affirmé que l'équilibre fonctionnel se maintenait tant que le muscle cardiaque n'était pas altéré. Stokes et l'école de Dublin avaient adopté cette opinion. L'école française, qui a l'honneur d'avoir découvert les bruits morbides du cœur et la relation de ses maladies avec le rhumatisme, tendait à subordonner au trouble mécanique des valvules toute l'évolution et les symptômes de ces affections.

Aussi quand Beau soutint en France la doctrine de Hope, sous la forme originale dont il revêtait toutes ses opinions, il crut avoir fait une découverte. Il donna une dénomination plus pittoresque que rigoureusement exacte au fait signalé par Hope, et la doctrine de l'asystolie fut constituée.

Il est certain que le trouble mécanique déterminé par les lésions valvulaires exige pour maintenir l'équilibre circulatoire un surcroît d'action du cœur; que ce surcroît d'action, qui constitue une anomalie ou au moins une exagération fonctionnelle doit nécessairement modifier la nutrition de l'organe. Suivant l'état constitutionnel, suivant les conditions hygiéniques, cette action exagérée pourra aboutir à des modifications nutritives diverses.

Le plus souvent elle amènera un développement plus considérable du muscle cardiaque en rapport avec ses nécessités fonctionnelles, comme il arrive pour tout muscle soumis à un surcroît d'action, pourvu toutefois que cette action ne soit pas excessive. C'est une hypertrophie de compensation; mais il est bien difficile que l'entraînement nutritif s'arrête dans ces limites. Toutes les circonstances infiniment nombreuses qui exagèrent le mouvement circulatoire augmentent le trouble mécanique qui résulte de la lésion valvulaire, et imposant au cœur de plus grands efforts, tendent à exagérer l'hypertrophie et à lui faire dépasser les exigences de la circulation normale.

Alors l'équilibre est rompu, les troubles fonctionnels commencent. D'ailleurs, dans ces conditions, la nutrition, en devenant plus active, ne conserve pas indéfiniment, en général, son type physiologique. La diathèse qui a produit la lésion des valvules a pu modifier en même temps les fibres musculaires, et dans tous les cas peut intervenir ultérieurement pour en altérer la texture. L'âge, toutes les causes qui affaiblissent l'action nerveuse et peut-être même l'épuisement produit

par l'excès et la durée de la lutte peuvent amener des altérations de nutrition. Souvent alors le rhythme des mouvements du cœur s'altère ; ils
s'accélèrent d'abord, puis deviennent irréguliers ; leur ralentissement
anomal témoigne de l'affaiblissement et souvent de la dégénérescence
graisseuse de ses parois. Quelle que soit la cause intime de cette modification, elle s'accomplit ordinairement au bout d'un temps plus ou
moins long. Chez les malades qui succombent à des affections du cœur,
nous ne retrouvons pas ordinairement la fibre musculaire cardiaque
avec ses caractères normaux. Le plus souvent, en même temps qu'il
est modifié dans son volume, il présente dans sa texture des changements qui doivent influer sur son action.

Parmi les phénomènes morbides qui dépendent du trouble de la circulation, nous avons noté les vertiges, les tintements d'oreilles, les
éblouissements qui accusent très-probablement des congestions de l'en
céphale. Les épistaxis ne sont pas rares dans les affections du cœur, et
sont un témoignage de ce mouvement congestif. Du reste, dans tous les
organes, la gêne de la circulation centrale retentit sur le système capillaire ; la face est injectée ; les petits vaisseaux des joues présentent un
état variqueux qui est un des signes extérieurs de la maladie, mais qui
peut aussi dépendre d'un travail fluxionnaire local longtemps prolongé,
comme on l'observe à la suite de certaines affections cutanées, ou d'une
habitude congestive de la face, comme cela a lieu chez les ivrognes.

Les lèvres tôt ou tard deviennent livides ; la langue prend une coloration plus foncée, quelquefois ses papilles sont turgescentes, ou ses
bords sont festonnés d'une sorte de dentelure noirâtre, formée par la
dilatation des petits vaisseaux. Les yeux deviennent saillants, le cou se
dilate par le développement de ses veines. Assez souvent des réseaux
vasculaires se dessinent sur la poitrine. Les vaisseaux hémorrhoïdaux
se gonflent et forment des bourrelets saillants autour de l'anus. Ce développement exagéré du système veineux se retrouve dans les membres
inférieurs. En même temps les artères subissent ces altérations dont j'ai
déjà parlé, elles s'indurent ; en s'allongeant elles deviennent flexueuses,
et ne peuvent plus accomplir sur le courant sanguin leur action synergique à celle du cœur.

Dans les organes intérieurs, cette congestion, ces désordres circulatoires, sont encore plus prononcés.

Nous avons déjà parlé de plusieurs des phénomènes qui s'accusent
dans le cerveau : les facultés intellectuelles s'engourdissent, les fonctions
sensorielles sont moins nettes, et quoique le malade dorme difficilement,

il est souvent dans un état de demi-somnolence qui dégénère en une tendance au coma dans la période ultime et qui peut être imputé à l'augmentation de la sérosité intra-crânienne. Les hémorrhagies cérébrales sont en outre une conséquence assez commune de ces altérations cardio-vasculaires.

J'ai parlé de l'agrypnie cardiaque : les souffrances du malade, l'impossibilité du décubitus horizontal, la gêne de la respiration, y contribuent puissamment : dans toutes les dyspnées intenses, les malades évitent instinctivement de s'appuyer sur la poitrine pour laisser aux parois thoraciques toute la liberté et toute l'amplitude de leurs mouvéments. Quand cependant le sommeil triomphe de tous ces obstacles, il est fréquemment interrompu par des réveils en sursaut, par des cauchemars et particulièrement par cette variété de cauchemar dont notre malade se plaignait ; il leur semble qu'ils tombent dans un précipice. La difficulté de respirer est probablement la cause de cette sensation imaginaire qui est très-souvent observée. Les rêves, comme le délire, ont souvent pour point de départ des sensations réelles, auxquelles la faculté de percevoir donne une interprétation erronée.

L'état congestif du poumon se traduit par la toux, l'oppression, une sécrétion catarrhale et, plus souvent encore que dans le cerveau, par des ruptures vasculaires qui donnent lieu à des infiltrations hématiques du poumon, en d'autres termes, à des apoplexies pulmonaires. Assez souvent, le sang, en même temps qu'il s'épanche dans la trame de l'organe, est rejeté au dehors, il colore les crachats ou il s'échappe par la bouche en quantité beaucoup plus considérable, et dénonce cette complication ; mais, dans beaucoup de cas, l'hémoptysie fait défaut, ou elle ne se montre que plusieurs jours après le début de l'hémorrhagie. En 1849, j'ai indiqué un signe dont j'ai plus de quarante fois depuis vérifié l'exactitude, et qui peut faire reconnaître l'apoplexie pulmonaire, alors même qu'elle forme un noyau très-circonscrit, ou que, localisée dans le centre du poumon, elle échappe à l'auscultation. Si, plus superficiel, le foyer hémorrhagique amène quelques modifications du bruit respiratoire, telles que la faiblesse de l'expansion, l'expiration prolongée, le souffle, le râle sous-crépitant, en l'absence de crachats hémoptoïques, ce signe peut déterminer la signification de ces phénomènes et fixer le diagnostic.

C'est une odeur toute spéciale de l'haleine, aigre et alliacée à la fois, qui rappelle la teinture de raifort et qui est celle que l'on retrouve après la mort quand on flaire un de ces foyers apoplectiques. Elle est due à l'altération que le sang infiltré dans le poumon subit au contact de l'air, et, suivant l'étendue du foyer, cette odeur pourra être perçue à une grande distance, ou il faudra approcher le nez du malade pour la sentir; dans certains cas même, elle serait intermittente. On conçoit que des infiltrations sanguines des gencives pourraient donner naissance à une odeur semblable. Mais, dans ce cas, l'erreur serait facile à éviter.

La première fois que j'ai constaté ce phénomène, c'était en 1849; je faisais un cours de clinique à la Charité : approchant du lit d'un malade qui offrait tous les signes d'un rétrécissement mitral, je fus frappé de cette odeur forte, pénétrante; le malade ne crachait pas de sang; quelques jours après il succomba, et je trouvai à l'autopsie un foyer très-étendu d'apoplexie pulmonaire.

Dans le lit vis-à-vis était un malade atteint de la même affection. Quelques jours après, je constatai chez ce dernier l'odeur que j'avais observée chez le premier. Les crachats étaient incolores; l'auscultation faisait constater dans un point un peu d'obscurité relative du son, un peu de faiblesse du bruit respiratoire avec prolongement de l'expiration.

La réunion de ces phénomènes me fit admettre une hémorrhagie pulmonaire. Pendant huit jours, les élèves interrogeaient avec curiosité le crachoir pour y chercher la confirmation de mon diagnostic; mais l'expectoration sanglante, signe classique de l'apoplexie pulmonaire, ne se montra que le neuvième jour, et, quelques jours après, l'autopsie vint donner à mes prévisions une triste, mais incontestable démonstration.

Puisque j'ai l'occasion de parler de ce fait, que j'ai communiqué en 1850 à la Société des hôpitaux, je l'appuierai d'une dernière observation :

En 1860, j'avais dans mon service à la Pitié une femme atteinte d'affection du cœur. Je sentis un jour chez elle l'odeur de l'apoplexie pulmonaire, et en même temps je trouvai derrière l'aisselle droite un peu d'obscurité du son, avec élévation de la tonalité, faiblesse et raréfaction du murmure vésiculaire, et retentissement de la voix. Je diagnostiquai un noyau apoplectique profond. Trois semaines après environ, je remis le service entre les mains de mon éminent confrère le docteur Charcot, en lui signalant ces circonstances et l'interprétation que je leur avais donnée. Il eut l'occasion de faire la nécropsie, et trouva dans le point indiqué, à une certaine distance de la surface, un foyer apoplectique du volume d'une petite prune. La malade n'avait jamais craché de sang.

Je le répète, j'ai observé une quarantaine de faits analogues, et si j'ai consacré à ce point de séméiotique un développement que son importance ne justifie pas, c'est que jusqu'ici, à part la communication que j'ai faite à la Société des hôpitaux, je n'avais pas eu l'occasion de le publier (1).

Il est très-commun de trouver les poumons emphysémateux dans la période avancée des affections cardiaques. Cet emphysème est la conséquence de la toux, de la dyspnée et de la congestion broncho-pulmonaire.

Des épanchements séreux se montrent très-souvent dans les derniers stades de la maladie. On retrouve dans la cavité abdominale l'état congestif que nous avons constaté dans les autres cavités splanchniques; le foie, augmenté de volume, fait sous les côtes une saillie douloureuse à la pression. Cette sensibilité morbide est commune à toutes les congestions hépatiques, quelle qu'en soit la condition pathogénique.

Dans les affections du cœur, cette congestion aboutit à une modification de la nutrition. Une prolifération celluleuse, qui commence, dit M. Lancereaux, par les radicules de la veine cave, augmente l'épaisseur de la capsule de Glisson et des cloisons interlobulaires.

La congestion du foie devient dans beaucoup de cas une cause de troubles digestifs, caractérisés par un dégoût profond pour les aliments, par des nausées, et quelquefois par un sentiment de pesanteur douloureuse dans l'estomac, après l'ingestion des aliments. Le docteur Stokes a dans ces cas préconisé l'emploi des mercuriaux. J'ai eu plusieurs fois l'occasion d'en constater l'efficacité. Les pilules bleues (*blue pills*) à la dose de 10 à 15 centigrammes sont souvent un admirable modificateur de ces congestions hépatiques quand elles sont récentes, et avec elles disparaissent les désordres fonctionnels qui s'y rattachaient.

La tuméfaction de la rate, sans être aussi constante ni aussi prononcée, est assez souvent observée. Les villosités intestinales présentent une couleur violacée ; les glandes muqueuses sont saillantes. Les reins, également congestionnés, laissent quelquefois transsuder de l'albumine.

L'estomac est habituellement météorisé, et les malades sont tourmentés par de la flatulence, phénomène commun, suivant la remarque de Graves, dans les affections dyspnéiques.

(1) Nous ne devons négliger, pour arriver au diagnostic, aucune des données fournies par les sens, et, dans plusieurs maladies, les odeurs exhalées par le malade ou émanées de ses sécrétions, ont une importance réelle. J'ai plusieurs fois diagnostiqué le diabète à une odeur très-forte et comme alcoolique de l'haleine. Je ne la crois pas constante ; mais, quand elle existe, elle peut appeler l'attention du médecin. — (Voyez ma leçon sur l'*haleine chez les diabétiques*.)

Au milieu de toutes ces localisations morbides qui altèrent dans leur structure et troublent dans leurs fonctions les organes de la nutrition et de l'hématose, le sang s'altère, il devient moins riche en globules, et, sous les dilatations variqueuses des petits vaisseaux, sous les plaques violacées qui accusent la gêne de la circulation dans les téguments de la face, il n'est pas rare de voir une teinte jaunâtre de la peau, témoignage de l'anémie.

C'est un signe de la cachexie cardiaque qui marque une phase avancée de la maladie, cachexie d'autant plus grave que tous les éléments de réparation font défaut. Tous les organes nutritifs sont touchés par l'action morbide, et cette altération irréparable de la nutrition, en affaiblissant l'énergie du cœur, le rend de plus en plus impuissant à triompher des obstacles qui troublent ses fonctions.

Dans le second fait, dont je vous ai déjà rendu compte il y a quelques jours, je ne vous rappellerai qu'une seule circonstance intéressante au point de vue de l'auscultation du cœur et des signes qu'elle fournit.

Depuis Hope, on admet que les bruits morbides du cœur qui sont exclusivement perçus à la base se rattachent aux lésions des orifices artériels, à moins qu'ils ne dépendent d'un trouble dynamique comme on l'observe dans l'anémie.

Le docteur Stokes a apporté quelques restrictions à la valeur absolue du fameux diagramme de Hope, qui dans l'immense majorité des cas, il faut en convenir, est d'accord avec l'observation.

Le fait que je vais résumer en quelques mots nous montre une exception à la loi exprimée par le diagramme, mais en même temps il nous explique la cause de cette exception, qui avait été reconnue pendant la vie, et, par conséquent, ne nous avait pas induit en erreur.

Il s'agissait d'un malade offrant tous les signes extérieurs qui marquent la période avancée des affections cardiaques. La face était violacée, les lèvres livides, les veines jugulaires offraient des battements isochrones aux pulsations artérielles.

Chez cet homme le poumon emphysémateux avait, par l'intermédiaire de la plèvre, contracté des adhérences avec la région précordiale du thorax et avec la face externe du péricarde ; il recouvrait le cœur dans une grande partie de son étendue.

Le son pulmonaire était perçu partout, excepté derrière le sternum et dans un très-petit espace à gauche de cet os. Cependant, par la percussion profonde, on constatait une submatité légère mais étendue derrière cette sonorité superficielle. Les bruits respiratoires, mêlés de sibilus, étaient entendus dans toute la région précordiale, et les bruits du cœur y étaient à peu près inappréciables; au niveau de la pointe cependant on entendait un bruit de souffle faible et éloigné. Là où le son était mat contre le sternum, dans le point correspondant à la base du cœur, on entendait un bruit de souffle systolique rude, fort, *qui ne se propageait pas sur le trajet de l'aorte ascendante;* le pouls était étroit, serré, comme dans les rétrécissements des orifices, et cependant on sentait que la contraction ventriculaire était énergique. Depuis longtemps le malade éprouvait des troubles respiratoires accusant un état congestif des poumons.

Je conclus de ces phénomènes à l'existence d'une insuffisance avec rétrécissement de l'orifice mitral.

Dans les conditions habituelles, les bruits qui ont leur origine à cet orifice sont transmis à la pointe du cœur, où ils présentent leur maximum d'intensité, parce que cette pointe est la partie du ventricule qui a les rapports les plus immédiats et les plus directs avec la région précordiale. Ces rapports deviennent plus intimes encore à chaque systole, pendant laquelle la pointe du cœur vient presser la paroi thoracique et lui transmet directement les bruits qui peuvent se produire dans la cavité ventriculaire.

Chez notre malade, une lame immobile du poumon était interposée entre la pointe du cœur et les côtes, opposant à la conduction des bruits ventriculaires un corps spongieux, plein d'air, emprisonné dans d'innombrables alvéoles et mauvais conducteur du son. La base au contraire appuyait contre la paroi thoracique, dans le point qui correspond aux anneaux ventriculaires, et lui pouvait transmettre plus directement les bruits de ces orifices. C'était précisément là qu'on entendait le bruit de souffle, et ce bruit ne se propageait pas derrière et à droite du sternum, sur le trajet de l'aorte ascendante.

Cette circonstance m'empêchait de localiser l'origine de ce bruit dans l'orifice aortique; donc il devait être attribué à une insuffisance de la valvule mitrale.

Le caractère du pouls me faisait supposer qu'avec cette insuffisance existait un rétrécissement de l'orifice mitral. Dans les rétrécissements, le pouls est en général petit, serré, silé. Dans les insuffisances simples, au contraire, il présente un volume normal, souvent même exagéré par l'énergie des contractions du cœur hypertrophié; puis, arrivée à son *summum,* l'impression tombe brusquement, comme syncopée par une dépression subite comme si elle se perdait dans le vide. L'intensité des

troubles pulmonaires et le pouls veineux s'accordaient avec cette hypothèse. L'absence du souffle présystolique n'était pas un motif suffisant
pour rejeter l'idée d'un rétrécissement, car si ce souffle, quand il
existe, indique toujours un rétrécissement, on sait que tout rétrécissement n'en est pas accompagné; il suppose en général une hypertrophie de l'oreillette, ou une énergie de sa contraction qui n'existe pas
toujours.

L'autopsie confirma ces présomptions. La valvule mitrale formait un
entonnoir rigide et béant. Le cœur droit était dilaté et le bruit perçu
à la base pouvait bien se rattacher à l'insuffisance de la valvule
tricuspide, aussi bien qu'à la lésion de la mitrale; mais quand ces
deux bruits coexistent, étant parfaitement isochrones, ils se confondent
en un seul.

Ainsi les lésions auriculo-ventriculaires peuvent dans certaines
conditions donner lieu à des bruits morbides qui ont leur maximum
à la base du cœur, mais qui ne se propagent pas sur le trajet des vaisseaux.

ANÉVRYSME DE L'AORTE THORACIQUE

Sommaire. — Signes physiques fournis par l'inspection, par la palpation, par la percussion, par l'auscultation.

Troubles fonctionnels : dyspnée, douleur, toux. — Troubles circulatoires. — Signes sphygmographiques. — Caractères du pouls. — Palpitations. — Dysphagie. — Troubles oculo-pupillaires. — Phénomènes dus à la compression exercée par la tumeur anévrysmale. — Terminaison. — Rupture. — Oblitération du sac.

Traitement : Digitale, iodure de potassium, calmants et hypnotiques.

MESSIEURS,

L'anévrysme de l'aorte thoracique est une affection assez commune, mais il n'est pas toujours facile d'en reconnaître l'existence. Quand la tumeur soulève ou perfore les côtes ou le sternum, accuse sa présence et révèle sa nature par des pulsations perceptibles à la vue, par un mouvement d'expansion sous la main qui l'explore, par des bruits anomaux que leur siége, leurs caractères, ne permettent pas d'attribuer à une lésion cardiaque, le diagnostic est facile ; mais dans le plus grand nombre des cas il n'en est pas ainsi ; c'est par un examen très-attentif de signes physiques, quelquefois obscurs et délicats, par l'appréciation des lésions de voisinage et des troubles fonctionnels qu'elles produisent, qu'on arrive à constater ou du moins à présumer l'existence de l'anévrysme. Nous avons donc à étudier deux ordres de signes, les signes physiques et les signes physiologiques.

La palpation, quelquefois même la vue, dans les anévrysmes superficiels, font constater des pulsations isochrones à la systole ventriculaire ou la suivant de très-près ; soit que la tumeur ait soulevé et usé la paroi thoracique, soit qu'elle déborde l'échancrure sternale ou la région sus-claviculaire le plus souvent du côté droit. Mais toute tumeur contiguë à une grosse artère peut présenter ce caractère pulsatif ; ce qui n'appartient qu'à l'anévrysme, c'est l'ampliation, l'expansion en tous sens, bien distincte du soulèvement qui lui est commun avec les autres tumeurs. Dernièrement, cependant, dans un kyste hydatique du lobe gauche du foie, placé au devant de l'aorte, je constatais un soulèvement en tout sens, qu'un examen superficiel aurait pu faire prendre pour un mouvement d'expansion.

La palpation peut faire encore constater la fluctuance de la tumeur, sa réductibilité partielle dans quelques cas, les frémissements, les vibrations des parois thoraciques qui accompagnent les bruits morbides.

La percussion fournit souvent des indices précieux : une matité circonscrite au niveau du médiastin, sur le trajet de l'aorte, soit à droite du sternum, soit derrière la partie supérieure de cet os, soit à gauche au-dessus de la région précordiale, quelquefois dans les gouttières vertébrales, accompagne les tumeurs médiastines, et ces tumeurs peuvent être des anévrysmes de l'aorte ; si la tumeur n'est pas assez superficielle pour donner un son mat, si elle se cache et s'enfouit sous les poumons, on peut rencontrer, suivant sa profondeur et son volume, un son obscur ou un son clair tympanique qu'on retrouve également sur les limites de la matité, quand celle-ci existe, ou enfin une simple élévation de la tonalité ; des modifications dans l'élasticité, la sensation de résistance (sensation sclérosique) coïncident habituellement avec la diminution de la sonorité.

Il est probable que la mensuration, dans certains cas, ferait constater une ampliation de la poitrine, en même temps que le pnéomètre accuserait une diminution de l'expansion respiratoire.

L'auscultation fournit des signes plus caractéristiques : des bruits de souffle ou de râpe, des bruits de battements, en un mot des bruits circulatoires anomaux, ordinairement doubles quand ils siégent dans l'aorte thoracique, et simples quand ils viennent de l'aorte abdominale, indépendants des bruits cardiaques, ou ne pouvant pas être considérés comme leur prolongement normal, sont regardés comme le phénomène le plus important pour le diagnostic ; nous nous y arrêterons quelques instants.

Il est bien certain que la forme, la dimension et la structure des tumeurs anévrysmales influent sur les caractères de ces bruits, un sac volumineux communiquant avec l'artère par une ouverture d'un médiocre diamètre, fera ordinairement entendre un double bruit de souffle de simples battements marqueront l'entrée de la colonne sanguine dan un sac petit à très-large ouverture, ou à cavité en partie comblée par des dépôts fibrineux. Exagérez ces conditions, et il pourra se faire qu'aucun bruit ne soit produit; il pourra arriver encore que la tumeur artérielle contiguë à un point de la paroi thoracique y transmette les bruits du cœur normaux ou anomaux plus intenses qu'ils ne sont transmis ailleurs, comme le ferait toute autre tumeur solide jouant le rôle de conducteur du son et sans produire elle-même aucuns bruits. Ainsi, bien que l'indépendance des bruits cardiaques et des bruits perçus au niveau de la tumeur, soit une présomption en faveur de l'existence d'un anévrysme, celui-ci peut transmettre les bruits qui se rattachent à la circulation cardiaque. D'une autre part, si la tumeur anévrysmale est contiguë au cœur, si elle est située derrière cet organe, ses bruits peuvent être observés dans la région précordiale, mais ils n'y arrivent qu'affaiblis, moins intenses qu'ils ne sont dans leur point d'origine, et distincts des bruits du cœur qu'on entend en même temps qu'eux. Je crois avoir rencontré dernièrement un cas de ce genre; on entendait à la base du cœur un double bruit de souffle qu'on retrouvait beaucoup plus fort à droite du sternum, accompagné d'une matité circonscrite dans cette région, et se propageait suivant la direction de l'aorte ascendante. Le malade éprouvait une dyspnée considérable, des douleurs dans le membre supérieur droit et sur le trajet des nerfs intercostaux, il gardait pendant le sommeil une position constante, inclinée sur le côté gauche; quand il dormait, ses mouvements respiratoires se ralentissaient parfois tellement que je n'en comptais que 6 à 8 par minute.

Chez une autre malade, le maximum des bruits était à quelques centimètres au-dessous de la clavicule gauche, les autres symptômes conduisaient à la pensée d'un anévrysme; la soudaineté de la mort put être imputée à la rupture du sac.

Tous les bruits vasculaires perçus dans un point éloigné de la région précordiale, et sans connexion directe avec les bruits du cœur, ne témoignent pas de la présence d'un anévrysme : j'ai signalé il y a longtemps dans l'anémie l'existence d'un bruit de souffle au niveau du deuxième espace intercostal gauche, dans le voisinage du sternum (voyez *Leçons sur la chlorose*); ce bruit souvent simple, coïncidant avec la diastole artérielle, peut être double, accompagné de pulsations et de frémissements perceptibles à la main, et je l'ai rencontré deux ou trois fois avec un développement tel que j'ai pu croire à l'existence d'un anévrysme, jusqu'au moment où l'autopsie me démontra mon erreur.

Plusieurs auteurs ont ajouté aux conditions de localisation des bruits

anévrysmaux cette circonstance qu'ils sont perçus après le second bruit.
Cette distance entre le bruit cardiaque et le bruit artériel est quelquefois bien appréciable quand l'anévrysme est situé dans le voisinage du
cœur ; d'après MM. Ball et Charcot, une simple dilatation de l'aorte
pourrait produire le même phénomène. Dans plusieurs cas de dilatation
de l'aorte ascendante que j'avais diagnostiquée pendant la vie et que j'ai
pu constater après la mort, il n'y avait pas de souffle ni de bruit râpeux,
mais le second bruit avait une intensité anomale et un éclat métallique;
il était clangoreux, retentissant au loin, je le comparais parfois au chant
strident du crapaud ; je ne conteste pas dans les dilatations simples le
possibilité de bruits morbides constatés par des observateurs tels que
MM. Ball et Charcot, je crois seulement que ces bruits sont rares, et dans
tous les cas que j'ai rencontrés, le signe que j'indique m'a conduit au
diagnostic.

Les bruits anomaux produits dans un anévrysme peuvent être perçus
en avant et en arrière ou exclusivement dans l'une ou l'autre région,
suivant le volume qu'acquiert la tumeur, et la direction dans laquelle
elle se porte. Ainsi dans l'anévrysme de l'aorte ascendante, on pourra
entendre les bruits morbides à droite du sternum et dans la région scapulo-rachidienne droite; il sera perçu à gauche du sternum et dans la
région scapulo-rachidienne gauche quand la tumeur se porte dans cette
direction, ce qui a lieu le plus habituellement pour les anévrysmes de
l'aorte descendante; mais c'est en avant que l'auscultation en fait le plus
souvent reconnaître les signes acoustiques.

Le caractère des bruits morbides qui se produisent dans les tumeurs
anévrysmales est très-variable ; ils sont presque toujours rudes, rarement doux, souvent doubles, d'autres fois simples, leur localisation a
beaucoup plus d'importance que leurs autres caractères pour le diagnostic.

Les troubles fonctionnels qui accompagnent les tumeurs aortiques
varient suivant le siége de ces tumeurs, mais il en est qu'on retrouve
presque toujours, quels que soient les rapports de l'anévrysme avec les
parties voisines.

La dyspnée se montre ordinairement intermittente d'abord, elle présente dans beaucoup de cas des paroxysmes nocturnes; quand la tumeur est très-volumineuse elle devient permanente.

Accompagnée d'angoisses très-pénibles d'orthopnée ou d'attitudes
parfois bizarres auxquelles les malades reviennent sans cesse parce que
ce sont celles dans lesquelles la tumeur devient moins gênante pour les

organes voisins, on en voit qui se mettent à quatre pattes ou se couchent constamment sur le même côté, plus ou moins courbés sur eux-mêmes, sans pouvoir supporter d'autre position. Chomel insistait beaucoup sur la valeur de ces positions nécessaires et constantes pour le diagnostic des tumeurs intra-thoraciques.

La respiration est habituellement accélérée, cependant j'ai cité un cas où, pendant le sommeil, elle se ralentissait d'une manière tout à fait anomale.

Cette dyspnée peut d'abord ne se manifester qu'à l'occasion de l'exercice, des efforts, de l'ascension des escaliers ; c'est une simple anhélation passagère ; à mesure que la tumeur augmente de volume, elle devient plus fréquente et plus pénible, et dans certains cas, elle acquiert une telle violence que la vie devient un supplice ; les malades sont condamnés à l'immobilité dans des postures qui rendent le sommeil impossible.

La douleur fait rarement défaut : elle est habituellement fixe dans un point de la poitrine, le plus souvent au niveau du rachis, gravative ou contusive, elle prend parfois un caractère névralgique, est lancinante, pongitive, térébrante, peut revenir par accès, et irradier dans les nerfs intercostaux ou dans les branches du plexus brachial. J'ai constaté dans un cas une sensibilité anomale sur le trajet d'un des nerfs diaphragmatiques.

Je connais une malade qui, outre une douleur sourde constante dans la région sous-claviculaire gauche, avait, disait-elle, quand elle cherchait à se baisser en avant, la sensation d'une poche qui se déplaçait ; elle avait quand elle montait les escaliers une sensation de défaillance qui n'a jamais été cependant jusqu'à la lipothymie. D'après M. Gendrin, les douleurs de l'anévrysme, quand elles sont intermittentes, pulsatives, sont isochrones à la diastole du sac, et dues à la pression qu'il exerce, quand il se dilate, sur les nerfs contigus.

La toux est commune chez les malades atteints d'anévrysme de l'aorte : sèche, quinteuse, sifflante, parfois *coqueluchoïde* quand elle dépend de l'irritation du pneumogastrique par la tumeur, elle est humide, catarrhale, quand elle se lie à ces congestions qui, si souvent, viennent compliquer les lésions graves de l'appareil circulatoire ; les ébranlements qu'elle cause augmentent les douleurs, et, au médecin qui en connaît la cause, inspirent la terreur d'une rupture.

Des troubles de la circulation qui sont habituellement connexes à ceux de la respiration, en est-il qui soient directement imputables à la lésion artérielle ? Pour M. Marey, le cardiographe et le sphygmographe peuvent éclairer le diagnostic des anévrysmes aortiques : sans contester l'importance de ces ingénieuses méthodes d'observation, j'avoue que je n'y ai recours que dans les cas très-exceptionnels où des moyens plus simples et plus pratiques ne me donnent pas des renseignements suffisants, d'autant plus que sous une apparence de précision et de rigoureuse exactitude, ces instruments, quand ils ne sont pas maniés par des mains habiles et expérimentées, exposent à plus d'une erreur. D'après M. Marey, l'artère radiale dans les anévrysmes de l'aorte donne au sphygmographe un tracé qui rappelle celui de l'insuffisance aortique; un signe plus important résulterait de la comparaison des deux artères, quand l'anévrysme prend naissance au delà du tronc brachio-céphalique, les deux tracés sphygmographiques seraient tout à fait différents; dans un cas où je soupçonnais une affection de ce genre, le pouls gauche offrait au doigt une vibration, une sorte de frémissement que je ne trouvais pas à droite.

Au-dessous d'une poche anévrysmale, le pouls pourra offrir une diminution dans l'ampleur de l'onde sanguine, quand l'aorte ou le tronc brachio-céphalique sont comprimés par la tumeur, ou quand elle enveloppe l'origine des artères des membres supérieurs ; celles-ci peuvent être rétrécie par des coagulums sanguins ou par des plaques calcaires. On a accordé en raison de ce fait une très-grande valeur à la comparaison des deux pouls, et des différences considérables entre eux viendront apporter une présomption confirmative des autres signes qui faisaient soupçonner un anévrysme aortique. Il faut se rappeler cependant que chez beaucoup de sujets les artères radiales n'ont pas des deux côtés le même volume : les pulsations de l'une d'elles peuvent être à peine appréciables tandis que l'autre soulève le doigt avec énergie et ampleur; je crois que l'examen de la cubitale permettra de distinguer le rétrécissement congénital de la radiale de celui qui peut être attribué à une cause accidentelle : dans le premier cas la cubitale offre un développement compensateur qu'on ne retrouvera pas dans le second, et qui permet de sentir avec facilité ses battements ordinairement peu distincts. La mollesse des pulsations, la chute brusque et abrupte après la diastole, la diminution de la tension artérielle peuvent résulter de l'existence d'une cavité ampullaire dans laquelle se perd et s'absorbe une partie de l'impulsion cardiaque. Dans ces modifications du pouls, il faut tenir compte de l'état du cœur, souvent plus ou moins altéré dans sa structure quand l'aorte est malade. Cette coïncidence me paraît devoir être attribuée bien plus à une connexion pathogénique, à une solidarité physiologique et morbide, qu'à des conditions mécaniques dont on a, je crois, singulièrement exagéré le rôle et l'importance.

La diminution et la difficulté de l'abord du sang dans un membre entraînent comme conséquence une disposition à l'engourdissement, une sensibilité plus grande au froid, sans parler de ces cas extrêmes où le calibre de l'artère principale est complétement oblitéré à son origine dans la tumeur ou par un caillot migrateur, alors l'asphyxie du membre, la parésie, la gangrène peuvent en être la conséquence.

Chez des malades atteints d'anévrysmes de l'aorte ou d'affections cardiaques, ou a observé l'atrophie de la papille, imputée à l'oblitération de l'artère centrale de la rétine : soit que celle-ci soit due à une obturation embolique, soit qu'elle dépende d'un processus athéromateux.

Des troubles circulatoires plus souvent dus aux anévrysmes, sont des congestions pulmonaires récidivantes, se montrant tantôt sous forme de bronchite chronique opiniâtre, tantôt sous forme de bronchite capillaire ou de congestions pulmonaires revenant par accès avec une dyspnée excessive. J'ai plusieurs fois contaté des bouffées de râle sous-crépitant fin humide, reparaissant opiniâtrément au niveau de la tumeur, comme si l'irritation produite par celle-ci sur les tissus voisins, s'ajoutait à la gêne générale de la circulation pulmonaire pour déterminer cette localisation congestive. Nous avons vu qu'une sensation de défaillance accompagnait parfois les anévrysmes de l'aorte, d'autres fois les malades accusent des palpitations; ils sentent parfois des battements au niveau de la tumeur.

D'autres troubles circulatoires sont ceux qui résultent de la compression des gros troncs veineux : cyanose, turgescence de la face, congestion du cerveau. Si la veine cave supérieure est comprimée, toute la partie supérieure du corps peut être œdématiée, et son développement anomal contraste avec les dimensions des parties inférieures ; la face est livide, les veines sous-cutanées acquièrent un développement énorme. J'ai vu l'infiltration bornée à la région supérieure et antérieure d'un côté de la poitrine, dans un cas où j'avais diagnostiqué une tumeur occupant la partie supérieure du médiastin, et comprimant probablement une des branches de la sous-clavière. L'œdème des membres supérieurs peut être limité à un seul côté de la tête, et ces phénomènes sont au nombre de ceux qui dépendent de la situation de la tumeur et de ses rapports avec les parties voisines, symptômes aussi nombreux que variables, et que nous énumérerons brièvement sans les décrire.

Ainsi, la compression de l'œsophage produit la dysphagie avec une sensation d'arrêt ou d'obstacle au passage du bol alimentaire au niveau de l'anévrysme.

Celle du nerf récurrent cause de la dysphonie ou de l'aphonie, quand une des cordes vocales est paralysée.

On a signalé la dilatation ou le resserrement de la pupille, exprimant, pense-t-on, l'irritation des nerfs ganglionnaires ou l'interruption de l'action nerveuse par l'écrasement des filets qui la conduisent.

Si la tumeur presse sur la trachée, elle peut produire une gêne respiratoire qui aille jusqu'à l'asphyxie. Si c'est une grosse bronche dont elle rétrécit le calibre, on trouvera dans tout le département de cette bronche une faiblesse du bruit respiratoire qui peut aller jusqu'à son effacement complet. Le docteur Stokes attache une grande importance à ce signe pour le diagnostic des anévrysmes de l'aorte.

La pression exercée par l'anévrysme sur les os peut en déterminer l'usure et la destruction, il n'est pas très-rare de voir la tumeur faire saillie sous la peau après avoir perforé les côtes et le sternum.

Du côté du rachis, les vertèbres peuvent être corrodées, et une paraplégie due à la compression de la moelle succède à des douleurs violentes ; on a vu le sac se rompre dans le canal vertébral.

Une mort presque instantanée succède le plus souvent aux ruptures de l'anévrysme ; cependant il n'en est pas toujours ainsi, on a vu des hémoptysies ou des hématémèses répétées, produites par l'ouverture du sac dans les bronches ou dans l'œsophage, et ces hémorrhagies s'arrêter par l'occlusion, momentanée au moins, de cette perforation ; on a même cité un cas où des gâteaux de charpie ont arrêté pendant plusieurs jours le sang qui s'échappait d'un anévrysme ouvert à la surface de la peau.

Mais, comme nous l'avons dit, une mort brusque est dans le plus grand nombre des cas la conséquence de cette rupture, et cette lésion est une de celles qu'on rencontre le plus souvent pour expliquer les morts subites.

Ce n'est pas que les anévrysmes de l'aorte se terminent toujours ainsi, la mort peut être la conséquence des troubles fonctionnels graves que détermine la tumeur dans les organes qu'elle comprime, ou de la gravité qu'elle ajoute aux complications dont elle favorise le développement. Des pleurésies, des congestions ou des hémorrhagies cérébrales, des ischémies de l'encéphale suivies de ramollissement, des congestions pulmonaires portées jusqu'à l'asphyxie, qui d'autres fois est déterminée par l'écrasement des tubes aériens ou des nerfs respiratoires, peuvent être les intermédiaires qui conduisent les malades atteints d'anévrysme au dénouement funeste ; celui-ci peut être précédé d'un état cachectique, conséquence commune et inévitable des longues souffrances et des troubles des grandes fonctions.

Dans des cas exceptionnels, l'anévrysme a guéri par l'oblitération du sac, que des coagulums accumulés ferment à l'abord du sang, et qui, transformé en une tumeur solide, revient sur lui-même, diminue de volume, et paraît cesser d'être offensif pour les organes voisins. Cette oblitération du sac suppose une ouverture étroite, certaines conditions du sang et de la circulation que l'art a cherché à reproduire, mais dont il a bien rarement pu revendiquer la réalisation. Personne ne croit actuellement à l'efficacité de la méthode de Valsalva, qui imposoit à ses malades des saignées répétées et une diète épuisante, mais on comprend que le calme de la circulation et la plasticité du sang puissent favoriser cette heureuse terminaison. On éloignera donc des malades toutes les conditions morales et physiques qui peuvent surexciter l'action du cœur ; on cherchera à la modérer, si elle est excessive, à l'aide de la digitale (1), on choisira un régime qui puisse entretenir dans ses proportions normales la crase du sang, et combattre la tendance à l'anémie, effet si habituel des maladies chroniques, tout en évitant les aliments qui peuvent stimuler d'une manière anomale le cœur et les vaisseaux : les toniques, les astringents, pourront être quelquefois utiles.

L'iodure de potassium a été préconisé par M. Bouillaud ; s'il est efficace dans un grand nombre d'affections chroniques à mode inflammatoire, et en particulier dans les formes chroniques du rhumatisme, il n'est pas impossible qu'il puisse agir d'une manière favorable sur l'artérite qui accompagne le processus anévrysmal. Je l'ai prescrit dans un cas d'anévrysme de l'aorte ventrale, et la tumeur, sous l'influence de cette médication, a paru diminuer d'une manière très-notable.

Les calmants, les hypnotiques, seront opposés aux douleurs et à l'insomnie ; on combattra autant qu'on le pourra les complications, à mesure qu'elles se présenteront, remplissant cette indication d'adoucir la souffrance, dernière ressource de l'art, qui est le support du malade et la consolation du médecin dans les maladies dont on ne peut pas espérer la guérison.

---

(1) Trop souvent, les préparations de digitale provoquent, quelquefois après un temps très-court, des phénomènes dyspeptiques que les amers et les aromatiques ne font pas toujours disparaître ; je me suis bien trouvé dans ce cas de faire prendre en lavement l'infusion de cette plante, à laquelle on ajoute parfois quelques gouttes de digitale pour la faire tolérer par l'intestin.

DE L'ASTHME

ET DE LA TUBERCULISATION PULMONAIRE (1)

Sommaire. — Nature de l'asthme. — L'asthme est une névrose ; il est une des expressions de la diathèse arthritique.

Rapport de l'asthme et de la tuberculisation pulmonaire.

Antagonisme de ces deux maladies ; il résulte de l'influence que les diathèses dont elles dépendent exercent l'une sur l'autre. — Observations. — Conséquences pratiques.

MESSIEURS,

La question des diathèses domine l'histoire des maladies chroniques; en même temps que leur étude ouvre aux méditations et aux recherches des pathologistes les plus vastes horizons, elle fournit aux praticiens les applications les plus fécondes et les plus utiles. Un intérêt puissant s'attache donc à tous les faits qui peuvent l'éclairer et nous faire pénétrer plus avant dans la connaissance des diathèses, de leur origine, des conditions de leur développement, de leurs manifestations souvent si variées, des désordres qui en sont l'expression directe et immédiate, comme de leurs retentissements éloignés. L'action qu'elles peuvent exercer les unes sur les autres mérite également toute notre attention, et je me propose, dans ce travail, d'étudier l'influence réciproque de l'asthme et de la tuberculisation pulmonaire.

Celle-ci est l'expression d'une maladie constitutionnelle, d'une diathèse qui se développe volontiers sur le terrain de la scrofule, au milieu des conditions étiologiques qui la produisent, et semble dans quelques cas en être la terminaison et comme la dernière étape.

Mais à quelle diathèse faut-il rattacher l'asthme? qu'est-ce que

(1) Résumé de leçons faites à l'Hôtel-Dieu en 1863, et publiées dans les *Arch. gén. de médecine*, 1864.

l'asthme? Il y a quelques années, sous le règne d'un organicisme trop exclusif, l'asthme avait presque disparu du cadre de la nosologie; alors, les maladies n'étant plus représentées que par des lésions, l'asthme se perdait dans l'emphysème pulmonaire ou dans les dypsnées symptomatiques des affections cardiaques et d'autres altérations organiques. On discutait pour savoir s'il ne fallait pas encore admettre un asthme nerveux, au moins à titre provisoire; et cependant, dans ses recherches sur l'emphysème, M. le Dr Louis reconnaissait déjà qu'on observait des dyspnées sans emphysème et des emphysèmes sans dyspnée. C'est qu'en effet l'emphysème n'est qu'une lésion secondaire, qui peut se développer sous l'influence de causes très-diverses : ainsi elle est souvent produite par de violents efforts des organes respiratoires, quelle que soit la cause qui les provoque; je l'ai vue succéder à des quintes de toux, déterminées, chez des sujets sains, par la vapeur du cuivre en fusion. Toutes les conditions morbides qui donnent lieu à de la toux ou à une grande gêne des fonctions pulmonaires peuvent lui donner naissance. Sorte de traumatisme, favorisé sans aucun doute par l'état morbide des bronches et du poumon, l'emphysème peut être passager. On le voit survenir dans le cours d'une bronchite capillaire et disparaître après la guérison; mais, quand les causes qui l'ont produit prolongent leur action, il constitue une lésion permanente, qui peut ajouter son expression symptomatique à celle de l'affection dont il dérive.

La bronchite est une des conditions les plus communes du développement de l'emphysème; d'une autre part, l'asthme est accompagné d'une congestion intense de la muqueuse bronchique, qui se juge ordinairement par une sécrétion catarrhale. Cette circonstance a servi de fondement à cette théorie récemment proposée par M. le Dr Beau, et qui fait de l'asthme une forme de bronchite. Singulière bronchite, qui dure quelques heures et disparaît ensuite, qu'une émotion morale peut provoquer, qu'un peu de fumée de datura ou de papier nitré calme quelquefois comme par enchantement! D'ailleurs, si la congestion bronchique accompagne le plus souvent l'asthme, elle ne se montre pas toujours dès le début. Dans les premières attaques, l'asthme peut être sec, sans aucune expectoration; la bronchite n'en est donc pas encore le phénomène initial.

Une autre hypothèse, soutenue par l'autorité d'un maître éminent, veut placer dans les lésions cardio-vasculaires la cause prochaine de l'asthme. Sans doute, il est commun de voir survenir des affections du cœur à une période avancée de l'évolution de l'asthme; mais elles sont une manifestation de la diathèse qui produit celui-ci, favorisées probablement dans leur développement par les troubles de la circulation pulmonaire, que l'asthme et l'emphysème entraînent à leur suite. Elle sont si peu la cause de l'asthme, qu'il peut exister longtemps sans ces complications ; tout au plus, quand elles le précèdent, est-on fondé à admettre qu'elles puissent jouer le rôle de causes occasionnelles, chez un sujet prédisposé, comme le joueront, dans certains cas, les vicissitudes atmosphériques, les émotions de l'âme, une vapeur irritante, comme le jouent des lésions organiques très-diverses dans le développement d'autres névroses ; et encore il faut être certain alors qu'on ne confond pas avec l'asthme véritable une dyspnée symptomatique, dont des circonstances accidentelles font varier l'intensité.

Non, l'asthme ne reconnaît pour cause ni la bronchite, ni l'emphysème, ni une affection du cœur. Sans doute, une fois développées, ces dernières lésions modifient la physionomie de la maladie première ; elles pourront provoquer d'abord des crises plus nombreuses et plus violentes ; bientôt elles entretiendront, dans leur intervalle, une gêne habituelle des organes d'hématose, dont l'accès d'asthme semblera ne plus être qu'un paroxysme ; il finira même par se perdre au milieu des troubles fonctionnels qui marquent une période avancée de ces lésions. Mais un clinicien attentif ne confondra pas l'asthme avec la dyspnée cardiaque.

Après avoir dit ce que l'asthme n'est pas, il faut dire ce qu'il est : l'asthme est une *névrose*. Son invasion soudaine, ses retours périodiques, ses symptômes au milieu desquels les troubles d'innervation dominent la scène morbide, ses réactions thérapeutiques elles-mêmes, témoignent du caractère éminemment nerveux de l'asthme. La plupart des remèdes qu'on lui oppose sont des antispasmodiques et des calmants.

Mais la classe des névroses est immense ; il en est qu'on ne peut rattacher avec certitude à aucune condition morbide antérieure, comme l'hystérie, l'épilepsie : on les appelle *essentielles*. L'asthme est-il une névrose essentielle ? Je n'entrerai pas dans toutes les discussions que cette question a soulevées, mais je dirai seulement, en m'appuyant sur l'observation clinique, que dans un très-grand nombre de cas au moins on peut attribuer à l'asthme une origine arthritique. On rencontre dans les mêmes races : ici les manifestations arthritiques légitimes, là les hémorrhoïdes, l'asthme, la gravelle, l'hypochondrie, la migraine, les coliques hépatiques, les varices, l'acné *rosacea ;* et l'on observe si souvent cette coïncidence, cette *consanguinité* de ces diverses manifestations, que l'on est conduit à admettre entre elles une affinité pathogénique.

D'autres fois l'asthme remplace ou complique des manifestations herpétiques. On a admis, et j'ai admis moi-même, un asthme d'origine herpétique ; mais, plus j'étudie cette question des affections diathésiques, plus je cherche à délimiter ce terrain de l'herpétisme, plus je le vois se restreindre et disparaître entre ces deux grandes diathèses, l'arthritisme et la scrofule, qui empiètent sur lui. Je me suis souvent demandé si certaines dermatoses, attribuées à l'herpétisme, n'étaient pas des manifestations éloignées de l'arthritisme qui aurait été modifié par plusieurs transmissions successives. Nous connaissons mal les transformations et les dégénérescences que peuvent subir les espèces morbides héréditaires en traversant les races ; il y a là un beau sujet d'études. Il est incontestable que beaucoup d'affections herpétoïdes sont d'origine arthritique. Je voudrais voir reviser les titres d'origine des asthmes réputés dartreux ; je suis convaincu que dans le plus grand nombre de cas au moins, on pourrait remonter à l'arthritisme comme point de départ et cause première de l'asthme et des affections cutanées qui l'accompagnent.

Voilà ce qui me paraît le plus vrai sur la génération de l'asthme, ce qu'on peut faire sortir de l'observation, en restant dans les limites d'une induction légitime.

En partant de ces prémisses, quand nous observons chez un même sujet l'asthme et la tuberculisation pulmonaire, ce qui n'est pas rare, nous devons admettre que ces affections manifestent l'impression de deux diathèses différentes sur un même appareil organique, et ces deux diathèses, au moins dans l'immense majorité des cas, sont l'arthritisme et le tubercule. Je dis le tubercule ; je ne dis pas la scrofule, pour ne pas préjuger une question débattue.

Souvent les antécédents héréditaires expliquent cette coïncidence : le père est goutteux ou asthmatique, la mère est tuberculeuse, ou bien ce sera l'inverse ; d'autres fois il faut monter jusqu'aux aïeux pour trouver l'origine de la diathèse, qui est demeurée latente ou faiblement exprimée dans les ascendants immédiats ; quelquefois douteuse dans ceux-ci, elle se démasque dans les collatéraux ou même dans les descendants. En effet, les diathèses, qui en général précipitent leurs manifestations à mesure que les races se détériorent, peuvent éclater dans les enfants avant de se révéler dans les parents.

L'asthme et la tuberculisation peuvent apparaître dans des rapports divers : le plus souvent peut-être c'est l'asthme qui ouvre la scène ; ses accès se passent sans qu'au milieu des désordres fonctionnels si intenses

qui les caractérisent, aucun signe de tuberculisation devienne appréciable.
Cette dernière affection ne se montre que beaucoup plus tard, et l'on peut
dans bien des cas déterminer les conditions qui en ont favorisé le développement. Les grossesses répétées, l'allaitement prolongé ou inopportun, l'âge critique, les souffrances morales, les fatigues excessives, les
maladies qui laissent après elles une grande débilitation, toutes les circonstances qui dépriment profondément les forces de l'organisme, qui
amènent un trouble considérable dans le travail nutritif, peuvent devenir les causes occasionnelles de l'évolution du tubercule.

J'ai soigné une dame russe qui avait dans sa race des antécédents d'arthritisme et de tubercules; vers l'âge de quatorze ans, elle eut un accès
d'asthme. Ces accès se répétèrent d'abord à des intervalles très-éloignés;
puis, sous l'influence du mariage, de grossesses nombreuses, ils devinrent
de plus en plus fréquents. Je l'ai vue, pendant une de ces grossesses, en
proie tous les jours à des accès qui duraient six à huit heures, et dont la
violence allait jusqu'à l'asphyxie. Cette fois elle accoucha avant terme, les
attaques s'éloignèrent. Plusieurs fluxions de poitrine vinrent ébranler sa
constitution originellement très-frêle, très-délicate, et épuisée par les fatigues d'une maternité trop féconde. Alors, pour la première fois parurent
des hémoptysies, suivies de catarrhe purulent; des signes de tuberculisation se montrèrent au sommet du poumon droit au milieu des phénomènes
caractéristiques d'un emphysème généralisé.

Souvent, aux époques cataméniales, les crachats se teintaient de sang, la
malade accusait alors une douleur dans le côté droit, et l'on trouvait à la base
de ce côté un son mat; un gargouillement bronchique éloigné, suivi d'une
expiration soufflante, y remplaçait le bruit respiratoire. Probablement une
congestion survenait à la base du poumon, autour de noyaux tuberculeux;
peut-être encore une suffusion séreuse se glissait-elle entre les brides cellu-
leuses qui devaient unir dans ce point les deux feuillets de la plèvre? On ne
pouvait en effet les supposer libres d'adhérences après de si fréquentes manifestations inflammatoires dans cette région.

De temps en temps le catarrhe bronchique subissait des exacerbations;
alors se déclarait une fièvre avec paroxysmes nocturnes, qui tendait aux
caractères da la fièvre hectique. En même temps que l'affection tuberculeuse se développait, les accès d'asthme allèrent s'affaiblissant; bientôt
même ils se perdirent dans la dyspnée provoquée par la bronchite symptomatique et qui en suivait les phases.

Cette pauvre malade revenait par moments à une santé passable, elle
pouvait alors vaquer aux devoirs de la famille et de la société. Dix ans se
passèrent dans cette alternative, depuis les premières manifestations de la
tuberculisation pulmonaire; et elle vivrait probablement encore, si une

sortie imprudente à Moscou, pendant un hiver rigoureux et dans un costume qui n'était pas en rapport avec la saison, n'avait provoqué une récidive de pneumonie à laquelle elle succomba.

Nous avons recueilli cette année dans nos salles une observation qui nous montre une affection tuberculeuse des poumons succédant à l'asthme.

X..., âgé de quarante-deux ans, ferblantier, ne peut nous donner sur ses antécédents héréditaires que des renseignements incomplets : il se rappelle seulement que sa mère avait des accès d'asthme et qu'elle est morte à quarante-six ans. Il a eu un enfant qui a succombé à la suite de convulsions. Son haleine a toujours été courte depuis l'âge de onze ans ; la dyspnée a augmenté et a bientôt pris la forme d'accès, revenant surtout la nuit, durant de quarante-huit à soixante-douze heures, si violents qu'il était obligé de rester assis auprès d'une fenêtre ouverte pendant toute leur durée. Ces accès se terminaient par une expectoration abondante de mucosités gluantes et de filaments opalins ; ils se répétaient à des intervalles qui variaient de quinze jours à trois mois. Depuis l'âge de trente ans, l'intensité des accidents a diminué, et depuis dix-huit mois les accès n'ont pas reparu ; la dyspnée, dont il souffrait dans leur intervalle, persiste, mais amoindrie. Il y a un an, il eut une hémoptysie qui s'est renouvelée à deux ou trois reprises. Depuis quelques jours il éprouve une douleur dans le côté droit.

Ce malade est pâle, amaigri ; sa poitrine est globuleuse et se soulève en masse à chaque inspiration. On constate par l'auscultation les signes d'un emphysème très-prononcé : des râles sonores et sous-crépitants sont disséminés dans toute la poitrine. Au sommet droit on rencontre de la submatité et une expiration très-prolongée. Le cœur est hypertrophié ; ses battements se font sentir à l'épigastre et soulèvent le septième espace intercostal ; ses bruits sont sourds et éloignés.

Trois vésicatoires, des expectorants, puis des toniques, mirent le malade en état de quitter l'hôpital.

Chez cet homme les accès d'asthme ont cessé six mois avant l'apparition des hémoptysies, au moment peut-être où la diathèse tuberculeuse prenait possession de l'organisme, ou du moins dans l'imminence de son évolution. L'asthme a laissé à sa suite un emphysème général du poumon et une affection du cœur qui entretiennent un état de dyspnée habituelle ; et cependant, affirme le malade, cette dyspnée a beaucoup diminué depuis les premiers symptômes de la tuberculisation. Elle ne pouvait donc pas être entièrement imputée aux lésions organiques qui l'accompagnaient; celles-ci n'ont pu rétrograder, et le développement des tubercules ajoutait une cause nouvelle au trouble des fonctions respiratoires.

Il faut en conclure que l'influence névropathique de l'asthme sur la respiration peut se faire sentir même dans l'intervalle des paroxysmes.

Ainsi l'invasion de la tuberculisation peut faire disparaître ou modifier profondément les symptômes de l'asthme. D'autres fois, et plus rarement peut-être, les phénomènes se présentent dans un ordre inverse.

J'ai observé, il y a quelques années, un ministre d'un État voisin qui présentait au sommet du poumon droit des signes évidents d'infarctus tuberculeux; des hémoptysies avaient marqué le début de cette affection provoquée par des fatigues excessives et de vives émotions. Pendant plusieurs mois il avait été retenu au lit avec une toux intense, un état fébrile continu, des sueurs, une altération profonde de la nutrition et des forces; un traitement convenable enraya ces symptômes, fit tomber ces phénomènes réactionnels, dont l'acuité pouvait faire craindre une terminaison rapidement funeste; alors on put employer les eaux-bonnes qui atténuèrent considérablement l'élément catarrhal et relevèrent l'énergie des organes nutritifs. Il était en voie de rétablissement lorsque survinrent des accès d'asthme. A partir de ce moment, le malade marcha vers la convalescence d'un pas tel, qu'il put, au bout de quelques mois, reprendre ses fonctions, et prendre une part active aux luttes émouvantes de la tribune parlementaire.

Deux faits analogues ont été observés cette année dans mon service.

L'un m'a été fourni par un homme de cinquante-quatre ans, journalier, ancien militaire; il ne sait rien de positif sur ses antécédents héréditaires, si ce n'est que sa mère est morte subitement; était-ce par suite d'une de ces lésions du cœur ou du cerveau qui relèvent si souvent de la diathèse arthritique? C'est ce que nous ne pouvons déterminer. Cet homme a commis des excès de boissons alcooliques; dans sa jeunesse il a eu plusieurs hémoptysies abondantes. Depuis quatre ans, outre de l'anhélation et des battements épigastriques, il a des accès d'asthme bien caractérisés; depuis lors sa santé est meilleure. Il a contracté, il y a quelques jours, une bronchite aiguë qui a déterminé son entrée à l'hôpital.

Le fait suivant nous montre les deux maladies engagées dans une espèce de lutte, où chacune tour à tour triomphe ou est vaincue par l'autre; il en montre si clairement l'antagonisme que je crois devoir l'exposer avec plus de détails.

Au n° 3 de la salle Saint-Joseph, est entrée, le 23 mai, une femme de soixante-cinq ans, journalière, maigre, d'apparence cachectique, à la face bouffie, aux pommettes injectées; sa poitrine est globuleuse; autour des malléoles on trouve un peu d'œdème. Cette femme tousse souvent; elle expectore une matière mucoso-purulente, aérée; sa peau est habituellement moite, elle est faible et sans appétit.

Elle ne peut nous fournir aucun renseignement sur la santé de son père; sa mère est morte *poitrinaire* à trente-quatre ans.

Cette femme, étant jeune, avait de fréquentes épistaxis; bien et abondamment réglée de douze à trente-six ans, elle a toujours été *courte d'haleine;* elle ne se rappelle pas avoir eu d'autres maladies que des affections de poitrine; elle est sujette à s'enrhumer, l'hiver principalement. Depuis l'âge de dix-huit ans jusqu'à l'âge de quarante-cinq, presque tous les ans elle avait une fluxion de poitrine dont les suites se prolongeaient pendant plusieurs mois; et chaque fois elle crachait à plusieurs reprises une quantité de sang pur, qu'elle évaluait à un demi-verre. Plusieurs fois, dit-elle, elle fut affectée de pleurésie du côté gauche. Des diarrhées fréquentes venaient contribuer à l'épuisement de ses forces. Il y a environ vingt ans, elle fut prise d'accès d'asthme, revenant la nuit, durant une demi-heure au moins, quelquefois de plus longue durée, et se terminant par une expectoration filante, assez abondante. Ces accès allèrent augmentant d'intensité depuis leur première apparition, revenant tous les sept ou huit jours, plus violents pendant l'hiver que pendant l'été.

Le début de l'asthme a marqué une amélioration très-notable dans la santé de cette malade. Depuis lors plus d'hémoptysies; la diarrhée cessa; les forces revinrent graduellement. Elle conservait toujours néanmoins de la disposition à contracter des rhumes pendant l'hiver, et elle avait de fréquentes palpitations depuis qu'elle était devenue asthmatique.

A part ces accidents, cette femme jouissait, dans l'intervalle de ses accès, d'une santé relativement bonne qui se maintint jusqu'au mois de février dernier (il y a environ trois mois). A cette époque survint une toux fréquente, avec fièvre le soir et sueurs nocturnes. L'expectoration prit un aspect puriforme; les forces déclinèrent, la malade maigrit; *la dyspnée cessa de venir par accès et devint continue.* Il y a un mois une hémoptysie eut lieu, qu'elle évalue à un demi-verre; en même temps que l'affection pulmonaire, la diarrhée a reparu.

État actuel. Poitrine globuleuse; sonorité générale exagérée, moindre aux sommets. Au sommet droit, matité relative avec élévation de la tonalité; respiration rude partout, expiration sibilante, sous-crépitation disséminée vers les bases. Sous la clavicule droite la rudesse de l'inspiration est plus marquée, l'expiration est longue et soufflante. Ainsi nous constatons chez cette malade de l'emphysème et une bronchite généralisée; des tubercules existent au sommet du poumon droit. Le cœur et les artères n'offrent aucune lésion appréciable.

Prescription. Riz gommé, décoction de colombo, julep diacodé; vésicatoire au sommet droit; une portion d'aliments.

La diarrhée, entretenue par une mauvaise hygiène, s'arrêta promptement. Un décocté de lichen, édulcoré avec du sirop de quinquina, fut substitué à la tisane de riz; les applications de vésicatoires furent répétées, de dix en dix jours, autour du sommet droit; de l'huile de morue fut administrée à l'intérieur. L'appétit, stimulé par des boissons amères, se développa, et les aliments furent proportionnellement augmentés.

Une amélioration progressive suivit cette médication. Deux mois après son entrée, la malade quitta l'hôpital; la bronchite avait complétement disparu; l'expiration était toujours prolongée et soufflante au sommet du poumon droit; mais ces caractères, passagèrement exagérés sans doute par une congestion autour des noyaux tuberculeux, étaient moins accentués. La malade avait recouvré ses forces, et *la dyspnée semblait vouloir reprendre le type intermittent.* Plusieurs fois, à la visite du matin, nous la trouvâmes dans un état d'orthopnée passagère.

Voici encore une observation dans laquelle l'asthme a succédé aux premières manifestations de la tuberculose pulmonaire et semble en avoir ralenti l'évolution.

Le 17 juin a été admise dans la salle Sainte-Monique une femme de trente et un ans, blanchisseuse. Sa mère est morte poitrinaire, sa sœur est atteinte de la même affection; son père a des hémorrhoïdes et des varices, il est sujet aux congestions encéphaliques. Elle a eu cinq enfants, dont un est mort phthisique; l'autre a succombé à une maladie convulsive; il ne lui en reste qu'un seul, qui est habituellement affecté de catarrhe et de dyspnée. Ainsi, en ligne ascendante comme en ligne descendante, cette femme compte dans sa famille des tuberculeux. A la suite de souffrances et de privations, depuis cinq ans elle tousse, crache, éprouve de la dyspnée, et, à plusieurs reprises, elle a expectoré, en toussant, du sang pur en quantité notable. Il y a quatre ans, à la suite de l'immersion des pieds dans l'eau froide pendant la période cataméniale, ses règles restèrent dix-huit mois suspendues; la dyspnée a augmenté et s'est montrée sous la forme d'accès nocturnes qui, depuis trois mois, reviennent presque toutes les nuits et se terminent par l'expectoration d'une matière muqueuse abondante, quelquefois sanguinolente. Les hémoptysies proprement dites sont beaucoup plus rares, et cette femme *affirme que sa santé est meilleure depuis qu'elle éprouve ces accès d'étouffement.*

Cette malade est maigre, et sa figure porte l'empreinte de ses longues souffrances ; sa poitrine est globuleuse, elle offre une sonorité générale exagérée, excepté sous les clavicules, où l'on constate un son obscur ; la respiration est rude partout, brusquement interrompue, mêlée çà et là de râles sibilants ; le murmure vésiculaire est plus obscur, plus rude, le sibilus plus nombreux aux sommets, dans les points qui offrent un son mat. Le cœur est hypertrophié, et l'on trouve à la pointe un bruit présystolique qui indique un rétrécissement mitral.

Sous l'influence d'une médication tonique et révulsive, cette femme arrive rapidement à un état meilleur qui lui permet de quitter l'hôpital.

Chez cette femme, comme on l'observe le plus souvent chez les asthmatiques, l'affection tuberculeuse n'est pas seulement enrayée dans sa marche, les signes qui la révèlent à l'auscultation sont, sinon masqués, du moins modifiés par l'emphysème : la matité relative du sommet, la faiblesse et la rudesse plus grandes de la respiration, et la concentration des bruits morbides dans cette région, sont les seuls phénomènes stéthoscopiques qui se joignent aux antécédents héréditaires, aux hémoptysies et aux autres troubles fonctionnels, pour accuser l'existence des tubercules. L'amélioration, affirmée par la malade, devait être bien réelle et bien prononcée pour se faire sentir à travers les angoisses si pénibles que l'asthme est venu ajouter à ses souffrances habituelles.

Dans le fait suivant, l'affection tuberculeuse révèle sa présence pendant la jeunesse, puis, trouvant un terrain peu favorable à son évolution, elle reste stationnaire, après avoir produit dans une partie limitée du poumon des lésions indélébiles ; à un âge avancé, l'asthme fait explosion. Évidemment ce n'est pas lui qui a enrayé la marche de la tuberculisation ; mais la diathèse, dont il est une manifestation, s'était depuis longtemps révélée par d'autres symptômes : migraines violentes, varices, crampes, douleurs articulaires, etc. ; et ne peut-on pas supposer que son influence s'est exprimée dans cette circonstance ?

X..., journalière, âgée de soixante et un ans, a une sœur asthmatique, son père est mort hydropique. Elle a été réglée de dix-huit à quarante-cinq ans. Pendant longtemps elle a été sujette à des migraines violentes qui revenaient surtout aux époques cataméniales et duraient deux ou trois jours. Elle a toujours eu l'haleine courte. A l'âge de vingt-huit ans, elle fut prise d'une toux qui dura trois à quatre mois; pendant quinze jours, elle cracha du sang abondamment. Depuis cette époque, elle a eu plusieurs fluxions de poitrine. Depuis trois ou quatre ans, elle tousse chaque hiver; depuis la même époque, elle est sujette à de fréquents accès d'asthme qui se répétaient parfois toutes les deux ou trois nuits. Depuis deux ans, elle a des palpitations, des vertiges, des crampes, son sommeil est agité par des cauchemars; elle a notablement maigri.

Sa poitrine a une forme globuleuse et présente les signes d'un emphysème généralisé; quelques râles sous-crépitants sont perçus à la base. Au sommet droit, on constate une matité relative, une tonalité plus aiguë; la respiration y est très-rude, l'expiration se prolonge, et sous la clavicule prend le caractère bronchique. Le cœur est augmenté de volume; deux bruits de souffle, l'un au premier temps et à la pointe, l'autre au second temps et à la base, accusent une double insuffisance de la valvule mitrale et des valvules aortiques. Les artères sont très-indurées, annelées et flexueuses.

La malade est entrée à l'hôpital pour un état gastrique qui s'est modifié après quelques jours de traitement.

D'autres fois l'une des deux affections, au lieu d'imposer silence à l'autre, de la dominer complétement, ne fait qu'en ralentir l'évolution, en atténuer les retentissements sur l'organisme, et exprimer ainsi son antagonisme. Les deux maladies coexistent, mais elles semblent, si je puis parler ainsi, se gêner mutuellement; on voit, sous l'impression de ces deux diathèses, les malades prolonger leur vie, manifestant alternativement ou simultanément cette double influence.

Je me rappelle avoir été appelé, il y a quelques années, auprès d'une vieille dame russe qui offrait toutes les apparences d'un état cachectique très-avancé. Elle était fille de goutteux, toutes ses petites articulations étaient déformées par la goutte; elle avait eu des accès d'asthme, et à plusieurs reprises des hémoptysies. Depuis quelques années, elle avait subi plusieurs atteintes de bronchite aiguë, accompagnées d'une dyspnée qui rappelait les accès d'asthme; ce fut pour une crise de ce genre que je fus consulté. Au milieu d'un emphysème général, on trouvait au sommet droit les signes accusateurs d'un dépôt tuberculeux ramolli; les artères étaient athéromateuses. La convalescence de cette affection fut signalée par un phénomène singulier, qui n'a aucun rapport avec le sujet qui nous occupe, mais trop rare pour que je le passe sous silence; pendant plusieurs jours, sa chemise se couvrit, au niveau du flanc gauche, de taches de sang, assez régulièrement espacées, ayant à peu près de 3 à 5 millimètres de diamètre et suivant une ligne oblique qui représentait assez exactement la direction des nerfs lombaires. Je m'assurai qu'aucune solution de continuité n'existait à la peau; d'une autre part, je ne pouvais soupçonner aucune supercherie, et tout me porte à croire que ce phénomène doit être regardé comme un cas d'hématidrose ou sueur de sang. Cette malade semblait marcher vers un rétablissement prochain lorsque, pendant une quinte violente de toux, elle sentit tout à coup, au-dessous du sein droit, une douleur aiguë, poignante, intolérable, accompagnée d'une dyspnée extrême, portée jusqu'à l'orthopnée, et de cyanose; le pouls était fréquent, petit, très-dépressible; dans toute la région mammaire, on constatait avec un son tympanique une absence complète de bruit respiratoire. Pour expliquer ces symptômes, je pensai qu'une rupture avait eu lieu et qu'un pneumothorax s'était formé, limité et comme cloisonné par d'anciennes adhérences. M. Louis, appelé en consultation, partagea cette manière de voir. La malade succomba; mais la durée de la vie avait dépassé les espérances de ceux qui l'entouraient, et l'on avait peine à comprendre comment, avec une constitution si frêle, elle avait pu résister si longtemps à la grave maladie dont elle était atteinte.

Comme nous les avons vues se partager la vie d'un même sujet, les deux affections diathésiques qui nous occupent peuvent se partager les membres d'une même famille : les uns sont asthmatiques, les autres deviennent tuberculeux. J'en ai observé aux Eaux-Bonnes un remarquable exemple; le fait suivant, recueilli cette année dans notre service, quoique moins concluant, semble pouvoir en être rapproché.

Il s'agit d'un homme de quarante-neuf ans dont *le père était asthmatique,* très-sujet à des fluxions de poitrine, et est mort subitement; le frère du malade est affecté de varices, *sa sœur est phthisique.* Pour lui, il est asthmatique depuis son enfance. Il y a dix ans, il fut pour la première fois affecté de rhumatisme articulaire qui depuis cette époque est revenu tous les ans, et il y a trois ans, dans la convalescence d'une scarlatine. Depuis la première attaque, il est sujet à des palpitations. Il fut atteint de coliques de plomb il y a quatre ans. Outre des accès de dyspnée, cet homme a un catarrhe habituel qui s'exaspère facilement. Il se plaint de gastralgie, de vertiges, de fourmillements, de crampes. Depuis six semaines, il souffre d'un rhumatisme articulaire à forme subaiguë. Son cœur a un volume considérable; on entend, en l'auscultant, un bruit de souffle qui suit le premier temps et a son maximum à la pointe (insuffisance mitrale). Les artères sont dures, flexueuses, annelées et rugueuses à leur surface.

L'examen des organes respiratoires fait constater l'existence d'emphysème pulmonaire, *sans aucun signe de tubercules*. Comme nous l'avons noté plus haut, cette résistance à l'influence diathésique, qui a frappé la sœur, peut n'être que passagère, et nous avons vu la tuberculisation succéder à l'asthme.

Les observations que nous venons de rapporter éclairent l'influence réciproque de l'asthme et de la tuberculisation. Le fait qui en ressort, c'est un antagonisme entre ces deux affections ; elles paraissent, dans un grand nombre de cas, se repousser mutuellement, s'exclure en quelque sorte. Lorsque l'organisme est sous la forte impression d'une diathèse, il semble qu'il soit peu apte à subir l'évolution d'un autre germe diathésique, et cela surtout lorsque les deux diathèses se manifestent dans le même appareil organique, comme l'asthme et la tuberculisation pulmonaire. Dans deux organes différents, il est moins rare de voir deux affections diathésiques se montrer simultanément avec leurs caractères propres : ainsi nous avons reçu cette année dans nos salles six malades qui, avec des signes évidents de tubercules pulmonaires, présentaient des manifestations rhumatismales ou goutteuses ; trois de ces malades accusent des antécédents héréditaires bien nets.

Une femme, âgée de trente-neuf ans, était née d'un père rhumatisant, qui mourut apoplectique, deux faits morbides qui ont souvent entre eux une intime connexion. Sa mère était morte phthisique. Cette femme, sujette à des crampes, à des vertiges, à des migraines, phénomènes arthritiques, était hystérique ; or l'hystérie, comme bien d'autres névroses, n'est pas rare dans les races goutteuses. Depuis quatorze ans, elle éprouvait des palpitations ; à plusieurs reprises elle eut des hémoptysies.

Quand elle fut admise dans nos salles, elle était atteinte, pour la première fois, d'un rhumatisme articulaire à forme subaiguë. Nous constatâmes à la fois chez elle des tubercules pulmonaires compliqués d'emphysème, et une hypertrophie considérable du cœur avec un bruit de souffle au premier temps et à la pointe, signe de l'insuffisance mitrale. Ses artères étaient annelées, sinueuses, médiocrement indurées. Ainsi les lésions cardio-vasculaires avaient chez elle précédé le rhumatisme, et exprimé la diathèse arthritique avant la fluxion articulaire.

Les mêmes conditions héréditaires se sont présentées, mais dans un ordre inverse, chez une femme de 45 ans.

Son père était mort phthisique ; sa mère, après avoir été tourmentée par des migraines, des hémorrhoïdes, des rhumatismes, avait succombé à une attaque d'apoplexie; à ses aptitudes morbides originelles, cette femme avait ajouté la syphilis. Elle était sujette aux gastralgies et aux crampes; dans les sept dernières années, elle avait subi deux atteintes de rhumatisme, la dernière il y a deux ans; elle était affectée de catarrhe chronique avec emphysème et tubercules; nous ne constatâmes aucune lésion organique du cœur, *mais les artères étaient très-athéromateuses*, altération morbide qui se développe très-souvent sous l'influence de la diathèse arthritique.

Une autre femme, âgée de vingt-sept ans, nous rapporte que sa mère avait de fréquentes migraines; son père était rhumatisant; elle-même, éminemment scrofuleuse, a des migraines, des arthrites sèches, des tubercules au premier degré; ses artères sont très-athéromateuses; le cœur paraît être dans ses conditions normales.

Nous avons observé des phénomènes analogues chez une femme de 34 ans, dont la mère était également sujette à des migraines.

Deux phthisiques, âgés l'un de 34 ans, l'autre de 35, sont entrés dans nos salles, atteints de rhumatisme articulaire subaigu, qui dure depuis six mois chez le premier, depuis trois mois chez le second; celui-ci présente les signes d'une insuffisance aortique, tous deux sont nés de pères rhumatisants; leurs artères sont athéromateuses.

Le premier de ces malades est encore aujourd'hui dans mon service, un an après son entrée; on peut le regarder comme guéri de la double affection dont il était atteint. Après avoir présenté des sueurs colliquatives, une diarrhée intense et prolongée, une toux violente et opiniâtre, il a vu s'apaiser graduellement, pour disparaître, les symptômes qui se rattachaient à la tuberculisation pulmonaire; en même temps la diathèse rhumatismale semblait prédominer, le malade accusait de vives douleurs; il en est délivré aujourd'hui, il est gras, a bon teint, ne tousse plus, et offre toutes les apparences de la santé; un peu d'obscurité de son et de défaut d'expansion au sommet droit sont les seuls vestiges de son ancienne maladie. Pendant plusieurs mois j'ai fait prendre à ce malade de la solution de Fowler.

La dernière de ces observations a pour sujet une femme de soixante et un ans qui présentait des signes d'emphysème et de tuberculisation circonscrite. Elle avait eu des migraines, de fréquentes attaques de rhumatisme qui, depuis six mois, s'était localisé sous une forme chronique dans les pieds et dans les mains. Ses urines étaient habituellement sédimenteuses, on entendait dans la région précordiale deux bruits de souffle ayant tous deux leur maximum à la pointe du cœur (insuffisance et rétrécissement de la valvule mitrale). Les artères étaient athéromateuses. Les conditions hérédi-

taires étaient exprimées par deux faits qui, sans être insignifiants, fournissaient plutôt des présomptions que des données positives : son père était
mort apoplectique, et elle avait eu un enfant qui avait succombé au
carreau.

Ce que nous avons dit de l'influence réciproque de l'asthme et de la
tuberculisation pulmonaire peut être généralisé, et appliqué aux deux
diathèses qui produisent ces affections. Si ces deux diathèses ne s'ex-
cluent pas, en général elles se gênent, elles se modifient mutuellement,
sous l'influence de la diathèse tuberculeuse, le rhumatisme tend à la
chronicité ; il n'a pas cette franche acuité qu'il présente quand il est
libre de toute complication. Moins généralisée, moins mobile chez les
strumeux, l'arthrite rhumatismale tend facilement et quelquefois très-rapidement à l'état fongueux : deux, trois semaines suffisent quelquefois
pour accomplir cette transformation. C'est là un autre côté, très-curieux
à étudier, de l'influence que les diathèses exercent les unes sur les autres. Leur rencontre dans le même organisme, au lieu d'amener un
antagonisme qui les tient toutes deux en échec, ou qui fait triompher
l'une aux dépens de l'autre, semble alors aboutir à une sorte de trans-
action ; elles paraissent devenir les coefficients d'une même manifestation morbide, d'une même lésion, dont les caractères témoignent de
cette double origine, dont la marche est modifiée par cette double influence. L'acné des strumeux n'est pas l'acné des arthritiques, et cependant il y a des formes intermédiaires qui conduisent de l'un à
l'autre. Chez les scrofuleux, l'asthme est plus humide, l'élément catarrhal est beaucoup plus prononcé. Ces faits nous conduisent donc
à admettre une action combinée des diathèses ; mais peut-être cette
alliance n'a-t-elle lieu qu'entre les manifestations secondaires ou affaiblies des diathèses, et non pas entre celles qui en sont pour ainsi dire
la plus haute expression. Je doute qu'un vrai goutteux, tourmenté par
de franches et vives attaques de goutte, devienne tuberculeux tant qu'il
sera en plein développement, en pleine puissance de la goutte. Les diathèses sont des modalités de la vie ; quand un organisme a pris une
certaine manière de vivre, il en prend difficilement une autre. Les maladies aiguës elles-mêmes, qui ne sont que des modalités passagères, diminuent souvent l'aptitude de l'organisme à subir d'autres impressions
morbifiques. Ainsi il résultait d'une statistique, faite il y a quelques
années à l'hôpital des Enfants, qu'un enfant, entrant dans cet hôpital
pour une simple indisposition, contractait plus facilement les maladies

contagieuses qui y règnent habituellement, que celui qui y était admis pour une maladie vive et bien déterminée.

En résumant toutes ces considérations et les appliquant plus spécialement aux rapports de l'asthme et de la tuberculisation pulmonaire, nous dirons qu'il y a une sorte d'antagonisme entre ces deux maladies; qu'elles paraissent s'exclure mutuellement dans certaines races prédisposées à leur double atteinte : que, chez le même sujet, le développement de l'une semble enrayer ou affaiblir la marche de l'autre (1).

La complication de ces deux affections fait subir à leur expression symptomatique certaines modifications que je dois signaler. L'asthme aboutissant presque inévitablement à l'emphysème, cette altération du parenchyme pulmonaire modifie les signes de la tuberculisation. Il ne faut pas s'attendre à ces matités, si caractéristiques des dépôts tuberculeux, quand elles existent au sommet des poumons; la distension, l'infiltration gazeuse des vésicules, restées saines, peuvent compenser l'obstruction et l'induration de celles que le tubercule a envahies. Mais, si la matité bien accentuée fait défaut, l'examen comparé des deux côtés de la poitrine fera percevoir des nuances de son et de tonalité surtout, qui, rapprochées d'autres symptômes, acquièrent un grande valeur diagnostique.

L'expiration prolongée pourra se perdre dans le sibilus expiratoire de l'emphysème. La faiblesse du bruit respiratoire est imputable à l'emphysème ; mais, au lieu de cet affaiblissement qui peut aller jusqu'au silence du murmure vésiculaire, au lieu de cet effort d'inspiration brusquement interrompu, avec une sorte de clapotement, comme si une soupape venait obstruer tout à coup le tube aérifère, quand l'emphysème a acquis des proportions considérables, l'induration tuberculeuse substitue ordinairement au bruit d'expansion un bruit sec, rude, quelquefois saccadé.

Les râles muqueux peuvent être généralisés dans certaines formes de bronchites qui accompagnent les périodes avancées de l'asthme ; et quand ils sont plus intenses, plus agglomérés à l'un des sommets, on

---

(1) L'antagonisme de l'asthme et du tubercule a été envisagé à un autre point de vue. Au lieu de placer dans l'asthme et dans la diathèse qu'il exprime la raison de cette opposition, on a cherché à l'expliquer par le changement de structure que l'emphysème fait subir au poumon ; on a supposé que le produit morbide se propageait plus difficilement au milieu des vésicules dilatées ou rompues. Dans des leçons faites en 1860, à la Pitié, j'avais déjà discuté cette hypothèse fondée sur une donnée presque mécanique et peu en rapport avec les lois qui régissent les phénomènes vitaux.

peut se demander si des dilatations des bronches ne sont pas venues succéder à l'inflammation prolongée de ces conduits. Mais les craquements tuberculeux sont plus prononcés au sommet qu'à la base ; leur timbre n'est pas en général celui du simple râle muqueux ; et quant aux dilatations bronchiques, leur siége plus rare sous la clavicule, l'expectoration qui les accompagne, souvent fétide et amenée au dehors par une sorte de vomissement, l'absence de troubles graves de la nutrition dans un grand nombre de cas, permettront d'en soupçonner l'existence. Il y a là des difficultés réelles ; mais une observation attentive et répétée parvient presque toujours à les résoudre.

En résumé : 1° il faut attacher une grande importance à la comparaison des résultats fournis par l'exploration des deux poumons ; 2° on doit éclairer les phénomènes locaux par l'appréciation des troubles fonctionnels et de l'état général ; 3° la localisation des râles au sommet, principalement sous la clavicule, jointe à une faiblesse relative de la sonorité et surtout à une *tonalité plus aiguë,* fera soupçonner des tubercules.

Si les bronches sont environnées d'une infiltration pneumophymique, si au sein du parenchyme induré se sont creusées de petites excavations, les râles muqueux y prennent un timbre éclatant, quelquefois presque métallique, tout spécial, et qui est pour les bruits muqueux ce que la bronchophonie est pour la voix et la toux. Ces deux actes respiratoires doivent aussi être étudiés avec soin ; leur retentissement, leur tonalité, fournissent des indications sur l'état du tissu pulmonaire : souvent c'est dans l'inspiration qui précède une quinte de toux qu'éclatent des craquements inaperçus dans les inspirations ordinaires (1).

Enfin, chez les tuberculeux emphysémateux, il n'est pas rare de voir survenir des congestions ou des pneumonies du sommet ; déjà suspectes par leur siége, elles peuvent apporter au diagnostic des données plus positives en modifiant la densité du tissu pulmonaire et lui permettant de transmettre à la surface du poumon les bruits profonds, masqués par l'emphysème.

(1.) J'ai remarqué que chez certains sujets la toux fait quelquefois écho sous l'oreille; elle se dédouble alors en bruit buccal et en bruit thoracique profond, en général plus aigu que le premier. Cet écho de la toux, quand il existe loin de la racine des poumons, m'a paru lié à une induration du tissu pulmonaire autour de tuyaux bronchiques d'un certain calibre, et ce signe m'a permis quelquefois de diagnostiquer, à l'origine, des indurations phymateuses qui se sont manifestées plus tard par des symptômes plus accusés.

Si les considérations que nous venons d'exposer sont fondées, elles éclairent le pronostic de la tuberculisation pulmonaire compliquée d'asthme ; elles peuvent ajouter aussi quelques indications thérapeutiques utiles à celles qui sont tirées des deux maladies.

Si l'élément arthritique ou névropathique domine, les calmants, les antispasmodiques, devront avoir une grande part dans la médication ; les climats doux, comme ceux de Pau, de Pise et de Rome, seront préférés en général à l'atmosphère stimulante des villes méditerranéennes. Je dis en général, parce que dans l'asthme, comme dans toutes les névroses, il n'y a pas de règle absolue, et que certaines conditions individuelles peuvent modifier les indications communes. C'est dans ce cas aussi que, parmi les eaux minérales, les eaux arsenicales, comme celles de la Bourboule ou du Mont-Dore, pourront être préférées aux eaux sulfureuses. Celles-ci, au contraire, seraient plus efficaces si l'élément strumeux était l'élément principal de l'état morbide, si le catarrhe était abondant et persistait entre les accès, si la constitution, peu excitable ou profondément débilitée, ne devait pas faire craindre l'action des stimulants. Alors des climats comme ceux de Madère ou de Menton pourront offrir ce double avantage de relever le ton de l'organisme sans le soumettre à cette stimulation excessive qu'un air trop vif lui fait éprouver.

APPENDICE.

Les observations recueillies cette année (1863) dans mon service viennent à l'appui des propositions que je viens d'énoncer : 17 malades y ont été admis accusant des accès d'asthme ou en ayant été affectés antérieurement.

Sur ces 17 cas, 6 *fois l'asthme était héréditaire :* 4 fois dans la ligne paternelle, avec cette particularité qu'une fois le père et l'aïeul en avaient été successivement atteints ; 2 fois il avait été transmis par les mères, et une de celles-ci avait eu des rhumatismes, des migraines, des hémorrhoïdes, et avait succombé à une hémiplégie.

2 de ces 6 asthmatiques avaient été affectés de rhumatisme articulaire, 2 de rhumatisme musculaire, 1 autre était hémiplégique.

5 fois nous avons constaté une lésion grave du cœur : hypertrophie avec insuffisance mitrale, 3 fois ; avec insuffisance aortique, 1 fois ; hypertrophie simple, 1 fois.

Dans 5 de ces 6 cas, les artères, trouvées athéromateuses, l'ont été 4 fois au degré le plus avancé.

D'autres phénomènes, qui se montrent souvent sous la dépendance de l'arthritisme, comme des hémorrhoïdes, de la gastralgie, des vertiges, ont été observés chez 2 malades.

Des 11 autres asthmatiques, pour lesquels on ne peut pas établir une transmission héréditaire directe, 2 ont subi plusieurs attaques de rhumatisme articulaire, 2 autres ont souffert de rhumatismes musculaires. Avec ces manifestations, on a observé, chez l'un d'eux, des migraines; chez 2, des vertiges, des crampes, de la gastralgie. Ces derniers symptômes, accompagnés une fois de varices et de migraine, ont été dans 2 autres cas les seuls phénomènes qu'on puisse attribuer à la diathèse arthritique.

9 fois le cœur était malade, hypertrophié, avec rétrécissement mitral dans 4 cas, avec insuffisance mitrale dans 3.

10 fois les artères étaient plus ou moins athéromateuses, et, dans le seul cas où je ne les ai pas trouvées altérées, il y avait un rétrécissement mitral.

L'examen des antécédents héréditaires, malgré les lacunes inévitables qu'il laisse regretter, nous donnera des résultats encore plus significatifs. Sur ces 11 malades, 6 avaient eu des parents atteints de goutte ou de rhumatisme, et, parmi ceux-ci, 3 seulement avaient présenté des manifestations analogues ; chez les 3 autres, l'asthme avait été le seul témoignage de l'héritage arthritique. En les ajoutant aux 4 rhumatisants dont nous avons fait mention plus haut, il en résulte que, dans 7 de ces 11 cas d'asthme, l'arthritisme et le rhumatisme se sont manifestés, avec des caractères incontestables, soit chez les malades eux-mêmes, soit chez les ascendants.

Des 4 autres malades, l'un qui ignorait ses antécédents, avait des varices ; un autre, qui en était également affecté, se rappelait que sa mère avait des varices et des hémorrhoïdes ; la mère du 3e était morte subitement ; celle du 4e souffrait d'une dyspnée dont nous n'avons pu déterminer la nature.

Pour contrôler ces résultats, en étudiant la question sous une autre face, il faut rechercher comment l'asthme exprime son influence sur la génération, alors qu'il ne se transmet pas sous sa forme propre ; ou, en d'autres termes, chez les enfants des asthmatiques, qui ne le deviennent pas eux-mêmes, quels sont les états morbides qu'on observe le plus souvent et qu'on peut attribuer à une origine diathésique commune?

J'ai observé 10 malades qui se trouvaient dans cette condition.

Dans 5 cas, le père était affecté d'asthme 2 fois compliqué de goutte ; 3 fois la mère était sujette à la migraine, affection qui, le plus souvent *au moins*, relève de la même diathèse.

Une fois l'aïeul était asthmatique et le frère hémorrhoïdaire.

Chez les 4 derniers malades, l'asthme existait chez la mère, une fois accompagné des symptômes de la goutte.

Je ferai remarquer en passant que voilà encore 3 cas dans lesquels l'asthme et la goutte ont été observés chez les mêmes sujets.

Examinons maintenant ce qui s'est passé chez leurs descendants : 3 d'entre eux ont eu des rhumatismes articulaires, auxquels s'ajoûtèrent, chez l'un d'eux, des céphalalgies fréquentes et de la gastralgie ; un autre, après avoir souffert de céphalalgie, de crampes, de douleurs erratiques, devint hémiplégique.

3 autres se plaignaient de rhumatismes musculaires ; une des femmes qui composent ce groupe avait été affectée d'hémiplégie faciale, d'hémorrhoïdes et de céphalalgie ; une autre avait des crampes, spasme tonique très-commun chez les arthritiques.

Ainsi donc, 6 fois sur 10, le rhumatisme articulaire ou musculaire a été la descendance de l'asthme.

Deux autres malades avaient des migraines très-intenses, accompagnées chez l'une de vertiges, d'hémorrhoïdes et de varices, chez l'autre de gastralgie et d'hypochondrie. Ces deux malades étaient des femmes, et je ferai remarquer que si leur sexe est moins exposé à la goutte *articulaire*, la migraine est beaucoup plus commune chez elles que chez les hommes (1).

Celui dont l'aïeul était asthmatique et le frère hémorrhoïdaire était hémorrhoïdaire lui-même. Le dixième n'accusait d'autres phénomènes

(1) Quand on examine avec attention les faits dans lesquels on prétend que *la goutte saute une génération*, on reconnaît le plus souvent que cette interruption dans la transmission n'est qu'apparente ; la goutte, au lieu de se transmettre sous sa forme *articulaire*, peut revêtir une de ces nombreuses transformations qui naissent de la même racine diathésique et qui la font méconnaître. La fille d'un goutteux peut n'avoir pas d'arthrite, mais elle a des coliques hépatiques, de la gravelle, de l'asthme, des migraines, des névropathies opiniâtres ; son fils est arthritique. On reconnaît sous sa forme typique la maladie de l'aïeul, et on la lui attribue ; on oublie cet anneau intermédiaire, dans la chaîne de l'hérédité, qui en établit la continuité. Si l'on ne voit dans la goutte que l'arthrite goutteuse, on a raison de dire qu'elle est rare chez les femmes ; mais rien n'est plus faux, si l'on rattache à cette maladie les nombreuses manifestations morbides sous lesquelles elle se larve, et qui ne lui appartiennent pas moins que l'affection articulaire, regardée avec raison comme son expression la plus caractéristique.

morbides que ceux qui dépendaient de l'affection grave du cœur dont il était atteint.

Si maintenant nous dirigeons notre attention sur l'appareil cardio-vasculaire, si souvent touché par la diathèse arthritique, nous trouvons sept fois le cœur hypertrophié, avec insuffisance aortique dans un cas, dans trois cas avec insuffisance mitrale, dans deux avec rétrécissement mitral.

Chez ces dix malades, les artères étaient athéromateuses, sept fois elles l'étaient au degré le plus avancé et entre autres chez un sujet de 29 ans qui ne présentait aucun signe de lésion cardiaque.

Ici, j'ai hâte de faire une réserve : ces observations, ayant été recueillies dans l'intention d'éclairer l'histoire de l'athérome et presque exclusivement sur des sujets atteints de cette affection, ne peuvent nous donner la proportion véritable des lésions cardio-vasculaires chez les asthmatiques, et chez leurs ascendants ; mais, si je m'en rapportais à mes souvenirs, tout en admettant que cette proportion peut être ici exagérée, je dirais qu'elle est néanmoins très-considérable.

DES CAUTÉRISATIONS DU LARYNX

DANS CERTAINES MALADIES (1).

Sommaire. — Manuel opératoire. — De divers caustiques liquides ou pulvérulents. Cautérisation dans la laryngite tuberculeuse, — dans la laryngite varioleuse, etc. Observations.

MESSIEURS,

Au numéro 3 de notre salle Saint-Bernard est une malade que nous avons trouvée dans le service au mois de janvier. Deux ordres de manifestations morbides attiraient tout d'abord l'attention ; notre visite provoquait chez elle, par l'émotion qu'elle lui causait, cette respiration haute, haletante, tumultueuse, habituellement costale supérieure, plus rarement diaphragmatique, que je vous ai signalée comme un des premiers signes extérieurs ou au moins comme une présomption de l'hystérie. En effet, cette femme nous assurait qu'elle était sujette à des *attaques de nerfs*, et la pression de la région ovarienne gauche, en même temps qu'elle éveillait une vive sensibilité, fit éclater sous nos yeux une de ces attaques. Mais, en même temps, cette femme était aphone ; on pouvait se demander si cette aphonie, qui durait depuis cinq mois, n'était pas de nature hystérique. Le timbre éraillé du chuchotement qui remplaçait la voix, la toux rauque et catarrhale, l'expectoration opaque jaunâtre qu'on trouvait dans son crachoir, me firent rejeter cette supposition, et l'obscurité relative du son, l'inspiration saccadée, l'expiration prolongée, l'écho de la toux, que je constatai dans les régions sus- et sous-claviculaire droites, me firent admettre une complication tuberculeuse qui devait, au bout de quelques semaines, se révéler par des phénomènes plus accentués. La malade nous raconta qu'elle avait eu, pendant son enfance, des engorgements ganglionnaires ; elle toussait habituellement pendant l'hiver. Depuis quatre ans, elle n'avait presque jamais cessé de tousser à la suite d'une bronchite plus intense que les précédentes ; depuis la même époque, elle a une otorrhée habituelle, qui a succédé à un abcès du conduit auditif. Son visage est pâle et son embonpoint blafard accuse une disposition lymphatique.

(1) Leçon clinique faite à l'Hôtel-Dieu et publiée dans le *Bulletin général de Thérapeutique*, 15 mai 1867.

J'essayai de cautériser le larynx avec une éponge trempée dans une solution d'azotate d'argent cristallisé au septième. Mais le spasme du pharynx, les mouvements de la malade, empêchaient l'éponge d'arriver sur la glotte, et plusieurs tentatives faites pour obtenir un meilleur résultat demeurèrent sans succès. J'eus alors recours aux insufflations de poudre de gomme et de calomel ; elles n'amenèrent aucune amélioration. Cependant, les signes de la tuberculisation se prononçaient davantage. La malade pâlissait et maigrissait, quelques craquements épars apparaissaient dans le sommet droit ; je fis faire sur cette région de fortes applications de teinture d'iode, et je prescrivis à la malade, deux fois par jour, avant le repas, un milligramme d'orpiment qui, par ses deux facteurs, soufre et arsenic, me paraissait répondre aux deux éléments nerveux et lymphatique de l'état morbide complexe offert par cette malade.

Après qu'elle eut, pendant dix à quinze jours, suivi ce traitement, l'état général me paraissant un peu amélioré, mais la voix étant toujours aussi éteinte, je revins à la cautérisation avec un instrument plus commode que celui qui m'avait servi à ma première tentative. Cette petite opération provoqua pour la première fois des spasmes violents très-angoisseux, accompagnés de suffocation, et attestant la pénétration du liquide caustique entre les lèvres de la glotte. Dès le lendemain, la voix était revenue avec un timbre un peu éraillé, et la malade était obligée de pousser les sons par une sorte d'anhélation. Leur émission devenait par moments plus difficile, et une phrase commencée finissait en un murmure indistinct. Une seconde cautérisation, pratiquée trois jours après, fut suivie d'un progrès sensible. A la troisième, la voix redevint presque naturelle, conservant seulement une légère rudesse. Je me propose de consolider le résultat obtenu par quelques autres cautérisations de plus en plus espacées, tout en continuant pendant deux à trois semaines encore l'usage de l'orpiment.

Je profite de cette observation pour revenir sur les indications de cette cautérisation du larynx, applicable à plusieurs affections aiguës ou chroniques de cet organe, et vous dire comment et dans quelles circonstances elle doit être pratiquée.

M. le professeur Trousseau, véritable créateur de cette méthode, s'est servi de caustiques variés. Je ne vous parlerai ici que de la solution d'azotate d'argent, la plus généralement employée. Elle est plus ou moins concentrée, suivant l'effet qu'on veut produire ; d'après les formules de M. Trousseau, la proportion est d'une partie d'azotate pour deux ou quatre parties d'eau. Je me sers habituellement d'une solution au septième, et, suivant le conseil du docteur Grun, je fais faire cette solution avec de l'azotate d'argent cristallisé. Depuis que le laryngoscope a permis de préciser le siége des lésions, quelques médecins se servent du nitrate d'argent fondu emprisonné dans un réseau de fils de platine.

Si cette méthode permet de mieux limiter l'action du caustique, elle est d'une exécution beaucoup plus difficile, et l'autre m'a donné des résultats si avantageux, que je continue à lui donner la préférence, d'autant plus que la diffusion même de l'action topique me paraît, dans certains cas au moins, avoir de sérieux avantages. L'instrument qui sert aux applications de caustiques liqüides est de l'invention de M. le professeur Trousseau : c'est une tige de baleine courbée à angle de 80 degrés, et terminée par une petite éponge solidement attachée à son extrémité. Des coches ou des trous y sont pratiqués pour fixer le fil qui sert à maintenir cette éponge. Si l'on n'a pas à sa disposition un petit instrument fait exprès, on peut en fabriquer un avec une baleine de corset, rétrécie à l'un de ses bouts, entaillée de coches, et chauffée à la flamme d'une bougie pour lui donner la courbure convenable. Les fabricants commettent souvent la faute de donner à leurs baleines une courbure trop étendue et un diamètre trop étroit, ce qui les rend trop flexibles ; ils les munissent aussi habituellement d'éponges beaucoup trop volumineuses. Ces éponges doivent être fines, taillées en cônes de 2 à 3 centimètres ; je les coupe un peu obliquement à leur extrémité, de sorte que le sommet du cône soit dirigé en avant et se présente plus facilement à l'ouverture du larynx. J'emprunte à l'ouvrage de MM. Trousseau et Belloc la description du manuel opératoire. « Après avoir abaissé la langue, on introduit le porte-caustique ; dès qu'on a dépassé l'isthme du gosier, il s'opère un mouvement de déglutition qui porte le larynx en haut. On profite de ce moment pour ramener en avant l'éponge qui, dans le premier temps de l'opération, avait été enfoncée jusqu'à l'œsophage ; par cette manœuvre, on revient sur l'entrée du larynx en relevant l'épiglotte, et il est facile, en appuyant, d'exprimer la solution dans le larynx. »

Nous ajouterons qu'il est important de maintenir la tête du malade légèrement inclinée en avant, car s'il la renverse en arrière, les vertèbres cervicales décrivent une courbe à convexité antérieure sur laquelle l'œsophage est tendu et aplati, ce qui rend le passage de l'éponge presque impossible. Dès que le liquide caustique a pénétré entre les lèvres de la glotte, on voit survenir des quintes de toux, des spasmes laryngés avec une dyspnée presque effrayante pour ceux qui en sont témoins pour la première fois ; la face devient turgescente, quelques malades sont dans une anxiété inexprimable, et semblent menacés de suffocation.

Ces phénomènes sont, du reste, de très-courte durée, et d'autant moins prononcés, en général, que l'opération a été pratiquée un plus grand nombre de fois. J'ai vu cependant quelques malades chez lesquels l'excitabilité de la muqueuse restait toujours aussi vive après un certain nombre de cautérisations. Cette petite opération laisse un goût amer styptique, quelquefois une sensation de constriction et de chaleur douloureuse qui peuvent persister pendant plusieurs heures. Quelquefois, comme chez notre malade, on ne peut faire arriver l'éponge jusqu'à la glotte à la première tentative.

Autant que possible, ces cautérisations ne doivent pas être pratiquées après le repas, dans la crainte de provoquer des vomissements. Les malades doivent garder le silence, et éviter l'impression du froid après cette opération. J'en ai observé qui, faute de s'être soumis à ces mesures de prudence, non-seulement n'ont obtenu aucune amélioration, mais ont vu leur affection s'aggraver momentanément.

Ces applications caustiques sont d'abord répétées tous les deux ou trois jours ; on les pratique ensuite à des intervalles plus éloignés, quand on a obtenu une modification très-notable. Il convient encore de les distancer lorsque l'excitation qu'elles produisent est trop vive, ou lorsqu'on a employé une solution très-concentrée.

Le nombre de ces opérations ne peut pas être déterminé d'avance. J'ai vu des malades aphones qui recouvraient la voix après quelques cautérisations, et d'autres qui, après en avoir subi vingt ou trente, dans des cas quelquefois moins graves en apparence, n'avaient encore obtenu qu'un résultat fort incomplet. Dans la laryngite tuberculeuse, depuis bien des années, j'ai eu très-fréquemment recours à cette cautérisation, et les résultats que j'ai obtenus m'ont appris à ne pas désespérer d'une lésion dont le substratum diathésique et les complications pulmonaires découragent souvent les efforts des médecins. Sans doute ces efforts sont parfois impuissants, mais ils ne le sont pas toujours : des laryngites rebelles, des aphonies très-anciennes peuvent être très-heureusement modifiées par le traitement topique.

En 1856, dans mon *Traité de l'angine granuleuse*, j'ai raconté l'observation d'une femme phthisique, aphone depuis plusieurs mois : elle était entrée à la Pitié au mois de février 1856 ; je lui pratiquai à quelques jours d'intervalle deux cautérisations avec une solution d'azotate d'argent au dixième ; la voix se rétablit complétement. Quelques semaines après, cette femme succomba au progrès de l'affection tuberculeuse. À l'autopsie, on trouva les poumons labourés par de vastes ulcérations, le pharynx était granuleux ; au-dessus de l'insertion postérieure de la corde vocale supérieure du côté gauche, on observait une petite ulcération à fond réticulé, comme fibreux, de 6 à 8 millimètres de diamètre, à contours irréguliers, anguleux, à côté d'un tissu blanchâtre, fibreux, qui occupait une étendue plus considérable, et ressemblait à du tissu cicatriciel.

Le résultat rapide obtenu par la cautérisation est un fait que j'ai observé plusieurs fois, et dont M. le professeur Trousseau a cité des exemples ; mais ce qui donne à l'observation précédente un puissant intérêt, c'est la gravité de la lésion qui a semblé modifiée par le traitement topique ; c'est cette apparence de travail réparateur accompli dans des conditions si désespérées ; c'est le retour durable de la voix, malgré la marche prompte et fatale de l'affection pulmonaire.

Dernièrement j'ai reçu dans mon cabinet un jeune artiste tuberculeux qui, pendant bien des mois, a été complétement aphone : des cautérisations du larynx répétées deux fois par semaine lui ont rendu la voix. Cette voix est un peu rude, et très-légèrement voilée ; mais elle est pour lui un important bienfait qu'il apprécie d'autant plus que, pendant près d'une année, il n'avait pu communiquer avec ses semblables qu'à l'aide d'un chuchotement pénible et fatigant. Plus heureux que le précédent malade, avec la modification de l'affection laryngée, il a vu coïncider une amélioration considérable de la santé générale ; la marche de la tuberculose paraît enrayée.

Sans doute ces guérisons ne sont point parfaites, et peuvent être entravées par des récidives ; mais elles apportent aux malades un grand soulagement, et le retour des fonctions vocales est pour eux un grand confort moral.

L'amélioration de la voix peut être très-rapide, et je vous ai plusieurs fois fait constater qu'immédiatement après la cautérisation, les malades pouvaient recouvrer la faculté d'émettre des sons, ou de les accentuer avec plus de netteté qu'ils ne le faisaient avant l'opération. Ne faut-il pas attribuer ce résultat à l'action astringente que le caustique exerce sur le gonflement œdémateux consécutif à la laryngite, ou développé autour des ulcérations ?

L'efficacité de cette opération est bien plus remarquable dans la laryngite varioleuse ; quand l'éruption variolique envahit les conduits aériens, elle constitue une complication des plus graves. Cet exanthème laryngien, en gênant la fonction respiratoire, trouble l'hématose, et augmente l'altération déjà si profonde d'un sang imprégné du principe virulent. Il peut causer l'asphyxie, et constitue un véritable *croup varioleux*. C'est surtout au moment où les pustules acquièrent leur développement complet que le danger est menaçant. Le gonflement œdémateux qui entoure leur base trouve un terrain trop favorable à son développement dans le tissu connectif qui double les replis muqueux de la glotte. Si l'éruption est nombreuse, la dyspnée et l'altération de la voix peuvent se montrer dès le début.

Rhazès avait déjà signalé le danger de cette complication, il cherchait par des gargarismes froids à prévenir le développement de l'éruption gutturale ; la cautérisation agit souvent dans ce cas d'une manière héroïque, elle réforme avec une grande puissance le gonflement œdémateux qui complique l'éruption, fait avorter les pustules, ouvre à l'air un plus libre accès dans le poumon ; ses effets sont si prononcés et si soudains que, malgré les douleurs et l'anxiété qu'elle provoque, il est très-rare qu'après l'avoir subie, les malades n'en réclament pas l'emploi, tant ils en ont éprouvé de bénéfice. Souvent ils recouvrent immédiatement après l'opération la faculté d'articuler des sons, et chez ceux qui étaient menacés d'asphyxie on voit une coloration normale des lèvres succéder à la teinte violacée qui accusait les troubles circulatoires.

La cautérisation m'a très-souvent réussi dans la laryngite varioleuse, dans les cas, bien entendu, où l'éruption ne descendait pas au-dessous des cordes vocales, et où la gravité de l'état général n'annihilait pas l'importance de cette complication. Cependant, même dans les cas les plus graves, lorsqu'il y a aphonie, et que la respiration est difficile, quand toutefois la dépression des sons n'est pas excessive, je crois qu'il faut tenter cette médication, qui amène à sa suite un soulagement presque constant ; si elle ne doit pas concourir activement à la guérison, elle place le malade dans des conditions meilleures ; en rendant plus facile la fonction respiratoire, elle écarte une grave complication, elle apporte un auxiliaire à ces efforts médicateurs de la nature, dont nous ne pouvons jamais mesurer rigoureusement les ressources et la puissance, et dont nous ne devons point, par conséquent, trop facilement désespérer.

L'année dernière, chez un sujet resté aphone à la suite d'une rougeole, la cautérisation plusieurs fois répétée n'a amené aucune amélioration. Après quatre ou cinq tentatives infructueuses, je me décidai à insuffler dans le larynx un mélange de trois parties de poudre de gomme et d'une partie de calomel ; dès le lendemain le malade avait recouvré la voix. Pour pratiquer ces insufflations, je me sers depuis

l'année 1854 d'une poire en caoutchouc, prolongée par un tube métallique muni d'un robinet. A ce tube j'adapte une virole qui supporte un
mandrin, et sur laquelle on fixe un tube de caoutchouc, plat, étroit et
flexible. Si la courbure donnée au mandrin détermine la direction du
tube, qu'on peut ainsi faire varier à son gré, on place préalablement
dans la virole ou dans le tube à robinet la poudre qui doit être insufflée.
Si l'on presse alors la poire en caoutchouc pendant que le malade fait une
inspiration, la poudre est projetée avec force dans la cavité du larynx.
Cet insufflateur, qui a été reproduit depuis avec quelques variantes,
me paraît bien préférable à l'instrument rigide de Bretonneau. Je crois,
du reste, que l'emploi des topiques pulvérulents doit être assez restreint, et que dans le plus grand nombre des cas il faut préférer l'application d'un caustique liquide. Il est facile de limiter celle-ci au larynx,
tandis que par l'insufflation on fait pénétrer dans l'arbre bronchique des
molécules solides qui peuvent bien n'être pas toujours complétement
inoffensives pour l'appareil respiratoire.

DE LA TUBERCULISATION PULMONAIRE (1)

§ Ier. — GÉNÉRALITÉS SUR LA TUBERCULISATION.

Sommaire. — Qu'est-ce que le tubercule ? — Nature des lésions tuberculeuses ; rôle de la congestion et de l'inflammation. — Le tubercule est un produit inorganisé qui accuse l'affaiblissement des forces organiques.

Messieurs,

Je veux vous exposer quelques considérations pratiques sur une affection qui, par sa fréquence et sa gravité, mérite plus que toute autre de fixer votre attention : je veux parler de la tuberculisation pulmonaire.

C'est une grande et importante histoire que celle de l'affection tuberculeuse ! Dans les grandes villes, d'après les relevés statistiques, elle enlève le sixième ou le cinquième de la population, et que de cas échappent à ces calculs ! Combien souvent la phthisie abdominale a été confondue avec l'entérite chronique, combien de péritonites tuberculeuses sont restées indéterminées, qu'elles se soient manifestées avec des symptômes d'acuité comme certaines péritonites consécutives à la perforation de l'intestin ulcéré ou à la rupture d'un ganglion mésentérique ramolli, ou qu'elles aient été confondues avec l'ascite, comme j'en ai vu quelques exemples ! Combien de pleurésies chroniques sont doublées de tubercules ! Enfin, la méningite tuberculeuse et la phthisie aiguë ne sont pas toujours faciles à distinguer de la méningite simple ou de la fièvre typhoïde !

(1) Extrait pour la plus grande partie des leçons faites à l'Hôtel-Dieu, en 1859, et recueillies par le docteur Wieland, Paris, 1860, et d'un discours prononcé à l'Académie de médecine, séance du 3 mars 1868.

L'étude de la tuberculisation a fait naître, dans ces derniers temps, de nombreux travaux qui ont eu principalement pour objet les caractères anatomiques de la maladie, l'évolution du produit morbide, les signes diagnostiques et surtout stéthoscopiques ; en un mot, on est entré dans la voie ouverte par Laënnec, qui, sur ce point comme sur tous ceux qu'il a touchés, a laissé bien peu à faire à ses successeurs ; en outre, presque tous les tableaux de la maladie tracés dans ces derniers temps l'ont été d'après des observations recueillies à l'hôpital, c'est-à-dire dans des conditions qui précipitent la marche de la maladie, et en rendent la terminaison presque inévitablement funeste. La misère et la débauche, double fruit de l'ignorance, deviennent les auxiliaires de cette meurtrière diathèse, et en rendent les atteintes plus irréparables.

Trop souvent les malades qui viennent dans nos hôpitaux, vivant au jour le jour du fruit de leur travail, passent des privations aux excès, sans souci des légers troubles de leur santé qui ne les forcent pas à s'arrêter, et ils ne réclament du secours, dans beaucoup de cas, que quand le mal est au-dessus des ressources de l'art, ressources déjà bien limitées dans les conditions de leur rude existence. Souvent l'impuissance du médecin paralyse ses efforts et le décourage ; aussi beaucoup d'entre vous, en quittant l'hôpital, emportent de la phthisie l'idée d'une fatalité inexorable. Eh bien, non, il ne faut pas désespérer, la phthisie peut guérir, elle guérit plus souvent qu'on ne le pense. Sa marche n'est pas uniforme ; dans un grand nombre de cas, elle n'est pas continue, on peut rendre définitives ou prolonger indéfiniment ces trèves qui succèdent si souvent aux premiers assauts du mal, on peut au moins ralentir la marche de la maladie, quelquefois même en prévenir l'évolution, et on le pourra bien plus efficacement quand l'hygiène aura pénétré plus profondément dans les institutions et les mœurs publiques.

Vous n'attendez pas de moi que je vous fasse l'histoire complète de la phthisie pulmonaire ; pour ne pas sortir du terrain de la clinique, je me restreindrai aux points pratiques de la question, à ceux qui sont d'une importance plus immédiate pour le traitement ; mais pour instituer ce traitement sur des bases rationnelles, je dois d'abord vous parler des conditions pathogéniques de la tuberculisation, des circonstances qui favorisent l'explosion ou les progrès de la maladie, je vous ferai connaître ensuite les premiers symptômes, souvent obscurs et insidieux, qui signalent l'invasion du mal, et qu'il est nécessaire de connaître pour appliquer en temps opportun les ressources trop limitées dont notre art dispose ; je vous signalerai ces manifestations éloignées, ces phénomènes précurseurs qui indiquent une prédisposition que l'on doit s'efforcer de détruire ou du moins de neutraliser.

En résumé, nous étudierons l'évolution de cette maladie et les lois qui la régissent, mais je vous décrirai surtout la marche de la phthisie dans les conditions de la pratique civile quand des circonstances accidentelles ne viennent pas l'accélérer.

Et d'abord, une première question se présente : Qu'est-ce que le tubercule ?

Pour l'anatomiste, le tubercule est un petit agrégat de matière tantôt grise, demi-transparente, tantôt jaune, opaque, dure ou ramollie. Pour Laënnec et la plupart des pathologistes modernes, ces deux aspects différents constituent deux phases dans l'évolution du même produit. Quelques-uns, reprenant l'opinion émise par Bayle, y voient deux espèces morbides distinctes. Quoi qu'il en soit, cette production peut être disséminée au sein du parenchyme pulmonaire, sous forme de granulations ou en masses arrondies; elle peut s'y montrer confluente ou à l'état d'infiltration.

Tels étaient les termes simples auxquels se réduisait la question, il y a une vingtaine d'années. Mais les recherches récentes sur la nature des lésions tuberculeuses ont singulièrement compliqué et même obscurci le problème.

Les notions si nettes, si précises, si empreintes de naturel et de vraisemblance, qui nous avaient été laissées par Laënnec sur ce point d'anatomie pathologique, ont été contestées, rejetées même; on leur a substitué des théories, ingénieuses sans doute, mais subtiles et marquées de cet esprit d'hypothèse et de systématisation hasardée qui me semble être un peu le penchant d'une école dont j'admire d'ailleurs, sans réserve, la passion scientifique, les patientes investigations, et à laquelle la médecine est redevable d'importantes découvertes.

Je ne raconterai pas toutes les péripéties qu'a subies l'histoire du tubercule et les opinions souvent contradictoires émises sur ce sujet de l'autre côté du Rhin. Je ne m'associerai pas surtout à l'enthousiasme manifesté pour les théories de MM. Reinhart et Virchow.

M. Virchow n'est pas le premier qui ait eu l'idée de séparer le tubercule jaune de la granulation tuberculeuse; comme je l'ai dit plus haut, Bayle, le plus ancien historien anatomiste du tubercule, l'avait tenté. Chomel avait affirmé cette distinction, et jusqu'à la fin de sa vie il exprimait des doutes sur l'identité de ces deux produits morbides.

Laënnec, contrôlant et éclairant l'observation anatomique par la clinique, crut devoir en faire deux formes de la même maladie : il alla plus loin, il les considéra comme étant deux phases d'une même lésion.

Quiconque se hasarde aujourd'hui à défendre cette doctrine, ou même simplement à croire très-vraisemblable l'identité de nature des deux lésions, est, à l'égal de celui qui ne se sert pas des mots *régression* et *nécrobiose*, regardé, sinon comme un ennemi du progrès, du moins comme un Épiménide scientifique qui a dormi pendant que la science marchait. Mais si, cherchant à s'éveiller et à ouvrir les yeux à cette lumière nouvelle, il demande quelle opinion il doit substituer à celle de Laënnec, grand est son embarras ; car les séparatistes sont encore moins d'accord entre eux qu'ils ne sont en désaccord avec l'inventeur de l'auscultation.

Pour les uns, la granulation est un produit inflammatoire commun, non spécifique ; le vrai tubercule est le tubercule jaune. Pour les autres, c'est précisément le contraire : le bon tubercule est la granulation ; les masses jaunes sont des lobules enflammés, puis dégénérés en matière grasse par une tendance idiosyncrasique. La lésion jaune, pour ces derniers, n'est qu'une variété de pneumonie, un mode morbide commun, dépourvu de toute spécificité. Il semble que ces deux théories doivent contenir toutes les hypothèses ; il n'en est rien ; l'ingéniosité de l'esprit humain est d'une fécondité inépuisable ; et nous avons vu des savants éminents, MM. Buhl et Niemeyer, avancer que la lésion initiale primitive était la pneumonie caséiforme, qui produisait les granulations par infection, par embolie peut-être ; c'est-à-dire qu'il n'y a pas de tubercule, ou du moins, je ne vois pas la place qu'on pourrait lui assigner entre la pneumonie, qui marque le point de départ, et les granules métastatiques, qui en sont un accident, un épiphénomène.

M. Hérard, après avoir été entraîné quelque temps à regarder ces deux formes comme deux maladies distinctes, a plus tard, avec une franchise et une loyauté scientifique qui l'honorent, reconnu que la pneumonie n'était qu'une lésion tuberculeuse, rejeton de la même racine diathésique, et, suivant lui, marquée, comme la granulation, d'un caractère de spécificité que l'inoculation rendrait incontestable ; seulement, tout en devenant lésion tuberculeuse, comme le voulait Laënnec, les masses jaunes conservent, pour M. Hérard, le nom de pneumonie caséeuse.

Je n'aime pas les disputes de mots, mais j'ai peine, je l'avoue, malgré ma tolérance pour les néologismes, à me résigner à celui-là. Quand nous parlons d'un liquide albumineux, d'un dépôt fibrineux, nous pré-

tendons exprimer que ce liquide renferme de l'albumine, que ce dépôt
est composé de fibrine ; une pneumonie caséeuse devrait donc être une
pneumonie qui produirait du caséum. Je ne crois pas que la chimie
justifie cette appellation. Encore, si M. Hérard substituait au mot de
caséeux celui de *caséiforme !*

Maintenant, la période initiale des tubercules jaunes n'est-elle réellement et uniquement autre chose qu'une pneumonie catarrhale ? Malgré
les affirmations des pathologistes allemands, je crois qu'on ne l'a pas
démontré. Singulière pneumonie qui, contrairement aux tendances des
autres phlegmasies pulmonaires, affecte une préférence presque constante pour les sommets des poumons, se localise dans de petits noyaux
isolés, suit toujours la même marche, aboutit fatalement à la dégénérescence graisseuse. Ne me dites pas : Les conditions de la constitution
lui impriment cette marche spéciale. Ne voyez-vous pas très-souvent
chez les phthisiques des pneumonies développées autour des noyaux
tuberculeux se terminer par résolution ? Et cependant il y avait là plus
qu'une prédisposition, il y avait une lésion tuberculeuse présente,
active, *en voie d'évolution*. Pourquoi toute la masse du poumon enflammé
ne s'est-elle pas convertie en tubercule jaune ? C'est que, dans cette pré-
tendue pneumonie qui aboutit aux masses jaunes, il y a *autre chose*
qu'une pneumonie !

Sans doute vous avez pu observer dans les noyaux tuberculeux naissants des phénomènes de congestion. La congestion accompagne l'évolution de toutes ou de presque toutes les néoplasies. On la retrouve
souvent même dans l'état physiologique autour des produits normaux
de l'organisme en voie d'évolution ; qu'on la trouve, qu'on puisse même
trouver les signes d'un travail inflammatoire confirmé dans le foyer des
tubercules naissants, Laënnec ne le niait pas. Nos illustres maîtres,
MM. Andral, Bouillaud, Cruveilhier, l'ont admis avant les Allemands.

Moins encore je nierai l'influence des congestions accidentelles du
poumon sur le développement primitif du tubercule et sur ses envahissements successifs, tous les cliniciens le reconnaissent. Nous verrons
plus loin quel est le rôle de cette influence, et celui de l'inflammation.

Mais entre cette opinion et celle qui fait du tubercule jaune une simple
pneumonie catarrhale il y a un abîme. Quand même l'inflammation
serait la condition constante de cette forme de tuberculose au début de
son évolution, elle n'en serait que la forme extérieure, superficielle ;
comme elle est la forme extérieure, le mode apparent du chancre, de la
pustule variolique, de l'abcès morveux. Mais elle n'est qu'un mode

morbide, et le tubercule diffère presque autant de la pneumonie qu'une pustule variolique diffère d'un abcès phlegmoneux.

Quand on se demande d'où viennent cette confusion et toutes ces obscurités introduites dans une question que la clinique nous avait faite si simple, je crois qu'il faut l'imputer en grande partie à la part sinon excessive, du moins un peu prématurée faite aux données fournies par le microscope. Personne n'admire plus que moi les beaux travaux accomplis avec l'aide de cet instrument qui nous a révélé comme un monde nouveau ; mais de même que les yeux, dont il est un si puissant auxiliaire, le microscope ne nous fournit que des notions de forme et de couleur. Je sais que les réactions chimiques étudiées sous la lentille viennent souvent ajouter aux renseignements précieux qu'il fournit. Pouvons-nous garantir cependant son infaillibilité ? Qui oserait affirmer que sous des caractères extérieurs analogues ne peuvent pas se cacher des produits morbides essentiellement différents dans leur nature? Le pus du chancre, le pus de la variole, le pus de l'ecthyma n'ont présenté *jusqu'ici* à l'examen microscopique que des différences insignifiantes : et combien cependant ces divers liquides diffèrent dans leur essence !

Pour déterminer la nature d'un produit morbide, il est indispensable d'ajouter à l'étude de la structure intime l'étude des causes, l'étude de l'évolution, l'étude des troubles fonctionnels concomitants, quelquefois même l'étude des réactions thérapeutiques. Demander trop au microscope, c'est compromettre cet admirable moyen d'investigation, qui d'ailleurs, il faut le dire, malgré les grandes et nombreuses découvertes qu'il a produites, est encore un nouveau venu dans la science. Chaque jour les instruments se perfectionnent, et qui pourrait assigner des limites à la puissance que des perfectionnements ultérieurs pourront lui ajouter? Chaque jour les observations poursuivies avec une infatigable ardeur se multiplient, se contrôlent ; celles du lendemain ne sont pas toujours d'accord avec celles de la veille ; à Dieu ne plaise que j'en fasse un argument contre son usage ! C'est la destinée commune de toutes les sciences en voie d'évolution et de progrès. Mais, enfin, avant de renverser, au nom de l'autorité des observations microscopiques, des doctrines que l'observation clinique semble avoir solidement établies, il est prudent d'attendre que les premières aient reçu le contrôle et la sanction de recherches encore plus nombreuses et plus mûries. Je résumerai ma pensée en disant que, s'il est impossible de faire aujourd'hui de la science sérieuse sans microscope, il serait plus que téméraire de vouloir, avec le microscope *seul*, constituer la science tout entière.

Pour les médecins, le tubercule est un produit inorganisé qui semble accuser un grand affaiblissement des forces organiques. La vie est une lutte, disait Bichat; à mesure que la résistance vitale s'affaiblit, les impressions extérieures empiètent sur le domaine de la vie, les diathèses l'assaillent et s'en emparent, les productions irrégulières anomales s'y développent.

Parmi les produits parasitiques eux-mêmes qu'on a regardés comme des causes de maladies, un grand nombre (je ne parle ni des acarus ni des entozoaires), un grand nombre, dis-je, ne sont que les effets, la manifestation d'un état morbide préexistant et rentrent dans cette doctrine, comme j'ai cherché à l'établir dans une dissertation sur les diathèses, publiée il y a plusieurs années. Le pityriasis, le muguet, sont des champignons tant que vous voudrez, mais il faut certaines conditions de terrain, certaines modalités constitutionnelles de l'organisme pour qu'ils se développent.

§ II. — ÉTIOLOGIE DE LA TUBERCULISATION.

Sommaire. — La tuberculisation est un moyen d'élimination des races dégénérées. — Hérédité. — Débilitation. — Conditions hygiéniques. — Climats. — Excès. — État moral. — Influence de l'âge, de la grossesse, de l'allaitement.
Contagion et inoculation.
Causes locales.
Prétendu antagonisme entre la phthisie pulmonaire et d'autres affections.

Quand on envisage la fréquence de la tuberculisation et qu'on en étudie les causes, on est porté à la regarder comme un moyen d'élimination des races dégénérées, comme le dernier terme de ces affections à tendance cachectique, la forme sous laquelle elles se reproduisent souvent en s'épuisant par voie de génération. De même que les produits inassimilables sont chassés de l'organisme, les organismes radicalement altérés sont éliminés du sein de la collection vivante. L'étude étiologique de la tuberculisation apportera de nouveaux arguments en faveur de cette opinion. C'est ainsi que les lois qui régissent l'individu, le *petit monde*, sont parallèles aux lois du *grand monde*, et que la maladie elle-même, ce désordre local apparent, peut devenir un des éléments de l'harmonie universelle. Je sais qu'en parlant ainsi, je me pose sur le terrain des causes finales, tournées en ridicule depuis Bacon : *Causarum finalium investigatio, tanquam virgo Deo sacrata, nihil parit*. On en avait bien abusé, sans doute, mais les rejeter complétement, c'est, selon moi, se condamner à l'inintelligence absolue des phénomènes de l'univers, qui alors passeraient sous nos yeux comme des mots vides de sens.

C'est en se plaçant à ce double point de vue de l'idée de cause et de la fin harmonique des êtres, qu'on saisit entre elles des rapports qui resteraient complétement inaperçus ; autrement les faits ne seraient plus que des collections d'unités sans lien, et non plus des matériaux propres à constituer l'édifice de la science.

Parmi les causes de la tuberculisation se dresse au premier rang l'hérédité : son influence est très-grande, puisque M. Louis l'a rencontrée vingt-six fois sur trente. On ne doit cependant pas la considérer comme fatale, et l'on voit des enfants de tuberculeux parvenir à un âge avancé ; elle peut être atténuée par certaines conditions de la génération. Ainsi la bonne constitution et la vigueur d'un des parents peuvent neutraliser la faiblesse et les éléments diathésiques que l'autre apporte. L'hygiène pourra modifier profondément l'organisme pendant son développement, et combattre efficacement les prédispositions morbides qu'il apporte en naissant.

On a dit que la mère devait avoir une plus grande part que le père dans la constitution de l'enfant, et par conséquent dans la transmission des maladies. Cette communauté de la vie entre la mère et le fœtus durant la gestation, cette nutrition puisée à la même source pendant neuf mois, semblent établir une présomption favorable à cette opinion ; cependant la force relative des deux organismes qui concourent à la reproduction, peut-être même leur degré d'activité dans l'acte génésique lui-même, peuvent modifier les résultats ; rien de bien positif n'a été établi sur ce point qui appelle de nouvelles recherches.

A côté de cette influence héréditaire qui transmet la maladie dans sa forme, il en est une que j'appellerai indirecte, qui fait que des parents non tuberculeux donnent le jour à des enfants disposés à le devenir. Ces faits viennent confirmer ce que je vous disais précédemment sur l'affaiblissement des forces organiques comme condition pathogénique de la tuberculisation. Toutes les causes qui affaiblissent profondément la constitution, la force plastique, et par conséquent la puissance génératrice, peuvent agir dans ce sens : ainsi l'âge avancé ou la très-grande différence d'âge des êtres procréateurs, les excès, la mauvaise hygiène, toutes les maladies qui altèrent profondément l'organisme, les cachexies. Il n'est pas très-rare que des parents cancéreux donnent naissance à des enfants tuberculeux. Bien qu'il y ait peu d'affinité entre ces deux diathèses, on a prétendu, à tort selon moi, qu'il y avait entre elles une incompatibilité absolue (1). On admet généralement que la cachexie syphilitique peut se transmettre par voie de génération, sous forme de scrofule, et celle-ci est souvent le terrain où le tubercule se développe; elle manifeste une débilité, une faiblesse du mouvement nutritif, de la force plastique : sous ce rapport, on comprend qu'elle puisse se rapprocher dans ses conditions pathogéniques de la tuberculisation. J'ai vu le tubercule apparaître dans ces circonstances au milieu de races qui en paraissaient exemptes. Toutes ces causes, vous le voyez, peuvent se résumer en une seule, l'altération, l'épuisement de la souche.

Voilà pour les causes innées, originelles; la diathèse tuberculeuse peut être acquise. L'influence prolongée de mauvaises conditions hygiéniques peut produire une altération de la constitution, dont la tuberculisation soit le dernier terme. Les observations recueillies sur les animaux conduisent aux mêmes conclusions; il en est qu'on peut presque rendre tuberculeux à volonté, en les enfermant dans un lieu obscur, humide, privés d'exercice et soumis à une alimentation insuffisante.

L'air, ce *pabulum vitæ*, est le premier des aliments en effet; ses conditions de température, de pureté, exercent sur l'organisme une action incessante et puissamment modificatrice; nous reviendrons sur ce point à propos du traitement. Pour apprécier son influence, il ne faut pas tenir compte seulement de l'air extérieur, mais encore de l'air des habitations. N'êtes-vous pas étonnés de voir dans des localités qui semblent réunir toutes les conditions de salubrité désirables un grand nombre de sujets scrofuleux, tuberculeux. Regardez leurs demeures, elles ne communiquent avec l'extérieur que par des ouvertures étroites, mal orientées, et dont une économie mal entendue a ménagé le nombre; la lumière, ce grand excitant du travail nutritif, n'arrive qu'avec peine dans ces habitations où sont entassés des êtres vivants de toute espèce; trop souvent le plancher, en contre-bas du sol, reçoit les infiltrations des eaux de la rue. Ajoutez à cela une nourriture insuffisante, ou au moins hors de proportion avec les rudes labeurs auxquels ces pauvres gens sont condamnés. Ils procréent, dans les conditions les plus défavorables, des êtres qui seront placés dans des conditions moins

---

(1) Dix années après que ces lignes ont été écrites, M. le docteur Burdel, médecin à Vierzon, a publié un intéressant travail sur la fréquence de la tuberculose dans les races cancéreuses; Vigla, dans un rapport à l'Académie sur ce Mémoire, est arrivé aux conclusions que j'avais émises ici.

favorables encore à leur développement ; vous avez là l'explication de cette contradiction apparente.

Je n'ai pas besoin d'insister sur l'importance de l'alimentation. Vous savez encore que la contraction musculaire résultant d'un exercice bien ménagé amène dans la circulation, dans la crase même du sang, des changements importants. L'inaction peut, par cela même, favoriser les aberrations de la nutrition et l'évolution des produits morbides. Arrive ici la question des climats.

L'affection tuberculeuse est plus commune dans les climats tempérés, plus rare dans les régions très-froides, en Suède et en Laponie par exemple. Ne peut-on pas attribuer ce fait à ce que les enfants délicats qui possèdent peu d'activité vitale succombent en bas âge sous les rigueurs de ces climats, qui seraient pour eux ce qu'était pour les jeunes Spartiates l'exposition sur le mont Taygète, éliminant de la race ceux qui n'offraient pas de bonnes conditions de résistance ou de calorification ? En effet, la puissance avec laquelle l'économie produit de la chaleur et se maintient indépendante du milieu ambiant semble mesurer l'activité de la vie organique.

Dans les pays très-chauds, si la maladie est moins commune que dans nos contrées, elle marche, en général, avec une grande rapidité, elle tend à la forme aiguë. Vous avez vous-mêmes pu constater l'influence des chaleurs tropicales que nous subissions cet été sur la marche de la phthisie chez plusieurs de nos malades.

Dans ces dernières années, on a étudié avec soin l'influence des altitudes sur l'organisme sain ou malade. On est arrivé à cette conclusion qu'à une certaine élévation et sous certaines latitudes la phthisie tendait à disparaître, et les malades qui en sont atteints y trouveraient souvent la guérison, ou du moins les progrès de leur mal y seraient enrayés. Santa Fé di Bogota jouirait de ce privilége et le partagerait avec d'autres localités situées sur les plateaux élevés du Mexique et de la Nouvelle-Grenade.

Par contre, dans ces mêmes lieux où la phthisie est inconnue, les pneumonies sont extrêmement fréquentes, ce qui, selon la remarque du docteur Jourdanet, ne serait pas favorable à l'opinion qui fait de l'inflammation pulmonaire l'élément *essentiel* de certaines formes de la tuberculose.

Les excès de tout genre, les excès vénériens en particulier, et ces déviations des facultés génésiques si communes dans les maisons d'éducation, doivent être rangés parmi les causes prédisposantes ou occasionnelles de la tuberculisation. C'est une opinion vulgaire que les tuberculeux sont plus portés aux plaisirs vénériens ; c'est là une erreur. On a certainement pris la cause pour l'effet ; l'appareil génital participe, chez ces malades, à la débilitation générale quand la maladie est confirmée, et ceux qui continuent à abuser de leurs facultés génésiques obéissent plutôt à une excitation cérébrale qu'à une impulsion venant des organes générateurs.

Les peines de l'âme, les passions tristes dépriment la résistance vitale et favorisent le développement de toutes les maladies organiques. Lorry, dans son beau traité *De melancholia*, a merveilleusement décrit la marche de la phthisie mélancolique.

Aucun âge n'est à l'abri de la phthisie, mais on l'observe surtout aux époques des grandes révolutions organiques, où l'économie, comme ébranlée par le travail qu'elle a accompli, est plus accessible à l'action des causes morbifiques : ainsi, chez l'enfant, après les orages de la dentition, plus tard au milieu des crises de la puberté, plus tard encore à l'âge où la jeunesse se livre sans frein à des passions qui épuisent ses forces ; enfin, et contrairement à un préjugé vulgaire, la phthisie est commune à l'âge critique de quarante à cinquante ans ; âge critique qui existe pour l'homme comme pour la femme et marque le moment où le travail nutritif est en déchet. Exubérant en quelque sorte jusque-là pour fournir à la génération, il se concentre alors dans l'individu et devient moins actif.

Les grossesses répétées sont, pour beaucoup de femmes, la cause occasionnelle de la phthisie, d'autant plus que la fécondité est loin d'être toujours en rapport avec l'énergie de la constitution. L'allaitement est peut-être encore une cause plus active d'épuisement. Je sais que, comme le remarque Morton, on voit quelquefois des femmes débiles se fortifier par l'accomplissement répété des devoirs de la maternité. Mais quand une femme pâlit, maigrit en allaitant, quand elle éprouve des douleurs dans le dos et que son appétit diminue, interdisez-lui de nourrir plus longtemps. La persistance et même l'augmentation de l'appétit sont peut-être le critérium le meilleur pour distinguer une femme propre à remplir les fonctions de nourrice. Les exigences de la vie sociale peuvent aggraver pour certaines femmes les inconvénients de la lactation.

Pour juger de l'influence du milieu et du genre de vie, voyez ce qui se passe chez les animaux que des spéculateurs gardent pour la production du lait dans les vacheries de Paris. Jamais ils ne quittent l'étable ; on néglige à dessein les soins de propreté, afin que les fonctions de la

peau étant suspendues, la sécrétion mammaire devienne plus active.
Sous l'influence de cette sorte de diabète laiteux, ils deviennent promptement phthisiques ; et la phthisie, chose singulière, prend fréquemment
chez eux la forme calculeuse. Cela tiendrait-il à ce que souvent on leur
fait manger la litière des chevaux imprégnée d'urines phosphatées ?

Les maladies graves convergent toutes à cet état de débilitation qui
favorise la tuberculisation ; il en est qui, produisant en même temps
une stimulation morbide des organes respiratoires, exercent une influence plus puissante encore sur le développement de la phthisie.

J'arrive à une cause plus contestée, la contagion (1). Pour juger cette
question et aussi pour pénétrer plus avant dans la connaissance de la
nature du tubercule, on a pratiqué l'inoculation chez des animaux.
M. Villemin n'est pas le premier qui ait songé à demander à cette méthode expérimentale la solution du problème. En 1805, Salmade avait,
de concert avec Bichat, inoculé, dit-il, du pus tuberculeux à des animaux sans les rendre tuberculeux ; d'une autre part, le docteur Malin
avait vu deux chiens appartenant à une phthisique succomber successivement l'un et l'autre à la maladie de leur maîtresse après avoir avalé
ses crachats. Ces faits ont été résumés par le docteur Boisseau dans un
mémoire sur l'inoculation du tubercule au point de vue historique. Moi-
même, en 1859, amené par l'observation clinique à admettre la contagion de la tuberculose, je rappelais les résultats contradictoires obtenus
par l'inoculation et je faisais appel à des expériences nouvelles ; ayant
même cru observer quelques cas où la perforation d'un ganglion tuberculeux dans le péritoine avait été le point de départ d'une péritonite tuberculeuse, je m'étais demandé s'il n'y avait pas eu là un phénomène de
dissémination, et je demandais qu'on injectât de la matière phymateuse
dans les cavités séreuses. Mais tout cela ne constituait en quelque sorte
que des aspirations. Si, comme je le crois, la transmission possible du
tubercule par inoculation demeure un fait acquis à la science, c'est à
M. Villemin qu'en reviendra tout l'honneur, et son travail fera date dans
l'histoire de la phymatose. Ses expériences ont été faites avec la rigueur
de la science moderne, et il me semble difficile d'en récuser les résultats
affirmatifs. Il a inoculé la matière tuberculeuse à différents degrés d'évolution, employant comparativement du tubercule pris chez l'homme ou
recueilli dans l'espèce même sur laquelle il expérimentait, et, après avoir

______

(1) Les quelques pages qui suivent, relatives à la contagion, sont empruntées à la
communication que j'ai faite à l'Académie de médecine, dans la discussion sur l'inoculabilité du tubercule. (*Acad. de médecine*, séance du 3 mars 1868.)

observé chez les animaux inoculés les symptômes caractéristiques d'un trouble grave de la nutrition, il a trouvé, à l'autopsie, non pas de ces lésions douteuses sur la nature desquelles le microscope hésite et discute, mais toute la série des lésions phymateuses, tandis que des animaux de même portée, qui n'avaient pas été soumis à l'inoculation, conservaient une santé irréprochable et ne présentaient, à l'autopsie, aucune apparence d'altération morbide. Cette expérience a été répétée un grand nombre de fois avec des résultats constamment semblables. Il faut convenir qu'il y aurait une singulière opiniâtreté dans ce *hasard* qui ferait tomber une tuberculose spontanée chez les animaux inoculés et qui épargnerait ceux qui ne le sont pas; alors même que, comme on l'a avancé, la phymatose serait très-fréquente chez les lapins. Mais l'objection tirée de cette fréquence, mise en avant par MM. Rufz et Béhier, en admettant qu'elle fût démontrée, tomberait devant les expériences de M. Collin : cet éminent expérimentateur a choisi à dessein des animaux très-peu disposés aux tubercules, qu'il a cependant vus se développer à la suite des inoculations.

La question semblerait donc jugée, si un des pathologistes les plus éminents de notre époque, M. le docteur Lebert, n'avait avancé, comme je le rappelais plus haut, que toute matière organique ou inorganique introduite dans les tissus vivants pouvait aboutir à une production tuberculeuse. Je crois avec M. Hérard que ces faits, avant d'être expliqués, ont besoin d'être vérifiés; mais cependant la grave autorité de celui qui les a avancés ne permet pas de les rejeter sans contrôle, et je me joins à mon excellent ami pour réclamer de nouvelles expériences. Après avoir ému l'opinion publique, la question de la contagion des tubercules demande une solution; la science et l'humanité l'exigent. La tuberculose est le plus redoutable ennemi de notre race. Naguère encore le compte rendu trimestriel de la Société des hôpitaux montrait l'effroyable tribut que cette affection lève sur notre population, et qui comptait pour plus de moitié dans la mortalité nosocomiale pendant les trois mois précédents. Tout ce qui peut éclairer les origines de ce fléau destructeur mérite toute notre attention, et nous ne saurions trop encourager le zèle des expérimentateurs.

Dans l'interprétation des expériences déjà faites et dans l'importance que j'y attache, j'ai le regret de me trouver en contradiction avec mes amis MM. Pidoux et Chauffard, qui, par des raisonnements *à priori*, et par des considérations de haute pathologie, infirment par avance les résultats de ces investigations et les condamnent à l'impuissance.

M. Pidoux oppose à l'idée de contagion le caractère diathésique de la tuberculose, et l'influence incontestable des modificateurs généraux sur le développement de cette affection. A la première objection, M. Béhier a répondu en citant la syphilis. La seconde tombe devant l'exemple de la morve et du typhus, maladies contagieuses au plus haut degré, et pouvant se développer cependant sous l'influence des conditions extérieures.

Pour M. Chauffard, la transmission par inoculation n'est pas contestable, mais ce n'est pas une contagion. Le tubercule est inoculé, il circule en se multipliant à travers les méandres du système lymphatique, il finit par produire une infection générale, mais il n'est pas contagieux, parce qu'il n'imprègne pas d'emblée tout l'organisme ! C'est-à-dire que, déterminant synthétiquement les caractères de la contagion d'après ceux qu'il a observés dans les maladies éruptives et pestilentielles; il refuse le titre de contagieuses aux maladies qui ne le sont pas de la même manière; ce procédé logique ne me paraît pas légitime.

Je crois qu'il faut regarder comme contagieuse toute maladie qui peut être transmise d'un organisme malade à un organisme sain. Si vous voulez faire entrer dans la définition la notion du mode intime suivant lequel s'accomplit cette transmission et de la marche que suit la contagion, vous entrez dans le domaine des subtilités stériles et des discussions interminables. Ne peut-il pas y avoir plusieurs modes de contagion, comme il y a plusieurs degrés d'activité contagieuse? La fièvre typhoïde n'est pas aussi contagieuse que la variole, les virus syphilitique et scarlatineux n'imprègnent pas l'économie de la même manière.

M. Chauffard repousse encore la contagion du tubercule par cette considération que ce produit morbide est solide, tandis que, suivant lui, tous les *contagium* auraient des véhicules liquides. D'abord dans la matière vivante, la limite des solides et des liquides me paraît bien difficile à déterminer. Je demanderai ensuite à M. Chauffard s'il a vu sous forme liquide les virus de la scarlatine, de la coqueluche, des oreillons. L'objection de M. Chauffard deviendrait encore bien moins acceptable si, comme l'a avancé dernièrement M. Chauveau (de Lyon), le principe actif, contagieux du virus vaccin était constitué par une matière solide granulée qu'on peut isoler par la dialyse. M. Claude Bernard, en rendant compte de ce travail, a ajouté qu'on avait déjà constaté, pour d'autres virus, que leur principe actif résidait dans des granulations solides.

Je ne veux pas prolonger plus longtemps cette discussion sur l'inoculation : il s'agit d'une question de fait, qui relève de l'expérience et non du raisonnement, et je veux étudier la question de la contagion de la tuberculose en la transportant sur le terrain de la clinique, où mon ami M. Pidoux a appelé et en quelque sorte défié les contagionistes.

Si les résultats positifs de l'inoculation ne suffisent pas, comme on l'a dit, pour affirmer d'une manière absolue la contagion de la tuberculose, ils établiraient du moins en faveur de cette contagion une bien forte présomption; ils démontreraient qu'elle est possible. M. Pidoux a dit qu'il n'avait jamais rencontré un seul fait qui, sévèrement examiné, pût prêter à cette interprétation. Je lui répondrai, avec tout le respect que ses opinions m'inspirent, que peut-être ses répugnances dogmatiques pour ce mode de transmission de la phthisie l'auront empêché de voir les faits qui en témoignaient. Les phénomènes naturels ne se présentent pas à nous d'emblée par toutes leurs faces, et si l'on est exposé dans les sciences d'observation à voir trop facilement ce qu'on cherche, par contre il arrive trop souvent que ce qu'on ne cherche pas reste inaperçu. Combien de temps a-t-on passé sans la voir à côté de la contagion de la morve, du choléra, de la fièvre typhoïde! Pour moi, il y a longtemps que ces faits se sont offerts à mon observation, et j'ai encore présent à la mémoire le premier qui a éveillé mon attention sur ce point : c'était en 1839. Je reçus dans le service de Chomel, dont j'avais l'honneur d'être chef de clinique, une femme de la constitution la plus robuste en apparence; elle présentait un développement remarquable de la cage thoracique et des muscles qui s'y attachent. En scrutant avec soin ses antécédents de famille, je ne pus découvrir ni dans ses ascendants ni dans ses collatéraux aucune trace d'affection pulmonaire; elle appartenait à une race exceptionnellement forte et saine; elle-même n'avait eu dans son enfance aucune de ces manifestations qui se rattachent à la scrofule, terrain où se complaît le tubercule. Mais, quelques mois auparavant, son mari était mort phthisique; elle lui avait prodigué jusqu'à la fin les soins les plus dévoués; et, depuis quelque temps, elle toussait, elle maigrissait; ses forces déclinaient, et la teinte jaune de la cachexie commençait à couvrir les tons vigoureux dont sa peau conservait encore la trace. L'auscultation fit constater à un des sommets des tubercules ramollis. Cette observation me frappa vivement, et, à partir de ce jour, je conseillai à ceux qui vivent dans l'intimité des phthisiques ces mesures de prudence que la crainte d'une contagion possible doit inspirer au médecin; depuis lors j'ai observé bien des cas analogues.

J'ai rencontré des sujets forts, vigoureux, chez qui la largeur de la poitrine attestait l'énergie primordiale des organes respiratoires, sans antécédents tuberculeux dans leur race, et qui, après avoir vécu d'une vie intime avec des phthisiques, devenaient phthisiques à leur tour. Je sais l'objection qu'on soulève à l'occasion de ces faits, et j'en comprends toute la portée : si la phthisie prélève sur une population le tribut d'un cinquième ou d'un sixième, comment prouver que l'individu que vous regardez comme frappé par la contagion, n'était pas une de ces victimes prédestinées du tubercule ? Prouver, non, on ne le peut d'une manière rigoureuse, sans doute ; mais cependant la vigueur originelle de la constitution, l'absence de toute prédisposition appréciable chez plusieurs de mes malades, semblent repousser cette supposition. Il m'a semblé que la transmission de la phthisie était plus commune du mari à la femme que de la femme au mari, et, si cette impression ne doit pas être imputée aux hasards de mon observation personnelle, il serait facile de s'en rendre compte : la femme qui conçoit d'un tuberculeux a en elle un produit prédisposé aux tubercules ; elle porte en quelque sorte la diathèse dans son sein ; et puis, disons-le, le dévouement des femmes les expose davantage à la contagion ; il est plus soutenu, plus constant que le nôtre. On voit trop souvent l'homme se lasser des soins que la santé de sa femme réclame ; la femme, au contraire, s'attache à son mari par cela même qu'il exige d'elle plus d'abnégation et plus de sacrifices !

Je puis d'ailleurs appuyer mes propres observations et les mettre sous la protection d'autorités plus graves que la mienne. Je ne remonterai pas dans les temps passés pour y évoquer les témoignages de Morton, Morgagni, Van Swieten et Franck. Laënnec a nié la contagion, mais avec réserve, et il restreint sa négation par cette assertion : « Beaucoup de » faits, dit-il, prouvent qu'une maladie qui n'est pas habituellement » contagieuse peut le devenir dans certaines circonstances. »

M. le docteur Barth et M. le professeur Cloquet m'ont dit avoir recueilli des observations favorables à la contagion. Je compterai encore parmi ceux qui admettent la possibilité de la contagion notre savant collègue M. Michel Lévy, M. Teissier (de Lyon), cité dans un travail très-intéressant du docteur Roustan sur l'inoculabilité de la phthisie ; M. Bruchon qui, l'année même où je rédigeais mes leçons sur l'étiologie des tubercules, publiait un travail sur la transmission de la phthisie par la cohabitation, et arrivait à des conclusions identiques avec les miennes ; enfin M. Andral, ce maître vénéré de toute notre génération. Il a soulevé, un des premiers peut-être à notre époque, cette question de la contagion, et sans la résoudre absolument par l'affirmative, il expose les faits et les raisons qui le font pencher de ce côté.

Il y a quelques années, une démarcation géographique, en quelque sorte, séparait les médecins sur cette question de la contagion ; la plupart des Méridionaux l'affirmaient, ceux du Nord étaient peu disposés à l'admettre. La différence du climat modifierait-elle à ce point la condition de transmission de la maladie? Rien n'autorise à le penser. Il ne serait pas cependant impossible que l'élévation de température qui imprime en général à la phthisie une marche plus aiguë en augmentât l'activité contagieuse ; cela même serait en rapport avec les idées de mon ami le docteur Pidoux, qui croit que la contagiosité dans les maladies peut être subordonnée au degré d'intensité ou de puissance du travail morbide.

Mais il me semble qu'on peut découvrir d'autres raisons à cet antagonisme du Nord et du Midi sur cette question. J'accepte ce fait signalé par M. Pidoux, et dont il s'est fait un argument contre la contagion : plus l'étude de l'anatomie pathologique a pris d'essor, et plus l'opinion contagioniste a perdu de terrain ; c'est que, d'une part, la préoccupation un peu exclusive des conditions anatomiques des maladies rejetait sur le second plan les questions d'étiologie, et que, d'une autre part, Broussais et Laënnec n'étaient pas favorables à la contagion. Or, c'est du Nord qu'était parti le mouvement qui renouvelait la face de la science et l'entraînait, pour un moment, hors des voies traditionnelles.

Il faut le remarquer aussi, ce n'est pas dans les grandes cités, qui étaient le foyer de ces révolutions médicales, qu'on peut résoudre facilement les questions de contagion, comme Chomel le répétait souvent. Les relations si complexes et si mobiles, les frottements si multipliés qui solidarisent ces grandes agrégations humaines, qui rompent et mêlent à la fois les rapports des individus ne permettent pas, disait-il, dans beaucoup de cas, de retrouver la route parcourue par la contagion. C'est au milieu des petites agglomérations, c'est dans les campagnes qu'il est plus facile d'en suivre la piste, qu'elle se montre plus isolée et plus en relief ; et c'est précisément des grandes villes que part le mot d'ordre scientifique qui s'impose trop facilement à la modestie des médecins des campagnes et des petites villes.

D'ailleurs, la puissance de cette contagion nous paraît faible. Comme toute autre, plus que toute autre, cette semence contagieuse exige des conditions spéciales de terrain et de réceptivité. Les grandes causes de la propagation de la phthisie ne sont pas là, comme le croit M. Villemin : ces causes sont, avec l'hérédité, toutes celles qui affaiblissent la force plastique, l'énergie nutritive, c'est-à-dire la débilité constitutionnelle, les excès prolongés, les graves infractions aux lois de l'hygiène. Telles sont là les véritables causes de la tuberculose, et les expériences de M. Villemin, en fortifiant ma croyance à la contagion, n'ont pas ébranlé mes convictions. C'est dans ce sens que je comprends l'opinion exprimée par M. Pidoux sur l'apparition possible de la tuberculose, comme évolution ultime des autres diathèses. Je ne dirai pas avec lui que c'est alors une maladie qui finit, mais plutôt une *maladie finale;* on peut ainsi concilier l'influence des diathèses sur la tuberculose dans l'individu et dans la race, quand ces diathèses sont arrivées à la période cachectique, et en même temps leur antagonisme, qui n'est pas moins réel, quand elles sont dans leur période d'activité et de pleine évolution.

La recherche des causes de la tuberculose se rattache ainsi à la question de la dégénérescence des races ; et si cette question ne devait nous entraîner trop loin, je chercherais à montrer quels auxiliaires les envahissements de cette maladie trouvent dans notre état social actuel, dans nos institutions et dans les erreurs de l'hygiène publique. Là nous eussions rencontré peut-être les conditions propagatrices les plus actives de la phthisie, mais c'est là aussi qu'il faut chercher le remède.

Ce remède, comme l'a dit excellemment M. Pidoux, on ne le trouvera pas dans la médecine individuelle, mais dans la médecine sociale, celle dont tous les bons esprits appellent et préparent l'avénement ; celle qui, prenant la race au berceau, la suivra dans son évolution, fera au développement physique une part plus équitable dans l'éducation de la jeunesse, veillera, mieux encore qu'on ne le fait aujourd'hui, à la salubrité des habitations et des aliments, combattra par l'éducation plus largement distribuée et par l'enseignement populaire de l'hygiène les vices destructeurs et les erreurs inévitables de l'ignorance.

En reconnaissant à la phthisie des origines multiples, je prévois une objection que je ne chercherai pas à éluder. Comment, me dira-t-on, une maladie peut-elle être à la fois diathésique, expression de l'épuisement de la race, héréditaire, en même temps contagieuse, et très-probablement inoculable? Ce comment, je l'ignore; notre tâche est de constater, d'analyser et d'enregistrer les faits ; l'avenir les conciliera et les rattachera à leurs conditions primordiales en éclairant leurs lois régulatrices.

Si toutes les causes que nous avons déjà étudiées amènent d'une manière plus ou moins directe l'état de l'organisme qui produit le tubercule, il en est d'autres qui déterminent l'explosion et le siége de l'affection tuberculeuse; l'action de ces dernières peut se résumer en ces termes : incitation anomale, et consécutivement état congestif des organes prédisposés à devenir le siége de la tuberculisation.

Un refroidissement amène une bronchite chez un sujet prédisposé, des imprudences en prolongent la durée ; sous l'influence de la diathèse, cette incitation morbide du poumon, au lieu de se terminer par résolution, au lieu de rentrer sous les lois de la nutrition normale, va se terminer par une production hétéromorphe (1). Je sais qu'on peut dire : Le tubercule préexistait à la bronchite, celle-ci en était la première manifestation, jusque-là il était latent ; une cause occasionnelle est venue ajouter son stimulus à celui de cette épine enfoncée dans le parenchyme pulmonaire, et la bronchite a éclaté. Dans beaucoup de cas, il en est ainsi, j'en suis convaincu ; mais les phénomènes peuvent également s'enchaîner dans un ordre inverse, comme je l'ai dit plus haut, l'observation conduit à l'admettre. La pneumonie, la pleurésie peuvent agir de la même manière ; la rougeole, la coqueluche sont peut-être, de toutes les maladies aiguës, celles qui exercent l'action la plus puissante et la plus manifeste sur le développement de la tuberculisation.

Cette incitation anomale reconnaît aussi des causes mécaniques. Ainsi, on a signalé la fréquence de la phthisie chez les ouvriers qui vivent dans une atmosphère remplie de poussières minérales, particulièrement de particules siliceuses, comme les tailleurs de grès, les fabricants de meules, les rémouleurs. On a publié une statistique effrayante sur la mortalité des rémouleurs de Sheffield : on a cru remarquer que ceux-là étaient surtout atteints qui parlaient en travaillant ou respiraient par la bouche, et par conséquent introduisaient dans la poitrine, par la voie la plus directe, cet air chargé de corpuscules étrangers. La poussière d'autres substances, des filaments de laine par exemple, des poudres métalliques en suspension dans l'atmosphère, peuvent pro-

---

(1) Nous avons conservé le mot d'*hétéromorphe* pour désigner une production anomale qui ne peut pas entrer dans le consensus harmonique des organes, qui leur devient étrangère et hostile, et ne diffère pas moins des tissus normaux par ses propriétés physiologiques que par ses caractères extérieurs.

Nous n'affirmons pas que les éléments fondamentaux de cette production soient sans analogues dans les tissus sains, comme une École allemande l'avait admis il y a quelques années. Sans trancher cette question de la nature intime des tissus morbides, qui restera longtemps peut-être indécise, on peut dire que l'hétéromorphie prise dans ce sens ne serait guère concevable que dans les productions parasitaires. Nous ignorons encore le mode pathogénique de la tuberculose et des autres produits pathologiques que l'économie vivante ne peut s'assimiler.

duire sur la muqueuse bronchique une irritation qui amène le même résultat chez les cardeurs de matelas, les ouatiers, les polisseurs d'acier, les fabricants de coutellerie.

J'en dirai autant de la fumée de tabac, dont l'action irritante long-temps prolongée m'a paru, dans certains cas, pouvoir être accusée, à bon droit, comme ayant concouru au développement de la phthisie.

Cette fluxion des organes respiratoires peut aussi être l'effet et comme le contre-coup de la suppression d'une autre fluxion physiologique ou morbide. Ainsi, la suppression brusque des règles, je veux parler de celle qui est accidentelle, provoquée par exemple par l'impression du froid, précède immédiatement, dans certains cas, le développement de la toux ou de l'hémoptysie symptomatique des productions hétéromor-phes dans le poumon. La suppression des lochies trouve en plus un puissant auxiliaire dans l'état de débilité qui succède à l'accouchement. J'en dirai autant du flux hémorrhoïdal : aussi Hippocrate recomman-dait-il, quand on était obligé d'exciser des hémorrhoïdes anciennes, d'en laisser au moins une, pour ne pas cesser complétement et brusquement une habitude hémorrhagique invétérée. C'est là, messieurs, un précepte d'une haute sagesse, et qui peut être étendu à d'autres états morbides ; ce n'est pas toujours impunément, en effet, qu'on tarira un ancien foyer de suppuration, qu'on guérira une fistule ancienne. Sanson citait dans ses leçons l'observation d'un malade qui, trois fois, s'était fait opérer d'une fistule anale, et trois fois avait vu les accidents thoraciques les plus graves succéder à la cicatrisation de la fistule, et s'apaiser par sa réapparition. Je me rappelle avoir vu à Cauterets un homme qui s'était fait guérir, plusieurs années auparavant, d'une affection dartreuse déjà ancienne ; il avait été pris d'un catarrhe pulmonaire très-intense, qui persista dix-huit mois, et disparut après l'application d'un cautère à la cuisse ; au bout d'un an environ, il crut pouvoir faire sécher ce cautère ; le catarrhe revint et ne céda qu'à l'application d'un nouvel exutoire.

Il n'est pas rare de voir chez les malades affectés de tumeurs blanches, de caries tuberculeuses, après l'enlèvement du foyer dans lequel la ma-ladie concentrait son action, celle-ci se généraliser et envahir les or-ganes intérieurs. Il ne faut pas conclure cependant de ce fait que ces lésions locales doivent, dans tous les cas, être respectées ; elles peuvent, en effet, devenir pour l'organisme une cause d'épuisement et de péril, c'est là une question de tact. Si un foyer de suppuration est très-ancien, il peut quelquefois être indiqué de le supprimer et de le remplacer par un exutoire artificiel. Les anciens rangeaient dans les causes de la phthisie la répercussion des dartres. Je me souviens d'avoir vu une dame qui, tous les ans, avait un eczéma de la face; une année, elle l'arrêta par un traitement topique; depuis lors, elle commença à tousser, et bientôt elle présenta les signes d'une affection tuberculeuse des poumons.

Il y a quelque temps, je fus appelé auprès d'un jeune homme maniaque et tuberculeux. Pendant plusieurs années il avait été tourmenté par un eczéma des bourses et en avait inutilement sollicité la guérison du médecin éminent qui lui donnait des soins. Enfin, lassé par ses instances et craignant que ce malade, disposé à la mélancolie, ne se portât, comme il en faisait la menace, à quelque détermination violente, ce médecin prescrivit l'usage d'un topique qui fit disparaître l'eczéma. Mais aussitôt ce jeune homme commença à tousser; bientôt des symptômes de manie s'ajoutèrent aux désordres pulmonaires qui présentaient les caractères d'une phthisie subaiguë; et je constatais des deux côtés de la poitrine des lésions tuberculeuses très-étendues.

La métastase dartreuse peut agir comme agissent une bronchite, une pneumonie de cause externe, en fournissant pour ainsi dire un prétexte et un foyer à l'action diathésique.

Vous savez, messieurs, comment je comprends les métastases : je n'y vois pas avec les humoristes un transport de matière morbide, théorie que personne ne défend aujourd'hui, et qui ne mérite par conséquent pas la guerre qu'on lui a faite dans ces derniers temps; j'y vois un transport de l'action morbide et surtout des actions diathésiques, qui, quand on leur enlève le foyer où elles s'exercent, se satisfont en quelque sorte en se portant ailleurs.

Ce que j'ai dit des dartres peut s'appliquer aux sueurs partielles qui me paraissent avoir une grande affinité avec la diathèse herpétique, si elles n'en sont pas une manifestation.

Il est un autre phénomène morbide qui s'arrête très-souvent en présence des maladies organiques, c'est la migraine. Il n'y a pas là métastase, mais plutôt une sorte de dérivation qui, en présence d'une affection plus grave, peut faire taire les troubles plus légers qui l'avaient précédée.

Ce que je viens de vous dire vous fait comprendre dans quelles limites j'admets l'intervention de cet ordre de causes. Cette question a été controversée, au commencement de ce siècle, entre Broussais et Laënnec. Pour le premier, le tubercule était un des modes de terminaison de l'inflammation qui, à ses yeux, était la forme commune de tous les actes morbides; Laënnec, réagissant contre une doctrine insoutenable dans des termes aussi absolus, a consacré à la réfutation des idées de Broussais un chapitre écrit avec une verve, une dialectique, une puissance d'ironie que ne désavouerait pas l'auteur des *Provinciales*. Mais, entraîné par l'argumentation, il cherche à établir que, non-seulement l'inflammation ne peut pas produire directement le tubercule sans l'intervention d'une autre condition morbide, mais qu'elle n'exerce aucune influence sur son développement.

Ici, je le crois, Laënnec a été au delà du vrai : l'inflammation, qui est l'effet d'une incitation anomale, une sorte d'aberration du mouvement nutritif, peut favoriser la tuberculisation, comme je l'ai dit ailleurs.

Là où l'action vitale est déviée de ses tendances normales, où l'harmonie fonctionnelle est détruite, les influences diathésiques agissent avec plus de puissance et modifient la direction du travail morbide qui s'accomplit. D'une manière générale, certaines causes occasionnelles, impuissantes par elles-mêmes pour créer une manifestation diathésique, peuvent en favoriser le développement, surtout quand elles agissent sur l'organe qu'affectent de préférence ces manifestations. C'est ainsi que, chez un sujet prédisposé, une contusion du sein ou du testicule peut devenir l'occasion d'un cancer de ces glandes.

En résumé, en dehors des causes directes comme l'hérédité et la contagion, si elle existe, ces deux conditions, la débilitation, l'affaiblissement de la force organique et une incitation anomale locale, me paraissent être les causes prédisposantes ou occasionnelles les plus puissantes et les plus saisissables de la tuberculisation ; ce sont les deux termes fondamentaux du théorème pathogénique de cette affection, d'où nous déduirons le théorème thérapeutique où prophylactique.

Pour compléter ce qui se rapporte à l'étiologie de la tuberculisation, je dirai quelques mots de ces antagonismes qu'on a cru observer entre la phthisie pulmonaire et d'autres affections. On a beaucoup parlé, dans ces derniers temps, de l'incompatibilité entre la tuberculisation et la fièvre intermittente ; on a été jusqu'à conseiller aux phthisiques l'air des contrées marécageuses. D'autres observations sont venues apporter des faits contraires à cette opinion, qui ne me paraît pas avoir l'importance qu'on lui a attribuée.

En général, quand une action morbide est fortement imprimée dans l'organisme, quand elle a modifié l'ensemble de la constitution, elle s'en empare, en quelque sorte, et la rend moins accessible aux autres actions du même ordre. Le travail nutritif fortement dévié dans une direction semble plus difficilement entraîné dans une autre voie anomale. C'est ainsi qu'on a remarqué encore que le cancer coïncidait rarement avec le tubercule. Il en serait de même, suivant M. Beau, de la diathèse tuberculeuse et de la cachexie saturnine. Toutes ces questions sont à l'étude, elles sont dignes d'intérêt, mais je doute encore qu'elles conduisent à des indications thérapeutiques.

Admettons, messieurs, ce qui n'est pas démontré, que l'organisme, sous l'influence actuelle d'une cachexie saturnine ou intermittente, soit moins apte à se laisser atteindre par le tubercule, croyez-vous qu'une fois soustrait à cette influence, guéri de cette cachexie, il conserve l'immunité? Loin de là; je crois que, par cela même qu'il est dans des conditions de débilitation, il sera plus accessible à toutes les causes morbifiques, plus disposé aux évolutions diathésiques. Cependant nous devons suivre d'un regard attentif ces études, contribuer autant qu'il est en nous à la solution de ces questions, et, avant tout, nous garder de résoudre un problème aussi complexe par des *à priori*. Mes excellents amis, MM. Barthez et Rilliet, ont avancé qu'il y avait une sorte d'antipathie entre la tuberculisation et certaines fièvres, la fièvre typhoïde, la variole et la scarlatine, chez les enfants du moins. Ils sont même portés à penser que, sous cette influence, l'affection tuberculeuse peut rétrograder, subir la transformation crétacée. Cette opinion a rencontré beaucoup d'adversaires. Je crois avoir observé des malades qui sont devenus tuberculeux pendant la convalescence de la fièvre typhoïde; je dis : je crois, parce que, dans quelques cas, on peut se poser cette question : N'a-t-on pas pris pour une fièvre typhoïde une phthisie qui, au début, a suivi une marche aiguë?

Ces lois, d'ailleurs, si elles sont fondées sur la réalité, n'ont rien d'absolu, et quelques exceptions ne détruisent pas la règle. Ce que je sais, c'est que, dans la convalescence de la fièvre typhoïde, j'ai quelquefois vu des catarrhes opiniâtres accompagnés d'une fièvre à physionomie hectique, d'une toux incessante, et qui, après avoir inspiré les plus vives inquiétudes, se terminaient par une complète guérison. Dans des cas semblables, il m'est arrivé de porter un pronostic plus favorable que ne semblait m'y autoriser la gravité des symptômes, en m'appuyant à la fois sur l'autorité de MM. Rilliet et Barthez et sur les souvenirs de ma propre pratique.

§ III. — PREMIERS SYMPTÔMES DE LA PHTHISIE.

Sommaire. — Caractères de la prédisposition.
Troubles nerveux. — Accidents dyspeptiques. — Fièvre. — Amaigrissement; anémie.
Toux; expectoration. — Hémoptysies. — Altération de la voix. — Douleurs thoraciques.
Signes physiques. — Lieux d'élection.
Percussion. — Troubles de la sonorité et de la tonalité.
Auscultation. — Écho de la toux.

Pour instituer la prophylaxie de la phthisie, il faut connaître les conditions qui, chez l'enfant, dénotent une prédisposition à cette affection. L'hérédité doit la faire soupçonner, certains caractères organiques l'indiquent d'une manière plus positive et doivent augmenter les craintes que peuvent faire naître les antécédents héréditaires. Ils se résument en deux traits principaux : débilité générale de la constitution, faiblesse relative de l'appareil respiratoire. Les anciens avaient étudié avec soin ces signes, qui, bien entendu, n'expriment qu'une prédisposition, mais qui, à ce titre, méritent toute l'attention du médecin.

Ces enfants ont en général la peau fine et blanche, les tissus mous, le cou long, la poitrine étroite, d'où résulte l'aspect ailé des omoplates qui, ne trouvant pas à la face postérieure de la poitrine un support suffisamment large, basculent en avant, en même temps que le moignon de l'épaule est déprimé et porté dans le même sens. Souvent ces jeunes sujets se tiennent courbés, leur voix est grêle, criarde ou présente une raucité qui indique déjà une tendance fluxionnaire de la muqueuse laryngée. Défiez-vous aussi, messieurs, de ces raucités qui surviennent à l'époque de la puberté, défiez-vous surtout quand elles persistent. Ce symptôme me frappa chez quelques-uns de mes camarades de collége, et depuis j'ai vu mourir phthisiques tous ceux qui l'avaient présenté. On a dit que les enfants disposés à la tuberculisation étaient en général maigres; ils manquent surtout de muscles. Il en est surtout, avant la seconde dentition, qui présentent un développement même excessif du tissu adipeux, circonstance fréquente chez les sujets lymphatiques; mais, il ne faut pas s'y tromper, la formation de la graisse exige une énergie bien moindre de l'action nutritive et de la force organique que la formation des muscles. Il suffit de se rappeler que la transformation graisseuse est un des modes les plus ordinaires de l'atrophie. La production de la graisse suppose simplement certaines conditions régulières des organes digestifs, bien plus qu'elle n'exprime l'énergie de la constitution, la mesure de la force radicale. Les sujets lymphatiques, chez lesquels cette force est en moins, sont les plus disposés à l'obésité, et j'ai été surpris de la rapidité avec laquelle, sous l'influence de l'huile de foie de morue, certains tuberculeux engraissaient quand on obtenait le rétablissement des fonctions digestives.

Le développement du système pileux, et surtout des poils des membres et du tronc, regardé par le vulgaire comme un signe de force, est souvent observé chez les sujets lymphatiques ou scrofuleux. Parlerai-je de cette teinte nacrée des sclérotiques signalée par quelques médecins? Elle témoigne seulement de la minceur de cette membrane qui laisse transparaître la choroïde. Elle n'a aucune signification déterminée, on l'observe dans beaucoup d'affections cachectiques.

Il n'en est pas de même de la brièveté de la respiration, de la difficulté de courir, de lire à haute voix, qui accuse une faiblesse originelle des organes respiratoires.

Un autre symptôme très-commun dans les races tuberculeuses, et qui n'est qu'une manifestation du lymphatisme, c'est la disposition catarrhale, catarrhes oculaires, kératites chroniques, catarrhe nasal opiniâtre, puriforme, tendant à l'ozène, otorrhées opiniâtres souvent accompagnées de perforation du tympan et liées parfois à des lésions osseuses,.etc.

L'angine glanduleuse, primitive ou consécutive au coryza postérieur, est fréquente dans ces circonstances, souvent accompagnée d'enrouement, de *hem*, d'expuition d'une salive mousseuse ou d'un mucus gluant. Très-souvent les amygdales acquièrent un volume considérable. En un mot, cette tendance fluxionnaire s'exprime sur presque tout le système tégumentaire interne ou externe, intestins, bronches, larynx, etc.; les fluxions arrivent sous l'influence des causes les plus légères, et tendent facilement à la chronicité. Les éruptions de la peau retentissent sur le système lymphatique, de là ces engorgements ganglionnaires, surtout du côté de la tête, et qu'on trouve si fréquemment chez l'enfant. Il n'est pas rare de voir l'acné emprunter au lymphatisme des caractères particuliers : ainsi les pustules sont plus volumineuses, entourées d'une aréole foncée, livide; elles occupent toute l'étendue de la face, au lieu d'être bornées au front et au dos, et laissent très-souvent à leur suite des tubercules indurés. Quoi qu'il en soit de la nature intime de ces éruptions, il me paraît incontestable que, chez les sujets lymphatiques ou scrofuleux, ces manifestations cutanées ont une forme et une marche spéciales.

Ce qui pourrait peut-être prêter quelque vraisemblance à l'opinion de ceux qui voient dans le lymphatisme plutôt une cause modificatrice qu'une cause productrice de ces phénomènes, c'est que des éruptions purement artificielles subissent sous la même influence des modifications analogues. Il n'est pas rare, par 1xemple, de voir les pustules ecthymateuses qui succèdent aux frictions stibiées, se transformer en ulcérations qui peuvent acquérir des dimensions considérables. La suppuration et l'induration me paraissent témoigner d'un affaiblissement, d'une impuissance de la force plastique, qui, lorsqu'elle a toute son énergie, tend toujours à ramener à leur type harmonique les fonctions déviées. Les inflammations subjuguées par elle se terminent par résolution; les lésions traumatiques, qui se réunissent par première intention chez un sujet sain, suppurent chez un scrofuleux.

Somme toute, les conditions constitutionnelles que je viens d'énumérer se rapportent toutes au lymphatisme, avec certains signes d'une prédisposition morbide des organes respiratoires. La scrofule et la tuberculisation ne sont pas identiques, mais, je le répète, toutes deux se manifestent le plus souvent sous l'influence de l'affaiblissement, de l'allanguissement de la nutrition, et la scrofule est un terrain éminemment favorable au développement du tubercule.

Ce que je viens de vous dire, messieurs, n'a, bien entendu, rien d'absolu; la diathèse tuberculeuse pourra ne pas se développer au milieu de toutes les circonstances que j'ai signalées comme les plus favorables à son évolution, et, d'autre part, on la voit frapper des constitutions très-robustes en apparence, et c'est dans celles-là qu'elle affectera le plus souvent une marche aiguë; c'est qu'en effet, s'il y a quelque chose de spécial dans l'action morbide qui produit le tubercule, nous n'en connaissons pas la cause immédiate directe; celles que nous saisissons n'en sont, le plus souvent, que des auxiliaires plus ou moins puissants.

Après l'étude des états organiques qui peuvent favoriser le développement des tubercules, ce qu'il importe le plus de connaître, ce sont les premiers symptômes, souvent obscurs, insidieux, qui annoncent l'invasion de la tuberculisation, les ébranlements de l'organisme qui précèdent l'explosion de la diathèse.

Ce sont des troubles nerveux, un affaiblissement général, un sentiment de malaise et de lassitude. Dans beaucoup de cas, le caractère devient morose, irritable, inconstant, manifestation évidente d'un trouble intérieur encore mal défini. Ce même malade qui, à l'article de la mort, se fera souvent une complète illusion sur sa situation et se livrera à des projets chimériques, se préoccupe alors de sa santé, est agité de pressentiments sinistres ; il s'inquiète alors même qu'aucun signe extérieur ne justifie pour ceux qui l'entourent ses plaintes et ses inquiétudes. On traite ces malheureux de malades imaginaires, d'hypochondriaques. Tenez, messieurs, n'admettez pas facilement ces maladies imaginaires ; pour ma part, je n'y crois pas.

Un autre ordre de phénomènes qui précèdent souvent le trouble des fonctions pulmonaires, ce sont les accidents dyspeptiques : l'appétit diminue, languit, devient capricieux, les digestions sont laborieuses. La dyspepsie est le symptôme commun de tous les désordres sérieux de l'organisme, aigus ou chroniques. La dyspepsie est souvent le début de la phthisie, mais on ne peut pas dire qu'elle la produise, pas plus qu'elle ne produit l'érysipèle dont elle précède l'apparition ; mais elle constitue un élément important de la maladie, elle favorise singulièrement le développement et les progrès de la tuberculisation. Le plus souvent elle est accessible à nos médications, et en la modifiant on enlève à la diathèse tuberculeuse un de ses puissants auxiliaires.

Quelques malades éprouvent comme premier symptôme une soif excessive ; Chomel attachait une grande importance à ce phénomène et le signalait à l'attention de ses élèves.

Il n'est pas rare d'observer des alternatives de constipation et de diarrhée qui relèvent ou de l'état dyspeptique ou de cette disposition catarrhale si commune chez les scrofuleux. Après les repas, le pouls s'accélère notablement, les malades éprouvent une chaleur inaccoutumée à la plante des pieds et à la paume des mains. La peau des pommettes et du nez s'injecte en plaques rouges qui tranchent sur la coloration ordinairement blafarde des parties voisines. La transpiration est plus abondante et plus facile sous l'influence du moindre exercice, et pendant le sommeil ; elle a habituellement une odeur aigre, fétide. Souvent elle se localise à la tête, à la poitrine, aux extrémités ; la peau des mains, chez quelques sujets, est habituellement moite, froide, et rappelle celle des batraciens. Ce sont comme des éléments épars de la fièvre hectique.

Ces symptômes, insuffisants pour asseoir le diagnostic, doivent solliciter le médecin à de fréquentes explorations du thorax, et donnent de la valeur aux moindres anomalies des bruits respiratoires.

Quelquefois la fièvre est plus accentuée, elle se montre par accès réguliers, ou bien les malades ont un sentiment fébrile, sans fièvre bien caractérisée. Il n'est pas rare qu'ils deviennent plus sensibles au froid ; c'est aux extrémités surtout que la calorification fait défaut, excepté pendant la durée de l'excitation circulatoire, ce qui explique peut-être ce passage d'Arétée, qui dit : « Les phthisiques ont souvent, le soir, les extrémités froides, et le matin elles sont brûlantes. » La tendance aux congestions partielles de la tête peut aussi, comme je l'ai vu, s'exprimer par des épistaxis fréquentes en général, et assez peu abondantes souvent pour strier seulement de sang les mucosités nasales. Il est commun que ces malades rejettent, après un simple *hem*, de ces filets de sang mêlés à des mucosités gélatineuses. Mais ce symptôme m'a paru se rattacher ordinairement à la coexistence d'une angine glanduleuse.

Le trouble de la nutrition qui accompagne l'évolution de la diathèse amène une altération dans la crase du sang, il s'appauvrit ; l'anémie, élément constant de toutes les cachexies, qui se montre constamment à la période ultime de la maladie, peut apparaître dès le début de la phthisie. Cela dépend et de l'intensité de l'action morbide et des conditions dans lesquelles se trouvait l'organisme au moment où la maladie le saisit. On doit toujours voir dans la ténacité de la chlorose et dans sa résistance aux agents thérapeutiques quelque chose qui doit éveiller les soupçons du médecin. Je me défierai toujours de ces chloroses qui apparaissent dès l'enfance et qui persistent après la puberté. Dans ces circonstances, chez les femmes, si la menstruation n'a pas encore pris son cours normal, ou elle ne s'établit pas, ou elle est très-irrégulière. A chaque époque menstruelle, il survient fréquemment de l'oppression, de l'enrouement, quelquefois même de petites hémorrhagies par le nez, le larynx ou les bronches. Si c'est après la puberté que l'affection tuberculeuse éclate, les règles deviennent moins abondantes, mais elles ne sont, en général, supprimées que dans la période cachectique, et l'aménorrhée est, dans ce cas, un des signes les plus graves ; elle indique un désordre presque irréparable de la nutrition, et je dis *presque*, parce que j'ai rencontré quelques exceptions.

Nous arrivons maintenant aux symptômes qui indiquent plus spécialement un trouble des fonctions pulmonaires. Le plus saillant, celui qui éveille tout d'abord l'attention du malade et du médecin, c'est la toux.

Quand la tuberculisation ne se greffe pas sur une affection catarrhale, la toux est d'abord sèche, rare, facile, par secousses isolées qui peuvent ne se montrer d'abord que trois ou quatre fois dans les vingt-quatre heures, quelquefois la nuit seulement; puis cette toux se répète souvent, sèche encore, ou accompagnée de l'expuition d'un peu de salive mousseuse ou de mucus visqueux. Morton a admirablement étudié ce symptôme. Il me semble qu'on ne peut rien ajouter à la description qu'il en a donnée. Dès le début, il s'y joint de l'oppression, de la pesanteur sternale; elle est plutôt provoquée par la dyspnée que par cette titillation irrésistible qui accompagne le catarrhe. Plus tard, elle devient humide par les progrès de la phthisie et par l'irritation même qu'elle produit; elle prend le caractère quinteux, et souvent la quinte est assez violente pour provoquer le vomissement, si elle survient après le repas. Morton a donné la théorie de cette toux, en disant qu'elle n'était pas produite par l'irritation laryngée ou bronchique, mais bien par la présence du tubercule dans le poumon, et, à l'appui de cette manière de voir, il cite l'observation d'un homme chez lequel de petits clous ayant pénétré dans les bronches, donnèrent lieu, pendant plus d'un an, à une toux semblable à celle des phthisiques, et qui cessa aussitôt après l'expulsion des corps étrangers. Il compare très-justement la sensation éprouvée dans le larynx à celle que déterminent, dans le gland, les calculs vésicaux; c'est, en effet, là un phénomène de sensibilité réflexe.

La dyspnée marche, en général, de pair avec la toux, quelquefois elle la précède; elle se révèle d'abord quand le malade marche en montant, puis le moindre effort la détermine, elle finit par se montrer même pendant le repos.

Quand la toux cesse d'être sèche, les crachats sont d'abord blancs, muqueux, mêlés d'une pituite mousseuse; ils deviennent jaunâtres lorsqu'ils ont séjourné plus longtemps dans les bronches. Plus tard, ils sont gris, verdâtres, arrondis, déchiquetés sur les bords, quelquefois striés de petites lignes blanchâtres enroulées sur elles-mêmes. On les a comparés à des pièces de monnaie (crachats nummulaires). Dans tous les temps, on a cherché à tirer de leurs caractères physiques et chimiques des indications sur la nature de la maladie : ainsi Hippocrate conseillait de les porter sur des charbons ardents et d'en apprécier l'odeur. On examinait encore si, placés dans l'eau, ils surnageaient ou se précipitaient au fond. Arétée rejette ces expériences comme inutiles, et se borne à l'appréciation des caractères extérieurs.

On a attaché de l'importance à la présence du pus dans ces crachats; s'ils en renferment, a-t-on dit, la matière grasse du pus, émulsionnée avec de l'eau, lui donne une teinte louche; M. Gueterbrook les brûle sur un stylet recourbé ; le pus brûle alors avec une flamme bleue. Mais, disons-le tout de suite, au point de vue du diagnostic de la tuberculisation, tout cela n'a pas de valeur ; les crachats des catarrhes chroniques, des dilatations bronchiques sont purulents. Le microscope ne nous a donné dans ce cas aucun résultat pratique.

Il est rare que, dans le cours de la phthisie, les crachats ne soient pas de temps en temps striés de sang, mais le plus souvent les malades crachent du sang pur, quelquefois même avant l'apparition de tous autres symptômes. L'hémoptysie se montre communément dans le cours de la première période, mais elle peut arriver pendant toutes les phases de la tuberculisation ; partout où se développe le tubercule, il tend à produire des extravasations sanguines ; j'ai eu l'occasion de vous parler de ce fait en vous montrant des autopsies de péritonite tuberculeuse. Je vous le répète ici, presque toutes, sinon toutes les péritonites hémorrhagiques, sont des péritonites tuberculeuses ou cancéreuses ; j'exclus, bien entendu, de cette proposition les péritonites traumatiques. J'en dirai autant des pleurésies et des péricardites dites hémorrhagiques. L'hémoptysie est souvent précédée d'épistaxis ou de petites hémorrhagies laryngées; l'épistaxis peut accompagner l'hémoptysie, et il est bon que vous soyez prévenus de cette circonstance quand il s'agira de déterminer quelle est la source du sang. Le sang rejeté, vous le savez, est rutilant, spumeux, s'il est rejeté immédiatement après sa sortie des vaisseaux. Le plus souvent, pendant les jours qui suivent une hémoptysie abondante, les malades rejettent de petits coagulums noirâtres enveloppés de mucus.

L'hémoptysie a une très-grande valeur comme signe diagnostique de la tuberculisation, même quand on l'observe chez les femmes, aux époques menstruelles. La menstruation, en effet, est constituée par deux actes connexes : l'ovulation, d'une part; l'hémorrhagie utérine, d'autre part. Celle-ci n'est pas le résultat d'un travail exclusivement local, qui se passerait uniquement dans la muqueuse utérine ; elle est la manifestation et comme la solution d'un *molimen* congestif, qui semble avoir ses racines dans l'économie tout entière, et si le flux sanguin, dans les conditions physiologiques, s'échappe par les organes génitaux, c'est que l'acte ovarien qui provoque ce *molimen* l'appelle en même temps dans cette direction ; mais, si quelque autre point de l'organisme est le siége d'une irritation ou de tel travail morbide que vous voudrez, le molimen congestif peut être dévié de sa direction normale : le flux menstruel, au lieu de se produire par les organes utérins, peut alors se porter vers d'autres organes et donner lieu à des épistaxis, à des hématémèses, etc.

Vous voyez maintenant quelle est la signification et la valeur diagnostique de ces crachements de sang, qui surviennent chez les femmes aux époques menstruelles : ils indiquent que l'appareil respiratoire est le siége d'un travail morbide qui appelle vers lui le molimen hémorrhagique lié à la menstruation.

On a attribué les hémoptysies à une action mécanique des tubercules qui, en se développant, amèneraient la dégénérescence graisseuse, puis l'ulcération des vaisseaux bronchiques ou pulmonaires ; telle peut être en effet quelquefois leur origine. Mais je crois que le plus ordinairement elles sont la manifestation d'un molimen congestif qui se produit vers l'appareil respiratoire, et ce qui le démontre, c'est que ces flux sanguins ne se font pas toujours exclusivement par le parenchyme pulmonaire qu'ont envahi les tubercules ; on observe des épistaxis, des hémorrhagies par le pharynx, coïncidant avec des hémoptysies et reconnaissant manifestement pour cause une phymatose des poumons et une congestion symptomatique de ce travail morbide. D'ailleurs, si les hémoptysies étaient le résultat d'une sorte de traumatisme vasculaire déterminé par le progrès des lésions, on devrait les observer surtout aux périodes les plus avancées de la maladie ; et c'est ce qui n'a pas lieu.

Bien que l'hémoptysie soit, dans la grande majorité des cas, l'indice d'une tuberculisation pulmonaire, il ne faudrait pourtant pas croire qu'elle en soit un signe absolu. Sans parler des hémoptysies imputables à une affection cardiaque, chez les femmes, chez celles surtout qui sont hystériques, on en voit survenir qui sont simplement supplémentaires du flux menstruel, et même chez l'homme, bien que cela soit plus rare, certaines hémoptysies sont dues à la suppression d'un flux hémorrhoïdal habituel. J'ai reçu, ces jours derniers encore, un monsieur qui m'avait consulté, il y a dix ans, pour une hémoptysie que j'avais cru pouvoir rattacher à la cause que je vous indiquais tout à l'heure ; à aucune époque, il n'a présenté de signe qui pût faire soupçonner la phthisie.

Rarement l'hémoptysie est assez considérable pour causer directement la mort, mais elle peut laisser le malade dans un état d'épuisement qui précipite la terminaison fatale. En général, après une ou plusieurs crises d'hémorrhagie abondante, un suintement insignifiant continue à se faire dans les bronches pendant plusieurs jours, et, en même temps, on observe des crachats sanglants dont la couleur noirâtre atteste l'origine ancienne.

Quand l'hémoptysie a été violente et prolongée, elle peut être suivie d'inflammation du parenchyme pulmonaire. Je me rappelle avoir vu à

Amélie-les-Bains une broncho-pneumonie survenue dans ces circonstances entraîner une mort rapide chez un sujet jeune et vigoureux encore, quoique atteint d'une affection tuberculeuse au premier degré. Le phénomène initial est le même dans l'hémorrhagie et dans l'inflammation : ces deux actes morbides sont précédés d'un travail congestif. Si la perte de sang n'épuise pas la congestion, ou si celle-ci, en se répétant, devient une sorte d'habitude et que l'hémorrhagie s'arrête, on comprend que l'inflammation lui succède. Quelle que soit la valeur de cette explication, j'ai voulu vous signaler en passant la parenté, la connexion pathogénique de l'hémorrhagie et de l'inflammation.

La voix a souvent perdu son timbre normal ; elle est plus faible et comme voilée. Il faut se méfier de ces laryngites tenaces, accompagnées d'enrouement ; elles sont liées, dans bon nombre de cas, à la tuberculisation des organes respiratoires.

En même temps que des productions anomales se développent dans le parenchyme pulmonaire, l'organisme manifeste l'altération qu'il subit par des troubles de la sensibilité, des douleurs qui peuvent se montrer dans des parties assez éloignées du foyer morbide. Les plus fréquentes cependant occupent la périphérie thoracique, la région sous-mammaire, où viennent si souvent aboutir les incitations morbides des nerfs sensitifs en relation avec les organes respiratoires. Tantôt ce sont des élancements douloureux, tantôt, et le plus souvent, une douleur contusive, sourde et permanente, s'exaspérant dans les grands mouvements de la cage thoracique. Presque tous les malades se plaignent de souffrir du dos, entre les deux épaules ou au-dessous du scapulum ; il semble à quelques-uns que le sternum, refoulé en arrière, est collé contre le dos. J'ai souvent constaté une douleur cervicale vers la partie supérieure du muscle trapèze ; elle gêne les mouvements du cou qui semble, suivant l'expression du malade, tiraillé par des cordons douloureux. Arétée avait déjà signalé les douleurs du cou parmi les signes de la phthisie ; très-souvent les phthisiques souffrent dans le moignon de l'épaule, ils accusent des élancements vifs, mais fugaces, dans les doigts, un sentiment de compression pénible des poignets et des avant-bras. Ils ressentent encore dans d'autres parties du corps des douleurs rhumatoïdes qui se montrent du reste dans la plupart des maladies qui ébranlent profondément l'organisme.

La pression révèle souvent une sensibilité anomale dans les régions sous-claviculaires. M. Beau, qui a attiré l'attention sur ce phénomène, l'attribue à une inflammation des nerfs intercostaux supérieurs consécutive à l'inflammation du sommet de la plèvre qui accompagne presque constamment la tuberculisation pulmonaire. Cette explication me paraît très-vraisemblable; c'est un signe dont il faut tenir compte assurément, sans lui donner cependant une valeur absolue, car je l'ai vu manquer dans bien des cas, et, d'autre part, on peut rencontrer une sensibilité morbide du sommet de la poitrine en dehors de toute production tuberculeuse. Cette propagation du travail inflammatoire à la gaîne des nerfs ne peut d'ailleurs pas expliquer toutes les douleurs qu'on observe chez les phthisiques : il faut admettre des phénomènes de sensibilité réflexe, comme on admet une action réflexe du système locomoteur. Les mouvements réflexes ont surtout attiré l'attention des physiologistes et des médecins ; pour ma part, depuis longtemps déjà je me suis occupé de la sensibilité réflexe, et j'ai recommandé ce sujet à l'observation des élèves. Dans ces derniers temps, M. Cl. Bernard l'a éclairé par de belles expériences qui confirment les résultats cliniques. Les incitations anomales des nerfs ganglionnaires peuvent provoquer une impression douloureuse dans les nerfs cérébro-spinaux. Les douleurs réflexes, comme les névralgies, ont des foyers ou du moins des points d'irradiation déterminés.

Comme conséquence immédiate de l'altération de la nutrition, survient l'amaigrissement plus ou moins rapide, suivant que l'action digestive est plus ou moins affaiblie. Elle se montre quelquefois dès le début, précédant les troubles thoraciques et constituant alors un signe important. Cependant, nous l'avons dit, dans certains cas, les premières périodes de la tuberculisation s'accomplissent sans amaigrissement notable, j'ai même vu des cavernes creuser le parenchyme pulmonaire sous un embonpoint considérable. — Ce sont là de très-rares exceptions.

En même temps que la graisse est résorbée, chez un très-grand nombre de sujets, la forme des ongles subit une modification remarquable déjà décrite par Hippocrate, et sur laquelle Arétée a longuement insisté. Les extrémités digitales paraissent renflées, et en même temps l'ongle se recourbe. L'amaigrissement de la deuxième phalange doit contribuer à cet aspect de la troisième. Il y a là aussi très-probablement une altération dans la sécrétion cornée ; les cheveux y participent, s'amincissent et tombent chez beaucoup de malades. Cette conformation de l'ongle manque d'ailleurs chez certains tuberculeux, et on l'observe quelquefois chez des sujets qui ne le sont pas.

On voit parfois se développer sur la langue et sur la muqueuse pharyngo-buccale des ulcérations étroites, serpigineuses, qui, depuis assez longtemps signalées, ont été bien étudiées par mon excellent ami le docteur Féréol : il en a démontré la nature tuberculeuse, elles peuvent être une des premières manifestations de la tuberculose.

Tels sont les signes qu'on peut appeler rationnels de la phthisie pulmonaire au début. Depuis que Laënnec nous a appris à lire à travers les parois thoraciques, nous pouvons appuyer notre diagnostic sur des signes physiques qui nous permettent, dans beaucoup de cas, de préciser le siége, la nature et l'étendue de la lésion ; mais ceux-ci, presque toujours, ont besoin d'être éclairés et comme contrôlés par l'appréciation des troubles fonctionnels, c'est-à-dire des signes rationnels que nous avons indiqués.

Il peut arriver même, quand les productions hétéromorphes occupent la partie centrale du poumon, ou quand elles sont très-petites et très-disséminées, que les signes physiques fassent défaut ou qu'ils soient réduits à des nuances si peu accentuées qu'on ne doive leur accorder qu'une très-petite valeur. Les signes rationnels deviennent alors l'élément principal ou même le seul élément du diagnostic. La percussion, bien entendu, viendra toujours compléter les résultats de l'auscultation. Avant de se livrer à ces investigations, il conviendra d'examiner l'aspect de la poitrine. Je vous ai déjà parlé des modifications qu'elle subit dans son ensemble quand le tissu pulmonaire est devenu imperméable à l'air dans une grande étendue ; il ne peut plus suivre, pendant l'inspiration, le mouvement d'ampliation de la paroi thoracique ; celle-ci s'affaisse sous la pression atmosphérique dans la région correspondante, elle est refoulée en dedans et en même temps devient moins mobile. La dépression des côtes et la diminution de l'expansion thoracique dans une des régions sous-claviculaires fournissent déjà des renseignements précieux au médecin.

Quand vous percuterez, messieurs, je vous engage à préférer les doigts à tous les plessimètres ou percuteurs qu'on a imaginés dans ces derniers temps ; tous ces instruments, suivant moi, ont des inconvénients : ils ne se moulent pas comme le doigt sur la forme des parties qu'on percute, ils ne pénètrent pas comme lui dans les inégalités de leur surface ; loin de là, ils font en quelque sorte pont sur les dépressions que laissent entre eux les espaces intercostaux chez les sujets amaigris ; leur tissu rigide a un son qui lui est propre, qui s'ajoute à la résonnance thoracique, la modifie, la transmet moins pure à l'oreille que quand on se sert du doigt. Il faut imprimer à celui-ci un choc très-court, très-rapide à l'aide d'un ou deux doigts de la main opposée, qu'on retire immédiatement et en leur donnant toute l'élasticité, toute la souplesse possibles pour laisser au son toute sa vibrance.

On a coutume, lorsqu'on recherche s'il existe des tubercules au sommet des poumons, d'explorer surtout les régions sous-claviculaires en avant, sus-épineuses en arrière. Ces régions ne sont pourtant pas les seules où l'auscultation et la percussion révèlent l'existence des premiers signes de la tuberculisation pulmonaire ; je dirai même que ce n'est pas dans ces régions qu'on les rencontre le plus souvent ; ce sont surtout les régions sus-claviculaires et claviculaires et le sillon intermédiaire à la saillie de l'épaule et à celle du grand pectoral (région pectoro-deltoïdienne) qui présentent les premiers indices fournis par l'auscultation et par la percussion. En arrière, il faut encore explorer la région comprise entre l'omoplate et le rachis (scapulo-rachidienne). Vous m'avez vu souvent reconnaître l'existence d'une tuberculisation tout à fait à son début, par l'existence de quelques modifications dans la sonorité ou les caractères du bruit respiratoire, limitées au-dessus et au niveau de la clavicule.

C'est, en effet, par l'extrême sommet des poumons, que commencent le plus souvent les infarctus tuberculeux. Or, les sommets des poumons dépassent la clavicule, et il est possible, facile même de les explorer à ce niveau. Le docteur Isaac (de New-York) a mesuré, chez cent sujets des deux sexes, le prolongement que présente la plèvre au-dessus de la clavicule. Voici les résultats très-intéressants pour la pratique et très-peu connus auxquels il est arrivé : la plèvre dépasse la clavicule quatre-vingt-quinze fois sur cent, ou dix-neuf fois sur vingt ; la hauteur à laquelle s'élève le cul-de-sac sus-claviculaire est variable : la hauteur maximum a été de deux pouces et demi ; vingt-trois fois sur cent, c'est-à-dire dans un quart des cas environ, elle a été au moins de deux pouces ; la saillie sus-claviculaire de la plèvre et du poumon est plus prononcée chez les hommes que chez les femmes ; presque toujours (plus de trois fois sur quatre), elle est plus marquée à droite qu'à gauche ; chez les sujets qui ont le cou long que chez ceux qui ont le cou court. Quand la plèvre forme une saillie considérable, elle vient se mettre en rapport avec la troisième portion de l'artère sous-clavière ; aussi le docteur Isaac pense-t-il que la plèvre peut être ouverte dans les opérations qu'on pratique sur cette artère, et que peut-être est-ce à cet accident qu'a été dû quelquefois le sifflement qu'on a parfois entendu et qu'on a attribué à l'entrée de l'air dans les veines. La forme du cul-de-sac pleural est tantôt celle d'un dôme, tantôt celle d'un doigt de gant; quelquefois ce doigt de gant est oblique et s'insinue entre les vertèbres cervicales et l'œsophage, ou entre celui-ci et la trachée.

Ces mesures, prises avec un soin si minutieux par le docteur Isaac, vous montrent toute l'importance qu'il y a à examiner la région sus-claviculaire; vous rencontrerez, je le répète, des cas où les signes physiques y sont au début absolument limités.

Il ne saurait entrer dans mes intentions de vous exposer ici en détail les résultats que donne, au commencement de la phthisie pulmonaire, la recherche des signes physiques fournis par la percussion, la palpation et l'auscultation. Laissez-moi seulement vous signaler quelques particularités qui me semblent intéressantes.

La percussion vous fera d'abord constater les différences de sonorité qui peuvent exister entre les deux sommets de la poitrine; ou quand la lésion s'est développée dans les deux côtés à la fois, vous constaterez une diminution de la sonorité normale. En même temps vous apprécierez le degré d'élasticité, c'est-à-dire la souplesse ou la résistance au doigt des différents points de la poitrine; ces caractères, sur lesquels M. Piorry a particulièrement insisté, ont une valeur considérable. Mais la percussion fournit encore un signe d'une très-grande importance, qui est indiqué par le docteur Flint et trop négligé par nos compatriotes : c'est la modification que présente la tonalité du son fourni par la percussion. Toutes les fois que le parenchyme pulmonaire présente un certain degré d'induration, la tonalité du son que l'on obtient dans ces conditions diffère de celle du son normal : le son devient plus aigu et s'élève parfois de plusieurs tons.

Comme je vous l'ai bien souvent fait remarquer, cette modification dans la tonalité ne se confond pas avec le degré de sonorité de la partie qu'on percute; elle en est tout à fait indépendante. Il est possible et même fréquent de rencontrer une élévation de la tonalité coïncidant avec une exagération de la sonorité, avec un son tympanique; c'est ce qu'on observe, par exemple, dans l'emphysème et même dans certaines formes de la tuberculisation. Le caractère grave ou aigu du son fourni par la percussion présente, à mon sens, une valeur égale à celle du degré de sonorité ou d'élasticité du poumon.

Dans la tuberculisation, vous trouverez toujours, au niveau des points malades, une élévation de la tonalité qui coïncide le plus souvent avec de la matité, quelquefois avec une exagération du son; mais le son sera plus aigu, et une oreille musicale pourrait souvent saisir, entre ce son et le son normal, un intervalle de deux ou trois tons.

La palpation vous permettra d'établir les caractères des vibrations thoraciques : celles-ci sont accrues au niveau des points indurés, pendant la phonation.

En même temps, l'auscultation fait constater une diminution du bruit respiratoire, qui est moins moelleux, plus rude; très-souvent aussi, il prend le caractère saccadé. Ce dernier signe a été récemment l'objet de recherches spéciales, mais il n'a de valeur qu'autant qu'il est localisé, car il peut dépendre de la manière dont s'accomplissent les mouvements respiratoires, et, dans ce cas, il est général. Il est presque toujours uni à la rudesse, et en semble parfois l'exagération. L'expiration ordinairement courte et silencieuse devient, dans les conditions pathologiques, plus appréciable à l'oreille; elle arrive à égaler, à dépasser même en durée, en intensité, le bruit d'inspiration et finit par se transformer en souffle bronchique, dont l'expiration prolongée est le premier degré. Presque toujours, en même temps, le retentissement de la voix est augmenté, il y a de la bronchophonie. Il faut se rappeler, dans l'appréciation de ce phénomène, que, vers la partie postérieure et supérieure du poumon droit, près du rachis, l'expiration est plus forte et plus longue que du côté opposé et que le retentissement de la voix est un peu augmenté. Cependant, quand la différence est très-prononcée, elle a toujours quelque chose de suspect. Ces signes, en général, ont plus de valeur quand ils sont localisés que quand ils sont perçus dans tout un côté de la poitrine. J'ai vu, néanmoins, plusieurs fois, au début de la tuberculisation, la respiration faible dans tout un côté; mais cette circonstance peut être due à une compression exercée sur les grosses bronches par les ganglions bronchiques malades.

Il ne faut pas non plus perdre de vue que l'emphysème et d'anciennes pleurésies peuvent affaiblir et même annihiler presque le murmure vésiculaire; mais, dans le premier cas, la résonnance est augmentée, la voussure, ou du moins l'absence de dépression, la sibilance expiratoire, la physionomie et la marche de la maladie fixeront le diagnostic; il est plus difficile dans les cas dont je vous ai parlé il y a quelques jours, où le tubercule coexiste avec l'emphysème; je ne reviendrai pas sur ce sujet. Les pleurésies ont occupé, le plus souvent, les parties déclives de la poitrine, cependant elles peuvent s'être bornées à la partie antérieure, comme j'en ai vu des exemples; elles laissent à leur suite une dépression de la paroi thoracique, mais si le bruit respiratoire est plus faible, il conserve sa pureté et sa souplesse ; l'expiration n'est pas prolongée, au moins quand il s'agit d'une pleurésie guérie depuis longtemps, car elle peut offrir ce caractère dans la convalescence de la pleurésie et de la pneumonie aiguës.

Un mot encore sur un nouveau signe que je vous ai fait plusieurs fois constater, et qui, quand il existe, me paraît indiquer l'existence d'une induration pulmonaire centrale. Lorsque vous faites tousser le malade pendant que vous l'auscultez, s'il existe au niveau du point où votre oreille est appliquée, une induration du parenchyme, vous percevrez quelquefois un bruit à timbre aigu qui suit immédiatement le bruit de la toux. Ce bruit semble la répétition du bruit de la toux laryngée ; il en diffère surtout par l'acuité plus grande du son et par le léger intervalle qui l'en sépare. J'ai appelé ce phénomène *écho de la toux*. Il m'a servi plusieurs fois à reconnaître l'existence d'infarctus tuberculeux occupant le centre du lobe supérieur d'un poumon, ou une pneumonie centrale.

A ces modifications des bruits normaux peuvent s'ajouter des bruits anomaux. La sibilance, les râles humides bornés au sommet, sont suspects quand ils persistent et qu'ils ne peuvent être attribués à l'emphysème. Celui-ci, du reste, est très-rarement limité à cette région.

J'ai vu plus d'une fois des bulles disséminées, retentissantes, se montrant par intervalles au sommet des poumons, précéder les signes caractéristiques de la tuberculisation. J'ai souvent observé dans les mêmes conditions du souffle bronchique, quelquefois fugace, pouvant disparaître après un ou deux jours de durée, pouvant aussi persister pendant longtemps, et témoignant d'une congestion ou d'une inflammation du parenchyme pulmonaire autour des productions hétéromorphes. Ces congestions peuvent se traduire encore par du râle crépitant, fin, sec, qui n'est accompagné d'aucun autre symptôme de pneumonie. Quand j'ai rencontré ce râle au sommet du poumon, il a été très-passager ; je l'ai quelquefois vu apparaître et disparaître en moins de vingt-quatre heures.

Plus tard arrivent les craquements secs, puis les craquements humides ; la fièvre hectique se caractérise, l'amaigrissement fait des progrès incessants ; la toux augmente ; la violence des quintes, surtout si elles arrivent après les repas, provoque souvent alors des nausées, des vomissements qui peuvent quelquefois dépendre de la viscosité de la sécrétion pharyngienne concomitante et des efforts que le malade est obligé de faire pour lui faire franchir l'isthme du gosier.

Il est hors de doute qu'on né peut attribuer à l'infarctus tuberculeux ces modifications du bruit respiratoire, accompagnées en général d'un changement corrélatif dans la résonnance thoracique, et qui, après avoir persisté pendant longtemps, disparaissent pour faire place au murmure vésiculaire. Elles dépendent de l'induration du parenchyme autour des productions hétéromorphes, et cette induration est susceptible de résolution, si le tissu induré n'est pas envahi lui-même par le travail diathésique.

Je veux vous signaler ici, parmi les nombreuses causes d'erreur qui peuvent tromper un observateur novice en auscultation et qu'il est inutile de vous rappeler, un phénomène qui, je crois, n'a pas été signalé et contre lequel je veux vous prémunir. Si le malade avale sa salive après quelques efforts d'inspiration, vous pouvez entendre à la racine du poumon un râle bulleux qui se reproduit à chaque mouvement de déglutition. Je ne veux pas entrer plus avant dans la symptomatologie de la tuberculisation pulmonaire, je n'ai gárde d'empiéter sur le domaine de la pathologie interne; j'ai voulu seulement, en présence des cas que nous observons dans nos salles, vous exposer les signes si difficiles à apprécier du début de la phthisie pulmonaire. Les travaux de Morton, de Bayle, de Laënnec, etc., ont éclairé d'une vive lumière l'histoire de cette maladie ; je vous engage à les étudier.

En quittant cette partie de notre sujet, je ne résiste pas à la tentation de vous présenter quelques traits du tableau qu'Arétée nous a laissé de la consomption pulmonaire dans sa forme la plus complète et la plus commune. Je veux vous donner une idée de la manière dont les maîtres grecs dessinaient les types des maladies. Leurs descriptions, par la vérité du coloris et le relief de l'expression, sont d'une vivacité saisissante; elles témoignent d'un profond génie d'observation, et manifestent en même temps ce sentiment de l'art et cet esprit philosophique qui ont porté si haut la gloire de la Grèce.

« La phthisie, dit Arétée, a pour cause l'ulcération du poumon. Succédant à une toux prolongée ou à l'hémoptysie, elle est accompagnée d'une fièvre continue, qui, plus marquée en général pendant la nuit, peut être comme masquée, se concentrer pendant le jour et paraître intermittente ; cependant elle se révèle par le malaise, la faiblesse, l'amaigrissement. Le pouls est petit et dépressible, le sommeil est troublé, la peau se décolore, l'aspect des crachats est infiniment variable ; ils peuvent être livides, noirâtres, blancs, jaunes, verdâtres, jaspés de blanc et de vert, larges, arrondis, consistants, glutineux ou diffluents, fétides ou inodores. » Arétée regarde comme peu utile de les essayer par l'eau et par le feu comme quelques médecins le pratiquent. « On voit des malades qui toussent sans expectorer, chez qui le poumon n'est pas ulcéré, qui sont consumés par une fièvre lente et qui sont rangés non sans motifs parmi les phthisiques.

» Aux symptômes précédents s'ajoutent l'oppression, la faiblesse des poumons, l'anxiété, l'impatience, l'inappétence ; les pieds sont froids le soir et brûlants le matin ; surviennent alors des sueurs plus pénibles que la chaleur et qui s'étendent à la poitrine. La voix devient rauque, le cou s'incurve ; il est grêle, peu mobile, comme rigide ; les doigts sont amaigris, renflés au niveau des articulations, montrant la forme des os ; la pulpe de leurs extrémités est élargie, les ongles sont recourbés. Le nez est pointu, aminci, les pommettes saillantes et empourprées, les yeux caves, transparents, brillants, la face pâle, décharnée, quelquefois comme bouffie, livide.

» Les lèvres sont tendues sur les dents comme dans le rire. L'aspect de ces malades rappelle en tous points celui des cadavres. Les autres parties du corps ont subi la même altération, les chairs ont disparu ; on ne voit plus les muscles des bras ; les mamelles, atrophiées, ne sont plus représentées que par le mamelon ; on peut compter les côtes, voir le lieu où elles finissent, leurs articulations avec les vertèbres et le sternum ; les espaces intercostaux, déprimés, forment des excavations rhomboïdales qui font saillir le contour des os. L'épigastre, vide, semble refoulé en haut. L'abdomen et les flancs sont collés contre le dos ; les articulations décharnées deviennent saillantes ; l'épine vertébrale, au lieu de présenter une gouttière, fait relief en arrière par l'atrophie des muscles situés de chaque côté ; les omoplates soulèvent la peau et ressemblent aux ailes des oiseaux. Si le ventre se dérange, il n'y a plus d'espoir. » Plus loin, indiquant les signes qui, chez les enfants, démontrent une prédisposition à cette maladie : « Ils sont grêles, dit-il, délicats, minces comme des planches ; ils ont des omoplates ailées, le gosier saillant, la peau blanche, la poitrine étroite. »

Que d'observations ingénieuses et vraies dans cette description si rapide et si concise !

Je vous ferai remarquer, parmi les symptômes indiqués, cette bouffissure de la face qui est un phénomène cachectique et peut manifester une complication albuminurique, cette teinte quelquefois livide due à un dépôt pigmentaire que j'ai eu plus d'une fois l'occasion de vous faire observer, et surtout dans le cas où le travail morbide envahit l'abdomen (1). Cette dernière complication est toujours très-grave, comme l'indique Arétée ; elle hâte l'épuisement du malade, bien qu'elle coïncide presque toujours avec une diminution des symptômes thoraciques par

(1) La *Gazette hebdomadaire*, dans un de ses numéros de l'année 1869, a rendu compte d'un travail du docteur Jeannin, sur les dépôts pigmentaires dans la tuberculose. (*Thèses de Paris*, 1869.)

Il y a longtemps que j'ai observé ces dépôts pigmentaires ; je crois même avoir été l'un des premiers qui les aient signalés, et j'ai expliqué par leur présence cette coloration livide des téguments, cette teinte terreuse de la face, *facies squalida*, que les anciens observateurs, et Arétée à leur tête, avaient indiquée parmi les signes de la cachexie tuberculeuse.

Je ne partage pas entièrement la manière de voir de mon confrère sur les conditions pathogéniques de ces dépôts pigmentaires, et voici le résultat de mes observations sur ce point de phthisiologie.

Ainsi que le dit M. Jeannin, le dépôt, plus fréquent à la face, n'y est pas toujours limité ; je l'ai vu s'étendre au cou, sur la poitrine, sur l'abdomen, en plaques de nombre et de dimensions variables, irrégulièrement découpées, tranchant plus ou moins sur la coloration du reste des téguments, et constituant une maladie d'Addison à l'état rudimentaire. Mais la face et la partie supérieure du corps en sont souvent le siége principal. A cette occasion, on peut remarquer que cette partie des téguments est, dans les affections tuberculeuses, le siége d'un mouvement fluxionnaire plus accentué, qui se traduit par des sueurs, souvent bornées à ces régions, et par des rougeurs congestives qui s'accentuent surtout au niveau des pommettes. Ces fluxions sont bien en rapport avec le travail morbide qui s'accomplit dans le thorax ; car, dans un cas où la lésion pulmonaire n'était pas très-accentuée et où le travail morbide se concentrait dans le ventre, j'ai vu les sueurs limitées à l'abdomen.

On ne peut pas dire, cependant, qu'il y ait entre ces deux faits morbides une connexion physiologique ; car, chez la femme enceinte, la matière pigmentaire s'accumule également sur la face, sur les seins et sur la ligne blanche, sans qu'on puisse rattacher cette préférence à une activité plus grande de la peau de ces parties.

D'ailleurs, d'après mes observations, ce ne serait pas dans la phthisie pulmonaire, mais presque toujours dans la tuberculose abdominale qu'apparaîtrait ce dépôt pigmentaire. La connexité de cette pigmentation avec la lésion tuberculeuse de l'intestin m'a semblé si habituelle, que, sur ce seul signe, il m'est arrivé un très-grand nombre de fois d'annoncer la probabilité de complications abdominales ; et l'interrogatoire du malade venait presque toujours confirmer mes prévisions.

Cependant la diarrhée, qui est le plus ordinairement le signe fonctionnel des tubercules abdominaux, peut manquer quelquefois. Il y a quelques années, j'ai rencontré un malade qui présentait à un très-haut degré le masque pigmentaire de la face ; je l'interrogeai soigneusement sur l'état de ses fonctions digestives. Il éprouvait ces phénomènes dyspeptiques si communs dans la cachexie tuberculeuse ; mais les selles se maintinrent constamment solides. Je croyais avoir rencontré une exception à la loi, que de très-nombreuses observations m'avaient porté à admettre. Le malade ayant succombé, la famille fit faire l'autopsie qui me révéla l'existence d'ulcérations tuberculeuses et de tubercules disséminés dans l'intestin. Dans un autre cas, j'ai vu apparaître le masque pigmentaire, quinze jours avant une diarrhée qui persista jusqu'à la mort.

En général, dans la diarrhée tuberculeuse, au dépôt pigmentaire s'ajoute une autre coloration de la peau plus générale, plus diffuse : c'est une teinte jaune-verdâtre, qu'on retrouve sur les conjonctives, très-accentuée dans les plis naso-labiaux, et due

une sorte de révulsion morbide. Dans la période ultime, on voit souvent se développer une éruption de muguet qui ajoute aux souffrances. Elle est, en général, annoncée par une coloration rouge, presque écarlate, et un aspect poisseux, comme vernissé de la muqueuse buccale.

Souvent l'affection intestinale, quand elle est grave, retentit sur le péritoine. La péritonite tuberculeuse revêt des formes très-diverses : un certain degré de météorisme, l'empâtement, la rigidité du ventre, une sensibilité diffuse ou plus ou moins vive par places, l'immobilité des anses intestinales réunies en paquet et soulevant la paroi abdominale, de petits gargouillements fugaces développés par la pression dans la région ombilicale, le teint terreux et l'aspect grippé de la face, quelquefois des nausées et des vomissements, tels sont les signes les plus habituels. D'autres fois, mais plus rarement, un épanchement peut se former dans le péritoine et simuler l'ascite; j'ai vu cette erreur commise et la ponction amener un liquide sanguinolent. Dans quelques circonstances, la péritonite a une marche aiguë : ou elle débute sous cette forme, et elle peut être due à une perforation intestinale qui a souvent son siége dans l'appendice cæcal, ou, comme je l'ai observé,

probablement à la biliverdine ou à quelqu'un de ses dérivés. Ce qui me fait soupçonner derrière cette coloration un trouble de la fonction cholo-poiétique, c'est que j'ai souvent constaté en même temps un développement anomal du foie avec sensibilité à la pression, c'est-à-dire les signes de cette congestion qui précède la transformation graisseuse, ou, dans des cas plus rares, la dégénérescence amyloïde.

Plusieurs circonstances peuvent donner lieu à des pigmentations de la peau, qu'on peut confondre avec celle de la tuberculose : le masque de la grossesse offre la plus grande analogie avec la pigmentation tuberculeuse. Aussi faut-il toujours s'informer, chez les femmes qui présentent cette modalité des téguments, si elles n'ont pas eu de grossesses récentes. A cette occasion, je ferai remarquer que le masque de la grossesse peut durer plus ou moins longtemps; je l'ai vu subsister pendant plus d'un an chez une femme chlorotique, affaiblie par des fatigues physiques et par des épreuves morales; sa persistance m'a toujours paru liée à un état de débilité de l'organisme, au ralentissement de ce mouvement de composition et de décomposition qui constitue le travail nutritif. Une phthisique, accouchée depuis plusieurs années, m'a assuré que ce dépôt pigmentaire dont la face était couverte s'était développé pendant sa grossesse, et que, depuis, il n'avait jamais disparu.

En résumé, la cachexie tuberculeuse est souvent accompagnée de pigmentation de la peau et surtout de la peau de la face; ce dépôt pigmentaire coïncide ordinairement avec la tuberculisation des organes abdominaux; le trouble de l'hématose, regardé par le docteur Jeannin comme la condition pathogénique de cette production anormale de pigment, ne me paraît pas suffire pour l'expliquer; d'ailleurs celle-ci manque dans des cas nombreux où l'hématose est aussi profondément troublée que dans la tuberculose. Il y a là une anomalie nutritive, dont la condition intime, immédiate, n'est pas encore connue, mais dont les troubles des organes abdominaux et des organes digestifs, en particulier, paraissent être une condition essentielle.

elle peut succéder à la rupture dans la cavité séreuse d'un abcès ganglionnaire tuberculeux.

§ IV. — MARCHE ET FORMES DE LA PHTHISIE.

Sommaire. — Marche aiguë, subaiguë, chronique.
    Tuberculose généralisée, — limitée à quelques organes.
    Phthisies latentes. — Observation.

J'ajouterai encore quelques mots sur la marche de la phthisie et sur les différentes formes qu'elle peut revêtir.

Elle peut être aiguë, subaiguë ou chronique.

Bien que la première forme soit relativement assez rare, j'ai eu l'occasion de vous en faire voir plusieurs cas.

Chez un de nos malades, l'acuité et la dissémination des symptômes, l'intensité des troubles digestifs, opposées au développement si peu prononcé en apparence de l'affection pulmonaire, avaient inspiré des doutes à quelques-uns d'entre vous sur la légitimité du diagnostic ; un prétendu examen superficiel des régions intestinales après la mort ne vous avait pas encore donné une certitude absolue ; mais nous vous avons montré que les ulcérations de l'intestin étaient d'origine tuberculeuse et différaient complétement par leur caractère intime et leur forme extérieure des ulcérations des plaques de Peyer. Les poumons étaient parsemés de granulations grises, des tubercules volumineux existaient dans les ganglions bronchiques et l'on trouvait à l'un des sommets une petite masse tuberculeuse en voie de ramollissement.

L'évolution des phénomènes morbides est quelquefois continue. C'est ce qui a lieu ordinairement dans les formes aiguë et subaiguë; mais dans la forme chronique, qui est incomparablement la plus commune, la marche est le plus souvent intermittente. La lutte est interrompue par des trêves dont le médecin doit profiter pour obtenir un arrêt définitif du travail diathésique.

Quand je parle de la continuité habituelle de la phthisie subaiguë, je parle des cas où la maladie, pendant toute sa durée, conserve ce type, car il n'est pas rare de voir la phthisie débuter avec des symptômes d'acuité qui s'apaisent pour faire place à la forme chronique, et bien plus fréquemment encore le contraire a lieu. L'affection tuberculeuse, qui s'était développée avec une extrême lenteur, que l'on aurait pu croire stationnaire, tout à coup accélère sa marche et se précipite vers une terminaison fatale.

La tuberculisation peut envahir simultanément un grand nombre d'organes. Vous avez vu chez un des sujets qui ont succombé à une phthisie aiguë, les poumons, l'intestin, les méninges, le foie, la rate, criblés de granulations. Cette généralisation du travail diathésique est très-commune dans l'enfance. Plus souvent les productions hétéromorphes chez l'adulte sont concentrées dans les organes respiratoires ; elles peuvent être limitées dans un seul poumon ou même à une petite portion d'un de ses lobes. Un ou deux tubercules sont quelquefois la seule expression de la diathèse, qui n'a pas rencontré des conditions favorables à son développement.

Quelquefois la phthisie a une marche qu'on pourrait appeler descendante ; elle est précédée de coryza chronique et d'angine glanduleuse. Après être resté quelque temps limité à la partie supérieure des voies respiratoires, l'état catarrhal peut s'étendre au larynx et aux bronches ; c'est alors que la tuberculisation envahit le poumon. Il peut arriver que le travail morbide se porte primitivement et concentre son action principale sur le larynx ; le poumon n'est atteint que secondairement ; on a donné à cette forme le nom de phthisie laryngée. Dans beaucoup de cas, les tubercules se développent d'emblée dans le poumon et dans les ganglions bronchiques ; ils succèdent quelquefois à une inflammation de la plèvre, l'affection marche alors de la périphérie vers le centre. Bien que la tuberculisation abdominale ne soit presque toujours chez l'adulte qu'une complication de la phthisie pulmonaire, elle peut constituer l'élément principal de la maladie, et dans des cas exceptionnels se développer chez des sujets dont les poumons sont complétement sains.

Je vous ai parlé avec détails, dans le cours de ces conférences, de la méningite tuberculeuse ; j'ai consacré plusieurs leçons à la phthisie compliquée d'asthme, et je vous ai fait remarquer l'antagonisme qui semble exister entre ces deux maladies, ou du moins, la modification que l'asthme imprime en général à la marche de l'affection tuberculeuse.

On pourrait admettre une phthisie hémoptoïque dans laquelle l'hémorrhagie joue un rôle important, et, par sa fréquence, donne à la maladie une physionomie particulière. Serait-ce là une des formes de la phthisie appelée scorbutique par les anciens ? Avant Lind, le scorbut

constituait une espèce morbide mal définie, et dans laquelle on faisait
rentrer une foule de maladies, d'états cachectiques. Les anciens admet-
taient aussi une phthisie scrofuleuse; celle-ci constitue une variété
mieux déterminée. L'affection tuberculeuse emprunte en général à la
diathèse sur laquelle elle se greffe cette lenteur d'évolution qui marque
tous les actes morbides chez les scrofuleux. Elle affecte alors plus ordinairement une marche chronique.

Il y a des phthisies que l'on peut appeler latentes, dans lesquelles le
travail de tuberculisation s'accomplit sans produire au début ni troubles
graves des fonctions respiratoires ni retentissements fâcheux sur l'organisme; dans ces cas, la maladie n'attire l'attention du patient que
lorsqu'elle est arrivée à une période avancée. D'autres fois, les signes
physiques de la tuberculose font complétement défaut et la nature de la
maladie reste douteuse pendant tout son cours; je rapporterai tout à
l'heure un exemple remarquable de cette forme rare.

Il semble que, depuis la découverte de l'auscultation, le mot de *phthisie latente* n'ait plus de signification. Laënnec, qui, dans son traité de la
phthisie, a écrit un chapitre sous ce titre, y range les phthisies qui sont
confondues avec des bronchites chroniques, ou celles qui, masquées
pendant quelque temps sous des symptômes de dyspepsie ou d'hypochondrie, finissent par se démasquer avec le cortége de troubles fonctionnels spéciaux et de signes physiques qui ne permettent plus de les
méconnaître. Le titre de *phthisies insidieuses* conviendrait mieux à ces
formes morbides que celui de *phthisies latentes*.

L'observation que je vais rapporter, au contraire, est un véritable cas
de phthisie latente, chez un malade qui n'avait jamais toussé, qui n'a-
vait eu ni hémoptysies ni aucune autre espèce d'expectoration ; qui ne
présentait, à l'auscultation ou à la percussion, aucun signe caractéristique de la tuberculisation pulmonaire; qui est mort phthisique, dans le
sens propre du mot, dans l'état de consomption et de cachexie le plus
accentué, et avec des phénomènes cérébraux ultimes, liés à la présence
de granulations tuberculeuses dans l'encéphale. Ces symptômes cérébraux, d'ailleurs, ont différé profondément, dans leur caractère et dans
leur marche, de ceux qui marquent l'évolution habituelle de la méningite tuberculeuse, et l'autopsie a montré chez cet homme les poumons
criblés de masses tuberculeuses dont nous n'avions pas soupçonné l'existence.

Je vais d'abord rapporter l'observation qui a été recueillie par M. le docteur Martin (de Nevers), attaché comme interne à mon service de l'Hôtel-Dieu quand ce malade y a été admis, le 18 décembre 1869.

Cet homme, âgé de soixante et un ans, faisait le métier de rémouleur. Il n'avait jamais été malade, lorsqu'il y a deux mois, un jour qu'il marchait chargé de sa meule, il sentit dans le côté droit une douleur qui le força à s'arrêter ; cette douleur, assez vive pendant un jour ou deux, s'apaisa, sans disparaître complétement. Il en indique assez vaguement le siége dans la région qui s'étend du creux sous-axillaire droit à la crête iliaque du même côté ; elle augmentait par les mouvements, par le décubitus sur le côté droit, qui était même devenu impossible. *Il n'a jamais toussé*, n'a jamais eu de fièvre, ni d'expectoration, ni de sueur. La seule modification fonctionnelle dont il se plaigne est un léger sentiment d'oppression ; en outre, depuis quelque temps, son appétit a diminué ; l'amaigrissement est très-considérable, les forces ont progressivement diminué. La peau présente une coloration jaunâtre, terreuse ; il offre un aspect cachectique des plus prononcés, et en rapprochant cette apparence extérieure de l'anorexie et des autres phénomènes observés chez lui, je pensai tout d'abord à l'existence d'une affection carcinomateuse peut-être localisée dans la région hépatique. Mais sans m'arrêter à cette impression intuitive, je procédai à l'examen du malade.

En découvrant la poitrine, je fus frappé de l'émaciation de ses parois. Son diamètre vertical paraissait agrandi, et les dernières fausses côtes étaient séparées par un court espace des crêtes iliaques. Seulement la dernière côte droite était moins oblique, et semblait située sur un plan plus élevé que la dernière côte gauche. Le côté droit était déprimé, affaissé comme il l'est chez les sujets qui ont été antérieurement atteints de pleurésie. Mais la douleur qu'il a éprouvée, il y a deux mois, est le seul symptôme, parmi les phénomènes commémoratifs, qui puisse prêter appui à cette supposition. Une circonstance beaucoup plus importante et qui ne tarda pas à frapper mon attention, était que la base du côté droit restait immobile ou à peu près dans l'acte respiratoire ; tandis qu'à chaque inspiration les côtes inférieures gauches se soulevaient énergiquement, celles du côté droit éprouvaient à peine un léger et presque imperceptible mouvement, et la région hypochondriaque semblait ne subir d'autre ébranlement que celui qui était le retentissement des soulèvements de l'hypochondre gauche. Il semblait que le lobe droit du diaphragme fût paralysé.

Quand on percutait la poitrine, la tonalité de la sonorité thoracique était un peu aiguë sous la clavicule droite ; à la partie inférieure et postérieure du même côté, la percussion profonde donnait un son un peu obscur, tandis que si l'on percutait superficiellement, la sonorité était normale ; partout le doigt éprouvait une sensation d'élasticité.

Dans tout le côté gauche de la poitrine, le son était un peu tympanique, mais il fallait tenir compte de l'amincissement extrême des parois thoraciques dans l'appréciation de ce phénomène ; les vibrations thoraciques se faisaient sentir des deux côtés pendant la phonation.

Le murmure respiratoire était normal, sauf un peu de rudesse dans tout le côté gauche de la poitrine. Aucun râle ni souffle ne s'y faisaient entendre. A droite, pas de bruits anormaux, mais une faiblesse extrême du bruit respiratoire, dont l'immobilité du soufflet thoracique de ce côté pouvait fournir une explication.

Le ventre était dur, rétracté ; le foie n'était pas augmenté de volume ; la matité hépatique commençait à deux travers de doigt au-dessous du mamelon, et s'étendait jusqu'à 3 centimètres au-dessus de l'ombilic. La palpation la plus minutieuse ne faisait constater dans l'abdomen ni tumeur, ni sensibilité anomale.

En présence de cet état de cachexie, d'étisie si prononcé, et des signes négatifs fournis par les cavités splanchniques, je persistai dans la pensée qu'il y avait sous ce trouble grave de la nutrition une affection cancéreuse ou tuberculeuse ; l'examen de la poitrine et du ventre ne me fournit aucune indication qui me permît de m'arrêter à cette seconde hypothèse. J'inclinai vers la première, mais où localiser le processus cancéreux? Ce n'était pas dans le foie que j'avais suspecté à première vue, à cause de cette anorexie et de cette dyspepsie rebelles, sans vomissements, sans flatulence ; ce n'était pas davantage dans quelque autre organe de la cavité abdominale. En tenant compte de cette légère oppression, de pleuralgie apyrétique, et surtout de cette paralysie partielle du diaphragme, je me demandai s'il n'y avait pas dans le médiastin une tumeur carcinomateuse comprimant le nerf phrénique du côté droit.

On pouvait d'ailleurs, avec cette hypothèse, admettre l'existence d'une pleurésie antérieure dont le souvenir s'était effacé, pour expliquer cette rétraction du côté droit et ce relèvement de la dernière côte qui l'accompagne ordinairement ; car la diminution du diamètre vertical de la poitrine coïncide, ainsi que je l'ai signalé ailleurs, avec la diminution des dimensions horizontales.

Les vibrations thoraciques étaient un peu augmentées à droite de la première pièce du sternum ; dans le troisième espace intercostal, près de cet os, il y avait une obscurité relative du son ; dans le même point, le deuxième bruit du cœur retentissait avec éclat ; mais dans ces nuances symptomatiques je n'avais pas les éléments nécessaires pour fixer le diagnostic.

Dans ce doute, je me décidai à tâcher de relever par l'emploi des toniques l'action nutritive, et je me tins en observation, examinant, auscultant souvent le malade et le faisant examiner par les médecins ou les élèves qui suivaient ma visite.

Pendant un mois je constatai une amélioration légère, mais progressive. Les organes digestifs semblaient sentir l'action des stimulants ; les forces revenaient peu à peu, et la teinte cachectique avait en grande partie disparu, ou du moins. avait considérablement diminué sous l'influence d'un régime réparateur. Seule l'émaciation n'était pas très-notablement modifiée, cependant elle avait au moins cessé d'augmenter. Cette amélioration fut de courte durée. Au commencement du mois de mars, l'appétit, un moment relevé, était de nouveau tombé ; l'amaigrissement s'accentuait de plus en plus, et l'aspect cachectique avait reparu. L'examen répété du malade ne me livrait aucun nouveau renseignement, aucune donnée qui pût me conduire à la solution du problème.

Le 3 avril, nous trouvâmes le malade plongé dans un état d'hébétude complète ; aux questions qu'on lui adressait, il répondait un *oui* embarrassé, tout en paraissant les comprendre et chercher à y répondre ; il y avait de l'aphasie. En même temps nous constatâmes l'affaissement du sillon naso-labial droit coïncidant avec l'entraînement en dehors de la commissure labiale du côté gauche ; il y avait donc paralysie faciale du côté droit. La motilité était très-affaiblie dans tout ce côté, et la sensibilité cutanée y était presque éteinte, tandis qu'elle était exagérée dans le côté gauche. Le plus léger pincement de la peau, une pression très-modérée y provoquait des mouvements réflexes accompagnés d'une sensation de douleur vive, qui se dessinait en traits expressifs sur la moitié de la face dont la motilité était conservée.

Quand on cherchait à soulever le malade, on paraissait le faire souffrir beaucoup ; il ne pouvait garder la position assise et tendait à retomber sur le côté gauche.

Dans la journée, il tomba dans un état comateux, et succomba le lendemain 4 avril.

L'autopsie fut faite par M. Martin. La paroi antérieure de la poitrine étant enlevée, on constata que tous les organes étaient dans leurs rapports normaux. Le poumon droit fut écarté, et l'on mit à nu le nerf phrénique droit dans toute son étendue, depuis le sommet du thorax jusqu'à son épanouissement diaphragmatique ; il ne présenta aucune altération ; on ne rencontra aucune tumeur sur son trajet.

Le poumon droit adhérait à la paroi thoracique dans toute sa périphérie, sauf à la partie antérieure. Le sommet, la base, les parties latérales étaient unies à la cage thoracique par des fausses membranes difficiles à déchirer. Celle qui faisait adhérer le lobe inférieur au lobe droit du diaphragme avait une consistance lardacée et près d'un centimètre d'épaisseur.

Le poumon gauche n'était adhérent qu'à son sommet. Le poumon droit était farci de granulations grises qui avaient au moins le volume de grains de chènevis; dans leurs intervalles, le tissu pulmonaire était sain, rosé, parfaitement perméable et crépitant. On ne trouvait nulle part de cavernes, ni de tubercules en voie de ramollissement.

Dans le poumon gauche, les productions morbides occupaient une moindre étendue; les granulations étaient surtout localisées dans le sommet et dans la partie moyenne, où elles formaient par leur réunion une masse centrale qui avait environ 3 centimètres de diamètre. Quelques granulations étaient disséminées dans le reste du poumon; son tissu, dans leur intervalle, paraissait parfaitement sain; aux deux bases seulement existait un peu de congestion.

Les parois du cœur étaient flasques, amincies, couleur de feuille-morte; les orifices étaient libres, les valvules présentaient quelques taches opalines, la crosse de l'aorte était un peu dilatée.

Abdomen. — Le foie avait son volume normal, il était manifestement stéatosé.

Au niveau de l'union de l'iléon et du cæcum existait une ulcération circulaire de l'intestin. Dans l'intestin grêle, on trouvait çà et là des cicatrices qui avaient probablement succédé à des ulcérations tuberculeuses.

Tête. — Les méninges étaient injectées, surtout au niveau du lobe frontal gauche; dans ce point, on remarquait un amas de granulations grises. D'autres granulations étaient disséminées sur toute l'étendue de l'arachnoïde, qui était légèrement infiltrée.

La pie-mère se détachait facilement du cerveau, qui était un peu mou, sans autre altération; une sérosité abondante remplissait les ventricules.

Ainsi, voilà un homme dont les deux poumons sont criblés de tubercules, et qui n'a jamais eu ni toux, ni fièvre, ni expectoration, et, ce qui est encore plus étonnant, chez lequel l'auscultation n'avait pas révélé l'existence d'altérations morbides aussi graves et aussi étendues.

Comment expliquer cette contradiction apparente entre les lésions et les symptômes? Comment un processus morbide de cette nature évolue-t-il en silence sans provoquer aucun trouble fonctionnel notable dans l'organe qu'il a envahi? Les seules manifestations symptomatiques qui pussent appeler l'attention sur l'état des organes thoraciques étaient la pleuralgie et la dyspnée; mais cette dyspnée était très-légère, et trouvait une explication vraisemblable dans la paralysie du diaphragme. Quant à la pleuralgie, elle avait été intense au début; mais elle était devenue très-modérée, intermittente, et se faisait surtout sentir dans les mouvements.

Cette immobilité du diaphragme avait probablement pour cause ces adhérences si épaisses et si intimes qui unissaient sa face supérieure à la

face concave du poumon, adhérent lui-même, par presque toute sa surface, à la cage thoracique. Le tissu musculaire pouvait avoir subi aussi
une altération consécutive. Mais comment une pleurésie aussi étendue,
qui laisse à sa suite des néoplasies aussi considérables, peut-elle passer
presque inaperçue? Faut-il accuser la mémoire et la véracité du malade?
La manière dont ont évolué les autres lésions écarte ce soupçon. Évidemment, chez ce malade, cette faculté de réagir, qui fait que les organes se révoltent contre les stimulus morbides qui les atteignent et
entraînent tout l'organisme dans un consensus réactionnel, était à peu
près annihilée. Il faut reporter au début de la pleuralgie, selon toute probabilité, l'origine de cette pleurésie, qui n'a provoqué ni toux ni fièvre.
Il semble que l'incitabilité du système nerveux ganglionnaire, cette propriété que Bichat appelait la sensibilité organique, fût éteinte dans les
organes thoraciques. Le poumon n'a pas senti le stimulus morbide qui
avait provoqué dans la plèvre un travail phlegmasique, pas plus qu'il
n'a senti ces milliers de tubercules qui existaient dans son parenchyme.
Il n'est pas rare, dans la période ultime des pneumonies des vieillards,
de voir l'oppression disparaître, le pouls, la respiration se ralentir, la
toux cesser, et la mort survenir au milieu des espérances que fait concevoir aux personnes inexpérimentées cet apaisement des troubles fonctionnels. Évidemment, dans ce cas, le poumon ne sent plus l'action
morbide; il ne sent plus le besoin de réagir par la toux contre les mucosités qui l'obstruent, et de suppléer par des mouvements exagérés au
rétrécissement de la surface respiratoire.

Chez notre malade, l'appareil circulatoire ne réagissait pas non plus,
il restait indifférent aux graves lésions dont la poitrine était le siége.
Cette solidarité, qui l'associe ordinairement à tous les désordres graves
de l'organisme, était rompue; il ne *sympathisait* pas avec la plèvre et les
poumons atteints, l'une d'affection aiguë, les autres d'affection chronique, et ne témoignait pas cette sympathie par la fièvre inflammatoire
ou par la fièvre hectique, comme cela a lieu dans les conditions habituelles.

Cette indifférence ne se montrait pas seulement dans le centre circulatoire et dans les grosses artères, mais nous la retrouvons dans les capillaires; autour des granulations, autour de la masse qui occupe le
poumon gauche, on ne trouve ni inflammation chronique, ni même congestion. Les cellules pulmonaires restent saines et perméables dans l'intervalle des produits morbides. La vie organique est décentralisée. Dans
l'encéphale, à part un point de congestion à la base du lobe frontal gau-

che, autour d'un agglomérat tuberculeux, congestion qui explique peut-être l'aphasie des dernières heures et l'hémiplégie droite, nous trouvons les méninges se détachant facilement de la périphérie cérébrale, sans entraîner la moindre parcelle de pulpe nerveuse ; là encore il n'y avait donc pas d'inflammation de la pie-mère, la suffusion séreuse était le seul témoignage d'un trouble circulatoire qui encore pouvait être mécanique. Les lésions encéphaliques, dont l'évolution avait certainement précédé de longtemps les manifestations extérieures, auraient-elles été pour quelque chose dans cette sorte de paralysie du système ganglionnaire qui éteignait l'incitabilité des cellules élémentaires dans le voisinage des lésions ? N'est-il pas étrange de voir des granulations méningiennes aussi nombreuses ne révéler leur présence que quelques heures avant la mort par l'hémiplégie et l'aphasie ? L'expression symptomatique de cette tuberculisation des méninges est aussi anomale et incomplète que celle de la tuberculisation pulmonaire. Comme phénomène morbide dominant, nous avons l'anorexie et l'étisie ; il faut toujours se défier de ces troubles profonds de la nutrition, auxquels on ne trouve aucune explication organique. Plus d'une fois, comme le remarque M. Andral, on voit des chloroses rebelles, et j'ajouterai celles surtout qui sont accompagnées d'anorexie opiniâtre et d'amaigrissement progressif, masquer les débuts de la phthisie.

L'absence de signes physiques caractéristiques me paraît la conséquence des conditions organiques que nous avons signalées ; un grand nombre des signes de la tuberculisation pulmonaire, quand les tubercules ne sont pas réunis en masses volumineuses ou infiltrés en nappes dans le poumon, ou ramollis, sont imputables aux altérations du parenchyme respiratoire autour des tubercules. Il n'est donc pas étonnant que, quand ces altérations manquent, ces signes fassent défaut. Quand les tubercules sont comme noyés dans une masse de tissu perméable, quand ils ne sont pas assez volumineux pour comprimer des bronches un peu importantes, quand il n'y a pas autour d'eux de ces congestions ou de ces infarctus inflammatoires qui se traduisent par des râles ou par des souffles, leur symptomatologie physique est très-restreinte. La tonalité aiguë de la région sous-claviculaire aurait pu inspirer des doutes, mais elle pouvait dépendre d'autres conditions morbides, d'un état emphysémateux, par exemple. La situation centrale du noyau enchatonné dans le poumon gauche et l'intégrité du tissu ambiant en annihilaient les manifestations propres.

Quant à la faiblesse du bruit respiratoire du côté droit, je crois qu'elle

était due surtout à l'immobilité du soufflet diaphragmatique de ce côté.
Les fausses membranes épaisses qui enveloppaient le poumon pouvaient
aussi y contribuer.

Les ulcérations intestinales me paraissent expliquer ce teint terreux,
cette pigmentation cutanée dont j'ai signalé depuis longtemps la conci-
dence avec la tuberculisation abdominale.

§ V. — PRONOSTIC DE LA PHTHISIE.

Sommaire. La phthisie aiguë peut-elle guérir ?
    Curabilité de la tuberculisation chronique. — Modes de guérison des tubercules.
    Chances de guérison. — Influence de l'âge, du degré de la maladie.
    Signes de la guérison.

Nous avons, messieurs, passé en revue les conditions pathogéniques
de la diathèse tuberculeuse, les signes qui annoncent ses premiers envahissements ; il nous importe de connaître les tendances naturelles de
la phthisie, les chances de guérison qu'elle peut offrir et les procédés
que suit la nature pour accomplir ce résultat dans les cas, malheureusement trop rares, où elle se réalise.

Sous le rapport du pronostic, la forme de la phthisie a une immense
importance.

La phthisie aiguë peut-elle guérir ? Toutes les observations publiées
sur ce sujet ne nous parlent que de terminaisons funestes. On le conçoit; d'une part, la phthisie aiguë est évidemment la forme la plus grave
d'une affection qui a toujours une extrême gravité, et, d'une autre part,
si, dans les cas qui se terminent par une mort rapide, le médecin voit
son diagnostic contrôlé par l'autopsie, combien souvent le doute s'é-
lève-t-il dans son esprit dans ces cas où la maladie, après avoir présenté tout l'appareil symptomatique de la phthisie aiguë, s'arrête dans
sa marche et aboutit à la guérison !

J'ai observé plusieurs faits de ce genre, et s'ils ne m'ont pas convaincu
que la phthisie aiguë fût curable, ils ont fortifié chez moi ce sentiment
dont je voudrais vous pénétrer, qu'il ne faut jamais abandonner la lutte,
qu'il faut toujours s'exciter à espérer, même dans les cas qui paraissent
les plus décourageants. C'est là une règle importante de médecine pratique. Le médecin doit se répéter ce que Platon disait dans un autre

ordre d'idées : « C'est une espérance dont il faut comme s'enchanter soi-même. »

Nous ne connaissons pas toutes les ressources de la force vitale, toutes les conditions indispensables de son action, les limites de la puissance réparatrice. Elles varient dans chaque individu ; l'activité fonctionnelle n'est pas absolument proportionnelle au volume de l'organe, à l'étendue du tissu organique qui fonctionne. Il y a des phénomènes de compensation et de balancement fonctionnel dont nous n'avons pas encore pénétré tout le mystère et qui peuvent maintenir l'équilibre. La physiologie appelle quelquefois des arrêts prononcés par l'anatomie pathologique, et ce n'est pas à la mort seule qu'il faut demander les secrets de la vie.

Moins fatale que la phthisie aiguë, la phthisie subaiguë peut passer à l'état chronique et offrir les chances de curabilité qui appartiennent à celle-ci.

La phthisie chronique se lie dans un grand nombre de cas à la diathèse scrofuleuse, et par la lenteur de son évolution, c'est celle qui offre le plus de prise aux actions thérapeutiques ; ce qui ne prouve pas, bien entendu, que la phthisie ne peut guérir que chez les scrofuleux, les faits démontrent le contraire.

La curabilité de la phthisie était admise par les anciens, mais le diagnostic des différentes affections thoraciques compliquées de catarrhe laissait trop à désirer pour que leurs observations, sur ce point, pussent présenter toutes les garanties désirables. Laënnec est venu donner à cette opinion la double sanction de l'anatomie pathologique et de l'observation aidée de moyens d'investigation admirablement exacts. Mieux que ses devanciers, armé de la méthode d'Avenbrugger et de l'auscultation qu'il avait créée, il a pu étudier dans son évolution et dans ses terminaisons l'affection tuberculeuse, et il en a indiqué les différents modes de guérison ; il a montré que celle-ci avait lieu tantôt par l'élimination du tubercule, tantôt par la transformation pierreuse du produit morbide. Les travaux ultérieurs n'ont rien ajouté d'important aux résultats obtenus par ce grand observateur, qui a eu le rare privilége d'atteindre d'emblée la perfection sur presque tous les points qu'il a touchés. Rogée et Boudet ont publié, sur ce sujet, des mémoires intéressants. Rogée fait remarquer avec raison qu'il ne faut pas regarder comme des cicatrices de cavernes certaines dépressions froncées avec dépôt de matière noire qu'on observe si communément au sommet du poumon chez les vieillards ; il a rencontré des concrétions crétacées ou calcaires dans plus de la moitié des autopsies qu'il a faites. Les ganglions bronchiques en contiennent en même temps que le poumon et en sont quelquefois le siége exclusif. Boudet s'est attaché aussi à faire ressortir la fréquence de ces transformations du produit tuberculeux, et il en a indiqué la composition chimique.

En 1836, j'avais entrepris avec Prus quelques recherches sur la guérison des tubercules, et j'avais été frappé de cette circonstance qu'on rencontre bien plus souvent chez les vieillards que chez les adultes les traces de cavernes cicatrisées, ou de tubercules transformés en matière crétacée. Le plus grand nombre des observations publiées ultérieurement viennent à l'appui de cette remarque : c'est à la Salpêtrière et à Bicêtre qu'elles ont été en général recueillies, tandis que M. Louis avoue n'avoir jamais rencontré de faits analogues. Il semble donc que, quand les tubercules se développent à un âge avancé, ils auraient plus de tendance à céder aux efforts réparateurs de la nature.

Chez l'enfant, la diathèse tuberculeuse tend à se généraliser ; elle envahit très-souvent un grand nombre d'organes à la fois ; elle ne manifeste pas pour le poumon une préférence aussi exclusive que chez l'adulte. Chez celui-ci, c'est dans la poitrine surtout qu'elle concentre son action, ou, si elle s'étend, c'est là du moins qu'elle a son foyer principal. Des faits contraires existent sans doute, j'en ai rencontré plusieurs, mais ce sont des exceptions. Il semble, chez le vieillard, que le travail diathésique se circonscrive encore davantage ; ce n'est plus le poumon tout entier, ou même une grande partie de son étendue qu'elle frappe, elle n'atteint généralement qu'une portion limitée du parenchyme. Peut-être le tubercule a-t-il alors plus de tendance à se transformer en matière crétacée ou calcaire. Rogée, sur cent ouvertures de femmes âgées de plus de soixante ans, a trouvé trente et une fois de ces concrétions.

Quoi qu'il en soit, il me paraît résulter des faits, que, dans notre climat, la phthisie qui se développe après l'âge critique suit une marche plus lente et a moins de tendance à se généraliser.

Non-seulement la phthisie peut guérir, messieurs, mais elle peut guérir à tous les degrés. Il me serait facile, en interrogeant mes souvenirs, de trouver des faits nombreux à l'appui de cette proposition. J'ai vu plusieurs malades qui, disposés par hérédité aux tubercules, ou en ayant puisé le germe dans la cohabitation avec des phthisiques, toussaient, maigrissaient, quelques-uns même avaient craché du sang. On trouvait, à l'un des sommets, un point dont la résonnance et l'élasticité étaient diminuées ; le bruit respiratoire y était plus faible, plus rude, saccadé ;

quelquefois la voix retentissait d'une manière anomale; sous l'influence d'un traitement convenable, les troubles thoraciques ont disparu, l'harmonie générale s'est rétablie. Est-ce une trêve? est-ce une guérison définitive? L'avenir l'apprendra. J'en connais cependant chez qui un assez grand nombre d'années écoulées depuis ces accidents semble légitimer l'espérance d'une guérison complète, si des conditions défavorables ne viennent pas réveiller la diathèse et en provoquer de nouvelles manifestations.

J'ai connu des vieillards octogénaires nés de mères tuberculeuses, et qui, dans leur jeunesse, avaient éprouvé des accidents de poitrine assez prononcés pour inspirer de sérieuses inquiétudes. J'ai vu guérir des malades chez lesquels j'avais constaté des craquements secs qui ont survécu aux autres symptômes de la maladie. J'en ai plusieurs exemples : un des plus remarquables me fut offert par un homme de trente-cinq ans environ qui vint me consulter, il y a quatre ans, aux Eaux-Bonnes, où il avait été déjà envoyé par M. Louis dix ans auparavant, après une hémoptysie. Depuis lors, il avait toujours habité le Havre, jouissait d'une bonne santé, et c'était, comme il le disait, par reconnaissance et comme par provision qu'il revenait prendre les eaux, se rappelant que M. Louis lui avait donné autrefois le conseil d'y retourner : il me pria de l'examiner et de lui dire très-franchement ce que je constaterais. Je trouvai un son obscur, une respiration faible et une fusée de craquements secs à chaque inspiration dans la partie externe de la région sus-épineuse gauche. Quand j'eus communiqué au malade le résultat de mes investigations, il m'exhiba une consultation écrite dix ans auparavant par M. Louis, et qui indiquait les mêmes phénomènes. J'ai retrouvé plusieurs fois ces craquements secs chez des malades guéris en apparence, et je signale ce fait à votre attention.

J'ai vu plusieurs fois des râles humides ou caverneux accompagnés de matité, et limités aux sommets du poumon, disparaître avec les symptômes généraux qui en rendaient la signification incontestable. Parmi tous les exemples qui se pressent en ce moment dans ma mémoire, je ne vous en citerai qu'un seul : il y a cinq ans, je fus consulté aux Eaux-Bonnes par un homme d'une trentaine d'années qui toussait depuis plusieurs mois, expectorait abondamment des crachats opaques, très-souvent mêlés de sang, au milieu d'une pituite mousseuse. La respiration était faible des deux côtés, et à droite on entendait des craquements humides. Je lui administrai les eaux avec d'autant plus de prudence que ce malade, habitué à satisfaire tous ses caprices, ne voulait se soumettre à aucune prescription hygiénique, fumait beaucoup et ne se ménageait sur aucun point. Je lui exposai très-nettement sa situation, lui disant qu'il courait au-devant de la mort s'il ne changeait de conduite. Je comptais assez peu, je l'avoue, sur l'efficacité de ces menaces, et je fus agréablement surpris de voir revenir chez moi, au bout de trois ans, ce malade à peine reconnaissable, engraissé de cinquante livres, ne toussant plus et ne présentant qu'un peu d'obscurité rude mêlée de quelques craquements secs au sommet du poumon droit. Il avait passé les trois années qui s'étaient écoulées depuis notre première entrevue dans une terre qu'il possédait en Belgique ; il avait pris presque continuellement chaque jour *sept* cuillerées d'huile de morue, exagérant en ceci comme dans le reste la prescription que je lui avais faite d'en prendre de deux à quatre par jour ; il n'avait interrompu ce traitement que depuis quelques mois seulement.

L'observation clinique, comme l'anatomie pathologique, permet de constater la guérison du tubercule arrivé à la période d'élimination, et ayant causé au sein du parenchyme pulmonaire des pertes de substance plus ou moins étendues. Je connais des malades chez lesquels des cavernes ont été constatées par moi ou par des observateurs d'une autorité bien supérieure à la mienne, il y a dix, quinze, vingt ans, et qui jouissent d'une bonne santé. Comme les faits particuliers frappent davantage l'esprit que les propositions générales et servent à graver celles-ci plus profondément dans la mémoire, je vous en citerai quelques-uns très-sommairement.

Je fus consulté il y a six ans, aux Eaux-Bonnes, par un diplomate étranger d'une constitution essentiellement lymphatique, d'une taille élevée, ayant les épaules larges, la poitrine ample, conservant de l'embonpoint, mais ayant ce teint jaune, livide de la peau qui accompagne si souvent les affections organiques, toussant depuis un an environ. Depuis lors, il avait beaucoup maigri, dit-il, malgré son apparence actuelle ; après des quintes de toux fréquentes, violentes, incommodes, il expectorait des crachats opaques, striés, déchiquetés, très-volumineux. Le symptôme prédominant chez lui était une dyspnée telle qu'il ne pouvait faire deux ou trois pas sur un plan ascendant sans être obligé de s'arrêter. Au sommet du poumon droit, en arrière, on constatait l'existence d'une caverne qui paraissait avoir le volume d'une grosse noix. Un cautère fut appliqué dans ce point. Deux saisons aux Eaux-Bonnes et trois hivers à Madère l'ont guéri complétement ; j'ai appris depuis qu'il avait repris ses fonctions officielles et qu'il jouissait d'une bonne santé ; celui-là n'avait qu'une très-légère excitation fébrile. J'ai vu guérir des malades qui avaient une fièvre hectique très-caractérisée avec des sueurs très-abondantes : c'est ici, je crois, le lieu de vous dire que les troubles fonctionnels et les symptômes réactionnels, chez les tuberculeux, dépendent moins de l'obstruction du parenchyme pulmonaire par le produit hétéromorphe, que de l'état des tissus qui l'entourent et des conditions générales de l'organisme. J'ai vu ces jours derniers une dame qui m'a présenté, il y a dix ans, tous ces symptômes, et chez laquelle la maladie a été enrayée. Un jeune officier, dont tous les frères sont morts phthisiques, vint en 1853 aux Eaux-Bonnes dans un état qui paraissait désespéré ; l'auscultation faisait reconnaître une caverne énorme sous la clavicule droite. Il a si bien guéri qu'il s'est marié depuis, et j'ai eu tout dernièrement encore de très-bonnes nouvelles de sa santé.

Le fait le plus remarquable que j'aie rencontré est celui d'un homme de quarante-cinq ans qui avait suivi, à Paris, les conseils de M. le professeur Andral, et qui vint aux Eaux-Bonnes pour la première fois en 1854. Quand je fus appelé près de lui, je le trouvai anhélant, la face cyanosée, les jambes pendantes hors de son lit, fortement œdématiées ; l'infiltration séreuse qui, dans quelques points, avait amené des eschares, remontait déjà jusqu'à la région ombilicale. A côté de lui, dans une cuvette, je trouvai des flaques de muco-pus dont chacune aurait rempli une cuiller à dessert. L'auscultation à droite me fit entendre un souffle plus amphorique que caverneux depuis la région sus-épineuse jusqu'au-dessous de la pointe de l'omoplate. A gauche, une caverne qui occupait le sommet du poumon s'arrêtait inférieurement à deux travers de doigt au-dessus de la pointe du scapulum. Dans le reste de la poitrine, on entendait, en arrière, un mélange confus de râles sibilants, sous-crépitants, au milieu desquels éclataient çà et là des bulles plus grosses, plus retentissantes, à timbre presque métallique ; en avant, la faiblesse du bruit respiratoire, l'expiration sifflante, la persistance de la sonorité semblaient attester la présence de l'emphysème. Cet homme, de constitution éminemment lymphatique, sujet à des manifestations dartreuses, était malade depuis deux ans ; le travail morbide, à une certaine époque, avait été accompagné d'une réaction fébrile intense et prolongée.

Le pouls, au moment où je le vis, avait une fréquence assez modérée et une résistance misérable. Je crus, en présence de ces symptômes, que le malade n'avait que quelques jours à vivre. Je lui prescrivis quelques antispasmodiques, des révulsifs sur la poitrine et sur les membres supérieurs. Quelques jours après, les accidents s'étant calmés, je commençai les Eaux-Bonnes à la dose de quelques cuillerées, plutôt pour soutenir le moral du malade que dans l'espérance d'un résultat. Cependant ce résultat arriva contre toutes mes prévisions. L'œdème disparut, l'oppression diminua notablement. Au bout d'un mois, le malade pouvait faire 2 kilomètres à pied, et il se donna une petite rechute en essayant d'escalader une montagne à travers des pâturages humides. Pendant l'hiver, il demeura à Pau, prenant de l'huile de foie de morue. L'expectoration avait diminué ; plusieurs jours se passèrent pendant l'hiver sans qu'il rejetât aucun crachat, et leur nombre, soigneusement enregistré par lui, variait de un à six, en suivant assez exactement les phases des conditions atmosphériques. L'été suivant, je ne fus pas peu surpris de le retrouver aux Eaux-Bonnes, engraissé de trente livres, avec un teint rosé, presque frais, conservant, bien entendu, l'haleine courte et deux excavations dont les dimensions font l'étonnement de tous ceux qui l'auscultent. Eh bien, j'ai de ses nouvelles de temps en temps, il conserve encore ses cavernes, et ses débris de poumon suffisent au travail de l'hématose ; il jouit d'une santé très-passable, vit à Pau pendant l'hiver, va chaque été aux Eaux-Bonnes, présente toutes les apparences extérieures d'un homme bien portant, et j'espère que, pendant bien des années encore, son exemple sera un motif de courage pour les malades et les médecins. C'est qu'en effet, nous ne connaissons pas, je vous l'ai déjà dit, les limites de la résistance vitale ; c'est qu'elles varient dans chaque sujet ; et voilà pourquoi, je le répète, nous ne devons jamais abandonner la lutte.

Ainsi, messieurs, j'espère avoir porté cette conviction dans vos esprits. La phthisie peut guérir. Laënnec, je vous l'ai dit, nous a initiés aux procédés qu'emploie la nature dans ce travail de réparation qui peut se réaliser sous deux formes diverses : par élimination ou par une transformation à laquelle on pourrait donner le nom de minéralisation. En effet, l'élément inorganique, qui dans la constitution du tubercule cru, suivant Thenard, n'entre pas pour deux centièmes, représente les quatre-vingt-seize centièmes du tubercule dit calcaire ou crétacé, d'après les analyses de M. Boudet. Malgré l'apparence extérieure, les sels calcaires s'y trouvent en petite quantité. Le carbonate et le phosphate calciques, joints à des traces de silice et de fer, ne font pas les trois dixièmes du résidu minéral, tandis que les sels sodiques, chlorhydrate, phosphate, sulfate, en forment plus des sept dixièmes.

Les tubercules calculeux sont très-communs et très-volumineux chez certains animaux, les vaches par exemple.

Par quel procédé s'opère cette minéralisation des tubercules? Tous les tubercules sont-ils aptes à la subir? N'y aurait-il pas une différence originelle entre les tubercules qui deviennent pierreux et ceux qui se ramollissent? Comment ces sels pénètrent-ils au centre du produit morbide, dans lequel l'anatomie pathologique constate l'absence de tout vaisseau? Ce sont là autant de questions insolubles jusqu'à présent. Qu'il nous suffise de savoir que le tubercule peut revêtir cette forme, qui marque en général un temps d'arrêt dans l'évolution diathésique. Il est commun de rencontrer de ces concrétions dans les parois de cavernes cicatrisées. On en trouve dans les ganglions lymphatiques, bronchiques, mésentériques, inguinaux, axillaires; j'en ai trouvé dans la muqueuse intestinale en même temps qu'il en existait dans le poumon; j'en ai trouvé en un mot partout où le tubercule peut se développer. Ce n'est pas seulement l'identité de siége qui établit les rapports pathogéniques de ces deux produits, on peut quelquefois suivre les différentes phases de cette transformation. Quelquefois la minéralisation n'est que partielle; elle peut occuper le centre du dépôt. Je suis porté à croire que cette transformation crétacée des tubercules est surtout observée chez des sujets de race arthritique.

Si la guérison succède à l'élimination du tubercule, celui-ci laisse dans le parenchyme pulmonaire des excavations qui peuvent diminuer ou disparaître par l'adhésion partielle ou complète de leurs parois opposées entre lesquelles on trouve encore quelquefois des débris de tubercule. Ces excavations, en général anfractueuses, sont tapissées par une membrane qui peut être celluleuse, fibreuse ou cartilagineuse, souvent superposée à un tissu dense, ferme, infiltré de matière noire et quelquefois criblé de granulations.

Quand des cavernes superficielles s'oblitèrent, le point correspondant de la surface du poumon est froncé en manière de bourse, des adhérences unissent en général à leur niveau les deux feuillets de la plèvre.

Les signes extérieurs qui révèlent ces lésions sont une dépression de la paroi thoracique, en général un son plus obscur et plus aigu, une respiration rude, faible, quelquefois mêlée de craquements secs, de l'expiration prolongée, ou même du souffle, quand l'excavation persiste après l'élimination de son contenu et qu'elle communique librement avec les bronches.

La cessation de la fièvre, le retour de l'appétit et de l'embonpoint, la disparition ou du moins l'amoindrissement de la dyspnée, la diminution de la toux, la conservation ou le rétablissement du timbre naturel de la voix, sont les phénomènes qui peuvent faire espérer la suspension ou même la guérison de la maladie.

§ VI. — TRAITEMENT DE LA PHTHISIE.

Sommaire. — Indications thérapeutiques tirées des causes et des symptômes.
Hygiène. — Conditions morales; climat; navigation; exercice, gymnastique, massage, hydrothérapie. — Aliments. — Précautions.
Eaux minérales : Eaux-Bonnes, Ems, Mont-Dore, la Bourboule.
Médicaments : Huile de foie de morue, laits médicamenteux, sel marin, cresson, hypophosphites, iode, arsenic. — Révulsifs, exutoires.
Traitement de divers symptômes.

Si maintenant, messieurs, nous jetons en arrière un coup d'œil rapide, ce que nous avons dit précédemment peut se résumer ainsi :

La phthisie pulmonaire est la manifestation d'une diathèse, c'est-à-dire d'une disposition constitutionnelle innée ou acquise qui a pour condition pathogénique très-importante, sinon pour cause directe, un affaiblissement de la force plastique, de la force organique, et qui très-souvent se développe à l'occasion d'une incitation locale. Du concours de ces circonstances ou de la diathèse seule naît un produit morbide qui, à son tour, réagit sur l'organisme et provoque des désordres fonctionnels.

Ainsi donc, l'analyse étiologique nous fait saisir, dans la tuberculisation pulmonaire, des éléments essentiels primordiaux qui doivent attirer en premier lieu l'attention du médecin, et auxquels s'ajoutent, comme éléments accidentels ou secondaires, ces troubles locaux et généraux qui sont la conséquence du produit morbide et des conditions individuelles au milieu desquelles il se développe. Dans cette catégorie, nous rangerons la fièvre, la toux, la dyspepsie, l'hémoptysie, la diarrhée, etc.

Le théorème pathogénique ainsi posé, les indications thérapeutiques en découlent par une conséquence toute naturelle.

En première ligne, il faut combattre la diathèse et les conditions qui peuvent en favoriser l'évolution, relever la force organique affaiblie en évitant les causes qui peuvent déterminer une incitation anomale des organes respiratoires. C'est surtout aux moyens hygiéniques qu'il faut faire appel pour obtenir ces résultats ; leur action a, par cela même qu'elle est incessante, une grande puissance : non-seulement ils fournissent les matériaux du travail nutritif, et peuvent changer la constitution élémentaire du composé vivant, mais ils peuvent encore modifier les actions vitales elles-mêmes par le stimulus qu'ils exercent sur nos organes ; ce sont là les vrais reconstituants. Parmi ces influences dont l'étude appartient à l'hygiène et dont le médecin doit s'emparer pour s'en faire autant d'auxiliaires, nous mettons au premier rang les conditions morales que les anciens désignaient sous le nom de *percepta*.

J'ai déjà eu plusieurs fois, messieurs, l'occasion de vous signaler la connexion intime, l'influence réciproque du physique et du moral, et je vous ai montré le parti que le médecin en pouvait tirer. C'est là un des côtés les plus élevés de l'art, et ce n'est pas un des moins importants. Quand le malade se présente à vous abattu sous la double étreinte de la souffrance et de l'inquiétude, relevez son courage, faites-lui entrevoir un avenir meilleur; sa figure, soyez-en sûrs, presque toujours témoignera de l'action que vous avez exercée sur lui. Ce jour-là, il aura plus d'appétit, il digérera mieux et se sentira plus fort et plus léger, l'action nutritive et réparatrice s'accomplira d'une manière plus régulière, et si vous pouvez prolonger cette heureuse disposition, vous aurez certainement beaucoup fait pour sa guérison. Les charlatans savent parfaitement combien une impression produite sur l'âme a de pouvoir pour modifier le corps ; avec quel aplomb ils affirment! et comme ils savent trouver le chemin de la confiance et parler à l'imagination! Aussi, grâce à l'effet qu'ils produisent sur l'esprit du malade, il est rare que celui-ci, pendant quelques jours au moins, n'éprouve pas une sorte de mieux qu'il attribue aux arcanes, atomes, passes magnétiques et autres turpitudes qui s'exploitent dans les bas-fonds de la médecine, jusqu'au moment où, le prestige s'évanouissant, l'efficacité du remède disparaît avec lui. Mais il n'en faut pas moins reconnaître que leurs assurances impudentes amènent souvent une amélioration passagère, et, dans quelques cas, dans certaines névroses par exemple, peuvent amener une guérison radicale.

N'abandonnez pas, messieurs, ces puissants moyens aux charlatans, sachez vous en servir en les revêtant d'une forme honnête, dans l'intérêt de l'art et de l'humanité. Relevez le courage de vos malades, et, pour y arriver, ne craignez pas de dépenser avec eux votre esprit et votre cœur.

Après avoir traité du milieu moral, je veux vous parler du milieu physique (*circumfusa*). Les préceptes que je vais énoncer s'appliquent également à la prédisposition, à l'imminence morbide et à la maladie confirmée.

L'air, je vous l'ai déjà dit au début de ces leçons, est le premier des aliments ; il est aussi dans la phthisie le premier des médicaments ; il ne fournit pas seulement les matériaux nécessaires à l'hématose, il introduit encore dans l'économie des substances absorbables, auxquelles il sert de véhicule ; il exerce une action topique sur la membrane muqueuse respiratoire, et quand on réfléchit que nous respirons de quinze à vingt fois par minute, que chaque inspiration fait pénétrer dans nos poumons un demi-litre d'air environ, on comprend toute la puissance de cet agent.

Une des premières qualités de l'air que nous devons chercher, c'est la pureté. L'air des grandes villes est un air impur. Quand, par exemple, vous vous élevez sur une des collines qui entourent Paris, même dans les jours les plus sereins, vous apercevez comme une calotte de brume grisâtre qui surplombe la ville. Voilà l'air que nous respirons, tout chargé de poussières minérales, tout imprégné de vapeurs méphitiques, de miasmes contre lesquels l'organisme doit lutter sans cesse pour les éliminer. La suppression des jardins dans l'enceinte de Paris est une cause de viciation de l'air à laquelle l'administration s'efforce de remédier. Les végétaux sont, pour ainsi dire, des alambics qui distillent l'air et le dépouillent de son excès d'acide carbonique ; leurs racines enlèvent au sol des matières organiques qui, en se décomposant, deviennent des foyers d'infection putride. Une autre cause d'insalubrité qui me paraît des plus graves est venue, depuis quelques années, s'ajouter à toutes celles-là, c'est l'installation des conduits du gaz de l'éclairage, desquels s'échappent des émanations d'une horrible fétidité, et dont l'insalubrité se révèle par leur action sur les arbres qui poussent dans leur voisinage. Soyez persuadés, messieurs, que ce qui tue des arbres vigoureux doit nécessairement exercer sur l'homme une action fatale. Eh bien, le sol de Paris est imprégné déjà profondément et s'imprègne tous les jours davantage de ces infiltrations, qui, toutes les fois qu'on le remue, remplissent l'air d'exhalaisons délétères. On éviterait la plupart de ces inconvénients en enfermant ces conduits dans des caniveaux bétonnés placés sous les trottoirs, au grand profit de la circulation sans cesse interrompue par les travaux qu'exigent les appareils à gaz, et je crois qu'il est dans la mission des médecins de signaler ces dangers à l'édilité.

Le séjour à la campagne est donc bien préférable, pendant les chaleurs de l'été surtout, alors que la chaleur exagère tous les inconvénients que nous avons signalés comme inhérents aux grandes villes. Il faut autant que possible choisir un air pur et doux, un climat également éloigné des deux extrêmes de température et exempt de ces brusques variations qui favorisent à un haut degré les congestions et les inflammations des organes respiratoires.

Je vous ai dit quelle était l'influence des climats très-chauds sur la marche de la phthisie ; on doit les éviter encore quand il s'agit de combattre une simple prédisposition à cette affection. En effet, ils allanguissent les fonctions digestives, et chez les enfants surtout, déterminent un étiolement qui les conduit à l'anémie. Le plus souvent les phthisiques doivent fuir, pendant l'été, les pays qui leur offrent des quartiers d'hiver favorables. Ils se trouveront souvent bien d'aller chercher l'air pur et tempéré des montagnes, à des altitudes moyennes. Les Alpes, les Pyrénées, les montagnes d'Écosse offriront aux malades plusieurs localités qui, à toutes les ressources désirables, réunissent les conditions climatériques les plus favorables.

Aux dangers de l'air froid pour les poumons tuberculeux, les climats du Nord ajoutent ce grand inconvénient que, pendant l'hiver, les malades sont obligés de se tenir enfermés, et sont par conséquent soustraits à cette puissante influence qu'exercent sur la nutrition le grand air, le soleil et l'exercice.

Dans le choix d'un climat, il ne faut pas avoir égard seulement à la température, mais on doit tenir compte des autres qualités de l'air dont je vous ai entretenus pour les adapter aux indications de la maladie. On peut, à cet égard, ranger les malades dans deux groupes principaux, offrant des conditions tout opposées et réclamant par conséquent des moyens différents.

Ici, bien entendu, comme dans tout enseignement dogmatique, quand nous présentons des types bien définis, c'est au médecin à apprécier les nuances infiniment variées qu'il rencontre dans la pratique, et qui doivent modifier sa conduite.

Parmi les phthisiques ou ceux qui sont disposés à le devenir, vous trouverez des sujets nerveux, excitables, chez lesquels il y a à la fois déviation et exagération de l'action vitale ou du moins qui réagissent avec une extrême vivacité. Dès le début de la maladie, chez ceux-là il y a tendance à la fièvre. Un climat très-chaud, un air très-vif leur seraient extrêmement nuisibles ; choisissez pour eux un climat tempéré, un air doux, tranquille, plutôt mou que sec, sans être décidément humide. A ces malades convient par excellence le climat de Madère, pendant l'hiver bien entendu, car, en été, il leur est dangereux. Ils peuvent choisir encore Pise, Venise, Rome ou Pau. Quoique cette dernière ville, par sa température et sa végétation, n'appartienne pas à proprement parler aux climats du Midi, un grand nombre de malades y retrouvent la santé et la vie, mais là comme partout, plus que partout, vous devez recommander un logement exposé au midi, et surtout, s'il se peut, dans cette rue en terrasse, appelée rue du Collége, d'où l'on voit se dérouler l'immense panorama de la chaîne pyrénéenne.

Si vous avez affaire, au contraire, à des sujets mous, lymphatiques, peu excitables, chez lesquels les fonctions digestives languissent, l'élément scrofuleux domine, Cannes, Nice, Hyères, leur offriront un air vif, tonique, stimulant, un soleil splendide qui activera le travail nutritif. A Nice, ils fuiront le bord de la mer et rechercheront les quartiers abrités. Sous ce rapport le Canet est préférable à Cannes, et mieux défendu contre le mistral que les trois localités que je viens de nommer. Le mistral est sur le littoral méditerranéen l'ennemi que doivent éviter les malades, et pendant qu'il souffle, ils doivent se tenir enfermés.

Sur la même ligne que le Canet et peut-être au-dessus, se place Menton, entourée d'une ceinture de montagnes qui la protégent des vents. Menton a une température supérieure à celle de Nice et de Cannes, et l'air y est moins vif, moins stimulant, il tend déjà à former un climat intermédiaire aux deux groupes que je viens d'indiquer. C'est dans ce médium que je placerais le Caire, et surtout Thèbes, en Égypte, qui offre une égalité de température presque absolue. Mais ce pays offre plusieurs inconvénients, d'abord une sécheresse très-grande, puis la vie sous la tente ou dans des bateaux, transformés en habitations, la privation de direction médicale, et enfin l'absence de toutes ces ressources que procure la civilisation. J'ai connu cependant plusieurs malades qui s'en sont bien trouvés. Alger me paraît être encore un climat intermédiaire beaucoup plus chaud, plus tonique que celui de Pau et de Pise, moins excitant que celui de Nice et de Cannes. Si je parle d'Alger, c'est que cette ville est le centre de notre domination en Afrique, mais plus loin sur la côte, il y a des localités préférables à Alger au point de vue climatologique et qui lui seront certainement préférées quand notre civilisation y aura jeté de plus profondes racines. Je vous parlerai encore de la petite ville d'Amélie-les Bains, près Perpignan, qui se recommande aux médecins à beaucoup de titres, entre autres, par l'abondance et la haute thermalité de ses nombreuses sources sulfureuses, abondance telle qu'une seule d'entre elles, le grand Escaldadou, fournit plus d'eau que toutes les sources de Luchon réunies. L'air y est chaud, mais un peu vif, on y sent le voisinage du littoral qui en est pourtant à plus de treize lieues. Je le crois néanmoins moins excitant que celui de Nice, de Cannes et même d'Hyères, qui est plus éloigné de la mer et mieux protégé que ces deux dernières localités. Amélie est moins bien abritée que le village de Palalda qui se trouve dans le voisinage et qui me semblerait préférable, si l'on y construisait des habitations pour les malades.

Je vous donne, messieurs, ces appréciations telles qu'elles résultent pour moi des faits que j'ai recueillis et des renseignements que m'ont fournis les malades. Nos connaissances en climatologie médicale laissent encore beaucoup à désirer. Il faudrait qu'un médecin, observateur rigoureux, impartial, détaché par conséquent, je ne dirai pas des intérêts de clocher (je crois presque tous les médecins au-dessus de ces viles influences), mais de l'engouement naturel pour le ciel natal, séjournât plusieurs années dans chacune de ces stations et nous donnât le résultat de son expérience personnelle. Un pareil travail absorberait toute la vie d'un homme, mais cet homme aurait bien mérité de l'humanité. Le livre de M. Carrière sur les climats d'Italie est un excellent fragment de cette grande histoire.

Il y a quelques précautions à recommander aux malades qui vont passer l'hiver dans les contrées méridionales. Il en est deux surtout sur lesquelles j'appellerai toute votre attention.

Qu'ils se défient de la différence de température qui existe entre le soir et le milieu du jour. En règle générale, je leur défends de sortir après le coucher du soleil. J'ai observé moi-même qu'au moment précis où le soleil disparaît à l'horizon, il y a un refroidissement subit accompagné d'une agitation de l'air, et que plus la perpendicularité de ses rayons échauffe l'atmosphère, plus la transition est sensible. A Pau, où le soleil seul lutte contre le froid qui vient des montagnes, un nuage qui le cache fait baisser le thermomètre de plusieurs degrés.

Que vos malades, messieurs, ne reviennent pas dans nos contrées à l'époque qu'on salue du poétique nom de printemps. Nos poëtes ont adopté pour notre printemps les descriptions des auteurs grecs et latins, et la masse accepte de confiance ce qu'elle apprend dans sa jeunesse sur les douceurs de cette saison, regardant comme une exception à la règle l'expérience qui se renouvelle chaque année.

Dans nos pays, le printemps est la plus mauvaise saison de l'année, la plus féconde en maladies et surtout en affections des organes respiratoires. Les malades qui viennent avant la fin de mai, ou avant le commencement de juin, subissent d'une manière d'autant plus inévitable ces funestes influences qu'ils arrivent d'un climat plus doux. En été, je vous l'ai dit, il faut fuir les pays chauds. Ceux qui habitent l'Italie se réfugient sur les bords des lacs de la Lombardie ; je préfère des régions encore plus tempérées ; le nord de la France, l'Allemagne offrent sous ce rapport une foule de localités où ils trouveront un air pur, calme, et qu'on cherchera plus ou moins stimulant suivant les exigences de la constitution. Du reste, c'est alors la saison des médications thermales ou balnéaires qui occupent une si grande place dans le traitement de la phthisie et de la scrofule.

Mais, parmi les phthisiques, il en est bien peu qui puissent fuir devant la mauvaise saison ; la plupart sont attachés aux lieux qu'ils habitent par leurs devoirs, leurs affections ou plus souvent encore par la médiocrité de leur fortune. Il faut chercher pour ceux-là à se rapprocher autant que possible des conditions qu'ils iraient chercher ailleurs.

S'ils sont forcés d'habiter Paris, qu'ils s'éloignent du centre et des bords de la Seine pour avoir un air moins impur et moins brumeux ; que leur chambre soit exposée au soleil, c'est-à-dire au midi ou au couchant, qu'elle soit suffisamment élevée de plafond pour que l'air qu'ils respirent ne soit pas altéré par les produits mêmes de la respiration et par ceux de la sécrétion cutanée. Qu'ils ne restent pas habituellement durant la journée dans la chambre consacrée au sommeil, pour qu'on puisse ventiler cette dernière, et qu'on établisse entre les diverses pièces de l'appartement une température à peu près uniforme.

Pour atténuer les mauvais effets de cette réclusion forcée sur les organes nutritifs, je recommande toujours aux malades de faire de l'exercice dans la mesure de leurs forces. Je leur prescris de se promener de long en large dans leur appartement, de faire leur *quart*, comme je leur dis, pendant une à deux heures chaque jour, fractionnant cet exercice autant qu'ils le sentiront nécessaire pour éviter la fatigue.

Si les malades n'ont pas de fièvre et qu'ils puissent sortir, qu'ils choisissent pour le faire les jours où l'atmosphère est échauffée par les rayons du soleil. Si la nécessité de leur position les mettait dans l'impossibilité de se conformer à ces préceptes, j'ai conseillé quelquefois, pour atténuer les inconvénients qui peuvent en résulter, l'usage de ces respirateurs imaginés par les Anglais, et composés de toile métallique et de flanelle à travers laquelle l'air s'échauffe et se tamise avant d'arriver dans la bouche.

On a souvent cherché à faire vivre les malades dans une atmosphère artificielle; l'air des étables a joui longtemps et jouit encore auprès de certaines personnes d'une réputation que je crois peu justifiée. A part le mérite d'une température égale, j'admettrai difficilement qu'un air pur ne soit point préférable aux exhalaisons des animaux et aux émanations du fumier.

Laennec, avant la découverte de l'iode et de ses propriétés, semblait avoir deviné que les plantes marines renfermaient un principe utile dans certaines formes d'affections scrofuleuses et tuberculeuses. Il faisait étendre, sur le plancher de la chambre de ses malades, une couche de varechs. Cette pratique a été justement abandonnée. J'attache plus d'importance à l'air des forêts de sapins, et l'utilité qu'il peut avoir vous sera expliquée par ce que je vous dirai plus tard de l'emploi des résineux.

La navigation était déjà conseillée aux phthisiques par Arétée, et bien des médecins ont eu l'occasion, dans certains cas, d'en constater les bons effets. Dans ces derniers temps, cependant, on lui a opposé des statistiques faites avec les observations recueillies chez les gens de mer; mais je dois le dire, elles ne me paraissent pas avoir une grande valeur. Quelle comparaison, en effet, voulez-vous établir entre un malade bien installé dans une cabine relativement spacieuse, et un pauvre matelot couchant dans un entre-pont, et sortant de là pour braver toutes les intempéries de l'air, pour faire la manœuvre par tous les temps? Au phthisique, la navigation offre les avantages d'une température plus égale que celle de terre; il y trouve de plus un air tonique, vivifiant, imprégné d'éléments salins, et ce mouvement continu d'un exercice passif qui stimule l'action vitale sans épuiser les forces, quand le malade n'est pas en état d'en supporter un autre.

Lorsque vous voudrez déterminer dans quels cas la navigation peut être conseillée aux phthisiques, vous vous rappellerez ce que je vous ai dit précédemment de l'habitation au bord de la mer : elle convient surtout aux sujets débilités, lymphatiques, peu excitables; vous la conseillerez encore mieux comme moyen prophylactique, ou au début de la maladie qu'à toute autre période. Vous recommanderez à vos malades d'éviter les mers du Nord, les saisons où l'air est plus agité, vous leur conseillerez de tourner le dos à la direction du vent quand ils se trouvent sur le pont; ils devront, bien entendu, s'abstenir de naviguer, s'ils étaient très-disposés au mal de mer.

Tel est, très-sommairement, messieurs, le rôle que peuvent jouer les *circumfusa* comme modificateurs de la fonction nutritive et réparateurs de l'action vitale, et c'est là la première indication que nous avons signalée dans le traitement de la phthisie. Nous avons dit en passant quelques mots de l'impression que ces agents produisent sur les organes respiratoires, bien que cela se rapporte à la seconde indication, dont nous parlerons plus tard. J'aurais craint d'être trop incomplet, ou de m'exposer à des répétitions inutiles, en scindant ces divers points de vue.

Nous allons étudier maintenant l'influence de l'exercice : *gesta*. Tout ce que je vous ai dit précédemment a pu vous faire pressentir que j'y attacherai une très-grande importance.

Je vous ai parlé des dangers d'une vie sédentaire, inactive, ils sont encore bien plus grands chez les enfants prédisposés ; sous ce rapport, les colléges, qui offrent de si grands avantages à tant d'autres points de vue, laissent beaucoup à désirer, on n'y fait pas une part assez grande au développement physique ; les enfants restent enfermés douze ou quatorze heures par jour, et dans leurs récréations la plupart ne jouent pas, ils se promènent en causant. Il résulte de là un exercice prématuré et excessif des facultés intellectuelles, et par conséquent du système nerveux central ; tandis que le système nerveux périphérique qui devrait lui servir de pondérateur demeure inactif, le cerveau est toujours tenu dans un état de surexcitation et comme d'éréthisme. Et, soyez-en convaincus, cet état de choses, si funeste à la santé, n'offre pas moins de dangers dans l'ordre moral. A quels écarts se laissent entraîner ces jeunes imaginations toujours stimulées par le travail de la pensée, sans que ce travail ait ordinairement, à cet âge, la puissance de les absorber ou de les contenir ! Et puis, n'oublions pas ces excitations génésiques que la vie sédentaire augmente et rend plus précoces, ni ces conversations qui occupent le temps de la récréation et qui ne roulent pas, vous le savez bien, sur Virgile et sur Démosthène. Voilà, messieurs, j'en suis intimement convaincu, et je suis bien aise d'avoir une occasion de le dire hautement, une des causes de ces funestes habitudes qu'on reproche à nos maisons d'éducation, et qui sont un si redoutable auxiliaire des affections diathésiques. Après l'enseignement moral, l'exercice musculaire est le meilleur remède qu'on puisse y opposer ; quand le corps est fatigué, les sens sont plus calmes et l'imagination moins vagabonde.

Les Grecs commençaient par le gymnase, et ils ne cultivaient l'esprit que quand ils avaient assuré le développement du corps ; cette éducation a produit des hommes qui valaient bien les nôtres ! Platon insiste en plus d'un endroit sur la nécessité d'établir un équilibre harmonique entre le développement du corps et celui de l'esprit. « Si l'on néglige le corps, dit-il, il devient inhabile à suivre l'âme, et, comme un cheval débile poussé par un cavalier fougueux, il se consume dans ses efforts ; si, au contraire, on fait au corps une part excessive, il étouffe les facultés de l'âme, qui se laisse dominer par les instincts organiques. » Aussi, Platon recommandait aux athlètes d'étudier la philosophie, et aux philosophes, il recommandait la gymnastique. Socrate, son maître, malgré son austère gravité, se livrait à l'exercice de la danse pour maintenir cet équilibre qu'il croyait aussi utile à la santé de l'esprit qu'à la santé du corps.

Je vous cite bien souvent les Grecs, messieurs ; c'est que, dans la philosophie, dans les sciences et dans les arts, les Grecs sont et seront éternellement les précepteurs du genre humain.

Sydenham recommandait aux phthisiques l'exercice du cheval qui, suivant lui, pouvait remplacer la plupart des autres médications ; il est très-utile, en effet, pour développer les organes thoraciques et stimuler les fonctions digestives chez les sujets prédisposés aux tubercules. Je l'ai souvent conseillé au début de la maladie, quand il n'y avait pas de fièvre, et en évitant les courses violentes ou trop prolongées qui pourraient amener des congestions pulmonaires et favoriser les hémoptysies, comme je l'ai quelquefois observé.

Si l'équitation n'est pas à la portée de tous, il n'en est pas de même de la gymnastique, qui devrait obtenir une part de plus en plus large dans l'éducation. Je ne parle pas ici de cette gymnastique de saltimbanque qui consiste à faire des culbutes, des tours de force, mais bien d'une gymnastique raisonnée, judicieuse, qui fait agir les organes dans le sens de leur destination, qui tend à maintenir ou à rétablir entre eux l'harmonie primordiale. Chez les sujets prédisposés à la phthisie, elle aura pour objet d'élargir la cage thoracique et de fortifier les muscles qui la font mouvoir. Un Suédois, nommé Ling, a émis sur ce sujet des idées qui ont été publiées en France par un de ses élèves, sous le nom de *kinésiothérapie*. Il distingue les mouvements en actifs, qui stimulent la nutrition, l'action artérielle, et passifs (les frictions), qui favorisent l'absorption, et, suivant lui, activent la circulation veineuse. En faisant la part des hypothèses et des exagérations qui se trouvent dans tout système, il y a quelque chose à prendre dans ce travail.

Le massage a une action mixte en quelque sorte : en prenant un à un les muscles et en leur imprimant une sorte d'ébranlement, de locomotion passive, il les développe, augmente leur énergie, il agit en même temps sur la peau et sur le système nerveux. Je m'en suis servi avec avantage chez des tuberculeux ou chez des sujets débilités et menacés de le devenir. C'est un moyen très-utile dans beaucoup de circonstances et trop négligé par beaucoup de médecins.

Enfin, je rapprocherai des moyens précédents les frictions sèches chez les sujets délicats, anémiques, et principalement chez les enfants, pour stimuler les fonctions de la peau. A l'exemple de Chomel, je fais faire ces frictions à l'aide d'un vaste manchon de grosse flanelle préalablement imprégnée de vapeurs de benjoin. Le matin, au réveil, on substitue à la chemise ce manchon qu'on fronce autour du cou à l'aide d'une coulisse ; les dimensions sont telles, qu'on puisse en faire un tampon et le promener en tous sens sur la surface cutanée sans découvrir le malade, circonstance importante en hiver. Chomel donnait à ce sac 1^m,70 de long sur 2 mètres de large.

Dans le massage, comme dans les exercices gymnastiques, il faut rhythmer les mouvements. Récamier insistait beaucoup sur ce point. Tout est nombre, tout est harmonie, disait un ancien philosophe. Il est certain que le rhythme et la régularité sont une condition importante du bon exercice des fonctions, et les mouvements musculaires en particulier fatiguent bien moins quand ils sont soumis au rhythme. C'est pour cela que l'on fait marcher les soldats au son du tambour.

Quand il n'y a pas actuellement de toux, que la poitrine n'offre encore aucune lésion appréciable, et qu'il s'agit de diminuer la sensibilité à l'impression du froid et la disposition aux affections catarrhales, les lotions froides offrent une admirable ressource. Permettez-moi de vous donner quelques détails sur ces lotions : il ne suffit pas de prescrire un remède au malade, il faut lui indiquer comment il doit l'employer, et s'enquérir de la manière dont il l'a employé. Le succès est à ce prix, et l'enseignement clinique, qui doit toujours se placer au point de vue de la médecine pratique, ne doit pas dédaigner les détails qui font le praticien.

Je fais précéder les lotions froides de frictions sèches qu'on fait soi-même à l'aide d'un linge grossier, de gants de flanelle épaisse ou de gants de crin anglais ; pour éviter l'impression de l'air froid, on fait les frictions sous la chemise, dont on s'est contenté de dépasser les manches ; la peau s'habitue au bout de quelques jours au contact de ces espèces d'étrilles qu'on promène tout d'abord avec ménagement. Ces frictions ont le double avantage de préparer la réaction et d'essuyer la moiteur du lit. Ensuite on se place au centre d'un large bassin de zinc ou de caoutchouc, ou simplement d'une toile cirée relevée sur les bords ; alors, avec une grosse éponge imbibée d'eau froide ou d'eau salée qui a passé la nuit dans la chambre pour en prendre la température, on parcourt très-rapidement toute la surface du corps, et on l'exprime sur la nuque pour mouiller la partie supérieure du dos ; cela fait, on s'enveloppe dans un peignoir de toile ou mieux d'étoffe pelucheuse à manches, afin de pouvoir se frotter soi-même ; les mouvements provoquent plus facilement la réaction. Chez les enfants et les personnes très-délicates, le concours d'un aide est très-utile et rend l'opération plus rapide. Après s'être essuyé, on s'enveloppe d'un peignoir en gros molleton de flanelle et l'on recommence les frictions sèches.

Toute cette manœuvre si longue à décrire ne dure pas plus de trois à six minutes, puis on s'habille lestement et l'on marche pendant quelques minutes pour soutenir le mouvement réactionnel.

Chez les sujets anémiques, dyspeptiques, dans les conditions de prédisposition que j'ai déjà signalées, une hydrothérapie plus complète, plus énergique, peut être nécessaire. Je ne l'ai, pour ma part, jamais employée que comme prophylactique, et les quelques exemples qu'on a cités de sujets décidément tuberculeux qui s'en sont servis, ne me paraissent pas justifier cette pratique, ni autoriser à l'imiter. Dans les cas simplement douteux je m'en abstiens généralement, et si quelque circonstance particulière, comme par exemple un état dyspeptique, me force à l'employer, c'est avec une très-grande prudence que j'y ai recours. Chez les individus qui n'ont pas un pouvoir de calorification très-énergique, chez les vieillards, les sujets faibles et délicats, il est prudent de ne pas commencer la médication hydrothérapique pendant l'hiver.

Les bains de mer rentrent dans la médication hydrothérapique et sont employés dans les mêmes circonstances ; à l'action de la vague, que l'on peut comparer à une douche puissante, s'ajoutent l'immersion dans une eau fortement minéralisée et la stimulation d'un air très-vif imprégné de matières salines. Pour les gens qui ont la muqueuse respiratoire très-excitable, chez ceux qui réagissent difficilement, les côtes du golfe de Gascogne sont préférables à celles de la Bretagne ou de la Normandie, surtout dans l'arrière-saison ; la Méditerranée peut convenir également dans le cas où le choc de la lame n'est pas jugé utile.

Les bains de mer employés comme bains thérapeutiques doivent être

en général de courte durée : c'est un précepte sur lequel a insisté avec
une grande autorité le docteur Gaudet, qui a publié sur les bains de mer
un travail important, fruit d'une longue et judicieuse expérience. J'ai vu
des sujets très-nerveux qui supportaient à merveille un bain d'une demi-
minute, et chez qui un bain d'une minute provoquait un accès de fièvre.
Commencez en général par une ou deux minutes et rarement vous en
dépasserez cinq. Les sujets mous et très-lymphatiques peuvent supporter
des bains plus longs. Du reste, ce qui doit mesurer la durée de l'application du moyen hydrothérapique, c'est la manière dont se fait la réaction. Après un bain trop long, la réaction pourra être incomplète, ou
dans d'autres cas sa violence sera telle qu'elle dépassera les limites de
l'état physiologique, et constituera un véritable accès fébrile.

Le choix des aliments (*ingesta*) constitue une partie du traitement. Le
régime doit varier suivant la forme de la maladie et l'état constitutionnel.
S'il y a apyrexie, si vous avez affaire à un tempéramment scrofuleux ou
simplement lymphatique, vous devez prescrire une nourriture substantielle, riche, proportionnée cependant à l'énergie des organes digestifs ;
les viandes noires, rôties ou grillées, les potages gras, les œufs, les pois-
sons et les légumes frais formeront la base de l'alimentation, dont vous
excluerez les crudités, les ragoûts, les épices, les salaisons, les pâtisse-
ries, les sucreries, tous les aliments en un mot qui dépensent l'activité
gastrique sans fournir des éléments réparateurs suffisants. Le malade
boira du vin de Bordeaux aiguisé de quelque eau minérale digestive si
l'appétit est languissant. Les eaux de Condillac, Soultzmatt, Vals (Saint-
Jean), Renaison, Saint-Galmier, Soultzbach, Saint-Alban, Bussang, Cha-
teldon, vous offriront des nuances de composition et par conséquent
d'action que vous pourrez adapter aux différentes indications de la maladie. Vous leur trouverez en même temps des propriétés stomachiques
communes qui vous permettront de les substituer les unes aux autres
quand le malade est blasé sur leur emploi. Ainsi, par exemple, si vous
traitez un sujet anémique et en même temps scrofuleux sans excitation
fébrile, sans tendance congestive ou hémorrhagique, l'eau de Bussang,
qui est ferrugineuse, pourra être conseillée. Dans des conditions opposées, vous préférerez l'eau de Soultzmatt ou les eaux faibles de Vals, qui
renferment surtout du bicarbonate sodique. L'eau de Condillac, qui contient du chlorure de sodium et de l'iode, peut être utilisée dans bien
des cas, surtout si, comme il arrive quelquefois, il existe de la constipation.

Pour les malades qui ne peuvent, pour une raison quelconque, se procurer ces eaux, je remplace l'eau de Soultzmatt par une eau gazeuse fabriquée dans un appareil, et à laquelle j'ajoute 1 gramme de bicarbonate de soude. Je fais ajouter à l'appareil gazogène, pour tenir lieu de l'eau de Bussang, de 80 centigrammes à 1 gramme de bicarbonate sodique et 5 centigrammes de carbonate de fer.

Dans la forme à marche plus aiguë, accompagnée de réaction fébrile, vous devez soutenir les forces en évitant ce qui pourrait accroître la fièvre, autant du moins que faire se peut, car le moindre repas souvent amène un redoublement ; en outre, il y a presque toujours le soir un paroxysme. Pour empêcher que l'excitation digestive ne se mêle à celle qui résulte de la marche naturelle de la maladie, il est bon d'intervertir l'ordre des repas, réservant le plus substantiel pour le matin, et ne donnant à l'heure du dîner qu'un potage ou même un simple bouillon.

Dans la phthisie aiguë, le lait, des bouillons légers, quelques potages clairs, sont en général suffisants. Si la fièvre est intense, et que le lait soit bien supporté, on s'en tiendra à la diète lactée, variée par l'administration de quelques bouillons de grenouille ou de poulet. Le lait d'ânesse jouit d'une antique réputation ; dans ces conditions, il est plus léger, plus tempérant que le lait de vache ; s'il n'est pas bien digéré et qu'il provoque des selles liquides, on le fait quelquefois passer en y ajoutant un peu de sirop de quinquina ; quelques gouttes d'eau de laurier-cerise en masquent le goût, s'il inspire au malade quelque répugnance. Dans le cas de tendance diarrhéique, il faut préférer le lait de chèvre, et souvent on en assure l'assimilation en l'additionnant d'une petite quantité d'eau de chaux, d'eau de Vichy, ou en le sucrant avec du sucre alcalin. L'addition d'une petite quantité de rhum ou d'eau-de-vie le rendront plus tonique et quelquefois le feront mieux supporter.

En mettant à part la phthisie galopante, qui a la physionomie d'une maladie aiguë, et la phthisie décidément scrofuleuse, où les excitants peuvent être indiqués, en général la diététique du phthisique peut se résumer dans ces deux termes : tonifier sans exciter.

Si le médecin doit chercher à relever les forces et à augmenter les ressources de l'organisme, le malade doit chercher à éviter ce qui peut les amoindrir. Je vous ai parlé des dépenses nerveuses qui sont la suite de grandes émotions morales, de ces excès génésiques qui sont plus souvent dus à l'excitation cérébrale qu'à un besoin réel, et qui, chez des sujets prédisposés, peuvent hâter l'évolution de la diathèse. Le tuberculeux devra en général être continent, dans son intérêt et dans l'intérêt de sa race, pour qu'il ne s'expose pas à transmettre ce germe funeste et si souvent héréditaire.

Chez la femme tuberculeuse, la gestation, comme l'a montré M. le professeur Grisolle, précipite le terme fatal. Je vous ai dit que l'allaitement était assez souvent la cause occasionnelle des tubercules ; il doit donc à plus forte raison être interdit d'une manière absolue aux phthisiques, et d'ailleurs n'y a-t-il pas une importance réelle à donner le lait d'une nourrice saine à cet enfant qui probablement est né avec le germe de l'affection tuberculeuse, et qui pendant neuf mois a puisé les éléments de sa nutrition dans un sang malade. Aux femmes simplement prédisposées par leur délicatesse constitutionnelle ou par leurs antécédents héréditaires, on ne doit pas en général permettre d'allaiter. Je sais cependant que cette règle souffre quelques exceptions, et je vous l'ai déjà dit au début de ces leçons, certaines femmes délicates semblent se fortifier en remplissant les devoirs de la maternité.

Voilà, messieurs, ce que l'on pourrait appeler l'hygiène des tuberculeux, les secours que le médecin doit rechercher dans le monde extérieur (τα εξωθεν) pour combattre la diathèse, pour remplir la première grande indication que nous avons signalée dans le traitement de la phthisie : soutenir, tonifier l'organisme, lui fournir les moyens de lutter, de réparer.

La seconde indication, avons-nous dit, c'est d'éviter toutes les incitations morbides des organes qui sont prédisposés à devenir le siége de la production tuberculeuse ; et ce précepte, croyez-le bien, n'est pas moins important pour la prophylaxie que pour le traitement de la maladie confirmée. Chez les sujets prédisposés, évitez les rhumes, ne leur laissez pas prendre racine, et surveillez avec une vigilance attentive les affections compliquées de congestion ou d'inflammation des organes respiratoires. L'ipécacuanha, les révulsifs employés au début des rhumes, les feront quelquefois avorter et contribueront, avec les précautions hygiéniques, à en abréger la durée. Souvenez-vous que la pneumonie et la pleurésie peuvent favoriser le travail diathésique ou en étendre le foyer ; prenez garde, en déployant une trop grande énergie pour éteindre la phlegmasie, d'affaiblir outre mesure l'organisme ; recommandez aux malades pendant la convalescence les plus grandes précautions.

Quand je vous dis : chez les sujets prédisposés, évitez les rhumes, gardez-vous bien de croire qu'il faille les tenir enfermés dans une chambre où l'on entretient une température élevée, ne les *mettez pas dans du coton*, comme on dit vulgairement ; loin de là, l'air pur, l'exercice, favorisent la calorification et par conséquent la résistance à l'impression des agents extérieurs. J'ai chez quelques-uns de mes malades prévenu le retour de catarrhes opiniâtres en leur faisant supprimer dans leur chambre à coucher des calorifères qui y entretenaient une chaleur exagérée. Le passage brusque d'une température élevée à une température basse est une des grandes causes de congestions viscérales et surtout de congestions pulmonaires. Contentez-vous d'entourer la peau d'un tissu mauvais conducteur, comme la soie ou plutôt la flanelle, qui adoucit la transition, et a, de plus, l'avantage, en vertu de la capillarité des petits tubes pileux dont elle est tissue, d'absorber les produits de la sécrétion cutanée.

Les exercices exagérés de l'appareil vocal, vous le savez, et surtout la lecture prolongée à haute voix ont été quelquefois la cause occasionnelle des premières manifestations de la maladie, et peuvent également provoquer des rechutes. Dans quelques circonstances, le silence absolu a paru contribuer puissamment à la guérison, dans les cas si nombreux surtout où le larynx est plus ou moins affecté ; et cependant on a vu dans certaines laryngites chroniques, lorsque les accidents pulmonaires paraissent enrayés et que l'altération de la voix peut être imputée à une sorte d'inertie ou d'habitude qui survit au stimulus morbide, une espèce de gymnastique vocale bien entendue ramener le larynx à ses conditions normales. Ainsi on engage le malade à émettre de temps en temps et pendant une minute ou deux des sons rhythmés après lui avoir fait faire une grande inspiration. Le professeur Trousseau a employé cette méthode avec succès dans beaucoup de laryngites sans lésions organiques, et dans d'autres où, si le poumon n'était pas complétement sain, le travail morbide dont il avait pu être le siége était arrêté définitivement ou depuis assez longtemps déjà pour qu'on n'eût pas la crainte de le ranimer. Ce n'est pas, du reste, une indication qui appartienne exclusivement au traitement des inflammations laryngiennes, car, dans les arthrites, le repos absolu nécessaire pendant la période inflammatoire peut devenir plus tard un obstacle à la guérison, comme l'a démontré Bonnet. En d'autres termes, l'exercice de la fonction devient pour l'organe une condition de nutrition régulière.

Après avoir passé en revue les moyens qu'on peut opposer aux deux grandes conditions pathogéniques de la phthisie, nous devons parler des médications à l'aide desquelles on cherche à combattre le travail morbide lui-même.

Comme dans la plupart des maladies chroniques, au premier rang se présentent les eaux minérales, et parmi elles, surtout les eaux sulfureuses, dont l'utilité dans la scrofule et dans la tuberculisation pulmonaire est consacrée par la tradition et l'expérience de tous les jours. Je m'occuperai plus spécialement des Eaux-Bonnes, qui me paraissent s'adapter mieux que toutes les autres sources sulfureuses au traitement de la phthisie : je vous dirai quelles sont les conditions de cette supériorité que l'opinion leur accorde depuis longtemps, et qui me semble fondée sur des titres réels.

Parlons d'abord de leur composition chimique : sans doute la chimie ne nous fournit que des renseignements bien insuffisants pour apprécier l'action des eaux, cependant nous ne devons pas les négliger. D'après les recherches de M. Filhol, les Eaux-Bonnes ont une constitution à part et diffèrent de toutes les autres sources pyrénéennes. Un litre d'eau renferme un peu plus de 2 centigrammes de sulfure, mais celui-ci, au lieu d'être exclusivement à base de sodium comme dans toutes les autres eaux des Pyrénées, est encore à base de calcium ; le chlorure de sodium s'y trouve en proportions très-notables (2 centigrammes et demi pour un litre environ) avec des traces de fer et d'iode. Voilà ce que l'analyse nous donne jusqu'à présent ; mais la chimie, vous le savez, ne trouve guère que ce qu'elle prévoit d'avance pouvoir trouver. Voyez ce qui s'est passé pour l'arsenic et l'iode : dans combien de corps ne les a-t-on pas rencontrés depuis qu'on a eu l'idée de les rechercher ! Savons-nous si des substances plus actives, encore inconnues jusqu'ici, n'existent pas dans les eaux minérales et n'en modifient pas les propriétés ? Aussi, tout en tenant compte des données fournies par l'analyse, faut-il considérer ces eaux comme des unités complexes au point de vue thérapeutique, et en étudier les effets sur l'homme sain ou malade.

Les Eaux-Bonnes produisent une excitation générale du système nerveux, elles stimulent l'activité nutritive en général, augmentent l'appétit, accélèrent la digestion et sollicitent les fonctions sécrétoires. Après quatre ou cinq jours de leur emploi, comme l'a remarqué M. Andrieu, il est commun d'entendre les malades accuser des symptômes d'excitation qui tendent à se localiser dans les organes respiratoires : ils éprouvent un peu d'insomnie ou d'agitation nocturne, ils sentent vers la gorge et vers le larynx de la chaleur, de l'irritation ; souvent en même temps la toux et l'expectoration augmentent. M. Cl. Bernard nous a donné l'explication de ces phénomènes, en nous montrant que la muqueuse respiratoire élimine le soufre introduit dans les voies d'absorption. Si cette stimulation générale ou locale dépasse certaines limites d'intensité et de durée, on la modère en diminuant ou même en suspendant, s'il est nécessaire, pendant un jour ou deux la dose des Eaux-Bonnes, en faisant prendre, suivant le cas, de l'eau de laurier-cerise qu'on peut combiner avec des narcotiques doux.

L'expectoration, en même temps qu'elle augmente, change souvent de nature ; elle devient moins opaque, *plus aiguë*, avant de diminuer ou même de disparaître.

Ces phénomènes d'excitation ne sont pas constants et ne sont pas une condition indispensable de l'action curative des eaux, qui peut s'effectuer d'une manière lente et presque insensible.

Bordeu, le premier, a employé les Eaux-Bonnes dans la phthisie. Après avoir constaté leur efficacité dans les plaies extérieures, il pensa qu'elles pourraient aider à la cicatrisation des ulcères internes ; suivant lui, elles agissent par ce procédé qu'on a appelé depuis irritation substitutive ; elles changent, dit-il, en une affection aiguë, c'est-à-dire susceptible d'une solution favorable, une maladie chronique, et dans laquelle, par conséquent, l'effort médicateur de la nature est inférieur au mal qu'il doit vaincre. Cette théorie semble acceptable en ce qui concerne le catarrhe et l'engorgement du tissu pulmonaire autour du tubercule. Bien qu'en général consécutifs, ces accidents, avons-nous dit, deviennent un élément important de la maladie et favorisent les progrès du processus morbide ; ils peuvent être modifiés par la médication sulfuro-thermale, qui en même temps relève l'activité organique, stimule le travail nutritif, et peut être ramenée ainsi dans ses effets essentiels aux deux conditions que nous avons indiquées comme bases du traitement.

D'après ce que nous venons de dire, vous comprendrez, messieurs, que c'est surtout dans la forme chronique, dans la forme scrofuleuse, dans la période apyrétique, que les Eaux-Bonnes se montrent efficaces. Une réaction fébrile intense, des sueurs profuses, une tendance hémoptoïque prononcée, constituent autant de contre-indications ; une grande excitabilité nerveuse est une circonstance défavorable. Ces règles cependant, il faut le dire, souffrent des exceptions. J'ai vu des sujets très-excitables, mais en même temps débilités ou lymphatiques, qui prenaient des Eaux-Bonnes avec succès ; et quant aux hémoptysies, on a adressé à ces eaux des reproches bien exagérés. Sans doute elles peuvent favoriser une congestion hémorrhagique du poumon chez des sujets prédisposés, mais en les donnant avec prudence, en faisant prendre aux malades des bains de pieds quotidiens avec l'eau minérale dont les propriétés stimulantes augmentent l'action dérivative, on peut éviter cet accident. Je n'ai pas besoin de vous dire ce que vous savez tous, c'est que par cela même qu'un médicament est actif, il peut devenir dangereux s'il est mal administré ; mais je puis vous affirmer que pendant les trois années que j'ai passées aux Eaux-Bonnes, je n'ai jamais vu d'hémoptysie qu'on puisse leur imputer. Sans doute, sur 1000 ou 1200 tuberculeux qui chaque année fréquentent cette station thermale, il en est qui crachent le sang, mais chez beaucoup, l'hémoptysie arrive avant l'usage des eaux, et peut la plupart du temps être imputée aux fatigues du voyage, et peut-être aussi à la diminution de la pression atmosphérique. J'ai observé deux ou trois fois des hémoptysies pour ainsi dire épidémiques, c'était chaque fois après de violents orages et de brusques variations barométriques. J'ai souvent administré les eaux à des malades à peine guéris d'hémoptysies qui s'étaient déclarées pendant leur voyage ou immédiatement après leur arrivée, et elles ne se sont pas renouvelées ; mais dans ce cas, je le répète, il faut procéder avec la plus grande circonspection, et si l'hémorrhagie était abondante ou opiniâtre, il serait prudent de s'abstenir. De toutes façons, il convient de commencer par de petites doses, des quarts de verre ou des demi-verres au plus, quelquefois deux cuillerées seulement répétées deux ou trois fois par jour, en laissant une heure d'intervalle environ entre la dernière dose et le repas suivant.

Bordeu faisait boire l'eau minérale pendant les repas, mais je crois préférable la méthode que je vous indique, et qui a été instituée par ses successeurs. Cependant j'ai encore rencontré des malades qui suivaient les anciens errements. En général on coupe les Eaux-Bonnes avec du lait et une infusion mucilagineuse assez chaude, quand on les boit loin de la source, pour les ramener à la température originelle. On édulcore ce mélange avec du sirop de gomme ou de capillaire, qu'on peut remplacer par du sirop de coings, s'il survient un peu de diarrhée, accident que l'usage des Eaux-Bonnes et son mélange avec du lait provoquent chez certains sujets. Chez les personnes disposées aux palpitations, on y ajoute un peu de sirop de digitale ; dans certains cas, le sirop diacode sera indiqué pour calmer l'irritation intestinale ou bronchique. On étendra plus ou moins l'eau minérale suivant les dispositions individuelles. A la source même, certains malades la préfèrent pure ou édulcorée avec du sirop simple.

Il n'est pas rare de trouver des gens qui supportent moins bien l'eau transportée que l'eau prise à la source. La chimie peut nous rendre compte de cet effet. L'eau subit des transformations qui peuvent la rendre plus excitante ; le sulfure se décompose en partie par l'action de l'air contenu dans l'eau, il se forme de l'hydrogène sulfureux bien reconnaissable à son odeur caractéristique ; si la bouteille reste en vidange, le sulfure s'oxyde, se transforme en hyposulfite, peut-être en sulfate, et au bout de quelques heures on peut n'avoir qu'un liquide à peu près inerte. Aussi, habituellement, je conseille de ne prendre que des quarts de bouteille et de boire deux quarts ou deux demi-verres, le matin, à une heure de distance, ou si l'on espace davantage les deux doses, d'entamer chaque fois une nouvelle bouteille.

Il est rare à la source qu'on dépasse la dose de deux ou trois verres dans les vingt-quatre heures chez les tuberculeux. La durée de la saison hydrothermale est de vingt à vingt-cinq jours, elle est subordonnée d'ailleurs à la manière dont cette médication est tolérée. Aux Eaux-Bonnes, si le malade la supporte bien, très-souvent après quelques jours de repos pendant lesquels il boit du lait d'ânesse, on lui fait faire une seconde saison, en général beaucoup plus courte que la première.

Si dans quelques cas l'amélioration se manifeste pendant l'usage des eaux, il est plus commun qu'elle ne survienne qu'après la saison thermale ; le malade éprouve de nouveau, ou pour la première fois, s'il ne les avait pas encore éprouvés, des phénomènes d'excitation qui indiquent la saturation.

On cesse le traitement, on prescrit alors l'usage du lait d'ânesse ou de jument pendant deux ou trois semaines, et ce n'est quelquefois qu'après un, deux ou même trois mois que le travail modificateur est accompli, et que le malade recueille tout le bénéfice de la médication thermale.

Chez des sujets lymphatiques, sans réaction, qu'il fallait stimuler énergiquement, et qui ne présentaient pas de lésions profondes, j'ai fait quelquefois prendre des bains minéraux en commençant par des demibains, en ayant soin que la moitié supérieure du corps fût protégée par un double vêtement de flanelle. Je faisais élever graduellement le niveau de l'eau si le malade s'en trouvait bien et n'éprouvait pas de dyspnée. En général, après chaque bain entier, je conseillais un pédiluve d'eau minérale.

Je vous ai dit, messieurs, que je préférais dans les affections de poitrine les Eaux-Bonnes aux autres eaux sulfureuses ; vous verrez cependant des médecins conseiller indifféremment Cauterets ou les Eaux-Bonnes. Je ne crois pas pourtant que Cauterets puisse soutenir la comparaison ; outre sa minéralisation inférieure, la source de la Raillière est à 2 kilomètres de Cauterets, tandis qu'aux Eaux-Bonnes, les maisons sont groupées autour de l'établissement thermal, ce qui permet, sans fatiguer le malade, de fractionner les doses autant qu'on le juge convenable. En outre, tandis que la vallée des Eaux-Bonnes est abritée de tous côtés par une ceinture de montagnes, et que l'air y est habituellement très-calme, celle de Cauterets plus élevée de 200 mètres est un corridor ouvert à la violence des vents; je ne veux pas dire par là que jamais on n'ait vu de tuberculeux guérir aux eaux de Cauterets, j'ai entendu quelques malades se louer de leurs effets; mais ce que je soutiens, c'est que les Eaux-Bonnes doivent être préférées dans l'immense majorité des cas.

On envoie aussi quelquefois des phthisiques à Bagnères-de-Luchon ; si, par ses conditions climatériques, cette station est infiniment supérieure à Cauterets, préférable peut-être à beaucoup d'autres stations pyrénéennes, les eaux me paraissent beaucoup trop excitantes pour des tuberculeux. J'ai connu plusieurs malades qui s'en sont très-mal trouvés, et pour en repousser l'usage, au moins d'une manière générale, dans le traitement de la phthisie, j'invoquerai le témoignage de M. Fontan, si bon juge en pareille matière, et dont les beaux travaux sur les eaux de Bagnères-de-Luchon ont si puissamment contribué à la vogue dont jouit actuellement cette station thermale; cet habile médecin les croyait dangereuses pour les tuberculeux.

Je ne vous parlerai pas des autres sources sulfureuses qu'on a préconisées dans le traitement de la phthisie, l'expérience qu'on en a faite n'est pas suffisante pour leur assigner un rang, et déterminer ce qu'on peut en attendre.

Les eaux d'Ems m'ont semblé surtout convenir aux sujets nerveux, excitables, pour lesquels les Eaux-Bonnes seraient trop excitantes, chez lesquels l'élément dyspeptique domine, ou qui sont disposés à la diarrhée.

Les eaux du Mont-Dore, si efficaces dans certaines bronchites, dans certaines laryngites, dans des affections asthmatiques qui semblent liées à la diathèse arthritique, me paraissent d'une utilité beaucoup plus restreinte dans la phthisie.

J'insisterai davantage sur une eau minérale que j'ai expérimentée avec succès dans certaines formes de phthisie; je veux parler de l'eau arsenicale de la Bourboule (1). Nous savions déjà que l'arsenic est doué

(1) Les trois pages qui suivent sont extraites d'un Mémoire publié dans le *Bulletin de thérapeutique*, t. LXXII, p. 145.

d'une puissance remarquable pour relever le travail nutritif, pour activer les fonctions d'hématose ; il semble de plus avoir une propriété spéciale pour la curation du rhumatisme chronique, et l'expérience a depuis longtemps consacré son efficacité dans l'asthme, la bronchite, la laryngite et même dans la tuberculose où se dessine un élément arthritique.

Depuis longtemps on envoyait aux eaux du Mont-Dore les malades atteints de ces différentes affections, quand la chimie est venue révéler la présence de l'arsenic dans les eaux du Mont-Dore.

Nous verrons qu'il y a près du Mont-Dore une eau dont la minéralisation est bien plus riche, mais dont la puissance thérapeutique n'a point encore été l'objet d'une étude scientifique sérieuse. Jusqu'à ce que la science ait éclairé les actes intimes qui se produisent sous l'influence d'un médicament, il faut nous contenter de la donnée empirique, l'accepter cependant sous bénéfice d'inventaire, et la contrôler par l'expérimentation.

Je la poursuis, cette expérimentation, depuis plusieurs mois et avec l'attention qu'elle mérite. J'avais, bien auparavant, étudié l'action thérapeutique de l'arséniate de soude et de la solution de Fowler, quand l'eau minérale de la Bourboule a été mise à ma disposition.

Cette eau, qui jaillit du sol à une très-petite distance du Mont-Dore, dans une vallée inférieure et mieux exposée au soleil, est bien plus riche en arséniate de soude. D'après Thénard, elle renfermerait, par litre, 20 milligrammes de ce sel. Des analyses plus récentes ne lui en attribuent que 14 milligrammes 1/2. Mais elle contient, en outre, 3 grammes 1/2 de chlorure de sodium, et un autre sel qui est aussi un puissant modificateur de la nutrition, le bicarbonate de soude, dans la proportion de 2 grammes 1/4. Ainsi :

0^{gr},014 ou 0^{gr},020   d'arséniate de soude.
3 ,34   de chlorure de sodium.
2 ,27   de bicarbonate de soude.
Avec 0 ,38   d'acide carbonique.

Voilà une composition chimique exceptionnelle, unique même en Europe, si je ne me trompe.

Au nombre des effets immédiats que produit l'usage de cette eau prise en boisson, j'ai constaté souvent une augmentation de l'appétit. Quelquefois cette augmentation ne s'est manifestée qu'après de légers accidents dyspeptiques, des coliques suivies de selles muqueuses.

A part ces légers troubles, qu'il est toujours facile d'éviter ou de faire disparaître, les effets que nous avons obtenus ont été souvent favorables. Ils se manifestent par un accroissement de l'embonpoint, la coloration plus vive du teint, une certaine vivacité dans les mouvements, le développement des forces. Je commence ordinairement par en prescrire, chaque jour, deux demi-verres qui doivent être pris immédiatement avant les repas, édulcorés ordinairement avec du sirop d'écorce d'oranges amères, ou dans l'intervalle des repas, tiédis par l'addition d'une petite quantité de lait bouillant. Quelques malades la supportent mieux quand ils la boivent en mangeant mêlée à du vin. J'augmente graduellement, sans dépasser ordinairement la dose de deux verres dans les vingt-quatre heures. Si quelque accident gastrique ou intestinal se développe sous l'influence de cette médication, j'ajoute à chaque dose une ou deux gouttes de teinture thébaïque. La durée du traitement a été de vingt à trente-cinq jours. J'ai engagé les malades à répéter cette cure une ou deux fois dans l'année, suivant les effets obtenus.

Les faits se graveront mieux dans l'esprit que les assertions dogmatiques, aussi je veux appuyer celles-ci de quelques observations.

Au commencement de cette année, j'étais appelé auprès d'une femme éminemment nerveuse, d'une constitution chétive, appartenant à une famille de tuberculeux et qui déjà offrait elle-même tous les caractères de la phthisie commençante : amaigrissement, toux, sueurs nocturnes, etc. Je l'envoyai aux Eaux-Bonnes; mais elle y prit l'eau minérale à trop haute dose, malgré mes recommandations, et elle revint dans un état de surexcitation excessive. Je lui prescrivis l'usage des calmants et je lui conseillai d'aller passer l'hiver dans le Midi. A son retour, elle toussait encore et le nervosisme était développé chez elle au plus haut point. C'est dans ces conditions que je la soumis à l'usage de l'eau de la Bourboule. Au bout de trois semaines, la toux était apaisée, l'embonpoint revenait, et elle avait subi en même temps une vraie transformation morale ; le calme et la sérénité avaient remplacé l'irritabilité et la mélancolie qui la tourmentaient auparavant.

Il y a cinq ou six jours, j'ai revu un jeune homme dont l'état m'avait autrefois beaucoup alarmé. C'est le fils d'un pharmacien qui est mort tuberculeux. Quand je le vis pour la première fois, avec deux honorables confrères, il avait de la fièvre, et je lui trouvai des craquements au sommet droit. Nous cherchâmes d'abord à apaiser les phénomènes aigus; et puis nous l'engageâmes à user de l'eau de la Bourboule. Il en a bu plus longtemps que nous ne l'avions prescrit, pendant quatre mois;

et je le retrouve maintenant, mangeant bien, ne toussant plus, avec une mine excellente et en apparence tout à fait guéri. Je l'ai engagé à suspendre la médication, pour la reprendre cet hiver, pendant huit jours chaque mois.

Une domestique, qui avait au sommet droit des signes non équivoques de tuberculisation pulmonaire, m'est encore revenue la semaine dernière ne souffrant plus et se croyant guérie, après avoir fait usage de l'eau de la Bourboule, que je lui avais prescrite quelque temps auparavant.

Après ces trois cas, je ne veux vous en citer qu'un autre, qui n'est pas le moins frappant.

C'est celui d'un malade à la fois diabétique, goutteux et tuberculeux, qui avait de la fièvre, des râles et des craquements humides étendus aux deux sommets. J'ai tenté, chez lui, l'eau de la Bourboule, en désespoir de cause et en quelque sorte pour essayer quelque chose. Eh bien, la tuberculisation a été enrayée dans sa marche, la toux et l'expectoration ont diminué, l'appétit est revenu. Mais, en même temps, cet homme a été repris d'un accès de goutte continu qui ne l'a plus quitté. A l'Hôtel-Dieu, malgré l'influence défavorable du séjour nosocomial, j'ai obtenu chez plusieurs malades des résultats très-satisfaisants. Cependant, je n'ai pas toujours été aussi heureux. Il m'est arrivé de n'obtenir aucune amélioration et même d'être obligé de suspendre le traitement commencé. Pas plus que les autres médications opposées à la phthisie, l'eau de la Bourboule ne peut espérer des succès constants. Je serais bien heureux si l'expérience confirmait les conclusions auxquelles semblent conduire ces premiers essais, et si j'avais mis une arme de plus entre vos mains, contre une maladie qui, le plus souvent, se joue de nos efforts.

Sans doute, l'eau de la Bourboule ne va pas détrôner les autres eaux minérales qui sont déjà en possession d'une juste notoriété. Elle ne fera pas tort à l'eau du Mont-Dore, sa voisine et sa parente en minéralisation. Mais elle sera une note nouvelle dans la gamme thermale à laquelle appartiennent le Mont-Dore, Ems et Royat. Ces différentes eaux peuvent répondre à certaines nuances de constitution et d'état morbide, auxquelles le tact du médecin doit savoir les adapter.

Depuis que ces pages ont été écrites, six années d'observation ont confirmé les espérances que faisaient concevoir ces premiers essais, l'appel que j'adressais alors à mes confrères a été entendu. L'eau de la Bourboule a pris dans la thérapeutique la place qu'elle méritait, les malades se pressent chaque année plus nombreux autour de ses sources, et j'espère que cette affluence engagera les habitants à modifier la mauvaise installation, l'absence de confort et même de soins hygiéniques dont se plaignent tous ceux qui se rendent à la Bourboule.

J'ai vu bien des fois sous l'influence de cette médication la marche de la tuberculose enrayée ou ralentie, les adénopathies bronchiques se résoudre. Je crois que chez les sujets très-nerveux, très-excitables, chez lesquels un élément arthritique donne sa note au milieu de l'évolution tuberculeuse, l'eau de la Bourboule est préférable aux eaux sulfureuses.

En général, quand cette évolution est accompagnée de phénomènes réactionnels très-accentués, d'une fièvre opiniâtre et continue qui a les caractères de l'hectique bien décidés, je pense qu'on doit interdire aux malades les voyages aux sources minérales. J'en ai vus cependant dans ces conditions qui ont supporté les eaux de la Bourboule et qui n'eussent certainement pas pris impunément les eaux sulfureuses.

Ces eaux conviennent encore dans les cas si communs où à la maladie pulmonaire s'ajoute une complication anémique, à laquelle il serait imprudent d'opposer les ferrugineux, ou lorsque les premières menaces de la phymatose éclatent au milieu des orages d'une première menstruation difficile et irrégulière. L'eau de la Bourboule, comme la médication arsenicale, est alors un des meilleurs stimulants de l'hématopoïèse.

Je les craindrais beaucoup moins que les eaux sulfureuses chez les malades qui ont des hémoptysies fréquentes et abondantes ; je n'oserais pas cependant affirmer qu'elles ne puissent pas, comme tous les stimulants, favoriser quelquefois le retour de ces accidents.

La fixité de leurs principes minéralisateurs les rend admirablement propres à l'exportation. Aussi, chez un grand nombre de phymateux, je les fais alterner pendant l'hiver avec l'huile de foie de morue, administrant celle-ci pendant vingt jours et réservant les dix autres à l'eau de la Bourboule.

Quoiqu'en général je ne la donne et que je crois sage de ne donner un médicament aussi actif qu'à doses interrompues, j'ai vu des malades qui en avaient pris pendant trois ou quatre mois de suite avec avantage.

D'autres, au bout de peu de temps, éprouvent des phénomènes dyspeptiques qui engagent à les suspendre. M. le docteur Choussy, auquel je dois d'avoir pu faire sur cette eau les expériences dont j'ai indiqué plus haut les résultats, et qui lui-même en a fait l'objet d'un travail très-intéressant, croit que dans certains cas elle peut provoquer des accidents d'hépatite. Ce fait, qui est en rapport avec les observations de Garrod sur les inconvénients de la médication arsenicale, doit fortifier le précepte de ne pas en faire un usage trop prolongé et surtout trop continu.

M. le docteur Pidoux a avancé que leur action pouvait être plus immédiate, mais qu'elle était moins durable que celle des eaux sulfureuses. Je suis obligé de répondre à mon excellent et savant confrère que mes observations personnelles donnent un démenti formel à cette opinion. M. Pidoux aura vu sans doute, et j'en ai vu aussi, des malades qui, après avoir tenté sans succès la médication arsenicale, se sont bien trouvés des Eaux-Bonnes ; mais j'en ai vu d'autres aussi, qui n'ayant retiré de celles-ci aucun avantage, ont été heureusement modifiés par l'eau de la Bourboule. Ceux-là, bien entendu, ne sont pas retournés à Eaux-Bonnes ; c'est ainsi qu'en exerçant dans une localité thermale, on voit surtout le beau côté de la médaille dont le revers ne se montre guères qu'aux médecins étrangers à ces stations.

Certes, en mettant en lumière les propriétés de l'eau de la Bourboule, mon intention n'est pas de les exalter aux dépens des Eaux-Bonnes, dont personne n'admire plus que moi la puissante efficacité, dont personne, je crois, ne prescrit plus que moi l'usage. Peut-être sont-elles plus résolutives dans certains cas, plus propres à faire disparaître les congestions chroniques et surtout plus puissantes contre l'élément catarrhal ; elles incitent plus énergiquement le système nerveux.

Toutes deux peuvent répondre à des indications différentes, tout en se rapprochant par certains effets. Elles se suppléent et se complètent admirablement dans le traitement de la tuberculose. Très-souvent je fais prendre, pendant l'hiver, les eaux de la Bourboule qui se transportent mieux, aux malades que j'envoie pendant l'été aux sources pyrénéennes.

Dans le traitement de la tuberculose, j'ai dit quelle part je faisais à Ems, part importante, quoique restreinte. Celle du Mont-Dore et surtout de Royat me paraît plus limitée encore, quoi qu'on en ait dit. Je ne crois pas que ces dernières puissent remplacer Ems dans l'affection qui nous occupe ici. Nos admirables sources de Royat ont des applications assez nombreuses et assez étendues pour qu'on ne les compromette pas en leur demandant ce qu'elles ne peuvent donner.

Après les cures thermales, il faut interdire aux malades les fatigues, les excursions qui les tentent trop souvent. Ils doivent digérer leurs eaux dans le calme et le repos. Les strumeux se trouveront souvent bien d'aller sur le bord de la mer, dans un milieu tempéré et boisé comme Arcachon, l'île de White. Les nerveux, les dyspeptiques chercheront l'air des montagnes : Glyon, Montreux, Scelisberg ou Bagnères-de-Bigorre leur offriront des conditions favorables.

Des cures de petit-lait ou de raisin seront dans certains cas un utile complément de la cure hydro-thermale. On en trouve de très-bien établies sur les bords du lac de Genève et à Méran dans le Tyrol. Bagnères-de-Bigorre se prêterait merveilleusement à cette installation que je réclame depuis plusieurs années.

Les eaux minérales constituent malheureusement une médication trop coûteuse pour être à la portée de beaucoup de malades ; et, en terminant ce sujet, qu'il me soit permis de regretter que, dans toutes les stations thermales, il n'y ait pas un hôpital pour les pauvres. Aux Eaux-Bonnes, il serait facile de consacrer à cette destination plusieurs sources qui sont inexploitées ; il est certain que la générosité des buveurs viendrait puissamment en aide à une pareille œuvre. Croirait-on qu'un propriétaire de ce pays avait voulu faire cette fondation à ses frais, et que l'administration locale y a mis des entraves (1) ?

L'huile de foie de morue est d'une application plus générale et plus facile que les eaux minérales. Introduit dans la thérapeutique de la phthisie depuis une vingtaine d'années, ce singulier médicament a rapidement conquis une vogue qu'il n'est pas permis d'attribuer à l'engouement ou au désir de paraître faire quelque chose dans une maladie souvent rebelle à tous nos efforts, mais qui repose sur des résultats sérieux. Vous connaissez la composition chimique de cette substance : un peu de soufre, d'iode, de phosphore, combinés à de la matière grasse. On a beaucoup discuté sur l'importance relative de ces divers éléments, contentons-nous de prendre le résultat ; l'huile de foie de morue, lorsqu'elle est bien supportée, rend plus actif le travail nutritif ; sous l'influence peut-être des substances qu'elle renferme, la matière grasse est assimilée et les malades engraissent. J'en ai vu gagner quinze ou vingt livres dans l'espace de quelques mois. En même temps que la nutrition s'améliore, les troubles thoraciques le plus souvent diminuent, quoique cependant j'aie rencontré quelques cas exceptionnels, où, malgré le retour de l'embonpoint, le travail morbide poursuivait sa marche et étendait ses envahissements.

Chez les adultes, on prescrit l'huile de morue à la dose de deux à quatre cuillerées au commencement des repas ; de cette manière elle

____

(1) Ceci a été écrit en 1859 ; depuis lors, dans plusieurs de ces stations thermales on a créé des établissements pour les pauvres.

est mieux supportée et produit moins de ces renvois désagréables qui tourmentent tant les malades quand elle n'est pas mêlée aux aliments. Quelquefois, pour en masquer le goût, on peut y ajouter un sirop amer d'écorces d'oranges, de gentiane ou de quinquina; d'autres fois je conseille au malade de conserver dans la bouche une gorgée de vin ou même de verser une cuillerée de vin à la surface de l'huile. J'ai vu des personnes qui ne la supportaient que de cette manière; une gorgée d'eau très-froide agitée sur toute la surface buccale et pharyngée avant l'ingestion de l'huile, ou une petite cuillerée de curaçao ou d'anisette, en enlève souvent toute la saveur.

On a fabriqué des cuillers qui portent l'huile de morue jusqu'au pharynx et soustraient à son contact l'organe du goût.

M. le docteur Taras de Pau fait envelopper cette huile dans de larges morceaux de pain azyme; on en dissimule ainsi parfaitement la saveur, et l'on peut en faire avaler en une dose une demi-cuillerée. Ce procédé me paraît préférable aux capsules gélatineuses qui n'en contiennent qu'une très-petite quantité. On a aussi donné à l'huile de morue une consistance de gelée en y ajoutant une petite quantité de spermaceti qu'on aromatise avec de l'essence d'oranges ou de menthe. On peut ainsi la faire quelquefois accepter des malades qui ont pour l'huile une répugnance invincible.

De toutes les variétés de l'huile, la meilleure est la blonde, préparée avec des foies frais; l'huile brune, noire, a un goût nauséeux, intolérable : quant à ces huiles blanches, clarifiées, leur saveur fade me paraît plus désagréable que celle de l'huile fraîche, et d'ailleurs, malgré les prospectus pompeux, il est certain qu'elles perdent une partie de leurs principes, et des analyses faites par un chimiste habile m'ont démontré qu'elles contenaient moins d'iode que l'huile fraîche dans une proportion notable. Je passerai sous silence ces produits artificiels qu'on a voulu substituer à l'huile de morue, je m'en défie; outre que l'imitation est toujours imparfaite, les combinaisons accomplies sous l'influence de la vie sont en général plus intimes et plus assimilables par nos organes que celles qui sortent de nos laboratoires.

Deux conditions sont indispensables au succès de l'huile de morue, c'est qu'elle soit bien digérée, et qu'elle n'altère point l'appétit. Il est assez rare que ce médicament détermine de la diarrhée, mais il est commun qu'après quelque temps l'estomac se révolte contre lui, et le dégoût qu'il cause produit de l'inappétence; dans ce cas, il faut en suspendre l'emploi, il faudrait même y renoncer si cette intolérance devenaît insurmontable. En général, je ne laisse pas les malades arriver à cette période de saturation, et toutes les cinq ou six semaines je fais interrompre l'usage de l'huile et je la fais remplacer pendant quinze à vingt jours par du suc de cresson. Durant les chaleurs de l'été, l'huile devient inacceptable pour beaucoup d'estomacs qui s'en accommodent parfaitement pendant l'hiver. On peut en suspendre l'emploi dans cette saison, pendant laquelle d'ailleurs les malades prendront avec avantage du lait d'ânesse, du lait de chèvre, du petit-lait, du lait chloruré ou du jus de cresson.

On a proposé de substituer à l'huile de foie de morue du lait rendu médicamenteux par l'addition de certaines substances, sel marin, iodure, bromure de potassium, etc., aux aliments des animaux qui le fournissent; mais disons-le tout de suite, une plus longue expérience est nécessaire pour consacrer l'efficacité d'un moyen sur lequel tous les médecins sont loin d'être d'accord. Pour mon compte, je crois pouvoir dire que cette médication est rationnelle, et qu'on administre ainsi les agents médicamenteux dans ces conditions de combinaison intime avec une substance organique qui paraît être une circonstance favorable à leur assimilation.

Enfin je vous parlerai encore des succès que M. Amédée Latour a obtenus de l'emploi du sel marin dans le traitement de la phthisie. Cet auteur a rapporté en faveur de cette méthode des faits intéressants qu'il aurait, dit-il, pu multiplier encore. Le traitement est des plus simples : il consiste à faire prendre au malade de 2 à 10 grammes de chlorure de sodium mêlés à du lait, à du bouillon ou même aux aliments solides. Je n'ai guère prescrit aucune de ces médications qu'aux malades qui ne pouvaient pas supporter l'huile de morue, et ne les ayant jamais employées seules, je ne possède pas de données suffisantes pour émettre sur leur valeur une opinion personnelle.

Le suc de cresson, qui jouit depuis longtemps d'une réputation populaire, est, comme l'huile de morue, un modificateur de la nutrition ; comme elle il renferme du soufre et de l'iode. Il me paraît surtout convenir chez les individus lymphatiques et herpétiques. Pour préparer ce médicament, le mieux est de faire piler dans un mortier de marbre une botte de cresson nettoyée et lavée, et de passer le suc ainsi obtenu à travers un linge fin. Dans les pharmacies, on le filtre à travers du papier ; cette opération exige un temps très-long pendant lequel le jus s'altère quelquefois.

On en fait prendre tous les matins à jeun de 120 à 150 grammes, et aussitôt après je prescris en général, pour le mieux faire digérer, une cuillerée de sirop de quinquina ou d'écorce d'oranges amères. M. Gendrin donne du vin antiscorbutique dans la même intention.

Si les malades ne peuvent le supporter, je leur fais manger du cresson avec leur viande, quelquefois haché menu et assaisonné d'huile d'olives, à laquelle on ajoute quelques gouttes de suc de citron. D'autres fois enfin, pour varier, on peut faire cuire le cresson comme des épinards, mais il vaudra mieux ne pas l'altérer par la cuisson, quand les malades pourront le supporter d'une autre manière.

Dans ces derniers temps, il s'est fait beaucoup de bruit autour d'un médicament qui n'a pas donné les résultats qu'en espérait et qu'annonçait son inventeur ; c'est l'hypophosphite de soude ou de chaux. Plusieurs médecins l'ont expérimenté sur une grande échelle et affirment n'en avoir obtenu aucun résultat ; d'autres croient avoir vu sous son influence les fonctions digestives devenir plus actives, quelques modifications avantageuses apparaître dans l'état des malades. Il ressort de cette divergence d'opinions que ce n'est pas un médicament doué d'une très-grande puissance, et qu'il convient de le soumettre à de nouvelles expérimentations. Dans une maladie d'aussi longue durée et dans laquelle l'organisme finit par se blaser sur l'action des modificateurs auxquels on le soumet, nous sommes heureux cependant d'avoir à notre disposition des succédanés même imparfaits qui remplissent les intervalles pendant lesquels on est obligé de suspendre les médications plus actives. D'ailleurs, puisqu'un des modes de guérison du tubercule est sa transformation en un agrégat minéral dans lequel domine le phosphate de soude et de chaux, il n'est pas absurde de chercher à fournir à l'organisme les éléments de cette transformation.

Pour vous montrer avec quelle réserve il faut conclure quand il s'agit d'apprécier l'action d'un moyen thérapeutique, permettez-moi de vous citer un fait qui s'est passé récemment sous mes yeux. Un jeune homme avait été pris, il y a dix-huit mois, de toux, d'hémoptysie, et l'on avait trouvé au sommet d'un des poumons quelques signes très-limités de tuberculisation qui n'avaient pas, du reste, été appréciés de la même manière par tous les médecins qu'il avait consultés. Au bout de quelques mois, il prend l'hypophosphite, mais en même temps il réforme son régime, il renonce au tabac dont il abusait, les accidents se calment, et depuis un an il peut être considéré comme guéri. Sa femme tombe malade à son tour, mais chez elle la maladie présente une telle gravité, que plusieurs médecins éminents la déclarent menacée d'une mort prochaîne. Je voulus tenter l'hypophosphite, tout en lui donnant de l'huile de morue et la soumettant à l'application d'un cautère. Je réclamai le concours de l'inventeur qui vint, et prescrivit une petite dose d'hypophosphite; mais quelques jours après, il m'écrivit une lettre dans laquelle il déclarait que, la malade étant perdue, l'hypophosphite ne pouvait lui être d'aucune utilité et qu'il voulait me laisser tout entière la responsabilité de l'événement fatal. Je n'ai pas besoin de vous dire que j'adressai à cette étrange épître la réponse qu'elle méritait; l'hypophosphite, que la malade prenait depuis six à sept jours, fut laissé de côté, et je m'en tins aux autres moyens. Cependant le cautère commençait à suppurer, et huit jours après qu'on avait cessé l'emploi de l'hypophosphite, un mieux sensible se déclara; quelques mois plus tard, la malade ne toussait plus; elle accoucha heureusement et se rétablit franchement après ses couches. Je l'ai vue pendant plusieurs mois encore avec toutes les apparences de la santé. Malheureusement, l'hiver suivant, dans un voyage qu'elle fit à Venise, elle contracta une pneumonie aux suites de laquelle elle succomba.

Eh bien, messieurs, que cette dame ait continué à prendre l'hypophosphite, nous aurions été tenté de lui faire les honneurs de cette amélioration qui coïncidait avec son administration. *Experimentum difficile, judicium periculosum.*

L'utilité de l'iode dans la scrofule a conduit à l'employer dans la tuberculisation pulmonaire, et, dans ces dernières années, on a beaucoup vanté les fumigations iodées, pour lesquelles on a imaginé des appareils spéciaux. Je les ai souvent prescrites, mais je n'ai pas constaté les résultats annoncés et je ne les emploie que très-rarement aujourd'hui; quand elles ne sont pas maniées avec la plus grande prudence, elles irritent les organes respiratoires, elles peuvent favoriser les hémoptysies; peut-être pourront-elles rendre quelques services dans la forme scrofuleuse, dans ces cas où, sans réaction vive autour des noyaux tuberculeux, il existe un état d'engorgement chronique du parenchyme pulmonaire. Si jamais vous croyez devoir les prescrire, le meilleur et le plus simple des appareils est celui que recommandait Chomel. On fait mettre 2 ou 3 grammes d'iode dans un petit vase, un verre à ventouse par exemple, qu'on bouche avec un morceau de parchemin percé de petits trous à l'aide d'une épingle; on fixe autour du col du vase un manchon de gros papier dont on replie l'extrémité supérieure dans l'intervalle des fumigations. Celles-ci se font en plaçant la bouche au-dessus de l'ouverture du manchon et respirant sans effort pendant deux ou trois minutes. On peut augmenter graduellement la durée jusqu'à huit ou dix minutes, si elles sont bien supportées, et les répéter deux ou trois fois par jour. De cette manière, la vapeur iodée arrive au poumon très-divisée, mêlée à une très-grande quantité d'air dont on pourra encore augmenter la proportion en éloignant la bouche de l'ouverture du manchon. Outre l'avantage de sa simplicité, ce procédé de Chomel me paraît infiniment préférable à toutes les pipes et autres engins plus ou moins ingénieux qu'on a imaginés pour cet effet (1).

L'iodure de potassium est plus souvent mis en usage, on l'a incorporé dans un corps gras, dans du beurre, par exemple; on l'a fait prendre en solution dans un sirop tonique. Pour ma part, je ne l'emploie guère que dans les cas où l'huile de foie de morue n'est plus supportée, je le donne alors en pilules mêlé à de l'extrait de quinquina au commencement des repas et toujours à petite dose (20 à 25 centigrammes dans les vingt-quatre heures), ou bien je le dissous dans un mélange de sirop de raifort, de sirop d'écorce d'oranges amères et de sirop de quinquina. Il ne faut pas perdre de vue l'action de l'iode; comme le soufre, c'est un excitant, il stimule la circulation capillaire, l'action nutritive, et par cela même peut les ramener au type normal quand elles sont déviées ou alanguies; aussi faut-il procéder avec mesure dans cette stimulation, il faut se donner de garde de dépasser le degré nécessaire, car, messieurs, et je vous le répéterai à satiété, pas de formule banale, l'art consiste à approprier les nuances des actions thérapeutiques aux nuances infiniment variables des indications.

J'ai vu l'iodure de potassium prescrit chez des tuberculeux à plus forte dose produire de la diarrhée et amener un état de saturation carac-

(1) Le docteur Cook a proposé dans la période de ramollissement, quand l'expectoration est très-abondante et puriforme, des inhalations d'acide phénique pur (acide carbolique). On verse 4 ou 5 gouttes de cet acide sur des petits fragments de pierre ponce contenus dans un flacon à deux tubulures. L'inhalateur anglais de Marson est très-commode pour cet objet. On place dans la cavité du bouchon un petit sac de gaze renfermant les fragments de pierre ponce, et en versant de l'eau bouillante dans le fond du récipient, l'air inhalé se charge de vapeur d'eau avant de s'imprégner d'acide phénique.

J'ai prescrit dernièrement ces inhalations à une jeune phthisique, elles étaient répétées trois fois par jour, cinq à dix minutes chaque fois, d'après le conseil du docteur Lagrave qui soignait avec moi cette malade. Je faisais ajouter à l'acide carbolique une égale quantité d'acide thymique, qui joint à ses propriétés antiseptiques une odeur très-agréable. La malade fait ces fumigations avec plaisir et paraît en éprouver quelque soulagement.

Elles seraient surtout indiquées dans les cas où l'expectoration devient fétide.

térisé par des phénomènes d'excitation générale, par une irritation gastro-intestinale et par une rougeur presque scarlatineuse et une sécheresse extrême de la gorge et de la langue.

L'arsenic, dont je vous ai déjà parlé à propos des eaux de la Bourboule, a été également essayé dans le traitement de la phthisie; vous savez qu'en petite quantité il semble favoriser l'action respiratoire. L'arsenic déjà préconisé par Dioscoride a été remis en honneur par M. le professeur Trousseau qui le prescrit en pilules et en fumigations; il fait fumer des cigarettes en papier non collé dont chacune renferme 5 centigrammes d'arséniate de soude. M. Trousseau n'en a pas obtenu d'effets curatifs, mais une amélioration passagère, tandis qu'il en a reconnu l'efficacité dans différentes formes de laryngites, de bronchites chroniques et d'asthme. Je serais plus disposé à prescrire les fumigations arsenicales dans les cas où cette dernière affection vient compliquer la phthisie ou dans les cas, qui ne sont pas très-rares, où l'élément catarrhal est hors de proportion avec l'incitation produite par la présence de tubercules et acquiert une prédominance marquée, principalement s'il s'agit d'une laryngite chronique, et si l'influence combinée de la diathèse herpétique a pu concourir à son développement. La manière la plus commode d'administrer l'arsenic est de le prescrire soit sous forme de granules renfermant chacun un milligramme d'arséniate, soit en solution. On peut employer la liqueur de Fowler ou une solution d'arséniate de soude au centième. On en donne de 4 à 16 gouttes par jour, 2 à 8 des granules. Ce médicament est mieux supporté quand on le prend immédiatement avant les repas. Il provoque quelquefois des phénomènes dyspeptiques qui forcent à l'interrompre.

Tels sont les principaux modificateurs internes qu'on a mis en usage dans le traitement de la phthisie. Il me reste à vous parler des moyens externes à l'aide desquels on a cherché à entraver le travail morbide.

Les révulsifs cutanés ont de tout temps été mis en usage, ils répondent à une indication fondamentale de la phthisie : prévenir ou combattre la fluxion pulmonaire qui précède ou accompagne la production hétéromorphe. S'il ne s'agit que d'une de ces congestions passagères et diffuses chez les tuberculeux, l'huile de croton en fera justice, quelquefois même l'application répétée de sinapismes suffira; vous préférerez le vésicatoire si le mouvement congestif est plus actif, plus profond, dans les bronchites aiguës, ou dans les recrudescences du catarrhe chronique qui accompagne les tubercules, surtout s'il y a en même temps une pleuralgie persistante, à plus forte raison dans la pneumonie tuberculeuse.

Si le travail congestif est circonscrit, et qu'il tende à la. chronicité, les cautères sont indiqués; vous les placerez dans le voisinage du point malade. S'il occupe le sommet du poumon, et que vous ayez affaire à des femmes, elles opposeront une très-grande résistance à l'emploi d'un moyen qui laisse sur la peau des cicatrices désagréables; si vous ne pouvez parvenir à vaincre leur répugnance, vous pourrez appliquer le cautère dans la région sous-axillaire, là au moins la cicatrice sera cachée par le bras. Suivant que vous voudrez produire une action révulsive plus vive ou plus soutenue, vous renouvellerez l'application du cautère ou vous l'entretiendrez une fois établi. Beaucoup de médecins le font appliquer sur le bras ou sur la cuisse, mais je crois qu'il y a grand avantage à le rapprocher du siége du mal : telle était aussi l'opinion de Chomel. Je n'ai prescrit des exutoires sur le membre que dans une seule condition, chez des sujets qui me paraissaient menacés de tuberculisation et pour lesquels chaque hiver ramenait une longue série de rhumes. J'ai quelquefois essayé de prévenir la fluxion sur la muqueuse respiratoire en établissant un foyer d'irritation extérieur, chez ceux surtout qui avaient présenté des manifestations herpétiques. J'ai eu l'occasion de vous citer des faits qui prouvent que cette pratique peut être utile, mais je crois qu'il ne faut y recourir qu'exceptionnellement, et que dans la grande majorité des cas l'hygiène, la gymnastique, l'hydrothérapie, les reconstituants, amèneront le même résultat d'une manière plus sûre et préférable sous tous les rapports.

Si, comme moyen préventif, je crois devoir restreindre beaucoup l'emploi des révulsifs, il n'en est plus de même lorsqu'il s'agit de combattre une fluxion interne; comme je vous le disais en commençant ces leçons, il n'est pas toujours possible de détruire, d'annihiler l'action morbide, mais on peut souvent la déplacer ou l'affaiblir en la divisant, en l'éparpillant pour ainsi dire sur plusieurs points à la fois.

Je vais passer maintenant très-rapidement en revue les différents troubles fonctionnels qui constituent l'expression symptomatique de la phthisie, et indiquer en quelques mots les différents moyens qu'il convient de leur opposer. Ce sujet comporterait assurément de longs et intéressants détails, mais, ne pouvant y consacrer que le peu de temps qui nous reste, je serai forcé de ne vous en présenter qu'un abrégé très-succinct. Disons d'abord quelques mots du traitement de la phthisie aiguë.

Je vous l'ai dit, messieurs, c'est une lutte presque sans espoir, et cependant j'ai vu plusieurs fois des malades guérir après m'avoir présenté les symptômes de cette affection. Je m'en rappelle un entre autres, qui m'inspirait des craintes d'autant plus vives que ses deux sœurs avaient déjà succombé à cette maladie. Sans doute, il est infiniment probable que mon diagnostic dans ce cas, posé d'ailleurs avec une grande réserve, n'avait pas rencontré la vérité ; c'est l'interprétation à laquelle je me suis arrêté. Quoi qu'il en soit, cela ne doit pas vous empêcher de lutter, la phthisie aiguë peut aboutir à la forme chronique. Pourquoi ne pourrait-elle pas s'arrêter après une première éruption granuleuse ?

La bronchite joue dans la phthisie aiguë un rôle considérable. Elle prend souvent le caractère capillaire et se complique d'emphysème. Les malades succombent alors à une asphyxie dans laquelle les lésions inflammatoires ont une plus grande part que les lésions tuberculeuses. Aussi, dans ce cas, l'ipécacuanha à dose vomitive et une révulsion énergique procurent quelquefois un soulagement considérable. A ces moyens j'ajoute le plus souvent le sulfate de quinine : c'est un puissant modificateur de cette asthénie nerveuse qui semble, dans le plus grand nombre des cas, la condition pathogénique des catarrhes suffocants et qui se manifeste à la fois par des congestions pulmonaires et par de la tympanite.

Dans ces catarrhes suffocants, comme dans les broncho-pneumonies de l'enfance et dans certaines formes de pneumonies catarrhales des vieillards, le sulfate de quinine est souvent un puissant moyen d'apaiser les troubles circulatoires, et de régulariser l'action nerveuse qui tient sous sa dépendance les actes nutritifs et est la condition de leur retour au type normal, quand ils en sont déviés.

Sous l'influence de ce traitement, j'ai vu quelquefois guérir des malades que je croyais atteints de phthisie aiguë et dont le diagnostic est resté douteux par le fait même de la guérison. Mais j'ai vu aussi quelquefois, chez des tuberculeux incontestables, des congestions aiguës des bronches et des poumons guéries par cette médication.

Quand la faiblesse du malade peut faire craindre l'action dépressive des vomitifs, dont l'engouement des bronches semble cependant rendre l'emploi nécessaire, on administre, immédiatement après et quelquefois même avant, des alcooliques à l'intérieur, en même temps qu'on cherche à réveiller l'action nerveuse par l'application de sinapismes sur la périphérie.

Je vous ai déjà parlé du régime dans cette forme redoutable de la phthisie. Au début, diète lactée, bouillons de poulet ou de grenouilles, décoction de lichen, boissons mucilagineuses ; plus tard vous permettrez du bouillon de bœuf ou même des potages, si les forces s'affaissent et si l'extrême intensité de l'état fébrile n'y met pas obstacle. Comme médicament, je prescris dans ce cas 1 à 4 grammes d'alcoolature d'aconit, auquel j'ajoute quelquefois du sirop diacode s'il y a de la diarrhée, préférant toutefois combattre celle-ci par le sous-nitrate de bismuth, l'eau de riz et les lavements amidonnés. Si la fièvre se montre sous une forme rémittente, je donne le sulfate de quinine ; j'oppose le quinquina seul ou additionné de musc aux manifestations adynamiques ou ataxo-adynamiques communes dans cette affection.

Telles sont, messieurs, les tristes ressources que j'avais à vous présenter et qui se groupent autour des indications suivantes : modérer l'état fébrile, combattre la congestion pulmonaire et les autres mouvements fluxionnaires qui surviennent pendant le cours de la maladie, soutenir et régulariser l'action vitale quand elle défaille ou se dévie; mettre le régime en rapport avec ces diverses conditions ; je crois que ce sont là les points essentiels vers lesquels doivent se diriger nos efforts.

Chloro-anémie. — Parmi les accidents constitutionnels qui précèdent ou accompagnent la phthisie, nous avons signalé l'anémie. Avec les reconstituants hygiéniques, le fer, vous le savez, a toujours été regardé comme un des plus puissants moyens de ramener à leur type normal les actes nutritifs; d'une autre part, plusieurs médecins, à la tête desquels je citerai M. le professeur Trousseau, ont signalé les dangers que les préparations martiales peuvent avoir chez les phthisiques. On a beaucoup exagéré sur ce point la pensée de cet éminent professeur; ces jours-ci même, j'ai recueilli de sa bouche son opinion sur ce sujet, et la mienne y est entièrement conforme. Chez les sujets fébricitants ou très-excitables, disposés à des mouvements congestifs vers la face ou vers la poitrine, à plus forte raison chez ceux qui ont eu des hémoptysies abondantes et répétées, il faut se défier du fer (1) ; mais chez les sujets scro-

____

(1) Quoique les ferrugineux me semblent en général contre-indiqués chez les hémoptoïques, l'usage interne du perchlorure de fer a été préconisé comme un hémostatique efficace dans l'hémoptysie. Il a pris rang dans la médecine usuelle à ce titre, et on lui a attribué un grand nombre de succès.

Dans un accident qui presque toujours s'arrête spontanément, il est très-difficile de

fuleux et chlorotiques, en dehors des conditions d'excitation que nous avons signalées plus haut, le fer pourra rendre de grands services, soit à titre de moyen prophylactique, puisque, nous l'avons dit, l'affaiblissement de l'action nutritive favorise la production du tubercule, soit comme élément de traitement dans la maladie confirmée et surtout dans la période cachectique, pour aider à la reconstruction de l'organisme et lui fournir les forces qui lui sont nécessaires dans la lutte qu'il soutient. Dans ces diverses circonstances, le fer doit être administré avec une grande prudence et en commençant par de petites doses pour en étudier les effets ; l'iodure de fer associé à une petite quantité de limaille de fer me paraît spécialement indiqué dans ce cas. Ainsi on peut employer la formule suivante :

Protoiodure de fer.......................	1 gramme.
Fer réduit............................	2 grammes.
Extrait de taraxacum ou de quinquina.......	2 grammes.

Faites 20 pilules. — En prendre de 2 à 6 par jour.

Le sirop de protoiodure de fer est encore une préparation facile à doser et d'un très-bon usage.

Je vous conseille de vous arrêter à des doses faibles, car il faut craindre de produire une excitation qui vous forcerait à suspendre un médicament dont il vaut mieux prolonger que forcer les effets. Je me rappelle, il y a plus de trente ans, avoir donné avec succès l'iodure de fer à une phthisique qui sortait de l'hôpital où elle avait été jugée incurable et qui présentait, outre une vaste caverne, un état chlorotique très-avancé. C'était une de ces jeunes filles qui consacrent à leurs plaisirs le faible salaire qu'elles tirent de leur travail et mangent quand elles peuvent. Je réformai son hygiène en même temps que je lui conseillai ce médicament récemment introduit dans la thérapeutique. Au bout d'un an, j'appris qu'elle s'était conformée à mes avis, et que sa santé s'était tellement améliorée qu'elle avait repris sa vie aventureuse à laquelle sa guérison n'aura certainement pas résisté.

---

déterminer la part qui revient aux agents médicateurs mis en usage. Cependant si je ne mets pas au compte du perchlorure tous les succès dont on lui fait honneur, je reconnais que dans beaucoup de cas il n'a pas été nuisible, et quelquefois l'hémostase a coïncidé avec son administration de manière à en encourager l'emploi.

Je n'y ai eu recours que chez des sujets très-anémiés, dont l'innervation vaso-motrice semblait très-affaiblie et qui avaient une tendance générale aux hémorrhagies. On peut donner deux à trois fois par jour une cuillerée à café de sirop de perchlorure de fer dans un véhicule résineux.

Fièvre. — Bien que symptomatique, la fièvre peut être combattue ou modérée, surtout si elle dépasse en intensité et en durée l'incitation qui la produit. Si elle dépend surtout de l'excitabilité du sujet, vous prescrirez quelquefois avec avantage l'alcoolature d'aconit à la dose de 3 à 4 grammes, l'eau de laurier-cerise mêlée avec de l'eau de fleur d'oranger. Si, au contraire, elle vous paraît résulter de l'inflammation développée autour des productions hétéromorphes, c'est à celle-ci que vous devez vous adresser ; les vésicatoires ou les cautères seront souvent alors les meilleurs des fébrifuges.

Si la fièvre présente des rémissions et à plus forte raison des intermittences bien dessinées, il faut donner le sulfate de quinine. Chez les sujets très-nerveux, on a supposé que le valérianate de quinine était préférable ; je l'ai souvent prescrit sans être édifié sur son action spéciale qui se perd dans les propriétés générales du sel quinique.

Quoique le quinquina ait été considéré comme spécialement efficace dans les maladies causées par les miasmes des marais, il est, comme on a dit, un antipériodique et réussit quelquefois aussi dans des affections périodiques d'une autre origine. Chez les tuberculeux qui ont l'estomac délicat, et sont disposés à la diarrhée, je l'associe au sous-nitrate de bismuth et, grâce à cette addition, je l'ai souvent fait tolérer par des estomacs qui ne pouvaient plus le supporter. Enfin, si l'intestin était dans un état qui ne permît pas de lui confier ce médicament, on l'incorpore à de la graisse et on l'applique sous les aisselles ou sur les régions inguinales.

Chez les sujets qui ont été longtemps soumis à l'intoxication palustre, il n'est pas très-rare que les états morbides dont ils sont ultérieurement affectés tendent à revêtir la forme intermittente : cette influence peut se manifester chez les phthisiques. Le quinquina fait quelquefois taire le mouvement fébrile, s'il est superficiel en quelque sorte, et si la lésion dont le poumon est le siége en est plutôt l'occasion que la cause efficiente ; mais si l'on a affaire à la fièvre hectique, l'intermittence qui s'y ajoute n'en est qu'une modalité extérieure et le fébrifuge échoue le plus souvent, ou s'il suspend momentanément les accès, ceux-ci ne tardent pas à se reproduire, et même après leur suspension l'état fébrile continu persiste ordinairement.

Dyspepsie. — Je vous ai dit combien il était important de maintenir la nutrition, et par conséquent les fonctions digestives, dans de bonnes conditions ; c'est là un des points les plus importants du traitement de la phthisie. Pour combattre la dyspepsie, l'hygiène doit être placée en première ligne. Comme adjuvants, vous prescrirez les amers pris avant les repas ; s'il y a tendance à la diarrhée, le colombo sera préféré (4 grammes dans un 1/2 litre d'eau, en prendre deux petites tasses par jour). Dans le cas contraire, conseillez la macération d'un gramme de quassia amara et de 25 centigrammes de rhubarbe dans un verre d'eau froide, dont vous ferez prendre dans les vingt-quatre heures deux à trois verres à vin de Bordeaux. Le vin de quinquina au malaga, au madère ou au bordeaux blanc, si on craint l'effet excitant des deux premiers, est encore au même titre d'un très-bon usage ; on le prend immédiatement avant le repas ou après la soupe, à la dose d'une à deux cuillerées. Souvent les vins toniques sont mieux tolérés après ou pendant les repas que quand on les confie à l'estomac vide, si celui-ci est très-excitable.

On pourra encore conseiller les vins de gentiane, de colombo, la teinture de noix vomique, celle de fève de Saint-Ignace dont la teinture de Beaumé nous offre une formule commode, délayée dans des infusions amères ou aromatiques comme celles de germandrée, de camomille, de feuilles vertes d'oranger.

Les amers stimulent l'appétit et tonifient l'estomac. Si les digestions restent laborieuses, et donnent lieu à un sentiment de pesanteur, de douleur, ou à de la flatulence, la pepsine m'a été plusieurs fois utile ; je l'ai vue réussir dans des gastralgies chlorotiques où le fer était mal supporté. Vous vous trouverez très-bien encore dans ce cas des eaux digestives, telles que celles de Soultzmatt, de Condillac, de Vals (Saint-Jean), de Renaison, de Pougues, de Saint-Galmier ; plus rarement j'ai donné des eaux de Vichy, que je ne conseille guère que dans les cas de complications hépatiques, ou comme correctif des Eaux-Bonnes chez les sujets disposés aux troubles de la sécrétion biliaire.

Toux. — La toux est symptomatique ; cependant, comme tous les autres symptômes, elle peut devenir plus intense par l'excitabilité excessive des organes respiratoires. L'opium est le béchique par excellence ; non-seulement il modère l'irritabilité de la membrane muqueuse, mais il diminue son action sécrétoire dont les produits provoquent le besoin de tousser. En revers à ces avantages, il a l'inconvénient d'affaiblir l'activité gastrique, de diminuer l'appétit et de provoquer les sueurs, et ne convient pas quand il y a un état dyspeptique très-prononcé.

La codéine est moins calmante, mais en général elle trouble moins

les fonctions digestives, quoique certains estomacs ne puissent la supporter ; je la prescris souvent sous cette forme :

> Sirop de codéine............... } ãã 60 grammes.
> Sirop de fleur d'oranger......... }
> Eau de laurier cerise.............. 5 grammes.

Dans les toux quinteuses, spasmodiques, coqueluchoïdes, on associe
avec avantage la belladone à l'opium. J'ajoute ordinairement une partie de sirop de belladone à deux parties de sirop d'opium ou de codéine
et je les aromatise avec de l'eau de laurier-cerise.

Les bromures interviendront aussi dans certains cas avec avantage
comme hypnotiques et sédatifs du système nerveux; soit seuls, chez
ceux qui craignent les narcotiques, soit mêlés avec ceux-ci pour en
renforcer l'action.

J'emploie quelquefois la jusquiame sous la forme suivante :

> Extrait d'aconit...................... 2 grammes.
> Extrait de jusquiame................. 1 gramme.
> F. s. a. 20 pilules. En prendre 2 à 4 par jour.

Quand la toux est sèche, quinteuse, les malades se trouvent quelquefois bien de l'inspiration d'un air humide : on met en évaporation dans
la chambre qu'ils habitent des infusions bouillantes de plantes émollientes
et narcotiques. En général, je préfère ces vapeurs diffuses aux inhalations directes. Celles-ci pourront cependant vous rendre des services,
à condition qu'on ne fera pas arriver à la fois dans les voies respiratoires une trop grande quantité de vapeur très-chaude. On réussit quelquefois à modérer les quintes de toux en faisant prendre au malade
quelques gouttes de chloroforme dans un demi-verre d'eau sucrée ou
d'infusion béchique. Enfin, il convient dans quelques cas d'aider à l'expectoration par le décocté de polygala ou par l'ipécacuanha donné à très-
petites doses, et en tenant toujours grandement compte de l'état des organes digestifs. Quand, au contraire, l'expectoration est abondante, vous
prescrirez avec avantage l'opium uni aux balsamiques : je me sers souvent de la formule suivante :

> Sirop de jusquiame........... }
> Sirop de Tolu................. } ãã 60 grammes.
> Sirop de Karabé.............. }
> Eau de laurier-cerise.............. 6 grammes.

On a compté parmi les béchiques les tisanes mucilagineuses, que les
malades ne doivent boire que dans la mesure de leur soif ou pour cal-

mer le sentiment de sécheresse et d'irritation qu'ils éprouvent souvent à la gorge. La tisane de lichen a l'avantage d'être en même temps tonique et légèrement nutritive ; elle est par conséquent préférable chez les dyspeptiques. En général, on emploie la seconde décoction pour en atténuer l'amertume, et on peut en augmenter les propriétés toniques en l'édulcorant avec le sirop de quinquina. L'infusion de fucus crispus est très-mucilagineuse et renferme des traces d'iode, elle se marie très-bien au sirop de Tolu. La gomme arabique prise par fragments, et surtout la rouge qui est moins fade, suffit souvent pour calmer ce sentiment d'ardeur et de titillation dont le pharynx est le siége ; je la préfère de beaucoup à tous ces prétendus bonbons béchiques qui favorisent la dyspepsie. La gomme a encore sur le sucre cet avantage qu'elle renferme une très-notable proportion de matières azotées et fournit des éléments réparateurs.

Catarrhe. — Je puis répéter à l'occasion du catarrhe ce que je disais de la toux, il est un produit de la congestion bronchique provoquée et entretenue par la présence du tubercule. Ce produit se mêle aux sécrétions des cavités accidentelles, et peut par son abondance contribuer à épuiser le malade. Quelquefois même l'économie continue à le fournir par une sorte d'habitude morbide, après que les progrès de la tuberculisation sont enrayés. Nous avons déjà parlé de l'action des sulfureux sur l'élément catarrhal ; les résineux agissent dans le même sens : les baumes de Tolu, du Pérou, le goudron, les bourgeons de sapins peuvent être mis en usage sous différentes formes, en pilules, en sirops, en infusions, macérations ou fumigations. Il suffit le plus souvent pour ces dernières de les faire à froid en mettant pendant la nuit du goudron en évaporation près du lit du malade ; on peut mêler des substances résineuses à l'eau qui sert aux inhalations. Enfin, j'ai quelquefois conseillé aux malades de faire bouillir pendant quinze à vingt minutes dans une capsule chauffée à l'aide d'une lampe à alcool des trochisques composés de 2 à 3 grammes de cire jaune, 1 gramme de goudron et 80 centigrammes de baume de Tolu. Les pilules de Morton vantées dans les catarrhes chroniques ont pour principe actif des baumes résineux et du soufre.

Dyspnée. — La dyspnée peut dépendre de causes très-diverses. L'obstacle mécanique apporté par la lésion de l'appareil respiratoire, les produits de sécrétion morbide, les troubles d'innervation qui s'y ajoutent concourent à la développer. Il faut déterminer la part qui appartient à

chacune de ces causes , et dans presque tous les cas on agit sur l'élément
nerveux qui en est toujours une des conditions essentielles, et souvent la
seule sur laquelle nous ayons prise. Aussi ce sera parmi les calmants,
les antispasmodiques que vous chercherez presque toujours des secours
contre cet accident, et vous réussirez d'autant mieux que le système
nerveux y aura une plus grande part.

Le datura stramonium pris à l'intérieur ou fumé en cigarettes soulage les malades dans un grand nombre de cas. Si cette plante est fumée
dans une pipe, il vaudra mieux se servir des capsules et des tiges coupées
en menus morceaux, que des feuilles qui brûlent moins facilement.
Mais souvent, au bout d'un certain temps, l'économie est blasée sur l'action de ce médicament, il faut en employer d'autres ; essayez alors de
l'éther, du chloroforme. Le mélange de deux parties de sirop d'éther
et d'une partie d'acide cyanhydrique médicinal m'a souvent rendu grand
service en pareil cas.

Dans les formes asthmatiques, ou quand il existe une complication
d'emphysème, on ajoutera à ces moyens les fumigations de papier
nitré pendant les accès. On peut encore, à l'exemple du docteur Pinel, combiner les effets du nitre avec ceux des calmants, en faisant fumer des cigarettes de papier non collé préalablement trempé dans une forte infusion
de datura et de belladone dans laquelle on dissoudra de l'azotate de potasse. Beaucoup d'emphysémateux se sont très-bien trouvés de l'usage
des pilules suivantes :

Extrait de noix vomique.. ⎫
Extrait de belladone..... ⎬ āā.   0ᵍʳ,20
F. s. a. 20 pilules. — En prendre 1 à 3 par jour.

J'ai été heureux de me rencontrer dans cette pratique avec un praticien des plus éminents, M. le docteur Warwinsky (de Moscou) qui m'a
dit en avoir obtenu de très-bons effets.

Quelquefois il faut de toute nécessité favoriser l'expectoration : les
antimoniaux et l'ipécacuanha trouvent ici leur place, comme je vous l'ai
dit ; il faudra cependant être réservé dans l'emploi de ces moyens, et ne
pas amener, par exemple, des efforts de vomissements chez des sujets
prédisposés aux hémoptysies, à moins que l'indication ne devienne tellement pressante qu'il faille à tout prix y satisfaire. Rappelez-vous, messieurs, cette phthisique atteinte de pneumonie catarrhale, et qui a été
rappelée à la vie par un vomitif au moment où l'asphyxie et la faiblesse
du pouls étaient portées à un tel degré qu'on se demandait si ce médica-

ment serait supporté, et si, en provoquant une syncope, il ne hâterait pas une terminaison qui semblait inévitable.

J'ai essayé de faire fumer à deux malades des cigarettes nitrées, trempées dans une infusion d'ipécacuanha additionnée de carbonate d'ammoniaque ; l'une nous a dit en avoir été soulagée, et l'autre n'en avoir éprouvé aucun effet. L'ammoniaque et les sels ammoniacaux ont été aussi préconisés contre la dyspnée, soit en applications sur le pharynx, soit en inspirations, mêlées à de la vapeur d'eau, soit en solution dans une potion à titre d'expectorant. Ces médicaments chez les phthisiques ne doivent être maniés qu'avec une extrême prudence, et l'on doit se défier de l'irritation qu'ils produisent. Comme auxiliaires puissants des moyens précédents, on emploie les révulsifs cutanés, les sinapismes appliqués aux extrémités inférieures ou sur la poitrine, en ayant soin toutefois que le principe volatif de la moutarde ne puisse pas arriver aux bronches, les ventouses sèches, les ventouses du docteur Junod, quand on veut produire une révulsion très-rapide et très-puissante et maintenir loin du poumon une quantité considérable de sang. Les ligatures agissent dans le même sens, avec moins d'énergie, mais elles sont d'un emploi plus facile. On les applique à l'aide de bandes pliées en double et serrées au-dessus du genou, on les laisse en place une demi-heure environ, et on les promène d'un membre à l'autre.

Hémoptysie. — C'est encore à ces moyens révulsifs que vous serez forcés d'avoir recours dans l'hémoptysie. En même temps vous imposerez au malade un silence et un repos absolus ; vous maintiendrez autour de lui une température fraîche sans être froide, car si la chaleur peut favoriser la congestion, l'impression du froid pourrait provoquer la toux.

On donne des boissons acidules, froides ou même un peu de glace râpée, par petites doses, dans le cas où l'hémorrhagie est abondante. Si elle persiste, ou s'il y a en même temps une grande excitation circulatoire, et que le malade ne soit pas débilité, une petite saignée du pied a paru agir quelquefois comme révulsif ; dans la plupart des cas, les grandes ventouses doivent être préférées ; pour ma part, je n'ai jamais eu recours aux émissions sanguines. Je ne les comprendrais que dans les cas très-rares où des phénomènes de congestion aiguë avec un pouls fort et développé accompagnent l'hémoptysie, et surtout si elle est précédée de la suppression brusque d'un flux menstruel ou hémorrhoïdal. — Il n'en est pas de même de la saignée préventive : ainsi, chez des sujets qui présentent une tendance pléthorique ou une disposition aux congestions pulmonaires, quelques sangsues appliquées à l'anus de temps en temps peuvent imprimer au mouvement fluxionnaire une autre direction ; l'indication en sera plus impérieuse s'il y a interruption d'une habitude hémorrhoïdale.

La ratanhia, le cachou, l'ergot de seigle sont conseillés dans la plupart des hémorrhagies spontanées ; j'ai coutume de prescrire aux malades les pilules suivantes dans les cas d'hémoptysies :

> ♃ Extrait de ratanhia........... 4 grammes.
> Ergot de seigle.............. 3 grammes.
> Poudre de digitale........... 0^{gr},50
> Extrait de jusquiame.......... 0 ,25
> Faites 20 pilules. En prendre de 4 à 6 dans les vingt-quatre heures.

Je donne la digitale dans l'intention de ralentir la circulation, et la jusquiame pour combattre la toux.

Le régime sera subordonné à l'état des forces, à l'excitation circulatoire et à l'abondance de l'hémorrhagie. Si celle-ci est très-considérable et que l'âge ou la faiblesse du malade contre-indique une diète absolue, on permettra quelques aliments légers, tels que du lait glacé, des bouillons froids ou de la gelée de viande. Dans tous les cas, il ne faut faire usage que d'aliments froids et d'une digestion facile.

Vomissements. — Les vomissements sont le plus souvent provoqués par les quintes de toux ; on les prévient alors, si l'on parvient à suspendre les quintes pendant les premières heures qui suivent l'ingestion des aliments. J'y ai souvent réussi en faisant prendre vingt à trente minutes avant le repas une des pilules suivantes :

> Extrait de belladone............. 0^{gr},25
> Extrait de quinquina........... 2 grammes.
> Faites 20 pilules.

J'ajoute le quinquina pour atténuer l'action dyspeptique que les calmants produisent chez certains sujets, et j'en augmente quelquefois la dose.

On peut encore faire prendre quelques gouttes de chloroforme dans un demi-verre d'eau sucrée au moment où le besoin de tousser se fait sentir (1).

______
(1) Voyez la leçon sur la toux.

Quand les crachats sont très-visqueux, quand surtout ils viennent du pharynx et de la partie postérieure du voile du palais, les efforts que le malade fait pour les amener dans la bouche peuvent provoquer des nausées et même des vomissements. Il faut, après les repas surtout, éviter ces efforts, et pour favoriser l'expulsion de ces mucosités, avaler quelques gorgées d'un liquide béchique.

Enfin, les vomissements peuvent être imputables à une affection morbide de l'estomac, quelquefois à une affection congestive de sa membrane muqueuse, plus souvent à un trouble d'innervation qu'on serait souvent tenté d'attribuer à une action réflexe des filets pulmonaires de la dixième paire sur les filets gastriques. Dans ces cas, il faut recourir au régime, aux eaux gazeuses, aux alcalins quand les sécrétions de l'estomac présentent un excès d'acidité, au sous-nitrate de bismuth par petites doses souvent répétées. Depuis que j'ai commencé ces leçons, vous m'avez souvent vu arrêter des vomissements dépendant de causes très-diverses, en appliquant sur la région épigastrique un emplâtre ainsi composé :

$\not\!\!R$ Diachylon..............
Thériaque.............. } 2 parties.
Extrait de belladone...... 1 partie.

MM. Bretonneau et Trousseau nous ont fait connaître l'utilité bien réelle des topiques belladonés pour combattre ce symptôme.

Diarrhée. — Pendant la première période de la phthisie, la diarrhée peut dépendre d'un état fluxionnaire passager de la membrane muqueuse, et céder facilement ; mais celle qui survient dans la dernière période, comme symptôme de la fièvre hectique, se rattache très-souvent à un travail ulcératif de l'intestin, et il est beaucoup plus difficile d'en triompher ; et si l'on parvient à la modérer ou à la suspendre, en général elle ne tarde pas à reparaître, à moins qu'une heureuse révolution ne s'accomplisse dans le cours de la maladie. Suivant sa forme, son intensité, les symptômes concomitants, dans le premier cas, vous prescrirez un régime plus ou moins sévère, mais toujours restreint dans un certain choix d'aliments que vous aurez indiqués, des boissons tempérantes, mucilagineuses, comme la décoction de riz gommée, la macération de pepins de coings, le sous-nitrate de bismuth seul ou additionné de carbonate de chaux et d'opium, des lavements émollients auxquels on ajoutera du laudanum s'il y a des coliques, et si l'aspect glaireux des selles indique un état congestif du gros intestin. Il est souvent utile alors de faire précéder le quart de lavement opiacé destiné à être gardé, d'un lavement émollient qui nettoie l'intestin et le débarrasse des matières qu'il peut contenir.

Ce que j'ai dit des contre-indications de l'opium se retrouve nécessairement ici ; quelquefois alors la thériaque ou le diascordium sont mieux supportés.

En général, quand la langue est sale, quand il y a des phénomènes dyspeptiques, et que le régime aidé des émollients ne suffit pas pour arrêter la diarrhée, je préfère le bismuth, et je fais boire en même temps une décoction de racine de colombo, amer doux, légèrement astringent sans être irritant, et qui est d'un très-bon usage dans cette condition.

Dans la diarrhée hectique, ces moyens sont souvent insuffisants, l'opium est alors presque toujours nécessaire. On le donne en lavement, si l'on craint les effets sur l'estomac, sans être cependant assuré de les éviter. Le cachou, le tannin, la ratanhia, la quassia simarouba, les sels de plomb qu'il faut toujours manier très-prudemment, ont été souvent employés avec succès. Toutes ces substances peuvent être administrées par la bouche ou par l'intestin.

De même que la diarrhée amène souvent une rémission des troubles thoraciques, ceux-ci éprouvent en général une recrudescence quand on parvient à régulariser les fonctions intestinales. Dans la prévision de cette espèce de choc en retour, et pour tâcher de l'éviter, j'ai quelquefois conseillé des applications révulsives sur la peau, des sinapismes, des rubéfiants ou même des vésicatoires.

Sueurs. — Les sueurs, quand elles sont abondantes, concourent à épuiser le malade : pour les prévenir, il faut lui conseiller de coucher sur un lit qui ne soit pas trop mou, et de prendre un oreiller de crin s'il peut s'y habituer ; les couvertures seront seulement suffisantes pour le préserver d'une sensation de froid, enfin on entretiendra dans la chambre une chaleur tempérée. L'opium provoque la transpiration, on ne l'emploiera que s'il est indispensable ; le cachou, le tannin, la jusée qui n'est qu'une préparation tannique, les sels plombiques, aux doses de 5 à 20 centigrammes, le quinquina, l'agaric blanc, modèrent quelquefois la sécrétion cutanée, mais bien plus souvent ils échouent ou n'ont qu'une action passagère ; je préfère, en somme, les agents qui, comme le tannin et le quinquina, n'ont pas d'influence fâcheuse sur l'organisme et entrent dans les indications générales de la maladie.

D'autres fois enfin, je fais faire sur la poitrine des onctions avec des liniments toniques et astringents, un mélange, par exemple, d'huile de camomille, d'alcoolat de mélisse, de teinture de benjoin et de teinture de quinquina.

Aucun de ces moyens, je le répète, n'a une grande efficacité, et dans la période hectique, s'il ne survient pas de diarrhée, les sueurs persistent opiniâtrément, et sont souvent proportionnelles à la durée du sommeil.

Otorrhée. — Il n'est pas rare de voir chez les tuberculeux survenir une otorrhée purulente, quelquefois double, souvent bornée à une seule oreille et ordinairement accompagnée d'une perforation de la membrane du tympan. Tantôt elle est le résultat d'une propagation de l'inflammation catarrhale à travers le pharynx jusqu'à l'oreille moyenne, tantôt elle dépend d'une carie tuberculeuse de l'apophyse mastoïde ou du rocher. Dans ce cas, l'écoulement a une odeur fétide caractéristique de pus ossifluent; on entend parfois une sorte de gargouillement au niveau des cellules mastoïdiennes; la surdité est alors incurable; elle peut guérir dans la première forme. Des injections émollientes et calmantes d'abord, puis légèrement astringentes, et plus tard quand la période inflammatoire est passée, de l'Eau-Bonne coupée avec un liquide émollient, constitueront le traitement de cette complication. M. le docteur Ménière m'a dit s'être bien trouvé d'instillations d'une ou deux gouttes d'extrait de Saturne pour tarir ces otorrhées.

Laryngite. — Malgré les connexions intimes qui unissent la laryngite à l'affection pulmonaire, il convient de la combattre énergiquement; une observation que j'ai publiée prouve que, dans les cas même où le larynx est le siége d'ulcérations, on ne doit pas désespérer de la guérison. Le silence, les révulsifs cutanés et surtout les cautérisations du larynx à l'aide d'une petite éponge imbibée d'une solution d'azotate d'argent, plus ou moins énergiques et plus ou moins répétées suivant l'excitabilité du sujet, les eaux sulfureuses en boissons et en aspirations, les balsamiques, les insufflations d'alun ou de calomel, tels sont les différents moyens parmi lesquels vous aurez à choisir.

Aménorrhée. — L'aménorrhée, quand elle ne se montre pas dès le début, devient ordinairement un symptôme de la période cachectique et un signe des plus graves, manifestant un trouble profond de la nutri-

tion. Quand elle devance cette période, il faut la combattre par des sinapismes, des ventouses sur les cuisses, des pédiluves irritants, des fumigations d'infusion bouillante d'armoise ou d'absinthe dirigées vers les
parties génitales; on fera boire en même temps une infusion de safran
à la dose de 1 à 2 grammes pour 250 ou 300 grammes d'eau. Si, avec la
suppression des règles, coïncidait un mouvement congestif très-violent
vers la poitrine, et que l'état des forces fût encore satisfaisant, dans quelques cas très-rares on pourrait mettre deux ou trois sangsues au voisinage de la vulve; mais, je le répète, ce moyen ne doit être employé qu'exceptionnellement, après que les autres auront échoué, et à condition
que l'on sera encore dans les limites de la période menstruelle. Alors
même que l'aménorrhée est un phénomène cachectique, qu'elle témoigne de l'appauvrissement de l'organisme et en quelque sorte de la répugnance à subir de nouvelles pertes, chaque période menstruelle est en
général marquée par des mouvements congestifs qui, le plus souvent, se
concentrent sur la poitrine et qui rendent nécessaires les médications
dérivatives et révulsives, non plus pour attirer le sang hors de l'économie, mais pour en régulariser le cours et en combattre les déviations.

EMPHYSÈME. ASTHME.

SUPPRESSION DE DARTRES. CACHEXIE SATURNINE (1)

Sommaire. — Observation (Emphysème. — Asthme. — Suppression de dartres. —
Cachexie saturnine).
Pathogénie de l'asthme et de l'emphysème.
De l'élément nerveux dans l'asthme. — Bronchite chez les asthmatiques. —
L'emphysème n'est qu'un phénomène secondaire dans l'asthme.
De l'asthme envisagé comme une névrose d'origine arthritique.
Indications thérapeutiques. — Ipécacuanha à dose vomitive, à dose expectorante.
— Calmants (jusquiame, belladone, bromure de potassium). — Iodure de potas-
sium. — Noix vomique. — Lobélie. — Sulfate de quinine. — Arsenic. — Fumiga-
tions. — Applications d'ammoniaque sur le pharynx.
Bains d'air comprimé.
Révulsifs cutanés.
Traitement hydrominéral. — Eaux de la Bourboule.
Hydrothérapie.
Indications tirées de l'état général du sujet.

M‍ESSIEURS,

Vous avez vu ce matin, au n° 34 de la salle Sainte-Marthe, un malade
sur lequel je veux appeler votre attention. Il présente un état assez complexe. Vous avez constaté chez lui plusieurs affections dont nous essayerons de saisir la filiation; permettez-moi d'abord de vous tracer succinctement son histoire pathologique.

Ce malade est âgé de soixante et un ans, il est peintre en bâtiments;
c'est un homme de petite taille, très-chétif. Vous avez été comme moi
frappés de son aspect cachectique; le tissu adipeux sous-cutané a presque
disparu, les masses musculaires sont très-grêles, la peau est flasque, décolorée, ou pour mieux dire elle offre une coloration spéciale plus facile à

---

(1) Leçon recueillie par le docteur Wieland et publiée dans la *Gazette des hôpitaux*, n° 83, 1861.

reconnaître quand on l'a observée, qu'à faire comprendre par une descrip-tion. Chaque cachexie imprime à la peau une coloration particulière.

Ici, en effet, vous avez une teinte jaunâtre, terne, qui n'est ni la teinte subictérique de la pyogénie, ni la pâleur transparente de l'anémie, ni la coloration jaune paille de la cachexie cancéreuse ; c'est, je le répète, une teinte spéciale qui appartient à la cachexie saturnine. Notre malade, avant d'arriver à cet état, a présenté des manifestations répétées de l'intoxica-tion plombique. Quatre fois il a eu des coliques ; il a éprouvé du tremble-ment plus prononcé dans les avant-bras que dans les autres membres; enfin il présente, au pourtour des dents qui lui restent, un liséré ardoisé caracté-ristique.

Avant ces affections accidentelles, il était déjà d'une mauvaise santé; il a eu à plusieurs reprises, dans sa jeunesse, des engorgements ganglionnaires, des éruptions dartreuses sur la peau : à vingt-huit ans il a contracté une blennorrhagie qui a duré trois semaines, mais jamais il n'a eu aucune mani-festation secondaire de la syphilis.

Enfin, pour terminer l'histoire des antécédents morbides de cet homme, disons que son père est mort à cinquante ans d'une affection chronique de la poitrine dont nous ne pouvons guère préciser la nature ; deux frères et deux sœurs de notre malade sont morts très-jeunes de la poitrine, très-pro-bablement de tuberculose pulmonaire, d'après le récit qu'il nous fait des accidents dont il a été témoin.

Il y a deux ans, un eczéma chronique qui occupait les régions auricu-laires, et dont il reste aujourd'hui des traces, avait presque complétement disparu depuis quatre ou cinq mois, lorsque subitement, un jour, en traver-sant le Champ-de-Mars, notre malade fut pris d'un accès d'asthme très-intense. La dyspnée était telle qu'il fut plus de deux heures à regagner son domicile. Après des quintes de toux violentes, il fut soulagé par l'expecto-ration d'une grande quantité de matières visqueuses et filantes (n'oublions pas de noter que jusque-là il ne toussait pas habituellement). Depuis lors, les accès d'asthme se sont répétés fréquemment, surtout pendant l'hiver, et plus fréquemment la nuit que le jour; en même temps il éprouva quel-ques palpitations, et il vit de temps à autre survenir un peu d'œdème aux membres inférieurs.

Ainsi, pour nous résumer, nous avons affaire à un homme lymphatique, chétif, ayant de mauvais antécédents héréditaires, dartreux depuis son enfance. En outre, sa nutrition est profondément altérée sous l'influence de l'intoxication saturnine, dont il porte les stigmates. Il se plaint surtout d'accès d'asthme qui reviennent très-fréquemment, et pour lesquels il vient réclamer nos soins.

Voici maintenant ce que nous a permis de constater l'examen de la cavité thoracique.

La percussion donne un son aigu, plutôt mat qu'exagéré; et cependant, comme nous le verrons bientôt, il est emphysémateux; l'exagération du son n'est pas un signe nécessaire de l'emphysème pulmonaire, surtout quand l'emphysème est très-considérable; il existe alors une tension des parois, qui s'oppose à l'amplitude des vibrations thoraciques; aussi vous trouverez dans ce cas une tonalité plus aiguë.

A l'auscultation, vous avez entendu le bruit respiratoire rude et faible, interrompu brusquement comme par une soupape, accompagné d'un petit clapotement semblable au bruit d'une étoffe qu'on agite dans l'air; l'expiration est longue, pénible, sibilante; à la base, des deux côtés, on entend des râles humides.

Le cœur est refoulé en bas et à droite par l'expansion du poumon; l'impulsion cardiaque est perçue au niveau de l'épigastre. Stokes, qui a insisté avec raison sur ce signe, l'explique par le refoulement du cœur en bas; mais à cette cause il faut encore ajouter l'accroissement de volume que prend souvent cet organe quand l'emphysème dure depuis longtemps.

Dans les emphysèmes très-développés, on rencontre un signe que je n'ai pas constaté chez notre malade, je veux parler de la dépression épigastrique dans l'inspiration. Vous savez qu'à l'état normal, à chaque inspiration l'épigastre se soulève; mais dans l'emphysème, quand les poumons ont acquis un volume considérable, le diaphragme s'abaisse, refoule les viscères abdominaux, et la région épigastrique fait pour ainsi dire partie de la cavité thoracique. Ici les parois costales ont cédé, se sont développées, le diaphragme a conservé sa position.

Les bruits du cœur sont très-sourds, mais cela est probablement dû en partie à la présence d'une lame pulmonaire au-devant de cet organe; cependant, malgré l'éloignement, on trouve le premier bruit sourd et prolongé; le second est également prolongé, mais il n'y a pas de bruits morbides. Vous ne serez pas étonnés de rencontrer ce timbre anomal des bruits cardiaques, si vous examinez l'état des parois artérielles; là où vous pouvez les sentir avec le doigt, elles sont dures, bosselées, sinueuses. Ces sinuosités, ces bosselures des artères, accompagnent presque toujours les affections du cœur. La gêne prolongée de la respiration a pu retentir sur les fonctions cardiaques et contribuer aux modifications morbides que le centre circulatoire a subies dans sa texture.

Malgré ce que je viens de vous dire des altérations de l'appareil vasculaire, je crois qu'il ne faut pas attribuer à l'état du cœur et des vaisseaux l'œdème qui existe aux membres inférieurs; il n'est pas assez considérable pour qu'il soit nécessaire d'en chercher la cause dans un trouble de la circulation centrale, et vous savez combien dans les cachexies il est fréquent de rencontrer l'anasarque à un degré plus ou moins prononcé.

Ainsi donc, notre malade est emphysémateux et il présente quelques troubles circulatoires d'une importance secondaire. De plus, il est évidemment asthmatique. Il est curieux d'étudier toutes les circonstances étiologiques qui paraissent avoir présidé au développement de l'asthme, et nous aurons à discuter le rôle que l'emphysème a joué dans sa production.

En première ligne, nous devons rechercher les conditions héréditaires. Le père de cet homme est mort asthmatique ou tuberculeux. Ces deux affections peuvent coïncider chez le même malade; on les observe simultanément dans la même famille. Le malade dont je vous fais l'histoire en est un exemple; il est asthmatique; plusieurs de ses frères et sœurs sont morts phthisiques; ainsi donc il n'existe pas au point de vue *pathogénique* d'antagonisme absolu entre l'asthme et le tubercule; cependant, une fois développés, ils exercent l'un sur l'autre une action modificatrice incontestable, comme j'ai eu occasion de le dire ailleurs (1).

Le premier accès d'asthme a succédé chez notre malade, comme il l'a remarqué lui-même, à la disparition d'accidents herpétiques. Je vous ai maintes fois signalé ces métastases de l'herpétisme sur les organes pulmonaires, et vous savez dans quel sens j'entends ici le mot *métastase*.

Dans le fait que je viens de vous relater, l'emphysème paraît avoir été consécutif à des accès d'asthme répétés; jamais notre malade n'avait toussé avant l'apparition de ses accès de suffocation, qui paraissent avoir succédé à la disparition des dartres dont il était tourmenté depuis son enfance.

Longtemps on a confondu sous le nom d'asthme des dyspnées d'origines bien diverses : comme la dyspnée souvent intermittente des affections cardiaques, comme celle qui accompagne certaines lésions pulmonaires. M. Louis, dans un remarquable article sur l'emphysème, regarde cette maladie comme la cause de l'asthme, tout en reconnaissant cependant que ces deux affections peuvent exister indépendamment l'une de l'autre. L'emphysème dans l'asthme est consécutif aux efforts violents que provoquent les accès. La même lésion se produit après certaines affections pulmonaires où la violence de la toux, comme dans la coqueluche, dans le catarrhe suffocant, etc., a déterminé la distension et la déchirure des vésicules pulmonaires.

____

(1) Voyez ma leçon sur l'antagonisme de l'asthme et de la tuberculose, p. 380 ca suiv.

D'un autre côté, revenant à des théories mécaniques, on a rattaché la production de l'asthme à l'oblitération passagère des bronches, et M. Beau, reprenant la théorie de Laennec pour expliquer le développement de l'emphysème, ne voit dans l'accès d'asthme que la dyspnée produite par une bronchite pendant laquelle les sécrétions de la muqueuse respiratoire, retenues dans les petites bronches, empêcheraient l'air de sortir librement. Cet air, arrêté dans ces cavités et refoulé par les efforts considérables déployés pendant l'accès, dilaterait les vésicules et donnerait lieu à l'emphysème. En définitive, l'asthme serait une bronchite intermittente, passagère, jusqu'au moment où des lésions irréparables de la texture pulmonaire établiraient la continuité de la dyspnée. Malgré la grande et sincère estime que je professe pour l'auteur de cette théorie, je ne puis partager son opinion.

Je ne discuterai pas cette manière de comprendre la formation de l'emphysème ; il faut toutefois ajouter à cette explication mécanique la part qu'il convient de faire aux altérations vitales des tissus enflammés : part qui a été ingénieusement exposée par le docteur Stokes dans ses belles recherches sur l'emphysème. Je crois que celui-ci, une fois développé, entretient ou au moins favorise une dyspnée permanente qui peut réagir sur l'asthme et favoriser le retour des accès, que la gêne constante de la circulation pulmonaire peut concourir au développement des lésions cardiaques. Dans tout ce cercle d'évolutions morbides, je suis d'accord avec M. Beau et avec tous ceux d'ailleurs qui ont étudié cette question ; mais je ne puis admettre son point de départ. Je ne comprends pas bien cette bronchite se développant si soudainement, d'une durée souvent si courte qu'elle peut accomplir ses périodes, comme M. Beau le dit lui-même, dans l'espace de quelques minutes.

Nous avons déjà montré ailleurs combien cette doctrine était inadmissible et combien la congestion bronchique dans l'asthme était subordonnée à une lésion d'innervation dont elle est une dépendance.

Souvent l'asthme débute soudainement avec une intensité extrême et il peut disparaître avec la même rapidité, une émotion morale peut en amener l'invasion, d'autres fois il sera provoqué par le séjour ou seulement le passage dans une atmosphère enfumée, par une odeur, par l'obscurité, par certaines influences météorologiques, par certaines conditions d'altitude, d'humidité, de température, inoffensives pour tout autre que pour l'asthmatique ; il est souvent périodique dans le retour de ses attaques, périodique dans ses accès ou au moins dans ses paroxysmes. Ses causes, sa marche, la violence même des troubles fonctionnels, si disproportionnée, dans l'immense majorité des cas, et aux lésions appréciables, et à la gravité de la maladie, offrent tous les caractères d'une névrose.

L'élément nerveux domine tous les autres, il est le phénomène initial et quelquefois il se montre seul. Il n'est pas rare de rencontrer des asthmatiques qui n'ont ni emphysème ni bronchite et qui ont cependant des accès d'une horrible violence. Laennec avait déjà signalé ces faits : ils démontrent l'inanité de ces théories qui voulaient faire de l'asthme la conséquence et la manifestation de l'emphysème, d'une bronchite ou d'une lésion cardiaque. Ces dernières ne se montrent ordinairement que très-longtemps après le début des accidents dyspnéiques, et nous avons dit comment il fallait interpréter cette complication. L'emphysème et la bronchite ou plutôt la congestion de la muqueuse bronchique viennent très-habituellement compliquer l'asthme ; mais ce sont des lésions secondaires, consécutives aux troubles nerveux de la respiration. Il n'est pas rare, d'ailleurs, de voir des troubles circulatoires et sécrétoires suivre et compliquer des troubles nerveux : l'injection de la face, une sécrétion exagérée des larmes et de la salive accompagnent souvent la névralgie de la cinquième paire; il y a des flux leucorrhéiques connexes à des névralgies utérines. Une simple émotion morale fait affluer le sang à la figure et jaillir les larmes des yeux. Rien donc dans la subordination de la congestion bronchique à une névrose respiratoire qui ne soit conforme aux lois de la physiologie.

Cela ne veut pas dire qu'une bronchite, comme tout autre stimulus irritant, ne puisse pas mettre en jeu la disposition névropathique dont l'asthme est l'expression. Chez les asthmatiques, un rhume peut décider l'explosion d'une attaque, comme une carie dentaire peut être le prétexte d'une névralgie de la cinquième paire.

L'emphysème, avons-nous dit, n'est aussi qu'un phénomène secondaire de l'asthme; il peut manquer surtout dans les premiers stades de la maladie, dans l'asthme sec, nerveux, quand les attaques ont une courte durée; mais le plus souvent il complique l'asthme comme il complique très-souvent les affections accompagnées d'une dyspnée intense ou d'une toux violente. Quand il se développe sous l'influence de causes accidentelles et passagères, il disparaît en général avec les conditions morbides qui l'ont provoqué. Mais quand leurs atteintes se répètent ou se prolongent outre mesure, l'altération du tissu pulmonaire peut devenir permanente, et l'emphysème devenu chronique peut être une cause de gêne habituelle pour les organes respirateurs.

En disant que l'asthme est une névrose nous ne faisons qu'indiquer le mode de la maladie : les névroses sont le plus souvent secondaires, expression d'un état morbide constitutionnel, d'une diathèse. J'ai dit ailleurs ce que je pensais des conditions pathogéniques de l'asthme. Presque toujours l'observation nous fait découvrir derrière cette affection un substratum arthritique ou une disposition herpétique qui n'est peut-être elle-même qu'une dérivation de l'arthritisme. Comme nous avons déjà eu occasion de le faire remarquer, la périodicité des accès, leur forme paroxystique avec exacerbations nocturnes, leur donnent une physionomie que nous retrouvons dans beaucoup d'affections d'origine arthritique. Chez notre malade, il y a eu une connexion bien frappante entre l'apparition des accès d'asthme et la disparition d'un eczéma qui durait depuis longtemps.

Cherchons maintenant quelles indications ressortent pour nous de l'analyse clinique du fait que nous venons d'étudier. La plus pressante de toutes, celle sur laquelle le malade appelle surtout notre attention est de chercher à modérer la dyspnée plus violente et plus pénible, nous dit-il, qu'elle ne l'a été dans ses attaques d'asthme antérieures, et exaspérée probablement par une influence catarrhale épidémique dont il a subi l'atteinte.

Si l'auscultation avait fait constater une bronchite plus intense et plus profonde, des râles humides plus nombreux, l'ipécacuanha à dose vomitive eût été prescrit ; dans l'asthme humide, au début de l'accès, il procure souvent un soulagement notable et rapide. Mais nous ne sommes pas dans ces conditions, et d'autre part la faiblesse du malade, son état cachectique, les lésions de l'appareil circulatoire, nous commandent plus de réserve dans l'emploi des moyens qui dépriment l'action cardiaque. Je me suis contenté de lui prescrire l'ipéca, à dose expectorante et associé à des calmants. Il doit prendre dans les vingt-quatre heures et principalement le matin, à jeun, 4 à 6 pilules ainsi composées :

<pre>
      ♃ Extrait de jusquiame . . . . ⎫
        Extrait d'aconit . . . . ⎬ aa 5 centigrammes.
        Poudre d'ipéca . . . .   2 centigrammes.
</pre>

Dans quelques cas, je mélange le bromure de potassium avec la belladone dans une potion qui renferme 2 à 4 grammes du premier et 1 à 4 centigrammes du second. Je suis disposé, quand l'occasion s'en présentera, à essayer dans l'asthme le bromure d'ammonium, qui m'a paru avoir des nuances d'action intéressantes dans certaines névroses; je l'associerais à d'autres bromures.

Chez quelques malades, l'iodure de potassium paraît plus efficace que les bromures, ou intervient utilement quand l'action des bromures est épuisée.

Quand les forces sont languissantes, quand l'activité nerveuse semble épuisée, j'ai prescrit avec avantage des pilules renfermant 1 à 2 centigrammes d'extrait de noix vomique et 1 centigramme d'extrait de belladone. Le malade en prend deux à trois par jour. Ces pilules me paraissent encore pouvoir être utiles quand il y a complication de dyspepsie ou de flatulence.

La teinture de lobélie a été préconisée dans l'asthme; je n'en ai pas obtenu de résultats bien satisfaisants, mais je sais qu'en Angleterre elle a été souvent employée avec succès. Peut-être par cela même qu'elle est peu usitée chez nous, est-elle moins bien préparée, et la différence des résultats devrait-elle être imputée à cette circonstance.

J'ai eu à me louer dans plusieurs cas du sulfate de quinine et de l'arsenic. J'emploie le premier alors surtout que les paroxysmes sont très-nettement dessinés et reviennent périodiquement.

La fumée de datura stramonium, celle du papier nitré, sont des auxiliaires très-utiles des médications internes. Quelquefois même ces moyens suffisent pour enrayer l'accès, et procurent au malade un soulagement immédiat. Malheureusement dans beaucoup de cas leur efficacité s'épuise ou s'affaiblit, et il faut recourir à d'autres ressources. On a conseillé des applications d'ammoniaque sur le pharynx, mais d'après Trousseau elles ne sont pas toujours exemptes de danger. On peut mêler une petite quantité d'ammoniaque à des vapeurs émollientes, qu'on fait respirer au malade. Les fumigations de vapeurs aqueuses tièdes sont surtout indiquées quand l'asthme est sec, ou quand le malade expectore avec une grande difficulté.

Les bains d'air comprimé ont quelquefois apaisé en quelques séances des accès d'asthme qui duraient depuis plusieurs mois et qui avaient été rebelles à toute autre médication; mais d'autres fois, je les ai trouvés complétement inefficaces, ou même ils ont semblé aggraver la maladie. On n'a pas encore bien précisé les indications qui doivent les faire prescrire; peut-être même les règles qui doivent présider à leur mode d'administration appellent-elles de nouvelles recherches.

Dans nos hôpitaux, nous n'avons pas d'appareil compresseur qui nous permette d'expérimenter cette médication; j'avais voulu y suppléer en faisant arriver, dans une caisse, un mélange en porportions déterminées d'oxygène et d'air atmosphérique que j'aurais fait respirer au malade, mais je n'ai pu obtenir un appareil convenable.

Quand une congestion bronchique intense accompagne la dyspnée, les révulsifs sont indiqués. Les manuluves, les sinapismes appliqués entre les épaules, procurent parfois du soulagement ; souvent je fais faire sur les côtés du rachis une friction d'huile de croton. Cette application m'a paru d'autant plus opportune chez notre malade, que l'asthme avait succédé à la disparition d'un ancien eczéma.

Tous ces moyens sont dirigés contre l'accès; la médecine nosocomiale ne met pas à notre disposition ces médications puissamment modificatrices qui peuvent agir sur la disposition constitutionnelle dont l'asthme est l'expression, comme les eaux minérales, le changement de climat (1).

Après l'apaisement de l'accès, je tenterai chez notre malade un moyen qui, après avoir été employé d'une manière banale et avec une prodigalité absurde, est peut-être tombé aujourd'hui dans un discrédit trop absolu. Je me propose de lui appliquer un cautère à demeure pour entretenir sur la peau une excitation permanente qui puisse faire diversion à la fluxion bronchique, surbordonnée elle-même très-probablement à la diathèse herpétique.

Je me rappelle avoir vu un dartreux chez lequel un catarrhe, qui persista pendant dix-huit mois, succéda à la guérison d'une affection herpétique. Un cautère placé à la partie inférieure de la cuisse fit cesser la toux. Plus d'un an après sa guérison, cet homme crut pouvoir supprimer son cautère ; le catarrhe reparut et ne céda qu'à l'application d'un nouveau fonticule.

Sans espérer un aussi heureux résultat dans une affection invétérée,

(1) Nous en étions du moins réduits à cette médecine de l'accès quand cette observation a été publiée ; depuis lors, de nouveaux essais nous permettent d'espérer que dans des cas, malheureusement toujours trop rares, on pourra prévenir ou au moins éloigner le retour des accès. J'ai vu l'eau de la Bourboule guérir, à Paris, un asthmatique qui depuis cinq ou six ans avait eu inutilement recours à une foule d'eaux minérales et consulté un grand nombre de médecins allemands sans obtenir de soulagement. L'utilité de l'arsenic dans un grand nombre de névroses et d'affections d'origine arthritique devait engager à y recourir dans l'asthme, et l'on a plus d'une fois eu à se louer de son emploi. L'hydrothérapie a réussi dans quelques cas ; je l'ai conseillée, il y a une vingtaine d'années, à un asthmatique jeune et bien constitué, sous la simple forme de lotions froides tous les matins, et depuis lors il n'a plus eu d'accès; elle convient surtout chez des sujets placés dans ces conditions, dyspeptiques ou présentant une sensibilité exagérée à l'impression des variations atmosphériques.

alors que la texture du poumon a subi de graves altérations, il me semble indiqué de tenter cette médication pour chercher à atténuer le mal, à détourner ou à diminuer, s'il est possible, ce mouvement fluxionnaire qui en a été probablement le point de départ et qui l'aggrave en se répétant.

Quand la maladie aura été dégagée de cette complication de catarrhe aigu, quand elle aura été ramenée à son type habituel, j'aurai à remplir les indications tirées de l'état général; je lui ferai alors administrer quelques toniques, du quinquina, du café, etc. Enfin, dès que la dyspnée aura diminué, nous en viendrons aux reconstituants, et les éléments d cette médication seront surtout puisés dans l'hygiène, dans la nourriture, etc. En même temps, pour combattre la cachexie saturnine, nous lui ferons prendre des bains sulfureux et savonneux, qui entraîneront les particules de plomb éliminées par la peau ; si le malade avait de la constipation, je lui prescrirais pour concourir au même but un opiat, que j'emploie depuis une vingtaine d'années dans les affections saturnines après des évacuants plus énergiques ; il est composé de parties égales de miel et de fleurs de soufre. On l'a depuis préconisé comme un moyen de traitement applicable dès le début ; il a l'avantage, tout en entretenant la liberté du ventre, de transformer en composés insolubles les particules plombiques qui peuvent se trouver mêlées aux sécrétions intestinales, et d'agir sur la muqueuse digestive comme les bains sulfureux agissent sur le tégument externe.

RHINO-BRONCHITE SPASMODIQUE

OU ASTHME DU FOIN (1)

PREMIÈRE LEÇON

Sommaire. — Observations. — Les deux formes de cette affection. — Pathogénie et origine de la rhino-bronchite spasmodique. — Connexion avec l'arthritisme. — Alternance avec une affection cutanée.

Indications thérapeutiques. — Traitement général. — Indications hygiéniques — Médicaments (Sulfate de quinine. — Arsenicaux. — Sulfureux, etc.).

MESSIEURS,

B..., âgé de quarante-deux ans, tailleur, est né à Bois-le-Duc, en Hollande. Sa mère, dit-il, était sujette à des maux de gorge. Il ne peut fournir sur l'histoire pathologique de sa race aucun autre renseignement. Pendant son enfance sa santé a été irréprochable. En 1845, étant au service de son pays, il fut pris, à la suite d'un refroidissement, d'un point de côté avec fièvre, qui le retint à l'hôpital pendant trente-six jours. Il affirme n'avoir fait que rarement des excès alcooliques. Sa ration habituelle est d'un litre de vin par jour et de deux petits verres d'eau-de-vie.

A Paris depuis neuf ans, il y habite un logement obscur et humide ; cependant, il s'est habituellement bien porté, à part quelques souffrances d'estomac et des maux de gorge qui se sont répétés à deux reprises différentes et se sont terminés par des abcès tonsillaires. Il ajoute que pendant l'hiver il est très-sujet aux coryzas. En 1865, il fut affecté pour la première fois, *pendant l'hiver,* d'un écoulement séreux par le nez, avec éternuments, sensation de prurit nasal et larmoiement. Au bout d'un mois, ces accidents se dissipèrent. L'hiver suivant, il éprouva pour la première fois une attaque de coryza spasmodique bien caractérisé. Elle dura environ un mois et se reproduisit l'année suivante au mois de juin, à la suite d'une angine tonsillaire, avec les symptômes que nous trouvons aujourd'hui dans la troisième attaque.

Celle-ci a commencé cette année à la même époque que l'an dernier, c'est-à-dire dans les premiers jours de juin.

(1) Leçon publiée dans la *Gazette des hôpitaux,* 1868.

Le malade a éprouvé d'abord une sensation de plénitude douloureuse et de pesanteur dans la tête. Ses yeux larmoyaient. Bientôt il a commencé à éternuer, et son nez s'est mis à couler; puis la gorge est devenue douloureuse. La douleur s'est propagée à l'oreille gauche avec une sensation incommode de bruit de soufflet. Le malade a un peu toussé; il a éprouvé de la dyspnée. La céphalalgie et les troubles respiratoires l'empêchent de dormir. Il est triste, abattu, pâle; ses yeux semblent un peu bouffis. Des cicatrices et des pustules d'acné existent assez nombreuses sur la face et sur le dos. Il y a sur la poitrine des plaques de pityriasis et de l'intertrigo dans le pli génito-crural. En renversant les paupières inférieures, elles se montrent très-injectées, tomenteuses, finement granulées; le pharynx est rouge, très-vascularisé, et à travers une couche de mucus transparent qui le recouvre comme un glacis, pointent des granulations nombreuses d'un rouge framboisé. D'autres se montrent sur les piliers. Sur le pilier postérieur gauche, on en voit une jaunâtre au centre, qui ressemble à une pustule d'acné. La luette est volumineuse, rouge, tuméfiée, allongée, contournée à son extrémité inférieure; elle balaye la base de la langue, derrière laquelle elle se cache. La partie postérieure de la voûte palatine est semée de petites granulations blanchâtres, demi-transparentes, qui ressemblent à des œufs d'insecte, apparence ordinaire des granulations dans cette région. La poitrine offre une sonorité un peu exagérée, qui couvre même la région précordiale; le bruit respiratoire est faible, surtout aux bases. En avant, l'expiration est sibilante; il existe un léger degré d'emphysème. Les artères sont un peu dures, sinueuses, et on trouve à la pointe du cœur un très-faible prolongement.

Le malade accuse un état habituel de souffrance qui consiste dans un malaise général, de la céphalalgie, de l'otalgie, une sensation de gêne dans le nez, dans la gorge et dans la poitrine. Il est sujet, en outre, à des accès qui reviennent plusieurs fois par jour. Le premier se montre en général le matin, environ quatre heures après le réveil; à partir de ce moment ces accès se répètent à peu près de deux heures en deux heures. Ordinairement, ils s'affaiblissent et disparaissent le soir. Quelquefois, cependant, ils reparaissent pendant la nuit. Ils sont accompagnés d'une gêne de la respiration, assez considérable pour que le malade soit forcé de se tenir assis dans son lit. Les phénomènes qui caractérisent ces accès s'enchaînent et se suivent dans l'ordre suivant.

Ils débutent par l'apparition ou l'aggravation de la céphalalgie dont le foyer principal est dans la région frontale et qui retentit dans l'occiput.

Il y a en même temps une sensation de pesanteur dans la tête; bientôt surviennent des picotements dans le nez, des éternuments répétés et une excrétion abondante par les narines, d'une sérosité visqueuse; les yeux sont le siége de démangeaisons et un peu larmoyants. A ces symptômes s'ajoute un peu de toux, suivie d'une expectoration spumeuse, visqueuse, mêlée de petites masses perlées, analogues à de l'empois. Le malade éprouve en même temps dans la gorge une sensation douloureuse de gêne et de constriction qui lui paraît souvent être la cause de la dyspnée.

Après avoir laissé reposer cet homme pendant quatre jours, n'observant aucune amélioration, je lui prescrivis du sulfate de quinine à la dose de 75 centigrammes, et, en même temps, je touchai le pharynx et la luette avec une solution de perchlorure de fer. Il éprouva une amélioration immédiate. Les accès diminuèrent beaucoup de nombre et d'intensité, la sécrétion nasale fut beaucoup moins abondante. Le malade dormit, reprit sa gaieté, et je pus le croire en voie de guérison. Je cessai les applications topiques, et, trois jours après, la température atmosphérique s'étant considérablement abaissée, il fut repris de son coryza, aussi intense qu'avant le traitement. La luette, le pharynx, qui avaient été un peu modifiés par les topiques astringents, sont aussi congestionnés qu'ils l'étaient le premier jour. Faut-il accuser la suspension du topique ou le froid humide de cette recrudescence? Je vais pendant quelques jours faire cesser le sulfate de quinine et employer exclusivement la médication topique, et, si elle ne me donne pas des résultats complets, j'exciserai la luette, qui doit être pour beaucoup dans ces sensations de gêne et de constriction gutturales.

Ces complications et le rôle que je leur attribue ne me paraissent pas devoir jeter des doutes sur le diagnostic que j'ai porté en regardant cette affection comme un exemple de coryza spasmodique. L'angine granuleuse existait chez plusieurs des malades atteints de cette affection que j'ai observés; elle peut constituer une cause prédisposante de ce coryza, comme elle m'a paru en être une pour la laryngite striduleuse chez les enfants. L'apparition des deux premières attaques pendant l'hiver est plus exceptionnelle. Mais si, comme je le crois, les émanations du foin et les autres causes qu'on a assignées à la maladie n'interviennent que comme causes occasionnelles, on comprendra que certaines conditions idiosyncrasiques, que certaines circonstances de la vie du malade puissent modifier l'influence saisonnière.

Dans tous les cas, quatre ans de suite, cet homme a été pris d'un coryza, dépassant par la durée les coryzas ordinaires, empêchant le travail et le sommeil, accompagné de phénomènes dyspnéiques et névropathiques, soumis à des exacerbations irrégulièrement périodiques.

Deux fois de suite, cette affection s'est montrée au mois de juin; les deux années précédentes, elle s'était développée pendant l'hiver. Si ce n'est pas la maladie sous sa forme la plus accentuée, la plus classique, je ne crois pas qu'on puisse cependant lui appliquer une autre étiquette nosologique. La périodicité dans les maladies n'est pas soumise à des lois d'une rigueur absolue. L'asthme, l'arthrite goutteuse, offrent ordinairement des exacerbations nocturnes, mais le contraire peut être observé.

Cet homme présente une des formes de la maladie que j'appellerai coryza ou plutôt rhino-bronchique spasmodique, asthme périodique, qu'on a aussi désignée sous le nom d'asthme de foin, fièvre de foin, asthme estival, asthme catarrhal d'été. Elliotson lui a consacré un article très-intéressant dont je dois la connaissance à mon interne et ami M. Allan Herbert. Dans l'opinion de cet éminent pathologiste, cette affection est constituée par un mélange d'asthme et de catarrhe. Tels sont, en effet, les deux éléments essentiels de la maladie.

D'après la localisation de l'action morbide, nous en distinguerons deux formes principales qui peuvent se succéder ou se combiner.

I. — La première est un coryza qui revient ordinairement à la fin du printemps ou au commencement de l'été, persiste pendant cinq ou six semaines, quelquefois même deux ou trois mois, avec une opiniâtreté, une abondance de flux nasal, une violence d'éternuments, qui en font une véritable infirmité.

Des phénomènes fébriles marquent parfois le début, puis le coryza s'établit avec des paroxysmes quelquefois périodiques, provoqués dans certains cas par des causes extérieures telles que la chaleur et la pesanteur de l'atmosphère, les émanations du foin, l'exposition aux rayons solaires.

Pendant ces paroxysmes, les yeux sont le siége de picotements et de démangeaisons insupportables; ils s'injectent et ils larmoient. Malgré toutes leurs résolutions, les malades ne peuvent s'empêcher de les gratter et de les frotter, ce qui leur procure un soulagement momentané; les paupières sont rouges et comme œdématiées. Ces sensations morbides se propagent aux fosses nasales; alors surviennent des éternuments incoercibles qui se répètent presque sans relâche; un flux séreux, abondant, s'échappe des narines; la tête est endolorie par la congestion des cavités nasales et par la violence des secousses qu'elle subit. C'est surtout au niveau des sinus frontaux que se font sentir les douleurs, qui s'étendent quelquefois jusqu'à l'occiput et peuvent persister dans l'intervalle des accès de manière à troubler le sommeil.

Souvent, au milieu des phénomènes du coryza, l'élément spasmodique s'exprime, comme chez notre malade, par un léger degré de dyspnée, qui peut contribuer à entretenir l'insomnie, et qui est précédé d'ardeur, de picotements et ds chatouillements dans la gorge. Quelquefois la fluxion congestive se propage aux oreilles par la trompe d'Eustache. Notre malade accuse dans l'oreille gauche une sensation pénible et un bruit de souffle incommode.

Le coryza peut n'être que le second acte de la maladie et être précédé pendant plusieurs jours d'une blépharite catarrhale avec rougeur, tuméfaction, chatouillement et prurit insupportable des conjonctives palpébrales et des bords ciliaires. L'action des glandes lacrymales et des glandules de Meibomius est exagérée ; chaque secousse d'éternument fait jaillir au dehors le liquide qu'elles sécrètent.

Chez plusieurs malades, on a noté pendant la durée des attaques sur la caroncule un développement anomal de cils dont on a dû pratiquer l'avulsion.

L'observation du docteur Bostock, racontée par lui-même dans le huitième volume des transactions médico-chirurgicales, est un très-intéressant exemple de ce catarrhe oculaire qui, dans certains cas, précède le coryza.

Ce médecin avait 48 ans au moment où il écrivait son histoire. Depuis l'âge de 8 ans, vers le commencement ou le milieu de juin, il éprouvait dans les yeux une sensation de chaleur et de plénitude plus prononcée le long des bords ciliaires et surtout vers les angles internes. Au début, on n'observait comme phénomène objectif qu'un peu d'injection et de larmoiement. Cet état augmentait graduellement, et le malade éprouvait des démangeaisons et des picotements insupportables, comme si de petites pointes pénétraient dans le globe oculaire ou venaient heurter sa surface.

Les conjonctives étaient enflammées et sécrétaient une mucosité épaisse et abondante.

Ces phénomènes morbides se montraient par accès depuis la seconde semaine de juin environ jusqu'au milieu de juillet. Pendant tout ce laps de temps, très-rarement les yeux étaient dans leur état normal ; mais les plus violents paroxysmes ne survenaient que deux ou trois fois par jour, ordinairement provoqués par quelque cause extérieure, comme l'ardeur des rayons solaires, la poussière, la chaleur humide. Après une durée plus ou moins grande, l'inflammation et l'hypersécrétion muqueuse s'apaisaient graduellement ; mais dans l'intervalle de ces accès l'œil conservait pendant le jour une sensation de gêne et de roideur.

Huit ou dix jours après le début des accidents, le malade ressentait de la pesanteur dans la tête, surtout vers la région frontale. A ces symptômes succédaient des crises d'éternuments violents qui revenaient à des intervalles irréguliers.

Huit ans plus tard, vers l'âge de 16 ans, le docteur Bostock commença à éprouver, après ces premiers symptômes, une sensation de tension dans la poitrine, de la dyspnée accompagnée d'irritation de la gorge et de la trachée. La poitrine n'était pas précisément douloureuse, mais il semblait au malade qu'elle ne pouvait ouvrir accès à l'air. La voix était rauque, et l'exercice de la parole ne pouvait être impunément prolongé. Limité dans ses premières phases aux yeux et aux narines, le travail morbide atteignait légèrement les organes respiratoires.

Quand les phénomènes que nous avons indiqués avaient duré quelque temps, alors survenait un malaise général, de la faiblesse musculaire, de l'abattement, de l'inappétence, de l'insomnie, des sueurs nocturnes, de l'amaigrissement. Le pouls était accéléré ; de 80 pulsations, son chiffre habituel, il s'élevait à 100 et même à 120. Tous ces symptômes disparaissent vers la fin de juillet ; mais le malade, pendant un mois, six semaines environ, conservait de la faiblesse et de la langueur. L'air frais, le repos, ont réussi quelquefois, mais non toujours, à conjurer le retour des accès.

La maladie peut se présenter sous une forme moins accentuée, mais non moins opiniâtre ; le flux nasal, l'enchifrènement, qui parfois gênent la respiration et le sommeil, les éternuments moins répétés, moins violemment convulsifs, en sont les caractères principaux ; l'élément catarrhal l'emporte sur l'élément névropathique. J'ai observé cette forme chez des personnes d'âge moyen et qui m'ont paru être sous la double influence de l'arthritisme et du lymphatisme avec prédominance du dernier.

Comme type de cette forme où le coryza domine, je citerai un avocat de race goutteuse, dont la mère et le frère ont eu des coliques hépatiques. Pour lui, il est depuis sa première jeunesse tourmenté par des névroses ; il a eu des névralgies faciales d'une violence extrême et d'une résistance opiniâtre, s'étant d'abord montrées du côté gauche, puis du côté droit, avec un tic qui a persisté pendant plusieurs années, même dans l'intervalle des crises névralgiques. D'autres fois, la névralgie a occupé les nerfs lombo-abdominaux, puis les nerfs sciatiques et cruraux avec des soubresauts dans les pieds, des crampes et de l'anesthésie de la peau de plusieurs orteils. A une certaine époque, une paralysie passagère de la vessie a succédé à une névralgie lombaire et a dû être combattue par l'électricité. Les eaux sulfureuses étaient la seule médication qui eût réussi à faire cesser les crises névralgiques dont quelques-unes avaient duré pendant huit à dix mois, et qui avaient résisté à tout l'arsenal thérapeutique.

Ce malade présentait encore cette particularité que j'ai observée chez d'autres personnes : les topiques opiacés appliqués sur la peau provoquaient une éruption eczémateuse qui durait plusieurs semaines. Aussi les frictions laudanisées lui étaient interdites, tandis que l'alcool, l'alcool camphré, étaient parfaitement supportés. Une mouche d'opium agissait comme le laudanum.

Je me suis étendu sur l'état constitutionnel de ce malade pour faire apprécier les conditions diathésiques au milieu desquelles s'est développé le coryza spasmodique. Avant le début de ces affections névropathiques, comme depuis leurs premières manifestations, ce malade contractait au printemps, quand il allait visiter sa campagne, un coryza qui durait cinq ou six semaines et qui le tourmentait par sa violence comme par l'abondance du flux naso-lacrymal dont il était accompagné.

J'ai reçu dernièrement à ma consultation deux sœurs de race arthritique, dont l'aînée, âgée de 35 ans environ, était venue me consulter, l'an passé, pour une urticaire chronique qui durait depuis six ou sept ans. Je lui avais fait prendre une petite quantité d'arsenic à l'intérieur et des bains alcalins très-légèrement sulfurés. Le succès avait été complet et rapide. Mais cette année, depuis le mois de mai, elle avait un coryza qui la préoccupait d'autant plus que sa mère, depuis trente ans, souffre de cette affection, qui revient périodiquement au mois de mai pour durer jusqu'à la fin d'août. Son grand-père en est exempt ; mais le frère de son grand-père et le fils de ce frère sont atteints de la même maladie. Il y a eu des goutteux dans leur famille ; elle-même a des migraines et des urines sédimenteuses. Son pharynx est hérissé de granulations volumineuses d'un rouge vif qui se prolongent dans l'arrière-cavité des fosses nasales.

Ce coryza vient par accès irréguliers, pendant lesquels les yeux s'injectent, larmoient, et les paupières sont, m'assure-t-elle, *très-rouges* et *notablement tuméfiées*. En même temps, elles sont, comme le nez, le siége d'un *prurit* insupportable. Sa sœur a, depuis trois ou quatre ans, de l'urticaire chronique.

Je conseillai, malgré l'irrégularité des accès, d'essayer le sulfate de quinine, puis ensuite, s'il échouait, de faire une cure d'eau de la Bourboule. Si je revois cette malade, je me propose de combattre directement l'affection pharyngienne, soit avec une solution d'azotate d'argent, soit avec une solution de tannin ou de perchlorure de fer. La teinture d'iode que j'emploie ordinairement me semble moins indiquée à cause de l'action de l'iode sur la muqueuse naso-oculaire.

Il y a dans cette observation quelques circonstances bien remarquables : l'hérédité directe et collatérale qui semble témoigner d'une origine diathésique ; les deux sœurs sont de race arthritique. L'urticaire chronique, l'angine granuleuse, ne sont pas rares dans les races goutteuses. Chez notre malade, le coryza a succédé à l'urticaire, et quand on songe à cette tuméfaction prurigineuse et rouge des paupières, venant par bouffées, on pense à cet urticaire qui avait précédé le coryza et qui était, comme celui-ci, caractérisé par une congestion prurigineuse intermittente, localisée dans d'autres régions tégumentaires.

On se rappelle que la sœur, elle aussi, est affectée d'urticaire, que, par conséquent, entre ces affections qui se succèdent l'une à l'autre dans la race et dans l'individu, il est naturel de supposer un lien diathésique. Il n'est pas improbable qu'il y ait entre ces deux affections, sinon une grande analogie de forme, ce qui semble ressortir cependant de l'examen comparé de leurs caractères, au moins une communauté d'origine.

II. — La seconde forme est la forme asthmatique ; le coryza n'est que le préambule, quelquefois très-court, d'une affection dyspnéique où l'élément nerveux domine. Le catarrhe naso-oculaire, qui dans la première forme semblait constituer toute la maladie, ne joue plus qu'un rôle très-secondaire, ou du moins il est relégué au second plan.

Je ne puis donner une meilleure idée de cette variété morbide qu'en citant l'observation suivante, qui m'a été remise par la malade elle-même. Je n'ai pas voulu en modifier la forme, expressive dans sa simplicité, et je la livre telle qu'elle m'a été donnée.

En 1838, à l'âge de dix-neuf ans, et dans le meilleur état de santé possible, j'allai passer six semaines chez une de mes cousines, dont la propriété était au bord de la mer, en Normandie : là, par plaisir, je pris des bains de mer très-prolongés, par des temps pluvieux ou très-frais ; je nageais, je me fatiguais sans aucun souci de ma personne. Enfin, toutes ces imprudences se sont terminées par une forte fièvre inflammatoire, à la suite de laquelle j'ai eu la voix tout à fait cassée, et j'ai dû, pour toujours, à mon grand chagrin, renoncer au chant. J'ai souffert tout l'hiver, et j'écrivais sur une ardoise tout ce que j'avais besoin de dire. Au printemps, je me suis parfaitement rétablie, et ce bien-être a duré jusqu'à mon départ pour l'Égypte, au moi de juillet 1843, quatre mois après mon mariage.

Si je mentionne cette première maladie, c'est qu'à tort ou à raison je l'ai toujours regardée comme le principe de celle qui s'est développée en Égypte, et que j'ai gardée pendant dix-huit ans.

Nous sommes arrivés à Alexandrie le 4 août 1843 ; j'étais alors enceinte de trois mois à peu près. Dès le lendemain, je commençai à souffrir de suffocations : j'étais rouge, haletante, mon pouls était faible et très-rapide. Nous attribuâmes cela à la fatigue du voyage, à un refroidissement que j'avais senti en traversant Malte d'un port à l'autre pour changer de bateau, à ma grossesse, à l'excessive chaleur surtout que nous avions trouvée à Alexandrie. Mais, dans la nuit du 5 au 6 août, je fus dans un tel état d'angoisse par ces étouffements et les palpitations qui les accompagnaient, que mon mari, tout effrayé, dut aller chercher un médecin.

Il arriva et me saigna abondamment, bien qu'on lui eût parlé de ma grossesse. Cette saignée me soulagea au point que je me crus guérie. Mais, dès le lendemain, l'oppression, les battements précipités du cœur, une respiration sifflante, une toux sèche et convulsive, se représentèrent presque instantanément, et j'étais comme folle.

Le médecin me saigna encore de l'autre bras, mais plus légèrement que la veille, et je fus de nouveau soulagée pendant vingt-quatre heures. Mais au bout de ce temps, ne sachant que faire de moi, il s'adjoignit un confrère ; ils me firent prendre des potions et des pilules d'asa fœtida ; puis ils m'envoyèrent à la campagne. On m'y transporta dans un état pitoyable le 9 ou le 10 août, et là, ce que je souffris physiquement ne pourra jamais s'exprimer. J'eus des moments de folie, je m'échappais la nuit pour courir sur la terrasse, espérant y trouver l'air qui me manquait. Le médecin venait tous les jours, quelquefois soir et matin, et tous les deux ou trois jours assisté de son confrère. Ils m'ont encore saignée une fois, et à deux ou trois jours de distance ils m'ont fait poser 175 sangsues. J'ai su depuis que leur intention était de provoquer un avortement qu'ils regardaient comme unique moyen de salut pour moi. Ces médecins me croyaient poitrinaire au dernier degré ; et comme ils ne savaient pas que j'entendais leur langue, ils conféraient devant moi, et je connus ainsi leur opinion sur mon conpte. Enfin, ce mal s'apaisa par degrés dans les premiers jours de septembre ; je ne fis pas de fausse couche et je me rétablis très-vite. Vers la fin de cette année-là, comme j'étais très-lourde et que le sang paraissait m'incommoder, le médecin insista pour me saigner encore. Il avait indiqué une petite mesure, mais le barbier grec m'ouvrit si fort la veine que j'eus un évanouissement terrible et qu'on ne pouvait venir à bout de fermer l'ouverture ; cela m'affaiblit beaucoup jusqu'au moment de mes couches, qui furent heureuses. Il est vrai que ma pauvre petite fille arriva au monde si maigre et si chétive, que nous ne pûmes la conserver que quatre mois. Je dois dire que, ne sachant pas encore la langue du pays, je ne voulus pas la confier à une nourrice arabe ou négresse, et je la nourris moi-même, ce qui nous épuisa toutes deux. Nous la perdîmes le 16 mai, et je traînai ainsi jusqu'au 8 juin, bien faible et bien chagrine, mais sans souffrances.

Le 8 juin, je me réveillai tout oppressée, et les mêmes symptômes que j'avais remarqués au mois d'août précédent se réveillèrent presque instantanément : ils ont toujours été les mêmes avec plus ou moins d'intensité, trois mois chaque année, du 8 ou 10 juin jusqu'au 10 septembre, pendant les treize ans que nous avons habité l'Égypte. Pendant ces trois mois, mon pouls était constamment très-faible et très-vif. Les accidents s'apaisaient avec une décroissance rapide du 25 août au 10 septembre. Le paroxysme de mes souffrances était pendant le mois de juillet tout entier ; elles étaient parfois intolérables, je me cramponnais aux montants de mon lit de fer pour arracher un souffle de ma poitrine ; je ne pouvais jamais m'étendre. Assise dans mon lit ou dans un fauteuil, ne pouvant supporter un vêtement ajusté, toussant à rendre l'âme, et pourtant préférant cette toux à l'étouffement profond qui me causait de légères syncopes, je crachais beaucoup de sang mêlé d'humeur ; ou quand la toux cessait pour faire place à l'étouffement, c'était de la mousse sanglante qui me montait aux lèvres. *Il ne faut pas que j'oublie de dire que le premier symptôme de ma crise était l'éternument sans qu'aucun refroidissement le motivât* ; puis la respiration devenait sifflante, j'éprouvais une angoisse générale augmentée par le chagrin que me donnait ce retour périodique ; puis enfin l'étouffement et les palpitations arrivaient ensemble, de façon que je n'ai jamais pu démêler si c'était le manque de respiration qui me donnait ces affreux battements de cœur, ou si c'étaient eux qui provoquaient l'étouffement. Vers la fin de juillet, chaque année, les efforts pour respirer avaient été si violents, que mon épaule gauche était comme remontée à la hauteur de l'oreille et que j'avais sur toute cette partie gauche de la poitrine une enflure qui me formait comme un coussinet sur lequel j'appuyais ma tête fatiguée (1). Pas d'appétit du tout : je vivais pendant près de trois mois avec une soupe à l'eau le matin, un peu de bouillon froid à midi, et le soir une tranche de pastèque, ou une pêche cuite, ou un peu de raisin. J'avais horreur de la viande ou du pain, et d'ailleurs si je mangeais un peu plus que ce que je dis là, je le payais si cher dans la nuit, que je préférais souffrir de la faim.

Dans le courant du mois d'avril, une perturbation commençait dans mes fonctions menstruelles ; elles retardaient ou avançaient, et, pendant toute la durée de la crise, il y avait suppression totale ou désordre, quelquefois les règles revenaient deux fois par mois, mais peu abondantes, de l'eau plutôt

______

(1) Il y avait probablement une rupture des tubes aérifères produite par la violence de la toux et un emphysème sous-cutané consécutif à cette rupture.

que du sang. A la fin de septembre, tout rentrait à peu près dans l'ordre : j'avais de longs sommeils, mon extrême maigreur disparaissait peu à peu, et tout l'hiver se passait si bien que pendant bien des années nous espérions toujours que j'échapperais à la crise de juin ; mais ce mal était inexorable.

On a essayé un grand nombre de remèdes : emplâtres de poix de Bourgogne saupoudrés de cantharides et d'émétique qui couvraient tout le dos et les épaules depuis la nuque jusqu'à la chute des reins. On me les laissait cinq jours, et, quand la douleur était intolérable, on me les arrachait, et sur mon dos saignant on appliquait du cérat. On m'en a appliqué deux la seconde année, un la troisième, et ils n'ont fait qu'ajouter un mal à un autre.

La pommade stibiée sur la poitrine, l'huile de croton dans le dos et sur la poitrine, ont été aussi plutôt nuisibles *parce qu'ils m'agitaient les nerfs.* On m'a mis des vésicatoires volants en grand nombre, un à demeure au bras gauche, une autre année un cautère, des ventouses sèches. Je me suis refusée à des ventouses scarifiées, parce qu'on n'avait pas de scarificateur, et que les taillades faites par le barbier avec un rasoir me faisaient horreur. Je me suis également refusée à un moxa qu'un médecin français voulait me faire poser au milieu de la poitrine. Un autre médecin voulait un séton derrière le cou ; je n'ai pas voulu.

Je ne saurais dire combien de remèdes préventifs on m'a fait essayer : des régimes lactés, puis fortifiants, puis excitants, la diète, l'huile de foie de morue, le lait d'ânesse, la térébenthine, le soufre, beaucoup de belladone, de morphine, de suc de laitue, des potions de laurier-cerise, d'asa fœtida, des fumigations de toutes sortes, sans compter les sinapismes.

Un été, Clot Bey entreprit de me traiter ; il m'observait comme un phénomène curieux. Il me fit appliquer des vessies remplies de glace sur le cœur pour en arrêter les palpitations, et manger des glaces au citron pour toute nourriture. J'ai été très-soulagée pendant quarante-huit heures, mais la réaction a été terrible, et il m'est resté depuis cette époque une douleur au côté gauche qui m'oblige parfois à me coucher.

Une seule chose m'apportait quelque soulagement, mais non la guérison, avant l'époque que j'ai dite : c'était d'aller au Caire en barque. Mais je ne pus faire ce voyage que cinq fois, tant à cause des occupations impérieuses de mon mari, que du manque d'eau dans le canal Mahmoudié qui conduit au Nil. Mais enfin arrivée au fleuve, arrivée surtout au Caire, malgré la chaleur torride qu'il y faisait alors, je respirais moins péniblement, et je pouvais quelque peu m'étendre.

En fait de remèdes douloureux, le seul qui m'ait réellement soulagée d'une manière soutenue, c'était la cautérisation profonde de l'arrière-gorge au moyen de l'ammoniaque. C'est M. Burguières qui l'a essayée la première année que nous l'avons connu en Égypte, et, quand il est allé habiter le Caire, j'ai chaque année prié notre médecin de l'employer. Mais il faisait cette petite opération avec lenteur et timidité, malgré lui, et elle me réussissait bien moins que faite par M. Burgières. Du reste, j'usais vite les différentes ressources de la médecine; le climat humide et chaud m'était trop contraire.

A Paris, dans les différents congés qu'a pris mon mari; à l'île de Rhodes, où nous avons résidé trois ans; après notre retour définitif en France, à la campagne d'abord, à Paris ensuite, du 8 ou 20 juin de chaque année, j'ai subi le retour périodique de ce mal étrange, mais très-atténué, il est vrai.

Ces dix-huit années de souffrances avaient tellement usé mes forces, qu'indépendamment de mes crises d'été j'étais dans un état de malaise perpétuel et parfois d'anéantissement,

Ce fut alors que je consultai M. Gueneau de Mussy. Il eut l'idée d'employer la quinine d'une façon préventive vers le milieu de mai. Le mal a été comme déconcerté, la fatale échéance de juin a été conjurée; seulement pendant un mois, du 15 août au 15 septembre de cette année, j'ai eu comme un faible retour de mon mal, un peu de toux, un peu d'oppression, des battements de cœur, etc., les mêmes accidents enfin dans la proportion la plus minime, en somme plus de faiblesse que de souffrance.

Je suis donc pleine de confiance pour l'année qui approche.

J'ai omis de dire que non-seulement toute la durée de ma crise était accompagnée d'une contraction du gosier, mais encore d'une extinction de voix plus ou moins complète.

La contraction du gosier était permanente, pour ainsi dire, chez moi, à l'époque où je me portais le mieux. Le geste de dénouer une cravate imaginaire était habituel chez moi; j'étais fatiguée de cette gêne, qui augmentait toujours vers le soir. Je n'en suis à peu près délivrée que depuis la fin de l'hiver dernier, et ce n'est aussi que depuis cette époque que j'ai la respiration assez longue pour souffler une bougie sans une sorte de suffocation.

Tel est le récit de la malade; il porte l'accent de la vérité. Ainsi chaque année, à date fixe, elle était prise de coryza, d'éternuments répétés; puis, à ces premiers symptômes succédait un accès d'asthme qui durait trois mois, avec des paroxysmes d'une violence extrême; ces paroxysmes se montraient surtout pendant la nuit. Aucun antécédent de famille ne semblait la prédisposer à cette maladie. Son père vit encore, il n'a pas eu d'affection goutteuse. Sa mère est morte très-jeune. Pour elle, depuis sa guérison, elle a ressenti plusieurs fois des pleurodynies, mais elle ne se rappelle pas avoir eu d'autres manifestations rhumatoïdes. Son fils, qui souffre d'une angine granuleuse, a pendant tout l'été un coryza opiniâtre plus catarrhal que spasmodique qui cesse vers l'automne.

Il a pris, dans la constitution de son père, un élément lymphatique qui le prédispose aux catarrhes. Mais ce catarrhe revient chez lui précisément aux époques qui ramenaient chez sa mère l'asthme périodique, circonstance que je ne relèverais pas si on ne la retrouvait souvent comme expression d'une influence morbide héréditaire.

Quand je vis cette dame pour la première fois, au printemps de 1861, elle était maigre, épuisée par ses longues souffrances ; elle avait toussé pendant l'hiver. La congestion estivale semblait commencer à laisser des traces : l'auscultation faisait constater un léger degré d'emphysème. On était au printemps ; je prescrivis une cure d'Eaux-Bonnes, et, vers la fin de mai, je lui fis prendre plusieurs doses de sulfate de quinine. A la date habituelle survinrent des malaises, du coryza et bientôt des accès d'orthopnée espacés d'abord et périodiques comme ils l'étaient pendant quelques jours avant de devenir continus. Mais, sous l'influence de nouvelles doses de sulfate de quinine, les accidents s'arrêtèrent.

L'année suivante, je fis prendre de nouveau ce médicament vers la fin de mai, et la crise estivale manqua complétement. Trois années de suite je fis suivre à la malade cette médication préventive, qui eut un succès complet.

Depuis lors, sept années se sont écoulées, la malade a été soumise aux épreuves morales les plus pénibles, aux fatigues physiques les plus grandes : elle a veillé pendant des mois entiers auprès de son mari et de son père malades, et sa guérison ne s'est pas démentie. Dans les deux dernières années seulement, sous l'influence de toutes ces conditions d'épuisement, elle a contracté en été une bronchite intense, accompagnée de dyspnée, qui n'avait aucun rapport, dit-elle, avec ses anciennes angoisses, bien qu'elle se fût développée à la même époque. Quelques vésicatoires et des calmants, le bromure de potassium entre autres, en ont fait justice. Placée cette année dans des conditions plus favorables, elle jouit d'une bonne santé, sauf, dit-elle, un peu de pesanteur de poitrine qu'elle n'avait pas connue dans cette saison pendant trois ou quatre ans. Si cette sensation, un peu pénible d'ailleurs, s'accentuait davantage, je lui ferais reprendre, au printemps prochain, du sulfate de quinine, mais je n'en vois pas encore la nécessité.

Je rapprocherai de cette observation celle d'une dame que j'ai soignée il y a trois ans. Tous les ans, vers le mois de mars ou d'avril, elle était prise de fièvre et de coryza d'une extrême intensité, bientôt suivis d'une dyspnée qui avait tous les caractères de l'asthme. Le sulfate de quinine fit cesser ces accès sans éteindre le catarrhe. La malade continuait à tousser d'une toux spasmodique et violente, à expectorer et à éternuer. Le moindre refroidissement provoquait l'explosion de ces symptômes. Tous les ans, au printemps, cette dame éprouvait les mêmes accidents. Sa mère et un autre parent en étaient également affectés. Cette malade était d'une constitution lymphatique, molle, anémique et de famille arthritique. Un de ses oncles est un type de goutteux. Il a tous les ans de violents accès de goutte, après avoir eu dans sa jeunesse des migraines et de l'asthme. J'ai observé chez ses tantes de l'acné rosacea, des eczémas chroniques, des névralgies, des coliques hépatiques. L'arthritisme, sous des formes diverses, a imprimé son cachet sur toute sa race.

Dans son *Traité d'hydrothérapie,* le docteur Fleury a consacré un chapitre intéressant à cette forme d'asthme qu'il avait observée sur lui-même et qu'il a indiquée un des premiers en France, en 1852. Avant d'en subir les premières atteintes, il avait eu des attaques de goutte; sa mère était goutteuse.

Après avoir vainement essayé une foule de remèdes pour prévenir ou combattre cette cruelle maladie, qui revenait à échéance presque fixe, dans les mois de mai ou de juin, il eut recours à l'hydrothérapie, qui le délivra de son accès d'asthme. Éclairé par son expérience personnelle, il a depuis lors employé cette médication avec succès chez des malades atteints de la même affection. Il cite, entre autres, l'observation remarquable d'un malade sujet à un flux hémorrhoïdal habituel qui cessait pendant la durée des attaques; des douches dirigées sur le bassin et sur les membres pelviens provoquèrent le retour des hémorrhoïdes en même temps que l'asthme disparut.

Nous rapprocherons cette circonstance de l'interruption des règles que nous avons signalée chez notre malade pendant la durée des attaques. Nous prendrons note également de cette goutte héréditaire dont les accès avaient précédé chez M. Fleury l'invasion de l'asthme périodique, et qui se sont reproduits plusieurs fois depuis la guérison de l'affection thoracique.

En voilà assez pour caractériser la maladie dont je vous entretiens aujourd'hui; mais, avant d'en poser les indications, je veux m'arrêter quelques instants sur ses conditions pathogéniques.

Le nom même qu'on lui a donné de fièvre de foin exprime l'importance qu'on a attribuée dans son évolution aux émanations odorantes du foin. On s'est même demandé quel était l'élément du foin qui provoquait les accès. Était-ce le pollen? était-ce quelque parasite attaché à ces végétaux? était-ce l'*Antoxhantum odoratum*, la plus aromatique des graminées qui composent les prairies, comme le pense le docteur Gordon?

Il est incontestable que chez un certain nombre de sujets l'odeur du foin paraît être la cause occasionnelle des accès. Les observations de Gordon et celles d'Elliotson ne permettent guère d'en douter, bien que celui-ci reste dans une sage réserve sur la cause déterminante des accidents. Il rapporte, entre autres, le fait remarquable d'une malade observée par le docteur Poyser : le père de cette dame avait un coryza subit, mais passager, toutes les fois qu'il traversait un pré pendant la floraison.

Elle-même, chaque année, vers le mois de juin, éprouvait dans les yeux une sensation de chaleur et de plénitude accompagnée de rougeur, de larmoiement. A ces symptômes succédaient bientôt une irritation de la muqueuse nasale, des éternuments ; puis le travail fluxionnaire s'étendait à la gorge, à la trachée, avec un sentiment d'ardeur et de prurit au niveau de ces organes. Alors elle éprouvait une dyspnée des plus pénibles. Tous ces accidents cessaient vers le milieu de juillet. Cette dame ne doutait pas de leur connexion avec les émanations du foin en floraison. Au mois d'août, elle pouvait impunément se promener au milieu des prés, tandis que de juin en juillet le voisinage des prairies lui causait les plus vives souffrances. Si elle prenait dans sa main à cette époque une poignée d'herbes, *les téguments de la main devenaient le siége de rougeurs et de démangeaisons;* ces symptômes se reproduisaient quand elle garnissait des paniers d'emballage avec du foin sec. Pour échapper au voisinage hostile des prairies pendant la saison fatale, elle se réfugiait sur le bord de la mer, dans les contrées les plus incultes. Elle y trouvait du soulagement, quand le vent soufflait du large surtout; elle était moins bien quand il soufflait de terre. Un jour, se promenant aux pieds des falaises d'Harwich, elle fut prise d'un accès soudain et violent, dont elle eut le lendemain l'explication, quand elle apprit que pendant l'heure même de sa promenade on fauchait un petit pré situé sur la crête de la falaise.

Une autre fois, se trouvant au centre d'une petite ville, éloignée de toute prairie, elle est prise d'un accès soudain ; et, en regardant par la fenêtre de sa chambre, elle s'aperçoit qu'on construisait une meule avec du foin apporté d'une distance de cinq milles. Ses enfants provoquèrent

une autre fois l'explosion d'un accès en entrant dans sa chambre après
avoir joué dans une grange remplie de foin.

Je révoquerais peut-être en doute l'exactitude de ces faits si je n'en
avais observé qui offrent avec ceux-ci une grande analogie.

Trois enfants de cette dame, ajoute Elliotson, héritèrent de cette infirmité; un quatrième eut la forme commune de l'asthme, avec cette particularité que l'odeur des cabiais en provoquait les accès. On trouve
dans les auteurs beaucoup de faits semblables, et ils me paraissent
mettre hors de doute l'influence que chez certains malades les émanations du foin exercent sur le développement du coryza asthmatique.

Mais si cette influence est incontestable, on voit par les observations
mêmes citées à l'appui que cette affection se développe parfois en dehors de cette cause, chez ceux-mêmes qui sont le plus sensibles à son
action, qu'elle n'est par conséquent qu'une cause occasionnelle.

On retrouve d'ailleurs, comme je le disais tout à l'heure, l'intervention de conditions analogues dans l'étiologie de l'asthme vulgaire;
certaines odeurs, certaines localités, en provoquent les accès d'une
manière constante ou du moins pendant une certaine période de la
vie. J'ai rencontré deux asthmatiques qui avaient des accès toutes
les fois qu'ils sentaient l'odeur de la graine de lin. L'un d'eux semble
avoir une sensibilité spéciale pour cette graine ordinairement si
inoffensive. On ne peut faire un cataplasme dans son appartement sans
qu'il le devine en quelque sorte et ne soit pris d'un accès d'asthme.
Chez d'autres, l'odeur des fleurs de haricot ou l'odeur du chat produisent le même effet.

Les émanations du foin sont plus actives d'ailleurs que bien des substances redoutées par certains asthmatiques. Un fermier de Normandie
me disait dernièrement que pendant la fenaison lui et ses gens souffraient
de violents maux de tête.

J'ai très-souvent rencontré l'arthritisme dans les antécédents de mes
malades ou de leurs ascendants. Un grand nombre d'observations mentionnent cette circonstance et avec d'autant plus d'autorité que les auteurs n'ent ont tiré aucune conclusion et n'avaient par conséquent
aucune idée préconçue sur cette donnée étiologique. La périodicité est
un caractère que nous retrouvons dans beaucoup d'affections arthritiques; elles se manifestent le plus souvent par accès réguliers ou irréguliers. Si le *hay fever* a été jusqu'ici plus souvent observé en Angleterre qu'en France, ne pourrait-on pas l'expliquer par la fréquence plus
grande de la goutte dans la première de ces deux contrées? Enfin, cette

circonstance notée par tous les observateurs, que la fièvre de foin est plus habituellement une maladie des classes riches, peut être considérée comme un autre trait d'affinité avec l'arthritisme.

En poursuivant l'étude de ces rapprochements, qui ne m'autorisent pas à affirmer la communauté d'origine, mais qui me semblent établir une présomption suffisante pour signaler cette question aux études ultérieures, je trouve chez une de mes malades une forme morbide de racine arthritique : une urticaire qui alterne avec le coryza asthmatique ; et celui-ci se montre avec des symptômes, une injection, un prurit et une tuméfaction des yeux qui rappellent l'affection cutanée à laquelle il a succédé.

D'une autre part, la malade du docteur Payser ne pouvait toucher du foin sans avoir une irritation de la peau des mains qui n'est pas décrite avec assez de détails pour qu'on en puisse affirmer la nature, mais qui par sa soudaineté, son caractère prurigineux, se rapproche singulièrement de l'urticaire.

Par une autre remarquable analogie, l'urticaire est quelquefois provoquée, comme la fièvre de foin, par des causes extérieures, l'ingestion des moules, des œufs de poisson, des crustacés, quelquefois d'aliments salubres, pour presque tous, comme le riz et les fraises. J'ai rencontré dans ma pratique cinq personnes pour qui cet excellent fruit devenait un agent toxique, et, chose remarquable, celles dont j'ai pu connaître les conditions diathésiques étaient de race goutteuse ou ont eu ultérieurement des accès de goutte. Derrière un très-grand nombre de névroses, derrière un très-grand nombre d'anomalies fonctionnelles bizarres empreintes du caractère nerveux, on trouve l'arthritisme.

Je sais que cette opinion sera considérée comme une hérésie par plusieurs médecins qui rejettent la plupart des diathèses et affirment ne les avoir pas vues. Ils me font penser à ce touriste qui parcourait les bords d'un lac dans une voiture, où il lui tournait le dos, et prétendait que ce lac était sans eau. Je crois que s'ils n'ont pas vu les diathèses c'est qu'ils ne se sont pas tournés de leur côté. Quant aux rapports entre l'urticaire et l'asthme estival qui semblent ressortir de quelques observations, je me propose de les étudier plus tard. Si l'on admet, comme je le crois vrai, que l'un et l'autre puissent dériver de l'arthritisme, on comprendra qu'ils puissent se succéder et offrir quelque analogie dans leur mode d'évolution.

Chez les derniers malades que j'ai observés atteints d'asthme périodique, j'ai constaté de l'angine granuleuse : était-ce une simple coïncidence? La fréquence de l'angine granuleuse chez les arthritiques en serait-elle l'explication ? Cette angine, que j'ai rencontrée dans d'autres formes d'asthme, ne pourrait-elle pas aussi intervenir comme cause prédisposante? Elle constitue un foyer d'irritation qui pourrait favoriser la détermination de l'action morbide sur les organes respirateurs. J'ai déjà signalé la fréquence des granulations pharyngiennes chez les enfants atteints d'angine striduleuse, et j'ai donné la même explication du rôle qu'elles peuvent jouer dans l'évolution de cette affection.

Les indications thérapeutiques doivent être tirées de l'état général du malade et des conditions diathésiques au milieu desquelles cette affection s'est développée, des troubles fonctionnels qui la caractérisent, de sa marche et de ses localisations.

Si l'on peut, comme cela est arrivé chez plusieurs de nos malades, déterminer ou au moins soupçonner un substratum arthritique, il faudra prescrire cette hygiène qui consiste à éviter à la fois toutes les incitations excessives et les causes de dépression, les variations brusques de température, le froid humide, le défaut d'exercice musculaire, en un mot toutes les aberrations fonctionnelles et les conditions de milieu qui exercent sur les affections goutteuses une incontestable influence.

Ceux chez qui on peut constater l'intervention d'une cause occasionnelle, comme les émanations du foin, devront s'y soustraire autant qu'ils le pourront. Le voisinage de la mer, l'air vif et pur, ont apporté à plusieurs un soulagement très-marqué.

Les lotions froides, méthodiquement faites, rentrent dans les indications hygiéniques d'une maladie qui semble avoir quelquefois pour cause occasionnelle une sensibilité trop vive aux variations atmosphériques. Elles agissent d'ailleurs comme toniques; et l'expérience de tous les malades affirme les inconvénients et les dangers des débilitants.

Quelques médecins, Bostock, Payser, Elliotson, ont cru retirer quelques avantages de certains médicaments. On a essayé tour à tour le lobelia inflata, les hypochlorites et les solutions de chlore employés en émanations, en aspirations, les préparations arsenicales, et on leur a attribué quelque succès.

La périodicité des accès m'a fait prescrire le sulfate de quinine, et je lui dois la guérison de la malade dont je vous ai raconté la remarquable histoire. Il me paraît avoir prise surtout sur l'élément spasmodique et dans la forme asthmatique.

Cela est si vrai, que chez notre malade il a fait cesser les accès dyspnéiques sans modifier le catarrhe, et du reste, dans l'asthme ordinaire à paroxysmes bien accentués, je l'ai plus d'une fois employé avec succès.

Quand la maladie revient à époque fixe, on en commence l'usage huit ou dix jours avant son retour présumé.

Après trois ans, j'ai pu l'abandonner impunément chez la malade dont j'ai rapporté l'observation. Dans les maladies périodiques, quelle qu'en soit la nature, qu'elles soient purement névropathiques ou qu'elles soient congestives, rompre pendant quelques temps l'habitude morbide suffit quelquefois pour la faire cesser définitivement.

S'il existait un élément catarrhal bien accusé et surtout s'il survivait à l'attaque, les sulfureux, les arsenicaux, interviendraient utilement.

Pendant les accès mêmes, je tenterais l'arsenic si le sulfate de quinine échouait ou me paraissait moins indiqué.

Il ne faut pas négliger d'examiner le pharynx, de réprimer les granulations si elles existent.

Dans ce cas, le perchlorure de fer ou le nitrate d'argent seront préférables à la teinture d'iode, à cause de l'action de ce métalloïde sur les muqueuses pharyngiennes et naso-oculaires (1).

Le régime doit être aussi réparateur que l'état fonctionnel des organes digestifs le permettra.

Tels sont les enseignements thérapeutiques qu'on peut tirer des observations que j'ai eues sous les yeux. Comme dans le traitement d'un grand nombre de maladies, les données de la science actuelle ne sont que des pierres d'attente. La construction de l'édifice exigerait des matériaux plus nombreux et mieux coordonnés.

(1) Je m'en suis abstenu pendant la période d'acuité ; mais chez mon premier malade, après la section de la luette, ayant obtenu un apaisement considérable des phénomènes morbides, je me suis servi avec avantage de la teinture d'iode pour réprimer les granulations pharyngiennes. Après quelques applications de ce topique, le malade se trouvant guéri a réclamé sa sortie.

RHINO-BRONCHITE SPASMODIQUE

OU ASTHME DE FOIN (1)

DEUXIÈME LEÇON

Sommaire. — Considérations sur les dermatoses muqueuses et sur les manifestations arthritiques.

    Rapport de la rhino-bronchite avec l'arthritisme et avec certaines affections cutanées.
    Opinion de Chomel sur cette maladie.
    Variétés et formes diverses.
    Coryza goutteux fugace.
    Asthme d'automne.

MESSIEURS,

Je vous ai entretenu, il y a quelques années, de la maladie qu'on désigne en Angleterre et en Allemagne sous le nom d'*asthme de foin* ou de *fièvre de foin* (2). J'avais été conduit à cette opinion : que cette affection relevait probablement de l'arthritisme, qu'on pouvait l'assimiler, dans quelques cas au moins, à certaines dermatoses arthritiques, comme l'urticaire, avec lesquelles elle paraissait avoir d'intimes connexions pathogéniques, et qu'elle exprimerait sur les membranes muqueuses un processus morbide analogue à celui qui caractérise sur la peau ces pseudo-exanthèmes. Depuis lors, des observations assez nombreuses, dont je dois la plupart à la bienveillance de mes confrères de province, m'ont permis de contrôler ces premières impressions et me paraissent les confirmer. Je crois donc que la rhino-bronchite spasmodique peut être considérée comme une manifestation de l'arthritisme ; et alors même que, contrairement à mon opinion, la diathèse goutteuse n'en

(1) Leçon publiée dans la *Gazette hebdomadaire*, 1871.
(2) A ce nom j'ai proposé de substituer celui de *rhino-bronchite spasmodique*, pour éviter une dénomination qui, prise dans un sens trop exclusif, impliquerait une erreur étiologique.

serait pas la condition pathogénique essentielle, il faudrait admettre l'é-
lément goutteux comme caractérisant une variété qui comprendrait le
plus grand nombre des cas.

Dans les observations publiées par les médecins britanniques,
on voit assez souvent notée la coïncidence des antécédents goutteux
avec le *hay fever*, sans que les auteurs de ces observations aient tiré
de cette circonstance aucune conclusion sur la pathogénie de cette
affection.

La plupart de mes observations personnelles expriment ce rapport :
l'asthme de foin me paraît devoir être mis au compte de l'arthritisme,
comme l'asthme vrai, comme la migraine périodique, comme la plupart
des névroses périodiques *constitutionnelles*. J'insiste sur cette restriction,
car cette appréciation étiologique ne s'applique évidemment pas aux
névropathies qui dépendent d'une lésion locale ou d'une cause accidentelle.

D'une autre part, cette assimilation, qui m'avait semblé ressortir de
quelques faits, entre la fièvre de foin et certaines affections cutanées,
recevra des observations qui vont suivre la valeur d'une démonstration.
Nous ne verrons plus seulement l'affection des membranes muqueuses
alterner avec celle de la peau, mais nous pourrons suivre le passage du
travail morbide d'un tégument sur l'autre.

Restera à résoudre une question que j'ai discutée ailleurs (*Étude sur
l'herpétisme utérin*) et qui se pose à l'occasion de toutes les dermatoses
muqueuses. Le processus morbide conserve-t-il sur le tégument interne
une forme analogue à celle qui le caractérise sur la peau? Les différences de structure qui existent entre les deux grandes divisions de
l'enveloppe tégumentaire peuvent faire pressentir quelque dissemblance
ou au moins des nuances entre leurs manifestations morbides, mais les
caractères fondamentaux se retrouvent. D'ailleurs quelle différence essentielle y a-t-il entre l'érythème cutané et la congestion chronique des
membranes muqueuses?

Dans un très-grand nombre de cas, les affections du tégument interne peuvent être assimilées aux dermatoses externes et dérivent des
mêmes conditions pathogéniques. J'ai cherché à établir cette connexion
et cette assimilation, déjà admises par les cliniciens du XVIIe et du XVIIIe
siècle pour l'angine glanduleuse, pour certaines formes de catarrhe pulmonaire et de diarrhée chronique, pour certaines affections utérines ; on
les retrouve dans beaucoup de dyspepsies, de gastralgies et d'entéralgies
qui sont des dermatoses gastriques ou intestinales.

Nous avons des données suffisantes pour esquisser le tableau des dermatoses muqueuses : on y retrouverait ces grandes lignes diathésiques qui ont servi à grouper les dermatoses cutanées. La goutte et la scrofule y dominent la scène morbide et se montrent comme condition primordiale de la plupart des affections du tégument interne.

On peut se demander encore si le coryza spasmodique exige constamment cet élément exanthématique, ou en d'autres termes s'il est toujours accompagné d'une dermatose muqueuse. Une névrose arthritique ne peut-elle pas, sans lésion primitive de la membrane muqueuse, produire les troubles fonctionnels observés dans cette curieuse affection? On ne saurait *a priori* en repousser la possibilité; mais, quand le mode d'un processus morbide est démontré par l'observation, l'analogie des troubles fonctionnels ne suffit pas pour rattacher à la même espèce morbide une affection qui présente un processus essentiellement différent. La connexion pathogénique établirait un rapport plus intime et un rapprochement plus légitime; il y a des affections dyspnéiques, périodiques, compliquées d'une hypérémie muqueuse, qui dérivent, comme dans l'asthme de foin, de la racine arthritique et qui peuvent être regardées comme des névroses, parce que l'élément nerveux précède et domine l'élément congestif; mais ces affections se rattachent plutôt à l'asthme vrai qu'au *hay fever*. Hâtons-nous d'ajouter que ces deux formes morbides, quoique distinctes, ont entre elles de nombreuses affinités.

Ce n'est pas seulement par leur développement dans les familles goutteuses, par leur alternance dans la race ou dans l'individu avec les manifestations franches de la goutte, que les dérivés de l'arthritisme trahissent leur origine. Quelque dissemblables qu'ils soient du type primitif, ils en retiennent toujours quelques traits, et il y a entre tous les rejetons de la racine goutteuse des caractères communs, un *air de famille* que l'analyse clinique nous fait découvrir.

Ainsi, dans presque toutes les maladies qui dérivent de l'arthritisme, nous voyons l'élément nerveux jouer un rôle important; dans un grand nombre, nous constatons une tendance marquée à la périodicité. Les manifestations arthritiques reviennent souvent par accès d'une durée variable, accompagnés dans beaucoup de cas d'exacerbations nocturnes. Il n'est pas rare de voir ces accès se répéter à l'automne et au printemps, c'est-à-dire dans ces conditions saisonnières où la goutte franche se montre de préférence.

Mais si ces caractères sont habituels ou communs dans les dérivés arthritiques, il ne faut pas s'attendre à les rencontrer toujours. Plus les dérivés de la goutte s'éloignent de la source originelle, plus ils pourront s'écarter de la forme type, alors surtout que, comme conséquence presque nécessaire de cet éloignement, l'influence goutteuse qu'ils expriment aura été croisée et souvent modifiée par d'autres éléments diathésiques ou constitutionnels. D'ailleurs on rencontre dans la forme type, dans la goutte articulaire elle-même, plusieurs des variétés qu'on retrouve dans les dérivés arthritiques.

Si la goutte revient ordinairement par accès d'une durée limitée, dans certaines conditions constitutionnelles la fluxion articulaire n'a pas sa marche et sa solution habituelles : elle persiste pendant un temps très-long. Cette chronicité, dans le sens étymologique du mot, est beaucoup plus commune dans les dérivés de l'arthritisme et dans les dermatoses arthritiques en particulier : il y a des affections cutanées arthritiques, comme il y a des catarrhes intestinaux ou bronchiques de même nature, qui ont une durée indéfinie.

Par contre, en face de ces phénomènes goutteux qui deviennent persistants, il en est de passagers, fugitifs, caractérisés par des douleurs lancinantes, fulgurantes, d'autres fois par des fluxions congestives, éphémères, dans les articulations. Ce type morbide se reproduit dans les dermatoses arthritiques : l'érythème fugace, certaines formes d'urticaire palmaire ou plantaire, qui durent de quelques minutes à quelques heures, les herpès périodiques qui accomplissent leur évolution dans quelques jours et reviennent parfois à des intervalles réguliers, représentent sur la peau ces manifestations passagères de l'arthritisme. Nous rencontrerons parmi les dermatoses muqueuses des formes analogues, qui sont pour ainsi dire les ébauches de formes plus accentuées et plus opiniâtres.

Si la périodicité saisonnière ou nocturne manque souvent dans les dérivés de l'arthritisme, il s'en faut qu'on l'observe toujours dans la forme type : il y a des goutteux qui souffrent plus le jour que la nuit; il y en a qui ont leurs accès en toutes saisons.

D'après ces considérations, en admettant l'origine arthritique de la rhino-bronchite spasmodique, on n'aura pas lieu de s'étonner si cette affection peut présenter des variétés qui diffèrent dans leur marche de la forme décrite sous le nom d'*asthme de foin*. Elles s'y rattachent cependant par leurs localisations et par leurs conditions pathogéniques; et si je ne me suis pas laissé entraîner à trop généraliser les observations que j'ai recueillies sur ces conditions, on pourrait les résumer en disant que cette affection a pour caractère fondamental une rhino-bronchite spasmodique liée à une *arthritide muqueuse*. L'observation suivante me paraît justifier ces conclusions.

Obs. I. — Le 17 avril 1869, je fus consulté par madame H..., âgée de vingt-quatre ans environ ; elle ignore si chez ses grands-parents il y a eu des anté-cédents goutteux. Elle se rappelle seulement que son grand-oncle ma-ternel avait tous les ans, au mois de mai, une attaque de *hay fever* qui durait deux mois. Le fils de ce grand-oncle a la même affection. La mère de madame H..., cousine germaine de ce dernier, en souffre depuis son en-fance ; elle a actuellement quarante-huit ans. L'an dernier, l'attaque a été moins violente que les précédentes ; mais depuis six mois elle éprouve dans le petit orteil une douleur avec gonflement, qui, au dire de sa fille, offre tous les caractères d'une affection goutteuse.

Sans tirer aucune conclusion de cette appréciation que je n'ai pas pu contrôler, je ne puis m'empêcher de faire remarquer cette coïncidence d'une atténuation insolite dans les troubles respiratoires avec l'appari-tion d'une affection articulaire ou au moins circumarticulaire.

Il n'est pas rare de voir des accès d'asthme vrai disparaître en même temps que la goutte se manifeste. J'en ai rencontré des exemples. Je connais entre autres un vieillard âgé de soixante-seize ans qui a des atta-ques de goutte tous les ans depuis quarante ans ; il avait eu des accès d'asthme très-violents dans sa jeunesse, et Chomel, connaissant les dis-positions diathésiques de sa race, lui avait prédit qu'il aurait probable-ment un jour la goutte, et qu'il serait délivré de son asthme ; ce pronos-tic s'est réalisé ; une seule fois depuis lors, n'ayant pas eu à l'automne son accès de goutte habituel, il éprouva une gêne de la respiration portée jusqu'à l'orthopnée, à laquelle succédèrent des symptômes de congestion broncho-pulmonaire ; une révulsion énergique dégagea la poitrine, et bientôt après la goutte reparut ; ce malade n'a pas cessé depuis lors de lui payer un tribut au moins bisannuel.

Pour revenir à la mère de madame H..., elle avait consulté Chomel, qui lui avait dit : Vous avez l'asthme de foin, j'en ai déjà observé un exemple, et j'ai guéri la personne qui en était atteinte en l'envoyant aux eaux de Louesche ; je vous engage à en essayer.

Ce conseil ne fut pas suivi ; il est remarquable et semble indiquer que Chomel entrevoyait quelque connexion pathogénique entre cette affection

et les maladies de la peau, dont il combattait par les eaux de Louesche (1)
les formes graves et rebelles.

Le frère et la sœur de cette dame n'ont pas été affectés de coryza spasmodique ; mais pendant l'époque où leur sœur en subissait les atteintes, c'est-
à-dire du 15 mai au 15 juillet, ils étaient tourmentés par une affection
prurigineuse des téguments de la face sur laquelle nous reviendrons, car
elle se développe également chez madame H... et chez sa mère, et marque
la première phase du processus morbide qui aboutit au coryza ; elle occupe
la tête et la région temporo-auriculaire, mais s'arrête au devant de la mâchoire.

Madame H... est de taille moyenne ; elle n'est pas grasse, sans être maigre ; son teint est d'un blanc mat, un peu anémique. Ses yeux sont noirs ;
elle offre les apparences d'une constitution nerveuse avec une légère teinte
de lymphatisme.

A dix ans, elle a eu un eczéma qui a duré plusieurs mois ; à treize ans,
elle a été réglée. Elle n'a jamais eu de migraines ; souvent, et surtout pendant les attaques de coryza spasmodique, les urines sont sédimenteuses et
laissent déposer un sable rougeâtre.

Son estomac est délicat ; elle éprouve souvent après les repas, surtout au
moment des crises, de la pesanteur gastrique, de la somnolence et de la fatigue dans les jambes. Elle est habituellement constipée. Elle transpire avec
une extrême facilité, disposition commune dans les races arthritiques : souvent ses mains sont moites ; pendant la durée des attaques, elle a des sueurs
nocturnes abondantes.

A l'âge de dix-sept ans, après avoir eu des épistaxis qui indiquaient déjà
un mouvement fluxionnaire vers les parties supérieures, elle éprouva les
premières atteintes de la maladie qui s'est produite depuis avec une périodicité des plus constantes et une marche des plus uniformes, du 15 mai au
15 juillet, et avec des symptômes absolument semblables à ceux qui s'étaient
manifestés chez sa mère.

Aux mois de mars et d'avril, ses règles deviennent moins abondantes,
comme si le molimen congestif qui en précède l'éruption subissait une dérivation. En même temps apparaît un *pityriasis capitis* qui bientôt envahit les
oreilles et la face jusqu'au bord des narines ; la malade ressent dans le conduit auditif des picotements désagréables, et la membrane tégumentaire
qui le tapisse est hérissée de petites pellicules que la malade ramène au

---

(1) J'ai dit dans un autre travail (sur l'herpétisme utérin) que Fontan soupçonnait
une analogie entre Louesche et Bagnères-de-Bigorre. J'ai toujours pensé que les eaux de
Louesche devaient contenir de l'arsenic, d'après leurs effets physiologiques que les bains
arsenicaux artificiels m'ont reproduit quelquefois. On a trouvé dernièrement de l'arsenic dans les eaux de Bagnères-de-Bigorre, et j'apprends avec plaisir qu'on va y tenter
la méthode thermale usitée à Louesche.

dehors toutes les fois qu'elle y introduit l'extrémité du doigt. Sur les tempes, les joues, le nez et le menton, on aperçoit alors de petites taches finement grenues, de 4 à 6 millimètres de diamètre, en cercles ou en croissants, quelques-unes en plaques arrondies, qui paraissent recouvertes, à la loupe, de petites écailles furfuracées, constituées par des lamelles épidermiques. J'ai observé ces taches le 17 avril ; elles duraient déjà depuis plusieurs semaines.

Dans les premiers jours de mai, elles s'éteignent peu à peu, et le 15 éclate le coryza précédé de picotements dans le nez et accompagné d'éternuments qui se répètent 40 ou 50 fois de suite. En même temps, une sérosité fluide, froide, aqueuse, s'écoule des narines avec-abondance. Les paupières se gonflent et deviennent rouges, prurigineuses, pelucheuses. Les conjonctives sont larmoyantes, mais ne rougissent pas. Ces éternuments répétés, convulsifs, amènent de la suffocation. Les picotements du nez remontent à la racine de cet organe et à la région intrasourcilière, et y sont accompagnés d'une douleur gravative. Après ces crises, qui se répètent huit à dix fois par jour, la malade se sent fatiguée, courbatue ; chaque jour elle mouille huit à dix mouchoirs ; son sommeil est troublé par le retour des éternuments.

Le soleil, la poussière, les odeurs bonnes ou mauvaises, celle de la rose en particulier, le mouvement, les cahots d'une voiture, la chaleur, surtout quand elle se fait sentir dans le dos de la malade, provoquent une nouvelle explosion des crises. Aussi madame H..., pour en diminuer le nombre et en atténuer la violence, cherche-t-elle les lieux frais et obscurs, où elle se tient immobile.

Pendant la durée de l'attaque, la malade éprouve une sensation fébrile, et son pouls s'élève de 72 à 85 pulsations. L'appétit diminue et les digestions sont plus pénibles qu'à l'ordinaire.

Vers la fin de la maladie, la violence des éternuments diminue ; la sécrétion nasale est moins abondante et plus épaisse.

Madame H... s'est trouvée enceinte pendant la période morbide, et les symptômes ont été plutôt aggravés que diminués par la grossesse.

Pour combattre cette affection et prévenir l'envahissement de la muqueuse respiratoire, j'engageai madame H... à prendre trois fois par jour une cuillerée à soupe de la mixture :

2⁄ Sirop de bourgeons de sapin. }
   Sirop de saponaire........ } aa 150 grammes.
   Solution de Fowler........   3   —

Du 10 au 15 mai, époque fatale de l'échéance du coryza, elle devait prendre chaque matin quatre des pilules suivantes :

2⁄ Extrait de quinquina jaune... 10 centigrammes,
   Sulfate de quinine.......... 15   —

Cette dermatose périodique, accompagnée de dyspepsie, de sédiments uriques, a bien la note arthritique; quelle que soit l'opinion qu'on adopte sur son caractère diathésique, sa connexion, je dirai sa continuité, avec la dermatose cutanée est évidente. On suit le processus morbide depuis la tête, où il débute, jusqu'à l'orifice des narines, où il provoque ces spasmes réflexes des muscles expirateurs qui constituent l'éternument. Chemin faisant, il touche le conduit auditif et les bords palpébraux. *Chez deux personnes de cette famille, l'affection cutanée ne dépasse pas la joue, le coryza ne se développe pas.* On a sous les yeux la démonstration et la preuve du rapport qui existe entre ces deux phénomènes. J'ai cité des cas où, sans avoir la même valeur démonstrative, l'alternance de l'affection cutanée et de la rhino-bronchite constituait une forte présomption en faveur de leur identité pathogénique. Dans les cas auxquels je fais allusion, la dermatose revêtait la forme d'urticaire. La forme asthmatique est peut-être plus fréquente avec l'urticaire, qui est plus diffuse, plus généralisée, plus soudaine dans son apparition et dans ses envahissements, que le pityriasis.

Voici un fait très-analogue par la marche des phénomènes morbides, à celui que j'ai cité plus haut. Ici encore, une affection pityriasique envahit chaque année les paupières, et de là la fluxion morbide pénètre dans les fosses nasales, probablement par les voies lacrymales. Pendant huit ou dix ans, elle reste cantonnée dans ces limites; puis une année, peut-être sous l'influence de causes auxiliaires, elle les franchit : elle s'empare de la muqueuse bronchique, et alors apparaissent ces phénomènes dyspnéiques qui ont fait, non sans quelque motif, considérer cette affection comme une variété ou du moins comme une espèce voisine de l'asthme.

Obs. II. — Madame G. ., âgée de quarante-six ans environ, est encore régulièrement menstruée. Elle est sèche, maigre, pâle, nerveuse. Son aïeule était affectée de rhumatisme chronique des deux genoux; sa mère était atteinte d'une affection douloureuse du foie qui a exigé des voyages à Vichy. Pendant ses crises hépatiques, elle avait sur différentes parties du corps, et spécialement sur les bras, des plaques prurigineuses qui prenaient une couleur rouge orangée.

Madame G... a deux sœurs sujettes à des migraines fréquentes et violentes qui reviennent au moins deux fois par semaine ; madame G... n'en a pas, mais ses urines laissent souvent déposer un sable rouge.

Elle a des pellicules abondantes sur le cuir chevelu ; la peau des sourcils offre une teinte érythémateuse. En outre, depuis huit ou dix ans, elle éprouve pendant l'été des démangeaisons, du gonflement, de la rougeur aux paupières supérieures, qui deviennent le siége d'une desquamation furfuracée; elle est prise ensuite d'éternuments violents, très-répétés, qui reviennent par accès, le matin surtout. Elle ressent en même temps dans le nez un prurit très-désagréable; une sécrétion très-peu abondante accompagne ces éternuments ; rarement les yeux sont le siége d'un écoulement séro-muqueux.

Ces crises durent plusieurs semaines, et il lui est arrivé d'en avoir deux dans le cours du même été.

Cette année, après l'érythème des paupières et les éternuments, madame G... a éprouvé un chatouillement dans la gorge ; puis la voix s'est enrouée, et bientôt elle a été prise d'une toux violente, accompagnée d'étouffements, qui a persisté pendant deux mois. Le médecin qui la soignait a constaté par l'auscultation les signes d'une bronchite généralisée.

Ce fut au déclin de cette bronchite que cette dame vint me consulter. Son pouls était petit, serré ; on constatait à la base du cœur et au premier temps un prolongement soufflant, qui, rapproché des caractères du pouls, rendait probable l'existence d'un léger rétrécissement aortique.

Le pharynx était granuleux; la rougeur érythémateuse des piliers contrastait avec la pâleur de la muqueuse buccale. La voix était encore enrouée, et le bruit respiratoire était rude dans toute la poitrine. La malade se plaignait de soif et de sécheresse de la langue. Les urines ont été examinées et ne renferment ni glycose ni albumine.

Chez cette malade, le passage du travail morbide du tégument externe au tégument interne me paraît incontestable. Ce n'est pas seulement la succession des phénomènes qui en témoigne, j'ai constaté la rougeur morbide de l'isthme du gosier et du pharynx, extension de celle qui avait occupé les paupières. Sur la peau, comme sur les muqueuses oculaire et nasale, la dermatose était sèche. Je ne trouve pas dans mes notes d'indication sur les sécrétions pharyngiennes et bronchiques. Il y avait sur la surface cutanée un foyer morbide permanent, le pityriasis de la tête et des sourcils. C'était de ce centre d'occupation qu'il irradiait chaque été sur les paupières et la muqueuse nasale. J'ai constaté chez cette malade l'état granuleux du pharynx, dont j'ai déjà signalé l'existence dans plusieurs cas de coryza spasmodique. L'état granuleux peut être le symptôme d'une inflammation aiguë et passagère du pharynx, mais, une fois développé, il tend à persister sur la muqueuse pharyngienne comme sur les autres muqueuses, et il exprime le plus souvent un état diathésique. Les migraines, les coliques hépatiques, les arthrites chroniques, sont des manifestations d'origine goutteuse et attestent l'influence goutteuse dans la race dont cette malade est issue. Nous retrouvons donc ici, derrière le coryza spasmodique, ces deux éléments, l'arthritisme et une dermatose qui en relève probablement.

Nous avons vu dans des observations antérieures le coryza spasmodique alterner avec l'urticaire ; dans la suivante, les phénomènes s'enchaînent dans un ordre inverse, ou du moins l'urticaire se développe et s'accentue davantage, en même temps que le coryza diminue.

Obs. III.—Madame X... est encore réglée, quoique âgée de cinquante-deux ans. Depuis l'âge de seize ans, elle est atteinte d'un coryza spasmodique qui dure du 15 mai au 15 juillet, accompagné d'un écoulement nasal très-abondant et d'éternuments très-fréquents, surtout pendant la nuit. Son grand-oncle, son cousin germain, sa fille, sont tributaires de la même affection ; sa sœur a des migraines ; sa mère a succombé à un cancer de l'estomac. Elle-même est dyspeptique, avec cette disposition particulière qu'elle partage avec sa famille, c'est qu'elle ne peut faire qu'un seul repas ; il lui est impossible de déjeuner. Elle dîne bien, mais elle se réveille le lendemain matin avec des douleurs dans les hypochondres, des malaises gastriques qu'elle compare à des grattements, à une sorte de prurit douloureux de l'estomac.

Depuis huit ans, elle est sujette à l'urticaire, surtout au voisinage des époques menstruelles, qui ont pris, il y a quelques années, un caractère ménorrhagique ; depuis quatre ans, l'urticaire a beaucoup augmenté et en même temps le coryza a diminué.

Elle a, en outre, depuis quelques temps, un *pityriasis capitis* abondant qui fait tomber ses cheveux.

Je n'ai cité cette observation que pour montrer sous un autre aspect les rapports de la rhino-bronchite spasmodique avec l'urticaire. Nous retrouvons ici l'influence si souvent constatée de l'hérédité : quatre membres de la même famille sont atteints de cette affection ; la sœur en est exempte, mais elle a des migraines, manifestation arthritique. Derrière l'urticaire chronique on retrouve ordinairement la même diathèse. Si les renseignements fournis par la malade ne nous autorisent pas à affirmer l'origine goutteuse de cette affection, ils apportent quelque présomption en faveur de cette opinion.

Dans le fait suivant, nous voyons encore apparaître l'urticaire au milieu d'un ensemble d'accidents névropathiques qu'on peut rapporter à l'arthritisme. Il se montre entre deux attaques de rhino-bronchite périodique. Dans celle-ci, l'élément catarrhal l'emporte sur l'élément spasmodique. Mais il y a chez cette malade un état diathésique complexe dans lequel intervient le lymphatisme, accusé par un embonpoint insolite, par des lésions dentaires, et l'on pourrait ajouter par l'état constitutionnel de son enfant, qui a un développement énorme et succombe à une méningite tuberculeuse; or, chez les lymphatiques les dermatoses muqueuses prennent facilement la forme catarrhale.

Obs. IV. — Madame L..., âgée de vingt-six ans, vint me consulter le 1er mars 1871. Son père était goutteux; toute sa vie il avait eu d'effroyables migraines; à soixante-quatre ans il eut la première attaque de goutte, et il succomba à soixante-huit ans, dans un accès. Sa mère est gastralgique. Madame L... n'a jamais eu de migraines, mais elle est extrêmement nerveuse. Depuis son enfance ses urines sont très-sédimenteuses; elle a eu, il y a quelques années, un *pityriasis capitis* tellement abondant qu'on fut obligé de lui couper les cheveux. Il y a six ans, elle devint enceinte; pendant le cours de sa grossesse, elle fut tourmentée par une faim continuelle qui l'obligeait à manger jour et nuit. Elle mit au monde un enfant robuste en apparence, qui pesait dix livres et demie au moment de sa naissance, mais qui succomba à l'âge de trois ans à une méningite tuberculeuse; elle avait essayé de le nourrir, mais au bout de deux mois elle avait été forcée d'y renoncer.

Après avoir sevré, elle qui, jusque-là, était maigre et mince, commença à prendre de l'embonpoint, et depuis lors, malgré la douleur profonde que lui a causée la perte de son unique enfant, elle n'a pas cessé d'engraisser. Mais depuis la même époque elle souffre sans cesse de l'estomac. Six heures après l'ingestion des aliments, elle sent encore la pesanteur qu'ils provoquent; elle éprouve parfois des douleurs aiguës, vives, qui se calment par l'ingestion d'un bouillon; elle est quelquefois obligée d'en prendre la nuit et digère mal les aliments solides. Elle a souvent des tiraillements d'estomac. Ses règles sont peu abondantes, accompagnées les premiers jours de douleurs aiguës dans les reins qui s'exaspèrent par la marche. Elle rend souvent aux époques menstruelles du sang coagulé; elle n'a pas de leucorrhée. L'utérus est sain, en antéversion exagérée.

Cette malade est très-sensible aux variations atmosphériques; son teint est anémique, et la région sous-nasale offre une coloration jaune verdâtre; elle est sujette aux palpitations et aux vertiges. Sa langue, chargée le matin, se nettoie dans le cours de la journée.

La mâchoire supérieure est presque entièrement dépourvue de dents. Celles-ci présentent une teinte nacrée, elles se cassent et se carient; la malade ne mâche presque pas les aliments, elle mange vite et gloutonnement.

Au mois de mars et de septembre, cette dame est prise de coryza, bientôt compliqué de toux et d'orthopnée. Ces phénomènes durent environ trois jours, puis sa toux devient grasse, et pendant trois ou quatre semaines elle a du catarrhe bronchique. Ces catarrhes se répètent deux fois par an. L'été dernier, elle a eu de l'urticaire.

A cause de son état anémique, on a plusieurs fois prescrit à cette malade des préparations ferrugineuses qui n'ont pas été supportées. L'eau de Bussang seule a été tolérée.

Le cœur est sain. La malade répugne à la marche, qui provoque des douleurs lombaires.

Je lui conseille :

1° Une ceinture ventrale de coutil pour soutenir et immobiliser l'utérus antéversé.

2° De se faire faire un dentier qui lui permette de mâcher les aliments avant de les avaler.

3° Pour tonifier l'estomac, tout en modérant sa sensibilité exagérée, de prendre deux fois par jour avant les repas une petite tasse d'infusion de camomille avec huit à douze gouttes de la mixture :

> Teinture de Baumé................. 2 grammes.
> Teinture de belladone............. 1   —
> Solution de Fowler................ 1   —

4° De prendre au commencement du dîner de la viande crue pilée eu pulpe et délayée dans du bouillon tiède.

5° De prendre aux repas à viande, après le premier plat, une cuillerée d'élixir de pepsine ou de vin de Chassaing.

6° De boire, en mangeant, de l'eau de Bussang.

7° De suivre un traitement hydrothérapique.

Chez cette malade, les accidents spasmodiques qui compliquent le coryza n'ont qu'une très-courte durée ; ils persistent pendant trois jours et font place au catarrhe bronchique ; ils n'en sont pas moins caractéristiques. Nous ferons remarquer les antécédents goutteux du père. Le nervosisme, la dyspepsie gastralgique, le pityriasis, la sensibilité aux variations atmosphériques, les sédiments uratés, l'urticaire, accusent l'influence héréditaire. Ces coryzas périodiques se montrent au printemps et à l'automne, saisons de prédilection des affections goutteuses.

L'intolérance pour les préparations ferrugineuses n'est pas très-rare chez les arthritiques dartreux. Dans ce cas, un régime animalisé, l'exercice, les digestifs et l'arsenic sont souvent des modificateurs énergiques de l'hématopoèse.

L'hydrothérapie, quand elle est méthodiquement dirigée, suffit quelquefois pour rétablir l'action nutritive; elle est un puissant auxiliaire des autres agents thérapeutiques.

Chez le malade suivant, les complications arthritiques qui précèdent, accompagnent et suivent la maladie, ne peuvent guère laisser de doutes sur son caractère diathésique; des arthritides se sont manifestées sur le tégument externe.

Obs. V. — M. de C..., âgé de cinquante-cinq ans, est né d'un père asthmatique. Pendant son enfance il s'est livré à l'onanisme; depuis il a abusé des plaisirs vénériens.

Il a été très-sujet au *pityriasis versicolor* occupant une grande étendue de la peau, et à un *intertrigo* de la région fémoro-scrotale compliqué d'*eczéma*.

Il a couru les eaux sulfureuses; pendant une de ses cures thermales, il fut affecté de bourdonnement dans l'oreille droite, accompagné de surdité de ce côté. Menière père, qu'il consulta alors, ne constata aucune lésion.

Il a eu, il y a quelques années, une attaque de goutte localisée aux gros orteils et aux pieds, la seule qu'il ait jamais eue.

Mais il a de fréquents accès de lumbago et parfois des douleurs fulgurantes dans les reins.

A plusieurs reprises, il a eu des crises de vomissements sans céphalalgie, accompagnées d'une sensation de cercle autour de la tête. Ces accidents ont persisté une fois pendant dix-sept heures.

Il a de fréquents accès de vertige titubant, sans la sensation d'un mouvement gyratoire. Ils sont suivis de malaises d'estomac et d'urines aqueuses très-abondantes.

Pendant plusieurs années, il a eu, au mois de juin, des attaques de coryza qui durait trois mois et qui était suivi de toux; il en a été guéri au Mont-Dore.

Son appétit est irrégulier; sa langue est fendillée, épaisse, saburrale.

Ses urines sont quelquefois sédimenteuses.

Le coït exaspère toutes ses souffrances. Les dents de la mâchoire supérieure sont détruites. Les artères sont athéromateuses. Un bruit de souffle au second temps et à la base indique l'existence d'une insuffisance aortique.

Je trouve cette note écrite, il y a plusieurs années, après une consultation donnée à M. de C..., et j'apprends ces jours-ci qu'il a succombé à une attaque d'hémiplégie.

Cette terminaison vient clore la série de manifestations arthritiques que nous avons observées chez ce malade. L'état des artères, la lésion cardiaque, qui devaient la faire craindre, sont les liens qui unissent la lésion cérébrale à l'arthritisme et qui rendent cette lésion si commune dans les races goutteuses.

Le pityriasis, l'intertrigo eczémateux, étaient d'origine arthritique, et les lumbagos périodiques sont très-souvent de même nature, comme je l'ai remarqué ailleurs. L'attaque de goutte franche éprouvée par le malade donne l'étiquette de tous ces symptômes.

J'ai connu un vieillard qui pendant plusieurs années avait tous les ans, *au printemps*, une attaque de lumbago ; ces attaques cessèrent, mais deux ou trois années de suite, à la même époque de l'année, il eut des iritis ; le cœur et les artères avaient subi l'impression de l'arthritisme, et dans les dernières années de sa vie ce malade eut des attaques répétées d'hémorrhagie cérébrale, auxquelles il finit par succomber.

Nous retrouvons chez notre malade la dyspepsie, si fréquente chez les arthritiques dartreux, et liée peut-être à un état morbide du tégument gastrique ; ces crises de vomissements pourraient en être regardées comme une manifestation, à moins qu'elles ne fussent symptomatiques de congestions encéphaliques, liées aux troubles de la circulation cérébrale, et prélude de la lésion plus grave qui a terminé les jours du malade.

La même incertitude règne sur le caractère de ce vertige titubant, et, comme les vomissements, il peut recevoir une double interprétation.

Je suis très-disposé à attribuer à une congestion la surdité contractée dans les Pyrénées ; les eaux sulfureuses peuvent en provoquer. Il faut les craindre chez les goutteux, surtout quand l'appareil cardio-vasculaire n'est pas dans un état à peu près normal. Les eaux thermales administrées en bains ou en douches sont dangereuses, en général, dans ces conditions. Je ne les emploie qu'avec une extrême réserve chez les sujets qui ont dépassé l'âge mûr. A ce malade, en particulier, j'avais interdit les bains minéraux, dont il avait abusé. J'ignore s'il aura eu la sagesse de résister à cet entraînement trop souvent approuvé par des médecins inexpérimentés, et qui pousse vers les stations thermales tous les gens riches qui ne sont pas satisfaits de leur santé. Précisément parce que les eaux minérales constituent une des plus puissantes et des plus efficaces médications dans un grand nombre de maladies, elles peuvent devenir un des agents thérapeutiques les plus dangereux si l'on en fait une application inopportune.

Le coryza spasmodique développé au milieu de tous ces symptômes, si fortement marqués du cachet de l'arthritisme, manifeste par cette connexion sa nature diathésique ; et dans les antécédents héréditaires nous trouvons l'asthme du père comme expression de la même diathèse, et peut-être comme une prédisposition à sa localisation dans les organes de la respiration chez notre malade.

Voici un autre exemple de rhino-bronchite progressive :

Obs. VI. — M. V..., capitaine du génie, âgé de trente ans environ, vient me consulter le 20 mai 1869. Il est petit, pâle, assez grêle. Sa mère est morte de phthisie pulmonaire ; deux de ses frères ont succombé à la même affection ; son père est bien portant ; il ne peut fournir aucun autre renseignement sur ses antécédents. Depuis longtemps ses urines sont sédimenteuses et laissent déposer un sable rouge.

Depuis sept ans, il est sujet à des accidents qui reviennent périodiquement vers le 20 mai. (J'extrais les détails suivants d'une note écrite par le malade.) « Ils commencent à *heure fixe*, par une sorte de congestion des yeux, qui se traduit par un besoin irrésistible de se frotter l'angle interne de l'œil. Quelques jours après apparaît le coryza, qui augmente de jour en jour, ainsi que l'inflammation des yeux. Les larmes, ne pouvant plus couler par le nez, sortent avec abondance pendant les accès. Plus tard, la maladie dégénère en rhume de poitrine, accompagné d'une oppression très-pénible, qui se fait sentir, surtout le soir, vers six heures et au moment du coucher. Chaque année la durée de la maladie a été en augmentant. » Les premiers accès ne duraient que de douze à quinze jours, constitués par le prurit oculaire avec larmoiement. Le coryza, aux accès suivants, prit un développement considérable ; et, depuis quelques années, en même temps que la durée de l'attaque a augmenté, les phénomènes asthmatiques se sont manifestés. La crise a duré, l'an dernier, du 15 mai au 15 juillet.

Au moment où le malade vient me consulter, il est à la fin du stade conjonctival, et le coryza commence à se manifester par accès ; le bord des paupières est d'un rouge pâle, comme œdématié. La conjonctive palpébrale est d'un rouge pâle ainsi que la caroncule ; des vaisseaux injectés se dessinent sur la conjonctive oculaire.

Le pharynx est congestionné, hérissé de granulations très-grosses et très-nombreuses, entre lesquelles coulent des mucosités épaisses, semi-opaques ; la luette est allongée et un peu infiltrée.

Sans trouver de traces d'arthritisme dans le compte très-incomplet que le malade nous a rendu de la santé de ses ascendants, nous pourrions en voir un indice dans cette uricémie si ancienne et si habituelle que ce malade accuse.

Il ne nous a pas été donné de voir dans son développement cette rougeur prurigineuse des paupières décrite par le malade. Le travail morbide avait terminé sa première phase ; une rougeur pâle, un aspect œdémateux de la muqueuse, des vaisseaux dilatés, sont les traces qu'il a laissées ; nous ne pouvons pas nous prononcer sur sa nature, ne l'ayant pas observé pendant son évolution, mais les phénomènes décrits par le malade lui prêtent une grande analogie avec certaines variétés d'érythème ou de pityriasis.

Au moment de mon examen, il avait changé de siége; la période de la rhinite commençait et marquait le second acte de ce petit drame morbide; l'état du pharynx, les mucosités qui serpentaient entre ses glandules turgescentes, indiquaient que la congestion n'était pas limitée au nez, qu'elle avait envahi l'arrière-cavité des fosses nasales et qu'elle menaçait le canal aérien. Cette marche envahissante a bien les allures d'un pseudo-exanthème érythémateux, et, si nous ne sommes pas autorisé à affirmer que nous avons affaire à une affection de cette nature, bien moins encore sommes-nous autorisé à repousser cette assimilation.

Dans l'observation qu'on va lire, la marche de la maladie n'a pas sa régularité habituelle, et elle se montre successivement sous les deux types opposés de la forme fugitive et de la forme opiniâtre qui tend à la chronicité.

Obs. VII. — M. P..., âgé de trente-quatre ans, est fils d'une mère rhumatisante. Elle a subi, il est vrai, les premières atteintes du rhumatisme depuis quelques années seulement et après avoir été exposée à l'humidité pendant des inondations. En outre, au printemps et durant les chaleurs, elle est sujette à des poussées de petites vésicules qui se développent entre les doigts et lui causent d'atroces démangeaisons; M. P... éprouve la même indisposition. Il a eu, en outre, pendant plusieurs années, des éruptions herpétiques sur le gland, qui revenaient tous les mois environ, et duraient quatre ou cinq jours, mais qui, depuis un an, ont cessé de se montrer.

Son père et son frère ont de fréquentes migraines; M. P... n'en a pas, et il n'a pas observé de dépôts dans ses urines. M. P... a les apparences d'une bonne constitution, il se sent fort, a beaucoup voyagé et a supporté par conséquent de nombreuses fatigues. Il accuse cependant, depuis sept à huit ans, des troubles des fonctions digestives : les digestions sont lentes, pénibles; il a des aigreurs cinq ou six heures après les repas, surtout s'il a fait usage de mets stimulants ou très-épicés. Il est obligé de choisir ses aliments, et est petit mangeur; il ne peut supporter les liqueurs et les vins généreux, qui lui font éprouver, même à la gorge, une sensation douloureuse.

Il rejette souvent par régurgitation des matières pituiteuses, surtout quand il est en proie à des préoccupations ou à des émotions.

Au mois de mai 1870, je fus pour la première fois consulté par ce malade; il revenait de l'Inde et souffrait depuis plus d'un an d'une diarrhée qui l'avait réduit à un état d'émaciation considérable. Il était pâle, hâve; son teint était terreux et présentait cette coloration cireuse qui caractérise l'anémie des pays chauds. Sa faiblesse était extrême et son moral très-déprimé;

sa physionomie portait l'empreinte d'une mélancolie profonde et du découragement. Après l'avoir examiné avec soin, ne constatant aucun signe de lésion grave dans les organes digestifs, trouvant les poumons parfaitement sains et apprenant l'inefficacité des moyens diététiques et pharmaceutiques employés jusqu'alors, j'adressai ce malade au docteur Fleury, pour suivre sous sa direction un traitement hydrothérapique. Au bout de six semaines, ce jeune homme me revint transformé : il avait engraissé de plus de vingt livres; la diarrhée avait complétement cessé; son teint était excellent et indiquait le retour à l'état normal de la fonction d'hématose. Tout en le soumettant à l'hydrothérapie, M. Fleury lui avait prescrit pendant plusieurs semaines la diète lactée, lui faisant prendre en même temps 30 à 40 grammes chaque jour de sous-nitrate de bismuth. Cette combinaison thérapeutique eut les résultats les plus heureux, et depuis lors la guérison ne s'est pas démentie, malgré les épreuves et les émotions douloureuses auxquelles il a été soumis; mais, depuis huit ou dix mois, une autre disposition morbide qui jusque-là avait à peine attiré son attention prit des proportions telles, qu'elle devint une affection sérieuse ou au moins très-pénible.

Depuis huit ou dix ans, il était sujet à des coryzas fugaces, qui se développaient au printemps et à l'automne surtout, provoqués par les causes les plus légères; le malade était pris d'éternumments violents, répétés, avec écoulement d'une sérosité abondante; il inondait un mouchoir et puis en était quitte jusqu'à nouvel ordre. « C'était charmant, m'écrit-il, j'éprouvais un chatouillement du nez, puis, après la crise, un dégagement du cerveau qui me faisait presque plaisir. »

Mais petit à petit ces coryzas sont devenus plus fréquents, plus intenses, de plus longue durée. La fluxion morbide envahit le larynx; puis plus tard elle descendit jusque dans la poitrine. L'hiver dernier, peut-être sous la double influence de la rigueur du froid et des angoisses morales auxquelles il fut soumis, la maladie devint continue, la toux et la dyspnée ne firent pas de trêve, la respiration était courte, sifflante; l'oppression augmentait pendant la nuit.

On opposa à cette affection des moyens hygiéniques, des calmants, des bains de vapeurs, mais M. P... n'en obtint qu'un soulagement passager.

Fatigué des émotions et des souffrances, au commencement de l'été il se rendit en Suisse, aux environs de Lucerne. Là il prit une trentaine de douches et des bains d'immersion dans une piscine à une température de 8 à 10 degrés. Pendant deux mois que dura son séjour dans les montagnes, il jouit d'une excellente santé et n'eut aucune atteinte de coryza, malgré les variations atmosphériques et la saison pluvieuse; à peine se mouchait-il deux fois dans les vingt-quatre heures.

Il se croyait définitivement guéri et prémuni contre de nouvelles atteintes de son mal. A la fin de juillet il retourne en Provence, qu'il habite ordinairement, mais six heures après son arrivée, sans cause appréciable, il se met à éternuer; pendant trois jours un flux abondant s'écoula de ses narines; puis la gorge se prit; presque aussitôt commencèrent la dyspnée et la toux suivie d'expectoration. La respiration était courte, fréquente, sifflante, surtout pendant la nuit; le cou et la tête étaient presque toujours en transpiration. « A chaque instant du jour et de la nuit, m'écrit le malade, survient une nouvelle crise d'éternuments, accompagnée de picotements dans le nez. »

Ces crises pouvaient être provoqués par l'impression du froid humide, du vent, d'une respiration étrangère, d'une odeur forte, par le séjour dans un magasin qui renfermait des épices ou des substances pulvérulentes. Souvent elles survenaient au milieu du sommeil, sans aucun prétexte appréciable.

Le 18 août, M. P... m'écrivit pour me demander mes conseils; il avait essayé sans succès des sudations et des douches froides, il désirait tenter une cure thermale, à condition qu'elle ne commencerait pas avant le 5 septembre au plus tôt, étant retenu jusque-là par ses affaires. Dans ces données, je lui conseillai d'aller à Luchon. La Bourboule, le Mont-Dore ou Cauterets lui eussent offert, à cette époque, un climat trop douteux. Je l'engageai, un mois après la cure thermale, à prendre pendant cinq semaines tous les jours deux verres d'eau de la Bourboule édulcorée avec un mélange de sirop de quinquina et de sirop de Tolu, à mettre du goudron en évaporation pendant la nuit dans sa chambre à coucher, à s'abstenir de salaisons, d'épices, de liqueurs, de mets excitants, à faire tous les matins des frictions avec des gants de crin sur la périphérie cutanée; et si, en dépit de ces moyens, malgré des précautions hygiéniques appropriées, le coryza persistait, je conseillais d'aspirer par les narines six à huit fois par jour une pincée des poudres :

Poudre de gomme................	30 grammes.
Sous-nitrate de bismuth........:.	10 —
Calomel à la vapeur.............	0,40 centig.

En résumé, voici un malade dont le père et le frère sont marqués par de fréquentes migraines du cachet de l'arthritisme. Il est, comme sa mère, sujet à des éruptions eczématoïdes estivales, et il a depuis longtemps des poussées herpétiques sur le gland, poussées qui, quand elles reviennent périodiquement, me paraissent encore imputables à l'arthritisme, dans beaucoup de cas au moins. Il est affecté de dyspepsie avec des régurgitations aigres et pituiteuses, accidents qui peuvent encore relever de la même diathèse. Enfin, pour réunir tous les détails qui peuvent éclairer sur la nature du terrain constitutionnel, je rappellerai ces coryzas violents, mais fugaces, déjà signalés chez les goutteux par

Stoll, dont Honoré, médecin de l'Hôtel-Dieu, citait souvent l'opinion sur ce point : il était lui-même goutteux et sujet à ces accès de coryzas, qui le prenaient subitement et disparaissaient après avoir duré quelques instants.

Les troubles fonctionnels, que je rattache chez ce malade à une disposition arthritique, se partageaient entre trois appareils organiques : les voies digestives, où ils avaient leur foyer principal, la peau et la muqueuse respiratoire, où ils ne se montraient que passagèrement. Intervient alors l'action d'un climat intertropical, qui si souvent éprouve les organes de la digestion, et dans beaucoup de cas manifeste cette influence nocive par des hépatites ou des dysenteries. L'intestin devient le siége d'une action anomale intense, opiniâtre, qui altère profondément la nutrition et ne cède qu'à l'hydrothérapie combinée avec le bismuth et avec la diète lactée. En même temps que s'éteint ce foyer morbide cessent de se manifester les éruptions périodiques d'*herpes præputialis*; le malade cependant se trouve au milieu des conditions morales les plus propres à éveiller les germes diathésiques et la disposition herpétique en particulier; il sent avec la vivacité de son caractère et de sa sensibilité morale les malheurs du pays, qui, retentissant sur ses affaires privées, lui causent de nombreux embarras et de poignantes inquiétudes ; en même temps, lui, habitué au climat de l'Inde, subit dans le midi de la France les rigueurs d'un froid exceptionnel. Il est possible que sous l'influence de ce froid, cause si puissante de congestions pulmonaires, une affection des muqueuses respiratoires, qui depuis longtemps existait pour ainsi dire en germe et à l'état d'ébauche, se soit développée et exagérée, alors surtout que les autres manifestations de la racine constitutionnelle avaient disparu. Il semble que le catarrhe rhino-bronchique ait remplacé le catarrhe gastro-intestinal.

Cette affection du tégument respiratoire a été précédée de manifestations herpétiformes sur le tégument externe, elle semble même les avoir remplacées. Nous n'en concluons pas que la congestion de la membrane muqueuse respiratoire dût être regardée comme l'expression du même processus. Nous avons vu des cas où l'on peut suivre le passage d'une arthritide cutanée à l'affection du tégument interne : alors il est permis de considérer celle-ci comme une arthritide muqueuse. Ici nous ne voyons rien de semblable, et si, comme nous l'avons dit plus haut, au point de vue pathogénique une congestion persistante de la membrane muqueuse ne diffère pas essentiellement d'un érythème de la peau, nous-nous en tiendrons aux phénomènes observés, nous nous contenterons d'affirmer l'origine goutteuse de cette congestion quand nous aurons des motifs suffisants pour justifier cette affirmation, sans nous exposer au reproche de forcer les analogies et d'assimiler des processus dont rien ne démontre la similitude. D'ailleurs, sur les membranes muqueuses et sur la peau, l'état constitutionnel, qui s'exprime par des lésions herpétiformes, peut s'exprimer par de simples troubles fonctionnels : il y a des prurits, des sueurs locales, profuses, qui relèvent de l'herpétisme. Si l'arthritisme peut produire sur les membranes muqueuses des altérations herpétoïdes, on conçoit qu'il puisse s'y exprimer aussi par des anomalies de sécrétion ou de sensibilité.

Après que l'expérience eut démontré l'inefficacité de l'hydrothérapie dans ce second acte de la maladie, il était rationnel de recourir aux eaux minérales. Les Pyrénées et la Bourboule s'offraient à mon choix : comme cette dernière a l'avantage de conserver sa minéralisation originelle, son emploi loin de la source est beaucoup plus sûr que celui des eaux sulfureuses. Luchon offrait à ce malade l'avantage d'un climat plus doux que celui de la plupart des autres stations hydrothermales. Les eaux sulfureuses sont souvent utiles dans les affections des organes tégumentaires et dans celles de la muqueuse respiratoire en particulier, qui sert de voie d'élimination à l'élément sulfureux, comme l'ont établi les recherches de Claude Bernard. Mon opinion sur la nature arthritique de l'affection tégumentaire n'était pas pour moi une contre-indication; il n'y a pas de spécifique pour les maladies constitutionnelles, et l'indication qui détermine le choix de telle ou telle médication doit être tirée bien plus de l'état général et du mode morbide local que de la nature supposée de la maladie. Si en général, comme l'a dit M. Bazin, les sulfureux conviennent mieux aux scrofulides qu'aux arthritides, on voit des arthritides (1) et des herpétides guérir par leur emploi, et d'une autre part l'eau chlorurée sodique, arsenicale et alcaline de la Bourboule est un des plus puissants modificateurs que nous puissions opposer aux affections strumeuses.

Après les eaux sulfureuses j'avais conseillé les eaux arsenicales. Je me suis bien trouvé de les faire alterner.

Enfin, si ces modificateurs internes trompaient mon attente, je leur associais un topique qui avait déjà réussi dans le catarrhe intestinal, le bismuth, que je divisais en le mélant à de la poudre de gomme, et auquel j'ajoutais une petite quantité de calomel.

____

(1) J'ai fait ailleurs mes réserves sur ces distinctions nosologiques.

Telle était la consultation que j'avais adressée à ce malade, et j'ai exposé les motifs qui me l'avait inspirée. M. P..., croyant voir dans ma lettre une préférence pour la Bourboule, dont je lui conseillais de boire les eaux après la cure sulfureuse, s'est rendu dans cette station thermale malgré la saison avancée ; il s'en est bien trouvé et j'ai su que depuis cette époque il jouissait d'une excellente santé.

Les faits suivants, sans se rapporter directement à la variété morbide décrite sous le nom d'asthme de foin, nous en montrent, pour ainsi dire, une forme affaiblie ou quelques éléments isolés rattachés à la racine arthritique. Il me paraît fortifier l'opinion que j'ai émise sur la nature de cette affection.

Obs. VIII. — Mademoiselle M..., âgée de quarante ans, est née d'un père et d'une mère goutteux. Elle a présenté, il y a une vingtaine d'années, les premiers symptômes d'une tuberculisation pulmonaire qui a, pendant huit ou dix ans, suivi une marche lente, mais progressive. Quand je la vis pour la première fois, il y a douze ans, elle était soignée par Grisolle, qui avait porté sur sa situation un pronostic désespéré, tant les lésions étaient graves et étendues ; on entendait en effet aux deux sommets, à droite surtout, des souffles et des râles caverneux à timbre presque métallique, dans le reste du poumon de nombreux gargouillements bronchiques, dans l'intervalle desquels le poumon silencieux ou sibilant paraissait emphysémateux. La réaction fébrile était très-peu accusée. Je lui fis mettre des mouches de Milan sur les sommets ; je lui prescrivis des préparations arsenicales, de l'aconit et de l'opium pendant la nuit, le matin du lait coupé avec de l'eau de Soultzmatt. L'état fébrile s'apaisa, la malade fut envoyée aux Eaux-Bonnes. Elle en éprouva un mieux considérable. Depuis lors, je l'y ai envoyée presque tous les étés. Elle passait sans sortir la plus grande partie de son hiver, obligée de rester à Paris, et faisant de l'exercice dans son appartement.

La toux cessa ou ne revint plus qu'à de longs intervalles ; à plusieurs reprises elle expectora des fragments de tubercules crétacés. En dehors de la saison des eaux, elle prenait de l'arsenic, de l'huile de morue, ou de l'iodure de potassium, à petites doses, associé au sirop de quinquina.

Il y a quatre ans, elle eut une poussée eczémateuse sur la tête, remplacée, il y a trois ans, par une diarrhée opiniâtre. Après la guérison de celle-ci, elle eut de nouveau un *eczema impetiginodes*, localisé surtout sur la tête et que je combattis par l'eau de la Bourboule et par d'autres préparations arsenicales.

L'hiver dernier s'est passé dans de mauvaises conditions ; mademoiselle M... a beaucoup toussé, elle a éprouvé beaucoup d'étouffement ; la toux est sèche, provoquée par un chatouillement pénible à la gorge ; en outre, mademoiselle M... a des accès d'*éternuments incoercibles* sans coryza, à la suite desquels elle rend parfois un peu de sérosité aqueuse. *Sur les joues*, sur les tempes et autour des narines existent des groupes papuloïdes d'un rouge vif; la muqueuse nasale a une teinte *framboisée* qu'on retrouve sur le pharynx, affaiblie et servant de fond à des granulations assez volumineuses. Au sommet droit on entend des souffles retentissants, quelques-uns lointains au sommet gauche; dans le reste de la poitrine on observe une respiration emphysémateuse : inspiration avortée, expiration poussive, sibilante.

Nous trouvons chez cette malade un témoignage de l'action modératrice que l'arthritisme exerce sur la tuberculose : la transformation crétacée des tubercules est, comme je l'ai dit ailleurs, un des effets de la diathèse arthritique. On suit la dermatose depuis les joues et l'orifice des narines jusque sur les muqueuses nasales et pharyngiennes. L'emphysème et la dyspnée complètent la scène morbide; seulement, tous ces symptômes sont peu accentués, comme effacés; les manifestations de la diathèse arthritique sont troublées par la diathèse tuberculeuse, que la première a dominée sans l'anéantir.

Cette dyspnée jointe à l'emphysème est comme une ébauche d'asthme qui a été précédée d'eczéma, et qui paraît le prolongement de l'éruption érythémato-papuleuse actuellement en possession du front, des joues et des narines.

J'ai conseillé de substituer les eaux de la Bourboule aux Eaux-Bonnes, dont l'action n'avait pas paru aussi efficace l'an dernier qu'elle avait semblé l'être les années précédentes. Je tins compte dans cette préférence de cette dyspnée asthmoïde, de cet élément névropathique auquel l'arsenic convient en général mieux que le soufre. Cette médication a parfaitement réussi.

L'observation suivante m'a été adressée par un honorable confrère de province. Ayant lu mon premier travail sur le *hay fever*, il crut en avoir sous les yeux un exemple, sur lequel il me fit l'honneur de m'adresser la note suivante en réclamant mon avis. Comme on le verra en la lisant, on peut conserver sur le vrai caractère de la maladie quelques doutes que l'insuffisance des détails ne permet pas de lever. S'agit-il d'une véritable rhino-bronchite spasmodique ou d'une dyspnée hystérique? Au fond, la racine diathésique pourrait être la même, seulement l'expression symptomatique serait différente.

Obs. IX. — Madame S..., forte et vigoureuse en apparence, est sujette à des accidents hystériques. Elle a la sensation d'une boule qui monte de l'épigastre au cou et paraît quelquefois se fixer sur le cœur en y causant des douleurs très-pénibles. En outre, elle est atteinte d'un asthme périodique avec congestion naso-bronchique, depuis un refroidissement auquel elle a été exposée pendant sa première grossesse. Les crises d'asthme reviennent pendant l'été ; dès que l'hiver commence, le mieux-être se fait sentir et les crises cessent. Pendant leur durée elle éprouve des étouffements et est dans un état d'anxiété et d'angoisse des plus pénibles et des plus alarmants. Elle ne peut supporter le décubitus horizontal, reste assise sur une chaise, pliée en deux, la tête inclinée en avant et appuyée sur un oreiller. Elle est prise alors d'une toux violente, convulsive ; elle fait des efforts pour attirer dans sa poitrine un peu d'air qui n'y paraît entrer qu'avec une extrême difficulté ; et un sifflement aigu accompagne la respiration. Tantôt la toux est sèche, tantôt elle est suivie d'une expectoration abondante. Le pouls est parfois très-faible, d'autres fois d'une excessive fréquence. La malade accuse dans la poitrine des douleurs erratiques d'intensité variable qui retentissent dans les vertèbres cervicales et lombaires. Tels sont les symptômes de ces crises : elles débutent à une certaine heure de la nuit, toujours la même ; elle éprouve alors une surexcitation insolite, une grande gêne dans les fonctions respiratoires ; puis, après être arrivés à leur apogée, ces symptômes cessent peu à peu, et le bien-être renaît. Cependant la malade reste irritable ; elle a une disposition très-accentuée à l'hypochondrie mélancolique.

On a opposé tour à tour à cette affection les antispasmodiques, les stupéfiants, les toniques, les révulsifs cutanés ; à chaque nouvelle médication la malade s'est trouvée soulagée et est souvent restée plusieurs mois sans éprouver ces accès de suffocation, qui revenaient, avec leur violence première, sous l'influence de la plus légère imprudence.

Dans ce tableau que m'a tracé mon honorable confrère, il y a certainement des traits qui rappellent la physionomie de l'*asthme de foin*. La périodicité estivale et nocturne en est un très-saillant ; mais, d'après le récit de mon confrère, un grand nombre de médicaments suspendraient l'action morbide, qu'une imprudence mettrait de nouveau en jeu après plusieurs mois d'interruption. Tantôt le catarrhe complique la dyspnée, tantôt il fait défaut. Dans l'irrégularité des phénomènes, on sent le substratum hystérique qui imprime son cachet à la constitution, modifie la forme de la maladie et fait dominer l'élément nerveux. La note hystérique se retrouve partout. Mon honorable confrère me demandait s'il devait essayer le sulfate de quinine ; je lui ai répondu que je n'hésiterais pas à le faire en présence de cette périodicité si nettement accusée, sans compter beaucoup cependant sur son efficacité dans une affection aussi ancienne et à marche aussi capricieuse. Je l'ai employé avec succès dans un cas d'épilepsie périodique, à plus forte raison peut-il être essayé dans une névrose d'un caractère plus bénin et moins opiniâtre. S'il échouait, je prescrirais l'hydrothérapie, qui me paraît tout particulièrement indiquée dans un cas de cette nature.

En admettant, comme je le crois incontestable, que l'asthme proprement dit relève, le plus souvent au moins, de l'arthritisme, on n'aura pas lieu de s'étonner si de nombreuses affinités existent entre ces deux formes morbides, et si même quelquefois elles paraissent se confondre par des nuances intermédiaires dont la détermination nosologique peut paraître indécise.

L'échéance à date fixe, la marche descendante du processus morbide débutant par la muqueuse nasale, peut-être la fréquence moindre des complications cardiaques et emphysémateuses, caractérisent les formes les plus accentuées du *hay fever;* mais dans quelques cas ces caractères sont moins tranchés, la périodicité est moins absolue, le coryza est moins intense, les limites de cette affection sont moins nettement déterminées ; elle se rapproche de l'asthme vulgaire, et ce rapprochement, qui s'exprime dans les symptômes, se retrouve dans les conditions pathogéniques : l'asthme vulgaire alterne ou coexiste souvent avec des affections herpétiformes de la peau ; et, comme je l'ai signalé il y a longtemps, il n'est pas rare de le voir coïncider avec l'angine granuleuse, que l'on peut considérer comme une dermatose muqueuse.

L'observation suivante nous montre un asthme qui, par sa périodicité régulière, par la disposition aux coryzas qui l'avaient précédé, offre quelque analogie avec le *hay fever*, bien qu'il en diffère par ses caractères essentiels.

Obs. X. — Le 14 août 1869, je fus consulté par un homme de cinquante-deux ans, fort en apparence, quoiqu'il ait toujours été souffrant. Son père était asthmatique, sa sœur est asthmatique, sa nièce est asthmatique depuis l'âge de six ou huit ans.

Il a souffert, à l'âge de vingt-quatre ans, d'une névralgie du col de la vessie qui a été traitée avec succès par le cathétérisme; depuis lors cette névralgie s'est quelquefois reproduite et a toujours cédé au même moyen.

Dans son enfance, il avait des *coryzas très-fréquents* en toute saison, pendant l'hiver surtout, où ils étaient presque continuels. Il avait d'abord nié avoir eu aucune affection cutanée, et il est ensuite convenu qu'il avait eu de l'acné. Après la cessation des névralgies vésicales, il devint sujet à des crises de douleurs revenant d'abord tous les six mois, puis à des intervalles plus rapprochés, tous les deux mois, enfin tous les mois. Elles commençaient par l'épigastre et la région sternale, puis s'étendaient comme un plastron sur la face antérieure du thorax pour retentir dans le rachis. Elles étaient violentes, angoisseuses, duraient deux, six, huit heures, et se terminaient par une diaphorèse abondante. Depuis deux ans ces crises ont cessé, mais il éprouve des accès d'asthme deux fois par an.

Le pharynx est le siége d'une angine granuleuse très-prononcée ; sa membrane muqueuse est hérissée de granulations nombreuses, rouges, couvertes par un glacis muqueux ; des pustules d'acné très-nombreuses existent sur le cou, sur la face et sur le menton.

L'auscultation ne fait constater aucune lésion dans la poitrine ; le cœur et les vaisseaux sont sains, on ne trouve aucun signe d'emphysème, bien que le dernier accès d'asthme ne fût pas très-éloigné. J'avais conseillé à ce malade de se rendre au Mont-Dore, mais, comme il ne peut s'y rendre, il prendra pendant un mois, deux fois par jour, un demi-verre à un verre d'eau de la Bourboule.

On touchera son pharynx deux fois par semaine avec de la teinture d'iode.

Après un mois de repos thérapeutique, il reviendra pendant huit jours, chaque mois, à l'eau de la Bourboule. Il évitera le froid et l'humidité.

On a décrit en Amérique sous le nom d'*asthme d'automne* une dyspnée périodique qui, au lieu de se montrer au commencement de la saison chaude, ne se manifesterait que vers son déclin. J'ai peine à croire qu'il y ait dans cette forme morbide autre chose qu'une variété de la maladie qui nous occupe ici.

La périodicité morbide n'est pas soumise à des lois invariables : elle dépend ou de la périodicité des conditions cosmiques (1), ou de la périodicité des actes physiologiques (2) ; quand la périodicité est mise en jeu par des agents organiques, comme les parasites, les miasmes, elle est subordonnée au mode d'évolution, aux habitudes vitales ou aux effets chimiques de ces agents (3).

(1) Certaines saisons ramènent constamment chez quelques personnes le retour des mêmes actes morbides ; d'autres sont provoqués ou modifiés par les révolutions diurnes, par la chaleur et la lumière atmosphériques, par les changements périodiques du milieu ambiant.

(2) L'intermittence et la périodicité sont des caractères essentiels de tous les actes vitaux. La vie individuelle est un long enchaînement de phénomènes intermittents. La continuité de l'espèce elle-même est une série d'existences passagères qui se succèdent et se remplacent dans un temps déterminé. Les actes morbides relèvent des lois générales de la vie et participent par conséquent des caractères des autres actes vitaux : mêlés à ceux-ci, plus ou moins engrenés, pour ainsi dire, dans les cercles que parcourent les différentes fonctions, on conçoit que la périodicité de celles-ci puisse modifier ou déterminer la leur.

(3) Ainsi les oxyures vermiculaires provoquent quelquefois des accidents nerveux périodiques qui coïncident avec leurs migrations vespérales dans la partie inférieure

Peut-être enfin faut-il faire une part à l'habitude dans le retour périodique des actions morbides qui se sont plusieurs fois répétées.

Quelle que soit la cause intime de la périodicité dans les attaques de rhino-bronchite spasmodique, les agents cosmiques paraissent exercer sur leur retour une influence directe ou indirecte ; et comme ces agents varient avec les climats, on conçoit que des actes morbides périodiques puissent trouver dans ces variations des causes occasionnelles qui diffèrent suivant les pays et qui modifient les conditions de la périodicité. Ces nuances accidentelles dans les manifestations de la maladie n'ont qu'une importance secondaire et n'en changent pas la nature.

Voici peut-être une observation de cet asthme d'automne, recueillie chez une dame qui avait habité longtemps l'Amérique.

Madame X..., âgée de 24 ans environ, née à la Guadeloupe, habite New-York. Son père et son grand'père ont succombé à des affections cardiaques ; un de ses oncles est goutteux. Une de ses sœurs a de temps en temps des accès d'asthme.

Elle est très-nerveuse ; ses urines déposent fréquemment un sable rouge. Dans son enfance elle a été très-sujette aux coryzas. En Amérique, elle a eu des fièvres intermittentes.

Depuis trois ans, tous les ans au mois d'août elle éprouve une sensation de picotements dans les yeux et dans le nez. Elle larmoie, elle éternue cent fois de suite ; puis, la nuit suivante elle a un véritable accès d'asthme. Ces accès se répètent toutes les nuits pendant deux mois (août et septembre), sans que rien jusqu'ici lui ait apporté du soulagement.

Pendant le reste de l'année elle a quelquefois des accès d'asthme isolés, quand les organes respiratoires sont soumis à certaines incitations anomales, quand elle est par exemple dans une atmosphère enfumée.

Quoiqu'elle nie avoir jamais eu aucune affection cutanée, je trouve à la nuque vers la racine des cheveux une plaque d'eczéma, et à la naissance du cou, entre les épaules, une espèce de roséole composée de plaques rouges, grenues, en forme de croissant. Je vois cette malade le

de l'intestin. — Dans les maladies produites par les agents organisés tels que les miasmes, la durée de leur action nocive, les lois de leur reproduction, les conditions de reproduction ou de réparation du milieu organique qu'ils détruisent ou qu'ils altèrent, pourront déterminer la périodicité des actes morbides qui expriment leur impression sur l'économie vivante.

23 juillet 1873 ; il sera curieux d'observer si cette éruption ne s'étendra pas sur la face avant l'invasion de la crise automnale.

Elle a de la dyspepsie et de la gastralgie, elle éprouve une grande répugnance pour la viande noire ; et, quoique grasse et d'assez bonne apparence, elle offre un aspect chlorotique très-accentué. Ses règles viennent régulièrement, mais paraissent à peine. Elle accuse des douleurs névralgiques dans les reins et dans le bas-ventre, plus prononcées aux époques menstruelles ; l'utérus ne présente rien d'anomal.

Je lui prescris l'eau de la Bourboule, le sulfate de quinine en petites doses par la bouche, à cause de l'état gastrique, et associé au sous-nitrate de bismuth. Mais en même temps je lui recommande d'en prendre en lavement, suspendu dans un mucilage de gomme, sans addition de laudanum, car elle ne supporte pas l'opium et a éprouvé des accidents graves pour en avoir pris une très-petite dose.

ADÉNOPATHIE BRONCHIQUE CHEZ L'ADULTE (1)

PREMIÈRE LEÇON

Sommaire. — Historique de l'adénopathie bronchique chez les enfants (Leblond, — Becker, — Ley, — Rilliet et Barthez), et chez l'adulte (Marchal (de Calvi), — Fonssagrives, — Harrisson, — Liouville).

Caractères anatomiques et symptômes de l'adénopathie bronchique. — Caractères de la toux. — Altérations de la voix, dépression susternale, modifications de la sonorité thoracique et du bruit respiratoire. — Troubles fonctionnels : dyspnée, aphonie, dysphagie. — Symptômes généraux.

Diagnostic (tuberculisation pulmonaire. — Tumeurs du médiastin. — Anévrysme de l'aorte: — Cancer de l'œsophage, etc.).

Pronostic. — Forme aiguë. — Formes chroniques. — Observations cliniques.

Traitement. — Indications thérapeutiques. — Modificateurs hygiéniques. — Eaux minérales. — Application de teinture d'iode. — Iodure de potassium. — Phosphore et phosphure de zinc, etc.

MESSIEURS,

Il y a quelques années, j'ai exposé dans mes leçons cliniques le résultat de mes recherches sur l'adénopathie bronchique chez l'adulte. J'ai cherché à démontrer que cette affection très-commune, et qui n'avait été indiquée que dans ses formes extrêmes et exceptionnelles, pouvait être reconnue alors même qu'elle ne présentait qu'un médiocre développement, et que, contrairement à l'opinion émise par d'éminents observateurs, l'auscultation et la percussion fournissaient chez l'adulte des signes importants pour le diagnostic. Ces signes me paraissent d'autant plus intéressants à étudier qu'ils peuvent fixer la signification des troubles fonctionnels à une période où ces troubles ne sont pas assez intenses pour permettre d'en affirmer l'origine ; et cependant c'est dans cette période que la thérapeutique peut le plus utilement intervenir.

Depuis cette époque, des faits nombreux sont venus confirmer mes

(1) *Gazette hebdomadaire*, nᵒˢ 29 et 30, août 1871.

premières observations. Dans plusieurs cas, l'autopsie a démontré l'exactitude du diagnostic, qui non-seulement avait affirmé l'existence des tumeurs ganglionnaires, mais en avait fixé avec précision le siége et les dimensions.

J'ai ajouté quelques détails nouveaux aux signes stéthoscopiques et plessimétriques que m'avaient fournis mes premières recherches.

Avec ces matériaux, que trois années d'études cliniques ónt ajoutés à ceux que j'ai résumés dans mon premier travail (1), je pourrai, je l'espère, tracer un tableau moins incomplet de la maladie, du moins dans cette période et à ce degré qu'il m'a été donné d'observer. Pour en décrire le degré le plus avancé, je ferai de larges emprunts à l'excellent travail de M. Fonssagrives, qui, un des premiers, a appelé l'attention sur l'adénopathie bronchique chez l'adulte, en réunissant et en résumant les observations rares et éparses que la science possédait sur ce sujet.

· Les affections des ganglions bronchiques sont soumises à une loi qui régit toute la pathologie du système ganglionnaire. Elles sont le plus souvent secondaires et consécutives à des lésions développées dans les organes parcourus par les vaisseaux lymphatiques dont ces ganglions sont les aboutissants ; mais elles peuvent survivre à l'incitation morbide qui les a produites, et, sous l'influence d'une prédisposition constitutionnelle, acquérir un développement tel, qu'elles deviennent l'élément dominant de la maladie. Dans certains cas, elles paraissent être primitives : ainsi il n'est pas rare, principalement chez les enfants, de trouver des tubercules dans les ganglions bronchiques alors qu'il ne s'en rencontre pas dans les poumons.

L'activité physiologique et morbide des ganglions lymphatiques décroît rapidement avec l'âge. On dirait que ces organes vieillissent plus vite que les autres appareils organiques. Déjà, dans l'âge mûr, ils sentent bien moins les excitations pathogéniques que dans la jeunesse et surtout dans l'enfance. L'adénite post-cervicale de la syphilis, par exemple, si habituelle chez le jeune homme, que M. Ricord en a fait à cet âge une des manifestations les plus constantes de cette maladie, diminue de fréquence et de volume chez les individus plus âgés ; elle est beaucoup moins développée et finit même par manquer, dans beaucoup de cas, après quarante ou cinquante ans ; tandis que chez l'enfant la moindre pustule, la moindre lésion des téguments provoque l'engorgement des ganglions. La vie de l'appareil lymphatique est tellement active à cet

____

(1) *Gazette des hôpitaux*, 6 juin 1868.

âge, qu'elle semble n'attendre qu'un prétexte pour devenir exubérante. Quand elle l'emporte sur celle des systèmes organiques d'un ordre plus élevé, les enfants offrent cette modalité constitutionnelle qu'on a désignée sous le nom de *tempérament lymphatique*, et qui a pour caractères, d'abord une tendance excessive à la production des tissus inférieurs les moins animalisés et les moins vivants, ensuite une puissance réactionnelle faible contre les causes morbifiques, contre les envahissements du monde extérieur et les impressions des agents physico-chimiques. Le sang est pauvre, l'innervation languissante, la fibre musculaire peu développée; toutes les générations ou nutritions supérieures sont incomplètes, mais les ganglions possèdent une incitabilité qui contraste avec la torpeur générale.

Les adénopathies pullulent chez les jeunes sujets; celles des ganglions bronchiques s'y montrent avec une fréquence et un développement qu'on n'observe pas à d'autres âges. Aussi, avant le travail du docteur Fonssagrives, n'avaient-elles guère été étudiées que dans l'enfance, où leurs symptômes sont beaucoup plus facilement appréciables.

Leblond, Laennec, Becker, Berton, Ley et surtout MM. Rilliet et Barthez se sont tour à tour occupés de l'adénopathie bronchique des enfants.

Leblond, qui a publié en 1824 le premier travail *ex professo* sur la matière, indique les principaux troubles qui résultent du développement anomal des ganglions : la compression des organes voisins, trachée, bronches, œsophage; la communication possible des ganglions avec les conduits aériens, le poumon et l'œsophage, après le ramollissement des tubercules qui les infiltrent; la faiblesse du bruit respiratoire qui en est un des signes importants, etc.

Deux ans après, le docteur Becker publia une importante monographie qui contient sur cette maladie des détails nouveaux et intéressants.

Berton observa la compression et la perforation des gros troncs vasculaires par des ganglions tuberculeux.

Le docteur Ley expliqua certaines dyspnées par la compression du pneumogastrique, circonstance que Pierre Frank avait déjà signalée.

Enfin, MM. Rilliet et Barthez, à qui j'ai emprunté ces détails bibliographiques, firent paraître sur la phthisie bronchique des mémoires insérés dans les *Archives générales de médecine*, en 1840 et 1843. Plus tard, dans leur beau *Traité des maladies des enfants*, ils ont consacré à la même affection, sous le titre *Tuberculisation des ganglions bronchiques*, un chapitre qui est une véritable monographie, la plus complète que nous possédions sur ce sujet. Non contents de résumer et d'analyser les travaux antérieurs, ils y ont ajouté des faits importants; ils ont décrit l'évolution des lésions ganglionnaires, en ont indiqué, plus complétement qu'aucun de leur devanciers, les symptômes et les signes. Mais, ainsi qu'ils le disent eux-mêmes, les dimensions étroites de la cage thoracique et l'énorme développement que les ganglions bronchiques atteignent dans l'enfance produisent des modifications des bruits respiratoires normaux et anomaux qu'on n'observe pas chez l'adulte.

Ainsi l'adénopathie bronchique avait pris rang parmi les maladies de l'enfance; et si on ne lui avait pas fait toute la part qui lui appartient, si on ne l'avait décrite que dans ces cas extrêmes où par son développement l'affection ganglionnaire domine toute la scène morbide, les observateurs que je viens de citer avaient étudié l'évolution de cette affection, ses formes anatomiques; ils avaient décrit avec soin les troubles fonctionnels qu'elle peut produire, et, sans accorder aux signes physiques toute l'importance qu'ils me paraissent mériter, ils en avaient indiqué les principaux, ceux du moins qui se montrent le plus en relief à cette période avancée de la maladie dans laquelle ils avaient circonscrit leurs observations cliniques.

Chez l'adulte l'engorgement des ganglions bronchiques n'était connu que par de rares observations, quand Marchal (de Calvi) en publia deux très-remarquables qu'il accompagna de judicieux commentaires. Plus tard M. le docteur Fonssagrives réunit trois faits, qu'il avait lui-même observés, à ceux de Marchal et à quatre autres qu'il trouva épars dans diverses publications; il en fit la base d'un travail très-intéressant publié dans les *Archives de médecine* en 1861. Mais ces neuf observations ne se rapportent encore qu'à ces formes extrêmes de la maladie où la mort est presque inévitable, et où les troubles fonctionnels sont l'élément le plus important du diagnostic. Pour ce savant médecin, la percussion ne fournit que des signes négatifs. « Si chez les enfants, dit-il, on a pu constater et délimiter par le plessimètre les masses ganglionnaires indurées, nous n'avons rien vu qui nous autorisât à penser que chez l'adulte on pût atteindre cette précision. » (*Loc. cit.*, p. 29.)

Il ne croit pouvoir demander à l'auscultation que la constatation d'un rhonchus sonore persistant, perceptible à distance, masquant le bruit respiratoire, et déjà signalé chez les enfants par MM. Rilliet et Barthez. L'obscurité du bruit respiratoire dans la partie du poumon où va se ramifier la bronche comprimée est un signe qui lui paraît plutôt déduit théoriquement de la nature de la lésion que constaté expérimentalement (p. 30).

Si en effet les signes physiques de l'adénopathie bronchique manquaient chez l'adulte alors qu'elle présente son plus haut degré de développement, il faudrait désespérer d'arriver au diagnostic dans les cas où la lésion ganglionnaire est beaucoup moins prononcée et où les troubles fonctionnels n'offrent pas ces caractères tranchés qui permettent de reconnaître l'existence de cette affection.

Ces cas sont très-nombreux, et, sans être aussi commune ni en général aussi accentuée que chez l'enfant, l'adénopathie bronchique joue parfois chez l'adulte un rôle important, soit qu'elle se développe isolément, soit que, se mêlant à d'autres maladies intrathoraciques, elle modifie leur expression symptomatique par ses propres manifestations.

La fréquence de cette lésion n'avait pas échappé aux anatomistes : Harrisson, entre autres, dans son excellent traité de l'*Anatomie chirurgicale des artères* (1), fait remarquer que ces ganglions sont plus que tous les autres sujets à des altérations morbides, qu'ils peuvent acquérir des dimensions considérables et comprimer les bronches et les vaisseaux.

Cette affection ne serait même pas rare chez les vieillards, d'après les recherches de M. Liouville (2), qui a vu à cet âge les ganglions bronchiques tuméfiés comprimer les bronches et pénétrer dans leur cavité à travers leurs parois ulcérées.

Je ne m'étendrai pas sur les caractères anatomiques et histologiques des ganglions bronchiques malades. Rien, je crois, d'ailleurs, ne distingue essentiellement leurs lésions des autres adénopathies. Les dépôts tuberculeux y sont plus fréquents ; ils participent en cela aux aptitudes morbides des organes respiratoires dont ils sont une dépendance. Dans d'autres cas, on n'y trouve d'autres lésions que celles qu'on a constatées dans les ganglions strumeux. Très-souvent ils sont infiltrés de matière noire.

Dans une observation publiée par M. Richet, ils étaient remplis d'une matière blanchâtre demi-concrète, ressemblant à de la pulpe de marron cuit. On y a trouvé, parfois, du pus disséminé par petits foyers, ou formant une collection qui occupait la place du ganglion détruit et était limitée par son enveloppe quelquefois épaissie. En général, multiples, agglomérées en masses multilobées ou réunies en chapelet, ces tumeurs peuvent acquérir chez l'enfant les dimensions d'un œuf de poule ; chez l'adulte, le développement peut être plus considérable encore. M. Marchal (de Calvi) les a vues formant une grappe énorme ; plusieurs avaient

____

(1) *Surgical anatomy of the arteries.* Dublin, 1833, p. 10.

(2) *Mémoires de la Société de biologie* et *Archives de physiologie normale et pathologique.*

le volume d'un œuf de poule, et les moindres étaient de la grosseur d'une noix.

Chez son second malade, leur masse fit issue au dehors, comme par un mouvement d'expansion, au moment où l'on ouvrit la paroi thoracique. Dans un cas observé par M. Fonssagrives, la longueur de la tumeur était de 9 centimètres et demi. Chez la femme dont je rapporterai plus loin l'observation, la masse ganglionnaire égalait le volume d'une grosse noix.

Symptômes. — Dans le premier degré de l'adénopathie bronchique, les troubles fonctionnels, avons-nous dit, ne sont pas aussi accentués qu'ils le deviennent dans les formes les plus sévères de cette affection ; cependant ils offrent déjà, dans un grand nombre de cas, une physionomie spéciale, et qui peut éveiller les soupçons du médecin.

A ce degré, la toux est sèche, quinteuse ; le malade éprouve de la dyspnée ; par moments ces accidents augmentent ; la toux est plus intense ; elle peut être précédée d'une inspiration sifflante qui persiste dans l'intervalle des quintes.

Cette toux a parfois un caractère *coqueluchoïde*, d'autres fois elle est sourde, grêle, un peu bulleuse, elle ressemble à la toux des emphysémateux. Elle peut être très-aiguë ou voilée. La voix peut présenter des altérations analogues ; les modifications apportées au volume et à la vitesse de l'air expiré, la contraction spasmodique ou l'affaissement des cordes vocales, expliquent ces modalités diverses des bruits expirateurs.

L'expectoration n'est pas en rapport avec la toux. Celle-ci est en grande partie la manifestation réflexe de l'irritation produite dans les bronches par la tumeur ganglionnaire. Cependant la bronchite complique habituellement l'adénite et peut même en être le point de départ.

Une sensibilité anomale du thorax existe souvent au niveau des ganglions malades, soit dans l'espace interscapulaire, soit sous la clavicule ; cette sensibilité à la pression dépasse ordinairement la région ganglionnaire ; elle est accompagnée de douleurs spontanées, qui, par leurs localisations, paraissent pouvoir être rapportées aux nerfs intercostaux et peuvent être considérées comme des douleurs réflexes. Quelques malades en ont accusé qui se faisaient sentir dans des parties plus éloignées du foyer morbide, et qui pourraient recevoir la même interprétation physiologique. Mais en les considérant comme des douleurs réflexes, rien ne prouverait qu'elles dussent être attribuées à l'adénopathie plutôt qu'aux lésions coexistantes et dont l'affection ganglionnaire peut n'être qu'une complication.

Un engorgement des ganglions sus-claviculaires ou cervicaux coïncide quelquefois avec les signes de l'adénopathie bronchique, et est comme un témoignage extérieur de la lésion qui existe profondément.

Quand les conduits aériens sont comprimés par la tumeur ganglionnaire, à chaque inspiration, et surtout pendant les paroxysmes de dyspnée, une dépression profonde se creuse au-dessus de la fourchette sternale. Les téguments du cou s'enfoncent derrière la pièce supérieure du sternum, phénomène observé dans les cas où un obstacle mécanique ferme à l'air le libre accès des voies respiratoires, et que chez les enfants affectés de croup on a désigné sous le nom de *tirage*.

Voilà à peu près à quoi se réduisent les manifestations extérieures de cette affection, à ce degré peu intense qui en marque le début et qu'elle peut ne pas dépasser. Mais alors des modifications de la sonorité thoracique et du bruit respiratoire indiquent la signification de ces symptômes et éclairent le diagnostic.

Pour bien comprendre la symptomatologie de l'adénopathie bronchique, il est indispensable de se rappeler la disposition des ganglions : les uns suivent les bords de la trachée et remontent jusqu'à son origine laryngée ; d'autres se groupent au-dessous de sa bifurcation ; d'autres enfin sont semés le long des bronches, où on peut les suivre, disent MM. Rilliet et Barthez, jusqu'à la quatrième division, et ils pénètrent dans le parenchyme pulmonaire.

Les ganglions extérieurs, ceux qui accompagnent la trachée, sont seuls accessibles à nos investigations cliniques. Il suffit de prendre la trachée comme point de repère pour déterminer leur situation. Voici comment il convient de procéder dans cette recherche : Quand on percute les apophyses épineuses des premières vertèbres dorsales, on perçoit un son d'une tonalité élevée qui se rapproche quelquefois, par son timbre, du son que donne la partie supérieure et moyenne du sternum ; il est seulement moins accentué et beaucoup moins clair. A partir et au-dessous de la quatrième vertèbre dorsale, le son devient plus grave, plus profond, et semble provenir de parties plus élastiques : il est analogue au son pulmonaire, mais affaibli. Le son clair qui va jusqu'à la quatrième vertèbre dorsale doit être rapporté à la trachée, laquelle s'arrête précisément en ce point, comme l'indiquent les anatomistes et comme je m'en suis convaincu en enfonçant, dans le quatrième espace intercostal, des broches que j'ai fait fabriquer pour ces recherches. Si l'on a soin de les faire pénétrer perpendiculairement, ce qui n'est pas toujours facile, on les voit arriver juste au-dessous de l'extrémité inférieure de la trachée.

Le son qu'on obtient plus bas que la quatrième vertèbre appartient aux poumons, qui sont plus rapprochés l'un de l'autre et par conséquent plus voisins du rachis au-dessous de la division des bronches. Le médiastin postérieur se rétrécit en effet de haut en bas et représente une pyramide à sommet inférieur. Les poumons offrent d'ailleurs dans cette région une bien plus grande épaisseur, une plus grande surface vibrante, ce qui fait que le son est plus grave à la base qu'au sommet de la poitrine.

Ces caractères, toutefois, peuvent varier par suite de lésions ou de variétés de conformation. Si le poumon est altéré, induré à sa partie inférieure, la différence de sonorité et de tonalité pourra changer, et la région trachéale devenir plus sonore que la région sous-trachéale. Chez plusieurs sujets qui avaient le cou très-long, j'ai cru remarquer que la trachée descendait moins bas que dans les conditions opposées.

Après avoir fixé la position de la trachée par la percussion, je trace une ligne qui marque sa limite inférieure ; puis, de celle-ci je mène deux autres lignes qui prolongent obliquement la première en bas et en dehors de chaque côté, et j'ai ainsi la direction des grosses bronches.

Quand les ganglions bronchiques sont tuméfiés, la percussion fait constater dans la région qu'ils occupent une diminution de la sonorité, une élévation de la tonalité qui coïncide ordinairement avec le phénomène précédent, et en même temps une résistance plus grande, une élasticité moindre que dans l'état normal. D'après ce que nous avons dit plus haut, c'est sur les côtés des premières apophyses épineuses dorsales, et quelquefois même de la septième cervicale, qu'il faudra chercher ces modalités plessimétriques.

Si l'on ne fait pas usage de plessimètre, le malade étant assis, on lui fait incliner la tête en avant et l'on couche le médius de la main gauche dans les gouttières vertébrales, sur les lames des vertèbres, parallèlement aux apophyses épineuses. Le doigt, pour explorer ces surfaces étroites et ondulées, est bien préférable aux plessimètres ordinaires ; celui de Baccelli ou de M. Peter peuvent seuls le suppléer, sans le valoir.

S'il existait une tumeur ganglionnaire considérable au-dessous de la trachée, dans l'angle de la bifurcation des bronches, on pourrait trouver un son mat au-dessous de la quatrième vertèbre dorsale. Ce serait alors par l'étude attentive de tous les symptômes, par la continuité de cette matité avec celle que l'on pourrait constater au-dessus, qu'on arriverait à la distinguer de la matité qui serait due à une induration pulmonaire.

En avant, c'est au niveau de la première pièce du sternum et dans le

voisinage de cet os, que l'adénopathie amène des modifications de sonorité ; il faut percuter comparativement les deux moitiés du manche de
cet os, les deux premières articulations chondro-sternales de chaque côté,
les articulations sterno-claviculaires et la partie interne des deux premiers espaces intercostaux ; car si, dans l'état normal, la trachée s'arrête au niveau de la seconde côte, la tumeur ganglionnaire peut descendre plus bas.

M. le docteur Fonssagrives a indiqué, dans sa septième observation,
qu'il avait constaté une submatité peu étendue au niveau de l'extrémité
interne de la clavicule droite, qui était manifestement repoussée en avant
avec le bord antérieur du muscle sterno-mastoïdien.

Suivant le même observateur, la palpation permet souvent de constater ou un accroissement des vibrations thoraciques, ou l'existence de
frottements dans un point limité, vers l'une ou l'autre des deux régions
sous-claviculaires. (*Loc. cit.*, p. 29.)

Ce sera dans les mêmes points de la région sternale que l'auscultation
fera percevoir des modifications du bruit respiratoire très-importantes
pour le diagnostic. Elles varieront suivant les rapports des tumeurs
ganglionnaires avec les tubes aérifères, et suivant les changements que
ceux-ci subiront dans leur forme et dans leur calibre.

Ainsi, dans quelques cas, la tumeur agira comme conducteur des
bruits trachéaux ou bronchiques. Le souffle trachéal sera plus fort et plus
nettement perçu du côté malade que du côté opposé. Cette différence est
quelquefois bien tranchée, quand on examine comparativement les deux
moitiés de la région sternale supérieure et la partie voisine des premiers
espaces intercostaux ; elle pourra résulter aussi des changements survenus dans les rapports de la trachée : celle-ci, refoulée contre la paroi
thoracique, en contact plus immédiat avec sa cage osseuse, lui transmet
plus directement et par conséquent avec plus d'intensité les sons qui la
font vibrer.

En arrière, dans une des régions scapulo-rachidiennes, la respiration
aura quelquefois, sous l'influence des mêmes conditions anomales, un
caractère bronchique beaucoup plus prononcé que du côté opposé ; et ce
caractère devient plus important quand on le constate du côté gauche,
la bronche droite donnant habituellement un bruit plus fort et une expiration plus accusée que la bronche gauche. Dans les mêmes circonstances, la voix et la toux présentent également un retentissement exagéré, et leurs modifications peuvent être plus accentuées que celles du
bruit respiratoire. Dans ce cas, j'ai entendu quelquefois un *écho de la*

toux d'un retentissement exceptionnel et qui, à cause de son intensité et de sa constance, me paraissait devoir être attribué à l'état morbide des ganglions, bien que dans l'état normal on observe quelquefois ce phénomène à la racine des poumons.

Il est rare que la forme et le calibre des tubes aérifères ne soient pas altérés par la pression qu'ils subissent ; en outre, comme nous l'avons déjà dit, l'anatomie pathologique fait habituellement constater une phlogose de la muqueuse bronchique, au niveau des ganglions malades. Toutes ces conditions anomales peuvent modifier le bruit que produit la colonne d'air qui traverse ces tubes ; aussi, en même temps qu'ils pourront être plus forts, plus superficiels, les bruits trachéaux et bronchiques sont généralement rudes, quelquefois râpeux, plus aigus que dans l'état normal, parfois *aspirés*, donnant une sensation de succion qui indique le passage de la colonne aérienne à travers un canal rétréci. On peut se faire une idée de cette modalité respiratoire, si l'on aspire avec effort en tenant d'abord la bouche demi-ouverte, ce qui produit un son analogue à celui que le murmure vésiculaire fait entendre à l'oreille, puis en rapprochant les lèvres, ce qui produit un bruit de succion.

Le bruit expirateur est en général exagéré et l'emporte souvent sur le bruit d'inspiration ; l'un et l'autre peuvent se terminer par un sibilus ou par un gros râle bulleux dont le siége constant et la persistance constituent, comme l'ont remarqué MM. Rilliet et Barthez, un des signes importants de la maladie.

Ces râles peuvent sans doute subir des variations dans leur intensité, ils peuvent même disparaître ; mais quand ils se reproduisent on les retrouve toujours dans les mêmes points de la poitrine.

Ces modalités respiratoires, dues à l'adénopathie, offrent ce caractère qu'elles retentissent souvent dans une grande étendue de l'arbre bronchique au delà de leur point d'origine ; on peut percevoir l'expiration prolongée, par exemple, ou le bruit de succion, ou la rudesse dans une partie considérable du poumon.

Entre les bruits qui ont leur origine dans la trachée et ceux qui sont produits par la lésion des bronches, il y a cette différence que les rhonchus trachéaux retentissent dans presque tout l'arbre bronchique, ou au moins dans ses principales divisions, qu'on les entend par conséquent des deux côtés, tandis que les bruits morbides qui ont leur point de départ dans une des bronches ne sont perçus que d'un seul côté.

Quand la pression exercée sur cette bronche est considérable, en même temps qu'on constatera au niveau de la région ganglionnaire

quelques-uns des phénomènes stéthoscopiques que nous venons d'indiquer, et surtout la respiration sifflante, aiguë, rude, sèche, moins ample,
moins douce, et quelquefois moins forte que du côté du sein, le bruit
respiratoire faiblira, parfois jusqu'à disparaître complétement, dans le
poumon ou dans la portion du poumon qui correspond à la division
bronchique comprimée.

Cette faiblesse du bruit respiratoire, et l'on pourrait dire des bruits
respiratoires (car cette observation s'applique aussi bien aux bruits morbides qu'aux bruits normaux), cette faiblesse, dis-je, des bruits respiratoires, quand elle se rencontre avec la persistance de la sonorité, et
quand on ne constate aucun autre phénomène qui puisse faire croire à
un état emphysémateux des poumons, est un des signes importants de
la maladie; elle acquiert une grande valeur quand elle coïncide avec
les modalités du son et de la respiration que nous avons indiquées plus
haut dans la région ganglionnaire. On conçoit qu'un tubercule profond,
comprimant une des subdivisions principales des bronches, puisse produire le même phénomène; mais alors la percussion donnera rarement
un son aussi fort, aussi profond que dans les cas où le parenchyme ne
renferme aucune production morbide.

J'avais souvent observé un désaccord inexpliqué entre les résultats de
l'auscultation et ceux de la percussion, surtout chez des malades atteints ou suspects de phymatose. Le bruit respiratoire est quelquefois
d'une faiblesse considérable dans des régions où le son est parfaitement
normal, quelquefois dans presque tout un lobe, quelquefois même dans
tout un poumon. Je me rappelle une dame qui fut envoyée aux Eaux-
Bonnes par mon regrettable ami le docteur Michon : La poitrine était
sonore des deux côtés, mais dans tout le côté droit le bruit respiratoire
était à peu près nul, sans signes d'emphysème. La malade accusait une
toux et une dyspnée habituelles qui s'exaspéraient par accès ; ces accès
avaient parfois une violence extrême ; elle avait craché du sang, et plus
tard elle succomba à une phthisie confirmée. J'ai souvent pensé depuis
que, si j'avais alors dirigé mon attention sur l'état des ganglions bronchiques, j'eusse trouvé dans leur tuméfaction la cause de cette anomalie,
que j'ai bien des fois rencontrée depuis dans de moindres proportions.

Cette faiblesse du bruit respiratoire peut être accompagnée d'expiration prolongée. Par une circonstance assez difficile à expliquer, mais
que j'ai trouvée mentionnée dans le travail de MM. Rilliet et Barthez
après l'avoir moi-même observée, cette faiblesse peut être très-prononcée
en arrière, alors qu'on ne la constate pas en avant. En même temps que

le bruit expiratoire devenait plus faible, je l'ai trouvé, en général, plus aigu. On comprend que le rétrécissement ou l'aplatissement d'un tube sonore fasse monter la tonalité du son qui s'y produit. On comprend aussi que des modifications de timbre, de la rudesse du bruit respiratoire, par exemple, puissent résulter d'un changement de forme dans les parois du tube, déterminé par la compression qu'il subit ; et, en devenant plus aigu, plus faible, le bruit respiratoire devient souvent plus rude, ou quelquefois encore il offre les caractères du bruit de succion.

Ainsi, même à un degré de développement médiocre, l'adénopathie bronchique peut être reconnue chez l'adulte ; l'auscultation et la percussion fournissent les principaux éléments du diagnostic ; mais l'attention du médecin est déjà souvent éveillée par les troubles fonctionnels : les caractères de la toux, la dyspnée, la dépression sus-sternale pendant les grandes inspirations, quelquefois un sibilus respiratoire perçu à distance, des accès pendant lesquels la toux et la dyspnée peuvent acquérir une grande violence, tous ces symptômes commanderont l'examen des régions ganglionnaires.

Ces accès, qu'on retrouve dans le plus grand nombre des observations, ont été attribués par M. Fonssagrives, après MM. Rilliet et Barthez, à des congestions rapides qui augmenteraient momentanément le volume de la tumeur ; ils pourraient aussi dépendre, suivant lui, de la mobilisation passagère des masses tuberculeuses qui, à certains moments, exerceraient sur les bronches ou sur les vaisseaux une compression plus forte, ou de l'accumulation de mucosités au niveau des points comprimés. (*Loc. cit.*, p. 32.)

Quand les ganglions acquièrent un volume plus considérable, ils produisent nécessairement des troubles fonctionnels plus graves et plus continus.

Ces troubles fonctionnels sont plus fréquents, plus prompts et plus accentués chez les enfants, par cela même que ceux-ci sont plus disposés aux adénopathies, et qu'elles arrivent plus rapidement chez eux à un grand développement. Alors, mesurant presque tout le diamètre antéro-postérieur de la cage étroite dans laquelle elles sont emprisonnées, les tumeurs ganglionnaires compriment, écrasent les organes dont elles ont envahi la place ; elles peuvent déterminer l'ulcération, la perforation même des bronches comprimées et compléter leurs parois en bouchant la solution de continuité qu'elles ont produite. Si elles compriment la veine cave, elles peuvent causer un œdème des parties supérieures, et spécialement celui des paupières, déjà signalé par

M. Leblond ; la face alors est cyanosée, les veines superficielles sont dilatées, les yeux deviennent saillants, les lèvres sont livides. Pendant les accès, la coloration cyanique des muqueuses s'accentue davantage, les téguments de la face prennent une teinte ardoisée.

Beaucoup plus communs chez les enfants, pour les motifs que nous avons indiqués plus haut, ces phénomènes ont été observés chez l'adulte. Un des deux malades de M. Marchal (de Calvi) avait la face, le tronc et les membres supérieurs infiltrés. Dans un cas rapporté par M. Fonssagrives, le bras correspondant aux ganglions affectés était œdématié ; il est vrai que les membres inférieurs étaient depuis longtemps infiltrés, ce qui atténuerait la valeur de cet œdème comme signe d'un obstacle local à la circulation, si l'autopsie n'avait montré que les masses ganglionnaires comprimaient la crosse de l'aorte, les artères qui en naissent et par conséquent les veines voisines.

Le docteur Ley a publié un mémoire sur les accidents dyspnéiques causés par la compression du pneumogastrique, déjà signalés par J. Franck. MM. Rilliet et Barthez et surtout M. Fonssagrives : ont insisté sur cet épisode important de l'adénopathie bronchique ; des altérations de la voix qui peuvent aller jusqu'à l'aphonie, un sifflement inspiratoire qui peut faire croire à un œdème de la glotte, ont été la conséquence de la compression et, dans quelques cas, de la désorganisation des nerfs récurrents.

L'aphonie peut être la première manifestation et, pendant quelque temps, le phénomène dominant de la maladie, avec le sifflement inspiratoire (1).

La dysphagie observée par M. Andral s'explique par la pression que subit l'œsophage ; enfin, la compression des vaisseaux intrathoraciques peut, en produisant l'ulcération des parois vasculaires, déterminer une mort rapide ; d'autres fois, elle donnera lieu à des hémorrhagies dans les méninges ou dans le parenchyme pulmonaire (2).

A ce degré avancé de la maladie la dyspnée est excessive, continue, mais en général avec des exacerbations. Quelquefois le malade éprouve un soulagement momentané à la suite d'une expectoration abondante. Le plus souvent la toux est sèche, quinteuse, convulsive, provoquée par la sensation d'un obstacle qui s'oppose à la libre pénétration de l'air

____

(1) Observation publiée par MM. Dureau et Glaize (*Gazette des hôpitaux*, 1853) citée par M. Fonssagrives.

(2) Rilliet et Barthez, *loc. cit.*

dans la poitrine, quand les complications bronchiques et pulmonaires ne viennent pas, par leur importance, en modifier le caractère.

En dehors de cette circonstance, quand l'adénopathie domine la scène morbide, l'expectoration est ordinairement peu abondante, muqueuse, quelquefois striée de sang, presque toujours difficile.

Le malade peut succomber aux progrès de l'asphyxie par une sorte de strangulation ; d'autres fois la mort survient subitement sans que les faits de ce genre, qui se sont présentés quatre fois dans les neuf observations réunies par M. Fonssagrives, aient trouvé jusqu'ici dans les recherches nécroscopiques une interprétation satisfaisante (1).

Nous avons décrit les symptômes locaux de l'adénopathie bronchique, ceux qui résultent de la gêne mécanique ou de l'incitation anomale qu'elle produit dans les organes voisins ; mais souvent les ganglions tuméfiés sont le siége de dégénérescences morbides dont l'évolution peut retentir sur tout l'organisme : la plus commune est la dégénérescence tuberculeuse, et quand les tubercules se ramollissent, on peut voir survenir une réaction fébrile, habituellement paroxystique, de l'amaigrissement, des sueurs, en un mot tous les symptômes généraux de la phthisie.

Dans les ganglions, comme dans le poumon, ces tubercules en se ramollissant donnent naissance à des collections liquides qui peuvent s'ouvrir une issue dans la trachée, dans les bronches, dans le poumon, dans la plèvre, où ils occasionnent quelquefois un pneumothorax, d'autres fois dans l'œsophage ou dans le médiastin.

Diagnostic. — L'ensemble des phénomènes que nous venons de décrire permettra, dans le plus grand nombre des cas, de constater les engorgements ganglionnaires ; cependant certaines lésions peuvent se traduire par des symptômes analogues. La tuberculisation pulmonaire est rarement limitée à la partie interne du lobe supérieur. J'ai observé néanmoins un malade chez lequel la phymatose a paru se localiser d'abord dans cette région (2) ; mais il doit être rare qu'elle n'en déborde

(1) Dans les trois observations qui ont été recueillies par M. Fonssagrives, les malades ont succombé à une asphyxie progressive.

(2) Cette localisation exceptionnelle a donné lieu à une erreur fâcheuse : le jeune malade, qui toussait depuis quelques temps, consulte deux médecins distingués, dont un professeur de la Faculté de médecine, pour savoir s'il pouvait, en conscience, s'engager dans un mariage qui lui était proposé. Ceux-ci, après l'avoir ausculté, n'ayant constaté aucune lésion, l'engagèrent à contracter cette union, et si cette bronchite, qui leur semblait sans gravité, persistait, à se rendre à Cauterets pour y faire une cure

pas bientôt les limites. Dans ce cas, d'ailleurs, les modications du bruit respiratoire, faiblesse, souffle, expiration, rudesse, resteront circonscrites dans le foyer morbide, tandis que celles qui accompagnent l'adénopathie retentissent plus ou moins loin dans les divisions de la bronche comprimée. Dans la tuberculisation pulmonaire, des crépitations, des râles humides, ne tardent pas à se mêler aux premiers signes stéthoscopiques et à en éclairer la signification. Il n'est pas probable d'ailleurs que ceux-ci soient accompagnés de ces matités exactement correspondantes dans les régions sous-sternales et scapulo-rachidiennes, que nous avons le plus souvent observées dans les engorgements ganglionnaires.

Toutes les autres tumeurs du médiastin peuvent comprimer les bronches, l'œsophage, les vaisseaux et les nerfs qui traversent cette région, produire par conséquent les mêmes troubles fonctionnels, et se traduire par des signes analogues à ceux que nous venons de décrire. Aussi l'anévrysme de l'aorte pourra déterminer une dyspnée intense, de l'altération de la voix, de la dysphagie, de l'œdème des parties supérieures, des douleurs thoraciques. Mais dans ces conditions il est rare que l'auscultation ne fasse pas entendre des souffles caractéristiques ou un double bruit plus intense au niveau de la tumeur qu'il ne l'est dans une partie de l'aorte plus rapprochée du cœur, et souvent la main percevra dans le même point un mouvement expansif correspondant à la diastole artérielle.

Si l'on peut être tenté d'attribuer aux ganglions des accidents causés par une tumeur aortique, l'erreur inverse serait possible, d'après le témoignage de Harrisson : il dit que les ganglions lymphatiques voisins de la crosse aortique acquièrent quelquefois des dimensions considérables et que, faisant saillie à la base du cou, ils sont soulevés par la diastole artérielle et peuvent être pris pour une tumeur de l'aorte (1).

Des exostoses, des tumeurs cancéreuses, pourront également comprimer la trachée et les bronches, et produire quelques-uns des symptômes

thermale. Quelques semaines après son mariage, qui suivit de près ce conseil, ce jeune homme, toussant toujours, se rendit aux Pyrénées. Mais à Cauterets, le docteur Cardinal constata, dès son arrivée, du râle sous-crépitant humide et de la matité dans le premier espace intercostal, près du sternum, point très-limité qui avait échappé à l'attention des premiers médecins. Le docteur Cardinal m'adressa ce jeune homme, dont l'affection me parut trop caractérisée pour qu'on pût douter de sa nature. Malgré des soins attentifs, la tuberculisation ne tarda pas à se généraliser, et le malade succomba quelques mois après.

(1) *Loc. cit.*, p. 11.

tout ceux du côté droit. Un gros ganglion occupe la fossette sus-claviculaire de ce côté.

La percussion me fait constater de la *submatité avec tonalité aiguë* et *résistance au doigt* dans la région scapulo-rachidienne droite, et au niveau de la moitié droite de la partie supérieure du sternum.

La respiration est faible, rude, *aiguë* dans tout le côté droit. L'expiration est forte et prolongée dans une grande étendue de ce côté. Dans le premier espace intercostal droit, près du sternum, on entend un souffle trachéal pendant l'expiration.

Pendant les grandes inspirations, une dépression profonde se creuse au-dessus du sternum; les téguments sont refoulés derrière cet os.

Je conseillai d'appliquer trois fois par semaine de la teinture d'iode sur l'un des sommets.

Au bout de quelques semaines, l'enfant devait être conduite aux Eaux-Bonnes. Après la cure thermale, on s'abstiendrait pendant un mois de toute médication; puis, vers le mois de septembre, elle prendrait pendant un mois de l'eau de la Bourboule, à la dose de deux à cinq cuillerées, deux fois par jour; elle se reposerait encore pendant le mois d'octobre, et, à partir du mois de novembre, reviendrait pendant dix jours chaque mois à l'usage de cette eau.

J'ai su plus tard que ce traitement avait réussi et que la santé de l'enfant s'était heureusement modifiée.

Lors même que des productions phymateuses se développent dans les ganglions engorgés, on peut encore espérer une guérison relative : elle peut être expliquée par la résolution de la congestion et des produits néoplasiques qui entourent les tubercules, tandis que ceux-ci s'amoindrissent, se contractent, ou du moins restent stationnaires. Quelquefois, et surtout, je crois, dans les races arthritiques, ils subissent une transformation crétacée.

La note suivante me paraît un exemple d'adénopathie tuberculeuse dont les signes disparurent avec l'apaisement d'une congestion broncho-pulmonaire qui était venue probablement compliquer une lésion plus grave des poumons.

Au mois de mai 1868, je reçus à l'Hôtel-Dieu, dans la salle Saint-Bernard, une jeune femme qui toussait depuis longtemps et présentait quelques signes de phymatose commençante, localisée au sommet des poumons.

Sous la clavicule droite, la respiration était faible et rude; le murmure vésiculaire offrait les mêmes caractères dans les régions sus- et sous-épineuses gauches et y présentait une tonalité beaucoup plus aiguë que celle que l'on constatait dans la région scapulaire droite, bien que la sonorité parût également forte des deux côtés. En même temps, au niveau des troisième et quatrième vertèbres dorsales, la région scapulo-rachidienne gauche donnait un son plus obscur, plus aigu, et une résistance plus grande à la percussion que la région correspondante du côté opposé. Quelques râles sibilants et muqueux étaient perçus aux deux bases, principalement à gauche.

Ces phénomènes me firent diagnostiquer une bronchite aiguë avec engorgement des ganglions bronchiques gauches, et soupçon de tubercules, confirmé par les antécédents de la malade, qui comptait dans sa race des tuberculeux.

Des symptômes d'embarras gastrique s'ajoutaient à ces troubles respiratoires. Je prescrivis un ipéca, une friction d'huile de croton, des calmants.

La toux diminua rapidement, les râles de bronchite disparurent, avec eux les nuances de sonorité observées dans la région scapulo-rachidienne et les modifications du bruit respiratoire dans la région scapulaire gauche.

La disparition des anomalies stéthoscopiques et plessimétriques constatées antérieurement me paraît établir une forte présomption en faveur du diagnostic que j'avais porté ; et l'adénopathie bronchique me semble expliquer, mieux que toute autre lésion, cette obscurité passagère du son dans la région scapulo-rachidienne gauche, et ces modifications connexes du bruit respiratoire dans la région scapulaire correspondante. L'observation suivante peut être interprétée de la même manière :

J'ai soigné, il y a huit ou dix ans, avec mon vénéré maître et ami le docteur Blache, une petite fille de race tuberculeuse, qui, pendant deux mois, présenta une fièvre paroxystique, de la toux, une respiration extrêmement fréquente avec des accès de dyspnée, sans autre signe physique que de la faiblesse du bruit respiratoire au sommet gauche et du râle sibilant localisé surtout dans l'espace scapulo-rachidien de ce côté, mêlé parfois de bulles erratiques vers la racine du poumon gauche. Nous diagnostiquâmes tous deux un engorgement probablement tuberculeux des ganglions bronchiques gauches.

Un des frères de l'enfant avait succombé à une méningite tuberculeuse ; le père était tuberculeux ; la mère, fille de tuberculeux elle-même, avait eu des hémoptysies.

Des vésicatoires volants et de l'alcoolature d'aconit furent prescrits au début ; plus tard, des badigeonnages avec la teinture d'iode, et je lui administrai intérieurement une très-petite quantité d'iodure de potassium. Elle guérit, mais plus tard elle fut affectée d'un spina ventosa d'un doigt, d'une carie de l'orbite et d'abcès ganglionnaires cervicaux. Elle résista à tous ces accidents et elle jouit aujourd'hui d'une santé relativement bonne.

Les ganglions bronchiques auraient-ils été réellement tuberculeux, ou bien avaient-ils été le siége de cet engorgement scrofuleux qui s'est manifesté plus tard dans d'autres parties du système lymphatique?

Dans le premier cas, la guérison pouvait être expliquée par les modifications réparatrices que j'ai indiquées plus haut; et peut-être l'iodure de potassium, l'iode employé à l'extérieur, ont-ils eu une part dans cette heureuse terminaison. — Dans le second cas, les mêmes moyens auront pu contribuer à la résolution d'éléments bien moins réfractaires que le tubercule.

Je cite cette observation pour montrer que, dans les conditions où l'on est le plus autorisé à admettre une adénopathie tuberculeuse, il ne faut pas désespérer de la guérison. La possibilité de cette guérison est prouvée d'ailleurs par la présence de tubercules crétacés ou de tubercules crus trouvés dans les ganglions bronchiques chez des sujets qui ne présentaient pas de troubles notables des fonctions respiratoires.

L'observation qui suit nous montre une adénopathie bronchique, symptomatique d'une affection tuberculeuse des poumons. Cette complication n'a joué certainement aucun rôle dans la scène morbide complexe, qui s'est terminée par la mort; mais on trouve nettement caractérisés tous les signes que j'ai indiqués plus haut, et dont l'autopsie est venue confirmer l'interprétation. Elle prouve que des engorgements ganglionnaires de médiocres dimensions peuvent être, à l'aide de ces signes, diagnostiqués avec une exactitude pour ainsi dire mathématique.

Engorgement des ganglions bronchiques. — *Tuberculisatiom pulmonaire et pleurale.* — *Ovarite tuberculeuse suppurée.* — *Péritonite purulente généralisée.* — *Mort.* — Marie Cagnon, âgée de dix-sept ans, est entrée le 10 avril 1869 à l'Hôtel-Dieu, salle Saint-Bernard, n° 3.

Cette jeune fille, de constitution faible et chétive, offre tous les attributs du tempérament lymphatique, en même temps que les signes d'une anémie profonde : pâleur mate du teint, décoloration des tissus, flaccidité des chairs, teinte blanc-rosée des muqueuses.

L'injection vive des bords palpébraux et l'opalescence légère des cornées révèlent l'existence antérieure d'anciennes ophthalmies, auxquelles du reste la malade nous dit avoir été sujette dans son enfance. En dehors de ces antécédents, elle ne nous en accuse aucun autre bien notable. Elle dit n'avoir jamais eu d'engorgements cervicaux, de coryzas chroniques ni d'éruptions cutanées; elle affirme n'avoir jamais craché du sang et n'avoir jamais été sujette aux bronchites, malgré la prédisposition morbide qu'auraient pu lui transmettre ses parents. Sa mère, en effet, est morte de phthisie et l'a laissée seule, sans asile et sans ressource, à peine âgée de dix ans. Une de ses tantes, ayant pitié de son enfance et de sa misère, consentit à la recevoir chez elle et à l'élever, mais lui fit bientôt payer chèrement l'hospitalité qu'elle lui avait offerte, et lui fit endurer les plus grandes privations et les plus mauvais traitements. Cette malheureuse enfant, privée souvent de nourriture et parfois de sommeil, soumise à un travail excessif pour son âge, vit bientôt sa santé s'altérer; peu à peu ses forces faiblirent, son appétit disparut, en même temps que de vives douleurs annonçaient le laborieux établissement de la menstruation; elle tomba ainsi dans un état de langueur extrême et d'anémie profonde; tel fut le triste prélude de la maladie qui l'a conduite au tombeau.

A son entrée, la malade accusait de vives douleurs dans la région iliaque droite, irradiant dans l'aine et dans la cuisse du même côté.

La palpation permettait de reconnaître un empâtement profond et douloureux de la fosse iliaque.

La menstruation avait toujours été très-irrégulière; chaque période cataméniale était précédée d'accidents dysménorrhéiques très-intenses et était suivie d'une leucorrhée abondante. Depuis cinq mois, l'aménorrhée était complète, et le flux menstruel était remplacé par un écoulement leucorrhéique.

L'existence de l'hymen ne permet pas de pratiquer chez elle le toucher vaginal qui pourrait éclairer le diagnostic. La nature et le siége des accidents font cependant soupçonner une affection inflammatoire de l'ovaire.

La langue est couverte d'un épais enduit blanchâtre, l'anorexie est presque complète, les digestions lentes et difficiles, la constipation habituelle.

L'exploration de l'hypochondre droit fait constater une augmentation considérable du volume du foie, qui dépasse de deux travers de doigt le rebord des fausses côtes.

Le pouls est faible, irrégulier et fréquent (108 pulsations) et accuse tous les soirs des exacerbations fébriles.

L'auscultation du cœur fait entendre un prolongement doux du premier bruit à la base.

Les veines jugulaires présentent un soulèvement périodique à chaque systole ventriculaire, et l'on perçoit au niveau des vaisseaux du cou un souffle anémique continu avec renforcement. La respiration est accélérée, irrégulière et comme saccadée.

L'examen de la poitrine nous a fait constater les phénomènes suivants :

Par la percussion on trouve une élévation notable de la tonalité dans tout le côté droit ; à gauche, le son paraît normal.

En avant, dans la région sus-claviculaire droite, on trouve un son relativement obscur et une sensibilité exagérée. Cette obscurité du son existe également dans les régions sous-claviculaires et pectoro-deltoïdienne, et au niveau de la pièce supérieure du sternum, surtout dans sa moitié droite et vers la seconde articulation chondro-sternale. Les vibrations thoraciques, pendant la phonation, sont exagérées sous la clavicule droite.

En arrière, on constate, dans l'espace scapulo-rachidien droit, au niveau de la deuxième vertèbre dorsale, un son obscur, une élévation de la tonalité et une diminution de l'élasticité, ce que M. Piorry a appelé une résistance plus grande au doigt. En arrière, à droite et en bas le son est mat, et les vibrations font défaut, tandis qu'elles sont très-prononcées du côté gauche.

Dans tout le côté droit, le bruit respiratoire est moins ample, moins fort que du côté opposé, et en même temps il présente une tonalité plus aiguë ; il est sifflant ; l'expiration est prolongée et un peu sifflante ; elle devient soufflante dans l'espace scapulo-rachidien, au niveau de la deuxième vertèbre dorsale et dans la partie voisine de la fosse sus-épineuse du côté droit, et dans ce point le murmure inspirateur est très-faible.

Derrière la pièce supérieure du sternum, surtout dans sa moitié droite, et au niveau de la partie voisine des espaces intercostaux, le souffle trachéal est transmis à l'oreille avec une grande intensité.

Dans toute la région sous-claviculaire, l'inspiration est rude et faible, l'expiration sifflante et prolongée.

Vers la partie moyenne du poumon, en arrière, on constate également une inspiration rude et affaiblie, qui s'éteint et devient presque nulle à la base.

Le ventre est météorisé.

Ces signes me firent conclure à l'existence de tubercules disséminés dans le poumon droit, d'un engorgement des ganglions bronchiques droits comprimant la bronche correspondante, et d'un léger épanchement à la base de la cavité pleurale droite. Les limites de la matité sous-sternale permirent de dessiner l'étendue probable de la tumeur ganglionnaire.

Quant à l'empâtement douloureux de la région iliaque, on pouvait supposer qu'il avait son siége dans le ligament large ; l'impossibilité de pratiquer le toucher empêchait d'arriver à la certitude sur ce point ; si, comme tout semblait autoriser à l'affirmer, la malade était sous l'influence d'un travail de phymatose, il était probable que cette autre localisation morbide relevait de la même diathèse, et que quelques productions de même na-

ture développées dans l'ovaire et dans la trompe étaient l'origine de la phlegmasie circumutérine.

Je prescrivis une tisane amère pour relever l'appétit (infusion de germandrée avec sirop d'écorce d'oranges amères), des cataplasmes et des
onctions mercurielles sur le ventre, et, pour modifier l'action nutritive,
2 milligrammes d'arséniate de soude, à prendre en deux doses, avant les
repas. Je fis étendre tous les jours de la teinture d'iode sur le côté droit de
la poitrine, en l'appliquant alternativement, sur les régions antérieures et
postérieures.

Au bout de huit jours, le 10 mai, je fus obligé de suspendre la préparation arsenicale : il était survenu de la diarrhée, qui pouvait bien, d'ailleurs,
ne lui être pas imputable. Une nouvelle fluxion congestive s'était portée sur
la tuméfaction iliaque, qui était le siége de vives douleurs, irradiant dans
la cuisse et jusque dans la jambe de ce côté, sous forme d'élancements ; le
météorisme était considérable, les signes de l'affection pulmonaire et de
l'engorgement adéno-bronchique étaient encore plus accusés ; au niveau de
la matité sternale, on entendait une sorte de gémissement expirateur. Je
constatai, à chaque inspiration, une dépression épigastrique et sus-sternale ;
les téguments semblaient obéir à un mouvement d'aspiration et être refoulés vers la cavité thoracique. Ce mouvement de tirage était plus marqué dans
l'intervalle qui sépare les bords antérieurs des deux sterno-mastoïdiens que
dans le creux xiphoïdien.

La langue était toujours blanche, l'anorexie était complète, mais il n'y
avait ni nausées ni vomissement ; les pupilles étaient notablement dilatées,
les gencives un peu tuméfiées.

Je fis cesser les onctions mercurielles ; elles furent remplacées par des
onctions avec une pommade iodurée ; un vésicatoire fut appliqué sur la
région iliaque. Décoction blanche de Sydenham pour tisane.

Toutes ces tentatives thérapeutiques demeurèrent inefficaces ; les douleurs iléo-fémorales persistèrent très-intenses ; la diarrhée n'avait pas complétement cessé, et les selles étaient parfois enveloppées de filaments blanchâtres ; les nuances de sonorité que nous avions trouvées au sommet droit
devenaient plus accentuées.

Les phénomènes stéthoscopiques étaient plus caractéristiques ; en avant,
dans les régions sous-claviculaires et pectoro-deltoïdienne, l'expiration était
soufflante et suivie d'un sifflement bronchique très-aigu.

Dans la région sus-claviculaire, je trouvai un ganglion bronchique en-
gorgé qui semblait comme un témoignage extérieur de l'altération des ganglions circumpulmonaires.

C'était surtout au niveau de l'articulation de la première pièce du sternum
avec la seconde côte que la matité était accusée.

Dans l'espace scapulo-rachidien, la résistance au doigt avait augmenté, et l'on entendait dans ce point un souffle qui se prolongeait dans la fosse sus-épineuse. On constatait dans tout le côté droit de la faiblesse, de la rudesse, de l'acuité du murmure inspirateur, un retentissement du bruit d'expiration avec les modalités que nous avions trouvées antérieurement, et quelques sibilus. L'épanchement, du côté droit, restait à peu près dans les mêmes limites.

La malade, se plaignant très-vivement des douleurs de la cuisse, je tentai quelques injections hypodermiques avec la solution :

Eau distillée................ 10 grammes.
.Chlorhydrate de morphine..... 50 centigrammes.
Sulfate neutre d'atropine...... 1 —

Mais ce moyen, comme on devait s'y attendre, ne lui procura qu'un soulagement passager.

Dans les premiers jours de juin, les douleurs de la région iliaque, momentanément un peu calmées, devinrent très-intenses ; les paroxysmes fébriles du soir furent plus prononcés ; l'examen de la poitrine ne nous apprit rien de nouveau au sommet ; aux deux bases, le son était obscur, surtout à droite, où l'on entendait des râles sibilants et sous-crépitants éloignés ; un souffle expirateur aigu, perçu au-dessous de l'angle de l'omoplate, marquait dans ce point les limites supérieures de l'épanchement.

Il augmenta les jours suivants : le ventre, toujours météorisé, devint dur, empâté ; les anses intestinales étaient agglomérées et immobiles. La fièvre persista avec des redoublements vespéraux ; la diarrhée ne s'était pas arrêtée.

Je diagnostiquai une péritonite tuberculeuse et une nouvelle poussée granuleuse vers les poumons accusée par une pleurésie symptomatique.

Je fis prendre à la malade de la morphine et du bismuth, pour calmer les douleurs et la diarrhée. Elle succomba le 6 juin.

Autopsie, faite et rédigée par M. Labadie-Lagrave. — Les deux feuillets du péritoine sont revêtus de fausses membranes, les intestins sont agglutinés et réunis ensemble ; il y a du pus dans le petit bassin ; l'ovaire droit phlogosé, tuberculeux, est converti en deux ou trois grosses cavernes remplies de pus ; la vessie est pleine de pus et tapissée de fausses membranes.

Des granulations nombreuses sont disséminées dans les deux poumons ; un épanchement occupe la cavité pleurale droite, qui est doublée de fausses membranes et présente de nombreuses adhérences.

Les ganglions bronchiques sont tuméfiés : une masse ganglionnaire du volume d'une grosse noix est située à la bifurcation des bronches et comprime la bronche droite. *Elle occupe exactement la place et offre les dimensions que la percussion lui avait assignées.*

Je n'insisterai que sur une seule circonstance de cette observation, c'est l'adénopathie bronchique ; les complications pulmonaires n'en ont pas altéré l'expression symptomatique, et nous la retrouvons ici avec l'ensemble des signes physiques que j'ai indiqués comme pouvant conduire au diagnostic de cette affection.

Traitement. — Quand l'adénopathie se développe consécutivement à une lésion des organes respiratoires, et je crois que telle est le plus souvent son origine, il faut chercher d'abord à éteindre ou à assoupir ce foyer d'incitation morbide qui réagit sur le système lymphatique. Dans notre troisième observation, nous avons vu, chez une femme très-probablement tuberculeuse, les signes de l'engorgement ganglionnaire disparaître avec l'apaisement d'une bronchite qui fut combattue par des moyens énergiques. Dans ce cas, l'inflammation des organes respiratoires agit sur les ganglions bronchiques comme agissent sur les ganglions superficiels les irritations spontanées ou artificielles de la peau. Cette indication domine toutes les autres, car il est évident qu'on doit peu compter sur tous les moyens adressés à l'engorgement ganglionnaire, si celui-ci s'est développé sous l'influence d'un stimulus morbide qui conserve toute son activité.

Une autre indication importante est tirée de l'état constitutionnel : il est certain que chez tous les sujets les ganglions lymphatiques ne sont pas également incitables, que leur aptitude fluxionnaire est, en général, en raison inverse de l'activité vitale et de l'énergie de la constitution ; le lymphatisme accuse une décadence organique. Il faut donc recourir à tous les moyens qui peuvent soutenir ou relever la puissance nutritive, et, avant tout, aux modificateurs hygiéniques. L'air pur, le soleil, l'exercice actif, si la saison et les forces le permettent ; l'exercice en voiture, si la faiblesse met obstacle à la marche ; le massage, les frictions, si l'état du malade lui interdit la locomotion, sont les grands, les plus efficaces stimulants de la nutrition. On prescrira en même temps des aliments réparateurs, proportionnés à l'activité des organes digestifs ; car il faut bien se rappeler que de mauvaises digestions habituelles favorisent les manifestations du lymphatisme, et que l'organisme se répare non par la quantité d'aliments qu'il ingère, mais par celle qu'il s'assimile. Tous nos efforts doivent donc tendre à favoriser cette assimilation régulière, dont l'air pur, le soleil et l'exercice sont des conditions très-importantes. En mettant l'hygiène en première ligne, il ne faut pas négliger les agents thérapeutiques, qui peuvent intervenir avec une grande puissance.

Certaines eaux minérales : les Eaux-Bonnes et surtout l'eau de la Bourboule ont une efficacité incontestable dans les affections scrofuleuses. Cette dernière, applicable peut-être à un plus grand nombre de variétés morbides, est moins contre-indiquée par l'excitation fébrile, et a sur l'autre, en outre, cet avantage considérable, qu'elle conserve après le transport ses propriétés et sa composition chimique inaltérées. Avec ces médicaments énergiques, on fera alterner les préparations pharmaceutiques qui peuvent combattre le lymphatisme et favoriser la résolution de l'engorgement des ganglions. Les applications de teinture d'iode sur les régions ganglionnaires font pénétrer de l'iode dans l'économie, et exercent en même temps sur le tégument externe une stimulation dérivative. Elles seront employées simultanément avec les eaux minérales ou avec les autres médicaments qui seront substitués à celles-ci. En effet, quand on aura employé ces eaux pendant quelques semaines, et accordé à l'organisme quelques jours de repos, on fera prendre, à l'intérieur, des préparations dites résolutives, toniques et antiscorbutiques. On pourra mélanger les sirops de quinquina, de raifort, de noyer, d'écorces d'oranges amères, et les additionner d'iodure de potassium à la dose de 10 à 25 centigrammes par cuillerée; ces petites doses, dans des circonstances où il s'agit d'imprimer au travail nutritif une modification continue, me paraissent bien préférables aux doses plus élevées que j'ai vu quelquefois prescrire aux scrofuleux et aux tuberculeux, et dont le moindre inconvénient est de provoquer l'intolérance des organes digestifs. Quelquefois j'ai mêlé aux sirops amers des sirops faits avec des végétaux qui renferment de l'iode, comme la coralline (1) et la mousse de Corse.

On pourra encore, pour varier les préparations médicamenteuses et s'accommoder aux caprices du goût et de l'estomac, administrer aux malades des boissons ou des préparations culinaires faites avec des plantes qui renferment un principe amer, ou avec certaines crucifères, comme le cresson, la cardamine, etc., ou même avec quelques fucus qui sont comestibles, et qui pourraient, à ce titre, être plus employés qu'ils ne l'ont été jusqu'à ce jour.

En Irlande on a préconisé le phosphore comme un puissant résolutif des engorgements strumeux. Si je tentais cette médication, j'emploierais le phosphure de zinc, qui me paraît être de toutes les préparations phosphorées connues la plus stable et la plus facile à manier.

(1) M. Decaisne a prouvé que la coralline appartenait au règne végétal.

Tels sont les principaux moyens que j'ai cru devoir prescrire dans l'adénopathie bronchique, et qui, dans quelques cas, m'ont paru pouvoir réclamer une part dans l'heureuse terminaison de cette affection. Je crois qu'ils pourront réussir dans des engorgements d'intensité moyenne, de date peu ancienne, et dont les signes diagnostiques que j'ai indiqués plus haut nous permettent de découvrir l'existence. Mais, évidemment, dans des conditions opposées, dans ces adénopathies anciennes et excessives, dont les observations de M. Fonssagrives nous ont tracé le tableau, le plus souvent tous nos efforts échoueront pour faire rétrograder une maladie qui, à une période moins avancée, n'eût peut-être pas été au-dessus de nos ressources.

Je terminerai par une dernière observation qu'il ne m'a pas été donné de suivre jusqu'à la solution de la maladie, mais qui nous offre un tableau assez complet des symptômes qui la caractérisent.

Le 8 avril 1869, on m'amena une jeune fille de quinze ans, grasse, mais pâle, et présentant les traits du lymphatisme. Elle était bien réglée. Depuis deux mois, elle éprouvait une toux quinteuse très-pénible, qui rappelait par ses caractères la toux des emphysémateux. Dans l'intervalle des quintes, la respiration était pénible, sifflante dans les deux temps, dans l'expiration surtout, dont la sibilance se prolongeait, perceptible à distance. Les muscles inspirateurs se contractaient avec de violents efforts; et à chaque inspiration une dépression profonde se produisait au-dessus de la fourchette sternale; les téguments du cou semblaient s'enfoncer derrière le sternum. Le pouls était fréquent, mais la peau restait sans chaleur.

La voix était grêle, poussée avec un effort qui n'aboutissait qu'à un son faible, très-aigu, mais net, clair, sans raucité.

L'expectoration était muqueuse et à plusieurs reprises a été ponctuée de sang.

La percussion donnait un son obscur derrière la première pièce du sternum, et à droite de cet os au niveau des deux premières côtes et du premier espace intercostal dans l'étendue d'un travers de doigt. En arrière on trouvait un son obscur sur les lames des quatre premières vertèbres dorsales et dans la partie voisine de l'espace scapulo-rachidien. Le son était clair dans tout le reste de la périphérie thoracique.

Le bruit respiratoire est roncheux et sibilant dans toute la poitrine.

On percevait un rhonchus retentissant à timbre bronchique dans la région scapulo-rachidienne droite et au niveau du premier espace intercostal droit, près du sternum.

Le pharynx était couvert de granulations. D'après cet ensemble de symptômes, je pensai qu'il y avait chez cette jeune fille un engorgement des ganglions bronchiques et particulièrement de ceux qui sont placés au devant de la bronche droite. Je n'ai pas pratiqué l'examen laryngoscopique, mais la netteté du timbre de la voix rendait peu vraisemblable l'existence d'une lésion laryngée.

Les sueurs, l'expectoration sanguinolente, pouvaient faire craindre une complication tuberculeuse du poumon, dont les signes auraient pu être masqués par ceux de la bronchite, de l'adénopathie et surtout de l'emphysème pulmonaire.

Je prescrivis à cette malade l'eau de la Bourboule, des applications de teinture d'iode dans les régions scapulo-rachidiennes et sous-claviculaires.

Je n'ai pas revu cette jeune fille et je ne puis dire quel a été le résultat de ce traitement.

La modification de la voix, chez cette malade, est remarquable; cette acuité et cette faiblesse dépendraient-elles de l'action de la tumeur ganglionnaire sur le nerf laryngé? La compression du nerf produit l'aphonie ou l'affaiblissement de la voix ; M. Fonssagrives en a cité plusieurs exemples, mais l'élévation de la tonalité vocale semble indiquer une contraction des cordes vocales plutôt qu'un état paralytique. Avant de produire cette compression qui interrompt le courant nerveux, la tumeur exercerait-elle une stimulation aboutissant à un spasme? Ou faut-il imputer ces modifications de la voix à l'affaiblissement de la colonne d'air qui fait vibrer la glotte, ralentie et diminuée de volume par l'obstacle qu'elle trouve sur son passage, et à la contraction instinctive de la glotte qui se resserre pour compenser cet affaiblissement? C'est une question à laquelle je ne saurais répondre.

Nous observons aussi chez cette jeune fille un phénomène que j'ai déjà rencontré dans cette affection, et qui a été signalé comme un des symptômes du croup : c'est la dépression sus-sternale dans l'inspiration, décrite sous le nom de *tirage*, et dont le mécanisme est facile à comprendre. Je le crois habituel dans les formes accentuées de l'adénopathie, bien qu'il n'ait pas, je crois, été indiqué par les observateurs.

SUR L'ADÉNOPATHIE BRONCHIQUE (1)

DEUXIÈME LEÇON

Sommaire. — Adénopathie bronchique dans la coqueluche. — Explication de la variabilité des signes stéthoscopiques dans l'adénopathie. — Observation.
Diminution de l'ampliation thoracique. — Instrument imaginé par l'auteur pour la constater. — Pnéomètre de Mathieu.
Phénomènes dus à la compression des nerfs pneumogastrique et récurrent.
Troubles de la respiration et de la voix. — Examen laryngoscopique.
Vomissements. — Formes diverses de l'adénopathie bronchique.
Observations cliniques.

MESSIEURS,

Depuis mes premières recherches sur l'adénopathie bronchique, j'ai eu de bien nombreuses occasions d'en constater la fréquence et en même temps de vérifier l'exactitude des signes que j'ai indiqués ; beaucoup d'inégalités et d'anomalies respiratoires auxquelles on donne souvent pour explication banale l'existence d'un léger degré d'emphysème, sont imputables à la tuméfaction des ganglions bronchiques. Dans un grand nombre d'affections chroniques et dans beaucoup de congestions aiguës des organes thoraciques, on constate des modifications du bruit respiratoire souvent limitées à un seul côté ou même à un seul lobe, sans lésion locale appréciable. Rien n'est plus commun dans la phymatose, dans la rougeole, dans la coqueluche. J'ai en ce moment même sous les yeux un malade affecté de la fièvre typhoïde chez lequel on constate de la matité dans les régions ganglionnaires du côté droit ; de ce côté, le bruit respiratoire est presque nul et remplacé par des sibilus comme étouffés, tandis qu'à gauche le murmure vésiculaire se mêle aux rhonchus sibilants.

(1) Leçons publiées dans la *Gazette hebdomadaire*, nᵒˢ 21 et 22, mai 1873.

Dans la coqueluche, je suis porté à croire qu'il faut faire à l'adénopathie une part plus importante encore. Nous avons déjà signalé le caractère coqueluchoïde de la toux dans certaines formes d'adénopathie, caractère noté par tous les observateurs qui se sont occupés de cette question ; l'inspiration sifflante qui précède la quinte de la coqueluche se retrouve souvent dans les degrés avancés de l'adénopathie, quelquefois même avec le vomissement terminal. Il est difficile de ne pas admettre qu'il y ait dans ce dernier cas une incitation morbide du pneumogastrique, directe ou réflexe, imputable aux ganglions malades.

Je ne prétends pas que dans la coqueluche l'adénopathie soit l'intermédiaire nécessaire de cette incitation, mes observations ne sont pas assez nombreuses pour autoriser cette conclusion; mais je crois que, dans beaucoup de cas au moins, l'affection ganglionnaire mêle son expression symptomatique à celle de la maladie dont elle est une complication. Je suis disposé à lui attribuer ces coqueluches chroniques qui peuvent durer deux ou trois ans avec le caractère distinctif de la toux. Elles ont été signalées par tous les auteurs qui ont décrit cette maladie ; j'en ai vu moi-même quelques exemples.

Quelle anomalie singulière dans une maladie contagieuse au premier chef, qui a en quelque sorte les allures d'une fièvre éruptive, qui débute par une période prodromique catarrhale pendant laquelle la toux n'a rien de spécial, et qui accomplit ordinairement son évolution dans l'espace de quelques semaines ! Quelle anomalie dans la classe des maladies contagieuses, que cette persistance pendant des mois et des années ! Eh bien, je suis porté à croire que cette anomalie est plus apparente que réelle, et, dans les cas de cette espèce que j'ai observés, j'ai rencontré une tuméfaction des ganglions bronchiques à laquelle j'ai cru pouvoir attribuer la persistance de la toux convulsive.

Sans affirmer que cette toux convulsive de la coqueluche qui semble accuser, comme nous l'avons dit, une incitation anomale du pneumogastrique, soit connexe à l'adénopathie ; sans nier que cette névrose de la dixième paire ne puisse être une manifestation directe de la maladie, on peut cependant remarquer que le spasme laryngien ne survient que plusieurs jours ou même plusieurs semaines après le début de la coqueluche, après l'apparition de la congestion bronchique. Si l'on constatait qu'à cette époque se montrent les signes de l'adénopathie, la corrélation des deux phénomènes deviendrait infiniment probable.

Pour apprécier la part de l'engorgement ganglionnaire dans la coqueluche, il serait intéressant de déterminer dans quelles limites la coqueluche est contagieuse, si elle est seulement transmissible pendant les premières semaines de sa durée, ou si elle conserve cette propriété aussi longtemps que dure la toux caractéristique. Que de questions importantes sur les conditions, l'époque, la durée de la transmissibilité dans les maladies contagieuses, restent encore irrésolues, pendant qu'on discute sur la spécificité et la nature intime des phénomènes inaccessibles à notre observation !

J'avais plusieurs fois constaté que les signes stéthoscopiques de l'adénopathie bronchique étaient variables, mobiles, qu'ils pouvaient paraître et disparaître d'un jour à l'autre, dans le cours d'un même examen ; il m'a été donné dernièrement de déterminer les conditions de ce phénomène dont je n'avais pas trouvé une explication nette ; je supposais bien que les ganglions subissaient quelques déplacements ; mais comment le déplacement pouvait-il s'effectuer, quelle en était la cause ?

Une femme entre dans mon service, il y a quatre semaines, dans un état d'asphyxie imminente ; la dyspnée était extrême : orthopnée, cornage, angoisse, voix rauque et étouffée, teinte violacée de la face, pouls fréquent et dépressible, tels étaient les symptômes qu'elle me présenta quand je la vis pour la première fois. Je constatai un son mat sur les lames droites des quatre premières vertèbres dorsales, au niveau des articulations des deux premières côtes droites et dans la partie voisine du manubrium sternal. La respiration était aiguë, sifflante, inexpansive, à droite surtout. Un souffle expirateur très-fort était perçu dans la fosse sus-épineuse droite ; il avait son maximum dans le voisinage du rachis ; à gauche on le retrouvait, mais affaibli et comme un retentissement de celui qu'on entendait à droite ; derrière la partie supérieure droite du sternum, on trouvait une expiration soufflante.

Le laryngoscope nous fit constater une hypertrophie des cordes vocales supérieures qui étaient rouges et tuméfiées ; elles formaient deux tumeurs convexes, presque contiguës ; les cordes vocales inférieures, cachées par les supérieures, n'apparaissaient que comme deux liserés filiformes à travers la fente étroite que les premières laissaient entre elles. M. le docteur Krishaber, qui a bien voulu nous aider de son expérience, entrevit la muqueuse de la trachée, qui lui parut très-rouge et comme végétante.

De ces phénomènes, je crus pouvoir conclure que l'affection syphilitique du larynx était compliquée d'adénopathie bronchique, et qu'on devait imputer à cette complication le souffle observé au sommet droit et la différence du bruit respiratoire dans les deux côtés. Mon ami le docteur Cazalis, qui vit avec moi cette malade, me fit observer que ce souffle si intense avait un timbre très-doux, et cette circonstance lui paraissait venir à l'appui de l'opinion qui plaçait en dehors des tuyaux bronchiques, plutôt que dans la cavité même de l'arbre aérien, la lésion qui le produisait.

Je prescrivis à cette femme le traitement mixte ioduré hydrargyrique que j'emploie presque toujours contre les lésions viscérales de la syphilis tertiaire; mais comme cette femme m'affirmait qu'elle n'avait jamais pu supporter l'iodure de potassium, j'y substituai la teinture d'iode récemment préparée, à la dose de trois à quatre gouttes deux fois par jour, diluée dans un petit verre d'eau de riz.

En même temps, on lui fit des frictions sur le dos, les aisselles et les aines avec de l'onguent napolitain. Sous l'influence de cette médication, la dyspnée diminua très-rapidement; au bout de trois ou quatre jours, la malade pouvait rester couchée sur le dos; l'angoisse et la suffocation avaient disparu; la respiration n'était plus accompagnée de ce sifflement que naguère on entendait à distance; la voix était meilleure. Je pus remplacer la teinture d'iode par l'iodure de potassium, auquel je donnai pour passe-port une petite quantité d'extrait thébaïque. Quelques jours après, les gencives, qui étaient déjà en très-mauvais état, accusaient l'action du mercure; je recommandai à la malade l'usage du collutoire dont je fais habituellement usage dans les stomatites mercurielles :

Décocté de pavots	200	grammes.
Sirop de ratanhia	20	—
Chlorate de potasse	10	—
Eau de laurier-cerise	15	—

La stomatite persistant, je fis suspendre les frictions mercurielles et appliquer dans les rainures gingivo-buccales des mèches de charpie trempées dans le collutoire; ce moyen fut efficace, et, après sept ou huit jours d'interruption, je reprenais les frictions mercurielles à petites doses. Quinze jours environ après le début du traitement, le laryngoscope me faisait constater une amélioration considérable et en rapport avec les changements survenus dans l'état fonctionnel du larynx. La tuméfaction des cordes vocales avait considérablement diminué; la glotte avait repris à peu près ses dimensions normales. En auscultant la malade, je ne trouvai plus ce souffle expirateur que nous avions entendu si intense au niveau de la fosse sus-épineuse droite. Je pensai qu'il avait disparu avec la plupart des symptômes observés à l'entrée de la malade; mais quel ne fut pas mon étonnement de le constater quelques semaines plus tard; et, pendant la durée de mon examen, il disparut de nouveau. En réfléchissant sur les conditions de ce phénomène, je trouvai que je pouvais faire cesser ce souffle à volonté en faisant fléchir le cou de la malade, tandis que quand elle relevait la tête en arrière il reparaissait aussitôt.

Dans la première position, le rachis s'incurve en avant, augmente l'espace destiné à la trachée; celle-ci se raccourcit, devient mobile et tend à se rapprocher du sternum. Dans la seconde, les vertèbres cervicales forment un arc à convexité antérieure, sur lequel la trachée appliquée et tendue devient presque immobile. Ainsi, les rapports de la trachée avec le corps des vertèbres et avec les ganglions bronchiques, la tension, la mobilité et la longueur du tuyau trachéal, peuvent changer avec les positions du cou; il n'est donc pas étonnant que la compression des tubes aérifères et la conduction des bruits qui s'y produisent puissent varier avec ces positions. En ce moment, j'observe un malade chez lequel, comme signe d'adénopathie bronchique, on constate un son obscur au niveau des premières lames vertébrales dorsales et de la lisière gauche du manubrium sternal. Dans la région sous-claviculaire et surtout dans les régions sus-épineuse et scapulo-rachidienne, on entend une sorte de bruit de frottement constitué par de gros craquements secs qui accompagnent l'inspiration et retentissent dans une grande partie du lobe supérieur du poumon gauche; au niveau de ce lobe, le murmure vésiculaire est faible, aigu, suivi d'expiration. Cette faiblesse et cette acuité augmentent, et surtout les craquements deviennent beaucoup plus forts quand la malade renverse la tête en arrière; quand elle est infléchie en avant, les phénomènes diminuent notablement.

Il m'a paru que chez quelques sujets dont la poitrine était saine le bruit respiratoire, ausculté dans la région scapulo-rachidienne, était plus aigu dans l'extension que dans la flexion de la tête.

J'ai observé chez un autre malade, qui présentait les symptômes les moins équivoques de l'adénopathie bronchique, un autre phénomène, qui, s'il se montrait habituellement, ajouterait un nouveau signe à ceux que j'ai déjà signalés : la respiration était très-faible et très-aiguë dans tout le côté droit de la poitrine correspondant aux ganglions malades, sans aucun indice de pleurésie récente ou ancienne. La tonalité thoracique était un peu plus aiguë que de l'autre côté, circonstance qui m'a paru pouvoir se rattacher dans beaucoup de cas à la diminution de l'ampliation pulmonaire. En effet, cette ampliation était beaucoup moindre que celle du côté opposé.

J'ai fait faire, pour mesurer cette ampliation, un instrument dont le mécanisme a été imaginé par M. Mathieu; il l'a substitué à celui que je lui avais proposé et qui était d'un maniement beaucoup moins commode. C'est un ressort elliptique servant d'attache à deux bandes de cuir qui portent sur une de leurs faces des divisions métriques. On fixe celles-ci pendant l'expiration avec le pouce de chaque main au niveau de points choisis d'avance et marqués à l'aide d'un crayon sur la ligne médiane du sternum et sur la crête épineuse du rachis. Cela fait, on engage le malade à faire de grandes inspirations : la traction du ressort, proportionnelle à l'amplitude de l'expansion thoracique, fait mouvoir une aiguille qui suit les oscillations du ressort. Celle-ci chasse devant elle une autre aiguille indépendante qui marque sur un cadran le maximum d'ampliation. Cet instrument peut mesurer à la fois les dimensions de la périphérie du thorax et l'étendue de ses mouvements : je l'ai nommé *pnéomètre;* il ne donne pas, bien entendu, des mesures absolues, mais des relations qui me paraissent utiles à connaître.

La diminution de l'expansion du thorax produite par la compression des grosses bronches serait un fait analogue à celui qu'a signalé Dupuytren, du rétrécissement de la poitrine ou plutôt de son défaut d'évolution consécutif à l'hypertrophie des amygdales.

Un engorgement même médiocre des ganglions bronchiques, produisant des troubles respiratoires peu intenses, peut déterminer une compression des nerfs intrathoraciques et en altérer les fonctions. Les observations suivantes nous montrent sous ce nouvel aspect l'adénopathie bronchique, en rendant accessible à nos regards la modification morbide des nerfs respirateurs. Elles seront une présomption en faveur de l'hypothèse que j'ai hasardée plus haut sur le rôle que peut jouer l'affection ganglionnaire dans le spasme de la coqueluche, et prouveront que dans ces degrés modérés de la maladie le nerf pneumogastrique peut subir une impression anomale.

Dans les premiers jours du mois d'août 1872, une jeune dame se présenta à ma consultation avec une lettre du docteur Fournier, d'Angoulême, qui me donnait sur sa maladie les détails suivants :

Quelques années auparavant, cette dame avait eu une coqueluche intense ; elle avait toussé pendant plus de deux mois. Depuis lors, la malade a souffert d'une oppression continuelle, et, en outre, elle est sujette à des accès de dyspnée violents et comme convulsifs. La voix, à cette époque, n'était pas modifiée. De temps en temps on entendait à l'un des sommets du râle souscrépitant, comme si le poumon était le siége de poussées fluxionnaires ; en même temps la malade accusait de la chaleur dans la poitrine et des douleurs vers l'épaule. Pendant longtemps les vésicatoires ont eu sur ces congestions une action très-efficace, qui dans ces derniers temps s'est affaiblie.

Au milieu de ces troubles respiratoires, la nutrition s'était conservée intacte ; le teint n'était pas altéré, rien ne pouvait faire supposer une lésion grave des poumons ; néammoins, comme un des frères de la malade était mort phthisique, le docteur Fournier conservait des préoccupations. Il envoya la malade aux Eaux-Bonnes et lui conseilla de passer l'hiver à Arcachon. A peu près vers cette époque, il y a quatre ans, la voix s'était éteinte sans présenter la raucité ni le timbre de la laryngite chronique. La malade parle à voix basse, et par intervalles surviennent des crises qui durent plusieurs jours, pendant lesquelles la malade est complétement aphone. La dyspnée a persisté avec les mêmes caractères ; la malade ne peut marcher sans être extrêmement essoufflée ; elle se plaint souvent de chaleur dans la poitrine et de douleurs thoraciques.

« Ces symptômes, ajoute notre confrère, me paraissent de toute évidence se rattacher à une affection du pneumogastrique, dans laquelle la coqueluche initiale a joué un rôle important. Mais quelle est cette affection ? Deux éminents médecins de Paris, connus dans la science par leurs travaux sur les maladies du système nerveux, ont diagnostiqué une névrose du pneumogastrique ! Mais le mot névrose cache bien souvent une lacune de diagnostic ; c'est dire : le pneumogastrique souffre. Mais comment souffre-t-il ? Il serait trop long d'énumérer toutes les médications qui ont été mises en usage, bromure, belladone, etc., et qui sont restées inefficaces. »

J'examinai cette malade, et je constatai les signes qui caractérisent pour moi l'adénopathie bronchique : entre autres un son mat dans la partie supérieure gauche du sternum, au niveau du premier espace intercostal et des deux premières articulations sterno-costales, aussi bien qu'au niveau des lames gauches des premières vertèbres dorsales. Dans tout ce côté, la respiration était plus faible et plus aiguë que du côté droit. La malade ne toussait pas. Quand elle avait fait un effort respiratoire pendant mon examen, la respiration devenait pendant quelques secondes très-courte et très-anhélante.

Les anomalies de la sonorité et du bruit respiratoire, quoique légères, me parurent suffisantes pour caractériser un engorgement des ganglions bronchiques gauches, et cet engorgement me sembla établir une relation plausible entre la coqueluche, qui marquait le point initial de tous les accidents, et l'aphonie survenue depuis quatre ans. Je diagnostiquai une paralysie de la corde vocale gauche produite par une compression du nerf récurrent de ce côté, et, adressant cette malade à M. le docteur Krishaber, je lui remis une lettre où j'indiquai et motivai mon diagnostic, lettre qui ne devait être remise qu'après que mon savant confrère aurait pratiqué l'examen laryngoscopique et indiqué les résultats que cet examen lui fournissait. Mes prévisions furent complétement vérifiées : la corde vocale gauche était immobile, pendant que la droite avait conservé toute l'énergie de ses mouvements. Je prescrivis l'eau de la Bourboule alternant avec des préparations iodées.

Dans cette observation, nous voyons la coqueluche cause probable d'une adénopathie, qui a persisté sans doute sous l'influence d'une disposition constitutionnelle, qui a amené à la longue dans les fonctions et peut-être dans la structure d'un des nerfs laryngés une altération permanente. Il est bien à craindre qu'après une impression si prolongée de la cause morbide le nerf lésé n'ait subi dans sa texture des désordres irréparables, alors même que l'affection ganglionnaire pourrait être modifiée; peut-être cependant la voix pourrait-elle revenir partiellement. Nous verrons dans l'observation suivante une voix rauque, sourde, mais non éteinte, avec une immobilité complète d'une des cordes vocales. Cette aphonie absolue qui survenait par intervalles semblait indiquer que par moments la paralysie s'étendait au côté droit du larynx. L'essoufflement habituel, les accès de dyspnée, accusaient sans doute un trouble direct ou réflexe du pneumogastrique.

Ces poussées de congestion pulmonaire se montrant par intervalles se rencontrent parfois avec les tumeurs intrathoraciques, imputables sans doute à la gêne circulatoire et au stimulus morbide qu'elles produisent dans la partie voisine du poumon; je les ai plusieurs fois observées dans des cas d'anévrysme de l'aorte; on entendait au niveau de la tumeur des râles sous-crépitants, limités, qui persistaient pendant un temps variable, puis disparaissaient pour reparaître de nouveau.

Notre malade ne toussait pas. Nous avons vu que l'adénopathie bronchique produit habituellement de la toux, souvent quinteuse, analogue à la toux de la coqueluche. Le rapport des ganglions malades avec le pneumogastrique, leur volume, la nature, le siége, la durée et le degré de l'action morbide qui a envahi le nerf font varier les troubles fonctionnels qui expriment cette action. Ne voit-on pas la compression des nerfs ganglionnaires dans l'anévrysme de l'aorte produire d'abord la dilatation de la pupille, puis son resserrement? Dans le premier cas, le nerf est stimulé, et la contraction des fibres iridiennes traduit cette stimulation; dans le second, la compression ou la désorganisation des tubes nerveux interrompent leurs fonctions conductrices, et les fibres dilatatrices sont paralysées. Il est possible d'ailleurs que la lésion des pneumogastriques abolisse l'action réflexe dont la toux est la conséquence, ou empêche les mouvements synergiques qui la produisent, comme elle empêche la phonation.

J'ai admis que chez notre malade une tumeur ganglionnaire était la cause des accidents, parce que je trouvais chez elle les signes qui en attestent ordinairement l'existence; on conçoit que d'autres tumeurs développées dans la partie supérieure du médiastin, contiguës à la trachée et à l'origine des bronches, puissent produire des phénomènes semblables à ceux que nous avons attribués à l'adénopathie bronchique. En dehors des tumeurs malignes, qui tôt ou tard se dénoncent par des caractères spéciaux, je ne vois guère que les anévrysmes de l'aorte qui puissent imiter les symptômes de cette affection ; mais dans l'immense majorité des cas les anévrysmes de cette région s'accusent par des battements et des signes stéthoscopiques distintifs, à moins que leur cavité ne soit complétement oblitérée par des coagula sanguins.

L'origine de la maladie attribuée à la coqueluche par des médecins qui en ont suivi l'évolution me paraît une présomption en faveur de mon diagnostic.

J'ai conseillé l'eau de la Bourboule parce qu'elle est un des modificateurs les plus puissants que je connaisse dans les affections de ce genre. J'ai vu se résoudre sous son action des adénies multiples et des engorgements strumeux du cou qui avaient acquis un volume énorme.

Les eaux sulfureuses avaient été employées sans succès ; c'est même après une cure d'Eaux-Bonnes que l'aphonie était survenue. J'ai cru utile de faire alterner l'eau de la Bourboule avec les préparations iodées, qui interviennent souvent si efficacement dans les maladies lymphatiques.

Dans l'observation suivante, la dysphonie, jointe aux signes qui me paraissent indiquer l'existence d'une tumeur solide dans cette partie supérieure du médiastin que j'appelle région ganglionnaire, me conduisit à diagnostiquer une compression du laryngé inférieur droit, et l'examen laryngoscopique fit constater une paralysie du tyro-aryténoïdien de ce côté ; le tronc même du pneumogastrique, la chaîne du grand sympathique et le ganglion cervical inférieur subissaient également l'action morbide dont ils manifestaient l'impression par des troubles fonctionnels des organes qu'ils innervent.

Rosalie A..., âgée de quarante-huit ans, à la suite d'une grippe qui dura plusieurs mois, a eu, vers l'âge de huit ans, des adénites sous-maxillaires suppurées qui ont laissé des cicatrices. Vers la même époque elle devint sujette à des palpitations, à des accès d'étouffements et à des hémoptysies qui se répétèrent fréquemment avant l'apparition du flux menstruel. Celui-ci ne se montra pour la première fois qu'à l'âge de vingt ans. Suivant la pratique qui régnait alors, elle fut soumise à des saignées répétées. On la phlébotomisa quinze ou vingt fois pendant ce laps de temps. .

Avec la menstruation ces accidents diminuèrent considérablement, mais sans disparaître; elle resta sujette aux palpitations et aux crachements de sang. L'écoulement menstruel était régulier, mais peu abondant, généralement précédé d'hémoptysie ou d'épistaxis; elle avait en outre de fréquentes migraines, et ses urines étaient souvent sédimenteuses. Il y a huit ans, elle fut affectée d'une pneumonie dont elle fut traitée à l'Hôtel-Dieu. Après sa guérison, elle continua à éprouver les mêmes accidents périodiques jusque il y a quinze mois; à cette époque ses règles cessèrent, et avec elles les palpitations et les hémoptysies qui les avaient accompagnées jusque-là. Il y a quatre mois, elle fut atteinte d'une affection cutanée, prurigineuse le matin seulement, principalement localisée sur la main droite, mais s'étendant à d'autres régions. A son entrée à l'Hôtel-Dieu, nous observâmes sur sa peau quelques groupes eczémateux qui en étaient les restes, nous dit-elle. Deux mois après le début de cette dermatose, elle prit deux bains sulfureux qui la firent en grande partie disparaître; mais immédiatement après ces bains elle commença à éprouver des vertiges, il y a environ six semaines; ils ont persisté depuis cette époque, et depuis quinze jours ils ont considérablement augmenté et ont été plusieurs fois accompagnés de vomissements. Elle est tombée une fois sans connaissance et est restée trois heures en cet état. Quand elle est revenue à elle, tout le côté gauche était engourdi; le lendemain ce phénomène avait disparu, mais le côté droit était engourdi à son tour et le siége de fourmillements. Depuis lors, bien que les mouvements puissent dans le lit s'accomplir d'une manière normale, elle ne peut se tenir debout; et lorsqu'elle essaye de le faire elle paraît avoir de la tendance à tomber du côté droit. Elle explique avec netteté que ce n'est pas l'affaiblissement de l'appareil locomoteur, mais le vertige, qui provoque sa chute. Si on la soutient sous les bras, elle remue les jambes avec facilité, elle a conscience des mouvements; elle a la sensation du sol et peut marcher les yeux fermés. Bien que les vertiges soient continus, ils présentent une sorte d'alternance avec les douleurs : celles-ci diminuent quand les vertiges augmentent, et *vice versa*.

Cette femme est sèche, maigre, son teint est un peu jaunâtre, ses pupilles sont contractées, la droite surtout. Par moments on observe un léger strabisme convergent de l'œil droit; sa vue est trouble, dit-elle.

Les fonctions digestives s'accomplissent d'une manière régulière, l'appétit est normal, la soif n'est pas exagérée, quoique la bouche soit sèche; la déglutition des liquides est difficile. La malade est constipée.

La voix est sourde, rauque, éraillée; c'est depuis quinze jours, dit-elle, et surtout depuis quatre, qu'elle présente ce caractère. La malade ne tousse pas.

Ses artères sont dures, inégales, sinueuses, bosselées, moniliformes. Son pouls présente des intermittences assez éloignées; en auscultant le cœur on constate un bruit de souffle à la pointe qui se propage vers la base en s'affaiblissant. Le volume du cœur n'est pas notablement augmenté.

Par la percussion, on trouve un son obscur dans les régions sus- et sous-claviculaires droites ; ce son est encore obscur dans la partie interne du premier espace intercostal, ainsi que dans la moitié droite du manubrium sternal, surtout au niveau de l'articulation de la seconde côte, avec élévation de la tonalité et résistance au doigt. Ces anomalies de sonorité se retrouvent en arrière, moins accentuées, au niveau des lames droites des quatre premières vertèbres dorsales et dans la fosse sus-épineuse.

Dans tout le côté droit de la poitrine, la respiration est faible, plus rude, moins expansive qu'à gauche. Dans la fosse sus-épineuse, surtout près du rachis, on entend un souffle expirateur très-fort qu'on retrouve beaucoup plus faible dans la région correspondante du côté gauche ; on l'entend encore, mais affaibli, en avant et à gauche au niveau de la partie supérieure du sternum, et dans le voisinage de cet os, dans les points qui présentent un son obscur sous la percussion ; là aussi les bruits du cœur sont transmis plus nets et plus forts qu'ils ne le sont dans les points situés au-dessous. Dans toute la région sous-claviculaire on entend une expiration soufflante et de l'écho de la toux, parfois des craquements secs passagers.

En pratiquant la percussion, on éveille une vive sensibilité qui s'étend à la plus grande partie de la moitié droite du thorax, plus accentuée en avant. Cette hyperesthésie existe plus développée encore dans la région cervicale, surtout au niveau du muscle sterno-mastoïdien et le long de son bord postérieur. La malade accuse en outre des douleurs spontanées qui, partant de la région temporale droite, descendent jusqu'à la clavicule et parfois jusqu'à la région sous-mammaire.

Il y a un léger œdème de la paroi thoracique du même côté, le stéthoscope et le doigt y laissent une empreinte qu'on n'observe pas du côté gauche. En explorant la région sus-claviculaire de ce côté, on sent que l'artère sous-clavière est volumineuse, indurée ; elle soulève la peau ; à sa partie interne on trouve un ganglion tuméfié ; dans ce point, pas plus que dans la région sous-claviculaire, on n'entend aucun bruit morbide qu'on puisse rapporter à une lésion vasculaire. Sur les côtés du cou, surtout à gauche, on rencontre des ganglions engorgés assez volumineux.

Cet ensemble symptomatique me fit diagnostiquer l'existence d'une tumeur, probablement ganglionnaire, comprimant le récurrent droit, le pneumogastrique, le grand sympathique et la veine sous-clavière ; je rattachai à cette compression la dysphonie survenue depuis quelques semaines. Je priai M. Krishaber, qui assistait à ma visite, de pratiquer l'examen laryngoscopique, qui montrerait si cette interprétation était fondée et si quelques troubles des mouvements de la glotte manifestaient une anomalie fonctionnelle du nerf laryngé inférieur. Cet examen confirma toutes mes prévisions :

dans les actes vocaux, la lèvre gauche de la glotte accomplissait seule des mouvements, la droite restait immobile.

L'étroitesse des pupilles, et surtout de la pupille droite, témoignait de la parésie des fibres dilatatrices de l'iris, qui sont innervées par des filets du sympathique. Si la myosis existait des deux côtés, à des degrés différents, il est vrai, les anastomoses des deux cordons ganglionnaires me paraissaient pouvoir expliquer cette synergie morbide.

Les douleurs étendues de la tête à la base du thorax, les vertiges, les vomissements, me semblaient pouvoir être imputables à la stimulation anomale du pneumogastrique; la gêne de la déglutition pourrait être rapportée à la même origine. Une compression de la veine sous-clavière expliquait le léger degré d'œdème des parois thoraciques. La sensibilité exquise et douloureuse des téguments du cou et de la poitrine pouvait être un phénomène réflexe.

Ainsi l'analyse physiologique venait confirmer l'induction qu'on pouvait tirer des signes physiques pour faire admettre l'existence d'une tumeur située dans la partie supérieure du médiastin et comprimant les organes qui y sont contenus. La connexion de cette tumeur avec l'extrémité inférieure de la trachée et la grosse bronche droite rendait compte des modifications du bruit respiratoire, du souffle expirateur perçu en avant et en arrière; ses rapports avec l'aorte devaient favoriser la conduction des bruits de l'artère dans la partie de la région thoracique qui la recouvrait.

Si l'existence d'une tumeur paraissait à peu près certaine, on pourrait hésiter sur la nature de cette tumeur : le développement anomal de la sous-clavière, la myosis, symptôme assez commun des anévrysmes, pouvaient faire penser qu'il s'agissait d'un anévrysme de l'aorte ou du tronc brachio-céphalique. Mais l'absence de tout phénomène stéthoscopique, de tout mouvement pulsatile de la paroi thoracique, l'existence antérieure d'affections ganglionnaires, la coïncidence d'un ganglion tuméfié au-dessus de la clavicule, ce souffle expirateur, si fréquent dans l'adénopathie, beaucoup plus fort en arrière, c'est-à-dire dans la région qui répond aux ganglions plutôt qu'aux tumeurs artérielles, me semblaient rendre très-probable qu'il s'agissait d'une adénopathie.

Mais, s'il existe un engorgement des ganglions bronchiques, sous quelle influence s'est-il développé? Il est quelquefois primitif, plus souvent il est symptomatique d'une lésion dans la région lymphatique dont les ganglions sont les aboutissants. Notre malade a eu antérieurement une adénite cervicale de nature scrofuleuse ; les ganglions pulmonaires ont-ils subi la même action pathogénique, ou bien y a-t-il eu une évolution tuberculeuse qui serait demeurée stationnaire, mais qui aurait retenti sur le système lymphatique? En même temps cette lésion aurait pu être l'épine incitatrice de ces congestions hémorrhagiques observées depuis l'enfance et qui semblaient par-

fois une déviation de la congestion cataméniale. La matité de la région cla
viculaire, l'écho de la toux, l'obscurité du son dans la fosse sus-épineuse,
l'expiration bronchique perçue jusqu'à la partie externe de la fosse sus-épineuse et de la région sous-claviculaire, même en admettant que ce souffle
eût son origine dans la région ganglionnaire, attestent une induration du
sommet du poumon, et cette induration explique la conduction des sons
produits à la racine des bronches.

Si telle est la connexion des phénomènes morbides, il faut admettre que
dans ces derniers temps la tumeur ganglionnaire a subi un accroissement
assez considérable pour produire des troubles fonctionnels qui ne s'étaient
point manifestés jusque-là ; rien de plus commun d'ailleurs que ces poussées
fluxionnaires dans les adénites superficielles, et si l'engorgement ganglionnaire est beaucoup plus commun et plus rapide chez les jeunes sujets que
chez les adultes, nous ne devons pas oublier que le docteur Liouville l'a
assez souvent rencontré dans la vieillesse.

Si une incitation anomale des filets gastriques de la dixième paire est la
cause probable du vertige stomacal, une cause fréquente de céphalalgie, à
plus forte raison la compression du tronc nerveux lui-même pourra-t-elle
provoquer ces phénomènes morbides ; cependant je comprends qu'en présence de ce vertige opiniâtre et accompagné d'une céphalalgie constante
qui rend la station impossible, on soit disposé à chercher dans l'encéphale
le point de départ de troubles d'innervation aussi nombreux, aussi profonds
et aussi persistants. Une lésion dans le voisinage du cervelet et de la protubérance rendrait-elle compte de ces manifestations complexes ?

Mais une lésion qu'il faudrait supposer localisée dans les parties centrales,
à cause de la multiplicité et de la dissémination des troubles fonctionnels,
pourrait-elle produire la paralysie du laryngé inférieur sans gêne de la respiration, sans modification des mouvements du cœur ; pourrait-elle empêcher la station et l'équilibration sans parésie, sans anesthésie des membres ? Sans doute les actions morbides présentent des nuances si diverses
qu'il est difficile de leur assigner des limites inflexibles ; mais il faut considérer que l'hypothèse d'une affection encéphalique ne fait pas disparaître
toutes les difficultés. D'autre part, il y a une tumeur dans le médiastin ; les
signes physiques l'attestent, la paralysie du récurrent n'est pas une conséquence rare de l'adénopathie, l'œdème de la paroi thoracique indique la
compression d'un gros tronc veineux, et pour les troubles locomoteurs,
quand on voit l'irritation de l'extrémité périphérique d'un nerf, la présence
d'un corps étranger dans l'oreille, amener quelquefois la paralysie et l'atrophie d'un membre, il ne serait pas, à la rigueur, impossible que la compression du pneumogastrique et du sympathique puissent produire un vertige considérable avec trouble de l'équilibration.

Cependant, la présence d'une tumeur dans le médiastin n'excluait pas la

possibilité d'une lésion encéphalique. Je pratiquai, avec l'aide de M. Galezowski, l'examen ophthalmoscopique, pour voir si quelque lésion du nerf
optique ne viendrait pas nous faire présumer l'existence d'une tumeur intra-
crânienne. La papille lui sembla un peu moins nette du côté droit, comme
si un léger nuage en voilait les contours ; mais cette nuance était si peu
accusée, que M. Galezowski seul put la constater et que ce savant ophthalmologiste déclara n'en pouvoir tirer aucune conclusion.

Quoi qu'il en fût et quel que fût le point de départ des troubles multiples
observés chez cette malade, en admettant la probabilité d'une tumeur ganglionnaire, deux indications se présentaient : chercher à obtenir la résolution, sinon de la totalité d'un engorgement qui pouvait être très-ancien, du
moins de cette fluxion récente qui paraissait avoir été la cause de la plupart
des accidents ; ensuite on devait tâcher de diminuer les souffrances vives
que la malade éprouvait ; je prescrivis deux fois par jour quatre gouttes de
teinture d'iode délayée dans de l'eau de riz, et le soir une pilule composée
de 15 centigrammes de masse de cynoglosse et de 5 centigrammes de poudre
de semences de ciguë.

Au bout de quelques jours, les douleurs avaient considérablement diminué ; je ne retrouvais plus cette sensibilité excessive de la région cervicale
le long du bord postérieur du muscle sterno-mastoïdien, ni celle de la région
antérieure du thorax. Huit jours après l'entrée de la malade, le ganglion
situé en dedans de la sous-clavière avait en grande partie disparu, et l'artère
n'offrait ni cette saillie remarquable ni cette apparence de volume très-
exagéré que j'avais constatées le jour de mon premier examen ; elle était
dure, ample, mais il fallait déprimer les téguments pour la sentir, tant elle
s'était affaissée ; il était évident qu'elle avait été soulevée par une masse
dure qui, en la rendant plus superficielle et peut-être en l'aplatissant,
l'avait fait paraître plus volumineuse qu'elle n'était réellement.

Le 16 février, douze jours après l'admission à l'Hôtel-Dieu, les douleurs
sont modérées, le vertige est très-prononcé et la malade répète qu'il a toujours augmenté quand les douleurs diminuaient. Le pouls, qui était assez
fréquent, de 76 à 80 pulsations observées les premiers jours est tombé à
48 ; la déglutition des liquides se fait actuellemet sans aucune difficulté. Si
j'avais eu de l'eau de la Bourboule à ma disposition, je l'eusse fait alterner
avec les préparations iodées. Je fis cesser la teinture d'iode et la remplaçai
par une potion renfermant un gramme d'iodure de potassium et un centigramme de deutochlorure de mercure ; je supprimai la pilule calmante à
cause de l'intensité des vertiges et de l'apaisement des douleurs.

En prescrivant cette médication, ordinairement opposée aux accidents
tertiaires de la syphilis, je n'avais pas la pensée que les lésions qui existaient
chez cette femme fussent de cette nature ; mais dans l'ignorance où nous
sommes le plus souvent sur la constitution intime de ces néoplasies, je leur

opposais une médication qui plus que toute autre exerce une action résolutive ou destructive sur les produits organisés morbides d'une vitalité inférieure. Or, cette propriété se trouvant en rapport avec les conditions des
produits syphilitiques, c'est dans ce sens et non dans un autre qu'il faut
entendre l'action spécifique de ces agents; elle peut s'étendre à d'autres produits organiques qui ont le même degré de vitalité; il n'y a de spécifique
que leur mode d'action physiologique, qui modifie certaines actions morbides ou, en d'autres termes, certaines déviations fonctionnelles produites
par des causes morbifiques.

En même temps, je fis appliquer deux petits cautères sur les côtés de la
sixième vertèbre cervicale et je fis remplir avec une pommade iodurée la
dépression sus-claviculaire. Le petit ganglion que nous avions constaté dans
cette région et qui avait déjà très-notablement diminué finit par disparaître;
bientôt la malade commença à marcher, quoique se plaignant toujours
d'engourdissements, de fourmillements dans le côté droit et d'une légère
tendance à tomber de ce côté.

La voix avait repris un timbre presque normal, avec une nuance de faiblesse et d'enrouement; cependant l'examen laryngoscopique nous fit constater que la corde vocale droite restait immobile. Le rétablissement de la
fonction vocale dépendait peut-être de ce que cette corde avait retrouvé un
degré de tension suffisant sans avoir reconquis toutes ses facultés locomotrices. Ce ne fût que quinze jours plus tard que nous la vîmes se mouvoir
pendant la phonation.

La disparition des autres phénomènes morbides fut lente, mais progressive, et cette malade continua le traitement sous l'influence duquel elle était
arrivée à cet heureux résultat.

Dans les observations précédentes, l'impression morbide produite sur
les nerfs pneumogastriques par les tumeurs ganglionnaires s'est manifestée principalement par des troubles de la respiration et de la voix.
Nous avons vu assez souvent cependant les vomissements accompagner
les quintes de toux. Dans le fait suivant, ces vomissements constituent
le phénomène le plus saillant, le plus pénible; ils sont tellement répétés,
qu'ils altèrent gravement la nutrition et semblent menacer la vie du
malade. Cependant leur point de départ dans une incitation anomale du
nerf de la dixième paire s'affirme par des étouffements qui se reproduisent encore, quoique très-affaiblis, longtemps après que les vomissements ont cessé.

M. D..., âgé de quinze ans environ, après une croissance rapide, commença à éprouver, au mois de septembre 1869, des étouffements pendant

les repas et surtout vers la fin des repas. A ces étouffements succédaient des vomissements peu abondants d'abord, mais qui le devinrent de plus en plus. Au mois de février suivant, les accidents persistant, le jeune malade consulta un médecin éminent de Rouen qui, après l'avoir examiné, rapporta ces accidents aux troubles d'innervation produits par une croissance trop rapide ; il conseilla des applications d'eau froide sur l'épigastre : ce moyen demeura sans succès ; des épistaxis survinrent, qui cessèrent sous l'influence des préparations ferrugineuses. Le malade fut soumis alors à l'usage d'une potion ainsi formulée :

Brucine............................	0,05	centigrammes.
Alcool	4	grammes.
Eau..............................	120	—

Il en prenait une cuillerée avant le premier repas. Pendant quelques jours, le malade alla beaucoup mieux, les étouffements avaient considérablement diminué, les vomissements étaient de plus en plus rares. Mais l'effet de cette médication fut tout passager ; les vomissements reparurent bientôt avec les étouffements ; ceux-ci duraient quelquefois trente et quarante minutes ; il râlait, il pleurait, et la respiration était des plus angoisseuses ; il n'avalait les liquides qu'avec une extrême difficulté. Le malade fut alors soumis à un traitement hydrothérapique qui amena comme la brucine un soulagement momentané.

Au mois d'août, dit le malade, dans une note rédigée par lui dont j'ai extrait les détails précédents, les vomissements étaient plus fréquents que jamais, plutôt muqueux qu'alimentaires.

Au mois de septembre 1870 il se rendit à Brighton, dont le climat lui fut très-favorable : pendant deux mois, les vomissements cessèrent, mais ils recommencèrent au mois de novembre. Alors, sous la direction d'un médecin anglais, il fut mis à l'usage exclusif du jus de viande qu'il prenait avec un chalumeau ; en même temps, il prit à l'intérieur des médicaments dont on lui cacha la composition, et on lui fit des frictions sur le cou avec un liniment. Au bout de quelques jours de ce traitement, les vomissements, les étouffements, cessèrent encore, mais ils reparurent après le retour du malade en France au mois de février 1871.

Il prit de la valériane et du valérianate d'ammoniaque qui modérèrent les accidents sans les faire cesser complétement, il éprouvait toujours le besoin de cracher avec effort pendant les repas, et quelquefois il vomissait ses aliments.

L'été arrivant, il se rendit aux bains de mer, et là comme à Brighton se crut encore une fois guéri ; mais de retour en ville les accidents reparurent et persistèrent en s'aggravant pendant tout l'hiver. Au mois de mai 1872, les vomissements étaient continuels, accompagnés d'étouffements, et ne permettaient que rarement à l'estomac de conserver des aliments substantiels comme la viande rouge, les potages gras, tandis que le lard, les biscuits de mer, passaient souvent avec facilité.

Les forces du jeune malade avaient considérablement diminué, il ne pouvait supporter la marche, on lui appliqua sans succès des vésicatoires de chaque côté du cou, on s'était assuré par le cathétérisme que son œsophage n'était le siége d'aucun rétrécissement.

Les vomissements étaient si fréquents qu'ils se répétaient quatre ou cinq fois pendant le temps consacré à l'ingestion d'un potage dont il gardait à peine quelques cuillerées.

Il vint me consulter vers la fin de mai 1872, je constatai de la matité dans la région ganglionnaire gauche et je pensai que la compression du pneumogastrique par des ganglions bronchiques tuméfiés pouvait être la cause de ces vomissements.

L'incitation morbide du nerf avait pu être partiellement et passagèrement atténuée par certains médicaments; l'air maritime et les bains chlorurés avaient pu diminuer le volume des ganglions, il est remarquable que l'hydrothérapie à l'eau douce n'avait amené aucun résultat, tandis que deux fois, les bains de mer et l'habitation sur la côte avaient produit des effets curatifs.

Partant de cette interprétation des phénomènes, j'instituai un traitement destiné à modérer la stimulation morbide dont le pneumogastrique était le siége, et en même temps à résoudre l'engorgement ganglionnaire.

Je le formulai ainsi :

1° Maintenir sur le creux épigastrique un emplâtre de thériaque et d'extrait de belladone.

2° Quatre fois par jour, boire un demi-verre d'eau de la Bourboule coupée avec du lait.

3° Tous les jours appliquer de la teinture d'iode sur le sommet gauche de la poitrine, près de la ligne médiane.

Après quinze jours de ce traitement, les vomissements avaient presque complétement disparu. Comme je le lui avais conseillé, le jeune malade se rendit aux bains de mer et y passa deux mois, continuant les applications d'iode et l'eau de la Bourboule ; les vomissements disparurent complétement; les étouffements devinrent de plus en plus rares et de moins en moins intenses.

Revenu à Rouen à l'ouverture de l'année scolaire, ce jeune homme put rentrer dans sa pension et reprendre ses études interrompues. Il continua jusqu'au mois de décembre les applications de teinture d'iode et l'eau de la Bourboule dont il réduisit la dose de moitié.

Depuis cette époque, il cessa tout traitement ; mais il y a un mois, sentant revenir de temps en temps quelques légers étouffements, après avoir toussé et expectoré pendant huit jours, il recommença les applications de teinture d'iode, et, sous leur influence, la toux a à peu près disparu.

Quant aux étouffements qu'il ressent encore de temps en temps, ils sont insignifiants, et ils cessent rapidement quand le malade boit abondamment.

Les forces sont revenues, il prend autant d'exercice qu'il est possible, se livre à l'escrime et à l'équitation. Il a grandi, s'est développé et offre toutes les apparences d'une excellente santé : ne l'ayant vu qu'un moment, dans une maison étrangère, je n'ai pas pu l'ausculter et le percuter pour m'assurer si les organes respiratoires étaient complétemeut revenus à leurs conditions normales : la cessation des accidents doit le faire présumer; le malade a pris l'eau de la Bourboule pendant un temps beaucoup plus long que je ne le lui avais prescrit, et il s'en est bien trouvé.

Plusieurs anatomistes ont signalé la fréquence de l'adénopathie bronchique constatée après la mort, alors que pendant la vie elle avait passé inaperçue. Les signes que j'ai indiqués permettront souvent d'en reconnaître l'existence, et je prends dans mes notes quelques observations qui nous montrent cette affection sous ses formes les plus habituelles.

Obs. I. — Une dame vint me consulter toussant depuis six mois avec des quintes semblables à celles de la coqueluche, accompagnées de sifflements; elle dort mal et a un peu maigri. Je constate de la matité dans la région ganglionnaire droite en avant et en arrière, le murmure vésiculaire est plus faible et plus aigu dans tout le côté droit, sans que la percussion et l'auscultation permettent d'y constater une altération du parenchyme pulmonaire. Le pharynx est semé de granulations disséminées.

Je prescrivis l'eau de la Bourboule alternant avec les préparations iodées, et pour modérer la toux, des pilules de cynoglosse et d'extrait de ciguë.

Obs. II. — Il y a un an, je fus consulté pour un enfant âgé d'environ dix ans, qui, depuis deux ans avait des quintes de coqueluche rebelles à tout traitement. A part cette toux, sa santé était bonne, la nutrition s'accomplissait d'une manière régulière, sauf un peu d'anémie qui marquait d'une pâleur mate la région circumlabiale.

Sur les lames gauches des quatre premières vertèbres dorsales, et au niveau de la partie correspondante des régions sternale et sous-clavière, on percevait un son obscur et une diminution de l'élasticité ; dans une grande partie du côté gauche, le bruit respiratoire était plus faible et plus aigu que du côté opposé.

Je ne doutai pas qu'il n'existât chez cet enfant une adénopathie bronchique consécutive à la coqueluche, et qui, en apparence, en continuait les symptômes. Je prescrivis à cet enfant des applications de teinture d'iode, et l'eau de la Bourboule alternant avec un sirop ioduré.

Obs. III. — Quelques jours après j'étais appelé en consultation auprès d'une jeune dame atteinte d'une hypertrophie cardiaque, avec insuffisance aortique ; depuis huit à neuf mois, elle toussait d'une toux fréquente, quinteuse, entrecoupée de sifflements inspirateurs, tout à fait semblables, disait-elle, à la toux de la coqueluche, quoique ni elle ni son entourage, ni le médecin qui la soignait eussent jamais songé à attribuer à cette toux l'étiquette de cette maladie ; ce praticien distingué était porté par la persistance de la toux et par des signes stéthoscopiques sur lesquels nous reviendrons, à admettre une affection tuberculeuse. Cependant, le facies de la malade ne justifiait pas ces craintes ; elle conservait de l'embonpoint ; ses crachats étaint purement muqueux et transparents. Sa voix était un peu rude, et sa respiration accompagnée parfois dans l'inspiration d'un léger *susurrus*.

Par la percussion, on trouvait un son obscur au niveau des lames gauches des premières vertèbres dorsales, dans la partie correspondante de la région sternale et sous-claviculaire. En arrière, on entendait, contre le rachis, un souffle trachéal, fort, métallique ; en avant, des deux côtés, uu sibilus expirateur, rude, gros, retentissant dans une partie de l'arbre bronchique ; partout la respiration était rude, faible, sibilante, mais plus faible, plus rude, plus aiguë à gauche qu'à droite. J'ai conclu à l'existence d'une adénopathie bronchique, consécutive peut-être à une bronchite, peut-être à des lésions disséminées dans la trame des poumons ; mais, dans tous les cas, dominant la scène morbide, donnant à la toux son caractère coquelucbhoïde, produisant ce souffle trachéal, limité en arrière à la gouttière vertébrale, ce sifflement perçu en avant des deux côtés, et ces modifications du bruit respiratoire observées dans le poumon gauche.

Ces derniers faits, pris dans ma consultation parmi des malades que je n'ai vus qu'une seule fois, ne paraîtront peut-être pas suffisamment démonstratifs à ceux qui n'ont pas étudié cette question ; mais je rappellerai que dans des cas semblables, l'autopsie a plusieurs fois justifié mes prévisions et montré les tumeurs ganglionnaires dans les limites et avec le volume que je leur avais assignés pendant la vie. Je ferai remarquer, en outre, que la présence de ces tumeurs explique des modalités respiratoires et des phénomènes d'auscultation qu'on rencontre tous les jours et dont on n'a pas donné encore d'explication.

Tout incomplètes que sont ces observations, j'ai cru devoir les rapporter, parce qu'elles montrent la maladie sous différents aspects ; dans le premier cas, elle se présente isolée, caractérisée par la forme de la toux et par les signes physiques ; dans le deuxième, elle succède à la coqueluche qu'elle semble prolonger ; dans le troisième, l'adénopathie mêle son expression symptomatique à celle d'une bronchite peut-être elle-même la conséquence de lésions plus profondes, encore inappréciables ; mais elle s'en distingue par des caractères propres, par cette toux qui l'accompagne si souvent, par les signes plessimétriques d'une tumeur médiastine, par ce souffle superficiel borné à la gouttière vertébrale, par le sibilus généralisé, et par conséquent trachéal, qui accompagne chaque expiration, par la faiblesse relative et l'acuité du bruit respiratoire dans un côté de la poitrine ; c'est à ce titre de complication que l'adénopathie se présente le plus souvent à l'observation, et cette observation nous la fait voir sous un de ses aspects les plus communs.

J'ai parlé plus haut de la diminution de l'ampliation thoracique, consécutive à la compression d'une des bronches mères par des ganglions tuméfiés. Je ne serais pas éloigné de penser que ce trouble fonctionnel longtemps prolongé pût amener un rétrécissement de la cavité thoracique. Dernièrement, chez un malade qui avait au sommet du poumon droit une induration tuberculeuse et en même temps des signes d'adénopathie bronchique, j'ai observé une dépression de tout le côté correspondant, semblable à celle qui succède aux pleurésies. Cependant le malade affirmait n'en avoir jamais eu, ce qui n'est pas assurément un motif suffisant pour en rejeter la possibilité ; le poumon paraissait sain dans les deux tiers inférieurs. Je me suis demandé si le rétrécissement de la bronche droite ne pouvait pas avoir une part dans cette dépression de la cage thoracique du côté droit.

DE LA TOUX [1]

MESSIEURS,

Je veux vous entretenir d'un sujet de circonstance : de la toux. Partout, en ce moment, nos oreilles sont poursuivies par ce bruit pénible pour ceux qui les produisent et pour ceux qui l'entendent.

Et d'abord, qu'est-ce que la toux? La toux est un mouvement expiratoire rapide, énergique, presque convulsif, qui chasse brusquement l'air inspiré à travers la glotte tendue et resserrée, avec un bruit caractéristique. Ce bruit varie suivant l'état organique et la tension des cordes vocales; il peut encore être modifié par la présence de mucosités entre leurs lèvres ou par la vitesse du courant d'air expiré. Celui-ci s'échappe rarement en secousses isolées; plus souvent répétée plusieurs fois de suite, la toux constitue une quinte.

Selon ces diverses circonstances, la toux revêt différents caractères, tantôt grave, tantôt aiguë; rauque, sourde, étouffée, ou au contraire claire, sonore, clangoreuse; férine ou sifflante; sèche, grasse ou humide; gutturale, profonde, etc., etc.

Ces caractères varient suivant l'affection des organes respiratoires, dont elle est la conséquence; quelquefois même elle en est le signe distinctif, comme dans la coqueluche; d'autres fois, sans être aussi caractéristique, elle offre cependant des nuances bien accentuées : ainsi l'oreille d'un médecin expérimenté reconnaîtra le plus souvent la toux de la

____

(1) Leçon publiée dans l'*Union médicale* (1867).

rougeole : quinteuse, rude, clangoreuse ; la toux de l'angine striduleuse : rauque, semblable à l'aboiement d'un chien ; la toux étouffée du
croup ; la toux contenue de la pleurésie ; la toux bulleuse, courte et
accompagnée d'un mouvement de projection de la tête en avant, qu'on
observe dans la broncho-pneumonie des enfants ; la toux sourde, éraillée, déchirante de la laryngite chronique ; le *hem* distinctif de l'angine
granuleuse ; la toux convulsive et bizarre de l'hystérie.

Un grand nombre d'organes : nerfs, muscles, cartilages, os avec leurs
annexes, concourent à la production de ce phénomène si simple en
apparence ; il exige l'action synergique de tous les muscles expirateurs,
du diaphragme, des muscles du larynx, de l'isthme du gosier et même
de la face.

Si les grandes fonctions, dont les organes sont en rapport direct avec
le centre cérébro-spinal, sont sollicitées à entrer en action par un besoin,
par un sens intérieur, il en est de même des anomalies fonctionnelles
qui ont un but réparateur et qui manifestent l'effort curateur de l'organisme vivant. Ainsi la toux est provoquée par une sensation interne qui
accuse l'existence d'un trouble dans les fonctions respiratoires ; elle
semble avoir pour but final l'élimination d'un obstacle qui gêne la pénétration de l'air dans les voies aériennes, comme seraient des mucosités ou un corps étranger. C'est une sensation instinctive, comparable
à celles qui appellent l'accomplissement des fonctions naturelles, telles
que la faim, la soif, le besoin de respirer, de dormir ou d'excréter.
Mais comme les instincts naturels et, plus qu'eux, ces instincts morbides peuvent être pervertis, ne plus répondre à des besoins réels de
l'organisme ou dépasser ces besoins : ainsi tout stimulus anomal des organes respiratoires peut provoquer la toux, alors même que la cause de
ce stimulus, comme le tubercule cru, ne peut pas être expulsée. Ce stimulus peut être le résultat d'un trouble d'innervation dans les nerfs qui
président à l'acte respiratoire ; mais ce trouble d'innervation est quelquefois le retentissement d'un travail morbide ou d'une incitation anomale
qui ont leur foyer dans un organe éloigné : c'est ainsi que chez certaines
personnes, le chatouillement du conduit auditif externe fait naître
la toux. C'est là un phénomène réflexe qui peut être expliqué par la
distribution dans ce conduit du filet auriculaire du pneumogastrique.
Dans quelques cas, le trouble des fonctions gastriques est le point de
départ de la toux ; de même que, par une lésion en sens inverse, la lésion pulmonaire provoque le vomissement. Le partage du pneumogastrique entre ces deux organes peut rendre raison de cette sympathie

morbide. Enfin, le point de départ de l'incitation à laquelle succède la toux peut être beaucoup plus éloigné. On a observé des toux vermineuses, des toux utérines cédant avec l'affection qui leur avait donné naissance.

Comme la plupart des autres actes respiratoires, la toux échappe en grande partie à l'empire de la volonté, qui y consent, plutôt qu'elle ne l'ordonne, dans le cas même où elle paraît intervenir. Cependant la volonté peut quelquefois résister à l'instinct qui sollicite la toux, en éloigner, en modérer, en empêcher même la manifestation. Mais très-souvent la toux échappe à cette compression ; alors elle éclate, irrésistible, violente, malgré tous les efforts que le malade fait pour la contenir.

La toux est donc le résultat d'une contraction réflexe des muscles expirateurs ; mais entre cette contraction et l'incitation morbide qui en est le point de départ, il y a habituellement, avons-nous dit, la sensation perçue d'un besoin de tousser, qui semble solliciter la coopération de la volonté au mouvement réflexe. Cette sensation est très-souvent accompagnée d'une titillation, d'un chatouillement au niveau du pharynx et de la partie supérieure du larynx. L'influx cérébral peut s'ajouter à l'incitation des nerfs respirateurs pour produire la toux. Ainsi, qu'une personne atteinte de bronchite entende tousser, ou même entende parler de toux, le besoin de tousser se réveillera chez elle. Ici l'imitation provoquera la toux, comme elle provoque cet autre acte respiratoire, le bâillement ; avec cette différence que celui-ci n'exige pas une disposition morbide et rentre dans la classe des actes physiologiques.

Cette influence de l'imitation, cette conscience habituelle du besoin de tousser, cette intervention partielle et comme cette synergie de la volonté indiquent que le cerveau est traversé par la chaîne nerveuse qui relie le stimulus morbide à la toux qui lui succède ; ou plutôt que, dans cet acte complexe, l'action cérébrale, comme je le disais plus haut, s'ajoute à l'action réflexe de la moelle épinière. D'ailleurs, un grand nombre de nerfs concourent à la production de ce phénomène ; ce sont tous ceux qui jouent un rôle dans l'acte physiologique de la respiration, c'est-à-dire non-seulement les nerfs spinaux qui animent les muscles moteurs des parois thoraciques, mais un grand nombre de nerfs cérébraux anastomosés avec le pneumogastrique et coopérant avec lui à la fonction respiratoire. L'action connexe de ces nerfs est coordonnée par de nombreuses anastomoses. Derrière le pharynx existe un plexus important qui correspond à peu près à cette région où se fait sentir le prurit si souvent précurseur et provocateur de la toux. Ce plexus est formé par les branches pharyngiennes du pneumogastrique doublé d'une branche du spinal, par le glosso-pharyngien et par le grand sympathique. Le spinal, à cheval à son origine sur le bulbe et sur la moelle, semble un intermédiaire entre les nerfs cérébraux et les nerfs rachidiens ; non-seulement il se distribue avec le pneumogastrique, en se fondant avec lui, aux muscles du larynx, mais il innerve encore le sterno-mastoïdien et le trapèze, qui concourent puissamment aux mouvements inspirateurs en fournissant un point fixe aux muscles intercostaux, comme l'a démontré M. Duchenne (de Boulogne) ; et dans le trapèze il s'anastomose avec la quatrième paire cervicale, origine du nerf phrénique ; d'une autre part, la cinquième, la septième et la douzième paire spinale ont des anastomoses avec le pneumogastrique et avec le glosso-pharyngien. Enfin, le grand sympathique est une des principales origines des nerfs vasomoteurs, et va se distribuer dans tous les tissus des organes respiratoires. Ainsi, il y a là un appareil de coordination, réunissant dans une action synergique les principaux éléments du système nerveux respiratoire, action déjà harmonisée par les origines en grande partie communes de ces nerfs sur une même région de la moelle allongée.

Ces conditions anatomiques nous conduiront plus tard à quelques inductions pratiques. Revenons à l'étude physiologique de cette sensation qui provoque la toux : c'est très-souvent, comme nous l'avons dit, un sentiment de titillation, de prurit perçu dans l'arrière-gorge ; d'autres fois une sensation d'oppression, de gêne, qui a son foyer au niveau du larynx, derrière le sternum ou même à l'épigastre. Ces deux sensations peuvent être réunies. Sans doute, l'état congestif de la muqueuse pharyngienne, qui accompagne si souvent les affections laryngées ou pulmonaires, peut être la cause de ce prurit qui appelle la toux ; mais il peut se manifester en dehors de cette complication, et son rapport avec la toux est trop direct pour qu'on n'y voie pas, au moins dans beaucoup de cas, un phénomène de sensibilité réflexe.

Ici, je vous demanderai la permission de faire une courte excursion dans le domaine de la physiologie morbide. Il y a douze ou quinze ans que je désigne sous le nom de douleurs réflexes ces douleurs à localisation déterminée et ces sensations anomales se développant à distance du foyer morbide, comme la douleur d'épaule dans la pleurésie diaphragmatique, comme la névralgie lombaire dans les maladies utérines, comme le prurit nasal dans les affections vermineuses de l'intestin, etc. On a dit, il est vrai, qu'il n'y avait pas là action réflexe, mais coordination de sensation. Ceci me paraît une dispute de mots ; que ce soit dans une cellule grise du cordon postérieur de la moelle, ou dans le centre cérébral que l'impression reçue fasse écho pour revenir en sensation douloureuse se localiser à l'extrémité d'une autre branche nerveuse, n'y a-t-il pas toujours là une véritable action réflexe ? Je voyais ces jours-ci pratiquer l'opération de la cataracte avec iridectomie chez une dame opérée de l'autre œil un an auparavant. Or, dans ces deux opérations, immédiatement après l'excision de l'iris, cette dame éprouva une douleur très-vive dans les tempes, douleur analogue à celle qu'accusent les malades atteints d'iritis aiguë. Quelle est donc la route suivie par l'excitation nerveuse pour aboutir à cette douleur dans la tempe ? N'est-il pas évident qu'elle est remontée le long des filets ciliaires de la branche nasale, pour atteindre une des branches temporales des maxillaires ? que cette incitation se soit arrêtée à l'origine de cette branche, dès lors que l'impression a été cependant perçue à son extrémité, la localisation de la sensation n'en a pas moins été réflexe.

Ainsi, toute incitation morbide du poumon, quelle qu'en soit la nature, peut provoquer la sensation morbide qui nous occupe. Les tubercules annoncent souvent leur présence par ce symptôme. Morton avait déjà observé cette titillation qui provoque la toux, perçue à la partie supérieure des voies aériennes, quand des tubercules existent dans la poitrine. Il l'avait constatée également chez un jeune homme qui, dans un éclat de rire, avait fait pénétrer dans ses bronches trois clous qu'il tenait dans sa bouche, et qui vécut pendant un an avec ces corps étrangers dans les poumons. Il l'explique dans tous ces cas par le *consensus partium* ayant pour condition anatomique la continuité de la membrane respiratoire. Toutefois, il ne faut pas croire que cette sensation de titillation, qui précède très-souvent la toux, soit constante, et si je lui ai accordé quelque importance, c'est qu'elle me paraît intéressante au point de vue physiologique, et qu'elle peut fournir des indications thérapeutiques.

La toux, quand elle est très-intense, produit une stimulation des organes respirateurs qui n'est pas toujours inoffensive ; elle peut provoquer une congestion de ces organes, l'augmenter quand elle existe déjà, ou même y favoriser le développement des prédispositions morbides. Elle laisse à sa suite une fatigue douloureuse des muscles expirateurs qui se fait surtout sentir à l'épigastre et dans les hypochondres vers les attaches du diaphragme. Bien que la toux soit un symptôme, et qu'elle remplisse même dans beaucoup de cas un rôle fonctionnel, elle peut devenir une condition pathogénique. Quand elle est violente, très-fréquente, elle produit une incitation considérable des organes respirateurs ; elle peut, chez un sujet prédisposé, favoriser les hémoptysies ; elle amène la rupture des vésicules pulmonaires, surtout si celles-ci sont le siége d'un travail congestif, qui rend leur texture moins résistante. Ainsi, l'emphysème devient la complication habituelle de la bronchite capillaire ; on l'observe fréquemment dans la coqueluche, presque constamment dans l'asthme. Une toux véhémente peut même amener la rupture des bronches, et l'infiltration gazeuse s'étend alors du médiastin au tissu cellulaire sous-cutané. Cette complication n'est pas très-rare dans la coqueluche. Je me rappelle avoir vu en 1838, dans le service dont j'étais chargé comme interne, un fondeur en cuivre qui, exposé à la vapeur du métal en fusion, avait été pris d'une quinte de toux très-longue et très-violente. A cette quinte de toux avait succédé une oppression extrême. Quand je le vis, le cou, énormément tuméfié, paraissait un prolongement de la tête, qui semblait sortir immédiatement du thorax ; la respiration était haletante ; la face était turgescente, presque livide ; les téguments du cou et de la partie supérieure de la poitrine donnaient sous la pression une crépitation emphysémateuse bien caractérisée ; la poitrine présentait dans toute son étendue une sonorité exagérée, le bruit vésiculaire était absent ; le malade était dans un état d'orthopnée constante. Au bout de peu de jours, tous ces accidents se dissipèrent.

Plus d'une fois, une quinte de toux a été l'occasion de la rupture d'un anévrysme. Ces efforts d'expiration qui constituent la toux empêchent, quand ils se prolongent, le retour du sang veineux dans l'oreillette droite : les vaisseaux de la tête sont distendus, la face s'injecte, les yeux larmoient, l'encéphale est congestionné. Cette congestion peut amener des vertiges, quelquefois même des spasmes épileptiformes, comme on l'a observé dans la coqueluche, et comme j'en ai rencontré moi-même un exemple chez un homme de quarante ans, trapu, obèse, à cou très-court, à face habituellement injectée ; il n'avait jamais eu ni vertiges épileptiques, ni attaques convulsives avant de contracter la coqueluche ; il n'en eut point après. Souvent des épistaxis, des ecchymoses sous-conjonctivales, succèdent aux quintes de coqueluche et témoignent de la distension des capillaires poussée jusqu'à la rupture.

Quand des quintes de toux surviennent peu de temps après les repas, la brusque compression exercée sur l'estomac par la contraction du diaphragme et des autres muscles expirateurs amène souvent le vomissement. Cet acte morbide est probablement favorisé par la connexion que le pneumogastrique établit entre le poumon et l'estomac, connexion physiologique qui se retrouve, comme nous l'avons dit, dans l'état morbide. Ainsi, le début de la pneumonie est souvent marqué par le vomissement, et d'autre part nous avons signalé la toux gastrique et celle qui est symptomatique de la présence d'helminthes dans la partie supérieure du canal intestinal.

Les hernies succèdent fréquemment aux efforts de toux violents et prolongés. Il n'est pas rare chez les femmes qui ont eu des enfants, et surtout chez celles qui ont dépassé l'âge moyen de la vie, de voir les secousses de la toux provoquer une incontinence d'urine, d'autant plus pénible pour les malades qu'on ne sait jusqu'ici y apporter aucun remède.

Nous arrivons maintenant aux indications thérapeutiques fournies par la toux.

Si la toux est un symptôme, et si cependant ce symptôme entraîne des inconvénients qui doivent faire désirer de la voir disparaître, la première indication est évidemment de diminuer et de combattre la disposition morbide qui en est le point de départ. Tantôt, avons-nous dit, la toux manifeste le besoin d'écarter un obstacle, de rejeter un produit de sécrétion morbide, qui obstrue les canaux aériens ; mais, comme tout phénomène réactionnel, elle peut n'être pas en rapport avec sa cause finale, elle peut dépasser le besoin de l'organisme, et il convient de la modérer. A bien plus forte raison faut-il combattre la toux quand, au lieu de répondre à un besoin d'expulsion, elle manifeste simplement une incitation anomale sentie par l'appareil respirateur, et dont le point de départ peut être dans d'autres organes. Ainsi, détermination de la condition première ou protopathique, dont la toux est le symptôme, appréciation du caractère de la toux et de ses rapports avec l'expectoration, tels sont les deux points fondamentaux sur lesquels reposent les indications.

Il est évident que, quand cette condition morbide peut être détruite ou modifiée, c'est à elle que doivent s'adresser les principaux efforts du médecin.

Quant aux caractères de la toux, outre son intensité, sa fréquence, son action sur l'organisme, deux modalités doivent être surtout prises en considération : sa sécheresse et son humidité.

La toux sèche peut manifester une stimulation des organes respirateurs, sans tendance au catarrhe ; elle peut aussi marquer la première période des inflammations catarrhales : elle précède alors la sécrétion morbide. Il y a des toux humides, mais avec une expectoration difficile, visqueuse, rare, et comme amenée des profondeurs de l'arbre bronchique; il y a des toux qui entraînent à chaque secousse les mucosités contenues dans les tuyaux aériens. Enfin, on peut admettre des toux mixtes, exprimant à la fois le besoin d'expectorer et le stimulus anomal senti par l'appareil respiratoire.

Quand la toux est rare, suivie d'une expectoration facile, qui est elle-même en rapport avec l'étendue et la période de la maladie, elle ne donne lieu à aucune indication spéciale. Si même elle se montre avec ces caractères dans la période aiguë d'une pneumonie ou d'une bronchite, les calmants, remèdes les plus habituels de la toux, peuvent devenir nuisibles et augmenter la dyspnée en diminuant l'expectoration et la sécrétion muqueuse, par laquelle se juge la congestion pulmonaire; et si l'intensité de la douleur et de l'excitation nerveuse en commandent l'emploi, il est utile d'y associer les antimoniaux ou l'ipéca, qui paraissent avoir la propriété de rendre la sécrétion bronchique moins visqueuse et l'expectoration plus facile. Cette propriété les fera prescrire encore dans les cas où l'expectoration est pénible, difficile, accompagnée d'une toux violente, quinteuse. Les substances émétiques, employées à dose vomitive ou à doses fractionnées, constituent les expectorants, et peuvent être dans ce cas les meilleurs béchiques.

Les calmants sont indiqués quand il faut modérer le stimulus qui provoque la toux ou combattre des accidents nerveux concomitants. Auxiliaires du traitement dans la toux humide, ils en deviennent l'élément principal dans celle que n'accompagne pas le besoin d'expectorer. La manière la plus simple de les administrer consiste à les faire prendre par la bouche. Tous les arcanes pectoraux ou béchiques, sous forme de sirops, pâtes, pastilles, élixirs, pilules, sont des préparations narcotiques sucrées, aromatisées, colorées de diverses manières; le plus souvent ce sont des préparations opiacées, surtout quand les industriels qui les exploitent affirment qu'on n'y mêle pas d'opium. L'intensité du mouvement fébrile, la tendance à la congestion encéphalique, l'état gastrique, peuvent contre-indiquer l'emploi de l'opium. L'extrait de jusquiame, la belladone, l'alcoolature d'aconit, trouvent alors leur emploi. Je prescris souvent l'extrait de jusquiame à la dose de 20 à 30 centigrammes chez l'adulte. Je le combine dans des pilules avec quelques centigrammes de poudre d'ipéca quand je veux faciliter l'expectoration. La belladone doit être maniée avec plus de ménagement et convient surtout dans les toux quinteuses, spasmodiques; d'après M. Gubler, elle serait facilement tolérée par les enfants qui, en général, supportent mal l'opium; l'état congestif habituel de l'encéphale à cet âge expliquerait cette tolérance relative : l'opium augmentant, quand il est donné à certaines doses, l'état fluxionnaire du cerveau, qui serait au contraire diminué par la belladone.

Quand il y a une fièvre intense, l'alcoolature d'aconit agit à la fois comme sédatif de la circulation et comme modérateur du stimulus pulmonaire. Dans ces conditions aussi, lorsqu'on prescrit l'opium, l'émétique lui est utilement associé ; il est uni à des substances purgatives dans la vieille préparation connue sous le nom de sirop de Desessarts. Mais les narcotiques ne sont pas toujours bien supportés par l'estomac, et, administrés de cette manière, ils ne réussissent pas toujours à modérer la toux.

On a tenté d'autres méthodes. Ainsi, les vapeurs d'infusions narcotiques ou émollientes sont portées directement sur la muqueuse respiratoire, ou bien on fait brûler les substances narcotiques elles-mêmes pour en faire absorber la fumée. D'autres fois, on a pulvérisé les véhicules liquides qui les renferment pour les faire aspirer par les malades sous forme de poussière aqueuse.

M. le professeur Trousseau a conseillé de badigeonner le cou avec du laudanum. Tenant compte du rôle dominateur que joue le pneumogastrique dans les phénomènes morbides comme dans les actes normaux de la respiration, j'avais pensé que l'action thérapeutique appliquée à travers les téguments, sur le trajet de ce nerf pourrait peut-être arriver plus directement jusqu'à lui ; comme cela a lieu dans beaucoup de névralgies où le nerf malade est modifié par des agents thérapeutiques qui s'adressent aux téguments qui le recouvrent. Pourquoi d'autres troubles de l'innervation ne seraient-ils pas sensibles à la même action ? D'après cette donnée théorique, j'ai fait appliquer de petits vésicatoires, soit à l'aide de l'emplâtre cantharidien, soit avec l'ammoniaque, dans l'intervalle des attaches inférieures du sterno-mastoïdien et sous l'appendice xiphoïde. Quelques centigrammes de chlorhydrate de morphine partagés entre ces trois surfaces dermiques dénudées ont plusieurs fois réussi à calmer des toux opiniâtres. J'ai eu la satisfaction de trouver, dans la *Clinique* de Graves, quelques faits qui semblent venir à l'appui de cette méthode. L'illustre médecin de Dublin dit, à propos de l'asthme, que les emplâtres stibiés appliqués sur l'épigastre agissent souvent plus efficacement contre les affections des organes respiratoires que quand on les applique au niveau du thorax. Il raconte les succès qu'avait obtenus chez des asthmatiques un charlatan nommé Long Jones, en frictionnant les côtés du cou avec un liniment composé essentiellement d'acide acétique et d'essence de térébenthine. Graves dit avoir eu lui-même plusieurs fois à se louer de cette pratique, dont il ne cherche pas la raison physiologique.

J'ai parlé, en étudiant la physiologie de la toux, de ce chatouillement qui si souvent la précède et l'appelle, et de ce plexus pharyngien qui, s'il n'est pas le foyer de cette sensation morbide, réunit du moins et harmonise un grand nombre des agents de l'innervation respiratoire. J'ai très-souvent porté du laudanum ou de la teinture thébaïque sur la muqueuse pharyngienne pour agir sur ce plexus. Je me sers, pour cette petite opération, d'un gros pinceau à aquarelle ; j'ai quelquefois ajouté de l'éther au laudanum. Chez de jeunes enfants, vous m'avez vu employer la teinture de belladone, que je préfère pour les motifs énoncés plus haut. Cette méthode m'a souvent donné de bons résultats. Elle a l'avantage de faire absorber le narcotique en ménageant l'estomac. Je me rappelle une jeune fille qui, à la suite d'une pleurésie, avait une toux sèche presque incessante ; chez elle, l'action du topique fut très-rapide ; au bout de deux ou trois jours, cette toux avait à peu près disparu.

Pour le même motif je me sers souvent de la muqueuse nasale pour faire absorber les calmants. Ayant remarqué il y a une dizaine d'années que les priseurs avaient habituellement la muqueuse pharyngienne saupoudrée de grains de tabac, je pensai qu'en faisant suivre la même voie à des poudres béchiques, outre l'effet qu'on doit attendre [de l'absorption des principes narcotiques, on pouvait espérer une action topique de ces médicaments sur la muqueuse pharyngienne, c'est-à-dire précisément dans cette région qui est le siége le plus habituel de la sensation morbide qui précède la toux. J'ai vu un assez grand nombre de malades se trouver très-bien de cette médication que je formule ordinairement de la manière suivante :

> Poudre de gomme arabique....... 11 grammes.
> Poudre de racine de belladone.... 1 gramme.
> Chlorhydrate de morphine........0,05 à 0,10 centigrammes.

Je fais aspirer par chaque narine, six à sept fois par jour, une pincée de cette poudre, surtout quand le malade éprouve le chatouillement précurseur, ou aux heures de la journée où la toux se montre habituellement plus intense ; j'ai vu guérir sous l'influence de ce remède des toux opiniâtres, qui avaient résisté aux autres moyens, et j'ai vu souvent modérer par son emploi des toux dont la cause était plus profonde et plus rebelle comme les lésions tuberculeuses, et dont la fréquence n'était pas en rapport avec le besoin d'expectorer. Trop souvent aussi dans ce cas, je l'ai prescrit sans plus de succès que les autres moyens ordinairement opposés à un mal dont nos efforts ne peuvent atteindre la racine.

L'emploi des calmants doit être mesuré sur l'âge, l'intensité des phénomènes morbides, les dispositions constitutionnelles et idiosyncrasiques, l'état des organes digestifs. Il est souvent bon de les varier quand leur action, efficace d'abord, paraît s'affaiblir, et quand on ne peut pas sans inconvénient la relever en augmentant les doses. Chacun de ces médicaments a d'ailleurs sa nuance d'action qu'il faut adapter aux nuances infiniment variées des organismes malades. Il faut aussi choisir l'heure à laquelle on administre les calmants de manière à ne pas troubler les actes physiologiques, et en ayant égard aux allures de la toux comme aux complications qu'elle provoque. Ainsi, lorsque la toux présente des exacerbations périodiques, c'est quelques minutes avant leur retour présumé que le médicament sera donné. Lorsque, par sa violence et par l'intensité des paroxysmes nocturnes, elle met obstacle au sommeil, on prescrira les calmants le soir, la nuit et le matin au réveil; ils sont encore administrés de cette manière lorsque, dans la journée, ils peuvent troubler le travail digestif. Donnés à l'heure du sommeil, ils ont pour effet d'exercer une action diaphorétique plus énergique, qui, dans certains cas, est un avantage, et dans d'autres constitue un inconvénient.

Si la violence de la toux provoque des vomissements alimentaires, on parvient souvent à les faire cesser en donnant aux malades, quinze ou vingt minutes avant les repas, une petite dose d'extrait de belladone, qui a pour effet d'atténuer l'excitabilité gastrique, et, en reculant la quinte de toux, empêche qu'elle ne surprenne l'estomac trop tôt après l'ingestion des aliments.

D'autres plantes vireuses, comme la phellandrie, sont quelquefois opposées à la toux avec avantage. Les composés cyaniques, l'eau de laurier cerise, l'acide prussique médicinal, sont des auxiliaires ou des succédanés utiles de l'opium et des solanées.

A côté des narcotiques proprement dits, nous rangerons l'éther et le chloroforme pris par gouttes dans une cuillerée de liquide ou mêlés à l'eau des pulvérisateurs, ou même aspirés en nature; le chloral peut être employé dans les mêmes conditions; ces médicaments réussissent quelquefois à modérer ou à suspendre la violence des quintes.

Ces dernières substances seront encore indiquées dans les toux spas-

modiques, nerveuses, dans lesquelles d'autres antispasmodiques, comme
le musc, le castoréum, devront également être tentés. Je me suis plusieurs fois bien trouvé, dans la coqueluche ou dans les toux spasmodiques, d'une mixture dans laquelle je fais entrer le sirop d'éther, le
sirop de belladone et le musc. Je la formule quelquefois ainsi :

Sirop de fleur d'orangers...........	60 grammes.
Sirop de codéine..................	60　—
Sirop de belladone.................	30　—
Sirop d'éther.....................	15　—
Bromure de potassium..............	4　—
Musc............................	0,50 centigrammes.

Les toux qui présentent des exacerbations périodiques peuvent être,
dans certains cas, heureusement attaquées par le sulfate de quinine. Il
n'est pas rare, chez les enfants surtout, de rencontrer cette indication
dans le déclin des fièvres catarrhales, et de voir, sous l'influence de ce
médicament, les paroxysmes fébriles cesser avec la toux qui les accompagne.

Le bromure de potassium étend souvent aux troubles de l'innervation
respiratoire la remarquable action sédative qu'il exerce sur le système
nerveux. Je me rappelle avoir eu à me louer de ses effets chez deux personnes de la même famille atteintes d'une grippe intense, et depuis
plusieurs nuits privées de sommeil par la continuité de la toux. Je leur
prescrivis à chacune 1 gramme et 1 gramme 1/2 de bromure avec 10 à
15 centigrammes d'extrait de jusquiame, à prendre en deux doses. Un
de ces malades, qui était un jeune homme, dormit seize à dix-huit
heures et se réveilla guéri ; l'autre, plus âgée, dormit aussi d'un sommeil prolongé et profond, et à partir de ce moment la toux fut considérablement diminuée et ne tarda pas à disparaître.

L'arsenic est également un puissant modificateur de l'innervation :
depuis les temps les plus reculés il a été préconisé dans le traitement des
affections respiratoires. A l'exemple de M. Trousseau, je l'ai prescrit en
fumigations, en faisant respirer aux malades quelques bouffées de cigarettes fabriquées avec du papier imprégné d'arséniate de soude, ou
d'arsénite de potasse, à la dose de 5 centigrammes par cigarette. J'ai
vu très-rapidement céder sous leur action des toux à la fois nerveuses
et catarrhales qui avaient résisté à toute autre médication.

Quand l'élément catarrhal domine, et surtout quand le catarrhe chronique ou subaigu peut être imputé à une diathèse herpétique ou scrofuleuse, les sulfureux qui tarissent la sécrétion morbide font cesser en

même temps la toux. Les résineux ont une action analogue aux sulfureux. Les uns et les autres, dans les inflammations aiguës des organes respiratoires, peuvent exaspérer le travail morbide. Ils ne conviennent pas mieux en général dans la toux où l'élément nerveux est très-accusé.

Dans les toux hystériques, outre les moyens locaux qui paraissent le plus propres à modifier la névrose respiratoire, il faut employer les modificateurs généraux qui agissent sur le système nerveux et sur l'ensemble de la constitution. Je me rappelle avoir guéri il y a dix ans, par l'usage des ferrugineux et de la belladone, une jeune fille chloro-anémique, depuis bien portante et mère de famille, qui poussait presque à chaque expiration un effort de toux si bruyant, si pénible, si extraordinaire, qu'on la suivait dans les rues ; cette affection durait depuis plusieurs mois ; cette jeune fille m'avait été adressée par M. le professeur Trousseau aux Eaux-Bonnes, dont l'usage ne lui avait apporté aucun soulagement.

Dernièrement j'ai vu une autre jeune fille hystérique, qui avait deux ou trois fois par jour des accès de toux durant de quatre à six heures, se répétant dix ou douze fois en vingt secondes, cessant pendant quelques secondes pour recommencer immédiatement après avec une sorte de rhythme cadencé imitant le chant de la caille. Elle était venue à ma consultation, et les personnes qui étaient dans mon salon d'attente s'enfuirent effrayées de cette toux bruyante, convulsive. Le bromure, la belladone, les préparations de zinc et de valériane furent employées sans succès ; je l'envoyai alors dans un établissement hydrothérapique, et dès la sixième douche la toux s'arrêta.

J'ai déjà eu l'occasion de vous parler du traitement psychique dans certaines affections hystériques, et je vous ai raconté l'histoire d'une malade dont la toux, durant depuis cinq à six mois, fut instantanément arrêtée par une pilule que nous décorâmes du nom de pilule fulminante *e micâ panis*.

La toux gutturale, le *hem* qui accompagnent l'angine glanduleuse, cèdent au traitement de cette affection ; mais, plus soumise à la volonté que la toux pulmonaire, elle doit être contenue par le malade. Il faut recommander à celui-ci de résister le plus possible à l'instinct qui appelle cette toux. Des boissons fraîches ou mucilagineuses, la déglutition d'un peu de gomme dissoute dans la salive suffisent souvent pour calmer le prurit pharyngien qui la provoque. Depuis quelque temps, je réussis très-heureusement à calmer ce *hem* et ce prurit en ajoutant de la teinture thébaïque à la teinture d'iode que j'applique sur le pharynx pour réprimer les granulations. Ordinairement, je fais le mélange au moment où je vais m'en servir. Si on le fait préparer d'avance, il faut y ajouter une petite quantité d'iodure de potassium pour maintenir l'iode en solution. Ces applications ne diminuent pas seulement le besoin de *hemmer*, mais très-souvent encore les toux laryngées, dont l'angine granuleuse est le point de départ. Cette angine est, dans beaucoup de cas, accompagnée d'un allongement de la luette, et celle-ci, en allant se fixer sur la paroi du pharynx ou sur la partie postérieure de la langue, provoque une espèce de soupir sonore, brusque, qui peut se répéter très-fréquemment, et dont on peut d'autant plus méconnaître la vraie cause que cette luette, habituellement très-allongée et balayant la langue, peut, par certains efforts, se contracter et se raccourcir passagèrement quand on examine la gorge du malade.

Dans les affections chroniques du larynx, les cautérisations et les insufflations, souvent si efficaces pour restituer les fonctions vocales, ne le sont pas moins pour diminuer la toux. Je ne dirai rien du traitement des toux sympathiques, gastriques, vermineuses, hépatiques, utérines. A elles peut s'appliquer avec justesse l'axiome bien souvent démenti en pathologie : *Sublatâ causâ tollitur et effectus.*

Nous arrivons maintenant à l'hygiène de la toux et à l'indication de ces moyens vulgaires dont la coutume a consacré l'usage et auxquels l'expérience a reconnu quelque utilité.

Toutes les fois que la toux se rattache à une affection inflammatoire des organes respiratoires, les malades devront éviter l'impression du froid ; il tend à produire de la périphérie vers les parties intérieures un refoulement du sang qui y favorise les congestions, surtout dans les organes où une fluxion morbide préexistante constitue comme un foyer d'appel. Les changements brusques de température sont plus puissants encore pour occasionner ou déterminer les troubles circulatoires qui conduisent à l'inflammation, et l'air froid succédant à l'air chaud offense directement la muqueuse respiratoire.

Dans les affections catarrhales peu intenses, le froid agit quelquefois comme sédatif ; il calme passagèrement la sécrétion catarrhale et la toux, mais ce calme momentané est ordinairement suivi d'une réaction et d'une exacerbation des phénomènes morbides. D'ailleurs, il y a un instinct qui engage les malades à éviter le froid. Dans les laryngites et dans les bronchites, suivant la remarque de Graves, les régions sternale et précervicale sont, en général, très-sensibles aux abaissements de température qui y font éprouver une sensation pénible. Aussi les malades se plastronnent-ils le devant de la poitrine et du cou pour prévenir cette impression qu'ils redoutent. Il faut user avec mesure de ces enveloppes protectrices qui rendent les malades plus impressionnables au froid, et qui peuvent aussi, par leur exagération, favoriser l'afflux du sang vers le larynx et vers la gorge. C'est ainsi que l'usage des cache-nez enroulés plus d'une fois autour du cou dispose au développement des laryngites. Les appartements dont la température est trop élevée sont une grande cause de rhumes en exagérant la sensibilité au froid. En outre, une chaleur trop intense stimule les organes respirateurs et peut augmenter la congestion dont ils sont le siége.

Chez les malades atteints d'angine granuleuse, le séjour dans une atmosphère chaude et renfermée produit très-souvent de l'enrouement et une sensation pénible de la gorge. La sécheresse et l'impureté de l'air ont une action topique sur les organes respirateurs qui provoque ou augmente la toux. Aussi, en hiver, j'ai l'habitude de recommander aux personnes qui brûlent du coke de placer devant leurs foyers de l'eau en ébullition, qui rend à l'atmosphère la vapeur d'eau que ce combustible lui enlève avec une grande énergie.

L'influence du froid est beaucoup moins grande sur les toux nerveuses que sur les toux catarrhales.

La pression atmosphérique paraît avoir une influence marquée sur la toux et sur les affections qui la provoquent. A une certaine altitude, celles-ci sont heureusement modifiées, comme on l'observe dans quelques localités, à la Nouvelle-Grenade, à Santa-Fe-di-Bogota, par exemple, et aussi au Mexique. Par contre, les bains d'air comprimé ont semblé utiles dans certaines affections catarrhales. C'est la question de la diète respiratoire, dans laquelle la qualité de l'air et sa température joignent leur influence à celle de la densité du gaz atmosphérique.

Dans certaines angines granuleuses, la chaleur et la transpiration cutanée, provoquée par l'exercice musculaire, suspendent quelquefois la toux, la sécrétion catarrhale et la dyspnée qui l'accompagnent.

On a attaché dans tous les temps une grande importance aux boissons pour calmer la toux. Combien de plantes mucilagineuses, aromatiques, légèrement stupéfiantes, ont été préconisées comme béchiques ! Combien, peut-être, dont un des principaux mérites est de soutenir la patience du malade jusqu'à la solution naturelle de la maladie ! La gomme, les fleurs pectorales, les fruits pectoraux, sont, sous des formes diverses, la base des préparations les plus usitées. L'eau chaude, une substance mucilagineuse, rendue plus acceptable par l'addition d'un principe aromatique, agissent comme topiques émollients sur la muqueuse gutturale et pharyngienne commune aux organes digestifs et respirateurs. Par leur température, quand on les boit chauds, ces liquides excitent la sécrétion cutanée ; dans l'estomac, ils exercent une action topique sur l'extrémité de la dixième paire, et font comme un bain émollient pour la muqueuse où elle se distribue.

Les pâtes béchiques, et toutes ces substances que la gent qui tousse aime à laisser fondre dans la bouche, ont une action analogue, sauf la part qu'il faut faire à la température dans les effets des tisanes chaudes. Peut-être aussi la mastication contribue-t-elle à l'apaisement de la toux? Est-ce en substituant une action rhythmée et volontaire à une action spasmodique, en grande partie réflexe, comme cela a lieu quand on force une femme en proie à une attaque d'hystérie à avaler quelques gorgées de liquide? Serait-ce en exprimant de la surface muqueuse du pharynx, et en même temps de la cavité des follicules pharyngiens, le mucus qui s'y accumule, quand existe dans les organes respiratoires un état congestif s'étendant jusqu'à l'arrière-gorge? Dans certaines angines granuleuses, ce mucus peut contribuer à la titillation pharyngienne qu'accusent les malades ; et dans l'acte de la déglutition, ceux-ci ont alors la sensation d'une mucosité qui se détache, et un calme passager succède à ce mouvement.

Quelle que soit l'explication de ce phénomène, le fait est que cette mastication diminue souvent le besoin de tousser, comme le diminue également chez beaucoup de sujets l'ingestion des aliments, pourvu toutefois qu'il n'y ait pas de lésions graves du pharynx et du larynx qu'irriterait le passage des matières alimentaires.

DE LA TONALITÉ DES SONS ORGANIQUES

ET DES SIGNES DIAGNOSTIQUES QU'ON EN PEUT TIRER (1)

Sommaire. — Recherches d'Austin Flint sur les modifications de la tonalité. — Modalités fondamentales du son (intensité, timbre et tonalité). — Du son tympanique et de sa valeur séméiotique. — Travaux de Skoda. — Des modifications de la tonalité dans diverses conditions pathologiques. — Signes diagnostiques qu'on en peut tirer.

MESSIEURS,

Les modifications apportées par certaines maladies à la résonnance des organes abdominaux avaient frappé les plus anciens observateurs; le mot *tympanite* en est un témoignage.

Les médecins de l'antiquité pratiquaient la percussion pour distinguer l'ascite de la distension gazeuse de l'abdomen, comme il est permis de le conclure de plusieurs passages d'Arétée et de Cælius Aurélianus. Avenbrugger l'a appliquée au diagnostic des affections thoraciques. Après lui, Corvisart, Laennec, et surtout M. Piorry, ont généralisé cette méthode d'exploration et en ont tiré des signes aussi nombreux qu'importants pour reconnaître les maladies. Enfin M. le docteur Austin Flint et M. le professeur Skoda ont encore ajouté aux indications séméiotiques qu'on peut demander à ce mode d'exploration.

La percussion, dont l'emploi avait été si longtemps restreint à la détermination d'un seul état morbide, est devenue, grâce à ces travaux, une méthode vulgaire connue et pratiquée par tous. Aussi, je veux ici me renfermer dans l'étude d'un seul point qui n'a peut-être pas suffisamment appelé l'attention des cliniciens français, je veux parler des *modifications de la tonalité* dont un médecin américain, le docteur Austin Flint, a indiqué la valeur séméiotique et a fait ressortir toute l'importance.

(1) Leçon en partie extraite de la *Gazette des hôpitaux* (4 juin 1865-1868).

Le son présente trois modalités fondamentales : l'intensité, le timbre et la tonalité. Les deux premières avaient presque exclusivement, avant le travail de M. le docteur Flint, été étudiées par les médecins.

Avenbrugger avait bien, dans deux passages, parlé des modifications de la tonalité : *Si in aliquâ thoracis parte sonorâ, eâdem intensitate percussâ, sonus altior, morbosum ibi subesse notat ubi altitudo major*. Mais son traducteur et commentateur Corvisart l'avait si peu compris qu'il traduisait *sonus altior* par *son plus superficiel* ; double erreur, car dans la pensée de l'auteur *altior* exprimait une nuance de tonalité, et dans tous les cas, ainsi que Corvisart le reconnaît lui-même, *altus* peut signifier *élevé* ou *profond*, mais jamais superficiel.

Dans l'important ouvrage de M. Piorry, l'intensité des sons et leur timbre ont été les objets exclusifs de ses savantes recherches, et la plupart des travaux de l'École française ont maintenu l'étude des sons morbides dans les mêmes limites ; cependant MM. Barth et Roger ont, dans une courte note de leur excellent manuel, fait mention des travaux de M. Flint.

Dans le plus grand nombre des cas, j'ai hâte de le dire, ces appréciations du timbre et de l'intensité des sons fournissent les signes les plus importants et suffisent au diagnostic. Mais il n'en est pas toujours ainsi, et une étude méthodique de la sonorité organique doit être fondée sur la connaissance des trois propriétés fondamentales du son. Il est même des cas où l'appréciation de la tonalité est l'élément principal du diagnostic, et détermine la signification des résultats plessimétriques. Ainsi, en général, l'expression de son mat indique à la fois une faiblesse des vibrations sonores, le peu d'étendue de leur retentissement et un timbre spécial. Le son mat présente une tonalité plus élevée que celle du son normal, mais si l'on prend l'épithète de mat, ainsi que le font beaucoup de cliniciens, pour synonyme d'obscur, la corrélation peut ne pas exister entre la modalité d'intensité et celle de tonalité ; en d'autres termes, un son aigu peut être plus fort et plus retentissant qu'un son plus grave, et si l'on compare les deux côtés, le côté sain peut être moins sonore que le côté malade : j'ai souvent observé ce phénomène, et je l'ai vu bien des fois devenir une cause d'erreur pour des personnes très-versées, d'ailleurs, dans la pratique de la percussion ; alors l'appréciation de la tonalité devient d'une importance majeure et éclaire le diagnostic.

Quelques personnes ont reproché à l'étude de la tonalité la difficulté que peut présenter son appréciation. On comprend qu'un certain développement du sens musical est nécessaire pour reconnaître les modifications du ton, mais on y arrive très-facilement avec un peu d'habitude. Dans les cas douteux, où l'écart entre les deux tons n'est pas très-évident, on s'abstient d'en tirer aucune conclusion. Maintenant j'accorderai volontiers que les oreilles fausses sont aussi inaptes à saisir ces nuances que les yeux affectés d'amblyopie ou de daltonisme sont incapables d'apprécier les couleurs, ce qui revient à dire que la séméiologie n'est pas à la portée des infirmes.

Dans les conditions physiologiques, les parties homologues des deux côtés de la poitrine, en rapport avec le poumon, sont sensiblement homotones ; nous en exceptons toutefois les régions correspondant au cœur et au foie qui, suivant le volume de ces organes, leurs rapports plus ou moins immédiats avec la paroi thoracique, présentent une diminution plus ou moins accentuée de la sonorité et une modification corrélative du ton.

Dans l'état d'inspiration forcée le ton peut monter un peu par la tension plus grande des parois thoraciques. La tonalité est plus grave dans les poitrines larges et amples que dans les poitrines étroites et resserrées ; par la même raison, elle est plus aiguë au sommet du thorax qu'à la base.

Les modifications de tonalité, comme les autres caractères de la sonorité, peuvent offrir des différences individuelles et doivent être appréciées par comparaison. On aura soin, en comparant les deux côtés ; de se placer dans des conditions absolument semblables ; car la contraction musculaire peut faire varier le ton comme les autres qualités du son. Cette influence des contractions musculaires est surtout sensible dans les régions sous-épineuses, interscapulaires et sous-claviculaires.

Dans les conditions pathologiques nous pouvons dire, d'une manière générale, que la tonalité s'élève sous l'influence des lésions intra-thoraciques qui diminuent la sonorité ; comme les indurations du parenchyme pulmonaire, les tumeurs, les épanchements pleuraux. Dans ces circonstances, la différence de ton n'ajoute aucune signification nouvelle aux autres renseignements fournis par la percussion. Mais une élévation de la tonalité peut coïncider avec une augmentation du son.

L'élévation de la tonalité, l'augmentation de la sonorité et une modification du timbre qui donne au son thoracique des caractères analogues à ceux du son abdominal, constituent le son tympanique. La valeur séméiotique de ce son et les conditions dans lesquelles il se produit ont été étudiées par le docteur Skoda ; cependant l'illustre médecin de Vienne ne cherche pas à le définir, il dit seulement qu'*il est le contraire du son non tympanique* et que celui-ci est celui qu'on obtient en percutant la paroi thoracique qui recouvre un poumon sain, normalement distendu par l'air. La condition de sa production, ajoute-t-il, est une tension médiocre du poumon. Voici sur quelle expérience il appuie cette proposition : si l'on percute un estomac lié à ses deux extrémités, après l'avoir modérément insufflé, on obtient un son tympanique; si, au contraire, on le distend par l'insufflation jusqu'aux dernières limites de son extensibilité le son devient sourd ou mat.

A cette proposition incontestable, fondée sur de nombreuses expériences et qui, comme nous le verrons, donne une interprétation très-satisfaisante de faits cliniques inexpliqués avant M. Skoda, le professeur viennois en ajoute une autre qui aurait besoin de quelques commentaires : *les poumons fournissent à la percussion un son tympanique quand ils sont en partie privés d'air.* Elle n'est évidemment pas une conséquence rigoureuse de la première, de ce qu'une tension excessive d'une paroi élastique diminue l'amplitude et l'intensité des vibrations sonores, et rend par conséquent le son plus fort et plus aigu, il ne s'ensuit pas nécessairement que la privation d'air, que l'abaissement de la tension au-dessous de la normale soit la condition indispensable du son tympanique.

En étudiant la valeur séméiotique du son tympanique, nous aurons l'occasion de revenir sur les observations de M. Skoda. Quelle que soit l'opinion qu'on adopte sur la théorie de ce son, et en se plaçant à un point de vue clinique, on peut, je crois, résumer ainsi les conditions pathologiques dans lesquelles on l'observe : *il se produit : 1º quand la capacité respiratoire est diminuée dans une partie du poumon, soit par une lésion de cet organe, soit par un développement anomal des parties voisines; 2º quand l'air occupe de vastes cavités contiguës à la paroi costale ou qu'il infiltre le tissu pulmonaire déchiré ou distendu outre mesure.*

Ainsi, lorsqu'un épanchement liquide a envahi la partie postérieure et inférieure du thorax on peut trouver du son tympanique dans les régions thoraciques antérieures et latérales, ou même en arrière au-dessus de l'épanchement, si celui-ci ne s'élève pas à une grande hauteur. Il est bien évident que s'il remplit toute la cavité pleurale, le côté malade donnera partout un son mat. C'est dans la pleurésie que le son tympanique a été pour la première fois signalé par M. Skoda. Aussi en France nous lui donnons volontiers le nom de bruit skodique; dans les épanchements moyens on le rencontre au niveau des régions axillaire et sus-mammaire; dans la pleurésie diaphragmatique, le son tympanique forme une zone sonore qui contourne la base de la poitrine, dessine les limites supérieures de l'épanchement et apporte un nouveau signe au diagnostic de cette affection. Dans un cas de collection purulente située entre le foie et le diaphragme, j'ai constaté un son tympanique à la partie inférieure de la poitrine, avec ampliation de la base du thorax.

Un son tympanique avec ampliation de la paroi thoracique, avec faiblesse et acuité du bruit respiratoire chez des malades présentant de la fièvre, de la dyspnée et les autres symptômes qu'on observe dans les inflammations aiguës des organes respirateurs, m'ont permis plusieurs fois de diagnostiquer des pleurésies interlobaires, et plusieurs fois l'autopsie est venue malheureusement confirmer ce diagnostic.

Dans un cas où un vaste épanchement remplissait tout le côté gauche de la poitrine et refoulait le cœur à droite, j'ai constaté de ce dernier côté une résonnance tympanique. Enfin, dans quelques cas rares d'épanchements peu abondants et formant une couche mince entre le poumon et le paroi thoracique, le son, au lieu d'être mat, est clair et tympanique. M. Skoda, dans ses expériences, avait constaté ce fait (1). Je l'ai rencontré plusieurs fois dans ma pratique : j'ai vu des malades qui présentaient des signes incontestables d'épanchement pleurétique avec souffle intense dans tout un côté, et chez lesquels la percussion donnait un son tympanique qui, chez quelques-uns, fut au bout de quelques jours remplacé par un son mat. On comprend qu'un état emphysémateux du poumon, que des brides pseudo-membraneuses empêchant ou limitant le refoulement du poumon, puissent le placer dans des conditions favorables à la production de ce phénomène.

On en conçoit la possibilité en percutant un plessimètre appuyé sur une masse liquide dans laquelle est plongé à une petite distance de la surface un ballon rempli d'air. On peut dans un bain faire commodément cette expérience à l'aide d'un foulard mouillé dans lequel on emprisonne de l'air et dont on maintient les extrémités entre ses genoux. On trouve alors qu'un son clair indique à la surface de l'eau le voisinage du ballon enfoncé à plus d'un centimètre de profondeur.

Toutes les fois qu'une lésion du parenchyme pulmonaire y restreint l'étendue de la surface respiratoire, on peut, dans le voisinage de cette lésion, trouver du son tympanique. Dans la pneumonie on le constate habituellement autour du tissu induré ou dans la région opposée au foyer morbide : ainsi lorsque la pneumonie occupe le lobe supérieur en

_____

(1) *Traité d'auscultation*, traduction d'Aran, p. 24.

arrière, c'est sous la clavicule et dans l'aisselle qu'on observe le son tympanique, en même temps que dans la partie moyenne de la région postérieure du thorax ; dans la pneumonie centrale, le son sera tympanique à la superficie.

Le même phénomène se reproduit autour des indurations d'une autre nature : on le rencontre ordinairement dans le voisinage d'une infiltration tuberculeuse ou hématique. On peut en trouver aussi dans des parties de poumon clair-semées de granulations tuberculeuses, comme l'a remarqué M. Skoda.

Ce que nous avons dit des indurations pulmonaires peut s'appliquer à toutes les tumeurs intra-thoraciques. J'ai trouvé du son tympanique au niveau de tumeurs anévrysmales de l'aorte, et, dans ce cas, sa constatation peut devenir un des éléments du diagnostic.

Dans la péricardite avec épanchement, on trouve constamment du son tympanique dans la région sous-claviculaire gauche, dans la région sous-axillaire et quelquefois même en arrière, au-dessous du scapulum.

Une hypertrophie considérable du cœur peut produire des modifications analogues dans le son thoracique, en général moins accentuées.

Des anomalies d'organes extra-thoraciques peuvent produire le son tympanique quand elles entraînent une diminution de la capacité respiratoire. On peut l'observer dans les hypertrophies du foie et de la rate qui soulèvent le diaphragme. La distension de l'estomac par des gaz peut produire un son tympanique à la base du côté gauche ; il est probable que dans ce cas la sonorité stomacale contribue autant et plus que le refoulement du diaphragme à modifier le son thoracique. On observe en effet ce phénomène dans des cas où la distension de l'estomac n'est pas très-considérable et ne peut pas apporter obstacle à l'action des muscles respirateurs.

Dans certains cas, en même temps que la surface pulmonaire accessible à l'air extérieur pendant chaque inspiration a diminué d'étendue, ce gaz occupe dans la poitrine de vastes cavités contiguës à la paroi costale ; ou bien il distend outre mesure les cellules du poumon altérées dans leur texture et d'autres fois s'infiltre dans le tissu conjonctif interlobulaire ; c'est ce qu'on observe dans le pneumothorax, dans les vastes cavernes superficielles, dans les dilatations bronchiques et dans les emphysèmes pulmonaires.

Dans ces conditions on observe le plus souvent un son tympanique ; c'est dans le pneumothorax et l'emphysème qu'il est ordinairement le plus accentué et il en est considéré comme un des signes les plus constants. Et cependant, comme M. Skoda l'a remarqué, le son tympanique peut être remplacé par un son obscur et presque mat, lorsque la distension des parois thoraciques est excessive et que la tension de l'air accumulé dans le parenchyme pulmonaire ou dans la plèvre est portée à un très-haut degré.

J'ai examiné à un point de vue exclusivement clinique et séméiotique les différents états morbides dans lesquels se produit le son tympanique; ses conditions physiques ne me paraissent pas encore bien déterminées. Dans l'emphysème, dans le pneumothorax ce n'est pas la *privation d'air*, condition du phénomène suivant M. Skoda, qui produit le son tympanique. Quand une partie du poumon est imperméable, ce n'est pas parce que les parties voisines de la lésion sont privées d'air qu'elles donnent ce son ; je serais plus disposé à admettre que, l'air ne pénétrant pas dans les parties malades, celles qui les entourent sont le siége d'une expansion supplémentaire, que leurs parois sont plus tendues, en même temps que leurs cavités aérifères sont dilatées, et que telle est la condition productrice de ce son à la fois plus intense et plus élevé que le son normal (1).

I. — La modalité tympanique du timbre de certains tons thoraciques exagérés peut être peu appréciable; on constate seulement une résonnance plus forte que du côté opposé. Alors on peut se demander si elle est réellement augmentée dans le côté le plus sonore, ou si elle ne paraît pas telle, parce qu'elle est amoindrie de l'autre côté. Dans ce cas, qui se présente très-fréquemment à l'observation et que j'ai souvent vu devenir une cause d'erreur, l'appréciation de la tonalité est très-importante et l'élévation du ton détermine le côté malade. Dans les excavations très-superficielles on peut constater un son exagéré, caverneux, souvent accompagné de bruit de pot fêlé; mais les modifications de timbre, comme le caractère caverneux, sont bien plus difficiles à définir et à déterminer que les modifications de tonalité; le bruit de pot fêlé peut exister quelquefois sans caverne. Dans ce cas, le ton est habituellement plus élevé du côté où existe la caverne, et ce signe désigne ce côté comme étant le siége d'une lésion probable, pourvu toutefois que la caverne ne soit que de dimensions moyennes. Dans un cas de caverne superficielle très-étendue, le ton m'a paru abaissé. D'ail-

(1) Dès 1840, ignorant les travaux de M. Skoda et ayant observé l'exagération de la sonorité au niveau de la région sous-claviculaire chez les pleurétiques, je donnais aux élèves qui suivaient mes cours d'auscultation l'explication que je propose ici sous toute réserve.

leurs, pour reconnaître l'existence des cavernes, la percussion n'a qu'une importance très-secondaire. Elle en a une considérable, au contraire, quand il s'agit de diagnostiquer des granulations disséminées dans le parenchyme, et les renseignements qu'elle fournit peuvent donner une valeur très-grande à des nuances de bruit respiratoire, insuffisantes en elles-mêmes pour fonder le diagnostic.

Dans beaucoup de cas de tuberculisation commençante, l'appréciation de l'intensité du son offre des difficultés sérieuses et laisse l'esprit dans le doute. J'ai entendu, en présence d'un fait de ce genre, un des cliniciens les plus éminents de Paris dire : Je reconnais que le son est différent, mais je n'oserais dire qu'il est plus obscur. Souvent alors la comparaison des tonalités fournit un renseignement utile.

Dans l'emphysème pulmonaire localisé, la question que nous soulevions tout à l'heure se pose à nouveau : la sonorité est plus accentuée d'un côté que de l'autre. Que doit-on en conclure? L'élévation de la tonalité du côté le plus sonore viendra, avec les signes stéthoscopiques, y dénoncer l'état morbide du parenchyme pulmonaire.

Comme nous l'avons dit plus haut, dans le pneumothorax, le ton s'élève en même temps que la résonnance augmente. Ainsi, à de très-rares exceptions près, les lésions des organes intra-thoraciques, qu'elles augmentent ou diminuent l'intensité du son, font monter la tonalité.

II. — Pour les viscères creux de l'abdomen, avec *une tension égale* la tonalité varie suivant la capacité des organes. Ainsi le son est plus grave au niveau de l'estomac qu'au niveau de l'intestin. Dans le même organe, quand la tension arrive à une certaine limite, plus elle augmente et plus le son s'élève dans l'échelle diatonique.

Comme l'a montré M. Skoda, un organe membraneux, dilaté par l'air jusqu'aux dernières limites de son extensibilité, peut donner un son mat qui est en même temps très-aigu, comme une corde dont le ton s'élève à mesure qu'on la tend davantage.

III. — Si l'appréciation de la tonalité introduit dans les résultats fournis par la percussion des notions utiles, quelquefois importantes, elle ne doit pas être négligée dans la pratique de l'auscultation, elle peut ajouter quelques données à la détermination des bruits respiratoires et de leur valeur séméiologique. Il est bien certain que le son produit par la vibration de l'air dans un tube est d'autant plus aigu, toutes les autres conditions restant les mêmes, que le diamètre de ce tube est plus étroit.

Ainsi, toutes les conditions morbides qui rétrécissent le calibre des bronches peuvent élever la tonalité du bruit respiratoire. J'ai souvent observé, dans le premier degré de la tuberculisation, que le bruit respiratoire devenait plus aigu en même temps qu'il était plus faible.

Les compressions des grosses bronches par des ganglions lymphatiques malades ou par une tumeur d'une autre nature, produit le même phénomène dans toute la partie du poumon à laquelle se distribue la bronche comprimée. La faiblesse et l'acuité du bruit respiratoire servent alors de témoignage à cette compression.

Le bruit respiratoire présente une tonalité plus aiguë derrière un épanchement pleurétique qui l'affaiblit sans le faire disparaître. Il peut offrir le même caractère dans la période de résolution d'une pneumonie, en même temps qu'on perçoit de l'expiration prolongée.

Dans la pneumonie superficielle, l'acuité du souffle bronchique indique que l'induration inflammatoire n'enveloppe pas les grosses divisions des bronches. Le souffle pleurétique est notablement plus aigu que le souffle tubaire de la pneumonie. C'est un des meilleurs caractères que permettent de distinguer ces deux variétés de souffle.

Dans la pleuro-pneumonie avec épanchement, le souffle reste plus grave et indique que sous la couche liquide existe une induration pulmonaire, autour des gros tuyaux bronchiques, qui augmente leur résistance à l'action compressive du liquide épanché.

Les râles sibilants aigus, disséminés et se présentant avec des nuances diverses dans les différents points de la poitrine, indiquent l'extension de la bronchite aux petites divisions de l'arbre respiratoire, tandis que le ronchus des grosses bronches est habituellement grave, et quand il devient aigu par les rétrécissements qu'apportent au calibre de ces bronches les mucosités qui les obstruent, le sibilus aigu retentit avec une tonalité uniforme dans toute la partie du poumon où se distribue la bronche rétrécie.

La tonalité plus aiguë de la voix est le meilleur caractère qui distingue l'égophonie de la bronchophonie. Pour être juste, je dirai que j'ai entendu faire cette remarque par le docteur Teissier, en 1835.

Dans la pleurésie, la toux, en même temps qu'elle est accompagnée d'un sifflement expiratoire, produit quelquefois un retentissement aigu qu'on ne peut mieux comparer qu'à un *éternument* comprimé. J'ai cru pouvoir attribuer, dans d'autres cas, cette variété de retentissement de la toux à l'induration du parenchyme pulmonaire autour des tuyaux bronchiques d'un petit calibre, ou rétrécis peut-être par la compression qu'ils subissaient.

IV. — Enfin, dans les affections du cœur, les bruits très-aigus, comme les bruits de scie, ont été généralement observés avec les rétrécissements considérables des orifices cardiaques. Cette considération de la tonalité m'a permis dans quelques cas d'attribuer à deux origines différentes des bruits qu'on entendait simultanément à la pointe et à la base, et qui ne paraissaient être, à quelques personnes, que la propagation du même bruit dans deux directions différentes. Un bruit propagé diminue d'intensité à mesure que l'on s'éloigne de son point d'origine, mais il conserve la même tonalité, et quand la tonalité du bruit n'est pas la même dans deux points, on est en droit d'affirmer qu'on a affaire à une double lésion. Peut-être cette considération de la tonalité du bruit de souffle pourra-t-elle servir à faire distinguer les insuffisances simples ou avec dilatation des orifices de celles qui sont accompagnées de rétrécissements.

A propos de la tonalité des bruits du cœur, je ferai une dernière remarque, c'est que des bruits très-aigus, quoique plus forts, peuvent donner à la main une sensation de frémissement vibratoire moindre que celle qui est produite par des bruits graves, quoique moins intenses à l'oreille ; il est facile d'expliquer ce phénomène par cette loi physique qui veut que les sons les plus graves produisent des vibrations plus lentes et plus étendues, et partant plus appréciables pour la main.

MODIFICATIONS DU DIAMÈTRE DE LA POITRINE (1)

Sommaire. — Changements dans les dimensions verticales de la cage thoracique. — Moyen de les apprécier. — Variations de direction de la douzième côte. — Conditions pathologiques qui modifient l'obliquité des côtes.

MESSIEURS,

Dans l'étude des modifications que les maladies apportent à la configuration et aux dimensions de la poitrine, les médecins se sont presque exclusivement occupés de l'étendue transversale de cette cavité. On a inventé des instruments et des méthodes ingénieuses pour apprécier avec exactitude les dilatations et les rétrécissements du thorax : tout le monde connaît les intéressantes études de M. Woillez sur ce sujet. Les changements dans les dimensions verticales de la cage thoracique peuvent, dans certains cas, fournir au diagnostic d'utiles renseignements.

On peut apprécier les modifications survenues dans l'étendue verticale d'un des côtés d'une poitrine régulièrement conformée en comparant en arrière l'inclinaison des deux dernières côtes, et en avant la hauteur relative des rebords costaux dans chaque hypochondre ; mais les cartilages qui forment ceux-ci étant peu mobiles subissent rarement dans leur position des changements notables ; la direction de la douzième côte, que sa mobilité a fait nommer côte flottante, offre des variations beaucoup plus fréquentes et plus facilement appréciables.

Quand le diamètre vertical de la cavité thoracique est agrandi, le diaphragme refoulé en bas entraîne dans ce sens les côtes auxquelles il s'attache ; la douzième côte devient plus oblique. Lorsque cet agrandissement est borné à un seul côté, de ce côté là seulement cette côte présente une inclinaison plus accentuée, et son bord inférieur est situé plus

---

(1) Extrait d'une leçon clinique faite à l'Hôtel-Dieu et publiée dans l'*Union médicale*; n° 95, août 1866.

bas que le bord inférieur de sa congénère, si on les compare à une égale distance de la crête épineuse; en même temps elle se rapproche du rachis. L'espace qui sépare son bord inférieur des vertèbres est moindre que du côté opposé.

L'emphysème généralisé détermine un agrandissement notable du diamètre vertical de la poitrine et augmente l'obliquité de la dernière côte. Dans les épanchements pleurétiques d'une médiocre abondance les dernières côtes peuvent rester à la même hauteur, mais il n'en est pas de même dans ceux qui remplissent toute la cavité de la plèvre, et dans ceux qui restent emprisonnés entre la base du poumon et la face convexe du diaphragme. Je regarde ce signe comme un des plus importants pour constater ce genre d'épanchement, surtout quand il succède aux symptômes de la pleurésie diaphragmatique.

Dernièrement, chez une femme dont le foie était distendu par des kystes hydatiques, la constatation d'une matité occupant le tiers inférieur de la poitrine avait fait supposer à un chirurgien habile que le diaphragme était refoulé en haut par le développement de la poche hydatique; l'obliquité de la dernière côte me fit conclure à l'existence d'un épanchement pleurétique que d'autres signes vinrent affirmer. Il était évident que si le diaphragme avait été repoussé en haut, la dernière côte eût suivi le mouvement ascensionnel.

Le pneumothorax produit au plus haut degré l'obliquité plus grande et l'abaissement de la dernière côte.

Après la résorption des épanchements pleurétiques, en même temps que le côté affecté s'affaisse et devient plus étroit, son diamètre vertical diminue par la convergence des côtes; Laennec a signalé ce fait, et c'est peut-être la seule circonstance dans laquelle il indique un changement apporté à la hauteur de la cavité thoracique.

Nous rappellerons, en terminant, que nous avons supposé la poitrine régulièrement conformée. Le rachitisme peut modifier l'obliquité des côtes qui convergent dans le sens de la concavité des courbures rachidiennes et s'étalent en s'écartant du côté de leur convexité.

PLEURÉSIE DIAPHRAGMATIQUE (1)

MESSIEURS,

Aucune affection peut-être ne manifeste les vicissitudes de la science d'une manière plus frappante que la *pleurésie diaphragmatique*. Considérée comme une maladie très-importante et très-grave par les anciens qui lui avaient imposé le nom de *paraphrénésie,* elle trouve à peine une place dans les traités récents de pathologie ; pour Laennec, elle constitue un cas, dont il ne s'occupe qu'à un point de vue purement anatomique. La plupart des auteurs qui ont écrit après lui ne la mentionnent qu'en passant, sans en décrire les symptômes caractéristiques. Je me hâte d'excepter le *Traité de clinique médicale* de M. Andral, qui renferme cinq observations pleines d'intérêt, suivies de réflexions, où la physionomie distinctive de cette affection est esquissée en traits rapides, mais saisissants. Ayant eu l'occasion d'observer plusieurs fois cette variété de pleurésie, et frappé de certains phénomènes qui m'ont paru pouvoir fournir à la discussion clinique un sujet intéressant, j'ai complété mes observations par les documents que j'ai pu trouver dans les ouvrages classiques. C'est à l'ouvrage de M. le professeur Andral que j'ai fait les plus larges emprunts. J'ai eu surtout en vue la détermination des signes qui peuvent éclairer et préciser le diagnostic de cette affection.

Si, dans la langue hippocratique, le mot de *paraphrénésie* paraît avoir

(1) Leçons extraites en partie des *Arch. gén. de médecine*, septembre 1853.

"

été employé pour désigner plusieurs affections différentes accompagnées de délire, il est certain que, dès l'origine de la science, ce nom a été spécialement appliqué à l'inflammation du diaphragme. C'était dans le muscle lui-même que les anciens plaçaient le point de départ du travail morbide, que nous attribuons à la plèvre. Cependant ils n'avaient pas méconnu l'existence de cette membrane ni sa participation à la maladie qui nous occupe. « Le diaphragme est tapissé en haut, disait Galien, par la membrane arachnoïdienne qui revêt à la fois les côtes et le poumon ; sa face inférieure est en rapport avec le sommet du péritoine. » Et ailleurs : « Le diaphragme est quelquefois rétracté consécutivement à l'inflammation de la membrane qui tapisse les côtes. » Mais ils regardaient la plèvre comme une annexe du muscle. En effet, il existe entre ces deux organes une solidarité fonctionnelle qui donne à la pleurésie diaphragmatique sa physionomie distincte, et l'obstacle apporté à l'action du diaphragme est le symptôme dominant de cette affection. De leur point de vue essentiellement clinique et physiologique, les anciens devaient arriver à cette conclusion qui constitue pour nous une confusion anatomique.

Quant au nom qu'ils donnaient à cette affection, il est dérivé du mot φρενες, sous lequel on désignait le diaphragme ; parce que, dit Galien, cet organe devient facilement l'occasion du délire (1). Quoi qu'il en soit, il est incontestable que le terme de paraphrénésie fut également appliqué à la pleurésie diaphragmatique, comme le prouve le passage suivant, emprunté à Boerhaave :

Si morbus pleuritidi similis occupat eam membranæ pleuræ partem quæ diaphragma ambit, vel et ipsum septum medium, paraphrenitidem appellant.

L'inflammation de la plèvre diaphragmatique n'est pas rare ; comme le remarque Laennec, les adhérences qu'on trouve assez souvent dans les autopsies, entre le diaphragme et la base du poumon, en attestent la fréquence ; mais elle peut n'être qu'un épisode d'un travail étendu à une

---

(1) Quelques faits trop généralisés et mal interprétés ont sans doute servi de base à cette croyance, dont il faut imputer la principale origine aux doctrines physiologiques rêvées par les philosophes grecs ; ainsi quelques-uns d'entre eux avaient placé le siége de l'âme dans le diaphragme, qui en était au moins, pour Galien, un organe essentiel. Platon place dans son voisinage, et non pas dans le muscle lui-même, comme l'avance le médecin de Pergame, les deux parties de l'âme mortelle. Ce rapport entre l'affection du diaphragme et le trouble des facultés intellectuelles a été généralement accepté sur la foi de Galien, et n'a soulevé que de timides objections, jusqu'à Pierre Frank, qui le nia formellement au nom de l'observation ; tant il est difficile aux esprits même les plus éclairés de se soustraire complétement à l'influence des idées préconçues et à l'entraînement des opinions régnantes !

grande partie de la membrane séreuse thoracique ; les symptômes qui lui appartiennent pourront être confondus au milieu des manifestations de la pleurésie générale. D'ailleurs il y aura alors moins d'intérêt pratique à les distinguer. C'est dans les cas où le travail morbide reste limité dans la région diaphragmatique, ou bien quand il débute par cette région devant envahir plus tard une plus grande étendue de la plèvre, que les signes ordinaires de la pleurésie manquent le plus souvent, et qu'il importe d'établir le diagnostic dont tous les auteurs constatent la difficulté.

Aussi Laennec ne semble concevoir la possibilité de reconnaître cette affection que dans le cas où l'épanchement très-considérable peut se manifester par les signes ordinaires de la pleurésie : absence du son et du bruit respiratoire, quelquefois même égophonie. Du reste, si Laennec a été si incomplet sur ce sujet, il faut se rappeler qu'il écrivait avant tout un traité d'auscultation, et qu'il étudiait principalement les maladies au point de vue du moyen diagnostique qu'il avait créé.

J. Frank, après avoir résumé dans un tableau assez complet tous les travaux antérieurs, consacre un article spécial pour établir la difficulté du diagnostic. Sous le nom de diaphragmite, il décrit presque exclusivement la pleurésie diaphragmatique, et, adoptant les idées des anciens, indique les signes qui la distinguent de la pleurésie et de la méningite.

Comme je l'ai dit plus haut, la pleurésie diaphragmatique peut offrir dans sa marche plusieurs variétés : tantôt le travail inflammatoire demeure concentré entre la base du poumon et la face supérieure du diaphragme ; tantôt, après avoir débuté par cette région, et y être resté quelque temps limité, il envahit la plèvre costo-pulmonaire ; dans d'autres cas, l'inflammation suit une marche inverse, la plèvre costo-pulmonaire en est le foyer primitif, la plèvre pneumo-diaphragmatique n'est attaquée que consécutivement. On trouve dans la Clinique de M. Andral des observations qui se rapportent à ces trois types. Étudions d'abord la pleurésie qui ne dépasse pas la région du diaphragme ; c'est alors que les signes dits physiques font surtout défaut et qu'on peut, d'une autre part, mieux saisir les manifestations particulières qui dépendent du siége de la maladie.

Le début est le plus souvent brusque, violent, marqué en général par un frisson ; la fièvre s'allume, accompagnée quelquefois de céphalalgie sus-orbitaire ; au milieu des troubles fonctionnels communs à presque toutes les phlegmasies, le symptôme le plus saillant est une douleur vive, poignante, qui occupe une des régions hypochondriaques, irradie vers l'épigastre, et quelquefois jusque dans le flanc correspondant, en suivant le bord costal ou le contour des dernières côtes ; elle augmente rapidement, et se fait surtout sentir pendant l'inspiration ; souvent le malade est tourmenté par du hoquet, par des nausées ou même par des vomissements dont les efforts exaspèrent les souffrances à un intolérable degré. Toujours la respiration devient anxieuse, précipitée, la dyspnée est extrême, le plus souvent le malade ne peut rester dans le décubitus horizontal ; il est assis, incliné en avant, la main sur le côté affecté, comme pour le protéger, ou pour l'immobiliser.

Les parties douloureuses ne peuvent supporter la plus légère pression ; mais il est un point surtout qui paraît comme le foyer principal de la sensibilité : ce point est situé à un ou deux travers de doigt de la ligne blanche, à la hauteur de la dixième côte environ, ou assez exactement à l'intersection de deux lignes, dont l'une continuerait la direction de la partie osseuse de la dixième côte, dont l'autre prolongerait le bord externe du sternum. Si j'insiste sur ce détail, c'est que dans tous les cas de pleurésie diaphragmatique soumis à mon observation, ce phénomène avait quelque chose de très-remarquable ; quand l'extrémité du doigt rencontrait ce point, le malade jetait un cri ; chez quelques-uns la respiration devenait tellement haletante, tellement précipitée, que la suffocation paraissait imminente ; et ces effets se reproduisaient avec une telle instantanéité, avec une telle précision, qu'il semblait qu'on poussât un ressort. Ce fait est dans certains cas d'autant plus remarquable qu'il peut se produire alors même qu'il n'existe pas de douleur spontanée. Au-dessus et au-dessous de ce point, que j'ai appelé le *bouton diaphragmatique*, la sensibilité est exagérée, mais à un bien moindre degré

J'ai également développé de la sensibilité, par la pression, vers la partie postérieure du dernier espace intercostal, près du rachis, dans une étendue très-limitée et sur la partie latérale inférieure du thorax. En outre, quand on refoule de bas en haut la région hypochondriaque, on produit, en général, une douleur vive qui ne se manifeste pas quand on presse dans une direction inverse.

Un autre phénomène qui appartient au même ordre de symptômes, et qui n'a pas été généralement indiqué, c'est une sensibilité très-vive entre les attaches inférieures du sterno-cléido-mastoïdien sur le trajet du nerf phrénique. Une pression un peu forte est toujours douloureuse dans cette région ; mais dans la maladie dont je m'occupe, cette sensibilité est beaucoup plus développée que dans les conditions normales, et en comparant les résultats de la pression des deux côtés, on arrive à constater une telle différence, qu'il ne reste matière à aucun doute. Un des malades que j'ai observés accusait une douleur spontanée dans ce point, et il y ressentait, disait-il, des élancements qui, partant de l'hypochondre, venaient retentir à la base du cou ; un autre disait qu'il avait la sensation d'un tiraillement comme d'une corde douloureuse s'étendant du diaphragme à la région sus-claviculaire. Chez le plus grand nombre, la pression seule révèle l'impression communiquée au nerf phrénique par l'inflammation diaphragmatique.

Il n'en est pas de même des douleurs qui occupent la région sus-claviculaire ; celles-ci, spontanément développées, sont quelquefois assez vives pour provoquer les plaintes des malades ; cependant le plus souvent ils n'en indiquent l'existence que quand on les interroge sur les sensations qu'ils éprouvent, et ils les relèguent au second plan du tableau qu'ils font de leurs souffrances. D'un siége variable suivant les sujets, disséminées quelquefois sur le moignon de l'épaule, suivant, dans d'autres cas, le bord externe du muscle trapèze, elles irradiaient chez une malade jusque dans la région scapulaire ; ces douleurs réflexes occupent des rameaux divers du plexus cervical (1). En même temps que ces symptômes se manifestent, la face exprime l'anxiété la plus vive ; elle est quelquefois grippée, et, dans les cas les plus graves, agitée de mouvements convulsifs (2).

La respiration, avons-nous dit, est très-fréquente, très-courte, haletante, comme convulsive ; chez un de mes malades, elle devenait d'une fréquence extraordinaire, quand il essayait pendant quelques instants de la suspendre.

(1) Dans le cas qui nous occupe, on peut expliquer ces douleurs réflexes par la disposition de la quatrième paire cervicale, principale origine du nerf phrénique, qui distribue ses rameaux dans la région sus-claviculaire et sur le moignon de l'épaule. Hippocrate les avait déjà observées, comme le prouve l'aphorisme : *Si sub septo transverso fit dolor et ad claviculam non se extendat*, etc.

Galien ne se contente pas de les signaler, il veut les expliquer : « Quelquefois, dit-il, les phrénétiques souffrent au niveau du cou, la membrane qui tapisse les côtes se prolongeant vers cette région, et ailleurs la douleur cervicale, qui accompagne certaines maladies du foie, est plutôt due à la tension de la veine cave qu'à celle des membranes. » La sensibilité du nerf phrénique sort de cette catégorie de faits ; c'est un phénomène d'irritation par continuité. Il faut remarquer, cependant, qu'ordinairement l'irritation transmise à un nerf se propage dans une direction centrifuge, qu'ici, au contraire, l'irritation marche de la périphérie vers l'origine du nerf.

Les vomissements assez fréquents dans cette affection pourraient être considérés comme le résultat d'une action réflexe si les anastomoses du phrénique et du pneumo-gastrique existaient aussi souvent que le pense Haller.

(2) Portal, P. Frank expliquaient ces mouvements convulsifs par les anastomoses du phrénique avec le nerf facial.

M. Andral, d'accord avec un grand nombre d'auteurs (1), lui a attribué ce caractère, d'être exclusivement costale ; dans un cas même, le côté sain, seul, accomplissait les mouvements respiratoires. Chez plusieurs des malades que j'ai observés, les parois thoraciques y jouaient le principal rôle, mais les mouvements alternatifs de l'abdomen semblaient prouver que l'action du diaphragme n'était pas entièrement annulée. On comprend que ce symptôme n'existe pas nécessairement dans les cas, par exemple, où l'épanchement n'est pas encore formé, ou n'est pas assez considérable pour affaisser complétement la voûte diaphragmatique ; car, ainsi que l'ont remarqué MM. Maissiat et Beau, la courbure des fibres du diaphragme est la condition essentielle de leur action. D'après le docteur Stokes, la paralysie du diaphragme indique la purulence de l'épanchement. Pour moi, cette loi formulée par l'illustre médecin de Dublin ne doit pas être regardée comme absolue ; et je crois avoir rencontré des cas où le diaphragme était immobilisé par des épanchements abondants sans que ceux-ci fussent purulents. Quand la contraction du muscle est tout à fait annihilée, les dernières côtes dont il est le principal moteur deviennent immobiles (2), les côtes supérieures et le côté sain sont les seuls agents de l'ampliation thoracique, qui sera plus ou moins gênée, suivant que le diaphragme y avait avant la maladie une plus ou moins grande part (3).

J'ai observé des malades chez lesquels la partie supérieure du ventre, immobile du côté affecté, semblait à chaque inspiration être entraînée vers le côté sain.

Le décubitus sur le côté malade est impossible ; et celui-ci dans les épanchements un peu considérables présente une ampliation souvent appréciable à la vue, mais que la mensuration du thorax permet de constater avec plus de précision. J'ai signalé il y a quelques années un autre signe des épanchements sus-diaphragmatiques, c'est l'abaissement

---

(1) *Quiescente abdomine, solo thorace peracto* (Van Swieten), presque exclusivement thoracique (P. Frank). La rétraction des hypochondres est indiquée par Galien, et par Boerhaave ; elle est une conséquence de l'immobilité du diaphragme, la paroi abdominale va au devant du vide qui résulte de la dilatation du thorax.

(2) Galien avait déjà remarqué que la section des nerfs diaphragmatiques immobilisait la partie inférieure du thorax.

(3) MM. les docteurs Maissiat et Beau, dans leur remarquable travail sur le mécanisme de la respiration, ont prouvé que chez les femmes les côtes supérieures étaient les principaux agents de l'ampliation de la poitrine ; que chez les hommes, au contraire, le mouvement respiratoire s'effectue principalement par le diaphragme ou par les côtes inférieures.

de la douzième côte, qui fait avec le rachis un angle plus aigu que sa congénère, se dirige plus obliquement en bas et en dehors, de telle sorte que son extrémité libre se trouve placée sur un plan inférieur à celui de la douzième côte du côté opposé. (*Des modifications du diamètre vertical de la poitrine*, p. 620.) Ce signe n'appartient pas exclusivement à la pleurésie diaphragmatique, on peut le rencontrer dans tous les épanchements pleuraux abondants. Dans certains cas, il peut éclairer le diagnostic. J'ai vu le bord costal en avant, du côté malade, abaissé en même temps que la dernière côte.

Je disais, en 1854, que la percussion et l'auscultation ne donnaient souvent aucun renseignement positif. Sans avoir trouvé dans ces moyens d'exploration aucun signe caractéristique, j'ai cependant, depuis cette époque, observé certaines modalités de la sonorité thoracique et du bruit respiratoire qui peuvent éclairer le diagnostic. Dans le cas d'épanchement, la percussion *profonde* fera constater ordinairement, au niveau de la gouttière costo-diaphragmatique, une diminution de sonorité, inappréciable quand on percute légèrement et superficiellement. En même temps qu'il s'affaiblit, le son thoracique présente habituellement une tonalité plus aiguë; au-dessus, dans une zone plus ou moins large, j'ai observé un son tympanique, c'est-à-dire une sonorité exagérée avec une tonalité plus élevée (1). Mon attention ne s'étant dirigée que depuis peu de temps sur ce point, je ne puis dire si cette modification du son coïncide habituellement avec l'épanchement sus-diaphragmatique. Je suis porté à le croire en tenant compte des conditions physico-organiques qui le produisent ordinairement.

A l'auscultation, le murmure vésiculaire du côté malade est moins ample, moins fort, moins profond, et quelquefois un peu plus aigu que du côté opposé. On entend quelquefois un peu de râle sous-crépitant vers la limite inférieure du poumon; dans certains cas, ce râle m'a paru profond comme s'il se produisait dans la couche pulmonaire immédiatement en rapport avec l'épanchement, séparé de l'oreille par du tissu

____

(1) Le son tympanique, la diminution du bruit respiratoire et l'ampliation du thorax joints aux signes d'une inflammation des organes respiratoires m'ont permis de diagnostiquer un épanchement interlobaire vérifié par l'autopsie. Mon ami, le docteur Labadie-Lagrave, qui était alors interne du service, m'a dit avoir depuis vérifié l'exactitude de ces signes dans un cas analogue. Dans quelques cas le tissu pulmonaire qui circonscrit la collection interlobaire peut être congestionné ou enflammé; on y entendra alors du râle crépitant ou sous-crépitant, des gargouillements bronchiques ou des souffles. Dans un cas de ce genre qui ne m'a pas paru susceptible d'une autre interprétation, l'épanchement interlobaire s'est terminé par une vomique, et la malade a guéri.

pulmonaire sain. La diminution de l'expansion thoracique, la compression des vésicules, la congestion inévitable du tissu pulmonaire sous-jacent à la plèvre enflammée expliquent ces phénomènes. J'ai retrouvé dans la toux et dans la voix, au niveau de l'épanchement, cette élévation de tonalité que j'avais observée dans le bruit respiratoire.

Chez un malade, j'ai entendu un bruit de frottement pleural à la base de la poitrine. Une pleurésie sèche costo-pulmonaire compliquait la pleurésie diaphragmatique. Une autre fois, j'ai constaté, dans la même région, un souffle profond, chez un tuberculeux atteint de pleurésie diaphragmatique. Je m'expliquai ce fait exceptionnel, en supposant qu'il y avait un engorgement pulmonaire autour de l'épanchement; il est commun, en effet, de voir, chez des phthisiques, des souffles passagers accompagner des fluxions congestives autour des noyaux tuberculeux.

Quand Laennec indique l'égophonie, il n'appuie cette assertion sur aucun fait et semble la présenter plutôt comme une induction théorique que comme un résultat d'observation (1). La toux est fréquente, contenue, sèche, en un mot, *pleurétique;* l'expectoration est peu abondante et muqueuse.

Le pouls, le plus souvent accéléré, concentré, n'offrait chez un de mes malades qu'une médiocre fréquence.

Nous avons déjà signalé les hoquets, les nausées; la plupart des observations en font mention; chez un des malades de M. Andral, la pression épigastrique en provoquait le retour.

Les vomissements se montrent assez souvent au début; quelques auteurs parlent d'une douleur correspondant à l'ouverture œsophagienne du diaphragme, et provoquée par le passage d'un bol alimentaire; aucune des observations que j'ai sous les yeux n'en fait mention; quelques-unes en constatent l'absence.

Quant aux autres troubles des fonctions digestives, ils sont en rapport avec l'intensité de l'état fébrile et avec la gravité de la maladie; celle-ci suit en général pendant quelques jours une marche ascendante pour décroître ensuite si la terminaison doit être favorable. S'il en est autrement, il peut y avoir des rémissions passagères, pendant lesquelles la douleur et l'oppression diminuent, ou disparaissent en grande partie; le décubitus horizontal devient possible, pourvu que le malade se couche sur le côté affecté, ce qu'il ne pouvait faire pendant les premières pério-

(1) Cependant les expériences de Skoda rendent admissible la perception de ce signe dans certains cas.

des de la maladie. Cependant la fièvre persiste ; les symptômes alarmants reparaissent ; les vomissements peuvent recommencer et exaspèrent horriblement la douleur (obs. de M. Andral).

Un épanchement sous-pulmonaire repousse en bas le foie, qui dépasse de plusieurs travers de doigt et quelquefois même déjette en dehors le bord costal. Le poumon est refoulé en sens contraire ; la concavité de sa base est exagérée ; ses bords, retenus par des adhérences, résistent davantage à cette pression excentrique.

Chez plusieurs malades, on a observé de l'ictère.

Des exacerbations quotidiennes peuvent avoir lieu vers le soir, et font pressentir la purulence de l'épanchement ; les nuits sont agitées, sans sommeil.

Dans les cas funestes, le délire survient souvent pendant les derniers jours de la maladie ; dans deux des observations de M. Andral, il s'est montré à une époque rapprochée du début (3e, 8e jour) ; dans le dernier cas, il a cessé et reparu à plusieurs reprises ; une seule fois, j'ai constaté le fameux rire sardonique signalé par tous les anciens médecins comme un des signes caractéristiques de cette affection, et dans ce cas même, l'inflammation de la plèvre diaphragmatique n'était qu'un épisode d'une pleurésie plus étendue. Alors la physionomie du malade est de plus en plus altérée, ses forces s'épuisent, la voix est éteinte, l'oppression est extrême ; les nausées, le hoquet, reviennent quelquefois ; dans certains cas, le coma succède au délire et précède la mort.

On a vu une douleur subite de l'hypocondre, s'étendant jusque dans le flanc et dans la région iliaque, coïncider avec la perforation du diaphragme et avec le développement d'une péritonite circonscrite (Van Swieten, M. Andral). On conçoit que l'épanchement puisse, suivant une direction inverse, se tracer une issue à travers le tissu pulmonaire, et devenir le point de départ d'une vomique.

La durée est très-variable : dans les observations de M. Andral, un malade a succombé six jours après le début ; un autre, après trente-sept jours seulement.

Diagnostic. — Suivant la plupart des auteurs, le diagnostic de cette affection est entouré de difficultés et d'obscurités ; j'ai insisté sur les points qui peuvent l'éclairer ; il ne peut pas être fondé sur tel ou tel signe en particulier, mais sur l'ensemble de ceux que j'ai indiqués et dont la réunion lui donne un degré satisfaisant de certitude.

On peut constater dans d'autres maladies des points épigastriques aussi douloureux, mais dans aucune que je sache, la pression sur ce point ne produit une dyspnée aussi excessive.

Les douleurs réflexes sus-claviculaires, la sensibilité sur le trajet du nerf phrénique, pourront exister toutes les fois qu'un foyer phlegmastique existera dans le voisinage de ce nerf; on les observe dans la péricardite, dans la pleurésie générale, mais dans ce dernier cas, cette sensibilité est ordinairement bien moins prononcée.

Dans la péricardite, on constate presque toujours aussi un point épigastrique très-douloureux à la pression, ainsi que je l'ai indiqué ailleurs (1). Mais outre que le doigt y détermine en général une douleur moins violente que celle du *bouton* diaphragmatique, et avec des phénomènes dyspnéiques moins accentués, ces deux foyers de sensibilité morbide n'ont point toujours exactement le même siége. Le point de la péricardite est en général situé plus haut et se rencontre surtout dans l'espace costo-xiphoïdien. Tous deux doivent être attribués à l'irritation communiquée au nerf phrénique par une inflammation de voisinage, mais qui peut ne pas porter sur les mêmes éléments du cordon nerveux. Dans certaines névralgies intercostales, dans celles, entre autres, qui accompagnent presque constamment les gastralgies, le foyer névralgique antérieur peut se trouver à peu près au niveau du foyer diaphragmatique, mais il est rarement aussi délimité, aussi sensible, et la douleur n'est pas accompagnée de cette oppression intense qui succède ordinairement à la pression exercée sur le *bouton* diaphragmatique.

L'hépatite pourrait donner lieu à des difficultés plus sérieuses ; mêmes douleurs réflexes sus-claviculaires, même saillie du foie dans l'hypochondre, même répulsion des côtes en dehors, même possibilité d'un ictère ; dans les cas rares d'hépatite qu'il m'a été donné de voir, je n'ai constaté ni le point épigastrique, ni la dyspnée si intense, ni la difficulté du décubitus horizontal qui caractérisent la maladie que nous décrivons. Ajoutez à cela que dans cette dernière j'ai ordinairement rencontré un peu de faiblesse du murmure vésiculaire, dont la tonalité comme celle de la voix est souvent modifiée, ou un peu de râle sous-crépitant péri-diaphragmatique.

Les modifications de la sonorité ont moins d'importance. L'augmentation de volume du foie peut donner lieu à une submatité profonde, et à un son tympanique dans les parties voisines. Dans les cas douteux, la

____

(1) Leçons sur la péricardite, p. 340 et 341.

direction de la douzième côte pourra être un élément important du diagnostic.

Souvent d'ailleurs l'inflammation, resserrée pendant quelque temps sous la base du poumon, en franchit les limites au bout de quelques jours, fait explosion dans la cavité costo-pulmonaire, et se révèle à l'auscultation par des signes positifs et incontestables.

Une péritonite circonscrite péri-hépatique pourra amener la voussure de l'hypochondre, l'immobilité du diaphragme. Je crois même avoir observé, dans un cas où le diagnostic de péritonite sus-hépatique n'a pu être vérifié, le point diaphragmatique, dont l'irritation produite sur les rameaux terminaux du nerf phrénique justifierait l'existence.

En résumé, dans aucune autre affection que la pleurésie diaphragmatique, on ne trouve, je crois, l'ensemble des symptômes suivants :

Douleurs hypochondriaques, point épigastrique dont la pression provoque immédiatement les troubles fonctionnels que j'ai décrits; douleurs réflexes sus-claviculaires, et sensibilité du nerf phrénique; douleur par la pression de l'hypochondre dirigée de bas en haut; dyspnée portée souvent jusqu'à l'orthopnée, toux pleurétique, fièvre, hoquets, nausées, vomissements.

Presque tous les auteurs, depuis Galien jusqu'à Joseph Frank, ont discuté le diagnostic de la pleurésie diaphragmatique et de la méningite, ou, pour parler l'ancien langage médical, de la paraphrénésie et de la phrénésie. Morgagni, de Haen, Sarcone, s'appuient sur des observations pour faire remarquer que le délire *peut* manquer. Pierre Frank va beaucoup plus loin, et, rompant franchement avec les traditions banales, il déclare « que le délire et le rire sardonique n'appartiennent pas plus à cette affection qu'à l'inflammation de tout autre organe ». J'ai déjà parlé de cette singulière préoccupation des anciens sur le rôle physiologique du diaphragme, mais il me semble que Pierre Frank a été trop absolu dans sa négation; je me demande s'il n'a pas subi cet entraînement d'exagération si naturel à ceux qui combattent l'erreur; d'après les observations que j'ai sous les yeux, je serais porté à admettre que le délire apparaît plus souvent dans la pleurésie diaphragmatique que dans la pleurésie costo-pulmonaire ; et je trouverais la raison physiologique de cette circonstance dans l'obstacle plus grand, plus soudain, apporté aux fonctions de respiration et d'hématose, sans parler des connexions du nerf phrénique avec le pneumogastrique et avec le plexus solaire qui ont été invoquées pour expliquer le délire (Juncker).

J'ai passé sous silence dans cette revue diagnostique le rhumatisme du diaphragme, dont je crois avoir observé un cas, mais les observations présentées sous ce titre sont encore trop peu nombreuses et trop contestables pour établir définitivement cette affection dans les cadres nosologiques.

Je ne me suis occupé jusqu'ici que de la pleurésie diaphragmatique simple. Les mêmes symptômes se retrouvent dans les pleurésies qui, d'abord limitées à la région diaphragmatique, envahissent ultérieurement le reste de la plèvre ; mais, chose remarquable que j'ai constatée plusieurs fois, et sur laquelle je reviendrai à l'occasion du pronostic, en même temps que l'inflammation se généralise, l'intensité des troubles fonctionnels diminue habituellement.

L'inflammation peut suivre une marche inverse : ainsi l'apparition soudaine des symptômes que j'ai décrits coïncidant avec l'aggravation de l'état fébrile a révélé à Lerminier, dans un cas cité par M. Andral, le développement d'une pleurésie diaphragmatique, et l'autopsie a confirmé ce diagnostic.

Pronostic. — La pleurésie diaphragmatique s'annonce dès le début par des symptômes qui indiquent une maladie grave ; le diaphragme, cet agent si important de la respiration, est immédiatement troublé dans ses fonctions ; l'inflammation, en effet, apporte à l'action de ce muscle un obstacle dynamique par la modification qu'elle détermine dans l'innervation, d'où résultent la douleur et peut-être une diminution de la contractilité musculaire indépendante de la douleur, effet que l'on observe constamment dans tous les muscles voisins d'un foyer d'inflammation.

Quand un épanchement se forme, il constitue un obstacle mécanique qui s'oppose à la contraction des fibres musculaires, qu'il refoule en bas, et annihile complétement leur action quand leur courbure est effacée ; alors le côté sain continue seul à agir : qu'on ajoute à ces circonstances les connexions du nerf phrénique avec des nerfs importants qui peuvent subir le retentissement de l'action morbide, et l'on comprendra la gravité de cette affection, reconnue par la plupart des auteurs (1). Laennec a émis une opinion contraire ; la pleurésie diaphragmatique simple constitue, pour lui, « un cas peu grave ; on en rencontre rare-

______

(1) *Si morbus pleuritidi similis occupat eam membranæ pleuræ partem quæ diaphragma ambit, vel ipsum septum transversum, oritur morbus dirus quem paraphrenitidem vocant* (Boerhaave). Juncker, Frank, Borsieri, regardent la paraphrénésie comme une maladie grave.

ment dans les autopsies, on trouve souvent des adhérences anciennes qui unissent le diaphragme au poumon ». Cette conclusion ne me paraît pas suffisamment justifiée ; il aurait fallu établir d'une manière plus rigoureuse la fréquence relative de ces adhérences dont il parle et des épanchements constatés à l'autopsie ; il n'a pas spécifié si ces adhérences, si fréquemment rencontrées par lui, étaient toujours bornées à la région diaphragmatique.

Dans l'affection tuberculeuse, le poumon peut quelquefois s'envelopper d'adhérences par un travail lent, presque insensible, variété de pleurésie sèche où manquent la plupart des symptômes de la pleurésie aiguë. Ces faits ne peuvent entrer en compte quand il s'agit d'apprécier la gravité des inflammations pleurales. Par contre, M. Andral en rapporte cinq observations ; dans toutes, la maladie s'est terminée par la mort. Qu'il y a loin de ce résultat à l'assertion de Laennec ! Moi-même j'ai vu trois fois la même terminaison. Dans deux cas, il est vrai, des complications graves (une pleurésie générale dans l'un, une pneumonie dans l'autre) ont contribué certainement à la terminaison funeste, et ces deux faits perdent presque toute valeur pour la solution de la question que nous agitons ici.

Cependant si Laennec semble avoir fait le pronostic un peu trop favorable, je crois que la gravité de la maladie formulée par les anciens d'une manière si absolue est une grande exagération ; cette exagération trouve d'ailleurs une excuse dans l'obscurité du diagnostic ; les signes à l'aide desquels on reconnaissait l'existence de cette maladie ne se rapportaient qu'aux cas où les troubles fonctionnels étaient le plus accusés, qu'à ceux par conséquent qui offraient le plus de gravité. La pleurésie diaphragmatique dans ses formes bénignes passera souvent inaperçue pour ceux qui ne tiendront pas compte de tous ces signes délicats que j'ai indiqués plus haut, et depuis que mon attention s'est dirigée sur ce sujet, je l'ai vue le plus souvent se terminer par la guérison. Bien entendu, que dans cette pleurésie comme dans toutes les autres, la nature de l'épanchement est un élément essentiel du pronostic. La pleurésie purulente toujours grave l'est bien plus encore dans cette variété. L'épanchement peut, comme nous l'avons vu, s'ouvrir une issue dans le péritoine, et d'une autre part, il est bien difficilement accessible aux moyens chirurgicaux, si même il est permis de songer à leur emploi. La possibilité de reconnaître la maladie dès le début et de lui opposer un traitement énergique avant qu'elle n'ait acquis un très-grand développement, augmente évidemment les chances favorables, et je suis porté à croire que dans les pleurésies diaphragmatiques simples auxquelles on oppose un traitement opportun, la terminaison est le plus souvent favorable.

Chez plusieurs malades, après des symptômes dont la violence m'avait inspiré de sérieuses inquiétudes, la pleurésie s'est généralisée et l'état des malades s'est amélioré rapidement. Je crois qu'on peut expliquer ainsi ce phénomène : quand une collection liquide, limitée par la base du poumon, refoule en haut cet organe, repousse en bas le diaphragme, c'est alors, nous l'avons déjà dit, que la respiration est surtout gênée ; d'ailleurs l'inflammation, en se circonscrivant, semble devenir plus profonde ; les nerfs, les vaisseaux diaphragmatiques, sont comprimés ; le tissu musculaire lui-même finit quelquefois par être altéré, ulcéré, et par livrer passage au pus qui fait irruption dans l'abdomen. Si, au contraire, l'épanchement franchit les limites de la région diaphragmatique en soulevant le bord du poumon, il s'échappe dans la cavité costo-pulmonaire en permettant à ce lobe inférieur une plus libre expansion, et surtout en délivrant le diaphragme du principal obstacle qui s'opposait à ses mouvements.

Ai-je besoin de dire que la perforation de ce muscle ajoute beaucoup à la gravité du pronostic, puisqu'une péritonite plus ou moins étendue, et presque fatalement mortelle, est la conséquence nécessaire de cet accident ?

Je ne terminerai pas ce qui a rapport au pronostic sans faire remarquer que le délire est un symptôme très-grave et qui ne paraît avoir été guère observé que dans les cas funestes.

Les hoquets, les vomissements, reparaissant après une interruption de plusieurs jours, ont encore été d'un fâcheux augure.

Anatomie pathologique.— A l'autopsie, on trouve les lésions suivantes : injection, exsudation plastique à la surface des plèvres ; d'autres fois épanchement séro-purulent circonscrit entre le diaphragme et la base du poumon, refoulement du poumon et du foie ; dans d'autres cas, collection de pus. Les épanchements partiels, comme le remarque Laennec, sont souvent purulents.

S'il y a perforation du diaphragme, des fausses membranes revêtent le bord de l'ouverture qui fait communiquer le thorax et l'abdomen.

Lorsque l'épanchement est un peu abondant, il refoule très-fortement le tissu du poumon, parce qu'il ne peut s'étendre autrement, et le creuse de manière qu'au premier aspect on serait tenté de croire qu'il est corrodé ; mais si, après avoir évacué le pus, on enlève la fausse membrane qui tapisse le foyer, on reconnaît que le poumon est simplement refoulé et que la plèvre même est intacte (Laennec).

Le même auteur discute longuement le mode de développement des pleurésies circonscrites : « L'inflammation, dit-il, se développe plus difficilement et plus rarement dans une plèvre dont les feuillets ont contracté des adhérences que dans une plèvre saine : voilà pourquoi, sans doute, quand un travail inflammatoire se manifeste dans une portion de plèvre entourée par des adhérences anciennes, il n'en franchit point la limite ; l'épanchement est renfermé dans une fausse menbrane qui tapisse exactement les parties environnantes. Une adhésion complète des deux feuillets opposés de la plèvre n'est pas nécessaire ; des adhérences même assez lâches suffisent le plus souvent pour limiter l'épanchement : celui-ci remplit le plus souvent tout l'espace circonscrit par les bords du poumon ; dans certains cas, il n'en occupe qu'une partie.

« Une pleurésie circonscrite, continue Lannec, peut se former d'une autre manière : dans les pleurésies très-légères, et particulièrement dans celles qui accompagnent une pneumonie, il arrive souvent qu'il n'y a d'exsudation pseudo-membraneuse que sur les bords tranchants du poumon et de ses scissures ; si la fausse membrane s'étend au delà, elle est partout ailleurs d'une extrême ténuité, tandis que sur les bords mêmes elle forme une sorte de filet d'un blanc jaunâtre opaque ; ces filets pseudo-menbraneux, venant à s'agglutiner aux parties opposées de la plèvre, parce que l'épanchement séreux est alors presque nul, si, au bout de quelques jours, il survient une recrudescence d'inflammation, cette inflammation et l'épanchement qui en résulte se circonscrivent quelquefois dans la partie de la plèvre cernée par l'agglutination dont nous venons de parler. La pleurésie de la première espèce complique presque toujours des maladies plus dangereuses, et principalement la phthisie pulmonaire ; celles de la seconde *sont en général un cas peu grave.* » Il pense, en outre, que l'exsudation pseudo-menbraneuse précède un peu celle de la sérosité, et que cette matière, plus molle, est refoulée sur les bords du poumon par un effet mécanique de la dilatation de cet organe. Cette théorie ingénieuse, applicable à un certain nombre de pleurésies circonscrites, peut-elle les expliquer tous ? Est-il toujours nécessaire de faire intervenir une recrudescence ou une récidive de l'inflammation ? L'exsudation plastique, qui en est la conséquence immédiate, peut très-aisément déterminer l'adhérence des deux feuillets de la séreuse dans cette étroite gouttière costo-diaphragmatique où s'engage le bord tranchant du poumon, et ce bord forme déjà, par cette disposition, une sorte de barrière pour les liquides sécrétés entre la base du poumon et le diaphragme. Ainsi je conçois très-bien que la production des fausses membranes et de l'épanchement puisse être successive ou simultanée, et que ce dernier puisse rester circonscrit sans qu'il soit nécessaire de supposer une rémission et une exacerbation du travail inflammatoire.

Le traitement n'offre aucune indication spéciale; il faut combattre énergiquement l'inflammation, et modérer la douleur, qui, par une influence en retour, augmente la fluxion qui la provoque. Depuis trente ans je n'ai pas rencontré l'indication des saignées générales dans les maladies inflammatoires de la population parisienne et je les ai abandonnées, convaincu que la faiblesse et l'anémie prolongent la durée de ces maladies et peuvent en aggraver le caractère ; on se contentera, quand l'état des forces le permettra, d'appliquer des ventouses autour de la base de la poitrine, pour exercer une action à la fois dérivative et déplétive sur les vaisseaux du diaphragme. En même temps, les narcotiques (la belladone, les préparations opiacées) seront administrés à l'intérieur, et appliqués, sous forme de topiques, sur les régions douloureuses. Ils sont surtout indiqués dans cette forme de pleurésie où les troubles d'innervation sont si prononcés. Dans les cas graves, j'ai habituellement donné en même temps le calomel, qui, dans les inflammations des membranes séreuses, semble diminuer la tendance à la suppuration. Le malade fera usage de boissons diurétiques. On ferait appel aux purgatifs, s'il y avait de la constipation. Enfin, quand l'irritation circulatoire est calmée sous l'influence de ces moyens, ou, dès le début, quand la réaction est médiocre et le sujet débilité, des vésicatoires doivent être employés en ceinture autour de la base de la poitrine.

DE LA THORACOCENTÈSE

DANS LES ÉPANCHEMENTS PLEURAUX ANCIENS (1)

Sommaire. — Deux observations de thoracocentèse pratiquées l'une dans un cas d'épanchement pleurétique datant de quinze années, et suivie d'une amélioration considérable ; l'autre, dans un cas de pleurésie remontant à près de deux ans.

Procédé de M. le docteur Moutard-Martin.

Transformation du pus en une émulsion de matière grasse et disparition des leucocytes.

Phénomènes anomaux liés au déplacement du cœur.

MESSIEURS,

On admet généralement que, dans les épanchements purulents de la plèvre, la thoracocentèse est souvent inefficace, et que l'ancienneté de l'épanchement est une contre-indication à cette opération. Dans ces conditions, en effet, le poumon est habituellement enveloppé de fausses membranes nombreuses, résistantes, qui s'opposent à son expansion ; l'évacuation complète du liquide peut être impossible ; la ponction ne procure qu'un soulagement très-incomplet. Le plus souvent l'épanchement ne tarde pas à se reproduire, quelquefois avec des phénomènes généraux alarmants. En outre, si le cœur est déplacé, fixé par des adhérences dans une situation anomale ; si son tissu, ce qui n'est pas rare, a subi le retentissement du travail morbide développé dans la plèvre, la soustraction brusque d'une quantité considérable du liquide épanché peut provoquer des troubles circulatoires qui ne seraient peut-être pas sans importance.

Ce dernier inconvénient, qui est peu sérieux, se retrouvera dans toutes les opérations qui auront pour objet d'évacuer le liquide pu-

____

(1) Leçon publiée dans la *Gazette hebdomadaire*, 1872.

rulent; il suffit, pour y obvier, de ne pas extraire en une fois une trop grande quantité de liquide. D'ailleurs, l'examen attentif des modifications qui surviennent dans la respiration et dans la circulation, les sensations perçues par le malade, la tension intra-thoracique mesurée par la vitesse de l'écoulement, permettent de régler avec précision les limites dans lesquelles on doit se renfermer.

Ces considérations, dans beaucoup de cas de pleurésie purulente, font préférer l'opération dite de l'empyème, ou stéthotomie, à la thoracocentèse. Celle-ci peut, cependant, intervenir quelquefois utilement dans les circonstances qui semblent les moins favorables ; les observations suivantes nous montreront des malades chez lesquels la ponction du thorax a amené chez l'un une guérison apparente, chez l'autre une amélioration considérable et qu'on n'aurait pas pu demander à l'opération de l'empyème.

Thoracocentèse pratiquée dans un cas d'épanchement pleurétique datant de quinze années ; amélioration considérable. — Le malade était un général russe, âgé de cinquante ans ; il était fort, bien constitué, et son apparence extérieure, quoique altérée par l'âge et par la maladie, témoignait de cette vigueur originelle. Il avait longtemps fait la guerre du Caucase, où il s'était signalé par des actions d'éclat ; une fois entre autres, il s'était trouvé enfermé avec une poignée d'hommes dans un fort ennemi, entouré d'une troupe nombreuse qu'il avait tenue en respect et à travers laquelle il s'était frayé un passage l'épée à la main. Ce fut à la suite de cette aventure, qui rappelle les hauts faits d'Alexandre et de Bayard, qu'il fut atteint de pleurésie du côté gauche, quinze ans environ avant qu'il vînt me consulter. Mal soigné, ou plutôt manquant de tout soin, il traîna pendant plusieurs semaines son mal à travers ces contrées sauvages, se couchant quand la violence de la fièvre l'exigeait, bravant, dès qu'il pouvait se relever, les fatigues et les intempéries du climat ; ce ne fut qu'au bout de plusieurs mois qu'il lui fut possible de réclamer des conseils éclairés ; alors seulement il apprit la nature de sa maladie, qui avait été méconnue jusque-là. On le soumit au repos, à l'emploi des révulsifs extérieurs et de différentes médications internes qu'il ne peut indiquer. Ce traitement resta inefficace : le côté malade avait acquis des dimensions énormes ; le malade souffrait d'une dyspnée habituelle qui s'exaspérait par intervalles et le forçait à s'arrêter. A partir de ce moment, et à part ces repos obligatoires que lui imposait la maladie, la vie du général D... devint une odyssée médicale : allant de médecin en médecin, de climat en climat pour chercher un soulagement que les moyens médicaux ne lui procuraient que très-imparfaitement: La question de l'intervention chirurgicale avait été bien souvent posée, mais résolue contradictoirement. Quelques médecins lui avaient parlé de l'opportunité d'une opération, mais le plus grand nombre y avaient vu un danger immédiat et avaient porté sur ses conséquences le plus funeste pronostic. Le malade qui, comme la plupart de ses compatriotes, était polyglotte, avait plusieurs fois entendu ces opinions discutées devant lui par des médecins qui ne croyaient pas être compris de lui en parlant leur langue.

Au printemps de 1868, ce malade me fut adressé par mon ami le docteur Pupier, qu'il avait consulté en traversant Lyon. Son état s'était beaucoup aggravé : la dyspnée était continue et s'exaspérait d'une manière inquiétante au moindre mouvement ; il ne pouvait garder la position horizontale ; les lèvres étaient livides, et les régions circum-malléolaires étaient œdématiées. Une matité absolue occupait tout le côté gauche de la poitrine et la région sous-sternale ; on entendait près du rachis un bruit inspirateur sourd et rude ; partout ailleurs silence complet. Le cœur était déplacé ; sa pointe, repoussée en dehors du mamelon droit, avait décrit un mouvement de rotation autour de sa base ; de telle sorte que, suivant la judicieuse remarque du docteur Massei (de Naples), le cœur dans ce cas ne subit pas un simple mouvement de propulsion, qui le repousserait en masse, mais il pivote autour de son point fixe, constitué par l'aorte et par les vaisseaux pulmonaires. Sa pointe est toujours excentrique par rapport à la base. Cet organe offre évidemment un volume exagéré. L'impulsion est énergique et un bruit de souffle au deuxième temps vers l'orifice de l'aorte accuse une insuffisance des valvules sigmoïdes ; le pouls, large, rebondissant et brusquement affaissé après une ample et brusque diastole, témoigne de la même lésion. Les fonctions digestives, moins entamées que les fonctions circulatoires et respiratoires, ont ressenti cependant le contre-coup de ces désordres importants, et l'appétit est languissant. Le malade est las de l'existence, des intérêts importants l'appellent en Russie, et il est hors d'état de continuer le voyage. Dans ces conditions, voyant les premiers symptômes d'une asphyxie lente, les progrès de la dyspnée, craignant que, si l'on ne cherchait pas à diminuer la gêne de la respiration, une syncope favorisée par la lésion du cœur n'amenât un arrêt définitif de la circulation, constatant que le refoulement du médiastin et du cœur et que la pression croissante exercée sur cet organe restreignait et menaçait d'une gêne de plus en plus grande l'expansion du poumon droit, je proposai la thoracocentèse à laquelle le malade n'objecta autre chose que la sentence funeste prononcée par plusieurs médecins allemands contre cette opération.

Je réclamai alors l'appui de mes amis les docteurs Barth et Trousseau, qui, après quelques objections, adoptèrent tous deux cette proposition, et M. Barth voulut bien m'assister dans l'opération. Elle fut pratiquée dès le surlendemain avec l'instrument de Reybard, et je retirai une première fois 1800 à 1900 grammes d'un liquide puriforme, jaune, opaque, homogène, sans odeur. Les suites de l'opération furent des plus simples; je maintins le malade au lit pendant plusieurs jours; il avait éprouvé presque immédiatement un soulagement considérable. La voussure thoracique faisait un relief moins prononcé en arrière; près du rachis surtout la sonorité avait reparu, et l'on entendait dans une assez grande étendue un bruit respiratoire profond, rude et obscur; le cœur restait fixé à droite, mais sa pointe était moins en dehors. L'aspect de la physionomie était infiniment meilleur, le malade avait retrouvé le sommeil et l'appétit.

Je n'avais pas voulu retirer en une seule fois une plus grande quantité du liquide, convaincu que les organes refoulés par l'épanchement étaient fixés dans leur position nouvelle par des adhérences trop anciennes et trop solides pour qu'il fût permis d'espérer leur voir reprendre leur situation normale. Je craignais pour ce cœur sérieusement lésé la secousse d'un brusque changement dans la pression intra-thoracique, et j'aimais mieux pratiquer des ponctions successives en observant leurs effets et prévoyant par là ce que je pouvais en attendre.

Le liquide retiré de la cavité pleurale, examiné au microscope, ne renfermait pas un seul leucocyte; c'était une émulsion de matière grasse.

La dyspnée avait considérablement diminué, et le malade pouvait faire quelques promenades; au bout de quinze jours, quand je crus complétement effacée l'incitation qui avait pu être produite dans la plèvre par la première ponction, et qui ne s'était révélée d'ailleurs par aucun symptôme, j'en pratiquai une seconde qui fit couler environ 1700 grammes de liquide identique avec le premier et aussi inodore. J'arrêtai l'écoulement quand je vis qu'il devenait faible, intermittent, et que la tension intra-pleurale était considérablement affaiblie. Les suites de cette opération furent aussi simples que la première fois, et trois semaines après j'y revins de nouveau pour tirer à peu près la même quantité de liquide. L'amélioration fonctionnelle s'accentua davantage sans que les signes physiques fussent considérablement modifiés, excepté en ce qui concernait la voussure. Celle-ci avait disparu, et le côté gauche, au lieu de présenter une dilatation insolite, était un peu affaissé. Mon intention était de répéter encore cette opération. J'avais fait faire au malade une gymnastique respiratoire à laquelle j'ai toujours recours après les épanchements de longue durée, et qui consiste à faire plusieurs fois par jour une série d'inspirations aussi profondes que possible. Le malade se trouva tellement soulagé qu'il voulut retourner en Russie, où quelques mois après je sus qu'il jouissait d'une santé passable. Depuis lors j'ai perdu sa trace (1).

(1) Des renseignements récents m'ont appris qu'il avait vécu pendant plusieurs années après son retour en Russie, et qu'il avait succombé, croyait-on, à une affection aiguë.

Je ne connais pas d'autre exemple de thoracocentèse pratiquée pour un épanchement aussi ancien ; quand j'aurai rapporté une seconde observation, je reviendrai sur quelques-unes des particularités contenues dans celle-ci, et sur les conséquences qu'on en peut tirer.

On ne peut contester que ce malade ne doive à la thoracocentèse d'avoir passé d'un état d'asphyxie imminente à une situation qui lui a permis de reprendre une vie active et d'entreprendre des voyages lointains.

Chéz mon second malade, l'épanchement purulent était beaucoup moins ancien. Il ne remontait pas à deux ans; cependant, la plus grande partie offrait ce caractère spécial d'émulsion, et tous les leucocytes avaient subi cette dégénérescence graisseuse qui me semble, dans l'évolution de la pleurésie purulente, devoir marquer une période distincte. Cette transformation du pus sépare les cas dans lesquels l'épanchement n'est plus en quelque sorte que le *caput mortuum* d'une affection éteinte, de ceux dans lesquels il est le produit d'un travail morbide actif, vivant encore.

C'était un jeune homme de vingt-trois ans, serrurier ; il entra à l'Hôtel-Dieu, dans mon service, le 2 avril 1869. Il était maigre, pâle, paraissait délicat. Dans ses antécédents de famille, rien n'accusait une prédisposition diathésique : son père, sa mère, ses frères et ses sœurs jouissaient d'une santé irréprochable. Il nous raconta que trois ans auparavant, il avait eu une hémoptysie très-abondante qui avait duré deux jours. Il évaluait à 4 ou 5 litres la quantité de sang qu'il avait perdue, évaluation probablement très-exagérée. Il avait dû garder le lit pendant vingt jours. Depuis cet accident, il n'avait pas cessé de tousser, et il avait beaucoup maigri.

Au mois de juin 1867, il avait eu une seconde hémoptysie accompagnée d'une douleur dans le côté gauche. Il fut obligé de rester couché pendant quatre mois, et il subit plusieurs applications de vésicatoires. Depuis lors, il était très-essoufflé, toutes les fois qu'il éprouvait une fatigue ; et il perdait haleine quand il voulait monter les escaliers un peu rapidement. Cependant il avait pu reprendre son travail, et ses autres fonctions s'accomplissaient d'une manière régulière en apparence, quoique la nutrition eût souffert, nous l'avons dit, un déchet considérable. Au moment de son admission à l'Hôtel-Dieu, sa respiration était fréquente, courte, anxieuse, les téguments de la face commençaient à se cyanoser.

A la première inspection, on constatait une énorme voussure du côté gauche du thorax qui proéminait dans toutes les directions.

La percussion donnait en avant et en arrière un son mat dans tout le côté gauche, qui était complétement silencieux à l'auscultation. Du côté droit, on trouvait en arrière un son tympanique et dans la moitié inférieure la respiration était franchement puérile. L'abaissement du diaphragme donnait aux dernières côtes une direction presque verticale. Au sommet droit, la tonalité était aiguë, un peu obscure, et l'expiration était prolongée.

A deux travers de doigts au-dessous du mamelon droit, les battements du cœur étaient visibles à l'œil et soulevaient énergiquement la main. Les bruits cardiaques étaient superficiels et normaux.

Au niveau des derniers espaces intercostaux à droite et en avant, on sentait, par la palpation, comme une succion. La main et la vue pouvaient constater une dépression rhythmique de ces espaces, pendant les mouvements d'ampliation du thorax, comme si l'expansion du poumon refoulé ne suffisait pas pour remplir le vide produit par l'inspiration.

L'épigastre présentait également, pendant l'inspiration, surtout dans la partie gauche de cette région, une dépression suivie d'un soulèvement brusque correspondant à l'expiration; phénomène qu'on observe dans les cas où le diaphragme est fortement abaissé : dans l'emphysème pulmonaire, par exemple, quand il est porté à un degré considérable.

Cet ensemble symptomatique ne permettait pas de mettre en doute l'existence d'un énorme épanchement qui distendait le côté gauche du thorax, et refoulait le cœur en le faisant pivoter autour de ses connexions vasculaires; et suivant toutes probabilités, l'origine de cet épanchement remontait au mois d'octobre 1867, c'est-à-dire à plus de dix-huit mois avant son entréà l'hô pital.

Les troubles de la nutrition et de l'hématose commandaient d'intervenir; je me proposai de faire une série de ponctions, suivies d'injections s'il était nécessaire, et d'étudier dans quelle mesure ce poumon si longtemps refoulé, probablement emprisonné par des néoplasies épaisses, pourrait se dilater à nouveau et reprendre ses anciennes limites; car il pouvait être fixé dans sa position nouvelle par des liens inflexibles; l'évacuation complète du liquide pouvait être dangereuse ou impossible. Ces ponctions répétées me semblaient constituer la seule opération rationnelle, ou du moins devoir précéder toute autre tentative opératoire.

Le 8 avril, je pratiquai la thoracocentèse avec le trocart de Reybard au niveau du sixième espace intercostal gauche, et je laissaï s'écouler par la canule deux litres et demi environ d'un liquide jaune verdâtre, opaque, fluide, sans mélange de flocons fibrineux, d'une odeur fade, très-peu accentuée et qui n'avait aucun caractère aigre ou putride. Recueillie dans un verre, une partie de ce liquide se séparait en deux couches : la supérieure, plus fluide, offrait une coloration jaune verdâtre ; la couche inférieure était constituée par un sédiment épais, de consistance sirupeuse, et d'une couleur grisâtre opaque.

Un des internes les plus distingués des hôpitaux de Paris, M. Labadie-

Lagrave, qui a bien voulu recueillir pour moi les matériaux de cette observation, soumit ce liquide, sur ma demande, à l'examen microscopique, et je transcris ici le résultat de ses observations :

« Dans la partie supérieure, la plus fluide, on ne trouve sous le champ du microscope que quelques granulations graisseuses, mais en quantité beaucoup plus considérable. Ces granulations s'agglomèrent en certains points et forment des corps de Gluge qui présentent les dimensions des leucocytes, mais s'en distinguent par leur réaction différente en présence de l'acide acétique. Traitées, en effet, par cet acide, ces cellules granuleuses ne sont pas modifiées et ne contiennent pas un ou plusieurs noyaux comme les globules du pus. Il est probable, cependant, que ces corpuscules d'aspect moriforme et granulés, ne sont que des leucocytes ayant subi la dégénérescence granulo-graisseuse.

» Les autres granulations plus fines qu'on voit sous le microscope sont constituées par la fibrine également dégénérée en matière grasse. On trouve, en outre, dans le sédiment des cristaux de cholestérine avec leur forme caractéristique de lamelles rhomboïdales. »

Ainsi, nous saisissons en quelque sorte ici le procédé par lequel les leucocytes purulents disparaissent et se transforment en matière grasse, qui finit par se délayer elle-même dans le liquide, et par constituer, comme dans le premier cas, une émulsion au milieu de laquelle on ne peut plus saisir aucun élément figuré, bien qu'elle ait l'aspect du pus.

Une heure environ après la thoracocentèse, le malade fut pris d'une violente quinte de toux qui, à travers l'ouverture de la ponction, fit sortir encore environ un demi-litre de liquide. Il se sentait extrêmement soulagé ; il n'accusait d'autre phénomène anomal qu'une sensation pénible de pesanteur, au niveau de la région épigastrique et de l'hypocondre gauche, sensation qui avait succédé immédiatement à l'évacuation du liquide. Son appétit ne fut pas troublé et il dormit d'un sommeil calme.

Je n'avais pas voulu l'ausculter immédiatement après l'opération pour ne pas le fatiguer. Le lendemain, malgré la persistance de la matité, je constatais le retour du murmure vésiculaire en arrière dans tout le côté gauche. Mais il était faible et éloigné, surtout dans le tiers inférieur. En haut, près de l'épine de l'omoplate, il était plus ample et plus superficiel.

En avant du côté droit, au niveau de la région mammaire et partant de la place occupée postérieurement par le cœur, la sonorité avait reparu. La percussion et l'auscultation permettaient de constater que cet organe s'était déplacé d'environ 2 centimètres et demi à 3 centimètres. En se rapprochant du côté gauche, sa pointe semblait avoir décrit une courbe à convexité inférieure. A droite, la matité précordiale était limitée par une ligne allant du mamelon à la région hépatique, elle était limitée supérieurement par le bord inférieur de la troisième côte, et se confondait à gauche avec la matité de l'épanchement. On percevait sous la clavicule gauche un son très-aigu, mais qui avait cessé d'être mat. La sonorité reparaisssait à deux travers de doigts au-dessus du mamelon. Le malade nous raconta que depuis la ponction il pouvait se coucher sur le côté droit et rester une demi-heure dans cette position, qui provoquait, immédiatement, auparavant, un accès de suffocation.

Neuf jours après la première ponction, j'en fis une seconde qui donna issue à 1600 grammes d'un liquide identique avec le premier. Deux heures après, le malade eut quelques quintes de toux, qui ne l'empêchèrent pas d'éprouver un grand soulagement. A partir de ce moment, il put dormir couché sur le dos, ce qui lui avait été impossible jusque-là.

J'observai le lendemain que la fosse sus-épineuse gauche redevenait sonore, le bruit respiratoire était entendu dans toute la partie postérieure gauche, net et superficiel en haut, il était plus obscur inférieurement. Ce jour-là. il était accompagné d'un léger frôlement que je ne retrouvai pas les jours suivants, en même temps qu'à la partie inférieure le murmure vésiculaire me sembla plus obscur, et s'éloignait pour s'éteindre à mesure qu'on s'approchait de la base.

La pointe du cœur avait continué son mouvement rétrograde de droite à gauche, et se faisait sentir en dedans du mamelon droit dans le quatrième espace intercostal. Cependant le côté gauche s'était déprimé en arrière et était devenu moins saillant que le droit ; le malade se plaignait d'une douleur vive vers les dernières côtes gauches.

L'épigastre présentait toujours, au moment de l'inspiration, un mouvement de dépression, puis une propulsion saccadée, accompagnée d'une ondulation qui se propageait jusqu'à l'hypochondre gauche et qui pouvait être attribuée, peut-être, à la masse liquide refoulant brusquement le diaphragme paralysé.

Je recommandai au malade de faire, pendant quelques minutes, deux ou trois fois par jour, de fortes inspirations, afin de favoriser l'expansion du poumon.

Quelques jours après, en marchant, le malade eut quelques palpitations, qu'il s'étonna de sentir derrière le sternum. En effet, le cœur avait continué sa marche régressive et sa pointe battait à 5 centimètres du lieu où nous l'avions d'abord rencontrée ; elle se trouvait à 2 centimètres en dedans du mamelon droit ; cependant toute la région thoracique droite était encore ébranlée par la systole ventriculaire qui y produisait une ondulation saccadée.

Neuf jours après cette thoracocentèse, j'en pratiquai une troisième par laquelle je retirai 1500 grammes de liquide, ce qui portait à plus de 6 litres la quantité extraite en dix-huit jours. Je crus devoir faire la ponction un peu plus haut que le septième espace intercostal.

J'observai pendant l'écoulement que le pouls conservait sa force habituelle, mais qu'il était un peu plus fréquent (84 pulsations au lieu de 76) et que la respiration s'était en même temps accélérée (37 par minute au lieu de 34).

Le liquide évacué offrait les mêmes caractères extérieurs et microscopiques que celui des ponctions antérieures. Le malade n'avait pas éprouvé cette fois les quintes de toux qui avaient succédé aux premières opérations.

Avant de procéder à cette troisième ponction, j'avais fait appliquer sur la partie moyenne de la poitrine, en arrière, deux petits cautères à l'aide du caustique de Vienne. J'espérais, par cette action révulsive, prévenir ou modérer l'incitation produite dans la plèvre par un traumatisme répété. J'ai recours à ce moyen, dans les cas où, après une première ponction, le liquide de l'épanchement se reproduit trop rapidement ; il m'a paru utile alors, pour combattre l'irritation sécrétoire, de combiner avec l'évacuation du liquide une contre-irritation portée sur la peau.

Cette précaution m'avait semblé d'autant plus indiquée que quelques oscillations dans la place occupée par le cœur semblaient indiquer que l'épanchement tendait à se reproduire. A un certain moment, après la seconde ponction, le cœur s'était rapproché du sternum, puis il s'était porté de nouveau à droite de cet os, ou du moins il en dépassait le bord droit dans une plus grande étendue. Le liquide évacué offrait, il est vrai, toujours les mêmes caractères objectifs ; mais peut-être était-il un peu plus fluide, et l'on pouvait penser qu'une sécrétion séreuse nouvelle était venue s'ajouter à l'épanchement et en délayer les principes constituants. Il se pourrait aussi qu'après la ponction une aspiration se fût produite, pendant les mouvements d'inspiration, sur les organes contenus dans la poitrine ; que cette aspiration eût cessé après que le côté gauche se fut déprimé sous l'influence de la pression atmosphérique, et qu'alors le cœur entraîné à droite par des adhérences eût obéi à leur action, momentanément vaincu par cette force aspiratrice. Quoi qu'il en soit, le malade éprouva un soulagement si considérable que, malgré mes recommandations, il profita de mon absence pendant quelques jours pour demander et obtenir sa sortie de l'hôpital. Il se sentait tellement bien qu'il put reprendre son métier de forgeron dans une usine ; quelque temps après il est venu me voir. Le cœur n'était pas encore complétement retourné à sa position normale dont il s'était cependant rapproché. On constatait encore de la matité avec absence de vibrations et d'élasticité et silence du bruit respiratoire dans plus de la moitié du côté gauche. A part une légère disposition à l'essoufflement, une facilité à s'enrhumer qu'il a toujours eue, cet homme ne se plaignait d'aucun trouble sérieux dans sa santé ; il était maigre, mais il avait bon appétit.

Au printemps 1870, il avait été tenté de partir pour la Nouvelle-Grenade comme contre-maître dans une usine, tant il se sentait en possession de ses forces. Plusieurs fois je l'ai déjà engagé à entrer à l'hôpital pour s'y reposer et y être examiné avec soin, mais il s'y est toujours refusé.

Au mois de juin de cette année j'ai revu encore ce malade ; il était resté à Paris pendant le siége et avait pris part à la défense des remparts. Les privations, les émotions, les fatigues, les froids excessifs auxquels il avait été soumis avaient profondément altéré sa santé ; il avait beaucoup maigri et avait craché le sang à plusieurs reprises. Les signes d'induration du tissu pulmonaire étaient plus accentués au sommet ; le son était toujours mat et la respiration très-obscure dans la moitié postéro-inférieure du côté gauche. Ce côté était fortement déprimé, témoignage de l'effet curatif de la thoracocentèse. L'obscurité du son et du bruit respiratoire paraissait devoir être imputée aux néoplasies épaisses qui emprisonnaient et immobilisaient la base du poumon (1).

Le malade avait repris son dur métier d'ouvrier métallurgique ; et il travaillait à la forge quand les nouveaux accidents, préparés par les épreuves des deux dernières années, sont venus briser ses forces. Il n'a pas même encore abandonné son métier dont son patron avait adouci pour lui les rigueurs. Je le priai instamment d'entrer à l'hôpital, mais après y être resté quelques jours il voulut en sortir, et reprit son travail. Bientôt il éprouva une disposition à l'anhélation qui se prononça de plus en plus. Quelques semaines après le retour de ces accidents, il sentit son cœur battre de nouveau à droite, et il revint me consulter. Outre l'altération générale de sa constitution, je fus frappé du changement survenu dans la configuration de la poitrine : le côté gauche présentait une énorme voussure qui débordait dans tous les sens les plans du côté droit. Ses trois quarts inférieurs donnaient un son mat à la percussion en avant et en arrière. Au sommet seulement on percevait une respiration rude et suivie d'expiration.

Le cœur battait de nouveau en dehors du mamelon droit.

J'ai engagé ce malade à se rendre à l'Hôtel-Dieu, chez M. le docteur Fernet, actuellement chargé d'un des services de cet hôpital, pour y subir de nouvelles ponctions.

Ainsi, pendant trois ans, cet homme avait pu être considéré comme guéri. Si, à sa sortie de l'hôpital, il y avait encore de l'épanchement, la dépression du côté gauche, observée plus tard, semblait témoigner que cet épanchement avait été résorbé. Le seul trouble fonctionnel qu'il eût conservé était une légère disposition à l'essoufflement, imputable en grande partie du moins, aux lésions du parenchyme pulmonaire, dont les manifestations avaient précédé la pleurésie et elles ne l'empêchaient pas de

___

(1) L'obstacle que ces néo-membranes apportent à l'expansion des lobules superficiels doit contribuer à la faiblesse du bruit respiratoire qui succède aux pleurésies.

se livrer à des travaux très-pénibles. En effet, il avait eu des hémoptysies, et l'on ne peut guère douter qu'elles ne fussent liées à des poussées
tuberculeuses. A son entrée à l'hôpital, nous avions constaté que la respiration était faible et rude sous la clavicule droite. Cependant la maladie était restée stationnaire, malgré le nouveau choc imprimé à la
poitrine par cette pleurésie.

Il n'est pas très-rare de voir des pleurésies, et même des pneumothorax, coïncider avec un arrêt de la tuberculisation pulmonaire (1),
surtout, je crois, quand celle-ci n'est pas très-étendue. Dans d'autres circonstances, ces complications sont le signal d'une aggravation de la
maladie.

J'ai conseillé à ce malade une nouvelle thoracocentèse. Si le liquide
était de nouveau purulent, on pourrait se poser la question de l'opportunité de l'opération de l'empyème; l'expérience du passé prouve que si le
cœur et le poumon ne sont pas complétement libres, s'ils n'ont pas pu
rentrer tout à fait dans leurs rapports normaux, ils ne sont pas cependant retenus par des liens absolument inflexibles. Si l'on se décidait à
tenter cette opération, le procédé de M. le docteur Moutard-Martin, qui
substitue une mèche de caoutchouc aux tentes de charpie et aux tubes
élastiques, me semble bien préférable au drainage, qui laisse un corps
étranger à demeure dans la cavité pleurale. Tout souple et tout doux
qu'il soit, ce drain n'en doit pas moins être une cause d'irritation permanente qui peut entretenir et prolonger la sécrétion morbide; outre
que l'opération nécessaire pour l'introduire est plus douloureuse, plus
offensive pour les organes intra-thoraciques, que l'incision simple de
l'opération de l'empyème. Je comprends dans certains cas l'indication
de placer un tube dans l'orifice de la plaie; je ne comprends pas la nécessité d'un drain, au moins dans le plus grand nombre des cas, et je
ne crois pas à sa complète innocuité.

En rapprochant cette observation de la précédente, nous voyons dans
toutes deux ressortir un fait anatomique important, c'est la transformation du pus en une émulsion de matière grasse et la disparition des
leucocytes : évidemment la matière protéique de ceux-ci a subi la dégénérescence graisseuse. Cette transformation relève entièrement des lois
chimiques; elle peut s'accomplir en dehors de la sphère de la vie; on
l'observe sur les cadavres, et tôt ou tard la science nous en donnera la

____

(1) Assez souvent un léger épanchement pleural accompagne et favorise peut-être
la résolution de la pneumonie.

formule. Ce passage à l'état gras, cette stéatose des matières organiques, surviennent dans celles dont la vitalité est affaiblie ou dans celles encore qui sont inviables, pour ainsi dire mort-nées, et auxquelles les Allemands ont donné le nom barbare de nécrobiose, comme ils donnent à la dégénérescence graisseuse le nom très-impropre de régression; ce nom, en effet, semblerait exprimer que les tissus qui les subissent reviennent, par une évolution rétrograde, à une phase qu'ils ont déjà parcourue antérieurement, ce qui est absolument faux. La fibre musculaire, qui devient matière grasse, dégénère, mais elle ne régresse pas, parce qu'en s'organisant elle n'avait point passé par l'état gras. Cela soit dit en passant, comme une protestation contre l'engouement avec lequel on a accepté en France les idées si souvent hypothétiques et la langue si souvent entachée d'obscurité ou d'erreurs que l'on paraît aimer de l'autre côté du Rhin. Les leucocytes du pus offrent à la transformation graisseuse cette condition d'inviabilité, il n'est pas étonnant qu'ils la subissent; mais cette transformation paraît exiger un temps assez long; une fois accomplie, il semble qu'elle rende le pus inaltérable et inoffensif pour les tissus avec lesquels il se trouve en contact. Dans ces conditions, les désordres produits par la présence d'un pareil épanchement semblent purement de cause mécanique. Un autre fait qui paraît ressortir de ces deux observations, c'est l'innocuité des ponctions répétées dans ces cas, l'indifférence avec laquelle la plèvre les supporte et par conséquent l'avantage qu'il y a à les pratiquer, quand cet épanchement par son abondance gêne les fonctions des organes intra-thoraciques. Quand il est d'emblée, ou secondairement, réduit à des proportions peu considérables, il ne trouble pas notablement les fonctions de la vie, comme nous l'avons vu chez notre second malade; souvent alors il s'enkyste, peut diminuer de volume en augmentant de consistance et persister indéfiniment sans causer de troubles importants dans l'économie.

Chez ces deux malades, le déplacement du cœur se manifestait par les battements perçus au-dessous du sein droit et par leur absence dans la région sous-mammaire gauche; j'ai deux fois rencontré un phénomène qui peut causer quelque hésitation à celui qui l'observe et dont il est utile d'être prévenu : en même temps que le choc de la pointe du cœur se fait sentir à droite, on peut constater à gauche dans la région précordiale un soulèvement ondulatoire isochrone à la systole cardiaque.

La première fois que ce fait se présenta à moi, c'était en province, chez un malade auprès duquel j'avais été appelé en consultation.

Plusieurs années auparavant, ce malade avait déjà été atteint d'une pleurésie du côté gauche, et bien qu'un vaste épanchement distendît depuis plus d'un mois la plèvre de ce même côté avec refoulement du cœur à droite du sternum, la poitrine restait sonore à gauche et en arrière et dans cette région on entendait un bruit respiratoire, rude, mais distinct : circonstance que j'attribuai à des adhérences établies entre cette partie du poumon gauche et la paroi costale par la pleurésie antérieure. Les battements du cœur étaient nettement perçus au-dessous de la mamelle droite ; mais en même temps on voyait et l'on sentait avec la main dans la région précordiale un soulèvement isochrone au pouls. Le médecin distingué qui donnait au malade des soins habituels hésitait, en présence de ce phénomène, à admettre le déplacement complet du cœur. On pouvait se demander en effet si un de ces deux foyers de mouvements rhythmés ne correspondait pas à une tumeur anévrysmale de l'aorte. La question était d'autant plus importante à décider que la gêne extrême de la respiration, la coloration livide de la face indiquaient une asphyxie imminente et l'urgente nécessité de pratiquer la thoracocentèse, et que, d'une autre part, la contiguïté du poumon et de la paroi thoracique en arrière m'interdisait de faire la ponction dans cette région qui en est habituellement le lieu d'élection. Il fallait enfoncer le trocart dans la partie antéro-latérale du côté gauche, si on voulait éviter la lésion du tissu pulmonaire. Le caractère ondulatoire de ce soulèvement précordial, la correspondance du maximum des bruits du cœur avec la région mammaire droite, l'absence dans la région précordiale des bruits qui attestent ordinairement l'existence d'un anévrysme superficiel, la continuité et l'omotonalité de la matité précordiale et de celle que je retrouvais au-dessus et en dehors du sein gauche me firent écarter les craintes de mon confrère, et je fis pénétrer le trocart dans le sixième espace intercostal en dehors du sein gauche. Cette ponction donna issue à 4 litres environ d'un liquide purulent ; et vers la fin de l'opération, le cœur, reprenant sa position normale, vint affleurer ma canule qu'il ébranlait à chaque systole.

Quelques mois après, je reçus dans mon service de l'Hôtel-Dieu une femme chez laquelle je constatais un énorme épanchement du cœur à droite du sternum. Les troubles fonctionnels étaient modérés. Je la tins pendant quelques jours sous l'action des moyens médicaux avant d'en venir à une intervention chirurgicale ; quelques jours après son entrée, elle eut une attaque de dyspnée qui décida l'interne, autorisé d'avance à prendre cette détermination, à tenter la thoracocentèse. Plusieurs ponctions furent faites sans résultat, mais à partir de ce moment les signes d'un pneumothorax s'ajoutèrent à ceux de l'épanchement liquide. Je les constatai le lendemain et en même temps j'observai un mouvement de propulsion ondulatoire isochrone aux battements du cœur, dans la région précordiale ; il ne s'était pas montré à nous les jours précédents, ou du moins nous ne l'avions pas remarqué, et il est probable qu'il n'eût pas échappé à notre attention. Il soulevait la main à chaque systole ; en même temps il se manifestait à la vue. Cependant les battements du cœur étaient très-distinctement perçus dans la région mammaire droite. En un mot, je retrouvais chez cette femme des phénomènes identiques avec ceux que j'avais observés chez le malade dont j'ai parlé plus haut.

Une ponction faite dans le septième espace intercostal en arrière donna issue à plusieurs litres de liquide purulent et le cœur rentra pour quelques jours dans ses limites normales. Il est donc évident que dans ces deux cas le soulèvement observé dans la région précordiale après le déplacement du cœur était communiqué à cette région par l'intermédiaire du liquide épanché dans la plèvre. Mais pourquoi ce phénomène ne se produit-il pas toujours? Je crois que l'incompressibilité des liquides s'oppose habituellement à sa production ; mais quand avec l'épanchement se trouve dans la cavité thoracique un gaz éminemment compressible comme dans la dernière observation, ou une portion considérable du poumon encore perméable à l'air et par conséquent très-élastique, comme dans la première, on comprend que la systole ventriculaire puisse refouler le liquide contigu au péricarde et lui communiquer un ébranlement ondulatoire qu'il ne peut pas produire quand il agit sur une masse absolument incompressible. Cet ébranlement peut se transmettre à la paroi thoracique dans une plus ou moins grande étendue. N'ayant trouvé nulle part l'indication de ce fait, j'ai pensé qu'il était opportun de le signaler à votre attention.

FIN DU TOME PREMIER.

ADDENDA

NOTES, page 7, ligne 8.

C'est surtout dans les *affections*, etc.

Avec un grand nombre de médecins, je prends *affection* dans le sens étymologique du mot pour désigner toute condition anomale des organes. Il ne faut donc pas confondre l'*affection* avec la *maladie*. Celle-ci suppose une évolution, une scène morbide complète qui a sa marche, ses lois, ses tendances et pour ainsi dire sa vie propre dans le grand cercle de la vie générale. L'ancienne école de Montpellier avait donné au mot *affection* une autre acception, mais si abstraite, si inaccessible au contrôle de l'expérience que nous ne croyons pas devoir la discuter ici.

ADDITION, page 79.

Dans les formes subaiguës du rhumatisme, quand l'engorgement des tissus articulaires survit à l'excitation circulatoire, et concourt avec l'altération des muscles restés longtemps inactifs à l'impotence et à la roideur des mouvements, l'électricité peut intervenir avec avantage. L'application de courants continus prudemment ménagés peut, en réveillant l'activité nutritive et la circulation capillaire, favoriser la résolution de ces congestions chroniques, la résorption des liquides épanchés, rendre aux muscles leur énergie contractile et leur texture normale. C'est un puissant stimulant de la vie intime des tissus, une sorte de massage moléculaire, un tonique de l'influx nerveux. On en a obtenu dans certains cas d'excellents effets; mais, d'après même le mode d'action de cet agent, il est évident qu'il faudrait craindre d'y recourir, si l'excitabilité des tissus malades était très-développée, si l'on était trop près d'accidents à forme aiguë, ou si l'on constatait une tendance aux recrudescences et aux poussées inflammatoires.

Parmi les médicaments qui dans ces dernières années ont été opposés au rhumatisme, je citerai encore le bichromate de potasse qui a été expérimenté par M. le docteur Curie; ce médecin distingué croit en avoir obtenu des effets très-avantageux. Il l'a employé dans les formes aiguës et surtout dans les formes subaiguës ou chroniques, à la dose de 9 à 12 milligrammes dans les vingt-quatre heures. Il fait faire des granules de 3 milligrammes dont il prescrit trois à quatre par jour. Pris à jeûn, ce médicament, qui, à dose plus élevée, est, paraît-il, un puissant émétique, a quelquefois provoqué des vomissements; on évite cet accident en l'administrant après l'ingestion des aliments.

TABLE DES MATIÈRES

CONTENUES DANS LE TOME PREMIER.

FIN DE LA TABLE DES MATIÈRES CONTENUES DANS LE PREMIER VOLUME.